AKADEMIE DER WISSENSCHAFTEN DER DDR
ZENTRALINSTITUT
FÜR ALTE GESCHICHTE UND ARCHÄOLOGIE

CORPVS MEDICORVM LATINORVM

VI 1

CAELII AVRELIANI

CELERVM PASSIONVM LIBRI III
TARDARVM PASSIONVM LIBRI V

EDIDIT
GERHARD BENDZ †

IN LINGVAM GERMANICAM TRANSTVLIT
INGEBORG PAPE

PARS I:
CEL. PASS. LIB. I–III; TARD. PASS. LIB. I–II

BEROLINI IN AEDIBVS ACADEMIAE SCIENTIARVM MCMXC

CAELIUS AURELIANUS

AKUTE KRANKHEITEN

BUCH I–III

CHRONISCHE KRANKHEITEN

BUCH I–V

HERAUSGEGEBEN
VON
GERHARD BENDZ †

ÜBERSETZT
VON
INGEBORG PAPE

TEIL I:
AKUTE KRANKHEITEN I–III; CHRONISCHE KRANKHEITEN I–II

AKADEMIE VERLAG · BERLIN 1990

ISBN 3-05-000351-0
ISSN 0070-0355

Erschienen im Akademie-Verlag Berlin,
Leipziger Str. 3–4, Berlin, DDR - 1086

Lizenznummer: 202 · 100/164/89
Printed in the German Democratic Republic
Gesamtherstellung: VEB Druckerei „Gottfried Wilhelm Leibniz",
4450 Gräfenhainichen · 6682
LSV 2006
Bestellnummer: 7530041 (2118/4/I)

17000

VORWORT

Caelius Aurelianus, dessen Name die vorliegende Schrift „Akute und chronische Krankheiten“ trägt, ist einer der wenigen namentlich bekannten Ärzte des 5. Jh., die sich als Übersetzer griechischer medizinischer Texte betätigt haben. Es ist das besondere Verdienst des Caelius Aurelianus, daß er sich der sicher nicht leichten Aufgabe unterzogen hat, Schriften des Soran von Ephesos (Anfang des 2. Jh.), des zweifellos bedeutendsten Vertreters der methodischen Ärzteschule, ins Lateinische zu übersetzen. Von seinen Übersetzungen sind Exzerpte aus der „Gynäkologie“ in einer späten Kompilation und die vollständige Fassung der „Akuten und chronischen Krankheiten“ in insgesamt acht Büchern auf uns gekommen. Da das zuletzt genannte Werk Sorans im griechischen Original verlorengegangen ist, ist die lateinische Übersetzung des Caelius Aurelianus für uns nicht nur als Zeugnis der spätantiken Übersetzungsliteratur von Bedeutung, sondern vor allem deswegen, weil wir mit ihr eine wichtige Soranschrift besitzen. Es steht zwar fest, daß die Übersetzung den Text der griechischen Vorlage nicht immer wortgetreu wiedergibt — das beweist allein schon der Umstand, daß Soran mehrfach namentlich erwähnt wird. Auf Grund unserer Kenntnis der griechisch überlieferten „Gynäkologie“ des Soran können wir jedoch sagen, daß die lateinische Fassung der „Akuten und chronischen Krankheiten“ sowohl im Hinblick auf die Darbietung des Stoffes als auch im Hinblick auf die inhaltlichen Aussagen dem griechischen Original weitgehend entspricht und infolgedessen als geistiges Eigentum des Ephesiers gelten kann.

Die Darstellung der in der vorliegenden Schrift behandelten akuten und chronischen Krankheiten enthält Angaben zur Diagnose, Differentialdiagnose, Ätiologie und Therapie der jeweiligen Erkrankung. Sie zeichnet sich durch ein hohes wissenschaftliches Niveau aus, das seinen Ausdruck nicht zuletzt darin findet, daß Soran sowohl in den nosologischen wie in den therapeutischen Abschnitten seines Werkes seinen eigenen Standpunkt in der kritischen Auseinandersetzung mit den Lehrmeinungen und Behandlungsmethoden seiner Vorgänger darlegt. Seine Unabhängigkeit im Urteil beweist nichts so sehr wie die Tatsache, daß er nicht nur die Ansichten der alten Autoritäten, unter ihnen z. B. Hippokrates, Diokles von Karystos, Praxagoras von Kos, Herophilos und Erasistratos, einer kritischen Prüfung unterzieht, sondern auch die der namhaftesten Vertreter der methodischen Richtung, deren Lehren er selbst verpflichtet ist. Besonders wichtig ist für uns Sorans Auseinandersetzung mit Asklepiades von Bithynien, dem geistigen Ahnherrn der methodischen Ärzteschule, die einen breiten Raum einnimmt und uns wertvolle Aufschlüsse über die auf der Epikureischen Atomistik fußende medizinische Konzeption des Asklepiades gibt, dessen literarische Hinterlassenschaft wie auch die der anderen von Soran herangezogenen Ärzte mit Ausnahme der hippokratischen Schriften nicht erhalten geblieben ist.

Für die Textherstellung wurde neben der noch greifbaren Primär- und Sekundärüberlieferung die Gesamtheit der bislang geleisteten textkritischen Vorarbeiten berücksichtigt, so daß die vorliegende Ausgabe der „Akuten und chronischen Krankheiten" den neuesten Stand der Forschung repräsentiert. Auf Grund jahrzehntelanger intensiver Beschäftigung mit dem Werk des Caelius Aurelianus konnte G. Bendz einen Text vorlegen, der in seiner Gestaltung einen wesentlichen Fortschritt gegenüber dem der letzten Edition, herausgegeben von I. E. Drabkin, Chicago 1950, darstellt. Die dem lateinischen Text beigegebene Übersetzung von I. Pape, die erste vollständige Übersetzung der Schrift in deutscher Sprache, erleichtert das Verständnis dieses gleichermaßen interessanten wie schwierigen Textes.

Bedauerlicherweise konnten durch den unerwarteten Tod des Herausgebers einige Vorschläge zur Änderung des Textes, die ihm von der Redaktion des Corpus Medicorum Latinorum unterbreitet wurden, nicht mehr autorisiert werden. Für diese Änderungen trägt die Redaktion ebenso die volle Verantwortung wie für die Betreuung der Drucklegung der Ausgabe und die endgültige Gestaltung der Indizes.

Die Redaktion des
Corpus Medicorum Latinorum
Jutta Kollesch

CONTINENTVR HOC OPERE

CONSPECTVS EDITIONVM LIBRORVMQVE

Aëtii Amideni Libri medicinales, ed. A. Olivieri, CMG VIII 1. 2, Leipzig/Berlin 1935, Berlin 1950

Alexander von Tralles, ed. et transt. Th. Puschmann, 2 uol., Wien 1878/1879

Anonymi Londinensis ex Aristotelis iatricis Menoniis et aliis medicis eclogae, ed. H. Diels, Berlin 1893 (Suppl. Aristotelicum III 1)

Anon. Paris. u. R. Fuchs, Aus Themisons Werk

Apulei Platonici Madaurensis Pro se de magia liber (Apologia), ed. R. Helm, Leipzig 1972

Aristotelis qui ferebantur librorum fragmenta, ed. V. Rose, Leipzig 1886

Artemidori Daldiani Onirocriticon libri V, ed. R. A. Pack, Leipzig 1963

Aurelius, De acutis passionibus, ed. Ch. Daremberg, Breslau/Paris 1847

C. Barth, Adversariorum commentariorum libri LX, Frankfurt 1624

G. Bendz, Caeliana. Textkritische und sprachliche Studien zu Caelius Aurelianus, Lunds Universitets Årsskrift 38,4, Lund 1943

–, Zu Caelius Aurelianus, Eranos 41, 1943, p. 65–76

–, rec.: P. Schmid, Contributions *et* Notes relatives, in: Gnomon 19, 1943, p. 320–324

–, Some critical Latin word studies, Eranos 43, 1945, p. 36–57

–, Some classical etymologies of μανία (Cael. Aur. Tard. 1,144sq.), Eranos 44, 1946, p. 337–339

–, Emendationen zu Caelius Aurelianus, Skrifter utg. av Vetenskaps-Societeten i Lund 44, Lund [1954]

–, Si uenter non fecerit, Eranos 52, 1954, p. 281–285

–, De adiectiuorum in -bilis exeuntium usu quaestiones criticae et semasiologicae, Eranos 58, 1960, p. 36–50

–, Studien zu Caelius Aurelianus und Cassius Felix, Skrifter utg. av Vetenskaps-Societeten i Lund 55, Lund 1964

F. Buecheler, Coniectanea, in: Kleine Schriften II, Leipzig/Berlin 1927, p. 188–199

Caelii Aureliani Siccensis Tardarum passionum libri V, ed. I. Sichardus, Basileae 1529

Caelii Aureliani Methodici Siccensis Liber celerum uel acutarum passionum, ed. I. Guinterius Andernacus, Parisiis 1533

Caelii Aureliani Siccensis medici uetusti . . . De acutis morbis libri III, De diuturnis libri V, editio Rovilliana, Lugduni 1566

Caelii Aureliani Siccensis medici uetusti secta Methodici De morbis acutis et chronicis libri VIII, ed. I. C. Amman, Amstelaedami 1709; editiones iteratae Amstelaedami 1722, 1755, Venetiis 1757

Caelii Aureliani Siccensis Afri Acutorum morborum libri III, Chronicorum libri V, ed. A. v. Haller, 2 uol., Lausannae 1774

Caelii Aureliani Methodici Siccensis Celerum uel acutarum passionum libri III, ed. C. Delattre (Adelon, Bally, Chaussier, Bibliothèque classique-médicale II 1), Paris 1826

Caelius Aurelianus, On acute diseases, On chronic diseases, ed. et transt. I. E. Drabkin, Chicago [1950]

–, Gynaecia. Fragments of a Latin version of Soranus' Gynaecia from a thirteenth century manuscript, ed. M. F. Drabkin et I. E. Drabkin, Baltimore 1951 (Suppl. to the Bull. of the Hist. of Med. 13)

Caeli Aureliani De salutaribus praeceptis, De significatione diaeticarum passionum, in: Anecdota Graeca et Graecolatina. Mitteilungen aus Handschriften zur Geschichte der griechischen Wissenschaft, ed. V. Rose, uol. II, Berlin 1870, p. 181–240

Cassii Felicis De medicina, ed. V. Rose, Leipzig 1879

A. Cornelii Celsi quae supersunt, ed. F. Marx, CML I, Leipzig/Berlin 1915

CMG = Corpus Medicorum Graecorum

CML = Corpus Medicorum Latinorum

K. Deichgräber, Die griechische Empirikerschule. Sammlung der Fragmente und Darstellung der Lehre, um Zusätze vermehrter anastatischer Neudruck d. Ausgabe von 1930, Berlin/Zürich 1965

H. Diels – W. Kranz, Die Fragmente der Vorsokratiker, griechisch und deutsch, 3 uol., editio septima, Berlin 1954

Pedanii Dioscoridis Anazarbei Tomus secundus, ed. C. Sprengel/ C. G. Kühn, Lipsiae 1830 (K.)

Pedanii Dioscuridis Anazarbei De materia medica libri V, ed. M. Wellmann, 3 uol., editio altera, Berlin 1958

I. E. Drabkin, Notes on the text of Caelius Aurelianus, Transactions and Proceedings of the American Philological Association 76, 1945, p. 299 –320

–, rec.: G. Bendz, Emendationen, in: Classical Philology 52, 1957, p. 55–57

V. H. Friedel, De scriptis Caelii Aureliani Methodici Siccensis, Phil. Diss. Bonn 1892

R. Fuchs, Aus Themisons Werk über die acuten und chronischen Krankheiten, Rheinisches Museum 58, 1903, p. 67–114

Claudii Galeni Opera omnia, ed. C. G. Kühn, 20 uol., Leipzig 1821–1833 (K.)

H. Hagendahl, Notes critiques sur le texte de Caelius Aurelianus, Eranos 43, 1945, p. 243–262

G. Helmreich, Zu Caelius Aurelianus, Archiv für lateinische Lexikographie und Grammatik 12, 1902, p. 173–186

–, Zu Caelius Aurelianus Acutarum passionum libri III, Archiv für lateinische Lexikographie und Grammatik 12, 1902, p. 309–331

–, Zu Cassius Felix und Caelius Aurelianus, Berliner philologische Wochenschrift 39, 1919, col. 1103sq.

Œuvres complètes d'Hippocrate, ed. et transt. E. Littré, 10 uol., Paris 1839–1861 (L.)

Hippocratis Opera quae feruntur omnia, ed. H. Kühlewein, uol. I, Leipzig 1894 (Kw.)

– De flatibus, ed. I. L. Heiberg, in: CMG I 1, Leipzig/Berlin 1927

– De morbis III, ed., transt. et comment. est P. Potter, CMG I 2,3, Berlin 1980

Die hippokratische Schrift „Über die heilige Krankheit", ed., transt. et comment. est H. Grensemann, Berlin 1968 (Ars Medica II 1)

Die hippokratische Schrift De morbis I, ed., transt. et comment. est R. Wittern, Hildesheim/New York 1974 (Altertumswiss. Texte u. Studien 3)

J. B. Hofmann – A. Szantyr, Lateinische Syntax und Stilistik, München 1965 (Handb. d. Altertumswiss. II 2,2)

J. Ilberg, Aus einer verlorenen Handschrift der Tardae passiones des Caelius Aurelianus, Sitzungsber. d. Preuß. Akademie d. Wiss. 1921, phil.-hist. Kl., p. 819–829

–, Ein weiteres Blatt der Lorscher Handschrift des Caelius Aurelianus, Sitzungsber. d. Preuß. Akademie d. Wiss. 1922, phil.-hist. Kl., p. 282–284

–, Vorläufiges zu Caelius Aurelianus, Ber. über die Verhandl. d. Sächs. Akademie d. Wiss., phil.-hist. Kl. 77, Leipzig 1925, p. 3–18

C. G. Kühn, Opuscula academica medica et philologica, uol. II, Leipzig 1828

H. G. Liddell, R. Scott, H. S. Jones, A Greek-English Lexicon, editio nona, Oxford 1968

Marcelli De medicamentis liber, iteratis curis ed. E. Liechtenhan, transt. J. Kollesch et D. Nickel, CML V, Berlin 1968

Menandri quae supersunt, ed. A. Koerte, uol. II, editio altera, Leipzig 1959

Th. Meyer-Steineg, Das medizinische System der Methodiker, eine Vorstudie zu Caelius Aurelianus „De morbis acutis et chronicis", Jenaer medizin-histor. Beitr. 7/8, Jena 1916

F. Neue – C. Wagener, Formenlehre der lateinischen Sprache, editio tertia, uol. II et III, Berlin 1892/1897

Œuvres d'Oribase, ed. U. C. Bussemaker et Ch. Daremberg, uol. V, Paris 1873

Paulus Aegineta, ed. I. L. Heiberg, CMG IX 1. 2, Leipzig/Berlin 1921/1924

J. Pigeaud, Pro Caelio Aureliano, in: Mémoires III, Médecins et médecine dans l'antiquité, ed. G. Sabbah (Centre Jean Palerne), Saint-Etienne 1982, p. 105–117

RE = Paulys Real-Encyclopädie der classischen Altertumswissenschaft, ed. G. Wissowa, W. Kroll, K. Mittelhaus, K. Ziegler, H. Gärtner, Stuttgart, München 1893–1980

Th. Reinesius, Variarum lectionum libri III priores . . ., Altenburg 1640

V. Rose u. Caeli Aureliani De salutaribus praeceptis
M. Schanz, C. Hosius, G. Krüger, Geschichte der römischen Literatur 4,2, München 1920 (Handb. d. Altertumswiss. VIII 4,2)
P. Schmid, Contributions à la critique du texte de Caelius Aurelianus, Phil. Diss. Neuchâtel, Straßburg 1942
–, Notes critiques sur le traité des Maladies chroniques de Caelius Aurelianus, Revue de philologie 17, 1943, p. 37–55; 131–156 (Rph)
–, Notes relatives aux livres 2 et 3 des Maladies aiguës de Caelius Aurelianus, Mnemosyne, ser. III, uol. 11, 1943, p. 133–155
–, Zum Geschlecht von *dies* im Spätlatein, Museum Helveticum 1, 1944, p. 123–126
Scribonii Largi Compositiones, ed. S. Sconocchia, Leipzig 1983
Sorani Gynaeciorum libri IV, ed. I. Ilberg, in: CMG IV, Leipzig/Berlin 1927
Sorani Gynaeciorum uetus translatio Latina, ed. V. Rose, Leipzig 1882
F. Steckerl, The fragments of Praxagoras of Cos and his school, Leiden 1958 (Philosophia antiqua 8)
Theodori Prisciani Euporiston, ed. V. Rose, Leipzig 1894
Thes. L. L. = Thesaurus Linguae Latinae
D. W. Triller, Clinotechnia medica antiquaria, Frankfurt/Leipzig 1774
K. Vietmeier, Beobachtungen über Caelius Aurelianus als Übersetzer medizinischer Fachausdrücke verlorener griechischer Schriften des methodischen Arztes Soranos von Ephesos, Phil. Diss. Münster, Gütersloh 1937
M. Wellmann, Zur Geschichte der Medicin im Alterthum, Hermes 35, 1900, p. 349–384
–, Die Fragmente der sikelischen Ärzte Akron, Philistion und des Diokles von Karystos, Fragmentsammlung der griechischen Ärzte I, Berlin 1901
–, Asklepiades aus Bithynien von einem herrschenden Vorurteil befreit, Neue Jahrb. f. d. klass. Altertum, Geschichte u. deutsche Literatur u. f. Pädagogik 21, 1908, p. 684–703
–, A. Cornelius Celsus. Eine Quellenuntersuchung, Philologische Untersuchungen, ed. A. Kießling et U. v. Wilamowitz-Moellendorff, 23, Berlin 1913
–, Der Verfasser des Anonymus Londinensis, Hermes 57, 1922, p. 396–429
E. Wölfflin, Über die Latinität des Afrikaners Cassius Felix. Ein Beitrag zur Geschichte der lateinischen Sprache, Sitzungsber. d. Königl. Bayer. Akademie d. Wiss. 1880, 4, p. 381–432 (= Ausgewählte Schriften, ed. G. Meyer, Leipzig 1933, p. 193–224)

PRAEFATIO

Caelii Aureliani Celerum atque Tardarum passionum libros edenti liceat mihi pauca praefari. Ac de ipso quidem scriptore admodum nihil nouimus[1], nisi quod eum editiones principes Siccensem appellantes e Sicca Veneria, oppido Africae, ortum esse declarant. At praenomen abolitum[2], uita ignota, tempus incertum. Post Soranum[3], medicum illum Graecum sectae quae dicebatur Methodicae, Traiani Hadrianique imperatorum temporibus Romae summa laude florentem, cuius opera permulta, ut ipsius uerbis utar[4], latinizanda suscepit, eum uixisse luce clarius est. Terminum autem, ante quem necesse est eum Soranea uertisse, constituit illud Cassiodori admonentis: „quod si uobis non fuerit Graecarum litterarum nota facundia ... legite Hippocratem atque Galienum Latina lingua conuersos ... deinde Caeli Aureli de medicina"[5], siue ad Caelium Aurelianum hoc spectat, siue ad Aurelium illum saeculi sexti scriptorem, quem e libris Caelii Aureliani aliqua sumpsisse negari non potest.[6] Sunt etiam qui sermone Cassii Felicis, cuius de medicina epitomen a. 447 in lucem prodisse cognouimus[7], comparato Caelium aequalem fere Cassii fuisse existiment.[8] Equidem propter similitudines quasdam aliter non facile explicandas Cassium imitatorem Caelii, hunc igitur illo priorem fuisse crediderim.[9]

Caelii Aureliani opera, quae quidem exstent, haec sunt[10]:

[1] Vide Schanz – Hosius – Krüger, p. 285 sqq.

[2] Cf. tamen Friedel, p. 7.

[3] Vide W. v. Christ, W. Schmid, O. Stählin, Geschichte der griechischen Literatur 2,2, München 1924, p. 910 sq. (Handb. d. Altertumswiss. VII 2,2).

[4] Cael. Aur. Cel. II 8.

[5] Cassiod. Inst. I 31,2.

[6] Vide Schmid, Contributions, p. 6 sq.

[7] Vide ed. Valentini Rose praef., p. III.

[8] Vide Bendz, Studien, p. 1.

[9] Vide ibidem, p. 4 sqq.

[10] De ceteris operibus u. Friedel.

I. Celerum passionum libri tres atque Tardarum passionum libri quinque[1], opus illud Sorani praecipuum, nunc deperditum, quod est Περὶ ὀξέων καὶ χρονίων παθῶν, Latine reddentes. De quibus infra plenius disputabo.

II. Interrogationum ac Responsionum librorum trium fragmenta duo, quorum alterum Salutaria praecepta, alterum De speciali significatione diaeticarum passionum inscribitur.[2]

III. Gynaecion fragmenta ampla admodum, sed ex opere Caelii integro compilata et cum excerptis e uersione illa altera, quae sub nomine Mustionis (uel Muscionis) cuiusdam fertur[3], contaminata. Reperta sunt a. 1948, edita a. 1951 a Miriam F. et Israel E. Drabkin.[4] Facile est intellectu, quanti sit pretii, quod operis praeter fragmentum minimum[5] hucusque deperditi magnam partem nobis Fortuna reddiderit, praesertim cum exemplar Graecum supersit et, quemadmodum Caelius Graeca Latine uerterit, conicere sinat. Editionem ualde utilem sed mendis librariorum non satis liberatam esse uideor mihi alibi demonstrauisse.[6]

Tardarum passionum librorum editio princeps a. 1529 Basileae ex officina Henrici Petri prodiit curante Ioanne Sichardo, uiro summae eruditionis studioque antiquitatis insigni. Cuius maxima in scriptis edendis cura fidesque commentatione grauissima Pauli Lehmann[7] iam probata erat, cum a. 1921–1922 Zwiccauiae in bibliotheca, quae Ratsschulbibliothek uocatur, casu reperta sunt folia tria, quae Cael. Aur. Tard. V 77–91 et 122–128 continere atque codicis Laureshamensis (=L) saeculo nono exarati, nunc deperditi, quo ad L tardarum passionum libros edendos usus esset Sichardus, partem olim fuisse lucide ostendit Johannes Ilberg.[8] Percommode accidit, quod

1 De operum titulis u. Bendz, Caeliana, p. 11 adn. 2.

2 Ed. V. Rose, Anecdota Graeca et Graecolatina II, p. 161 sqq.

3 Sorani Gynaeciorum uetus translatio Latina, ed. V. Rose, Leipzig 1882. – Cf. Schanz – Hosius – Krüger, p. 289 sqq.

4 Caelius Aurelianus, Gynaecia. Fragments of a Latin version of Soranus' Gynaecia from a thirteenth century manuscript, edited by M. F. Drabkin and I. E. Drabkin, Baltimore 1951 (Suppl. to the Bull. of the Hist. of Med. 13).

5 Ed. V. Rose, Ein Bruchstück des Caelius Aurelianus, Hermes 4, 1870, p. 141–144.

6 Vide Bendz, Emendationen, passim; Studien, passim; rec.: Caelius Aurelianus, Gynaecia, ed. M. F. Drabkin et I. E. Drabkin, in: Gnomon 26, 1954, p. 132.

7 P. Lehmann, Johannes Sichardus und die von ihm benutzten Bibliotheken und Handschriften, München 1911.

8 Ilberg, Aus einer verlorenen Handschrift; id., Ein weiteres Blatt; id., Vorläufiges.

ex his fragmentis quamuis exiguis cognoscere possumus, quam secutus sit Sichardus rationem edendi. Apparet ei fidem habendam esse dicenti se artem illam criticam, quae coniecturis nitatur, genus emendandi lubricum atque interim pestilens iudicare.[1] Merito etiam haec dicta sunt uerba Johannis Ilberg: „Aus der Vergleichung der Editio princeps mit dem Fragment erkennt man, daß Sichart sich in der Hauptsache nur ganz naheliegende Änderungen erlaubt und vorzugsweise in die Orthographie seines Codex eingegriffen hat."[2]

Celerum passionum libros primus edendos curauit Parisiis apud Simonem Colinaeum a. 1533 Guinterius Andernacus. Quae editio quanta diligentia facta sit, nullis iam exstantibus codicis fragmentis pari modo aestimare non possumus. Si autem hanc inspectam cum editione Sichardi contuleris, in aperto erit Guinterium eadem fere edendi lege qua Sichardum usum esse atque re uera, ut in praefatione ipse testatur, „leuiter ... potius quam seuere" tradita castigauisse. Saepius ille quidem quam Sichardus perperam uerba diuisit, ceterum illius quoque uitia pleraque ad singulas tantum litteras pertinent. Quaedam etiam, quae omnino non possent intellegi, et hic et ille maluit non tentare.[3]

Ex his igitur, quae memoraui, concludi potest et Sichardum a codice Laureshamensi et Guinterium a codice gemino raro decedere.[4]

Earum editionum, quae post Sichardum Guinteriumque prouenerunt, in primis memoranda est illa quae Lugduni apud Rovillium a. 1566 typis excussa est. Eius enim auctor ignotus plurimis felicibusque emendationibus uel textu receptis uel in margine ascriptis longe meliorem reddidit textum. At multa etiam corrupit, cum identidem uerba tradita, quamuis sana essent, demutaret omitteretue, sua uel aliena insereret.

Quam editionem nimis fideliter iterauit Amman (Amstelaedami 1709, 1722, 1755, Venetiis 1757), aliqua ipse quoque meliora faciens, in quibus maximo fuit emolumento, quod opus Caelianum paragraphis diuisit, ceterum textum iam misere uexatum etiam nouis erroribus saepe contaminans. Certe neque Rovillianae editionis auctori, quamquam hoc ausus est affirmare, neque Ammano codicem ullum iam licuit adhibere.[5]

Ammani textum paucis admodum mutatis repetiuerunt Albertus de Haller, Lausannae 1774, et C. Delattre, Parisiis 1826.

1 Vide Lehmann, l.l., p. 75.

2 Ilberg, Aus einer verlorenen Handschrift, p. 825.

3 Velut Cel. I 40: *insontine*; Tard. V 29: *in ante actem morem*. Cf. praeterea Bendz, Caeliana, p. 15.

4 Vide Bendz, Caeliana, p. 16.

5 Vide Schmid, Contributions, p. 28sq.; Bendz, Caeliana, p. 10.

Editionem nouam arte critica instructam, quae iam diu desiderabatur, a. 1950 emisit uir doctus Americanus Israel E. Drabkin[1], editionibus principibus pro fundamentis, ut debuit, utens, e correctionibus Rovillianis Ammanianisque quae uisa erant eligens, suas ipsius emendationes non paucas adiciens, Anglica etiam addita uersione. In illa editione quamuis multa laudanda sint, tamen, ut in re magna, aliqua requiras. Atqui illud, quod in apparatum criticum saepe relegata sunt quae textu recipi meruissent, aequo animo ferendum uidetur, hoc, quod haud raro corrupta libere uertens sine nota reliquit, aegre patiendum. Accedit quod ne modicus quidem index verborum Latinorum, quo sermo Caelii peculiaris idemque copiosus illustraretur, adiectus est.

Quae cum ita sint, prorsus non superuacaneum esse arbitror, paucis licet annis interiectis, alteram editionem Drabkiniana, ut spero, aliquanto perfectiorem emittere. Atque in textu constituendo eandem fere quam Drabkin legem mihi statui, scilicet ut fragmentorum Zwiccauiensium maxima habita ratione in operis partibus codicum adminiculo destitutis editiones principes, ut quae instar codicis essent, secutus duces, si qua minime probanda uisa essent, alienis uel meis coniecturis nisus emendarem lectionesque reiectas in apparatu critico denotarem. Neque tamen necesse habui omnes posteriorum editorum lectiones laudare, cum pateret eorum neminem codicem ullum inspicere potuisse. Quo factum est, ut, cum innumerabilibus locis discrepet haec editio mea ab editionibus Rovilliana Ammanianaque, tamen discrepantiarum illarum maiorem partem apparatum onerare non sinerem. Quas uero in editionibus prioribus emendationes uel certas uel uerisimiles inueneram, has textu aut certe apparatu critico recepi. Huius generis plura profecto quam Drabkin communicaui, quippe quem interdum etiam effugerit emendatio Rovilliana euidens atque indubitabilis.

Contulerunt autem praeter editores ad textum Caelii sanandum restituendumque maximum adiumentum hi fere uiri docti: Reinesius, Barth, Kühn, Almeloveen, Friedel, Helmreich, Schmid, Hagendahl. Numquid utilitatis ego quoque uel libris, qui inscribuntur Caeliana, Emendationen zu Caelius Aurelianus, Studien zu Caelius Aurelianus und Cassius Felix, uel adnotatiunculis quibusdam in Erano atque Gnomone non semel prolatis uel denique hac ipsa editione attulerim, alii uiderint.

De rebus orthographicis illud mihi proposui, ut commodo legentium potius quam putido orthographiae antiquae studio consulerem,

[1] Caelius Aurelianus, On acute diseases, On chronic diseases, ed. et transt. I. E. Drabkin, Chicago [1950].

cum nullo modo fieri posset, ut Caelii ipsius restitueretur sincera atque uera scriptura. Persuasum tamen mihi habui orthographiam fragmentorum in parte operis, quae his continetur, sequendam, continuandam autem per omnes libros esse non censui. Scripturam igitur editionum principum, si satis commode recipi posse uidebatur, conseruaui, sin minus, commutaui. Velut pro *hyems*, *ocyus*, *ordeum*, *halica*, *caeteri*, *caeler*, *foemina*, *quum*, *loquutio*, *opressio*, *excercitus* cet. tacitus haec praebeo: *hiems*, *ocius*, *hordeum*, *alica*, *ceteri*, *celer*, *femina*, *cum*, *locutio*, *oppressio*, *exercitus* cet. Neque magis errores sine ullo dubio typothetis attribuendi, cuius generis sunt *eriam* pro *etiam*, *xnoius* pro *noxius* cet., arbitratus sum denotandos. Vbicumque autem *u* litteram in editionibus principibus exhibitam in *b* litteram mutaui (uelut *uiuere* in *bibere*, *enuasin* in *embasin*), lectionem repudiatam in apparatu indicaui.

His expositis restat, ut, si qua in hac editione etiamnunc uel obscura uel parum considerata, candide lector, offenderis, ueniam petam. Spero tamen sic quoque, cum tuam perspicacitatem mediocritas mea prouocauerit, lucidiorem atque emendatiorem fore Caelium nostrum.

Instituto, quod Zentralinstitut für Alte Geschichte und Archäologie der Akademie der Wissenschaften der DDR nominatur, gratias ago maximas, quod constituit hanc editionem seriei inserere scriptorum antiquorum, quae Corpus Medicorum Latinorum inscribitur.

Scribebam Lundae mense Martio a. MCMLXXVIII.

Gerhard Bendz

CAELII AVRELIANI

CELERVM PASSIONVM
LIBRI III

CAELIUS AURELIANUS

AKUTE KRANKHEITEN
BUCH I–III

SIGNORVM EXPLANATIO

L	= codicis Laureshamensis fragmenta, saec. IX
Guint.	= editio Guinterii, Parisiis a. 1533
Sich.	= editio Sichardi, Basileae a. 1529
Sich.^{m}	= lectiones uel emendationes in marginibus eiusdem editionis
Rov.	= editio Rovilliana, Lugduni a. 1566
Rov.^{m}	= emendationes in marginibus eiusdem editionis
Rov.^{c}	= correctiones in ultimo fine eiusdem editionis
Amm.	= I. C. Amman, Caelii Aureliani ... De morbis acutis et chronicis, Amstelaedami a. 1709
Amm.^{m}	= emendationes in marginibus eiusdem editionis
Almel.	= Th. I. ab Almeloveen, In Caelium Aurelianum notae et animaduersiones, in editione Ammani, p. 601–658
Haller	= A. v. Haller, Caelii Aureliani ... Acutorum et Chronicorum morborum libri, Lausannae a. 1774
Delattre	= C. Delattre, Caelii Aureliani ... Celerum uel acutarum passionum libri, Parisiis a. 1826
Drabkin	= I. E. Drabkin, Caelius Aurelianus, On acute diseases, On chronic diseases, Chicago a. 1950
Drabkin^{app}	= emendationes in app. crit. eiusdem editionis
Orib. Lat.	= Œuvres d'Oribase, ed. U. C. Bussemaker et Ch. Daremberg, uol. V, Parisiis a. 1873
Sor. Lat.	= Sorani Gynaeciorum uetus translatio Latina, ed. V. Rose, Lipsiae a. 1882

CAELII AVRELIANI

CELERVM PASSIONVM
LIBRI III

CAPITA LIBRI PRIMI

4 Capita primi libri. Primus de phreniticis passionibus. *Guint.* 5 Praefatio *add. Drabkin* 6 De phrenitide *addidi* 7 phreniticae futurae *Rov. e § 22* 8 eos *add. Rov. e § 31* 12 in *om. Rov. coll. § 45 (cf. etiam § 17) seclusi* 14 eos dormientes] dormientes phreniticos *Rov. e § 49* his *scr. Rov. coll. § 49* aliis *Guint.* lethargiam *Guint. corr. Rov. e § 49* 15 deueniant *Guint. corr. Rov. e § 49* 16 sint *Rov. e § 52* 26 Heraclidem *Rov. e § 166* Heraclitum *Guint.*

CAELIUS AURELIANUS

AKUTE KRANKHEITEN
BUCH I–III

DIE KAPITEL DES 1. BUCHES

LIBER PRIMVS

⟨PRAEFATIO⟩

Aiunt Ippallum Pythagoricum philosophum interrogatum, quid
ageret, respondisse: „Nondum nihil, nondum quidem mihi inuide-
tur.“ si igitur proficientium testis est inuidia, quae nobis olim comes
est, magna gerimus in his, quae gerimus. placet itaque, Bellice, disci-
pulorum summe, Celerum passionum libros scribere, quos tibi utiles
2 magis quam necessarios fore confido. utiles inquam, ut, si qua forte a
Graecis obscure dicta sunt, reuelentur. non inquam necessarios, haec
enim necessario, in quo sunt posita, me tradente legisti. nam Inter-
rogationum ac Responsionum libros, quibus omnem medicinam breui-
ter dixi, iamdudum ad Lucretium nostrum praescriptos aptissime
destinaui. is enim, ut nosti, ex omni parte Graecarum scientia praedi-
tus est litterarum.

3 Principio te scire uolo omnium celerum passionum aliquas esse cum febribus, aliquas sine febribus. quarum necessario cum febribus sunt plurimae, ut phrenitis, lethargia, pleuritis, peripneumonia, sine febribus autem synanche, cholera et id genus, sicut ex consequentibus docebimus.

Sed exordium sumemus ab his, quae cum febribus esse noscuntur, siquidem febres sunt acutis magis comites passionibus, in quibus est phrenitis praeponenda.

3sqq.] Hippasi fr. 6: I p. 109,1–3 Diels-Kranz

1 Caelii Aureliani Methodici Siccensis Celerum uel acutarum passionum Liber primus *Guint.* 2 Praefatio *add. Drabkin* 3 Ippallum *Guint. (pro* Hippasum; *de forma nominis u. Diels-Kranz I p. 109 app.)* 9 non inquam *coni. Buecheler, Kl. Schr. II, p. 190* Nonnunquam *Guint.* hoc *Rov.*[m] 10 in quo] ob quod *Rov.*[m]*; sed cf. Bendz, Caeliana, p. 34* posita] compositi *Rov.*[m] 12 praescriptos *scripsi; cf. Bendz, Emendationen, p. 58sq.* perscriptos *edd.* 18 ex] *cf. Cel. II 89* in *Rov.*[m]*; cf. § 120*

ERSTES BUCH

VORWORT

Es wird berichtet, daß der pythagoreische Philosoph Ippallos[1] auf die Frage, was er (zur Zeit) schaffe, geantwortet haben soll: „Bis jetzt habe ich noch gar nichts geschaffen, denn noch beneidet man mich nicht." Wenn also der Beweiszeuge für diejenigen, die etwas erreicht haben, der Neid ist, der uns ja schon seit langem begleitet, so müssen wir mit unseren Arbeiten schon Großes geleistet haben. Wir haben uns also vorgenommen, Bellicus, mein bester Schüler, die Bücher der „Akuten Krankheiten" niederzuschreiben, von denen ich zuversichtlich annehme, daß sie Dir
nützlich, wenn auch nicht unbedingt notwendig sein werden. Nützlich, 2
sage ich, indem darin aufgehellt werden soll, was bei den griechischen Autoren vielleicht schwer verständlich ausgedrückt worden ist. Nicht unbedingt notwendig, sage ich, weil Du ihren Inhalt in meiner Wiedergabe schon gelesen haben mußt. Denn ich habe ja schon vor langem meine Bücher der „Fragen und Antworten", in denen ich die ganze Medizin kurz abgehandelt habe und die unserem Freund Lucretius gewidmet sind, in sehr brauchbarer Form herausgebracht. Er ist nämlich, wie Du weißt, der griechischen Sprache in vollem Umfange kundig.

Als erstes sollst Du wissen, daß von der Gesamtheit der akuten Krank- 3
heiten die einen mit Fieber einhergehen, die anderen nicht. Darunter befinden sich natürlich zahlreiche Erkrankungen mit Fieber, wie z. B. Phrenitis, Lethargie, Rippenfell- und Lungenentzündung; ohne Fieber sind dagegen Synanche, Cholera und ähnliche Krankheiten, wie wir im Folgenden darstellen werden.

Wir wollen aber bei denen anfangen, die bekanntermaßen mit Fieber einhergehen, denn Fieber treten ja eher bei akuten Krankheiten auf; von ihnen soll die Phrenitis an erster Stelle stehen.

[1] Siehe den krit. App.

⟨DE PHRENITIDE⟩

4 Nomen igitur sumpsit a difficultate mentis, sicuti et dysenteria et dysuria, quod urinam uel uentrem impediant. phrenas enim Graeci mentes uocauerunt, quarum, ut supra diximus, impedimentum phrenitica ingerit passio.

Nam Demetrius ⟨H⟩erophilum sequens libro sexto, quem De passionibus scripsit, hanc diffiniens delirationem dixit uehementem cum alienatione atque ⟨frequentius cum⟩ febre, et in interfectionem celerem, aliquando et in sanitatem.

5 Sed neque a deliratione uehementi alienationem differre quisquam existimet neque sane passionem frequentius cum febribus; sed iugiter ac necessario numquam sine febribus esse accepimus. dehinc ultra disciplinam elatus longa hoc diffinitione explicasse perspicitur, adiciendo cito interficientem esse passionem uel in sanitatem celerem. erat facile acutam uel celerem passionem dicere, quod in utramque partem ocius feratur; et esset hoc diffinitioni sufficiens.

6 Asclepiades primo libro De celeribus scribens passionibus „Phrenitis“, inquit, „est corpusculorum statio siue obtrusio in cerebri membranis frequenter sine ⟨con⟩sensu cum alienatione et febribus.“ hanc ipse explanans diffinitionem „cum febribus“ dixisse inquit, siquidem sine his etiam mente alienantur uel qui papauer aut mandragoram aut altercum biberint aut immensa ira aut nimio timore commoti uel maestitia etiam compressi aut epileptica agitati passione. „sine consensu“ inquit diffiniens, ne etiam pleureticum uel peripneumonicum phreniti-

1sqq.] *cf.* Cels. Med. III 18,1sqq.: CML I p. 122,14sqq. Cass. Fel. De med. 62: p. 154,1–155,12 Rose 2–5] *cf.* Isid. Etym. IV 6,3

1 De phrenitide *addidi* 3 *„Forte leg.* Graeci“ *Almel., p. 610 (cf. Cel. II 83. 95; III 3; Cass. Fel. De med. 20: p. 32,12 Rose; Isid. Etym. IV 6,3:* „Graeci enim mentem φρένας uocant“*)* Graece *Guint.* 4 quarum *Rov.*^{m} quare *Guint.* 6 Erophilum *Guint. corr. Rov.*^{m} 8 frequentius *suppleui coll. lin. 11 (cf. Bendz, Caeliana, p. 75sqq.)* cum *suppl. Drabkin* 9 aliquando *post* atque *(lin. 8) trsp. Schmid, Contributions, p. 73sqq.; sed cf. Bendz, Caeliana, p. 75sqq.* 11 neque *scripsi; cf. Bendz, Caeliana, p. 75* quam *Guint.* hanc *(post* passionem *addito* non*) Rov.* 18 *post* corpusculorum *ins.* paruorum *Wellmann, Celsus, p. 106 adn. 1* obtrusio *et* obstrusio *similiter accepta sunt* 19 sensu *Guint. corr. Rov.*^{m} *ex sequentibus (cf. tamen § 7. 15. 17)* 20 explorans *Guint. corr. Almel., p. 610, coll. § 16 (cf. etiam Cel. III 5:* „libro Explanatorio“*)* explicans, exponens *Rov.*^{m}

ÜBER PHRENITIS

Sie hat ihren Namen von der Beeinträchtigung der Geistestätigkeit bekommen, ebenso wie auch Dysenterie und Dysurie daher, daß sie die Urin(ausscheidung) und den Stuhlgang behindern. Denn die Griechen nannten die geistigen Kräfte *phrenes*, und deren Beeinträchtigung wird, wie schon gesagt, durch das Leiden, welches man Phrenitis nennt, verursacht. 4

Demetrios hat sie, Herophilos folgend, im sechsten Buch des von ihm verfaßten Werkes „Über Krankheiten" in seiner Definition einen hochgradigen Wahnsinn mit Geistesverwirrung genannt, der in der Mehrzahl der Fälle mit Fieber einhergeht und der schnell zum Tode führt, manchmal aber auch zur Genesung.

Aber niemand wird glauben, daß sich die Geistesverwirrung vom hochgradigen Wahnsinn unterscheide und daß es eine Krankheit sei, die meistenteils mit Fieber verbunden ist; wir sind vielmehr der Überzeugung, daß sie immer und unausweichlich nicht ohne Fieber auftreten kann. Dazu hat er offensichtlich, den Rahmen der Disziplin sprengend, eine (über)lange Definition gegeben, indem er hinzusetzt, daß es sich um eine Krankheit handelt, die entweder schnell zum Tode oder schnell zur Genesung führt. Denn es war einfacher, sie als akute oder schnell verlaufende Krankheit zu bezeichnen, weil sie ziemlich schnell eine von den beiden Wendungen nehmen kann; dies hätte zur Definition völlig genügt. 5

Asklepiades sagt im ersten Buch seines Werkes „Über akute Krankheiten": „Die Phrenitis ist eine Stockung der Korpuskeln oder eine durch sie verursachte Verstopfung in den Hirnhäuten, häufig ohne Schmerzempfindung mit Geistesverwirrung und Fiebern." Bei seiner eigenen Auslegung dieser Definition schreibt er, er habe „mit Fiebern" gesagt, weil manche auch ohne diese in Geistesverwirrung fallen, die Mohnsaft, Mandragora oder Bilsenkraut getrunken haben oder von maßlosem Zorn oder großer Furcht erregt oder auch von Traurigkeit niedergedrückt wurden oder von der Epilepsie befallen sind. „Ohne Schmerzempfindung" sagt er in seiner Definition, damit wir nicht auch einen an Rippenfell- oder an Lungenentzündung Leidenden für einen an Phrenitis Erkrankten halten 6

cum putaremus, qui in statu passionis septima uel octava die saepe mentis erroribus agitantur.

7 Eius sectatores quidam residuam partem diffinitionis disserentes stationem corpusculorum uel obtrusionem aiunt eum dixisse „secundum membranas cerebri", siquidem sint etiam medullarum spinae membranae, in quibus cum fuerit obtrusio non ingerit phrenitim. pluraliter autem usum dicunt, ut membranas diceret, siquidem siue per multas siue per omnes id eueniat. etenim si singulariter poneret, negaret esse in multis, sed quisquis hunc sequeretur, unius esse membranae causam putaret.

„Frequenter" autem, quod adiecit diffiniens, quidam sequentibus ascripserunt, ut sic intelligamus „frequenter sine consensu", siquidem cum ⟨con⟩sensu atque uehementer fiat aliquando phrenitis.
8 alii uero antecedentibus esse inquiunt iungendum, ut sic intelligatur „frequenter statio uel obtrusio". quomodo febrem illam uehementem dixit, cum de causis tractaret, [et] quae per stationem uel obtrusionem fuerit, illam uero solubilem atque leuem, quae ex turbatione fuerit liquidarum materiarum atque spiritus, sic etiam phreniticae passionis illam dixit esse uehementem, quae statione uel obtrusione fuerit effecta corpusculorum. alii uero, „Non", inquiunt, „quod sine obstrusione fiat aliquando phrenitis, hoc Asclepiadem dixisse accipiamus, sed quia sola ex uehementi. sunt ⟨enim⟩ etiam quaedam in hominibus sanis obstrusiones."

9 Erat igitur melius, ut manifestis et consequentibus uerbis intelligendam traderet passionem et non per occultam atque dissonantem obtrusionem et quae fortasse neque esse probetur, sicut libris, quos Contra sectas sumus scripturi, docebimus. Sed neque oportuit eandem obtrusionem simul phrenitim atque phreniticae passionis causam uocare, siquidem uis locutionis nihil aliud designet quam phrenitim esse
10 phreniticae passionis causam. etenim dicere ⟨possumus⟩, quod secundum Asclepiadem causae ascriptionum siue partitionum sint, quas Graeci categorias appellant, non appellationum, quas idem prosegorias uocant. non enim alienationis aut febrium, sed alienandi uel febrici-

1 *post* statu *add.* uigore *Rov.* 5 medullae *Rov.*[m] 13 sensu *Guint. corr. Rov.*[c]; *u. adn. ad p. 24,19* 15 *post* quomodo *ins.* enim *Rov.* 16 et *del. Rov.* 18 phreniticam passionem *Rov.; sed cf. § 54:* „arteriarum eam" 22 enim *addidi* 24 cum sequentibus *Guint. corr. Rov.* 27 Contra] intra *Guint. corr. Rov.*[m] sumus scripturi *coni. Friedel, p. 50 (cf. Cel. II 32. 86)* unius scriptoris *Guint.* 30 est enim dicere *Schmid, Contributions, p. 75sq. coll. Cel. II 4 (et Hofmann-Szantyr, p. 349); cf. tamen § 173. 181* possumus *addidi* 31 causae ascriptionum *coni. Friedel, p. 28* causa ea scriptionum *Guint.* causa ea adscriptionum *Rov.*[m] sit *Rov.*

sollen, weil erstere auf dem Höhepunkt ihrer Krankheit am siebenten oder achten Tage oft einer Geistesverwirrung unterliegen.

Einige seiner Anhänger sagen bei ihrer Auslegung des restlichen Teiles der Definition, er habe gesagt, daß die Stockung der Korpuskeln oder die durch sie verursachte Verstopfung „in den Hirnhäuten" (stattfinde), weil auch das Rückenmark solche Häute besitze, bei denen aber eine solche Verstopfung keine Phrenitis hervorrufe. Sie sagen auch, er habe sich im Plural ausgedrückt und „Häute" gesagt, weil dies sich in vielen (von ihnen) oder in allen ereigne. Denn wenn er den Singular gebraucht hätte, so hätte er verneint, daß es in vielen vor sich gehe, und wer ihm folgen wolle, müsse glauben, daß es nur eine einzige Hirnhaut angehe. 7

Das Wort „häufig" aber, das er bei seiner Definition hinzugesetzt hat, haben einige auf die folgenden Worte bezogen, so daß wir verstehen sollen „häufig ohne Schmerzempfindung"; die Phrenitis tritt nämlich bisweilen mit Schmerzempfindung auf, und zwar mit sehr heftiger. Andere wiederum 8
sagen, man müsse es mit den vorangehenden Worten verbinden, so daß sich folgender Sinn ergibt „häufig eine Stockung oder eine Verstopfung". Denn als er über Ursachen sprach, hat er gesagt, daß dasjenige Fieber sehr heftig ist, das durch Stockung oder Verstopfung entsteht, dasjenige (Fieber) jedoch, das durch gestörten Fluß der flüssigen Substanzen und des Pneumas entsteht, schnell zu beheben und leicht ist; so ist also seinen Worten nach auch beim Phrenitisleiden dasjenige besonders heftig, das durch die Stockung der Korpuskeln oder die durch sie verursachte Verstopfung entsteht. Andere aber sagen: „Dies besagt nicht, daß die Phrenitis auch einmal ohne Verstopfung entstehen kann, sondern allein aus einer sehr starken, denn so verstehen wir die Worte des Asklepiades. Schließlich kommen sogar bei gesunden Menschen gewisse Verstopfungen vor."

Es wäre also besser gewesen, wenn er diese Krankheit mit klaren und folgerichtigen Worten beschrieben hätte und nicht mit einer im Verborgenen vor sich gehenden und mit Widersprüchen behafteten Verstopfung, die man vielleicht nicht einmal als existent beweisen kann, wie wir dies in den Büchern „Gegen die Ärzteschulen", die wir noch zu schreiben gedenken, klarlegen werden. Es war aber auch unzulässig, ebendiese Verstopfung zugleich Phrenitis und Ursache des Phrenitisleidens zu nennen, denn der Wortinhalt seines Ausdrucks besagt nichts anderes, als 9
daß die Phrenitis die Ursache des Phrenitisleidens sei. Denn wir können 10
sagen, daß nach Asklepiades die Ursachen zu den Qualitätsaussagen oder Teilbegriffen gehören, welche die Griechen *katēgoriai* nennen, und nicht zu den Bezeichnungen, die diese *prosēgoriai* nennen. Denn er nennt nicht die Ursachen von Geistesverwirrung oder Fieber, sondern die des Ver-

tandi causas nominat; sic etiam phrenitizandi, non phreniticae passio- 11 nis causas dixit. primo ad aliud ex alia re transire uidebimur, / utrumne partitionum aut ascriptionum an appellationum sint causae, de qua re, cum De passionum causis scribere coeperimus, dicemus. dehinc paululum progrediens a⟨i⟩t: „Quae statio corpusculorum siue obstrusio in qualibus uel ex qualibus corpusculis fiat, atque etiam, quomodo ea, quae partibus eueniunt, totum commoueant corpus ac febres generent, primo in his, quae De causis scripsimus, enodauimus.“ nunc enim „febres“, inquit, „generent“, non „febricitare“. oportebat autem proprie, non improprie loqui.

12 Alii haec defendentes aiunt eum uerbis significasse phrenitim esse passionem ex obtrusione effectam. habet consuetudinem pro effectu causas ponere. denique luem diffiniens, „Lues“, inquit, „est qualitas insueta in his, ubi est, locis consistentium animalium, qua ex communi causa facilibus morbis et interfectiuis afficiuntur.“ etiam nunc luis causam pro effectu sumpsisse perspicitur. causa etenim luis est qualitas, lues autem decliuitas aegritudinem prona atque 13 cele[be]rrima communibus antecedentibus causis. et in aliis uero his utitur saepe sumptionibus, quas Graeci metalepses appellant, ut exempli causa dicat densatum liquorem pro partibus liquoris densatis, partes enim ad totum redigit. sed neque expiant his male dicta, sed ostendunt etiam in aliis similibus peccatis affectum. quaerimus enim non, si consuetudinem habuit sumptionis faciendae, sed utrum haec consuetudo recta esse uideatur. externa etenim si fuerit haec a diffinitionibus consuetudo, ueniam fortasse merebitur, in diffinitionibus 14 uero non poterit ad ueniam pertinere. oportebat enim diffinitiue loquentem propriis uti sermonibus et non abusiuis neque sumptionibus, quae in contrarium saepe uocentur.

Neque nunc obstrusio causa est phreniticae passionis, sicut in aliis ostendimus, neque causam debuit pro effectu accipere neque in membranis consequentem obtrusionem fieri, sed in sensibus, hoc est in sensualibus uiis, quas Graeci αἰσθη⟨τή⟩ρια uocant. omnis enim phrenitis alienatione[m] generatur, communiter autem alienationis 15 substantiam in sensibus constitutam existimauit Asclepiades. denique

5 ait *scr. Drabkin (cf. Cel. II 63)* at *Guint.* ait at *Rov. Amm.* obtrusio *et* obstrusio *similiter accepta sunt* 8 De causis *scripsi (cf. § 8)* decimo *Guint.* decimo libro *Rov.* 18 celeberrima *Guint.* *corr. Triller apud Kühn, p. 15* 32 ἀισθήρια *Guint.* *corr. Amm.* 33 alienationem *Guint.* *correxi* generatur] generaliter *Guint.* *correxi*

wirrtseins oder Fieberns; und so hat er auch von den Ursachen des an
Phrenitis Leidens, nicht von denen des Phrenitisleidens gesprochen. Nun
scheinen wir aber von Anfang an auf ein ganz anderes Gebiet überzu-
gehen,/ (wenn wir erörtern,) ob die Ursachen mit Kategorien oder Qualitäts- 11
aussagen oder mit Bezeichnungen in Zusammenhang stehen; über diese
Sache wollen wir sprechen, wenn wir unser (geplantes) Werk „Über die
Ursachen der Krankheiten“ zu schreiben beginnen. Danach geht er noch
etwas weiter und sagt: „In welchen oder von wie beschaffenen Korpuskeln
diese Stockung der Korpuskeln oder die durch sie verursachte Verstopfung
vor sich geht und auch wie diese Vorgänge, wenn sie in einzelnen Körper-
partien stattfinden, den gesamten Körper erschüttern und Fieber erzeugen,
haben wir zuerst in unseren Büchern ‚Über Ursachen‘ entwickelt.“ Jetzt
also spricht er von „Fieber erzeugen“ und nicht von „fiebern“. Er hätte
sich also genau und nicht ungenau ausdrücken sollen.

Andere, die dies verteidigen wollen, behaupten, er habe mit seinen 12
Worten die Phrenitis als eine durch Verstopfung verursachte Krankheit
bezeichnet. Er hat nämlich die Gewohnheit, an Stelle der Wirkung die
Ursachen zu setzen. Schließlich sagt er, wenn er die Seuche definieren will:
„Die Seuche ist ein außergewöhnlicher Zustand der Lebewesen, die sich
an den Orten befinden, wo sie auftritt, infolgedessen sie aus gemeinsamer
Ursache sehr leicht von tödlich verlaufenden Krankheiten befallen wer-
den.“ Auch hier hat er offensichtlich die Ursache der Seuche für ihre Aus-
wirkung genommen. Denn die Ursache einer Seuche ist dieser Zustand, die
Seuche selbst aber die starke und sich unverzüglich aktualisierende An-
fälligkeit für die Krankheit bei vorangehenden allgemeinen Ursachen.
Aber auch in anderen Zusammenhängen gebraucht er häufig diese Art 13
von Übertragungen, welche die Griechen *metalēpseis* nennen; so sagt er
z. B. „verdichtete Flüssigkeit“ an Stelle von „verdichtete Flüssigkeits-
teile“, er macht nämlich die Teile zum Ganzen. Aber hierdurch ent-
schuldigen sie seine schlechte Ausdrucksweise nicht, sondern zeigen nur,
daß er sich auch an anderen Stellen ähnliche Fehler zuschulden kommen
läßt. Denn wir fragen nicht danach, ob er eine Gewohnheit hatte, Über-
tragungen vorzunehmen, sondern danach, ob diese Gewohnheit ihre Be-
rechtigung zu haben scheint. Wenn diese Gewohnheit nämlich außerhalb
der Definitionen zum Ausdruck käme, so könnte sie vielleicht verziehen
werden, innerhalb von Definitionen aber ist sie unverzeihlich. Denn beim 14
Definieren hätte er sich genauer Ausdrücke bedienen sollen und nicht miß-
bräuchlich angewandter oder übertragener, die oft eine entgegengesetzte
Bedeutung annehmen können.

Aber auch so ist weder die Verstopfung Ursache des Phrenitisleidens,
wie wir an anderer Stelle gezeigt haben, noch durfte er die Ursache für die
Wirkung halten und auch nicht annehmen, die betreffende Verstopfung
gehe in den Häuten vor sich, sondern in den Sinnen, d. h. in den Sinnes-
kanälen, welche die Griechen αἰσθητήρια (Wahrnehmungsorgane) nennen.
Denn jeder Fall von Phrenitis wird durch Geistesverwirrung verursacht,
Asklepiades war aber der Ansicht, daß ganz allgemein das Objekt dieser
Geistesverwirrung die Sinnesorgane seien. Schließlich hat er in seinen 15

in Diffinitionum libris alienationem diffiniens hoc genere explicauit: „Alienatio est passio in sensibus, ex qua aliquando maiores intellectus efficiuntur capacitate sensuali[ar]um uiarum, aliquando uero uiae capaciores motibus; sed hoc intardans“, inquit, „ac sine febribus furor uocatur, quem uulgo insaniam dicunt, recens autem atque cum febribus neque cum sensu phrenitis intelligitur.“

Si igitur phrenitis passio est in sensu, non recte eam principaliter
16 diffiniens obstrusionem dicit esse in cerebri membranis. addo etiam fieri phrenitim ex consensu perseueranti ac uehementi, sicuti ex aliis antecedentibus causis. oportuit ergo etiam in eo, quod diffiniens adiecit uerbum „frequentiae“, seruare ordinem, ne dicendi ambiguitatem daret, ex qua eius sectatores inter se plurimum pugnauerunt.

Mentitur etiam apertissime, cum suam explanans diffinitionem dicit, quod papauer alienationem facit. soporiferam etenim ingerit pressuram. hoc adeo defendentes quidam eius sectatores aiunt etiam
17 somno fieri alienationem. ipse denique Asclepiades in primo libro Celerum passionum furiosos inquit facere somnum, sic etiam ⟨papauera⟩ alienationem faciunt. his nos respondebimus differre pressuram a somno. contra naturam etenim pressura intelligitur, secundum naturam somnus. papauera autem pressuram, non somnum faciunt. at si accipiunt etiam pressuram somnum uocari, quae necessario contra naturam est, oportebat etiam lethargos dicant alienari, et erit diffinitio phreniticae passionis lethargiae communis. et in lethargis obtrusio est secundum Asclepiadem in membranis cerebri cum febribus ac sine sensu. dehinc etiam [in] furore febricitantium communis erit diffinitio. in his enim, ut ipse ait, obtrusionem in membranis cerebri frequenter sine ⟨consensu, cum⟩ febribus atque [cum] alienatione effectam.

18 Huic occurrentes quidam aiunt, quod inquit „cum febribus“ duo significare, unum quod tardantem cum membranarum obtrusione longi scilicet temporis febrem significet et non ex ipsa sumpserit exordium, aliud cum febribus quidem, sed ex causa obstrusionis membrana-

3 sensu aliarum *Guint.* *correxi (u. Bendz, Caeliana, p. 78)* non consensu aliarum *Rov.* 6 cum sensu] consensu *Rov.*^{m} *(u. app. ad p. 24,19 pertinentem)* 7 „*fort.* sensibus“ *Drabkin*^{app} 11 uerum *Barth (u. Schmid, Contributions, p. 77 adn. 6)* frequenter *Schmid, Contributions, p. 76sq.* 17 papauera *add. Drabkin* somni *add. Rov.*^{m} 25 consensu *Rov. (u. app. ad p. 24,19 pertinentem)* in *seclusi coll. § 18* 26 ut *om. Rov.* et *Schmid, Contributions, p. 79, sed cf. ibidem, p. 108 et u. Bendz, Caeliana, p. 66* 27 consensu cum *suppl. Schmid, Contributions, p. 77sqq., coll. § 6* „*fort.* ⟨sensu cum⟩“ *Drabkin*^{app} cum^{II} *secl. Schmid, l. c.* 30 sumpserit *coni. Rov.*^{m} soluerit *Guint.* 31 ex *om. Rov.*

Büchern der „Definitionen“ die Geistesverwirrung mit folgenden Worten definiert: „Die Geistesverwirrung ist ein Leiden der Sinneskanäle, bei dem bisweilen die geistigen Aktivitäten für das Fassungsvermögen der Sinneskanäle zu stark werden, bisweilen aber auch die Kanäle für die in ihnen stattfindenden Bewegungsvorgänge zu weit sind; wenn dies aber chronisch wird und ohne Fieber auftritt“, so sagt er, „nennt man es Wut, was man landläufig auch als Wahnsinn bezeichnet, wenn es aber akut ist, mit Fieber und ohne Schmerzempfindung auftritt, so wird es als Phrenitis verstanden.“

Wenn also die Phrenitis ein Leiden im Sinnesapparat ist, so hat er nicht recht, wenn er sie bei der grundsätzlichen Definition als eine Verstopfung in den Hirnhäuten bezeichnet. Ich füge auch hinzu, daß die 16
Phrenitis mit andauernder und starker Schmerzempfindung einhergeht und durch sie ebenso verursacht wird wie durch andere vorhergehende Ursachen. Er hätte auch dort, wo er seiner Definition das Wort „Häufigkeit“ eingefügt hat, die richtige Reihenfolge einhalten sollen, um nicht Gelegenheit zu zweifacher Deutung zu geben, auf Grund derer seine Anhänger sich schon oftmals gegenseitig bekämpft haben.

Er sagt auch ganz offenkundig die Unwahrheit, wenn er bei der Erläuterung seiner Definition sagt, daß Mohn Geistesverwirrung verursacht. Er ruft nämlich eine schlafähnliche Betäubung hervor. Dies verteidigen einige seiner Anhänger in einem solchen Maße, daß sie sogar behaupten, auch beim Schlafen stelle sich eine Geistesverwirrung ein. Schließlich sagt 17
Asklepiades selbst im ersten Buch seiner „Akuten Krankheiten“, daß der Schlaf manche wahnsinnig machen könne, und so verursacht auch der Mohn Geistesverwirrung. Denen geben wir zur Antwort, daß zwischen Schlaf und Betäubung ein Unterschied besteht. Denn die Betäubung wird als etwas Widernatürliches aufgefaßt, der Schlaf als etwas Natürliches. Mohn bewirkt aber Betäubung, keinen Schlaf. Wenn sie es aber für richtig halten, auch die Betäubung, die notwendigerweise etwas Widernatürliches ist, als Schlaf zu bezeichnen, so hätten sie auch sagen müssen, daß die an Lethargie Erkrankten von einer Geistesverwirrung betroffen sind, und so würde die Definition des Phrenitisleidens mit der der Lethargie zusammenfallen. Denn auch bei Lethargie liegt nach Asklepiades eine Verstopfung in den Hirnhäuten vor, mit Fieber und ohne Schmerzempfindung. Schließlich würde dieselbe Definition auch für diejenigen gelten, die bei Wahnsinn Fieber haben. Bei denen nämlich findet man, wie er selbst sagt, eine Verstopfung in den Hirnhäuten, oft ohne Schmerzempfindung, mit Fieber und Geistesverwirrung einhergehend.

Um dies abzuwenden, behaupten manche, wenn er sagt „mit Fieber“, 18
so bedeute dies zweierlei; einmal bezeichne es ein Fieber, das chronisch auftritt und mit einer lange währenden Verstopfung der Häute einhergeht, aber nicht von dieser (Verstopfung) verursacht wird, und ein anderes (Krankheitsbild), das zwar auch mit Fieber verbunden ist, welches aber von der Verstopfung der Häute ausgeht; dies, sagen sie, sollten wir durch

rum, ⟨quod, inquiunt, debemus diffinitione explicatum accipere. etenim furore febricitantium, non ex obstrusione membranarum,⟩ febres oriuntur paruae atque [im]mitiusculae; in uiis enim minutissimis fiunt plagae siue percussus atque affricationes, quae corpori minime accende-
19 re feruorem possint. sed etiam nunc confitentur confuse dictum, si ex hoc duo significat, alterum ex his uerum, alterum falsum. dehinc febrem fieri in phreniticis ex obstrusione membranarum solitum accipiamus, eorum tamen dictis repugnans. additur enim „alienatio cum febribus", denique etiam „obstrusio", ex qua alienatio fiet. quod igitur secundo sequitur, causa prioris esse non potest.

Addo etiam febres, quae per totum corpus ⟨fiunt⟩, causam earum ex obstrusione membranarum factam, qua totum corpus accendatur,
20 ratione carere. etenim in epilepticis, quibus etiam raptus omnium membrorum ex cerebri membranis atque maiorum ⟨corpusculorum⟩ causa secundum Asclepiadem descendit, quapropter etiam phlebotomiam probat adhibendam, oportebat magis ac uehementius febrem accendi, siquidem maiora corpuscula maioribus uiis statione facta maiores faciant plagas siue percussus et affricationes.

In libris denique Diffinitionum phrenitim inquit esse alienationem repentinam cum febribus. sed etiam nouus furor, quem insaniam uocant, saepe mouetur cum febribus.

21 Nos igitur manifeste atque breuiter, quantum res patiuntur, intelligentiam siue diffinitionem passionis trademus dicentes phrenitim esse alienationem mentis celerem cum febri acuta atque manuum uano errore, ut aliquid suis digitis attrectare uideantur, quod Graeci crocidismon siue carphologiam uocant, et paruo pulsu et denso.

24–26 *cf.* § 48

1sq. *uerba* quod – membranarum *post* membranarum *propter homoeoteleuton excidisse, deinde in § 25 falso inserta esse demonstrauit Schmid, Contributions, p. 79sqq.* 3 immitiusculae *Guint.* *corr. Rov.* in uiis enim minutissimis *scripsi* in uiis etenim minutissimis *Schmid, Contributions, p. 79sqq. (cf. etiam Cel. I 119; II 175)* in his et imminutissimis *Guint.* 4 percussa *Guint.* *corr. Rov.*[m] 5 confusum *edd.* *correxi* 7 solita *Rov.*[m] 8 cum *om. Rov.* 11 fiunt *addidi* 12 quo *Guint. Drabkin* *corr. Rov.* 14 maiorum corpusculorum *coni. Schmid, Contributions, p. 84sq., coll. § 119* maiore *Guint.* 17 uiis statione facta *coni. Schmid, Contributions, p. 84sq.* mista cum toto *Guint.* uiis constituta *coni. Drabkin* 18 percussus *conieci (cf. § 18)* percussiones *Guint.*

diese Definition für dargelegt annehmen. Denn bei denjenigen, die bei Wahnsinn Fieber haben, entsteht das Fieber, das ja schwach und ziemlich leicht ist, nicht durch die Verstopfung der Häute; es kommt vielmehr in den kleinsten Gängen zu Schlägen oder Stößen und zu Reibungen, die im Körper keineswegs eine große Fieberhitze verursachen können. Aber auch 19
so müssen sie zugeben, daß dies eine verworrene Aussage ist, wenn es zweierlei bedeuten kann, wovon das eine richtig, das andere falsch sein muß. Schließlich sollen wir es für das Übliche halten, daß das Fieber bei den an Phrenitis Leidenden durch die Verstopfung der (Hirn)häute entsteht, was aber ihren Aussagen widerspricht. Denn es wird hinzugesetzt „Geistesverwirrung mit Fieber“ und schließlich noch „Verstopfung“, durch welche die Geistesverwirrung verursacht wird. Was aber an zweiter Stelle folgt, kann nicht Ursache für das Vorangehende sein.

Ich füge auch noch hinzu, daß es, was Fieber betrifft, welche den gesamten Körper befallen, völlig sinnwidrig ist, daß deren Ursache aus der Verstopfung der (Hirn)häute resultiert, durch die der gesamte Körper in Hitze gerät. Denn bei den Epileptikern, bei denen ein alle Glieder be- 20
fallender Krampf von den Hirnhäuten aus, und zwar wegen der (Stockung der) größeren Korpuskeln, sich, wie Asklepiades meint, nach unten hin fortsetzt, weshalb er auch den Aderlaß anzuwenden empfiehlt, müßte ja noch eher ein viel stärkeres Fieber entbrennen, weil ja die größeren Korpuskeln bei der Stockung in den größeren Gängen stärkere Schläge oder Stöße und Reibungen verursachen.

In seinen Büchern der „Definitionen“ sagt er schließlich, die Phrenitis sei eine plötzlich einsetzende Geistesverwirrung mit Fieber. Aber auch eine eben beginnende Wut, die man Wahnsinn nennt, entwickelt sich oft unter Fiebern.

Wir aber wollen eindeutig und (möglichst) kurz, soweit es die Sache 21
gestattet, das, was wir unter dieser Krankheit verstehen, oder ihre Definition vermitteln, indem wir sagen, daß die Phrenitis eine akute Geistesverwirrung ist, mit akutem Fieber und sinnlosem Umhertasten der Hände, wobei (die Kranken) etwas mit den Fingern herauszuzupfen scheinen, was die Griechen *krokydismos* (Flockenlesen) oder *karphologia* (Strohlesen) nennen, und mit kleinem, gedrängtem Puls.

CAPVT I

22 ### Vtrvmne sint signa phreniticae fvtvrae passionis

Dehinc quaerendum, utrumne sint signa phreniticae futurae
passionis. nam multi sectarum principes, inter quos fuit et Asclepiades,
signa futurae passionis posuerunt. at Thessalus et eius sectatores
id posse fieri negant dicentes, quia, si futurae phreniticae passionis
signa uera atque necessaria fuissent, oportebat etiam omnes in iis-
dem constitutos necessario esse phreniticos. nunc uero quidam, cum
his afficerentur signis, in phreniticam passionem non uenerunt. se-
cundo oportebat etiam aliarum passionum futurarum esse signa. nullius
23 autem futurae passionis signa esse perspicimus, / neque igitur phreniticae
passionis esse posse signa credamus. sed neque praestantius quicquam
antecedentium causarum, ut adustio, cruditas, uinolentia atque exer-
citium post cibum uel mansio siue somnus in speluncis confertur aut
noua politura in muris parietis cubiculorum. haec alias quoque passio-
nes ingerunt generaliter, ut lethargiam, apoplexiam, epilepsiam.
neque multos tempore certo specialiter phreniticam incurrere passio-
nem, ut autumno uel alio quolibet, firmum esse credamus. incertum
est enim, siquidem non omnes phrenitici efficiantur, sed alii diuersis
24 afficiantur passionibus; / neque etiam uigilare ac iugiter cum dolore
urinam reddere paruum uel plurimum atque grauedine[m] uel dolore
capitis uel occipitis uel clunium affici aut oculorum rubore. haec
enim signa communia sunt passionum, quae uexata membrana cerebri
fiunt, atque male laborantium aegrorum, non necessario omnium ac
semper phreniticorum. dehinc audacia sine ratione et hilaritas uel e
contrario securitas non futuram, sed praesentem alienationem desig-
nant.

25 Haec expugnantes Asclepiadis sectatores contra primum responderunt: „Quamquam", inquiunt, „signis futurae passionis aegri afficiantur, ratione tamen certa non in ipsam plerumque ueniunt, siquidem imminentem passionem cohibeat medicinalis uera curatio, [quod, inquiunt, debemus diffinitione explicatum accipere, etenim furore febricitantium, non ex obstrusione membranarum,] quae non sinat

6 si *coni. Rov.*[c] non *Guint.* 7 etiam *scripsi coll. § 8. 10. 17. 45; Tard. II 61. 84* autem *Guint. om. Rov. Drabkin* 15 muris et parietibus *Rov.*[m] pariete *(secluso* muris*) Almel., p. 611; sed cf. e.g. Vitruu. De archit. V 1,7; X 9,5* „*fort.* parietis *(abl.) uel* parietibus *(secl.* muris*)*" *Drabkin*[app] 21 urinae *Rov.*[m] „*fort.* paruam uel plurimam" *Drabkin*[app] grauedinem *Guint. corr. Rov.* 25 et hilaritas *post* securitas *(lin. 26) colloc. Guint. transposui coll. § 28. 31* 31 quod – 33 membranarum *hinc ad § 18 trsp. Schmid, Contributions, p. 79sqq.*

1. KAPITEL

Gibt es Anzeichen für eine kommende Phrenitis? 22

Nun ist zu fragen, ob es Anzeichen für eine kommende Phrenitis gibt. Denn viele Schulhäupter, unter denen sich auch Asklepiades befand, haben Anzeichen für die kommende Erkrankung angegeben. Aber Thessalos und seine Anhänger bestreiten, daß dies möglich sei, indem sie sagen, daß, wenn es echte und unausweichliche Anzeichen für eine kommende Phrenitis gäbe, auch alle mit diesen (Anzeichen) Behafteten notwendigerweise (angehende) Phrenitiskranke sein müßten. Nun haben aber manche, wenn sie auch von diesen Anzeichen befallen wurden, die Phrenitis gar nicht bekommen. Zweitens müßte es auch für andere kommende Krankheiten (sichere) Anzeichen geben. Wir stellen aber für keine kommende
Krankheit solche Anzeichen fest, / folglich können wir auch nicht glauben, 23
daß es für die Phrenitis Anzeichen geben kann. Es kommt (nach unserer Ansicht) auch keine der vorausgehenden Ursachen mit besonderem Vorrang dafür in Frage, wie Sonnenbestrahlung, schlechte Verdauung, Trunksucht und anstrengende Übungen nach der Mahlzeit, Wohnen oder Schlafen in Höhlen sie mit sich bringen oder das eben erfolgte Tünchen auf den Mauern der Schlafzimmerwände. Diese können im allgemeinen auch andere Krankheiten hervorrufen, wie Lethargie, Schlaganfall und Epilepsie. Es ist auch nicht an dem, daß viele zu einer bestimmten Jahreszeit speziell die Phrenitis bekommen, etwa im Herbst oder in irgendeiner anderen (Jahreszeit); dies steht nach unserer Überzeugung fest. Denn es gibt keine Gewißheit dafür, weil nicht alle dabei phrenitiskrank werden,
sondern andere von verschiedenartigen Leiden befallen werden; / noch 24
(sind) das Wachliegen und das ständig mit Schmerzen verbundene Urinlassen, in kleinen oder sehr großen Mengen, und der Druck und Schmerz im Kopf oder Hinterkopf oder Gesäßschmerzen oder die Rötung der Augen (ein typisches Kennzeichen). Denn dies sind Zeichen, die (allen) Krankheiten, welche durch Reizung der Hirnhaut entstehen, und den Schwerkranken gemeinsam sind, die aber nicht notwendigerweise immer alle an Phrenitis leiden. Schließlich kennzeichnen unvernünftige Kühnheit und Lustigkeit oder, im Gegenteil, Gleichgültigkeit nicht eine künftige, sondern eine gegenwärtig bestehende Geistesverwirrung.

In der Entgegnung auf diese Aussagen antworteten die Anhänger des 25
Asklepiades auf die erste mit folgenden Worten: „Obgleich die Kranken von Anzeichen der kommenden Krankheit befallen werden, so steht doch fest, daß die Krankheit sehr oft bei ihnen nicht zum Ausbruch kommt, indem eine wirksame ärztliche Behandlung ein drohendes Erkranken daran verhindert, eine Behandlung, die sie nicht zum Ausbruch kommen

initium sumere. non igitur negant signa fuisse futurae passionis.“ **26** dehinc signorum quaedam inquiunt secundum Asclepiadem esse necessaria, ut cordis uulneratio mortis signum, quaedam non necessaria, sed frequenter futura significantia, sicut membranae capitis uulneratio moriturum uulneratum significat. frequenter enim hoc, non iugiter ac necessario contingit, et futura⟨e⟩ igitur phreniticae passionis signa frequentia⟨m⟩, non necessitatem futurorum designant[ia]. quapropter manet genus futurae phreniticae passionis in signis, quamquam ⟨non⟩ necessario in eam ueniant aegrotantes.

Contra secunda uero haec probauerimus et de singulis scribentes **27** docebimus. dehinc potest etiam soli phreniticae passioni hoc priuatum inueniri: ut enim ab aliis passionibus differt, sic etiam, cum nondum est, differre. ceteris respondentes aiunt antecedentes causas, quas procatar[a]cticas appellant, singulares quidem non esse futurae passionis signa neque rem sine tempore neque concurrentia, ut forte oculorum sanguinolentia uel capitis grauedo, sed in unum coaceruata **28** atque concurrentia. audacia uero sin[c]e ratione atque hilaritas certa significatione dicta sunt signa futurae phreniticae passionis, sicuti et in externis, quamquam praesentia paruitate iam latentia pro futuris accipimus. igitur Thessalus primo libro Diaetetico praecepit phlebotomari in stricturam magnam uenturos; atque hos ita designat iugiter febricitantes et usque ad dimissionis tempus submerso pulsu affectos, frequenter uel cum dolore urinam reddentes, cum haec praesentis **29** iam sint uehementiae signa, non futurae. ex ea enim significatione futuram dicunt intelligi phrenitim, quae non naturalis est, sed multorum placitis est firmata. dehinc praesentis passionis signa necessaria esse confitentur. aiunt enim quaedam esse, quae futura denuntient, quaedam, quae saepe futura, quorum secunda futurae phreniticae passionis esse dicunt, siquidem non necessario sequatur. quid enim ⟨tam⟩ est repugnans? omne etenim signum ad eam rem, quam significauerit, intelligitur, est enim ex his, quae ad aliquid intelliguntur.

6 futura *Guint.* *corr. Amm.* 7 frequentia *Guint.* *corr. Rov.*[m] designantia *Guint.* *corr. Schmid, Contributions, p. 85* 8 non *add. Rov.* 13 procataracticas *Guint.* *corr. Amm.* 17 sinceratione *Guint.* *corr. Rov.*[c] 18 dicta sunt *coni. Schmid, Contributions, p. 85* dictans *Guint.* indicant *Rov.* 19 et] „*fort.* enim“ *Drabkin*[app] „*fort.* praesentia quamquam *uel* quaedam praesentia“ *Drabkin*[app] 29 quod *Drabkin* 29sq. enim ⟨tam⟩ *scripsi* *(cf. Cel. III 90)* „*fort.* tamen *uel* autem“ *Drabkin*[app]

läßt. Also widerlegen sie nicht, daß es Anzeichen einer kommenden Krankheit gibt.“ Dann sagen sie, daß nach Asklepiades’ Lehre einige Anzeichen 26
zwingend sind, so wie eine Verwundung des Herzens den Tod ankündigt, andere aber anzeigen, was nicht unbedingt, aber doch häufig eintreten wird, so wie eine Verletzung der Hirnhaut anzeigt, daß der Verletzte sterben muß. Denn dies ist oft, wenn auch nicht ständig und unausweichlich, der Fall, und die Anzeichen einer kommenden Phrenitiserkrankung betreffen die Häufigkeit, nicht die Unausweichlichkeit dessen, was eintreten wird. Daher bleibt die Art einer kommenden Phrenitiserkrankung in den Anzeichen gewahrt, wenn die Kranken auch nicht unausweichlich diesem Leiden verfallen müssen.

Hinsichtlich der folgenden Aussagen sind wir zu dieser Erkenntnis gekommen und werden sie in allen Einzelheiten darlegen. Schließlich ist 27
es ja möglich, daß sich allein bei der Phrenitiserkrankung diese Besonderheit vorfindet: denn so, wie sie sich von anderen Krankheiten unterscheidet, mag sie sich auch unterscheiden, wenn sie noch gar nicht besteht. Auf die übrigen Behauptungen antworten sie, indem sie sagen, daß die vorhergehenden Ursachen, die man *prokatarktikai* nennt, für sich genommen, allerdings keine Anzeichen für das Kommen dieser Krankheit sind, noch könne ein Vorgang ohne zeitliche Festlegung diese Bedeutung haben, ebensowenig auch die begleitenden Symptome, wie etwa blutunterlaufene Augen oder Druck im Kopf, sondern nur wenn diese gehäuft und zu derselben Zeit auftreten. Unvernünftige Kühnheit und Lustigkeit 28
sind allerdings auf Grund einer sicheren Beobachtung der Symptome als Anzeichen für eine kommende Phrenitiserkrankung genannt, so wie man auch bei äußerlich sichtbaren Krankheiten (welche findet), obgleich man wohl bestehende Krankheitserscheinungen, die wegen ihrer Geringfügigkeit noch im Verborgenen bleiben, für Anzeichen einer kommenden Krankheit hält. So hat Thessalos im ersten Buch seiner „Gesunden Lebensweise“ verordnet, diejenigen zur Ader zu lassen, die im Begriff sind, einer starken Straffung zu unterliegen; und als solche bezeichnet er die, welche andauernd fiebern und einen verborgenen Puls haben, solange bis der Anfall nachläßt, die häufig oder unter Schmerzen Urin lassen; dabei sind dies Anzeichen einer bereits bestehenden, nicht einer kommenden schweren Krankheit. Mit dieser Beobachtung der Symptome, sagen sie, könne man 29
eine zukünftige Phrenitis erkennen, was zwar nicht den natürlichen Gegebenheiten entspricht, aber durch die Ansichten vieler erhärtet wird. Schließlich geben sie zu, daß es notwendigerweise Anzeichen einer bestehenden Krankheit gibt. Sie sagen aber, daß es manche (Zeichen) gibt, die Zukünftiges ankündigen, manche, die etwas (vorher) ankündigen, was häufig eintreten kann, und von der zweiten Art sind, wie sie sagen, (die Anzeichen) einer kommenden Phrenitiserkrankung, weil diese ja nicht unausweichlich darauf folgt. Gibt es einen größeren Widerspruch? Denn man muß doch jedes Anzeichen als auf die von ihm bezeichnete Sache bezogen auffassen, denn es gehört zu den (Begriffen), die sich auf etwas Be-

quomodo igitur signum uocari potest, cum non solum praesens non est, quod ostenderit, uerum etiam in quibusdam neque erit?

30 Secundum nos itaque decliuitatis atque pronae aegritudinis in phrenitim ⟨signum⟩ recte nuncupatur, ut labiles in passionem aegros pronuntiemus, quos Graeci ἐπινόσους totius appellatione uocant. ipsius enim uerbi qualitas siue ueritas excussa designat aliquid esse, quo res ferantur nec tamen necessario uenturae. signa igitur res ipsa semper praesens, quae significatur, ostendit, qua saepe etiam futura noscuntur. alia uero esse signa decliuitatis in phrenitim, alia in lethargiam atque ceteras passiones ex his reddere coeperimus, cum sua suis manifestabimus.

CAPVT II

31 QVAE SEQVVNTVR EOS,
QVI IN PHRENITICAM PASSIONEM PRONI INTELLIGANTVR,
QVOS LABILES DIXIMVS?

In phreniticam igitur passionem pronos uel decliues sequitur febris acuta atque difficile ad superficiem corporis ascendens, pulsus humilior, densior, uultus subinflatus siue plenus, sanguinis per nares destillatio, uigiliae iuges aut turbatus somnus et insomnia turbulenta, mentis sollicitudo ac grauitas sine ratione, frequens tergorum conuersio iacendi cum capitis assidua commutatione, aliquando etiam sine causa hilaritas, oculorum rubor cum leui lacrimatione et circumiectio manuum sine ullo capitis dolore, articulorum frigus sine tremore, urinae abun-
32 dantia flauae, aquatae, tenuis et paulatim exclusae, / aliquibus etiam sonitus capitis atque aurium tinnitus, dolor quoque capitis repente conquiescens nulla ex manifesta ratione, praecordiorum etiam tensio, uisus attentus uel frequenter palpebrans.

Quidam medici, ex quibus sunt Asclepiadis sectatores, etiam attendunt aeris qualitatem, quam Graeci catastema uocant, et tempus et antecedentes causas et naturam et aetatem. aeris inquiunt habitu⟨m⟩,

1 cum] cuius *Guint.* corr. *Drabkin* 4 signum *add. Rov.* signa *add. Drabkin* nuncupantur *Drabkin* 5 ἐπινόσους *coni. Amm.* εὐνόσους *Guint. Rov.* eunosus *Drabkin (cf.* εὐπαθής*)* 19 insomnia *scripsi coll. Tard. I 63 (u. Bendz, Caeliana, p. 80sq.)* insania *Guint.* 20 prauitas *Guint. corr. Drabkin* conuersio *scripsi coll. Tard. V 106 (u. Bendz, Caeliana, p. 80)* est uersio *Guint.* inuersio *Rov.*[m] 25sq. repente conquiescens *scripsi coll. Tard. V 6. 75 (u. Bendz, Gnomon 19, p. 323)* repente non quiescit *Guint.* repente non quiescens *Rov.*[m] repentino quiescens *Schmid, Contributions, p. 85sq., coll. Cel. II 9, Drabkin* 30 habitu *Guint. corr. Rov.*[m]

stimmtes beziehen. Wie kann man so etwas aber ein Anzeichen nennen, wenn das von ihm Gekennzeichnete nicht nur gegenwärtig nicht vorhanden ist, sondern sogar in manchen Fällen nicht einmal in Zukunft existieren wird?

Nach unserer Meinung also ist es richtig, von Anzeichen einer An- 30
fälligkeit und Krankheitsbereitschaft, die zur Phrenitis führt, zu sprechen, so daß wir sagen, die Kranken seien im Begriff, diese Krankheit zu bekommen; die Griechen nennen solche Personen ἐπίνοσοι (anfällige), ein Ausdruck, der für alle gilt. Denn die Bedeutung oder der wahre Inhalt dieses Wortes, wenn man ihn freigelegt hat, meint, daß ein Zustand existiert, zu dem sich die augenblickliche Situation entwickeln kann, ohne daß es unbedingt dazu kommen muß. Aber immer weist nur eine bestehende Sache für sie kennzeichnende Anzeichen auf, woran man oft auch erkennen kann, was kommen wird. Verschieden aber sind die Anzeichen einer Anfälligkeit für Phrenitis, verschieden die für Lethargie oder sonstige Krankheiten, wie wir hiernach zur Darstellung bringen wollen, indem wir bei jeder Krankheit die typischen Zeichen bekanntgeben.

2. KAPITEL

WELCHE SYMPTOME TRETEN BEI DENJENIGEN AUF, DIE BEKANNTERMASSEN ZUR PHRENITIS NEIGEN, DIE WIR ALS DAFÜR ANFÄLLIG BEZEICHNET HABEN? 31

Die zur Phrenitis Neigenden oder diejenigen, die im Begriff sind, sie zu bekommen, haben akutes Fieber, das aber kaum bis zur Körperoberfläche hinaufdringt, einen ziemlich flachen und gedrängten Puls, ein etwas aufgedunsenes oder volles Gesicht, tropfenweises Nasenbluten, dauerndes Wachsein oder unruhigen Schlaf mit wirren Träumen, ein unruhiges Gemüt und Niedergeschlagenheit ohne jeden Grund; beim Liegen wenden sie häufig den Rücken und drehen ununterbrochen den Kopf herum, manchmal sind sie auch ohne Grund lustig, ihre Augen sind gerötet und tränen ein wenig, sie führen mit den Händen fahrige Bewegungen aus, haben aber keine Kopfschmerzen, ihre Glieder sind kalt, ohne zu zittern; der Urin ist sehr reichlich, von gelber Farbe, wäßrig und dünn und wird in kleinen
Mengen abgegeben; / bei manchen kommt es auch zu einem Dröhnen im 32
Kopf und zu Ohrenklingen, auch zu Kopfschmerz, der ohne erkennbaren Anlaß plötzlich wieder aufhört, ebenso zu einer Spannung der oberen Magenpartie, der Blick ist entweder starr oder mit häufigem Blinzeln verbunden.

Manche Ärzte, zu denen auch die Anhänger des Asklepiades gehören, legen auch Gewicht auf die Beschaffenheit des Klimas, welche die Griechen *katastēma* nennen, sowie auf die Jahreszeit, die vorangehenden Ursachen, die Konstitution und das Alter (des Patienten). Der Zustand des Klimas

ne quis calescat, quod eius causa plurimos afficiat, ut saepe oculorum lippitudines uel ulcera, tempus autem, ut aestatis finem uel autumnum,
33 in his enim aiunt hanc frequentare passionem. antece[n]dentes inquiunt causas, ut uinolentiam uel uigilias ac iuges adustiones. naturam inqui⟨un⟩t aegrotantis, ut si fuerit mente mobilis atque iracundus uel in disciplinis litterarum exercitatus aut capite debilitato et facile inflationem sentienti uel si, quoties aegritudine afficitur, facile alienatione uexetur. aetatem inquiunt, si iuuenis. omnia quidem sunt prouidenda. non enim ex uno uel duobus, sed ex multis concurrentibus significatio firmatur. unum etenim quiddam etiam ad aliud quiddam commune est; at uero in unum conueniens multorum concursus discretionum facit intelligentiam prominere.

CAPVT III

34 ### QVOMODO INTELLIGITVR PHRENITIS?

Intelligimus phrenitim ex toto signorum concursu. unum etenim singulare quicquam, ut est alienatio uel f[r]ebricula, non designat phreniticum, sed si multa concurrerint, quae nihil aliud quam passionem designent, ut sit significatio, quae, ut supra diximus, ex multis confecta unum faciat signum et significans eius rei, quam demonstrat. quare, ut dixi, intelligimus phrenitim ex concurrenti febre acuta et alienatione et pulsu paruo atque crebro attestante carphologia et crocidismo: ex his enim intelligitur passionis genus.

35 Magnitudinis uero atque proprietatis differentiam plurima atque alia sunt, quae designant, a Graecis symptomata appellata, ut febres continuae uel hemitritaeae [esse] uel inaequales atque ⟨ad⟩ superficiem corporis difficile ascendentes, alienatio intra diatriti uel post diatriti tempus iugis aut intercapedinata cum risu tacito aut cum cachinno et cantilena uel certe maestitudine, silentio uel murmure aut uagitu

18 ut supra diximus] *u.* § 33 20 ut dixi] *u.* § 21

1 quis calescat] concalescat *Drabkin* ea *(is Rov.*[c]*)* calescat *Rov.* eius causis *(=καῦσις) Amm.* eius cauma *(=καῦμα) coni. Helmreich, Acut. pass., p. 310* „*fort.* ea causa *uel* encausis" *Drabkin*[app] ut – 2 ulcera *secl. Drabkin post* oculorum *add.* inducat *Rov.* 3 antecendentes *Guint. corr. Rov.* 5 inquit *Guint. corr. Rov.*[m] 16 frebricula *Guint. corr. Rov.* 24 febris *Guint. corr. Rov.*[m] 25 hemitriteas *Guint.* hemitritaeas *Rov.* hemitriteae *Rov.*[m] *corr. Drabkin* esse *om. Rov.* adque *Amm.* ad *add. Drabkin coll. § 31* 26 diatriti *utrobique scripsi (u. Bendz, Caeliana, p. 81sq.)* diatria *Guint.* diatritaeum *Rov.*[m]

ist, wie sie sagen, wichtig, es darf nicht zu warm werden, weil die damit gegebene Ursache sehr viele Menschen betrifft, wie dies hinsichtlich der Triefäugigkeit oder der Geschwüre häufig der Fall ist; die Jahreszeit aber in Richtung auf Spätsommer oder Herbst, in diesen Zeiten tritt nämlich, wie sie sagen, diese Krankheit besonders häufig auf. Von vorhergehenden 33
Ursachen nennen sie z. B. Trunksucht oder langes Wachen und dauernde Sonnenbestrahlung. Von (dem Einfluß) der Konstitution des Kranken sprechen sie, ob er vielleicht wankelmütig und jähzornig ist oder ob er wissenschaftlich gebildet ist oder ob sein Kopf geschwächt und für einen inneren Luftandrang sehr empfänglich ist oder ob er, sooft er von einer Erkrankung betroffen ist, leicht unter Geistesverwirrung leidet. Vom Lebensalter sprechen sie (als Faktor), ob er (beispielsweise) im Jugendalter ist. Denn auf alle diese Dinge muß man achten. Denn die Diagnose läßt sich nicht an Hand von einem oder zwei Symptomen sicher festlegen, sondern (allein) von vielen, die zusammentreffen. Ein einzelnes kann schließlich auch gemeinsam für etwas anderes gelten; aber das Zusammentreffen vieler (Symptome) auf einmal läßt die Erkenntnis der verschiedenartigen Fälle zur Gewißheit werden.

3. KAPITEL

Wie erkennt man die Phrenitis? 34

Wir erkennen die Phrenitis an dem Zusammentreffen der Anzeichen im ganzen. Denn ein einzelnes (Symptom), wie Geistesverwirrung oder Fieber, ist nicht typisch für einen an Phrenitis Erkrankten, sondern nur, wenn viele davon zusammentreffen, die nichts anderes als diese Krankheit bezeichnen; dann ergibt sich ein Bedeutungskomplex, der, wie oben gesagt, aus vielen (Anzeichen) zusammengesetzt, zu einem einzigen, eindeutigen Kennzeichen für die Sache wird, die er bezeichnet. Darum erkennen wir, wie ich gesagt habe, die Phrenitis an gleichzeitig bestehendem akutem Fieber, Geistesverwirrung, kleinem und gedrängtem Puls, wobei das Stroh- und Flockenlesen charakteristisch ist: an diesen (Anzeichen) wird nämlich die Art der Krankheit erkannt.

Für die verschiedenartige Schwere und Eigenart (der jeweiligen Er- 35
krankung) gibt es noch sehr viele andere Anzeichen, die von den Griechen *symptōmata* genannt worden sind, wie andauerndes Fieber, Halbdreitagefieber oder unregelmäßiges Fieber, das kaum bis an die Körperoberfläche gelangt, Geistesverwirrung vor Beendigung der (ersten) Dreitagefrist oder danach, andauernd oder mit Unterbrechungen auftretend, mit lautlosem oder mit schallendem Lachen und Singen oder vielmehr mit Traurigkeit, Schweigen oder Flüstern, Klagen oder leisen Selbstgesprächen oder

aut leui secum sua ipsius mussitatione uel mentis indignatione, ut
in furore exsiliens difficile teneatur atque omnibus iracundus sit et
exclamet uel sese percutiat aut suam uestem atque propinquantium
scindat aut metu se abscondendum existimet aut lacrimetur atque
secum loquentibus non respondeat, cum loquatur tamquam uisis
36 ⟨non uisis⟩ et non solum ⟨non⟩ uisis, sed etiam mortuis, / et neque potum
postulet neque cibum aut acceptum uehementer inuadat et immastica-
tum transuoret atque masticet neque transuoret, sed in ore contineat
et post paululum proiciat, lucem quoque aut tenebras fugiat; adsint
etiam uigiliae iuges aut paruus et turbulentus somnus, oculi sanguino-
lenti cum tensione uenarum suarum et fixo uisu atque sine ulla palpe-
bratione aut multum mobili et cum iugi palpebratione; aliquando etiam
manuum ante oculos praemissione, quasi aliquid apprehendere uel
detrahere uolentium, quod aut inhaesisse oculis aut anteuolare
37 aegrotanti uideatur; / uultus etiam quibusdam collectus atque conduc-
tus, genarum rubor perseuerans aut per interualla in pallorem mu-
tatus; capitis siccitas, quae statim ebibat fomenti liquorem, dentium
stridor, guttae sanguinis leuissimae per nares, capitis frequens alleua-
tio cum aurium intentione, ut aliquid audire uideatur, indecens iacendi
positio, pedum quoque iugis ex alto submissio, corporis uana fortitudo,
articulorum iugis torpor, raptus etiam uel attractio cooperimentorum
a pedibus ad superiora, uentris fluor, urinae aquatae uel felleae cum
38 nubeculis portentuosis, / ultimo quibusdam etiam uultus mortuosus,
aliis cum collo subinflatus, manuum tremor, pulsus creberrimus
atque submersus et tremulus et imbecillis, aliquando etiam deficiens
et in similitudinem oleo defecti luminis marcescens; praecordiorum
uehemens tensio atque ad superiora adductio, singultus, linguae
impedimentum atque locutionis inapprehensibilis articulatio; dehinc
quibusdam diaphoresis, quibusdam spasmus aut pressura, quae
lethargicam passionem attestantibus ceteris denuntiet, hoc ⟨est⟩
pulsus inducit celeres, multos aut paruos saltus in magnitudinem
erectos, quae sit aet⟨ati⟩ aegrotanti⟨s⟩ incongrua atque subinanis;

1 ipse *Guint.* *corr. Rov.*^{m} 2 furorem *Rov.* 5 nunquam *Rov.*^{m} 6 non uisis^{I} *addidi* non uisis^{II} *Rov.* uiuis *Hagendahl, p. 246* 8 atque] aut *Amm. Drabkin* 13 praemissio *Rov.* 18 alleuatio *scripsi* alienatio *Guint.* acclinatio *Rov.*^{m} „*fort.* inclinatio“ *(u. Tard. II 28)* „*uel* declinatio“ *Drabkin*^{app} 20 uana *coni. Rov.*^{m} *(u. § 101)* uacua *Guint.* 24 „*an* subinflato*?*“ *Drabkin*^{app} 30 hoc – 32 subinanis *secl. Drabkin* est *addidi* 31 aut] ac *Rov.*^{m} 32 erectos *haesitans scripsi (cf. Cel. II 3. 68. 190)* erectio *Guint.* quae sit aetati aegrotantis *coni. Schmid, Contributions, p. 86sqq., coll. Cel. II 11* quaesita et aegrotanti *Guint.*

Empörung des Geistes, so daß (der Patient) wütend aufspringt und kaum
zu halten ist, bei jeder Gelegenheit wütend wird und schreit oder sich
selbst schlägt oder sich und denen, die in seine Nähe kommen, die Klei-
dung zerreißt, sich aus Furcht verkriechen zu müssen meint oder Tränen
vergießt und den mit ihm Redenden keine Antwort gibt, während er mit
denen, die er nicht sieht, redet, als ob er sie vor sich sähe, und nicht nur
mit denen, die er nicht sieht, sondern auch mit den Toten, / und daß er 36
weder Trank noch Speise verlangt oder, wenn er welche bekommt, wild
darüber herfällt und sie ungekaut verschlingt und sie kaut, aber nicht
herunterschluckt, sondern im Munde behält und nach einiger Zeit wieder
ausspuckt, auch daß er das Licht oder die Dunkelheit scheut; dazu-
kommen können noch ständiges Wachsein oder wenig und unruhiger
Schlaf, blutunterlaufene Augen, in denen die Venen erweitert sind, mit
starrem Blick und ohne jede Bewegung der Lider oder mit sehr beweg-
lichem (Blick), der von ständiger Lidbewegung begleitet ist; bisweilen
werden auch die Hände vor die Augen genommen, wie bei solchen, die
etwas ergreifen oder wegnehmen wollen, was dem Kranken in den Augen
haftengeblieben zu sein oder vor seinen Augen herumzufliegen scheint;/
auch ist das Gesicht bei manchen zusammengezogen und verzerrt, es be- 37
steht andauernde Röte der Wangen oder eine, die sich in gewissen Ab-
ständen in Blässe verwandelt; im Kopf herrscht Trockenheit, welche die
Flüssigkeit eines Umschlags sofort aufsaugt, Zähneknirschen, ganz ge-
ringes Tropfen von Blut aus den Nasenlöchern, häufiges Anheben des
Kopfes mit Anspannung der Ohren, so daß (der Kranke) auf etwas zu
horchen scheint, eine unangebrachte Haltung beim Liegen, auch ständiges
Hängenlassen der Füße, sinnlose Körperkraft, dauernde Gliederstarre,
auch ein Reißen oder Hochziehen der Bettdecken von den Füßen weg
nach oben kommen vor, Durchfall, Urin, der wäßrig oder gallenartig ist
mit natürlichen Trübungen, / zuletzt sogar bei manchen ein totenähnliches 38
Aussehen, bei anderen sind Gesicht und Hals leicht aufgedunsen, Zittern
der Hände, ein sehr gedrängter, verborgener, vibrierender und schwacher
Puls, der manchmal sogar ganz aussetzt und verschwindet, wie eine Lampe
verlischt, wenn ihr das Öl ausgeht; das Zwerchfell ist sehr stark gespannt
und zieht sich nach oben, Schlucken, Behinderung der Zunge und unver-
ständliche Lautgebung beim Sprechen; schließlich setzt bei manchen starke
Schweißabsonderung ein, bei manchen ein Krampf oder ein Betäubungs-
zustand, der bei Vorhandensein der übrigen (Symptome) das Einsetzen
der Lethargie ankündigt, das heißt, der Puls macht viele schnelle oder
kleine Sprünge, die zu einer Größe erhoben sind, die dem Alter des
Kranken nicht angemessen ist und etwas ins Leere geht; wenn sich (die

releuatis autem atque ad sedem pergentibus omnia supradicta minuuntur.

39 Grauius autem ac perniciose affici dicimus eos, quos ut supradictos plurima atque uaria fuerint secuta et iugi⟨ter⟩ et sine ulla indulg⟨ent⟩ia laxamenti. peius etiam laborare dicimus eos, qui post primam diatriton fuerint hac affecti passione, quam qui ante ipsam. etenim praesauciatis uiribus quicquid adhibetur, graue ⟨est⟩ atque indignum adiutorium, uel phlebotomia, quae principaliter temporis causa adhi- 40 beri prohibetur. exitialiter etiam affici dicimus eos, qui asperrimi atque audaces fuerint aegrotantes – insanitiue etenim etiam sani, s⟨i⟩ iracundi esse perspiciuntur – necnon etiam, qui subridere uidentur et stridore dentium aut singultu affici, his enim spasmus imminere significatur, grauius etiam, si mutabiles fuerint colore et tremuli et stertentes aut fastidiosi per omnia.

Aliarum uero principes sectarum iuxta aetatis differentiam grauius affici dicunt iuuenes a ceteris aetatibus, iuxta sexum et naturam uiros a[c] feminis, quomodo etiam sapere plus est in iuuenibus atque ma[io]- 41 ribus. / maius enim fit malum firmitate reliqua adiutum. dehinc etiam illos, qui natura fuerint tristes et in passione cum ridiculo delirauerint aut rursum hilares natura atque cachinnosi cum iracundia et maestitudine aegrotantes, grauius affici dicunt, siquidem nulla uestigia ex his, quae sanitati fuerint consueta, remansisse uideantur.

Nos uero dicimus communiter grauiter laborare, quos passionis afficit magnitudo. illud enim semper in aegritudine magis afficit⟨ur⟩, quod a natura plurimum recesserit.

CAPVT IV

42 QVAE SVNT HVIC SIMILES PASSIONES ET QVOMODO DISCERNVNTVR?

Similes sunt atque uicinae phreniticae passioni ex ipsa alienatione furor, quam uulgo insaniam uocant, melancholia, pleuritis atque peripneumonia, quae saepissime accessionis tempore alienationem faciunt, item mentis alienatio in his, qui mandragoram aut altercum biberint.

1 sedem] sanitatem *Rov.*[m] *(cf. Cel. II 19)* salutem *coni. Triller apud Kühn, p. 25* 3 ex supradictis *coni. Hagendahl, p. 246* 4 iugi *Guint. suppl. Rov.*[m] indulgia *Guint. corr. Rov.*[m] 5 etiam *scripsi (cf. Cel. II 170)* autem *Guint.* 7 est *addidi* 8 phlebotomice *Guint. corr. Rov.*[m] 10 insontine *Guint. correxi (cf. Sor. Gyn. II 19,14: CMG IV p. 68,17)* 10 sq. sani si *coni. Drabkin* sanis *Guint.* sani *Rov.*[m] 12 enim] etiam *Guint. corr. Rov.*[m] 17 a feminis *coni. Schmid, Contributions, p. 88sq.* ac foeminas *Guint.* maioribus *Guint. corr. Schmid, l. c.* 24 afficitur] afficit *Guint. sec. Drabkin*[app] *correxi*

Kranken) jedoch erholen und wieder aufsetzen können, so klingen alle genannten (Symptome) ab.

39 Wir sagen aber, daß diejenigen schwerer und gefährlich erkrankt sind, die wie die oben genannten (Patienten) sehr viele und wechselnde (Symptome) aufweisen, und zwar ununterbrochen, ohne daß unter Nachlassen eine Beruhigungspause eintritt. Wir sagen auch, daß diejenigen schlimmer erkrankt sind, welche dieses Krankheitsbild nach der ersten Dreitagefrist zeigen, als solche, die es vorher hatten. Denn wenn die Kräfte von vornherein geschwächt sind, so wird jede angewandte therapeutische Maßnahme zu belastend und somit ungeeignet sein, auch der Aderlaß, welcher sich hauptsächlich wegen des Zeitfaktors anzuwenden verbietet. Für 40 lebensgefährlich erkrankt erklären wir auch diejenigen, welche im Zustand der Krankheit sehr wild und tollkühn werden – denn sogar Gesunde haben eine Tendenz zum Wahnsinn, wenn sie sich als jähzornig erweisen –, aber auch solche, die vor sich hin zu lachen scheinen und von Zähneknirschen oder Schlucken befallen sind, dadurch wird nämlich angezeigt, daß ein Krampf bevorsteht, desto schlimmer auch, wenn sie dazu neigen, die Farbe zu wechseln, zittern, schnarchen oder sich gegen alles ablehnend verhalten.

Die Häupter der anderen Schulen haben im Hinblick auf die verschiedenen Altersstufen behauptet, daß Menschen im Jugendalter schwerer erkranken als solche in den anderen Altersstufen, in Hinsicht auf Geschlecht und Naturell, daß Männer (schwerer erkranken) als Frauen, weil die geistigen Kräfte bei den Jüngeren und beim männlichen Geschlecht stärker sind. Denn die Krankheit wird um so schwerer, je größer die 41 übrige Stärke ist, welche das Kranksein fördert. Dann sagen sie, daß auch jene besonders schwer erkranken, die von Natur aus ernst waren und während der Krankheit in ihrer Geistesverwirrung lachlustig werden oder die umgekehrt, von Natur aus heiter und lachlustig, als Kranke wütend oder traurig sind, weil ja (bei ihnen) nicht eine Spur des in ihren gesunden Tagen gewohnten Zustandes übriggeblieben zu sein scheint.

Wir aber sagen, daß ganz allgemein diejenigen schwer erkranken, bei denen sich die Krankheit am stärksten auswirkt. Denn bei einer Krankheit ist immer das besonders schwer betroffen, was sich von seinem natürlichen Zustand am weitesten entfernt hat.

4. KAPITEL

Welches sind die Krankheiten, die dieser ähnlich sind, und wie kann man sie unterscheiden? 42

Dem Phrenitisleiden ähnlich und verwandt sind wegen der Geistesverwirrung die Wut, die man landläufig Wahnsinn nennt, die Melancholie, die Rippenfell- und die Lungenentzündung, welche sehr oft in ihrer Steigerungsphase zur Geistesverwirrung führen, ebenso die Geistesverwirrung bei denen, die Mandragora oder Bilsenkraut getrunken haben.

Internoscuntur autem furentes atque melancholici a phreniticis, siquidem alienatio sine febricula atque crocidismo uel carphologia esse uideatur, dehinc tardae saepissime atque sine passione, item melancholia fellis nigri uomitum faciat stomacho patiente aut plus a cete-
43 ris corporis partibus aegrotante. praestantius autem odisse homines facit atque uultus colorem plumbeum.

Item et pleuritis et peripneumonia et omnes passiones, quae ex dolore accessionis tempore alienationem faciunt, internoscuntur hoc modo: primo, quod, cum dolores asperantur, extenditur atque consurgit alienatio et eorum indulgentia minuitur, quippe leuis atque solubilis deliratio. nam phreniticorum si ex consensu fuerit facta, tamen et non semper accessionibus aucta aut dimissionibus minuta, sed magis intardans atque perseuerans perspicitur.

44 Si uero poto malo medicamine uel alterco alienentur, discernuntur secundum interrogationem praecedentes causae. sed quia etiam de medicamine poto potest phrenitis euenire – non enim praeordinatae atque fixae sunt necessario eius antecedentes causae – ⟨et⟩ ad interrogationem praecedentium causarum aeger credibilis esse non potest, item externi, hoc est ab aegro alieni, antecedentia nescire possunt, potius differentiam accipimus, ut, si non febricitat, hoc sit signum internoscendarum causarum, si autem febricitat, crocidismus atque carphologia et densitas pulsus absint. his enim, qui mandragoram uel altercum biberint, rarus est pulsus.

CAPVT V

45 QVOMODO DISCERNIMVS A PHRENITICIS EOS, QVI FVRORE FEBRICITANT?

Quomodo furentes siue insanos a phreniticis sola febrium sinceritate omnes sectarum principes discreuerunt et saepe etiam febris ex aliis causis his passionibus incidit, oportebat hos etiam cum febribus furore delirantes a phreniticis discernere, non quidem mutandae curationis causa – omnes etenim passiones celeres supradictae atque

3 tarde *Guint.* *post* saepissime *add.* finit *Rov.* 4 facit *Rov.* 7 Item et *sec. Drabkin*^{app} *scripsi* Item ut *Guint.* Item *Rov.* 12 non tamen semper *Rov.*^{m} demissionibus *edd.* *correxi* 14 uel] ut *Rov.*^{m} 15 praecedentium causarum *Drabkin* 17 et *sec. Drabkin*^{app} *addidi* 20 potius *coni. Rov.*^{m} totius *Guint.* tutius *Drabkin*^{app} 27 decreuerunt *Guint.* secreuerunt *Rov.*^{m} *corr. Drabkin*

Die Wahnsinnigen und Melancholiker lassen sich aber von den an Phrenitis Erkrankten unterscheiden, indem (bei ihnen) die Geistesverwirrung ohne Fieber und Flocken- oder Strohlesen auftritt, auch sind (diese Zustände) zumeist chronisch und ohne große Beschwerden; außerdem verursacht die Melancholie Erbrechen von schwarzer Galle, weil der Magen erkrankt ist oder mehr als die übrigen Körperteile unter der Krankheit zu
leiden hat. Besonders verursacht sie aber Menschenhaß und verleiht dem 43
Gesicht eine bleigraue Färbung.

Auch die Rippenfellentzündung und die Lungenentzündung und alle Krankheiten, die infolge der Schmerzen in der Steigerungsphase Geistesverwirrung hervorrufen, lassen sich in folgender Weise unterscheiden: vor allem daran, daß, wenn sich die Schmerzen verschärfen, die Geistesverwirrung sich ausweitet und mit ihnen steigert und daß sie sich mit ihrem Nachlassen vermindert; denn es handelt sich ja um eine leichte Verwirrung, die sich von allein wieder geben kann. Denn wenn sie auch bei den Phrenitiskranken durch die Schmerzempfindung ausgelöst wird, so kann man doch feststellen, daß sie sich nicht immer in den Steigerungsphasen verstärkt oder in den Beruhigungsphasen verringert, sondern eher andauernd und ununterbrochen besteht.

Wenn aber (die Patienten) durch das Trinken einer schädlichen 44
Medizin oder von Bilsenkraut geistesgestört sind, so lassen sich die vorhergehenden Ursachen durch Befragung unterscheiden. Weil aber auch durch das Trinken von Medizin eine Phrenitis entstehen kann – denn die vorhergehenden Ursachen derselben sind nicht vorausbestimmt und unausweichlich festgelegt – und bei der Erfragung der vorhergehenden Ursachen der Kranke zu glaubwürdigen Aussagen nicht fähig ist und auch Außenstehende, das heißt, die dem Kranken fremd sind, das Vorhergehende nicht wissen können, so wollen wir lieber dies als Unterscheidungsmerkmal betrachten, daß, wenn er nicht fiebert, dies als Zeichen für die Unterscheidung der Ursachen gelten kann, wenn er jedoch fiebert, so müssen das Flocken- und Strohlesen und die Gedrängtheit des Pulses (in solchen Fällen) fehlen. Denn bei denen, die Mandragora oder Bilsenkraut getrunken haben, ist der Puls weitläufig.

5. KAPITEL

WIE UNTERSCHEIDEN WIR VON DEN PHRENITISKRANKEN DIEJENIGEN, 45
DIE BEI WAHNSINN FIEBER HABEN?

In Anbetracht dessen, daß alle Schulhäupter die Wütenden oder Wahnsinnigen von den Phrenitiskranken nur durch das wirkliche Vorhandensein von Fieber unterschieden haben und daß bei diesen Krankheiten oft auch aus anderen Ursachen ein Fieber hinzukommt, ist es angebracht, auch die mit Fieber behafteten Wahnsinnigen von den Phrenitiskranken zu unterscheiden; allerdings nicht, weil deshalb eine andere Heilbehandlung angewandt werden muß – denn alle eben genann-

tardae, sed in superpositione constitutae, quam Graeci epithesim uocant, laxatiua atque mitigatiua indigent curatione –, sed ad demonstrationem, quo probemus etiam specialium uti discretione, haec **46** posuimus. est autem utilissimum etiam localibus adiutoriis, ut patientibus locis uel plus patientibus curationem adhibeamus. nam phreniticis atque furiosis caput magis, melancholicis stomachus patitur.

Igitur non febricitare furiosos percunctat⟨iu⟩um non est siue uniuersale, quod Graeci catholicon uocant, sed est discrepatione partile, siquidem, ut diximus, quidam febribus afficiantur, sed phrenitici acutis uel celeribus, furiosi uero tardis, quamquam sit etiam hoc insufficiens discretioni propter eos, qui repentino furore agitati febricitant.

47 Remanet, ut ordine accidentium discretionem faciamus. praecedit enim febrem in furiosis alienatio, in phreniticis uero febricula alienationem. sed quia aliquando potest furentum alienatio concurrens febriculae latere aut ordinis aut interrogationis, ut supra diximus, causa, siquidem ab aegro narrari non possit, aduertamus in phreniticis paruum atque crebrum esse pulsum necessario, in furiosis uero maiorem. sed quia initii uel augmenti accessionis febrium paruus atque creber pulsus esse potest, declinationis autem atque indulgentiae maior, illud aduertere debemus, quia in phreniticis etiam tunc paruus atque densus perseuerat, ut discretionem magis ex pulsu faciamus, quamquam etiam **48** ipsa infirmetur saepe febrium nequitia, / quae ut in aliis passionibus sic etiam in furiosis pulsum paruum atque densum seruat. ita discerni uel internosci potest, cum neque crocidismon in aegrotantibus uiderimus, quod est ex operimentis fimbriarum ueluti decerptio, neque carphologiam, quae est festucarum leuium a parietibus ueluti detractio, quam necesse est phreniticos facere. quae denique si furiosis aduenerint in febribus constitutis, in phreniticam passionem ex insania uenisse pronuntiamus, tamquam rursum ex phrenitica passione cedentibus propriis signis, hoc est supradictis, in furorem transeant, non aliter quam si etiam aliis attestantibus signis in lethargiam ueniant uel certe releuati ex lethargia in phreniticam redeant.

16 ut supra diximus] *u.* § 44

1 insuper positione *Guint.* *corr. Kühn, p. 26* 3 probemus] possemus *Rov.*[m] 7 percunctatum *Guint.* *suppl. Drabkin*[app] *coll. Tard. IV 114* 17 si quidem *Guint.* 19 paruus *scripsi (u. Bendz, Caeliana, p. 82)* par in his *Guint.* 20 indigentiae *Guint.* *corr. Rov.*[m] 30 et phrenitica passio recedentibus *Guint.* *correxi (u. Bendz, Eranos 41, p. 76)* 31 transeat *Rov.* (et ... passio *retentis)* 32 id testantibus *Guint.* adtestantibus *coni. Schmid, Mnem. 11, p. 133sq.*

ten Leiden, akute wie chronische, die sich indes in einer Steigerungsphase befinden, welche die Griechen *epithesis* (Anfall) nennen, bedürfen einer lockernden und besänftigenden Behandlung –, vielmehr haben wir dies der Klarstellung wegen geschrieben, um zu zeigen, daß wir auch in Sonderfällen zu unterscheiden wissen. Es ist aber von besonderem Nutzen auch 46
bei den örtlich anzuwendenden Mitteln, daß wir die erkrankten Partien damit behandeln oder die Partien, die von der Krankheit in stärkerem Maße betroffen sind. Denn bei den Phrenitiskranken und Wahnsinnigen leidet vor allem der Kopf, bei Melancholikern der Magen.

Daß also Wahnsinnige kein Fieber haben, ist nicht durchgehend oder universell, die Griechen sagen *katholikon*, sondern es gibt davon Abweichungen, und darum ist es nur teilweise gültig, weil, wie wir sagten, einige von ihnen auch Fieber haben; aber bei den Phrenitiskranken ist das Fieber akut und kurz, bei den Wahnsinnigen ist es dagegen chronisch, obgleich auch dieses Merkmal zur Unterscheidung nicht ausreichend ist wegen der Patienten, die plötzlich von Wahnsinn mit Fieber befallen werden.

Es bleibt uns noch, die Unterscheidung nach der Reihenfolge der 47
einsetzenden Symptome zu treffen. Bei den Wahnsinnigen geht nämlich die Geistesverwirrung dem Fieber voraus, bei den an Phrenitis Erkrankten aber das Fieber der Geistesverwirrung. Weil jedoch die mit dem Fieber einhergehende Geistesverwirrung bei Wahnsinnigen manchmal verborgen bleiben kann, wegen der Reihenfolge (des Auftretens) oder, wie wir schon gesagt haben, wegen der (Unergiebigkeit der) Befragung, weil sie ja vom Kranken nicht berichtet werden kann, so wollen wir beachten, daß bei Phrenitiskranken unbedingt ein kleiner und gedrängter Puls vorherrscht, bei Wahnsinnigen aber ein größerer. Weil aber zu Beginn oder während der Steigerungsphase des Fieberanfalls ein kleiner und gedrängter Puls vorkommen kann, beim Abflauen und Nachlassen aber ein größerer, so sollen wir beachten, daß er bei Phrenitiskranken auch dann klein und gedrängt bleibt, so daß wir den Unterschied vor allem an Hand des Pulses feststellen, obwohl auch (dieses Merkmal) oft genug durch das hartnäckige Fieber entkräftet wird, / welches, wie bei anderen Krankheiten, so 48
auch bei Wahnsinnigen den Puls klein und gedrängt bleiben läßt. So läßt sie sich unterscheiden und erkennen, wenn wir bei den Kranken weder das Flockenlesen bemerken, das ist gleichsam ein Herausziehen von Fäden aus der Bettdecke, noch das Strohlesen, das ist gleichsam das Entfernen leichter Halme von den Wänden, was die an Phrenitis Leidenden unausbleiblich zu tun pflegen. Wenn diese (Symptome) schließlich bei von Fieber befallenen Wahnsinnigen hinzukommen, so können wir urteilen, daß sich bei ihnen ein Übergang vom Wahnsinn zur Phrenitis vollzogen hat, wie sie umgekehrt aus der Phrenitis in den Wahnsinn zurückverfallen können, wenn die charakteristischen Symptome aufhören, ebenso wie sie auch bei andersartigen typischen Anzeichen in Lethargie verfallen oder, davon befreit, aus der Lethargie zur Phrenitis zurückkommen können.

CAPVT VI

49 QVOMODO DISCERNIMVS DORMIENTES PHRENITICOS AB HIS, QVI IN LETHARGICAM DEVENIVNT PASSIONEM?

Quomodo phrenitici aliqui augmento passionis in lethargiam, aliqui declinatione in somnos deuenerint et sit aspectu commune, quod utrique non sentiunt atque multos inexercitos medicos errore fefellerunt, ut dormientes tamquam depressos excitarent aut oppressos tamquam dormientes sine adiutorio passioni traditos reliquissent, utilem ducimus eorum discretionem faciendam.

Discernuntur igitur colore, charactere, respiratione, pulsu,
50 tactu, schemate iacendi, febrium magnitudine. colore inquam, dormientium enim mundum corpus atque floscule uiuidum et naturali habitudine plenum, oppressorum uero in lethargi⟨c⟩a passione pallens uel plumbeum uel quolibet alio colore affectum inuenitur. character autem dormientium hilaris, lethargicorum tristis inuenitur. item spiratio dormientium ordinata, lethargicorum tarda esse probatur. pulsu etiam discretionem facimus, quod quamquam utrique subinflatus atque maior, tamen cum inanitate in lethargis, cum plenitudine dormientibus inuenitur. tactu autem lethargis etiam praecordia distenduntur plurimum et totum corpus durius fiet ob nimiam stricturam; dormientibus uero e contrario, quia strictura minuitur, etiam prae-
51 cordia relaxantur et totius corporis tactus mollior efficitur. schemate iacendi discretio fiet, siquidem lethargi a capite lecti ad pedum loca labantur et incomposito uel indisposito iaceant corpore; dormientes uero congrua naturae positione cernantur. magnitudine inquam febrium, dormientium enim minor ac lenior, lethargorum maior atque aspera febricula inuenitur. quapropter obseruanda sunt etiam tempora. si enim in declinatione passionis et in dimissione uel declinatione accessionis sensus aegrotantium quieuerint, intelligimus somnum; si uero in augmento passionis uel accessione et magis in eius initio uel augmento id acciderit, lethargum pronuntiamus.

5 sit *scripsi* cum *Guint.* sit *post* commune *add. Rov.* „*an* communi?" *Drabkin*[app] 7 fefellerint *Rov. Drabkin* 12 floride *Rov.*[m] 13 lethargia *Guint.* *corr. Rov.*[m] 14 alieno *Rov.*[m] 26 leuior *Rov.*[m]*; sed cf.* aspera *(eadem lin.)* asperior *Rov.*[m] 30 accessionis *Guint.* *correxi*

6. KAPITEL

WIE UNTERSCHEIDEN WIR SCHLAFENDE PHRENITISKRANKE VON DENJENIGEN, DIE IN LETHARGIE GESUNKEN SIND? 49

Da manche Phrenitiskranke während der Steigerungsphase ihres Leidens in die Lethargie, manche bei dessen Nachlassen in Schlaf verfallen sind und dem Augenschein nach bei beiden dasselbe eintritt, daß sie nämlich nichts empfinden und dadurch viele unerfahrene Ärzte irregeführt und getäuscht haben, so daß diese Schlafende wie Betäubte aufgeweckt haben oder Betäubte wie Schlafende ohne medizinische Hilfe, dem Leiden ausgeliefert, liegengelassen haben, halten wir es für nutzbringend, den Unterschied zwischen beiden festzustellen.

Sie unterscheiden sich also nach Farbe, Aussehen, Atmung, Puls,
Berührung, Haltung beim Liegen, Stärke des Fiebers. Nach der Farbe 50
sage ich, indem nämlich der Körper von Schlafenden einen reinen,
blühend frischen und vollkommen natürlichen Eindruck macht, bei den
von der Lethargie in Betäubung Versenkten ist er bleich, bleifarben oder
von einer sonstigen Verfärbung betroffen. Das Aussehen der Schlafenden
ist, wie sich zeigt, heiter, das der an Lethargie Erkrankten traurig. Ebenfalls ist die Atmung bei Schlafenden erwiesenermaßen normal, bei den an
Lethargie Erkrankten ist sie verlangsamt. Auch beim Puls können wir
einen Unterschied finden, weil er, obwohl bei beiden etwas aufgebläht
und größer, doch bei den an Lethargie Erkrankten leer, bei Schlafenden
voll vorgefunden wird. Beim Berühren (erkennen wir auch), daß bei den
an Lethargie Erkrankten der Brustraum sehr stark angespannt ist und
der gesamte Körper wegen seines starken Verengungszustandes härter
wirkt; bei Schlafenden hingegen, weil die Verengung dann nachläßt, wird
auch der Brustraum entspannt, und der gesamte Körper fühlt sich weicher
an. In der Haltung beim Liegen gibt es einen Unterschied, indem die an 51
Lethargie Erkrankten vom Kopfende des Bettes nach dem Fußende
herabrutschen und mit schlecht gelagertem Körper in unordentlicher
Haltung liegen; die Schlafenden sieht man hingegen in einer naturgemäßen Stellung liegen. Hinsichtlich der Stärke des Fiebers sage ich, weil es nämlich bei Schlafenden geringer und milder, bei den an Lethargie Erkrankten stärker und heftig gefunden wird. Daher soll man auch den Zeitfaktor im Auge behalten. Wenn nämlich beim Aufhören der Krankheit und beim Nachlassen oder Aufhören eines Anfalls die Sinnestätigkeit der Patienten zum Stillstand kommt, so stellen wir Schlaf fest; wenn dies aber in der Steigerungsphase der Krankheit oder bei einem Anfall und besonders an seinem Beginn oder in seiner Steigerungsphase vorkommt, so erklären wir es für Lethargie.

CAPVT VII

52 QVAE SINT DIFFERENTIAE PHRENITICAE PASSIONIS

Differentias phreniticae passionis quidam ex accidentium proprietate faciendas existimant. aiunt denique aliam esse alienationem cum risu atque puerili saltatione, aliam cum maerore atque exclamatione uel silentio aut timore. nos uero aliam dicimus esse ex strictura, aliam ex complexione stricturae atque solutionis. est enim uerum ita discernere, ut non accidentium diuersitas passionis differentias ostendat, sed generalis quaedam ac necessaria designatio, quae[d] fiet, ut supra diximus, ex principalibus passionibus, unde etiam curationum ratio sumatur.

CAPVT VIII

53 QVIS LOCVS IN PHRENITICIS PATITVR?

Quaesitum etiam, quis locus in phreniticis patitur, et magis a principibus aliarum sectarum, ut secundum differentiam patientis loci curationes adhiberent et localia locis adiutoria compar⟨ar⟩ent. nos autem siue locorum siue uicinitatis eorum causa generalem curationem non mutamus. non est enim sub eodem genere iacens locorum necessaria differentia.

Aliqui igitur cerebrum pati dixerunt, alii eius fundum siue basin, quam nos sessionem dicere poterimus, alii membranas, alii et cerebrum et eius membranas, alii cor, alii cordis summitatem, alii membra-
54 nam, quae cor circumtegit, / alii arteriarum eam, quam Graeci ἀορτήν appellant, alii uenam crassam, quam iidem φλέβα παχεῖαν uocauerunt, alii diaphragma. et quid ultra tendimus, quod facile explicare possumus, si id, quod senserunt, dixerimus? nam singuli eum locum in phreniticis pati dixerunt, in quo animae regimen esse suspicati sunt. denique singulorum iudicium atque assertionem pertractantes expugnabimus libris, quos De passionum causis scribemus.

55 Nos igitur communiter totum corpus pati accipimus. etenim totum febre iactatur. implet denique phreniticorum significatione⟨m⟩

9 ut supra diximus] *u.* § 33sq.

6 *post* strictura *ins.* aliam ex solutione *Rov.*^{m} *coll. cap. IX* 9 quaed *Guint. corr. Rov.* 15 comparent *Guint. corr. Rov.* 17 iacentium *Rov.*^{m} 22 arteriam *Rov.*^{m} 30 Impletur, alii implicatur *(retento* significatione*) Rov.*^{m} significatione *Guint. corr. Drabkin*

7. KAPITEL

Welches sind die verschiedenen Formen der Phrenitis? 52

Manche Autoren sind der Ansicht, man müsse an Hand von charakteristischen Symptomen verschiedene Formen der Phrenitis annehmen. Sie sagen, es gebe schließlich eine besondere Art Geistesverwirrung mit Lachsucht und kindischem Herumspringen sowie eine andere mit Traurigkeit und Jammern oder mit Schweigsamkeit oder mit Angst. Wir aber sagen, es gibt eine Form auf Grund der Straffung und eine andere, die aus einer Verbindung von Straffung und Lockerung besteht. Denn dies ist die wahre Unterscheidung, bei der nicht die Verschiedenartigkeit der Symptome verschiedene Formen der Krankheit anzeigt, sondern bei der sich eine alles umfassende und unbedingt notwendige Diagnose ergibt, die sich, wie oben gesagt, aus den hauptsächlichen Formen des Krankseins herleitet; und davon muß auch die Heilbehandlung ihren Ausgang nehmen.

8. KAPITEL

Welcher Körperteil ist bei Phrenitiskranken betroffen? 53

Es ist auch gefragt worden, welcher Körperteil bei den Phrenitiskranken betroffen ist, und zwar besonders von den Häuptern der anderen Schulen, damit sie je nach Verschiedenheit des betroffenen Körperteils ihre Behandlungsweise ausrichten und örtliche Mittel für die entsprechenden Körperteile beschaffen können. Wir jedoch ändern unsere allgemeinverbindliche Behandlungsweise nicht wegen (besonderer) Körperstellen oder deren Umgebung ab. Denn die dem einheitlichen Krankheitsbild untergeordneten stellenweise auftretenden Verschiedenheiten zwingen uns nicht dazu.

Manche haben also gesagt, das Gehirn sei erkrankt, andere, sein Boden oder seine Basis, was wir seine Unterlage nennen können, andere die (Hirn)häute, andere sowohl das Gehirn als auch die Hirnhäute, andere das Herz, andere die oberste Stelle des Herzens, andere die Haut, welche
das Herz umhüllt, / andere diejenige von den Arterien, welche die Griechen 54
ἀορτή (Aorta) nennen, andere die Hohlvene, welche sie φλὲψ παχεῖα genannt haben, andere das Zwerchfell. Und warum wollen wir noch weiter ausdehnen, was wir leicht erklären können, wenn wir dasjenige nennen, was sie (eigentlich) gemeint haben? Denn jeder einzelne von ihnen hat bei den an Phrenitis Erkrankten diejenige Stelle im Körper für krank erklärt, an der er den führenden Seelenteil vermutet hat. Wir werden schließlich das Urteil und die Behauptung jedes einzelnen von ihnen noch behandeln und widerlegen, und zwar in unserem Werk „Über die Ursachen der Krankheiten“, das wir zu schreiben vorhaben.

Wir aber nehmen an, daß der ganze Körper insgesamt erkrankt ist. 55
Denn er ist ja ganz und gar vom Fieber befallen. Die Diagnose der Phre-

febrium signum, quapropter totum corpus curamus. sed plus pati dicimus caput, etenim antecedentia demonstrant signa, ut eius grauedo, tensio, dolor, sonitus, aurium tinnitus, siccitas atque sensuum impedimentum et cetera, quae iam passionis praesentis esse signa noscuntur; singuli sensus suo careant apprehensionis officio, palpebra dura, oculi sanguinolenti ac prominentes, genarum rubor, uenarum extensio, uultus inflatio ac plenitudo, linguae asperitas.

56 Eos uero, qui nos ex naturali tractatu, quam Graeci physiologiam, patientem locum apprehendere dixerunt, siquidem praenoscentes animae regalia in capite constituta exinde mentis alienationem fieri acceperimus, ita expugnamus, ut primo regale locum incertum remanserit, sed nos uarietas atque multitudo accidentium in capite signorum plus a cetero corpore docuit pati.

57 Sed aiunt faciem magis plurimis signis affici et propterea huic esse adhibenda adiutoria. „Nunc uero cucurbitam occipitio apponitis, siquidem per apertionem, quam Graeci anatomiam, didiceritis sensuales uias inde sumere exordium.“ hic rursum similiter eos peccare perspicimus. etenim faciem curamus cataplasmate atque uaporatione atque occipitium tamquam dolens et extentum apposita cucurbita scarificamus, sicut etiam alias partes atque praecordia, si in tumore fuerint constituta.

Explicata uaria[e] passionis apprehensione ad eius curationem transeamus.

CAPVT IX

58 Qvomodo cvrandi svnt phrenitici?

Quomodo curationibus principio locus aptandus est, iacere oportet phreniticos in loco omni ex parte deuio, ne aliqua transeuntium uoce pulsentur, fenestris etiam altioribus luminato. saepe enim in passione constituti alienationis causa sese praecipitantes latuerunt. dehinc ob [obs]curationis proprietatem strictura laborantes in ⟨loco⟩ lucido atque

3 sonitus aurium, tinnitus *Guint.* *corr. Rov.* 5 carentes *Rov.*[m] 6 extensio] exstantia *Tard. I 66* 8 *post* physiologiam *add.* uocant *Rov.; sed cf. Bendz, Caeliana, p. 54* 11 regale * locum *Guint.* regalem locum *Rov.*[m]*; sed cf. Bendz, Caeliana, p. 18* incertum *coni. Triller apud Kühn, p. 30* maternum *Guint.* internum *Rov.* 13 *post* docuit *ins.* id *Rov.* 14 plurimisque *Rov.; sed cf. Bendz, Caeliana, p. 29* 15 *post* cucurbitam *add.* cur *Rov.* 16 si quidem *Guint.* quasi quidem *Rov.*[m] *post* anatomiam *add.* dicunt *Rov.; sed cf. lin. 8* 22 uariae *Guint.* *corr. Amm. (cf. § 166)* 30 obscurationis *Guint.* *sec. Drabkin*[app] *(„fort.* curationis“*) correxi* loco *sec. Drabkin*[app] *(„fort.* in ⟨loco⟩ lucido“*) addidi*

nitis wird schließlich erst durch das Symptom des Fiebers vervollständigt; darum behandeln wir auch den ganzen Körper. Wir sagen aber, daß der Kopf am meisten leidet, denn das zeigen schon die vorhergehenden Anzeichen an ihm, wie Schweregefühl, Spannung, Schmerz, Dröhnen, Ohrenklingen, Trockenheit, Behinderung der Sinnesorgane und andere, die als Zeichen dafür bekannt sind, daß die Krankheit bereits vorhanden ist; alle Sinnesorgane haben ihre Wahrnehmungsfunktion eingebüßt, die Lider sind hart, die Augen sind blutunterlaufen und quellen heraus, die Wangen sind gerötet, die Venen sind geweitet, das Gesicht schwillt an und wird voll, die Zunge ist rauh.

Diejenigen aber, die behauptet haben, daß wir aus der Naturlehre, 56
welche die Griechen *physiologia* nennen, den erkrankten Teil erkennen können, weil wir ja, von dem Wissen durchdrungen, daß der führende Seelenteil seinen Sitz im Kopf hat, angenommen haben, daß die Geistesverwirrung von dort ausgeht, widerlegen wir mit folgendem Argument, daß erstens der Sitz des führenden Seelenteils noch immer ungewiß ist, daß uns aber die Verschiedenartigkeit und die Häufung der Symptome, die den Kopf befallen, deutlich beweist, daß er mehr als der übrige Körper leidet.

Sie sagen aber, das Gesicht werde von den meisten Symptomen be- 57
fallen und man müsse die therapeutischen Maßnahmen daher dort einsetzen. „Nun setzt ihr jedoch den Schröpfkopf auf das Hinterhaupt, denn auf Grund der Sektion, welche die Griechen *anatomia* nennen, habt ihr gelernt, daß die Sinneskanäle dort ihren Ausgang nehmen.“ Hier sehen wir wieder, daß sie ähnliche Fehler machen. Denn wir behandeln ja das Gesicht mit Packungen und Dampfbädern, und den Hinterkopf, da er schmerzt und geschwollen ist, skarifizieren wir nach Ansetzen des Schröpfkopfes, so wie wir es auch mit anderen Partien, z. B. dem Brustraum machen, wenn sie eine entzündliche Schwellung aufweisen.

Nachdem wir den Begriff dieser Krankheit in seiner Mannigfaltigkeit dargelegt haben, wollen wir zu ihrer Behandlung übergehen.

9. KAPITEL

WIE SIND PHRENITISKRANKE ZU BEHANDELN? 58

Da für die Behandlungen von Krankheiten als erstes ein geeigneter Aufenthaltsort zu wählen ist, so ist es erforderlich, daß die an Phrenitis Leidenden in einem völlig abgelegenen Raum liegen, damit nicht irgendwelche Stimmen von Vorübergehenden sie erreichen; dieser Raum soll auch nur von hoch liegenden Fenstern erleuchtet werden. Denn oft haben von dieser Krankheit Betroffene sich in ihrer Geistesverwirrung herausgestürzt, ohne daß jemand dies rechtzeitig bemerkt hätte. Dann bringen wir wegen der Besonderheit der Behandlung die infolge einer Straffung

tepido et amplo mediocriter locamus. etenim ultra modum feruens naturaliter febricula caput incendit et rursum frigidus constringit atque corporis auget densitatem. item nimium lucidus membranam 59 percutiet cerebri immodici splendoris causa. paruus etiam si fuerit atque humilis tecto, suffocabilis erit aeris paupertate.

Sit etiam sine ullo picturae figmento, ne uisa aegri ex picturis mente accipientes, quae Graeci phantasmata uocauerunt, plus asperentur aut in risum soluantur, maxime cum ratione careat multorum ingressum aut frequentiam prohibere et pictura occasionem lacerandae mentis acquirere, cum iugi uisu falsa coguntur pro ueris accipere. hinc etiam splendidi colores parietum siue straminum uel operimentorum prohibendi, resultantes enim, ut ita dixerim, percutient uisum.

60 Solutione autem obtinenti laborantes e contrario iacere oportet loco medie obscuro atque refrigeranti. neque enim nimium frigidus neque obscurus passionis mitigare celeritatem potest. stramenta etiam omnibus mollia atque operimenta conueniunt, sed tenuia solutione laborantibus, corpulenta uero atque calida strictura affectis. sit etiam lectus omni ex parte firme locatus, ut, cum fuerint impatienter iactati uel necessitate cogente deui⟨n⟩cti, immobilis perseueret, foribus etiam atque fenestra auersus, ne ingressu hominum asperentur.

61 At si etiam alienatio fuerit principali passioni contraria, ut strictura laborantes lucem odisse faciat, solutione laborantes tenebras, oportet aliis oculos contegi, aliis tenue atque blandum lumen immittere lucernae aut lucis aetheriae, sed arguto usu machinatum, quo ueluti per quandam cauernam aegrotantis uultum perfundat et nullas tangat alias corporis partes. sic enim mitigabitur alienationis augmentum et adiutorium passioni aptum congru⟨a⟩e seruabit qualitatis effectum. laxat enim, ut supra diximus, lux colore, quo uidetur, sed consequenter necessario suae tenuitatis causa manet cetero circumfusa corpori, 62 tametsi non uideatur. similiter etiam obscuritas uel tenebrae, si fuerint aegrotantibus odiosa et curationi necessaria, erunt artis astutia componenda.

Sed si ita fuerint alienatione commoti, qua obscurari totum uel luminari uelint, erit coniciendum, ut, quibus obscurum aerem feceri-

4 *post* etiam *ins.* locus *Rov.* 5 humili tecto *Rov.* humilis tecti *Drabkin*[app] 18 sic *Guint.* *corr.* *Amm.* *(cf. lin. 6)* 19 deuicti *Guint.* *corr.* *Rov.*[m] 20 auersi *Guint.* *corr. Helmreich, Acut. pass., p. 317, coll. Tard. I 155* 25 ueluti *scripsi* uelut *Rov. Amm. Drabkin* uelim *Guint.* 27 enim *scripsi* etiam *Guint.* 28 congruae *scripsi* *(cf. § 62)* congrue *Guint.* congruum *Rov.*[m] 29 quo] cum *Rov.*[m] 32 odiosae . . . necessariae . . . componendae *Rov.*

Leidenden in einem hellen, mäßig warmen und großen Raum unter. Denn ein übermäßig warmer Raum bringt den Kopf natürlich zur Fieberhitze, und ein kalter wirkt wiederum zusammenziehend und steigert die Dichte des Körpers. Auch reizt ein allzu heller die Hirnhaut durch seinen übermäßigen Glanz. Wenn er aber klein ist und eine niedrige Decke hat, so ist 59
er zum Ersticken, weil zu wenig Luft darin ist.

Er soll auch ohne Bilderschmuck sein, damit die Kranken nicht, wenn sie durch die Wandbemalung verursachte Phantasievorstellungen im Geiste aufnehmen, die Griechen haben dies *phantasmata* genannt, noch kränker werden oder in Lachsucht verfallen; denn es wäre ja völlig sinnlos, dem Eintreten oder der Anwesenheit vieler Personen zu wehren und dabei durch Bilder eine Veranlassung zur Aufreizung des Gemütes zu geben, wobei sie durch das ständige Ansehen gezwungen werden, Unwirkliches für Wirkliches zu halten. Daher sind auch leuchtende Farben an Wänden, Bettunterlagen und -decken zu verbieten, denn diese springen sozusagen zurück und reizen den Gesichtssinn.

Diejenigen aber, die infolge von vorherrschender Lockerung erkrankt 60
sind, sollen im Gegensatz hierzu in einem mäßig dunklen und kühl wirkenden Raum liegen. Denn weder ein allzu kalter noch ganz dunkler Raum hat bei einer akuten Krankheit eine lindernde Wirkung. Für alle eignen sich weiche Bettunterlagen und -decken, aber dünne für Patienten, die infolge einer Lockerung erkrankt sind, dicke und warme für solche, die infolge einer Straffung leiden. Das Bett soll auch auf allen Seiten fest stehen, damit, wenn (die Kranken) sich unruhig herumwerfen oder man nicht umhinkann, sie zu fesseln, es unbeweglich bleibt; es soll auch von Tür und Fenster abgekehrt sein, damit (die Kranken) nicht durch eintretende Menschen stark beunruhigt werden.

Wenn sich aber die Geistesverwirrung zu dem Grundzustand des 61
Leidens im Gegensatz befindet, so daß sie die infolge einer Straffung Leidenden das Licht und die infolge einer Lockerung Leidenden die Dunkelheit scheuen läßt, so soll man bei den einen die Augen zudecken, bei den anderen ein schwaches, mildes Licht hereinlassen, Lampenlicht oder Tageslicht, das aber durch eine wohlerdachte Vorrichtung so gelenkt wird, daß es gleichsam durch eine Höhlung hindurch das Gesicht des Kranken bescheint und keinen anderen Körperteil berührt. Denn so wird die Zunahme der Geistesverwirrung gemildert, und die dem Leiden angemessene therapeutische Maßnahme verliert nicht die ihr eigene Wirksamkeit. Denn das Licht, wie schon gesagt, wirkt lockernd durch die Farbe, durch welche es gesehen wird, aber selbst wenn es nicht gesehen wird, so umgibt es doch wegen seiner Feinheit ganz unbestreitbar den übrigen Körper. In ähnlicher Weise sind auch Dunkelheit oder Finsternis, 62
wenn sie den Kranken zuwider, aber für die Behandlung notwendig sind, mit geschickt erdachten Mitteln herzustellen.

Wenn (die Patienten) aber in ihrer Geistesverwirrung darauf bestehen, daß alles ganz dunkel oder hell erleuchtet sein soll, so müssen wir darauf bedacht sein, für die Patienten, bei denen wir den Luftraum

mus, calidum tamen faciamus, quibus autem lucidum, e contrario uero frigidum faciamus, ut et congruam passioni seruemus qualitatem
63 et eorum furorem mitigando non asperemus. si uero nihil aegrotantes praua cupiditate turbauerit, seruabit lucem strictura, obscuritas solutione laborantibus adhibenda. uel quomodo turbatio atque motus et iactatio corporis celeritatem asperat passionis, erit aliquando mitigandi furoris causa aegrorum uoluntati seruiendum. stringitur enim magis solutio uel strictura laxatur, si grauioribus auersis parua contrarietate uexentur, ⟨siue⟩ strictura laborantibus obscurum siue solutione laborantibus lucidum adhibendum iudicamus locum.

64 Dehinc si strictura obtinuerit, conuenit aegrum usque ad accessionis declinationem uigilare, tunc somno dimitti. at si longa fuerit accessio, etiam ante dimissionem somnus poterit adhiberi. maior enim ab intemporali somno uigiliarum est uexatio, siquidem etiam uires aegrotantis insumat. dehinc iudicio nostro abstineri uel tolli non potest. somni autem intemporalitas si fuerit interrumpenda, excitare dormientem poterimus atque soporis oppressionem prohibere. delirationes uero aegrotantium usu dextero atque artificio seruientes accipere et tolerare debebunt, ut aliis assentiant, alias uero consentientes redarguant, ne frequenti correctione asperos faciant aegrotantes. denique si quos sanitatis tempore inuisos habuerunt, intrare prohibemus, ne his uisis
65 asperentur. eos uero, quos metu aut uerecundia coluerunt, per interualla intrare permittimus, parit enim frequentia contemptum.

At si exsilire de lecto uiderimus nimietate furoris, melius erit plurimis uti ad remedium ministris, sed qui possint lenitate retinere, ut etiam laxamentum stricturae praebeamus. uel si ⟨non⟩ fuerint, qui, ut supra diximus, teneant, aut ipsorum uisu commoti fuerint aegrotantes, ligationibus utimur, sed praetectis lana aut ueste locis, quos uinculis nectimus, ne maior utilitate quiescendi imprimatur uexatio. ligationibus etenim immodice constricta necessario tumescunt, ⟨et⟩ propterea omnis in peius extenditur passio.

66 Si linguae atque totius oris siccitas fuerit, oportet spongia tenera aqua calida infusa atque mediocriter expressa sensim uniuersa, quae

3 si – 5 adhibenda *fort. post* locum *(lin. 10) transponendum est Drabkin*^{app} 4 cupiditas *Rov.*^{m} 9 uexantes *Drabkin* siue *add. Rov.* 14 aegrotantes *Guint. corr. Rov.* 15 insinuat *Guint. corr. Friedel, p. 31 adn. 3* 18 seruientes *coni. Rov. (cf. § 63. 80)* feruentes *Guint.* 19 dissentientes *Rov.*^{m} non consentientes *Hagendahl, p. 247* 26 non fuerint *scripsi* fuerint *Guint.* defuerint *Rov.*^{m} *Drabkin* 30 et *addidi*

dunkel halten, ihn doch warm zu machen, für diejenigen aber, bei denen wir ihn hell machen, sollen wir ihn im Gegensatz dazu kalt halten, so daß wir sowohl die richtigen Bedingungen für den Krankheitszustand schaffen als auch ihre Aufgeregtheit mildern und nicht verschlimmern. Wenn aber 63
nichts die Kranken zu unvernünftigen Wünschen erregt, so wird man bei denjenigen, die infolge einer Straffung erkrankt sind, die Helligkeit bestehen lassen, bei denjenigen aber, die infolge einer Lockerung erkrankt sind, ist Dunkelheit anzuwenden. Und weil Unruhe, Bewegung und das Herumwerfen des Körpers den akuten Zustand der Krankheit verschlimmert, muß man bisweilen dem Willen der Kranken nachgeben, um ihre Wut zu besänftigen. Denn die Lockerung strafft sich oder die Straffung lockert sich um so eher, wenn (die Patienten) bei Vermeidung von größeren Störungen nur von kleinen behelligt werden, gleich, ob wir den infolge einer Straffung Leidenden einen dunklen oder den infolge einer Lockerung Leidenden einen hellen Raum zuweisen.

Danach, sofern die Straffung vorherrscht, ist es angebracht, den 64
Kranken bis zum Nachlassen des Anfalls wach zu halten, danach, ihn schlafen zu lassen. Wenn aber der Anfall sehr lange dauert, kann man auch vor seinem Aufhören (den Patienten) schlafen lassen. Denn schlimmer als verfrühter Schlaf wirkt sich das Wachbleiben aus, weil es auch die Kräfte des Erkrankten verringert. Außerdem liegt es nicht in unserer Hand, es zu beenden oder aufzuheben. Wenn aber ein Schlaf zur falschen Zeit unterbrochen werden muß, so können wir den Schlafenden aufwecken und die mit dem Schlaf gegebene Betäubung verhindern. Die Wahnvorstellungen der Kranken aber sollen seine Diener geschickt und einfallsreich auffangen und dulden, indem sie einige gelten lassen, anderen aber unter zustimmenden Worten entgegenarbeiten, damit sie nicht durch häufiges Widersprechen die Kranken noch mehr aufregen. Schließlich sollen wir denen den Zutritt verwehren, die den Kranken in gesunden Tagen verhaßt waren, damit sich nicht bei ihrem Anblick ihr Zustand verschlimmert. Diejenigen aber, denen sie Ehrfurcht oder Achtung ent- 65
gegenbrachten, soll man ab und an zu ihnen lassen, denn häufiges Beisammensein läßt Nichtachtung entstehen.

Wenn wir aber sehen, daß sie in ihrer maßlosen Wut vom Bett aufspringen, so ist es am besten, sehr viele Diener dagegen einzusetzen, die sie aber möglichst sanft zurückhalten, womit wir zugleich die (bei ihnen gegebene) Straffung lockern können. Wenn solche aber nicht vorhanden sind, die ihn, wie eben gesagt, halten können, oder wenn sich die Kranken bei ihrem Anblick aufregen, so müssen wir Binden anlegen, aber erst, nachdem wir auf die Stellen, die wir mit den Fesseln umschnüren, Wolle oder Kleidungsstücke gelegt haben, damit sie nicht größeren Schaden verursachen, als das Ruhighalten Nutzen bringt. Denn durch Binden stark zusammengeschnürte Partien schwellen unvermeidlich an, und dadurch wird jedes Leiden schlimmer und größer.

Wenn die Zunge und der ganze Mund trocken sind, so soll man mit 66
einem feinen Schwamm, der mit warmem Wasser übergossen und leicht ausgedrückt worden ist, nach und nach alle ausgetrockneten Partien an-

siccauerunt, humectare, non sine cautione. adiunctos enim saepe digitos spongia⟨e⟩ alienatione coacti aegri momorderunt. quapropter, si fieri poterit, cogendi sunt, ut exserant linguam, atque ita supradicta faciamus.

Declinante accessione, hoc est cum e uisceribus reclusus feruor ad superficiem corporis atque articulos uenerit aegrotantis, pulsus quoque densitas et humilitas in amplitudinem atque raritatem uenerit, oportet pube tenus, hoc est inter umbilicum et pectinem, quod Graeci
67 ἦτρον appellant, lanas oleo calido expressas apponere, / quae omnia etiam uicina contegant, ut inguina atque uesicae partes, uel si qua uentrem contegant. fouendum caput oleo dulci atque calido, dehinc alienatione perseuerante etiam calida cum oleo mixta, quod Graeci uocant hydrelaeon. paulo etenim uehementius hoc genus fomenti operatur, si, ut supra diximus, oleo aqua calida misceatur uel foenugraeci aut lini seminis sucus. sed haec singula sine ullo esse odore debent atque nullo fumi afflatu uexat⟨iu⟩a, ne caput impleant et alienationem exasperent.

68 At si adiuncta fuerit stricturae solutio, ut aut uenter fluens aut sudores esse uideantur, caput supradicto modo atque fomentis supradictis curabimus. etenim alienatio tumore membranarum cerebri fiet. medias uero partes frigido ac uiridi curabimus oleo. si autem plurima atque superans fuerit et occulte in diaphoresim uenire posse aegrotantes uiderimus, tunc etiam caput dulci quidem, sed frigido oleo fomentamus. etenim frigus diaphoresim, dulcedo stricturam temperat. detergendus etiam erit saepissime sudor, qui per uultum atque
69 thoracem emicuerit, spongia molli. at si plus fuerit extentus, ut integros solui uideamus, etiam flabris utimur, non quidem sine respectu alienationis. etenim si [con]stricturam ea curatione mitigari uideamus, audacius id facere perseuerabimus; si autem asperari senserimus, erunt minuenda, quae gerimus, conicientes non tantum solutionem constringi adiutoriis, quantum alienatio[ne] augetur. namque necessario requies congrua solutioni atque noxius motus accipitur.

Declinante accessione os colluere iubemus aegrotantem ex aqua calida uel, si impatienter siti iactatur, dabimus ei potum, sed strictura sola laboranti plurimum, ut densitas irrigetur, solutione laboranti paruum uel, si plurima cogit solutio, etiam frigidum.

1 siccauerunt] siccata sunt *Rov.*[m]; *sed cf. Cel. II 92* 2 spongia *Guint. corr. Rov.* 9 ἦτρον *Guint. corr. Amm.* 13 hydraeleon *Guint. Rov. corr. Drabkin* ὑδρέλαιον *Amm.* 16 uexata *Guint. correxi (cf. Cel. II 156; Tard. III 63; Bendz, Eranos 43, p. 56)* uexare *Rov.*[m] 28 constricturam *Guint. correxi* 31 alienatione *Guint. corr. Rov. (cf. § 76)* 32 xnoius *Guint.*

feuchten; dies geschehe mit Vorsicht. Denn die Kranken haben schon oftmals in ihrer Geistesverwirrung in die um den Schwamm gelegten Finger gebissen. Darum soll man, wenn es möglich ist, sie dazu bringen, die Zunge herauszustrecken, und dann das Gesagte ausführen.

Wenn der Anfall nachläßt, d. h., wenn die in den inneren Organen eingeschlossene Hitze von dort an die Körperoberfläche und in die Glieder des Kranken aufsteigt, auch die Gedrängtheit und Flachheit des Pulses in Geräumigkeit und Weitläufigkeit übergeht, soll man bis an die Schamregion, d. h. zwischen Nabel und Schamhaar, eine Region, welche die Griechen ἦτρον (Unterleib) nennen, Wolle, in warmem Öl ausgedrückt,
auflegen, / die auch alle angrenzenden Partien bedecken soll, wie die 67
Leisten und die Partien über der Harnblase oder den Oberbauch. Der Kopf ist mit süßem, warmem Öl zu erwärmen, danach, bei anhaltender Geistesverwirrung auch mit warmem Wasser, das mit Öl vermischt ist, was die Griechen *hydrelaion* nennen. Denn das wärmende Mittel dieser Art wirkt etwas stärker, wenn, wie eben gesagt, das warme Wasser mit Öl vermischt wird oder auch der Saft vom Samen von griechischem Heu oder von Leinsamen. Aber alle diese Bestandteile müssen völlig geruchlos sein und dürfen keine schädlich wirkenden Dünste aushauchen, damit sie nicht den Kopf anfüllen und die Geistesverwirrung verschlimmern.

Wenn aber neben der Straffung auch eine Lockerung besteht, so daß 68
man entweder Durchfall oder Schweißausbrüche feststellt, so behandeln wir doch den Kopf in der genannten Weise mit den genannten erwärmenden Mitteln. Denn die Geistesverwirrung wird (immer) aus einer entzündlichen Schwellung der Hirnhäute entstehen. Die mittleren Körperpartien behandeln wir aber mit kaltem, frischem Öl. Wenn (die Lockerung) aber sehr stark und dominierend ist und wir sehen, daß die Kranken unversehens einem Kräfteverfall unterliegen können, so behandeln wir auch den Kopf mit Öl, das zwar süß, aber kalt ist. Denn die Kälte mäßigt den Kräfteverfall, die Süße die Straffung. Auch soll der Schweiß, der im Gesicht und auf der Brust hervorbricht, recht oft mit einem weichen
Schwamm abgewischt werden. Wenn sich (das Schwitzen) aber noch 69
weiter ausbreitet, so daß wir den Eindruck einer völligen Auflösung haben, so verwenden wir auch Fächer, ohne aber dabei die Geistesverwirrung außer acht zu lassen. Wenn wir nämlich sehen, daß wir durch diese Behandlung die Straffung mildern, so sollen wir Mut fassen, darin fortzufahren; wenn wir jedoch merken, daß sie sich verschlimmert, so sollen wir die Anwendung unserer Mittel einschränken und bedenken, daß mit den therapeutischen Maßnahmen weniger die Lockerung gestrafft als die Geistesverwirrung verschlimmert wird. Denn für einen Lockerungszustand ist unbedingt Ruhe erforderlich, und Bewegung gilt als schädlich.

Wenn der Anfall aufhört, lassen wir den Kranken den Mund mit warmem Wasser ausspülen, oder wenn er es vor Durst nicht aushält und unruhig ist, geben wir ihm etwas zu trinken; wir geben aber einem, der allein infolge einer Straffung leidet, sehr viel, damit das Verdichtete angefeuchtet wird, einem, der (auch) infolge einer Lockerung leidet, wenig Getränk oder, wenn eine starke Lockerung dazu zwingt, sogar kaltes.

CAPVT X

70 ## De phlebotomia

At si sola atque uehemens strictura aegros in phreniticam extemplo passionem perduxerit, designat adhibendam esse phlebotomiam permittentibus uiribus, atque, si passio cogit, intra diatriton, si minus, in ipsa prima diatrito, ultra numquam, uexantur enim in eiusmodi aegritudinibus corporis uires. phlebotomandi autem disciplinam uel magnitudini passionis moderationem faciendi congruam libris, quos De specialibus adiutoriis scripturi sumus, docebimus, principaliter monentes, ne usque ad animi defectum, quem Graeci lipothymiam
71 uocant, adiutorium tendere nitamur. timendum enim hoc saepe est accidens, quod Graeci symptoma uocant; quamquam in omnibus passionibus, siquidem sit mortuosum, plus tamen in phreniticis afficitur male praetacta neruositas. dehinc post phlebotomiam caput similiter fouemus atque occipitio lanas oleo calido ac dulci madid⟨at⟩as apponimus, similiter etiam uertebris, quas Graeci ἰσχία uocant, praecordiis etiam atque pectini. haec enim necessario in phreniticis passioni consentiunt.

72 At si intra diatritum, ut supra diximus, phlebotomia fuerit adhibita, post paululum os colluere aqua calida aegrotantes facimus, potum quoque dabimus, dehinc dormire permittimus. sin uero in ipsa diatrito phlebotomia ⟨fuerit⟩ adhibita, cum adiutorii motus quieuerit, oleo aegrotantium corpus perungendum erit atque a ministris facies lauanda, ut alienatio nullo nouorum uultu asperetur; noti enim usu prudenter delirationes [f]ac⟨cip⟩iunt non resistendo, praesentibus etiam his, quibus, ut supra docuimus, aegrotantes uerecundiam debent.

73 Cibum dabimus simplicem, digestibilem, paruum, laxatiuum, ut est alica calida aqua aut mulsa decocta uel panis ex aqua calida aut alica supradicta sorbilis facta uel ex melle atque oleo et anetho et sale paucissimo praecocta. solutione autem laborantibus pultem dabi-

19 ut supra diximus] *u.* § 70 26 ut supra docuimus] *u.* § 65

11 intendere *Rov.*[c] *(cf. Tard. II 169 et Helmreich, Acut. pass., p. 312)* 13 „*fort. interpung. post* phreniticis *et scrib.* afficitur ⟨enim⟩ *uel sim.*" *Drabkin*[app] 15 madidas *Guint. correxi* 16 quae *Rov.*[m] *(u. Bendz, Caeliana, p. 33 adn. 1)* 17 pectori *Triller apud Kühn, p. 42* 22 fuerit *addidi* adiutorio *Guint. corr. Schmid, Contributions, p. 90sq.* 25 prudentes *Guint. correxi* delirantes *Rov.* accipiunt *coni. Hagendahl, p. 246sq., coll. § 64. 80* faciunt *Guint.* „*fort.* patiuntur *uel* capiunt" *Drabkin*[app] 29 „*fort. scrib.* alica ⟨ex⟩" *Drabkin*[app]

10. KAPITEL

Über den Aderlass 70

Wenn aber allein eine heftige Straffung die Kranken zu einer plötzlich einsetzenden Phrenitis gebracht hat, so ist die Anwendung des Aderlasses angezeigt, wenn es der Kräftezustand erlaubt, und zwar, wenn die Krankheit dazu zwingt, innerhalb der ersten Dreitagefrist, wenn nicht, dann am dritten Tage selbst, aber nicht später, denn bei Krankheiten dieser Art werden die Körperkräfte sehr geschädigt. Die Durchführung des Aderlasses, und wie man der Schwere der Krankheit das Maß (des Blutentzuges) anpassen soll, werden wir in den Büchern, die wir „Über spezielle therapeutische Maßnahmen" zu schreiben vorhaben, lehren, wobei wir vor allem darauf hinweisen, daß man diese Maßnahme nicht bis zur Ohnmacht, welche die Griechen *leipothymia* nennen, ausdehnen
soll. Denn diese Begleiterscheinung, welche die Griechen *symptōma* nennen, 71
ist oft ein Anlaß zur Besorgnis; und obwohl dies bei allen Krankheiten so sein kann, weil sie nämlich lebensgefährdend ist, so wird doch bei den Phrenitiskranken die schon geschwächte Körperkraft besonders davon betroffen. Nach dem Aderlaß erwärmen wir dann den Kopf in ähnlicher Weise und legen mit warmem, süßem Öl getränkte Wolle auf den Hinterkopf, ebenso auf die Hüftgelenke, welche die Griechen ἰσχία nennen, sowie auf die Brust und die Schamgegend. Diese Partien sind nämlich bei den Phrenitiskranken unbedingt in Mitleidenschaft gezogen.

Wenn aber, wie oben gesagt, innerhalb der Dreitagefrist der Aderlaß 72
angewandt wurde, so lassen wir nach kurzer Zeit die Kranken ihren Mund mit warmem Wasser ausspülen, geben auch etwas zu trinken und lassen sie danach schlafen. Wenn aber der Aderlaß am dritten Tage selbst ausgeführt wurde, so soll, nachdem die Beunruhigung durch diese therapeutische Maßnahme abgeklungen ist, der Körper der Kranken mit Öl abgerieben und das Gesicht von den eigenen Dienern gewaschen werden, damit sich die Geistesverwirrung nicht durch den Anblick neuer Gesichter verschärft; denn die Bekannten nehmen seine Wahnvorstellungen auf Grund des vertrauten Umgangs mit Klugheit auf, ohne sich zu widersetzen; es können auch Personen dabei sein, denen, wie wir oben sagten, die Kranken Ehrfurcht schulden.

Wir geben eine einfache und gut verdauliche Kost, in kleinen Mengen 73
und von lockernder Wirkung, wie Spelt in warmem Wasser, oder in Wassermet gekocht, oder Brot in warmem Wasser oder den genannten Spelt in Form von Suppe, oder auch mit Honig, Öl, Dill und ganz wenig Salz weichgekocht. Bei denen, die infolge einer Lockerung leiden, geben

mus atque panem et oua ἁπαλά. dehinc omnes somno dimittimus uel, si minime dormire potuerint, quiescere tamen iubemus; non enim
74 minus somnus cibo reficit opportunus. dehinc alia die a cibo abstinemus fomento atque potu utentes.

Secunda uero diatrito, si uenter suum non agnouerit officium, clysterem adhibebimus ex aqua et oleo calido uel decoctione foenugreci aut lini seminis cum oleo. etenim intestinorum siccitas rigatur et aliena, quae retinebantur, excludentur et acrimonia, quae ex ipsis nascens ex⟨h⟩al[ien]atione quadam capitis tumentia asper[n]abat, detrahetur, atque ipsum caput localibus adiutoriis melius praeparatur.
75 tum post iniectionem medias partes cataplasmate curamus ex foenugraeci et lini seminibus admixto polline, quod Graeci macton uocant et est omnibus usitatum. dehinc simili supradicto cibo utemur.

Alia uero diatrito caput detondemus. etenim detractis capillis partes reflantur plurima grauatione liberatae. tunc post tonsuram lanis oleo calido expressis caput tegemus.

CAPVT XI

76 De cvcvrbita

Alia dehinc diatrito rasis partibus cucurbitam apponimus occipitio mitiganter atque sub ipsa fronte sanguisugas facimus inhaerere quattuor uel quinque, ut non ex una parte detractio fieri sanguinis uideatur, sed ueluti circulatim, ⟨ut⟩ totum spiret atque releuetur caput. at si plurimum laxamentum facere uoluerimus, totum caput rademus et per circulum plurimas cucurbitas affigimus, alteram occipitio, alteram medio capitis, quod Graeci bregma uocant, alias duas superius a temporibus, sed neque cum multa flamma neque multo tempore immorari. arentes enim atque siccatae facile commouent, caput implent ac mentis faciunt alienationem augeri.

77 Ita detractis cucurbitis, si partes erubuisse uiderimus, leniter scarificamus, si minus, mitiganter uaporantes spongiis sed non nimis calidis relaxamus, uapore etenim nimio tamquam frixantes densamus.

9 exhalatione *coni. Schmid, Contributions, p. 91sqq.* ex alienatione *Guint.* aspernabat *Guint. corr. Rov.* 11 iniectionem *coni. Triller apud Kühn, p. 43 (cf. Bendz, Caeliana, p. 83sq.)* intellectionem *Guint.* interiectionem *coni. Schmid, Contributions, p. 93sq.* 22 circulatis *Guint. corr. Helmreich, Acut. pass., p. 316, coll. Cel. II 153; Tard. I 91. 156* ut *add. Rov.* reueletur *Guint. corr. Rov.* 27 siccae *Rov.*^{m} 27sq. commouent caput, implent *Guint. corr. Rov. (cf. e.g. § 103)* 30 mitigamus *Guint. corr. Drabkin* sed non *coni. Drabkin* sine *Guint.* non *Rov.* 31 calidis ac relaxantes *Rov.*

wir Brei und Brot und ἁπαλά (weiche) Eier. Danach überlassen wir alle dem Schlaf, oder wenn sie nicht schlafen können, so heißen wir sie doch ruhen; Schlafen zur rechten Zeit stärkt nämlich nicht weniger als Essen. Am nächsten Tag lassen wir sie dann fasten, verwenden dabei wärmende 74
Mittel und Tränke.

In der zweiten Dreitagefrist aber gebrauchen wir, wenn der Leib seinen Dienst nicht tun will, ein Klistier aus Wasser und warmem Öl oder einer Abkochung von Samen von griechischem Heu oder von Leinsamen mit Öl. Denn dadurch werden die trockenen Därme angefeuchtet, die zurückgehaltenen Fremdstoffe werden herausgebracht, die scharfen Dünste, die in ihnen entstehen und durch eine gewisse Aushauchung die entzündlichen Schwellungen im Kopf verschlimmern, werden abgezogen, und der Kopf selbst wird für die Anwendung örtlicher Mittel besser vorbereitet. Nach dem Einlauf behandeln wir dann die mittleren Körper- 75
partien mit einer Packung aus Samen von griechischem Heu und aus Leinsamen unter Zusatz von Mehl, was die Griechen *makton* (geknetet) nennen und was überall gebräuchlich ist. Danach geben wir eine ähnliche Kost wie die oben geschilderte.

In der nächsten Dreitagefrist aber scheren wir den Kopf kahl. Denn wenn die Haare entfernt worden sind, können diese Partien besser ausdünsten, da sie vom größten Druck befreit worden sind. Nach dem Scheren bedecken wir dann den Kopf mit Wolle, die in warmem Öl ausgedrückt worden ist.

11. KAPITEL

Über den Schröpfkopf 76

In einer weiteren Dreitagefrist setzen wir danach zur Linderung nach erfolgtem Rasieren der Partien einen Schröpfkopf auf das Hinterhaupt und setzen direkt auf der Stirn vier oder fünf Blutegel an, so daß der Blutentzug nicht nur auf einer Seite durchgeführt wird, sondern gleichsam kreisförmig vonstatten geht, damit dadurch dem ganzen Kopf Atmung und Erleichterung verschafft wird. Wenn wir jedoch eine besonders intensive Lockerung herbeiführen wollen, so rasieren wir den ganzen Kopf und setzen zahlreiche Schröpfköpfe im Kreise auf, einen auf den Hinterkopf, einen anderen auf die Schädelmitte, was die Griechen *bregma* nennen, und zwei weitere oberhalb der Schläfen, aber nicht mit starker Flamme, und sie sollen auch nicht lange dort verbleiben. Denn diese stark ausgetrockneten (Schröpfköpfe) wirken leicht beunruhigend, überfüllen den Kopf und lassen die Geistesverwirrung schlimmer werden.

Wenn wir nach dem Abziehen der Schröpfköpfe sehen, daß sich die 77
Stellen gerötet haben, so skarifizieren wir behutsam, wenn nicht, so schaffen wir in milder Form durch Erwärmen mit nicht zu heißen Schwämmen Erleichterung, denn durch zu viel Hitze bewirken wir gleichsam durch

quapropter, ut supra diximus, post iugem atque temperatam uapora-
tionem, ubi partes rubuisse uiderimus, scarificamus, post, namque
etiam uaporatio ante cucurbitae appositionem adhiberi debet, ne
plurimum infixa immoretur et inde partes radi uideantur. suppositis
ergo cucurbitis cum sufficientem locorum uerticem factum uiderimus,
scarificamus. si⟨c⟩ enim non solum cucurbitae quassatio mitigatur, sed
etiam fluoris sanguinis facilitas fiet.

78 Explicita scarificatione rursum cucurbitas imponimus, ut san-
guinis detractio fiat. sed eo tempore capiti atque collo et uicinis parti-
bus leues erunt cucurbitae apponendae, quo in laxamentum con-
sentiant. at si in praecordiis tumor fuerit, erunt ipsa prius scarificanda,
sic etiam et uesicae partes uel uicinae eius, tunc in alia diatrito caput,
dehinc clunes. etenim simul scarificare noxium atque uexabile est.
erat enim eiusdem temporis multas per partes effecta sanguinis de-
79 tractio phlebotomiae, quae necessario uires absumat. quapropter
partiatim erit adhibenda cucurbita, ut exempli causa nunc praecor-
diis atque pube tenus praerasa capillatura, nunc capiti, nunc clunibus
ac uertebro tenus, quod Graeci ἰσχίον uocant, ceteris quoque partibus
fomento curatis ac decoctionibus supradictis et cataplasmatibus
relaxatis. atque ita leuibus cucurbitarum raptibus utemur, quod
Graeci abusiue cufas uocant, praefricatis partibus attractatione ma-
80 nuum. at si uires illaesae aut minus laesae fuerint, post detractionem
sanguinis factam spongias expressas ex aqua calida partibus applica-
mus uel oleo calido mediocriter fouemus. tunc totum corpus perunc-
tione[m] curamus, his operantibus magis, qui aegro seruiendo iam
noti sunt, ne mentis alienatio asperetur. etenim eorum facile acci-
piunt atque redarguunt delirationem, praesentibus, ut saepe diximus,
his, quibus uerecundiam aegrotantes debent.

Post perunctionem factam, ut supra diximus, cibum dabimus.
81 at si accipere congrua noluerint uel contraria uoluerint, erunt fallendi.
facile enim id fieri potest, siquidem etiam mentis aegritudine affician-
tur. dabimus ergo congrua fingentes ea, quae ipsi petebant. at si

27 ut saepe diximus] *u.* § 65. 72

4 depositis *Rov.*[m] 6 si *Guint.* *corr. Rov.*[m] 13 etenim] etiam *Guint.* *corr. Drabkin* nam *Rov.* etiam. Nam *Rov.*[c] 15 „*an* phlebotomia*?*" *Drabkin*[app] 20 lenibus *Guint.* *corr. Almel. coll. Cel. II 151; III 200; sed tamen I 77* quos *Rov.; sed cf. § 93 et Tard. II 93* quas *Almel.* 21 cufar *Guint.* *corr. Drabkin* κουφὰς *(sic) Rov.*[c] *Amm.* ad tractionem *Guint.* *corr. Schmid, Contributions, p. 94sq., cf. § 88; Cel. II 207; Cael. Aur. Gyn. I 95: p. 33,855 Drabkin* (attractentur) tractatione *Rov.*[m] 24 per unctionem *Guint.* *corr. Schmid, Contributions, p. 95*

Rösten eine Verdichtung. Darum, wie soeben gesagt, skarifizieren wir nach ununterbrochenem, mäßigem Erwärmen, wenn wir sehen, daß sich die Partien gerötet haben, (und zwar erst) danach; denn auch die Erwärmung ist vor dem Aufsetzen des Schröpfkopfes angebracht, damit dieser nicht zu fest aufsitzt und die Partien dadurch gleichsam abgeschürft werden. Nachdem also die Schröpfköpfe angesetzt worden sind, skarifizieren wir, wenn wir sehen, daß eine ausreichende Wölbung an den (betreffenden) Stellen erreicht worden ist. So wird nämlich nicht allein die starke Reizung durch den Schröpfkopf abgeschwächt, sondern es geht auch der Blutabfluß leichter vonstatten.

Wenn die Skarifikation zu Ende geführt worden ist, setzen wir wieder 78
die Schröpfköpfe auf, um das Blut abzuziehen. Aber zu dieser Zeit sind an Kopf und Hals und an den benachbarten Partien leichte Schröpfköpfe aufzusetzen, die mit zur Lockerung dienen sollen. Wenn aber im Brustraum eine entzündliche Schwellung besteht, so sollen diese Partien zuerst skarifiziert werden, so auch die Gegend über der Harnblase oder die Partien ringsum, dann in einer weiteren Dreitagefrist der Kopf, danach die Gesäßbacken. Denn alles auf einmal zu skarifizieren ist schädlich und verursacht Beschwerden. Denn zu derselben Zeit hat ja schon durch den Aderlaß ein Blutentzug aus vielen Körperteilen stattgefunden, der notwendigerweise die Kräfte entzieht. Daher soll der Schröpfkopf immer nur 79
an einzelnen Teilen angebracht werden, z. B. einmal auf der Brust oder in der Schamregion, nach Abrasieren der Haare, ein andermal am Kopf, dann wiederum am Gesäß und in der Gegend des Hüftgelenks, das die Griechen ἰσχίον nennen, wobei die übrigen Partien mit Wärme behandelt werden und mit den oben genannten Abkochungen sowie durch Packungen gelockert werden sollen. Und wir gebrauchen so ein leichtes Abziehen der Schröpfköpfe, die Griechen sprechen da ungenau von *kouphai* (leichten Schröpfköpfen), nachdem wir die Partien mit den Händen massiert haben. Und wenn die Kräfte nicht oder nur wenig geschwächt sind, so legen wir 80
nach vollendetem Blutentzug in warmem Wasser ausgedrückte Schwämme auf die Stellen oder erwärmen sie mäßig mit warmem Öl. Dann behandeln wir den ganzen Körper mit Einsalben, was eher diejenigen vornehmen sollen, die dem Kranken durch ihre Dienste schon bekannt sind, damit sich die Geistesverwirrung nicht verschlimmert. Denn diese nehmen ihre Wahnvorstellungen leichter auf und wirken ihnen entgegen; dabei sollen, wie wir schon oft gesagt haben, auch diejenigen zugegen sein, denen die Kranken Ehrfurcht schuldig sind.

Nach dem Einsalben geben wir, wie oben beschrieben, zu essen. / Wenn 81
sie aber die geeignete Nahrung nicht haben wollen oder etwas Entgegengesetztes verlangen, so muß man sie täuschen. Dies läßt sich leicht bewerkstelligen, schließlich sind sie ja auch von einer Geisteskrankheit betroffen. Wir geben ihnen also etwas Zuträgliches und täuschen dabei vor, es sei das von ihnen Geforderte. Wenn sie sich damit aber durchaus nicht zu-

minime consenserint, erit confictionis argumentatio adhibenda, ut, si exempli causa uinum accipere cupiunt, mulsum demus uel, si ptisanae sucum petierint, alicam demus uel ex milio in similitudinem ptisanae confectam, cum possint, si ex aliqua parte sapuerint, hortationibus aut metu compesci. si neque hoc fieri potuerit, dabimus ea, quae non satis aliena sint ab his, quae rationi conueniunt, ut olus aut ptisana. **82** dabit enim quiddam laxamenti atque indulgentiae asperitatibus animorum concupita oblatio, et non omnino sine cibo atque nutrimento perseuerabunt. uinum uero omnino negamus tamquam repugnans et nihil a ueneno differens. etenim datum statim furorem exasperat atque in nimiam magnitudinem tollit.

Post refectionem itaque erunt somno dimittendi, uel, quod est uicinum somno, requies adhibenda; atque usque ad totius passionis statum alterna uel per interualla cibi refectio, hoc est interposita diei unius ieiunitate, permittentibus quidem uiribus. sed ea die, qua cibum non dederimus, erit cataplasmatibus utendum continuis atque iugibus usque ad medium tempus dimissionis.

83 At si porrecta in dies numerosior erit aegritudo et statum infirmitas acceperit, conuenit, ut declinatione, augmento uel impetu passionis transacto, motum gestationis adhibeamus, si uires patiuntur, in domo suspenso lecto, si aer loci bonus atque mundus fuerit. etenim si motus uel gestatio somnum ruperit, rursum addormiunt atque difficile expergiscuntur perseuerante iugi motu. at si hoc fieri non potuerit, in uicina porticu gestatio adhibenda, ita ut sella baiulatoria uel quoli- **84** bet sessorio leniter atque mediocriter moueantur. similiter enim etiam si fuerint experrecti, non statim erit gestatio inhibenda. nam repentina statio atque interrupti⟨o⟩ motus in praeteritas uigilias reuocant aegrotantes. non enim dimissio accessionis, sed totius passionis declinatio nunc curationem poscit. quapropter oportet aegros perseueranter mouere, sed leniter atque sensim et sine ulla nimietate.

At si solutio magis inerat passioni, non erit gestatio adhibenda. tenuat enim atque dirarat motus, dehinc cum solutio prouocatur, etiam uigiliae necessario augentur. in dimissione uero accessionis, quam Graeci anesin uocant, perseuerandum est localibus adiutoriis **85** cucurbitae appositione, sed non adhuc adiungenda scarificatio. bonum

1 confectionis *Guint. corr. Rov.* 3 *post* milio *ins.* ius *Rov.*^{m} 4 confectum *Guint. corr. Drabkin* 6 ptisanam *Rov.* 8 concupitorum *Rov.*^{m} 13 uicinum, somno requies *Guint. corr. Rov.* 16 continuis *haesitans scripsi coll. § 141 et Tard. V 80* congruis *Guint. (cf. § 85)* 18 numerosiores *Rov.*^{m} 26 incidenda *Guint. corr. Rov.*^{c} 27 interrupti *Guint. suppleui* 31 inerit *Rov.*^{m} 35 *ante* cucurbitae *ins.* et *Rov.* „*fort. suppl.* ⟨uel⟩“ *Drabkin*^{app}

friedengeben wollen, so muß man bei der Täuschung einen Trick anwenden, indem man, wenn sie z. B. Wein haben wollen, Met gibt, oder, wenn sie Gerstenschleimsaft verlangen, Spelt reicht, der z. B. mit Hirse aufbereitet worden ist, so daß er wie Gerstenschleim aussieht, solange sie, wenn sie noch etwas bei Verstand sind, durch Zureden oder Einschüchterung zu bändigen sind. Wenn auch dies nicht möglich ist, so geben wir solche Dinge, die von den erforderlichen nicht allzu verschieden sind, z. B. Gemüse oder Gerstenschleim. Denn es bringt eine gewisse Lockerung und 82
ein Nachlassen des krankhaften Gemütszustandes, wenn man das Gewünschte anbietet, und so bleiben sie nicht gänzlich ohne Speise und Nahrung. Wein jedoch verbieten wir völlig als schädlich und nicht von Gift unterschieden. Denn wird welcher gereicht, so verschlimmert er den Wahnsinn sofort und steigert ihn zu übermäßiger Größe.

Nach der Mahlzeit soll man sie dem Schlaf überlassen, oder, was dem Schlaf nahekommt, man läßt sie ruhen; und bis die gesamte Krankheit ihren Höhepunkt erreicht hat, soll jeden zweiten Tag oder in Abständen zu essen gegeben werden, d. h., dazwischen soll immer ein Fastentag eingelegt werden, wenn es der Kräftezustand erlaubt. Aber an dem Tag, an welchem wir nichts zu essen geben, sollen ständig und ununterbrochen Umschläge angewandt werden, bis hin zur Mitte der Beruhigungsphase.

Wenn sich jedoch die Krankheit von Tag zu Tag länger hinzieht und 83
sich schon über einen langen Zeitraum erstreckt und die Schwäche des Patienten ihren Höhepunkt erreicht hat, so empfiehlt es sich, in der Phase des Nachlassens, wenn die Steigerung oder der Ansturm der Krankheit vorbei ist, durch Herumtragen Bewegung zu verschaffen, sofern es der Kräftezustand erlaubt, und zwar auf einer Hängematte im Haus, sofern dort gute und reine Luft herrscht. Denn wenn auch die Bewegung oder das Herumtragen den Schlaf unterbrechen sollte, so schlafen (die Kranken) dabei doch wieder ein und werden bei der ständig andauernden Bewegung schwerlich munter. Wenn sich dies aber nicht einrichten läßt, so soll man das Herumtragen in einer nahe gelegenen Säulenhalle vornehmen, so, daß sie in einem Tragsessel oder einem sonstigen Sitzmöbel sanft und mäßig schnell bewegt werden. Auch soll, sofern sie dabei auf- 84
wachen, die Bewegung nicht gleich aufhören. Denn ein plötzliches Anhalten und eine jähe Unterbrechung der Bewegung bringen die Kranken in ihre vorige Schlaflosigkeit zurück. Denn wir sollen jetzt nicht das Nachlassen eines Anfalls, sondern das Abklingen der gesamten Krankheit durch unsere Behandlung erreichen. Darum ist es erforderlich, die Kranken unaufhörlich zu bewegen, aber sanft, langsam und ohne jedes Übermaß.

Wenn aber das Leiden einen überwiegenden Anteil von Lockerung aufwies, so soll dieses Herumtragen unterbleiben. Denn Bewegung bewirkt Verdünnung und Auflockerung, und wenn so eine Lockerung veranlaßt wird, so muß sich auch die Schlaflosigkeit steigern. Während der Beruhigungsphase eines Anfalls, welche die Griechen *anesis* nennen, muß man mit der Anwendung örtlicher Mittel fortfahren und den Schröpfkopf aufsetzen, es soll aber keine Skarifikation mehr stattfinden. Denn es ist 85

est enim corporibus sua seruare, ne latenter effusione frequente[r] aegrotantes in diaphoresin ueniant.

At si aliquo in loco uehemens dolor emerserit, sola erit scarificatione curandus. tunc consequentibus atque congruis uaporationibus et fomentis et cataplasmatibus et p⟨er⟩unctione utendum et cibo, cum temporis opportunitatem uiderimus, quae probatur signis, quae De febribus scribentes docebimus. generaliter autem omnium passionum strictura laborantes minus cibamus, conuenit enim cibi paruitas densitati, siquidem corpora minus exhalent, atque e contrario solutioni plurimus conuenit cibus, siquidem celerius insumatur plurimae exhalationis causa.

86 At si uires aegrotantis fuerint dissolutae et febres non ita acres futurae spem ueluti declinationis ostendent, aspicienda erit imbecillitas uirium, dandus cibus et, si necessitas coegerit, etiam uinum, sed omnino paruum, ad releuandas corporis uires. in his enim sane magis erit consideranda liquidarum emissio materiarum atque corporis defluxio et cutis ueluti rug[in]osa uel sulcata pannositas, quam Graeci rhacosin uocant. etenim humilitas atque densitas pulsus plurimos fecit errare, ut putarent uirium solutionem, atque ita importune uinum dantes insuperabiles mentis alienationes fecerunt excitari.
87 quapropter oportet etiam cum aliis pulsum considerare, non solum si densus atque humilis est – hoc enim etiam non solutis uiribus saepe occurrit –, sed si etiam imbecillis et in comparatione multarum effusionum semper ac magis densatur atque humilis et tremulus efficitur. cordis enim motus tarditate quadam defecti spiritu⟨s⟩ motu torpescit, ut post factum saltum ad semet ex residuo corpore praerogatum spiritum trahat, difficulter alium faciat saltum, siquidem non possit spiritus usque ad articulorum finem uel omnium membrorum peruenire
88 summitatem. his denique accedit tremor, sed non a tempore, quo cor-

1 frequenter *Guint.* *corr. Drabkin* frequenti *Rov.* 5 punctione *Guint.* *corr. Helmreich, Acut. pass., p. 316* 9 atque *(quod haesitans scripsi) coni. Hagendahl, p. 248sq. (cf. Tard. I 64. 148; IV 30; Cel. I 58)* utque *Guint. (cf. Cel. II 2. 138; Tard. III 128; Cel. I 48; Tard. I 105; Bendz, Caeliana, p. 47sqq.)* ut *Rov.* 11 exalationis *Guint.* 13 futurae *scripsi coll. Cel. III 70; Tard. II 140; IV 29* sed tunc *Guint.* tunc *Rov.* declinationes *Guint. corr. Rov.* ostentent *Guint. correxi (u. Bendz, Caeliana, p. 84)* 14 coegerit *coni. Reinesius (u. Kühn, p. 50)* caeperit *Guint.* coeperit *Rov.* 17 ruginosa *Guint. correxi coll. Cel. II 168* 19 facit *Guint. corr. Rov.^{m}* 20 facerent *Rov.^{c}* 23 comparatione] continuatione *Rov.^{m}* effusione *Guint. corr. Rov.^{m}* 25 enim *coni. Rov.^{m}* etiam *Guint.* motus spiritu defecti, tarditate quadam multum torpescit *Rov.^{m}* spiritu *Guint. correxi* 27 *post* trahat *ins.* et *Rov.*

gut für den Körper, seine Substanz zu bewahren, damit die Kranken nicht unversehens durch einen erheblichen Verlust von Körperflüssigkeit in einen Verfall ihrer Kräfte geraten.

Wenn aber an irgendeiner Stelle ein heftiger Schmerz auftritt, so ist er allein durch Skarifikation zu beheben. Danach soll man die erforderlichen und geeigneten Dampfbäder und Behandlungen mit erwärmenden Mitteln sowie Umschläge und Einsalbungen anwenden und zu essen geben, wenn wir den geeigneten Zeitpunkt dafür gekommen sehen, der sich als solcher durch Zeichen erweist, die wir in unserem geplanten Werk „Über die Fieber" beschreiben wollen. Es gilt aber allgemein bei sämtlichen Krankheiten, daß wir den infolge einer Straffung Leidenden weniger zu essen geben, denn eine geringe Menge an Nahrung ist das Richtige für die Verdichtung, weil die Körper dann weniger ausdünsten, und im Gegensatz dazu ist eine sehr große Nahrungsmenge das Richtige für den Zustand der Lockerung, weil diese wegen der sehr starken Ausdünstung schneller verbraucht wird.

Wenn jedoch die Kräfte des Kranken sehr geschwunden sind und 86
dabei das Fieber nicht gar so stark ist, so daß sich dadurch gleichsam die Hoffnung auf ein bevorstehendes Nachlassen (der Krankheit) abzeichnet, so soll man seine Aufmerksamkeit auf die Schwachheit der Kräfte lenken und (entsprechende) Nahrung geben, wenn die Notwendigkeit dazu zwingt, sogar Wein, aber nur ganz wenig, um die Körperkraft zu heben. In solchen Fällen hat man nämlich ganz besonders die Ausscheidung von flüssigen Stoffen und den Flüssigkeitsverlust des Körpers im Auge zu behalten sowie die gleichsam runzelige oder zerfurchte Beschaffenheit der Haut, welche die Griechen *rhakōsis* nennen. Denn die Flachheit und Gedrängtheit des Pulses hat schon viele zum Irrtum verleitet, so daß sie einen Kräfteverfall vermuteten, und sie haben daraufhin zur Unzeit Wein gereicht und dadurch eine Form der Geistesverwirrung hervorgerufen, die
nicht mehr zu beheben war. Daher soll man neben anderem auch auf den 87
Puls achten, nicht nur darauf, ob er gedrängt und flach ist – denn dies kommt häufig auch dann vor, wenn die Kräfte nicht geschwunden sind –, sondern ob er auch schwach ist und im Verhältnis zu den starken Flüssigkeitsverlusten mehr und mehr gedrängt, flach und vibrierend wird. Denn die Bewegung des Herzens erlahmt durch die Bewegung des Pneumas, das infolge einer gewissen Langsamkeit nicht zur Stelle ist, so daß das Herz nach dem erfolgten Schlag das Pneuma aus dem übrigen Körper, in dem es verteilt ist, an sich zieht und so nur mit Mühe den nächsten Schlag vollführt, weil das Pneuma nicht bis an die Enden der Glieder
oder die äußersten Partien aller Körperteile gelangen kann. Bei diesen 88
(Patienten) setzt schließlich ein Zittern ein, aber nicht in der Zeit, da die

pora requiescunt, sed cum aliquis sua membra attractare tentauerit. etenim cessante officio atque usu aegrotantis tremor si fuerit, solitus atque [e] natura uel sanita⟨ti⟩s tempore intelligitur iam fuisse.

Prouidendum itaque, quia in ista aegritudinis qualitate incauta uini dandi consuetudo propter uires, ut supra memorauimus, accusabilis apud inertes, quos idiotas appellant, inuenitur, quamquam passionis causa aegrotantes interfecti uideantur. quapropter erit primo periculum praedicendum ac deinde uinum dandum.

89 At si uirium solutio non fuerit, sed ex sponte profectus in meliorem partem passionis fuerit demonstratus, non ilico praecipue festinandum circa mutandum curationis cursum, nisi triduo fuerit confirmata passionis declinatio. etenim facilis in recursum peiorem atque in augmentum hoc passionis est genus, etiamsi parua occasio impulerit causae. quapropter etiam tunc propter difficultatem passionis cautius erunt omnia agenda atque primum capiti uel magis patientibus locis cerotum apponendum ex oleo dulci confectum.

90 At si reliquiae fuerint in tumoribus uiscerum, cataplasmatibus erunt perseuerantius relaxandae uel pinguibus palmulis, siquidem non praesentis temporis, sed etiam sequentis habeant relaxandi uirtutem. tunc etiam conuenit caput fomentis curare frequentius, sed cauta diligentia, ne qua pars frigore tangatur. nam lata spongia erit supponenda gutturi atque mento, dehinc paulo prominentius a lecto producendus
91 aeger atque paululum inclinandus; / tunc supponenda scaphula alta aqua calida plena, deinde duo adhibendi, qui foueant alterno officio, ne ullo tempore fomentum frigescere faciat caput. per interualla denique erit etiam oleo perfundendum et manibus leuiter defricandum, sed non impressis, tunc expressa spongia detergendum et ultra, quae humectata sunt, forte pannis calidis detergenda atque lana calida contegenda; tunc residuum corpus oleo perungendum molli quidem tactu manuum.

92 Procedente declinatione solitum nobis est uti fomento a genibus ad inferiora. tunc comparatione profectus cibi augenda humanitas.

5 ut supra memorauimus] *u.* § 86

1 attrectare *Rov.; cf. adn. ad p. 66,21* 2 usu *coni. Rov.*^{m} uisu *Guint.* nisu *Drabkin* 2sq. si fuerit, solitus atque *coni. Hagendahl, p. 249sq.* si fuerit solutus, atque *Guint.* 3 e *seclusi usum Caelii respiciens (cf. e.g. Cel. II 10)* a *Rov.*^{m} sanitas *Guint. corr. Rov.*^{m} *(cf. Cel. II 10)* iam *om. Rov. Amm.* 4 *an fuerit* Praeuidendum*?* 5 propter uires *scripsi* propter uitas *Guint.* proteruitas *Rov.*^{m} *Drabkin* 12 facilius *(uel* facile*) Triller apud Kühn, p. 55* 14 causam *Triller apud Kühn, p. 56* 26 leniter *Guint. correxi coll. Tard. III 94* 29 contegenda *coni. Amm.* est tergenda *Guint.* est contegenda *Rov.*^{m}

Körper ruhen, sondern dann, wenn jemand seine Glieder zu massieren versucht. Denn wenn bei einem Kranken Zittern vorkommt, wenn er die Glieder nicht betätigt und gebraucht, so ist daraus zu ersehen, daß dies bei ihm üblich und naturgemäß vorhanden ist und daß es schon in seinen gesunden Tagen vorhanden war.

Man muß sich also vorsehen, weil bei dieser Art Krankheit eine leichtfertige Gewohnheit, wegen der Kräfte, wie oben gesagt, Wein zu verabreichen, eine verwerfliche Gewohnheit, bei den Ungelehrten, die sie *idiōtai* (Laien) nennen, angetroffen wird, obwohl (hinterher) der Eindruck erweckt wird, als seien die Kranken an der Krankheit verstorben. Also soll man zuerst vor der Gefahr warnen und dann Wein geben.

Wenn aber kein Kräfteschwund vorliegt, sondern sich zeigt, daß (der **89**
Patient) von selbst den Weg zur Besserung der Krankheit beschritten hat, so soll man darum doch nicht so schnell darauf bedacht sein, die Behandlungsmethode zu ändern, bevor sich das Abklingen der Krankheit nicht in einer Dreitagefrist bestätigt hat. Denn diese Art Krankheit kann leicht einen Rückfall haben und einen noch schlimmeren Verlauf nehmen, auch wenn nur eine geringe Ursache den Anstoß dazu gibt. Darum sollen selbst dann wegen der Kompliziertheit des Leidens alle Maßnahmen mit recht großer Vorsicht getroffen werden, und man soll vor allem auf den Kopf oder die am meisten leidenden Partien eine mit süßem Öl zubereitete Wachssalbe streichen.

Wenn aber bei den entzündlichen Schwellungen der Eingeweide noch **90**
Reste vorhanden sind, so sollen diese mit Umschlägen in einer recht intensiven Behandlung aufgelockert werden oder mit saftigen Datteln, denn diese haben nicht nur für den gegenwärtigen Augenblick eine auflockernde Wirkung, sondern auf längere Zeit. Dann empfiehlt es sich auch, den Kopf möglichst häufig mit erwärmenden Mitteln zu behandeln, aber mit behutsamer Sorgfalt, damit kein Teil von Abkühlung betroffen wird. Man soll also unter Kehle und Kinn einen breiten Schwamm legen, dann soll man den Kranken in seinem Bett etwas aufrichten und sich ein wenig
vornüber beugen lassen; / dann soll eine tiefe Schüssel voll warmen Wassers **91**
bereitgestellt werden, und danach sollen zwei (Helfer) hinzugezogen werden, die im Wechsel die Erwärmung durchführen, damit das erwärmende Mittel zu keiner Zeit den Kopf abkühlen läßt. In gewissen Abständen soll man ihn endlich auch mit Öl übergießen und leicht mit den Fingern abreiben, aber ohne Druck, ihn dann mit einem ausgedrückten Schwamm abwischen und weiterhin alle benetzten Stellen etwa mit warmen Tüchern trockenreiben und mit warmer Wolle bedecken; danach soll man den übrigen Körper mit Öl einreiben, und zwar mit sanfter Berührung der Hände.

Wenn das Abklingen (der Krankheit) Fortschritte macht, so ist es **92**
bei uns üblich, von den Knien an nach unten erwärmende Mittel anzuwenden. Dann soll parallel mit der Besserung die Nahrungszufuhr groß-

primo enim oportet ac sufficit uarietatem de simplicibus facere, dando pultem aut sorbilem cibum, oua atque panem uel elutam alicam, et non alternis, sed quotidianis diebus, et plurimum comparatione praeteriti temporis illorum dierum, quibus paruum dare solebamus, simpliciorem uero et tenuem atque paruum illis diebus, quibus nihil dare solebamus.

93 Confirmata atque plurimum proficiente declinatione erunt addenda[e] etiam mediae materiae pulmenta, quod Graeci μέσην ὕλην appellant, ut pisces saxatiles, cerebrum, olera, sed non acria, ut betam, maluam, tunc etiam ex deposito, ut salsum, oliuas; haec enim, quae de cellario proferuntur, Graeci apothecion uocauerunt. oportet etiam aduertere, ut, quando damus multum, minoris sit nutrimenti, aut quando paruum, maioris sit nutrimenti, sicut Responsionum libris
94 resumptiuum cyclum scribentes docuimus. semper autem tantus dandus est cibus, ut intra dimissionis medietatem digeratur et nihil superfluum sequens inueniat accessio. augendi sunt igitur cibi pro uirium quantitate. denique si se corporis fortitudo attollere coeperit, dabimus etiam uolantum carnes, ut turdos uel pullos gallinarum et columbinorum, tunc etiam porcinam carnem atque crura porcina, quae Graeci acrocolia uocauerunt, uel quae motu frequente exercentur in iisdem animalibus. dabimus etiam haedinam carnem resumptis
95 uiribus. ut omnes supradictos cibos facile accipere ac digerere possit aegrotans, ordinem cibi componimus, ut primo demus ea, quae sunt mediae materiae, quam Graeci mesen hylen uocant, ut pultes, pisces, cerebrum, alica, sed quae non percutiant, ut ficus uel ex melle aut mulso coctum malum uel celsa; tunc deinde uolantia, sed non pinguia neque cibis nutribilibus adescata ob acquirendam pinguedinem, sed mediocriter carnosa; ultimo porcinam atque haedinam.

96 Proficiente curatione addenda erit gestatio, quae in domo uel in porticibus fiat, sed haec quoque erit sensim augenda, similiter etiam et corporis unctio atque defricatio. cibus supradictus nunc quantitate, nunc qualitate erit augendus. tunc lauacrum adhibendum et in abstinentia uini permanendum. cum autem sine ulla inquietudine cor-

7 addendae *Guint.* *corr. Amm.* 8 quam *Delattre (cf. § 95)* 9sq. beta, malua *Rov.* 10 „*fort.* oliuae" *Drabkin*[app] quae *om. Rov.*[c] 11 *ante* Graeci *ins.* quod *Rov.*[c] uacauerunt *Guint.* *corr. Rov.* 14 resumptiuum cyclum *coni. Schmid, Contributions, p. 95sq.* resumptiuum quid tunc *Guint.* resumptiuum cibum *Friedel, p. 35* quid resumptiuum sit *Rov.*[m] 14sq. autem tantus dandus *coni. Schmid, Contributions, p. 95sqq.* autem utantur. Dandus *Guint.* 25 alicam *Rov.* „*fort. scrib.* alia" *Drabkin*[app] 26 mulsum *Guint.* *correxi*

zügiger gehandhabt werden. Denn zuerst ist es richtig und auch ausreichend, mit einfachen Nahrungsmitteln eine Abwechslung zu schaffen, indem man Brei oder Speisen gibt, die sich trinken lassen, Eier und Brot oder eingeweichten Spelt, und dies nicht mehr nur jeden zweiten Tag, sondern täglich, und zwar recht viel im Vergleich zur vorangegangenen Zeit an denjenigen Tagen, an denen wir (vorher) gewohnt waren, wenig zu geben, dagegen möglichst Einfaches, Dünnes und in kleinen Mengen an denjenigen Tagen, an denen wir (zuvor) gar nichts zu geben pflegten.

Wenn sich das Abklingen (der Krankheit) bestätigt und schon stark 93
vorangekommen ist, so soll man auch die Gerichte der mittleren Diät hinzufügen, was die Griechen μέση ὕλη (mittlerer Nahrungsstoff) nennen, wie Klippfische, Hirn, Gemüse, die aber nicht scharf sind, wie Mangold und Malve, dann auch konservierte Nahrungsmittel, wie Eingesalzenes, Oliven; die Dinge nämlich, die aus dem Keller geholt werden, nannten die Griechen *apothēkion* (gelagerter Vorrat). Man soll auch beachten, daß, wenn wir viel (zu essen) geben, die Speise weniger nahrhaft sein soll, beziehungsweise wenn wir wenig geben, so soll die Speise nahrhafter sein, wie wir es in unseren Büchern der „Antworten" bei der Beschreibung des Wiederherstellungszyklus gelehrt haben. Immer darf man aber nur so viel 94
Speise geben, daß sie bis zur Mitte der Beruhigungsphase verdaut wird und der nächstfolgende Anfall keinen Rest davon vorfindet. Die Speiserationen sind also entsprechend den Körperkräften zu vergrößern. Wenn sich die Körperkraft schließlich zu mehren beginnt, geben wir auch Geflügelfleisch, wie Drosseln oder Kücken von Hühnern und Tauben, danach auch Schweinefleisch und Schweinsfüße, welche die Griechen *akrokōlia* nannten, oder solche Teile von diesen Tieren, die oft in Bewegung sind. Wir geben auch, wenn sich die Kräfte erholt haben, Fleisch vom Ziegenlamm. Damit der Kranke alle genannten Speisen leicht aufzunehmen 95
und zu verdauen vermag, richten wir einen genauen Speiseplan ein, so daß wir zuerst das geben, was zur mittleren Diät gehört, welche die Griechen *mesē hylē* (mittlerer Nahrungsstoff) nennen, wie Breie, Fische, Hirn, Spelt, aber nichts, was sich störend auswirkt, wie Feigen oder in Honig oder Met gekochte Äpfel oder Maulbeeren; danach dann Geflügel, aber keines, das fett oder mit nahrhaftem Futter zum Fettwerden gemästet worden ist, sondern solches, das mäßig fleischig ist; zuletzt geben wir Fleisch vom Schwein und vom Ziegenlamm.

Wenn die Behandlung gut anschlägt, so soll auch das Herumtragen 96
hinzukommen, das im Haus oder in Wandelhallen ausgeführt werden soll, aber auch dies soll ganz allmählich gesteigert werden, ähnliches gilt auch vom Einsalben und Massieren des Körpers. Die genannten Speisen sollen bald an Menge, bald an Qualität erhöht werden. Danach soll man das Bad anwenden und die Enthaltung von Wein beibehalten. Wenn wir aber merken, daß sich der Körper ohne jede Störung wohlbefindet, so geben

pus habit⟨u⟩ari senserimus, dabimus uinum splendens leue atque
medie acre, non nimii odoris, temporis mediocris, ut neque uetustum
97 neque satis nouum sit. erit praeterea aquatum dandum, metuenda
est enim in ista passione uini datio, siquidem eius in tumore fuisse
substantia uideatur. tempore igitur, quo uinum damus, erit primo
aeger perungendus, tunc idem modus cibi dandus.

Cum omnis deinde sollicitudo recesserit atque omnia suspecta circumscripta uiderimus et alienatio mentis omni ex parte recesserit, febribus desertis atque uiribus resumptis, impauide omnibus supradictis utendum erit coniunctis, ut gestatione, unctione, lauacro et uario cibo atque uino.

98 Omni autem tempore resumptionis erit curandum, ut ab alienatione mentis reducti sapere cogantur. plerique enim usque ad sanitatis tempus maestitudinem uel iracundiam aut alienationem mentis seruauerint. quare oportet eos, qui hilaritate afficiebantur, seuera uerborum atque tristi oratione corrigere, sic enim mentis laxata habitudo atque pueri⟨li⟩s effrenata bacchatio coercetur, eos uero, qui maestitudine atque ira afficiebantur, leui consolatione atque nunc dictis
99 hilarioribus et iucunditate releuare. etenim taedium uel maestitudo
non solum in his, sed etiam in aliis passionibus ualuit saepe passionem refricare. nam si sani homines plerique anxietate in passiones corporis deuenerunt, nimirum etiam, qui nondum sunt passione purgati, in ea⟨n⟩dem redeant, cum animae qualitas sua, ut ita dixerim, cubilia quadam uulneratione affecerit.

Haec est secundum methodon curatio phreniticae passionis. dehinc aliarum sectarum principes, quid ordinauerint, prosequamur.

1 habitare *Guint.* *correxi coll. Tard. I 79; IV 109; cf. etiam Cel. II 61; III 87* habere *Rov.*[m] *(cf. Cel. II 119; Tard. I 106; III 126; IV 68; V 4)* lene *Rov.*[m] 2 medie acre] mediocre *Rov.*[m] 15 seruauerunt *Rov.* 17 pueris *Guint.* *corr. Rov.*[m] 18 leni *Rov.*[m] 23 eadem *Guint.* *corr. Rov.*

wir einen klaren, leichten und mäßig herben Wein, der nicht zu stark duftet und von mittlerem Alter ist, so daß er weder alt noch recht jung ist. Man muß ihn übrigens unter Beimischung von Wasser reichen, denn 97
bei dieser Krankheit hat das Verabreichen von Wein seine Gefahren; denn ihr Wesen bestand, wie es scheint, in einer entzündlichen Schwellung. Zu der Zeit also, zu der wir Wein reichen, soll der Kranke zuerst eingesalbt werden, und dann wird ihm dieselbe Speisemenge verabreicht.

Wenn schließlich jeder Grund zur Besorgnis verschwunden ist und wir sehen, daß alle Bedenklichkeiten beseitigt sind, und die Geistesverwirrung gänzlich aufgehört hat, dabei das Fieber gewichen ist und die Kräfte sich erholt haben, so können wir ohne Furcht alle zuvor genannten Maßnahmen auf einmal ausführen, wie Herumtragen, Einsalben, Baden, wechselnde Kost und Wein.

Während der gesamten Erholungszeit muß aber dafür Sorge getragen 98
werden, daß die Patienten von der Geistesverwirrung weggebracht und gezwungen werden, wieder vernünftig zu sein. Denn die meisten werden wohl bis zur vollen Gesundung ihre Traurigkeit, ihren Jähzorn oder ihre Geistesverwirrung beibehalten. Darum muß man diejenigen, die von Albernheit befallen waren, mit strenger und ernster Rede zurechtbringen, denn dadurch wird die lässige Haltung des Geistes sowie die kindische, hemmungslose Ausgelassenheit gebändigt; diejenigen aber, die von Traurigkeit und Zorn befallen waren, soll man mit freundlichem Trost und in diesem Fall mit recht heiteren und angenehmen Sprüchen wiederaufrichten. Denn Überdruß oder Traurigkeit können nicht nur bei ihnen, 99
sondern auch bei anderen Krankheiten die Krankheit oft wieder erneuern. Denn wenn schon von den gesunden Menschen sehr viele durch Trübsal körperlich krank geworden sind, so ist es nicht zu verwundern, daß solche, die von der Krankheit noch nicht völlig befreit sind, wieder in sie zurückfallen können, indem die Verfassung des Gemüts sozusagen seinem eigenen Krankenlager eine neue Wunde versetzt.

Dies ist nach der Lehre der Methodiker die Heilbehandlung für das Phrenitisleiden. Nun wollen wir uns dem zuwenden, was die Häupter der anderen Schulen verordnet haben.

CAPVT XII

100 Ad Dioclem

Hippocrates igitur solum nomen uidetur tetigisse passionis libro, quem De ptisana scripsit, item libro Praedictiuo, quem Prorrheticum appellauit; nam curationem nullam tradidit. sed neque Praxagoras neque Herophilus.

Diocles uero libro, quem De febribus scripsit, ait oportere phreniticos fortes atque audaces lauacro curari, simili⟨ter⟩ etiam phlebotomari iuuenes fortes atque plurimum sanguinis abundantes uel consuetudine uinolentos, quosdam intra sextum diem, aliquos uero
101 etiam post septimum et octauum. item libro, quem De passionibus et earum causis et curationibus scripsit, non solum, inquit, ex brachio sanguis est phreniticis detrahendus, sed etiam de uenis, quae sub lingua sunt.

Quantum ad haec miseris erat melius debilitate potius quam uana corporis fortitudine laborare, ne tantis cladibus errantis medici uexarentur! etenim audacia et irrationabilis fortitudo peiorantis est
102 passionis, et magis in augmento. perniciosius autem, cum passio uehementescit, uexato tantis turbationibus aegro lauacrum adhibere. quod est e contrario utilissimum in declinatione etiam non audacibus neque fortibus phreniticis.

Dehinc noxius est etiam clyster acrior, quem saepissime probant, atque nihil a ueneficio differens. phlebotomia quoque iugulatione non differt, cum uexatis uiribus adhibetur, ut aiunt post septimum uel octauum diem. atque ita etiam ex uinolentia in phreniticam passionem uenientes conuenit plerumque non phlebotomari, cum forte etiam

3–5] *u.* Hipp. De uictu acut. 5 (2): I p. 111,5 Kw. = II p. 232,7 L. Prorrhet. I 1. 3–6. 9. 11–13. 15. 16. 34: V p. 510,3. 7; 512,1. 3. 6; 514,2. 3. 4. 8. 9; 518,10 L. *cf. etiam e. g.* Hipp. Epid. I 18: I p. 194,14; 195,8. 11 Kw. = II p. 650,10; 654,3. 6 L.; III 1 ια'. 6. 11. 17 ιγ'–ις': I p. 223,2; 226,26; 227,21. 22; 229,14; 243,12. 25; 244,16; 245,8 Kw. = III p. 62,10; 80,3; 82,15. 16; 90, 14; 140,13; 142,4; 146,6; 148,5 L.; VII 79. 80: V p. 434,20; 436,4 L. De morb. I 30: p. 86,19 Wittern = VI p. 200,11 L. De morb. III 9,1: CMG I 2,3 p. 76,20 7–11] Diocl. fr. 96 Wellmann 11–14] Diocl. fr. 39 Wellmann 22sq.] Diocl. fr. 39 Wellmann

8 simili *Guint.* *corr. Rov. (cf. Tard. III 81; Cel. I 39)* phlebotomare *Guint.* *correxi* 9 sanguine *Rov.* 20 econtrarium *Guint.* *(item Cel. II 51) corr. Rov.*^{m} 22 probat *Rov.; sed cf. lin. 24* aiunt *et p. 80,5* posuerunt 23 a ueneficio *scripsi (cf. § 82)* ab ueneficio *Rov.*^{m} ab officio *Guint.*

12. KAPITEL

Gegen Diokles 100

Hippokrates hat offenbar lediglich den Namen dieser Krankheit in seinem Buch, das er (unter dem Titel) „Über den Gerstenschleim“ verfaßt hat, flüchtig erwähnt, ebenso in seinem Buch der „Vorhersagen“, das er „Prorrhetikos“ betitelte; denn eine Behandlung dafür hat er nicht überliefert. Aber Praxagoras und Herophilos haben dies ebensowenig getan.

Diokles sagt in dem von ihm verfaßten Buch „Über die Fieber“, es sei angebracht, die an Phrenitis Erkrankten, wenn sie kräftig und tollkühn sind, mit Bädern zu behandeln, in ähnlicher Weise jugendliche, kräftige und sehr vollblütige Personen zur Ader zu lassen, ebenso gewohnheitsmäßige Trinker, und zwar manche bis zum sechsten Tag einschließlich, manche aber auch nach dem siebenten und achten. Auch sagt 101
er in seinem Buch „Über Krankheiten, ihre Ursachen und ihre Behandlungsweisen“, daß bei Phrenitiskranken nicht allein am Arm Blut abgenommen werden soll, sondern auch aus den unter der Zunge befindlichen Adern.

Im Hinblick darauf wäre es für die armen Kranken besser gewesen, an Schwäche zu leiden als an unbrauchbarer Körperkraft, um nicht von einem in Irrtümern befangenen Arzt derart geschädigt und geplagt zu werden! Denn Tollkühnheit und sinnlose Kraftentfaltung sind Symptome einer Verschlimmerung des Leidens, und besonders in der Steigerungsphase. Besonders gefährlich ist es aber, wenn die Krankheit sich ver- 102
schlimmert, einen von soviel Beschwerden geplagten Kranken mit Bädern zu behandeln. So etwas ist im Gegensatz dazu sehr dienlich beim Nachlassen (der Krankheit), auch für Phrenitiskranke, die nicht besonders tollkühn oder kräftig sind.

Schädlich ist schließlich auch ein recht scharfes Klistier, welches (die Ärzte) sehr häufig empfehlen, es unterscheidet sich in nichts vom Gift. Auch der Aderlaß unterscheidet sich nicht vom Totschlag, wenn er bei geschädigten Körperkräften angewandt wird, nach sieben oder acht Tagen, wie jene sagen. Und somit ist es auch für diejenigen, die infolge von Trunksucht in die Phrenitis verfallen, in den meisten Fällen besser, keinen Aderlaß vorzunehmen, da vielleicht auch ein Lockerungszustand

103 solutio affuerit. alios etiam, hoc est ex aliis causis phreniticos effectos, ut est adustio, saepe phlebotomari oportet. sed neque parum sanguinis habentes, quos Graeci ὀλιγαίμους appellant, ita curandi erunt, ut phlebotomi beneficio priuentur. et quid ultra? cum enim non aetates neque cetera, quae superfluo posuerunt, praeuidenda probemus, sed passionem magis atque eius comitantia consideremus. falsa denique ac superstitiosa est etiam ex uenis sub lingua constitutis sanguinis detractio. etenim caput implet et eius fluor abstineri difficile potest.

CAPVT XIII

104 AD ERASISTRATVM

Erasistratus tertio libro De febribus scribens hoc solum dixit, quomodo in febrium alienatione[m] uinum conuenit cum melle dari. non ad examen dandi tempora sumpsit. dicit denique multis profuisse, et miratur, quomodo, nescius temporum conuenisse fortunam. dehinc multam inflationem facere nemo dubitat atque plenissimam uentris commotionem, quippe cum neque dandi quantitatem adiecerit neque alias adiutorii partes manifestandas aduerterit.

CAPVT XIV

105 AD ASCLEPIADEM

Asclepiadi responsuri eius primum dogma proponamus, qua uoluti apprehensionis falsitate peccatis etiam inuoluuntur curationum. primordia namque corporis prima constituerat atomos, secunda corpuscula intellectu sensa sine ulla qualitate solita atque ex initio concitata ⟨et⟩ aeternum mouentia, quae suo incursu offensa mutuis ictibus in infinita partium fragmenta soluantur, magnitudine atque schemate differentia. quae rursum eundo sibi adiecta uel coniuncta omnia faciant sensibilia, uim in semet mutationis habentia aut per magnitu-
106 dinem sui aut per multitudinem aut per schema aut per ordinem. nec, inquit, ratione carere uideatur, quod nullius faciant qualitatis cor-

4 phlebotomiae *Rov.*^{m} 5 superflua *Rov.*^{m} *(cf. Cel. III 221)* prouidenda *Guint.* *correxi* 12 alienationem *Guint.* *corr. Rov.* 20 ueluti *Rov.*^{m}*; sed cf. lin. 21* inuoluuntur 22 primo *Guint.* *correxi* secunda *om. Rov.* *fort.* primo ... secundo *legendum est* 23 comitata *Guint.* *(ex § 103* comitantia*?)* *corr. Vossius* 24 et *addidi* *ante* mouentia *add.* se *Rov.*^{c}*; sed cf. Helmreich, Acut. pass., p. 314, et Bendz, Caeliana, p. 36* 29 uidetur *Rov.* faciam *Rov.*^{m}

besteht. Bei anderen aber, das heißt bei solchen, die aus anderen Ur- 103
sachen, z. B. durch Sonnenbestrahlung, an der Phrenitis erkrankt sind, wird es oft nötig sein, den Aderlaß vorzunehmen. Aber selbst solche, die wenig Blut haben, welche die Griechen ὀλίγαιμοι (blutarm) nennen, sind nicht so zu behandeln, daß ihnen die Wohltat der Aderlaßlanzette versagt wird. Was ist noch weiter zu sagen? Da wir doch nicht der Ansicht sind, daß man sich nach den Altersstufen und den übrigen Dingen, die sie überflüssigerweise aufgeführt haben, zu richten braucht, sondern sein Augenmerk eher auf die Krankheit und deren Begleiterscheinungen richten soll. Falsch und abergläubisch ist auch die Blutabnahme aus den unter der Zunge befindlichen Adern. Denn sie überfüllt den Kopf, und der Blutfluß ist nur schwer wieder zu stillen.

13. KAPITEL

Gegen Erasistratos 104

Erasistratos hat im dritten Buch seines Werkes „Über die Fieber" nur soviel gesagt, daß es bei Geistesverwirrung mit Fieber dienlich sei, Wein mit Honig zu geben. Er hat nicht geprüft, welche Zeiten für das Eingeben geeignet sind. Er sagt zuletzt, dies habe vielen geholfen, und wundert sich, wie dies zugeht, ohne zu wissen, daß ein günstiger Zeitpunkt dabei geholfen hat. Außerdem wird niemand zweifeln, daß dies starke Blähungen verursacht und sehr starke Verdauungsstörungen, da er weder die zu gebende Menge hinzugefügt noch sich darum gekümmert hat, die übrigen Teile seiner Behandlungsweise bekanntzumachen.

14. KAPITEL

Gegen Asklepiades 105

Bevor wir dem Asklepiades entgegentreten, wollen wir zuerst seine Lehrmeinung unterbreiten, insofern als (seine Anhänger) in falschen Vorstellungen befangen sind und sich deshalb auch hinsichtlich der Behandlungsmethoden in Fehler verwickeln. Er hat nämlich als erste Grundbestandteile des Körpers die Atome angenommen, als nächstfolgende (Bestandteile) Korpuskeln, die nur mit dem Verstand erfaßt werden können und keine der üblichen Eigenschaften aufweisen, die von Anfang an bewegt und ewig in Bewegung sind; wenn sie bei ihrem Lauf aufeinandertreffen, können sie durch wechselseitiges Aufprallen in zahllose Bruchstücke von Teilen zersplittern, (Korpuskeln,) die an Größe und Form unterschiedlich sind. Diese können andererseits im Verlauf ihrer Bewegung, indem sie sich aneinander anlagern und sich verbinden, alle sinnlich wahrnehmbaren Dinge bilden, da sie in sich die Fähigkeit zur Veränderung hinsichtlich
ihrer Größe, Anzahl, Form oder Anordnung besitzen. Und es erschiene nicht 106
sinnwidrig, sagt er, daß sie Körper ohne jede Eigenschaft bilden. Denn das

pora. aliud enim partes, aliud uniuersitatem sequetur: argentum denique album est, sed eius affricatio nigra, caprinum cornu nigrum, sed eius alba serrago. fieri etiam uias ex complexione corpusculorum intellectu sensas, magnitudine atque schemate differentes, per quas sucorum ductus solito meatu percurrens si nullo fuerit impedimento retentus, sanitas maneat, impeditus uero statione corpusculorum morbos efficiat.

107 Fit autem eorum statio aut magnitudinis aut schematis aut multitudinis aut celerrimi motus causa aut uiarum flexu, conclusione atque squamularum exsputo. uarias inquit fieri passiones locorum aut uiarum differentia, et non omnes statione corpusculorum, sed certas, hoc est phrenitim, lethargiam, pleuritim et febres uehementes, solubiles uero liquidorum atque spiritus turbatione. item bulimum magnitudine uiarum stomachi atque uentris fieri sensit, defectionem uero atque corporis fluxam et irregibilem laxitatem uiarum inquit raritate
108 fieri, / item hydropismum perforatione carnis in paruam formulam uiarum, quae possit solita corporis nutrimenta inaquare; item typum quotidianum maiorum corpusculorum statione fieri asseuera[n]t, cito etenim inquit ea exantlari atque impleri, tertianum uero minorum statione corpusculorum, item quartanum minutissimorum, difficile enim impleri atque exantlari possunt. febrium ponit signum feruorem plurimum atque immutationem pulsus in uehementia⟨m⟩, nisi ex aliqua haec manifesta fuerint causa. et neque inquit esse in passionibus
109 statos dies, quos crisimos appellant, / etenim non certo aut legitimo tempore aegritudines soluuntur. uinum iubet febricitantibus dari, sed adiecta discretione. impari denique adhibendum probauit primo clysterem, et iugiter adhibendum. non enim sitim uehementem, donec pulsus concidat, probat. etenim opportunitatem temporis fieri magis ab artifice posse quam sua sponte aut deorum nutu uenire. appellauit

9sq. conclusione atque sqamularum * exputo *Guint.* *uerba* conclusione – exputo *inter cruces pos. Drabkin* atque squamularum conclusione *coni. Kühn, p. 64, omisso* exputo (squamularum = fragmentarum, *§ 105)* „*fort.* conclusione corpusculorum effecto *uel sim.*" *Drabkin*^{app} 15 „*fort.* fluxum" *Drabkin*^{app} irrigibilem *Rov.* incorrigibilem *Rov.*^{m} 17 solida *Amm.; sed cf. Tard. I 105* 18 asseuerant *Guint. corr. Rov.* 21 ponunt *Guint. corr. Rov.*^{m} 22 uehementia *Guint. correxi* aliqua] „*fort.* alia" *Drabkin*^{app} 26 *post* denique *add.* die *Rov.; sed cf. Bendz, Caeliana, p. 50sq.* primo *om. Rov.* 27 enim *scripsi* etiam *Guint.*

eine wird für die Teile, etwas anderes für die Gesamtheit gelten: schließlich ist das Silber weiß, was man aber davon abreibt, ist schwarz, ein Ziegenhorn ist schwarz, aber Sägespäne davon sind weiß. Durch die Verflechtung der Korpuskeln entstehen (seiner Auffassung nach) auch die nur für den Verstand erfaßbaren Gänge, die sich in der Größe und Form unterscheiden; wenn der Fluß der Säfte, der in seinem üblichen Lauf durch sie hindurchzieht, durch kein Hindernis aufgehalten wird, so bleibt die Gesundheit erhalten, wird er jedoch durch das Stocken der Korpuskeln behindert, so verursacht er Krankheiten.

Das Stocken der Korpuskeln geschieht aber infolge ihrer Größe oder 107
Form, ihrer Anzahl oder der hohen Geschwindigkeit ihrer Bewegung oder auf Grund einer Biegung der Gänge, durch deren Verschluß und durch Absonderung kleiner Schuppen. Die verschiedenartigen Krankheiten, sagt er, entstehen durch die Verschiedenartigkeit der Körperteile oder der Gänge, und nicht alle werden durch das Stocken von Korpuskeln verursacht, sondern (nur) bestimmte, nämlich Phrenitis, Lethargie, Rippenfellentzündung und heftige Fieber, leichtere jedoch durch Beunruhigung der Flüssigkeiten und des Pneumas. Er nahm auch an, daß Heißhunger durch (übermäßige) Weite der Gänge in der Speiseröhre und im Magen entsteht, Ohnmachtsanfälle jedoch, so sagt er, sowie unbestimmbare und unkontrollierbare Schwäche des Körpers durch die Weite
der Gänge, / ebenso daß Wassersucht infolge einer Durchlöcherung des 108
Fleisches mit Gängen von kleiner Form entsteht, welche die gewöhnliche Nahrung des Körpers zu Wasser werden läßt; ebenso behauptet er, daß das Eintagefieber durch die Stockung der größeren Korpuskeln entsteht, denn, so sagt er, diese können schnell entzogen und wieder aufgefüllt werden, das Dreitagefieber jedoch durch die Stockung kleinerer Korpuskeln und das Viertagefieber durch das der allerkleinsten, denn diese können nur schwer aufgefüllt und entzogen werden. Als Anzeichen von Fiebern erklärt er starke Hitze und Veränderung des Pulses in der Richtung, daß er heftig wird, sofern diese Erscheinungen nicht offensichtlich von irgendeiner anderen Ursache herrühren. Und er behauptet, es gebe bei den Krankheiten auch keine feststehenden Tage, die sie *krisimoi*
(kritisch) nennen, / denn die Krankheiten hören nicht zu einem bestimmten 109
oder vorgeschriebenen Zeitpunkt auf. Er verordnet, den Fiebernden Wein zu geben, wobei allerdings eine Differenzierung hinzugefügt worden ist. Schließlich empfahl er, ein Klistier erstmalig an einem ungeraden Tag zu geben und (dann) ständig zu gebrauchen. Heftigen Durst, bis der Puls gänzlich versagt, heißt er nicht gut. Denn das Festlegen des rechten Zeitpunktes könne eher durch den kundigen Arzt geschehen, als daß er von sich aus oder durch den Willen der Götter komme. Er hat schließlich jene

denique illam ma[g]nificam. item ⟨u⟩in⟨um⟩ Samothracium, clyste-
110 rem atque uomitum probat, circa uesperam pridie. sed in his, qui periodicis typis afficiuntur, uomitum praeponit clysteri. item lue aegrotantibus uomitum et lauacrum probat. typicis uero clysterem et uomitum et uinum Samothracium atque salsum bibendum inquit, primo usque ad tres quartas sextarii, et superbibendam partem sextarii. item tempus dandi cibi non dimissione perfecta, sed accessionis declinatione dicit. et quosdam prima die, quosdam secunda, quosdam tertia, quosdam quarta uel quinta aut septima cibari iubet.

111 Phlebotomat eos, qui cum dolore fuerint aegrotantes; alios omnes prohibet phlebotomari, et magis specialiter phreniticos, adiciens etiam non esse tondendos, loci quoque obscuritatem recusans. item cardiacos uehementioribus clysteribus curat et, cum leui fuerint indulgentia releuati, reficit uino et cibo. in synanchicis uero ut supradictis etiam utitur pharyngotomia, hoc est cannae siue gutturis ob respirationem diuisura. item ⟨in⟩ hydropibus paracentesin probat, qua, inquit, si forte plus modo fuerit facta humoris detractio, erunt aegri aqua calida replendi tantum, quantum plus uidebamur abstu-
112 lisse. huic sane adiutorio detractionem sanguinis ex talo factam, hoc est ex eius uena interiore, similiter mederi dicit, et non esse actiuas atque operantes causas aegritudinum in liquidis constitutas, quas synecticas uocant, sed esse antecedentes, quas Graeci procatarcticas appellant. item plenitudinem plerasque passiones adiuuare dicit.

Laudat etiam in Salutaribus praeceptis uitae uarietatem atque uehementer utile dicit aquam bibere et frigida lauari, quam psychro-
113 lusiam appellant, et frigidam bibere. item habitudinem athleticam negat esse tutam et neque ullam digestionem in nobis esse, sed solutionem ciborum in uentre fieri crudam et per singulas particulas corporis ire, ut per omnes tenuis uias penetrare uideatur, quod appellauit leptomeres, sed nos intelligimus spiritum; et neque inquit feruentis qualitatis neque frigidae esse nimiae suae tenuitatis causa neque alium

27sq. sed – crudam] *cf.* Cels. Med. I prooem. 38: CML I p. 23,20

1 magnificam *Guint.* *corr. Triller apud Kühn, p. 66* uinum Samothracium *coni. Triller apud Kühn, p. 66 (cf. lin. 5)* in Samothracia *Guint.* in hemitritaea *Kühn, p. 67* in semitertiana *Wellmann, Celsus, p. 113 adn. 1* in hemitritaeo *Drabkin* „*fort. scrib.* in ⟨hemitritaeo uinum⟩ Samothracium“ *Drabkin*[app] „Samothracia femina quam tractabat“ *Rov.*[m] 2 „*fort.* prima die“ *Drabkin*[app] 14sq. ut supradictis etiam ... pharyngotomia] cucurbitis etiam ... et φαρυγγοτομίᾳ *Wellmann, Celsus, p. 90* 15 pharingotomia *Guint.* 16 in *add. Rov.* 22 synectitas *Guint.* *corr. Rov.*[m] 29 uias *coni. Haller (cf. Bendz, Caeliana, p. 85)* uisa *Guint.*

(Zeiteinteilung) ‚von Hand gemacht' genannt. Er empfiehlt auch samothrakischen Wein, ein Klistier und Erbrechen, gegen Abend am Tage zuvor (vor einem Fieberanfall). Aber bei den von periodisch wieder- 110 kehrenden Fiebern Befallenen läßt er das Erbrechen dem Klistier vorangehen. Er empfiehlt auch den an einer Seuche Erkrankten Erbrechen und Baden. Den mit periodischen Fiebern Behafteten (verordnet er) das Klistier und Erbrechen und samothrakischen Wein und sagt, sie sollen ihn gesalzen trinken, zuerst bis zu drei Vierteln eines Sextarius, und den Rest des Sextarius sollen sie noch hinterher trinken. Auch sagt er, die rechte Zeit, etwas zu essen zu geben, sei nicht nach dem völligen Aufhören (eines Anfalls), sondern die des Nachlassens eines Anfalls. Und manchen verordnet er am ersten Tag zu essen zu geben, manchen am zweiten, manchen am dritten, manchen am vierten, fünften oder erst am siebenten Tag.

Er läßt diejenigen Kranken zur Ader, die unter Schmerzen leiden; 111 alle übrigen verbietet er zur Ader zu lassen und ganz besonders die an Phrenitis Erkrankten, er setzt auch hinzu, daß man diese nicht kahlscheren dürfe, und verwirft auch die Dunkelheit an ihrem Aufenthaltsort. Er behandelt auch die an der „Herz“krankheit Leidenden mit besonders scharfen Klistieren und stärkt sie mit Wein und Speisen, sobald sich ihr Zustand durch leichtes Nachlassen gebessert hat. Bei den an Synanche Erkrankten wendet er außer den genannten Mitteln sogar die Pharyngotomie an, das ist ein Aufschneiden der Luftröhre oder Kehle um der Atmung willen. Auch billigt er die Punktion bei Wassersüchtigen, wobei, so sagt er, wenn etwa ein übermäßiger Flüssigkeitsentzug stattgefunden haben sollte, die Kranken mit warmem Wasser wieder so weit aufzufüllen sind, wie wir zuviel (Flüssigkeit) entzogen zu haben schienen. Er sagt, daß ebenso wie diese therapeutische Maßnahme die Blutabnahme 112 aus der Ferse, das heißt aus ihrer auf der Innenseite liegenden Vene, von heilsamer Wirkung ist und daß die aktiven und wirksamen Ursachen von Krankheiten, welche sie *synektikai* (zusammenhängend) nennen, nicht in den Säften begründet liegen, wohl aber die vorhergehenden, welche die Griechen *prokatarktikai* (veranlassend) nennen. Auch sagt er, daß die Überfüllung die meisten Krankheiten mit verursacht.

Er lobt auch in seinen „Gesundheitsvorschriften“ eine abwechselungsreiche Lebensführung und erklärt es für sehr nützlich, Wasser zu trinken und kalt zu baden, was man *psychrolousia* nennt, und kaltes Wasser zu trinken. Er sagt auch, eine athletische Konstitution sei keineswegs (gegen 113 Krankheiten) unanfällig, und behauptet, in uns finde gar keine Verdauung statt, sondern im Magen vollziehe sich nur eine rohe Auflösung der Speisen und (deren Produkt) dringe durch die einzelnen Teilchen des Körpers, so daß es durch alle feinen Gänge hindurchzugelangen scheine; er hat dies *leptomeres* (das Feinteilige) genannt, wir aber verstehen darunter das Pneuma; und er sagt, dies sei weder von heißer noch von kalter Qualität, weil es sehr dünn sei, und habe auch sonst keine spürbar

quemlibet sensum tactus habere, sed per uias receptaculorum nutrimenti nunc arteriam, nunc neruum uel uenam uel carnem fieri.

Item transuorationis primam partem dicit extentione fieri fau-
114 cium, secundam uiarum tenuitate, quae ad uentrem ducunt. item ore-
xim, quam nos appetentiam dicere poterimus, eam, quae cibum appe-
tit, uiarum maiorum patefactione fieri dicit in stomacho atque uentre.
eam autem, quae potum appetit, paruarum uiarum causa fieri dicit.
praeterea excrementa uentris, Graeci scybala dicunt, negat aliena
esse natura, siquidem etiam ex ipsis corpora augeantur. quaedam
denique, inquit, animalia ex ipsis solummodo nutriunt⟨ur⟩.

115 Somnum enim etiam fieri spiritus sensibilis crassificatione asseuerat; deinde regnum animae aliqua in parte corporis constitutum negat. etenim nihil aliud esse dicit animam quam sensuum omnium coetum, intellectum autem occultarum uel latentium rerum per solubilem fieri motum sensuum, qui ab accidentibus sensi⟨bi⟩libus atque antecedenti perspectione perficitur. memoriam uero alterno eorum exercitio dicit; omnia praeterea fieri necessitate et nihil sine causa et neque naturam aliud esse quam corpus uel eius motum. deinde, inquit, non solum prodest, sed etiam nocet.

Hoc est Asclepiadis dogma. nunc quemadmodum phreniticos curauerit, prosequemur.

CAPVT XV

116 ### ITEM AD ASCLEPIADEM [PHRENITICOS CVRANS]

Phreniticos curans primo libro Celerum uel acutarum passionum expugnat eos, qui contraria posuerunt adhibenda, secundo, quomodo declinanda uel auertenda sit phrenitis, tertio, quomodo curanda, cum fuerit. contradicens igitur primo recusat clysteres atque irim bibendam et acetum cum melle et ex sinapi apophlegmatismum et tonsuram, siquidem hortamento quodam liquid[i]or⟨um⟩ faciat ad caput ascensum et in constrictionem atque tensionem cerebri membranam

6 maiore *Guint.* *corr. Gumpert apud Kühn, p. 68* patefactione *coni. Rov.*[m] perfectione *Guint.* 10 nutriunt *Guint.* *suppl. Rov.*[m] se nutriunt *Amm.* 14 coetum] centrum *Triller apud Kühn, p. 69* 15 sensilibus *Guint.* *corr. Drabkin* 16 antecedentis *Wellmann, Neue Jahrb. 21, p. 699* perceptione *Triller apud Kühn, p. 69* 23 phreniticos curans *secl. Helmreich, Acut. pass., p. 314sq.* curantem *Amm.* 24 *post* passionum *ins.* primo *Schmid, Contributions, p. 101* 27 recusat *coni. Rov.*[m] *coll. § 120* in causa *Guint.* incusat *Amm.* 29 liquidior *Guint.* *correxi (u. Bendz, Caeliana, p .86)* liquor *Helmreich, Acut. pass., p. 315* humor liquidior *Rov.* 30 constructionem *Guint.* *corr. Amm.*

wahrzunehmende Eigenschaft, verwandle sich aber auf seinem Wege durch die Gefäße der Nahrungsaufnahme bald in eine Arterie, bald in einen Nerv, eine Vene oder in Fleisch.

Auch sagt er, daß der erste Teil des Hinunterschluckens durch die Ausdehnung der Kehle vonstatten gehe, der zweite durch die feinen Gänge, die zum Magen führen. Auch sagt er, daß die *orexis*, die wir als 114
Begierde bezeichnen können, und zwar diejenige, die auf Nahrung ausgerichtet ist, durch die Öffnung der größeren Gänge in Speiseröhre und Magen erfolgt. Diejenige jedoch, die sich auf Getränke richtet, erfolge wegen der kleinen Gänge. Er bestreitet übrigens, daß die Ausscheidungen der Verdauung, die Griechen nennen sie *skybala*, von körperfremder Beschaffenheit sind, weil sich die Körper selbst von ihnen noch ernähren können. Manche Tiere, sagt er, leben schließlich nur davon.

Er behauptet auch, daß der Schlaf durch die Verdichtung des wahr- 115
nehmenden Pneumas veranlaßt wird; und dann bestreitet er, daß sich in irgendeinem Körperteil das führende Zentrum der Seele befindet. Denn er sagt, die Seele sei nichts anderes als das Zusammenspiel aller Sinne, das Erkennen von geheimen und verborgenen Dingen aber geschehe durch die flüchtige Bewegung der Sinne, die durch das Mitwirken der sinnlich wahrnehmbaren Begleiterscheinungen und des zuvor schon Gesehenen vollzogen wird. Das Bewahren im Gedächtnis aber (geschieht), wie er sagt, durch ihre wechselnde Betätigung; außerdem geschehen alle Dinge mit Notwendigkeit und nichts ohne Ursache, und die Natur sei nichts anderes als der Körper oder seine Bewegung. Weiterhin, so sagt er, ist sie nicht nur nützlich, sondern schadet auch.

Dies ist die Lehre des Asklepiades. Nun wollen wir verfolgen, wie er die an Phrenitis Erkrankten behandelt hat.

15. KAPITEL

Gleichfalls gegen Asklepiades 116

Bei der Behandlung von Patienten, die an Phrenitis erkrankt sind, bekämpft er im ersten Buch seiner „Schnell verlaufenden oder akuten Krankheiten“ diejenigen, welche die Anwendung entgegengesetzter Mittel gefordert haben; zweitens (beschreibt er), wie man die Phrenitis vermeiden oder abwenden kann, und drittens, wie man sie behandeln soll, falls sie ausgebrochen ist. Im Widerspruch (zu anderen) verwirft er also erstens die Klistiere, das Trinken von Iris, Essig mit Honig, das Entschleimen mit Hilfe von Senf und das Scheren des Haares, weil dies durch einen gewissen Reiz die Säfte zu Kopfe steigen läßt und die Hirn-

117 cogat. accurrit enim incisurae capillorum materies et pori denique et capilli post tonsuram crassescunt atque fortiores fiunt. quapropter etiam s⟨an⟩i homines, si post cibum totonderint, tussicula atque ca-
118 tarrho uel lippitudine uexantur. dehinc si lanis caput post tonsuram tegere curamus, quanto melius, si naturali tegmine capillorum lateat obtectum? improbat etiam in obscuro loco iacere aegrotantes. in luce enim, inquit, mentis siue intelligentiae uisa debilia atque parua efficiuntur, cum sensualibus uisis arguuntur, sicut nocturni luminis ac funalium flamma sub aetheria luce constituta uisi potioris oppressione languescit. in obscuro autem e contrario uehementiora atque maiora fieri mentis atque intelligentiae uisa asseuerat, cum nullis sensualibus uisis arguuntur quiescentibus sensibus. denique tamquam praesentia uel uera fiunt sicuti somniantum; etiam tunc enim silentibus
119 sensibus solius mentis uisa operantur; / ac deinde, cum nullis adhuc sensualibus uisis auocantur, tamquam praesentium non praesentium uisa sequuntur.

Phlebotomiam etiam nihil inquit iugulatione differre in phreniticis, siquidem sit cum dolore aegrotantibus congrua. nam dolor maiorum corpusculorum statione fiet, quae sola phlebotomia exantlari posse noscuntur. phrenitici igitur nullo dolore uexantur, siquidem angusti[i]s in uiis paruorum facta uideatur statio, et propterea phlebotomati animi defectu atque corporis frigido torpore afficiantur aut uocis amputationem aut mentis alienationem sustineant. detracta enim materie passionum causa remanente crassificari contingit atque corporis facere algorem, tunc ad cerebri membranam spiritum uel feruorem ferri et statione⟨m⟩ corpusculorum geminata quoque alienatione.

120 Et recte quidem clysteres atque irim et mulsum ex aceto et ⟨ex⟩ sinapi apophlegmatismum recusat, sed se ipse quoque impugnans, sicuti in consequentibus docebimus. item tonsuram atque obscurum locum et phlebotomiam non recte prohibere uoluit. nocentur enim quidam non tonsurae causa, sed intemporalitatis eiusdem, denique etiam sanos post cibum tondentes noceri manifestum est, ante cibum uero opportunitatis causa releuari. dehinc etiamsi ui sua prodesse tonsuram negat, oportuit tamen eam adhiberi propter usum localium

3 etiam sani *coni. Schmid, Contributions, p. 98sq.* etiamsi *Guint.* etiam *Rov.* 13 somniantum etiam; tunc *Guint.* *corr. Drabkin* 15 uisis auocantur *coni. Schmid, Contributions, p. 99sq.* uisa auocantur *Rov.*^{m} incisa uocantur *Guint.* 20sq. angustis in uiis *coni. Schmid, Contributions, p. 82* angustiis in his *Guint.* 26 „et *fort. secl.*“ *Drabkin*^{app} statione *Guint.* *corr. Amm.* 28 ex^{II} *add. Rov.* 33 nocere *Guint.* *corr. Rov.*^{m}

haut zur Verengung und Anspannung zwingt. Denn beim Haarschneiden 117
strömen die Stoffe nach, und sowohl die Poren als auch die Haare werden nach dem Schneiden schließlich dicker und stärker. Darum werden sogar gesunde Menschen, wenn sie sich nach dem Essen die Haare schneiden lassen, von Husten und Katarrh oder von Triefäugigkeit befallen. Denn 118
wenn wir bemüht sind, den Kopf nach dem Scheren mit Wolle zu bedecken, wäre es da nicht besser, wenn er von seiner natürlichen Haardecke verdeckt und geschützt bliebe? Er verwirft es auch, daß man die Kranken in einem dunklen Raum liegen läßt. Bei Licht nämlich, sagt er, entwickeln sich die vom Geist oder vom Verstand hervorgebrachten Bilder nur in schwacher und kleiner Form, indem sie von den mit den Sinnesorganen wahrgenommenen Bildern zurückgedrängt werden, ebenso wie die Flamme einer Nachtlampe und Fackel bei Tageslicht schwach erscheint, weil sie von einem stärkeren visuellen Eindruck überlagert wird. Im Dunkeln jedoch, behauptet er, erscheinen die Einbildungen des Geistes und des Verstandes eindrucksvoller und bedeutender, da sie durch nichts mit den Sinnen Erblicktes zurückgedrängt werden, weil die Sinnesorgane dann untätig sind. Sie werden dann gleichsam gegenwärtig und real wie bei Träumenden; denn auch dann wirken bei ruhender Sinnestätigkeit allein die geistigen Vorstellungen; / und da sie noch von keinen sinnlich 119
wahrgenommenen Bildern verdrängt werden, erscheinen die Bilder von nicht vorhandenen Dingen schließlich als solche von vorhandenen.

Er sagt auch, der Aderlaß sei bei Phrenitiskranken nichts anderes als Totschlag, weil er (nur) bei Kranken angebracht ist, die an Schmerzen leiden. Denn Schmerz entsteht durch eine Stockung von größeren Korpuskeln, die bekanntlich nur durch den Aderlaß entfernt werden können. Die Phrenitiskranken sind also nicht von Schmerzen geplagt, weil es sich bei ihnen offensichtlich um eine Stockung kleiner Teilchen in engen Gängen handelt, und deshalb werden sie beim Aderlaß von Ohnmacht und kalter Betäubung des Körpers befallen, oder sie verlieren die Stimme oder fallen in Geistesverwirrung. Denn wenn nach dem Entziehen des Stoffes die Ursache für die Leiden weiterbesteht, so findet eine Verdichtung und Abkühlung des Körpers statt, und dann dringe das Pneuma oder die Hitze bis an die Hirnhaut, und es erfolge eine (neuerliche) Stockung von Korpuskeln, wodurch auch die Geistesverwirrung doppelt schlimm wird.

Er hat nun zwar recht, daß er Klistiere, Iris, Essigmet und das Ent- 120
schleimen durch Senf verwirft, aber er widerspricht sich damit auch selbst, wie wir im Folgenden noch zeigen werden. Und er hat nicht recht, wenn er das Haarschneiden, den dunklen Aufenthaltsraum und den Aderlaß verbieten wollte. Manche nehmen nämlich Schaden, nicht etwa, weil ihnen die Haare geschnitten wurden, sondern weil dies zur falschen Zeit geschehen ist, schließlich ist es bekannt, daß sogar Gesunde durch Haarschneiden nach dem Essen Schaden nehmen können, geschieht dies aber vor dem Essen, so fühlen sie sich besser, weil dies die geeignete Zeit war. Und selbst wenn er auch verneint, daß das Haarscheren an sich von Nutzen ist, so erweist sich seine Durchführung doch als erforderlich,

adiutoriorum, sine qua necessario adhiberi non possunt, sicut superius docuimus.

121 Aeris uero qualitas non occulta causa, sed manifesto passionis indicio erit iudicanda. secundum passionem igitur, quomodo uidemus alios strictura, alios solutione magis affici, conuenit, ut pro differentia his lucidus, illis obscurus sit adhibendus. nam crassitudine ac frigore constringens aer redarguit corporis defluxiones, quas Graeci aporrhoeas uocant. at si, ut nuper docuimus, proprietatem accidentium seruauerimus, quomodo quidam lucem fugiunt uel oderunt, alii tenebras, conuenit, ut alios obscuro, alios lucido esse faciamus loco. quid dicam, quomodo pleraque aegris aliter sunt quam uidentur? ex uisis namque ueris ducentes quidam mentis errorem falsitate magis
122 afficiuntur. sic denique Hercules filiorum et coniugis inimicos uisibus uultus accepit, Orestes etiam Electrae furiales uultus expauit. non omnes igitur lucido in loco iacere concordat, sicut latius Adiutoriorum libro explica⟨bi⟩mus.

Est etiam uehementer noxium phlebotomiae utilissimum adiutorium prohibere, quippe cum uideamus in ipso usu saepe passionem fecisse compendium. etenim defectio uocis atque algor sequentur eos, qui incongrue fuerint phlebotomati, coniuncta scilicet solutione, aut in-
123 temporaliter aut immodice. uanum est etiam, quia non dolent, phlebotomiam prohibere, tamquam maiorum corpusculorum congruam detractioni, quorum obtrusione dolores efficiuntur. primo enim paralyticos et peripneumonicos et apoplectos congrue phlebotomamus, cum nullis doloribus afficiantur. secundo etiam phrenitici dolent, sed eorum mens, quia iudicio caret, nescit queri, quod doleat. uidemus namque eos sese mordere aut urere aut pungere et naturale non est nullo dolore cogente fieri existimare. dehinc maiorum corpusculorum detractionem etiam minorum necessario sequitur. ut phrenitici non
124 solum alienantur, sed febricitant, / ita febres secundum Asclepiadem maiorum corpusculorum statione fiunt. si igitur propter alienationem non conuenit, propter febres tamen conuenit adhibere phlebotomiam. sic etiam sanguis maiorum corpusculorum materia, sed non

1sq. sicut superius docuimus] *u.* § 76–79 8 ut nuper docuimus] *u.* § 61sq.

4 iudicanda, secundum passionem. Igitur *Guint.* *corr. Drabkin* 16 explicamus *Guint.* *sec. Drabkin*[app] *suppleui* 28 *ante* fieri *add.* haec *Rov.* „*an* quae *pro* et *praecedente?*" *Drabkin*[app] 29 ut *scripsi* At *Guint.* 33 sed] quam *Rov.*[m]

damit man die örtlich wirkenden Mittel anwenden kann, die ohne dasselbe zwangsläufig nicht angewendet werden können, wie wir das weiter oben dargelegt haben.

Die Beschaffenheit der Luft ist aber nicht nach einer verborgenen 121
Ursache, sondern nach den offenkundigen Zeichen der Krankheit in Rechnung zu stellen. Gemäß der Form der Krankheit also, indem wir sehen, daß die einen von Straffung, die anderen eher von Lockerung betroffen sind, ist es angebracht, daß dem Unterschied entsprechend den einen ein heller, den anderen ein dunkler (Luftraum) verschafft wird. Denn durch Dichte und Kälte zusammenziehend wirkende Luft bekämpft das Abfließen von Flüssigkeiten aus dem Körper, welches die Griechen *aporrhoiai* nennen. Doch wenn wir, wie wir vorhin gelehrt haben, die Eigentümlichkeit der Begleiterscheinungen berücksichtigen, daß nämlich manche (Kranken) das Licht fliehen oder hassen, andere aber die Finsternis, so ist es angebracht, daß wir die einen sich in einem dunklen Raum aufhalten lassen, die anderen in einem hellen. Soll man noch darüber sprechen, daß für die Kranken die meisten Dinge anders sind, als sie gesehen werden? Denn manche von ihnen leiten von wirklich gesehenen Dingen falsche Vorstellungen ab und werden dadurch nur noch mehr verwirrt. So hat schließlich Herkules, als er die Gesichter seiner Kinder 122
und seiner Frau sah, diese für solche von Feinden gehalten, Orest ist beim Anblick von Elektra zurückgeschreckt wie vor einer Furie. Es paßt also nicht für alle, in einem hellen Raum zu liegen, wie wir es in unserem Buch der „Therapeutischen Maßnahmen" breiter ausführen werden.

Es ist auch von großem Nachteil, die sehr nützliche therapeutische Maßnahme des Aderlasses zu verbieten, denn wir sehen doch, daß sich bei seiner Anwendung die Krankheit oftmals schnell bessert. Denn Verlust der Stimme und Erkalten tritt (nur) bei denen auf, die in unangebrachter Weise zur Ader gelassen wurden, wenn bei ihnen nämlich auch ein Lockerungszustand vorlag, oder wenn es zur falschen Zeit oder im Übermaß geschehen ist. Sinnlos ist es auch, den Aderlaß zu verbieten, weil keine 123
Schmerzen bestehen, als ob (der Aderlaß) nur zum Entzug von größeren Korpuskeln geeignet ist, durch deren Steckenbleiben die Schmerzen ausgelöst werden. Denn erstens lassen wir in angebrachter Weise Patienten mit Lähmung, Lungenentzündung und Schlaganfall zur Ader, auch wenn sie keine Schmerzen empfinden. Zweitens haben die an Phrenitis Leidenden auch Schmerzen, aber ihr Geist, dem die Urteilsfähigkeit abhanden gekommen ist, vermag nicht über die Schmerzen zu klagen. Wir sehen ja, wie sich manche Patienten selber beißen, brennen oder stechen, und es ist wider die Natur, anzunehmen, daß dies aus einem anderen Grunde geschieht, als weil der Schmerz dazu treibt. Dann findet beim Entzug von größeren Korpuskeln auch mit Notwendigkeit ein Abzug der kleineren statt. So wie die an Phrenitis Erkrankten nicht nur an Geistesverwirrung leiden, sondern auch fiebern, / so kommen Fieber nach Asklepiades durch 124
die Stockung von größeren Korpuskeln zustande. Wenn es also nicht wegen der Geistesverwirrung angemessen ist, so ist es doch wegen des Fiebers angebracht, den Aderlaß durchzuführen. So ist ja auch das Blut

⟨eam⟩ solum detrahit phlebotomia, uerum etiam spiritum et feruorem, quae, ut dicit, paruorum sunt corpusculorum materiae. conuenit igitur secundum ipsum phreniticos phlebotomari, ut detractione minorum corpusculorum alienatio mentis, maiorum febres auferantur. apparet itaque neque secundum se consequenter Asclepiadem phlebotomiam prohibere.

125 Proinde praecauens uel auertens mentis alienationem iubet addisci, quae sit accessionis ac dimissionis dies, tunc grauiori die cibum dari paucissimum atque exspectato febrium statu dari ptisanam uel hordeum aut alicam aut cum beta lenticulam uel his quicquam simile, coniciens solam ex his dandi nouitatem prodesse nec habendum iudicium, quid istorum debeamus offerre, sed potestati aegrotantium dimittendum, quid uelint eligere; alia die, si febricula perseuerauerit, exantlare obtrusiones et requiem corporis adhibere, aquam dantes potandam non plus quam bis in die usque ad heminam uel duas, **126** et hunc modum etiam nocte seruare; / sic rursum secunda die transacto accessionis augmento dandum quiddam de praescriptis sorbilibus atque alia die declinante febricula uti sorbili cibo, perseuerante uero rursum abstinere et praeterito similem tertium imitari diem; tunc septima audere iam pane atque piscibus et uino uti: soluitur, inquit, enim passio tertia saepe periodo.

Ad haec respondemus, quia, etiamsi sua sponte passio intra septimum diem solui potuerat, non soluetur, iniquae curationis causa. etenim neque de somno neque de uigiliis neque de capitis fomento uel ceteris, quae ad diligentiam pertinent curationis, quicquam uidemus ordinatum. solis ex tribus medelam credidit adhibendam, potu, **127** cibo, clystere, et hoc tamquam de experimento. nam cibus, ut uoluit, ante dimissionem dandus, transacto mox accessionis statu, turbatis adhuc liquidis atque spiritu, quo febres duplicentur et alienatio mentis ardescat. et non solum intemporaliter, uerum etiam incongrue: stringit enim hordeum et lenticula, relaxat ptisana et alica, et non

1 eam *addidi* *post* solum *add.* sanguinem *Drabkin* 19 et – diem] *„locus obscurus“* *Drabkin*[app] *coll.* *§ 129* 30 et] est *Amm.*

ein Stoff, der aus größeren Korpuskeln besteht, der Aderlaß entzieht aber nicht nur diesen, sondern auch Pneuma und Hitze, welche, wie er selbst sagt, Stoffe sind, die aus kleinen Korpuskeln bestehen. Es ist also nach seinen Lehren wohl angebracht, die an Phrenitis Leidenden zur Ader zu lassen, damit durch den Abzug der kleineren Korpuskeln die Geistesverwirrung, durch den der größeren das Fieber beseitigt wird. Folglich scheint Asklepiades nicht einmal im Einklang mit sich selber den Aderlaß zu verbieten.

Ebenso ordnet er zur Vorbeugung oder Vermeidung der Geistes- 125
verwirrung an, festzustellen, auf welchen Tag der (Fieber)anfall und das Abklingen zu fallen pflegen, und dann an dem Tag, an dem sich der Zustand verschlimmert, nur ganz wenig zu essen zu geben und, nachdem man abgewartet hat, bis das Fieber seinen Höhepunkt erreicht, Gerstenschleim oder Gerstengraupen, Spelt oder Linsen mit Mangold oder etwas Ähnliches zu reichen; er meint, daß allein schon das Anbieten von etwas Neuem bei diesen Dingen förderlich sei und man nicht selber zu entscheiden hat, was man von diesen Speisen (den Kranken) reichen soll, sondern man soll den Kranken die Freiheit lassen, zu wählen, was sie haben wollen; am nächsten Tage, sofern das Fieber weiter besteht, (ordnet er an,) die Verstopfungen zu beseitigen und dann den Körper ausruhen zu lassen, dabei Wasser zu trinken zu geben, nicht öfter als zweimal am Tag bis zu einer Hemina oder zwei und dieses Maß auch während der Nacht beizubehalten; / am zweiten Tage, wenn die Steigerungsphase 126
des Anfalls vorüber ist, wieder etwas von den vorgeschriebenen suppigen Speisen zu reichen sowie auch am Tage danach, wenn das Fieber nachläßt, Nahrung zu gebrauchen, die sich trinken läßt, wenn das Fieber aber andauert, wieder fasten zu lassen und den dritten Tag wieder ähnlich zu gestalten wie den vorangegangenen; am siebenten Tage kann man dann schon wagen, Brot, Fische und Wein (als Nahrung) zu gebrauchen: denn, wie er sagt, die Krankheit hört oft während der dritten Periode auf.

Darauf entgegnen wir, daß, selbst wenn die Krankheit innerhalb von sieben Tagen von selbst aufhören konnte, sie (in diesem Falle) doch nicht aufhören wird, und zwar wegen der falschen Behandlung. Denn wir sehen, daß weder hinsichtlich des Schlafens oder Wachens noch über die Behandlung des Kopfes mit erwärmenden Mitteln oder andere Maßnahmen, die zu einer mit Sorgsamkeit durchgeführten Behandlung gehören, irgendeine Anordnung getroffen wird. Er hat geglaubt die Heilung nur mit drei Dingen herbeiführen zu müssen, mit Trinken, Essen und mit dem Klistier, und damit arbeitet er gleichsam auf der Grundlage der Erfahrung. Denn 127
nach seinem Willen soll die Speise vor dem Nachlassen (des Anfalls) gegeben werden, nachdem der Anfall gerade seinen Höhepunkt überschritten hat, zu einem Zeitpunkt, da die Körpersäfte und das Pneuma noch in Unruhe und Verwirrung sind; dadurch verdoppelt sich das Fieber, und die Geistesverwirrung verschlimmert sich. Und er gibt nicht nur Speisen zur unrechten Zeit, sondern auch solche, die nicht zusammenpassen: denn Gerstengraupen und Linsen ziehen zusammen, Gerstenschleim und Spelt haben eine lockernde Wirkung, und es ist unmöglich,

possunt contrariae qualitatis species iisdem passionibus adhiberi nulla discretione seruata. dicimus etiam curiosum genus pulmenti atque congestum et primae oblationi contrarium esse betam cum lenticula, quod appellauit seutlophacen, item ptisanam.

128 Contrarius etiam clyster atque noxius perspicitur omnibus quidem propter intestinorum mordicationem et cetera, magis tamen solutionem. ipse denique accusans utentes ait continuationem clysterum incendium atque sitim facere. inusta enim intestina melle atque ceterarum specierum mordicatione mouent feruorem plurimum, qui per alta quadam continuitate uiarum membranae cerebri influat. cuncta etenim, inquit, quae sunt in alto corporis constituta, sese occulta uicinitate
129 contingunt, quorum in numero membranam cerebri ponimus. reuocat etiam et graue passionis atque perniciosum malum, nihil enim in ipsa grauius quam uentris est fluor. quod igitur crescit peiorante passione, hoc perhibet fieri clysterum prouocatione.

Denique quae culpans alios dixerit, in ipsum conuertenda utentem clystere. non enim dici potest solam frequentiam iniectionis accusasse, genus autem innoxium iudicasse, cum manifeste propter acrimoniam clysteres noxii iudicentur, et magis etiam, si usu frequenti atque copia peccauerint adhibentes. quid dicam, quod neque semel Asclepiades clysterem iusserit adhiberi, cum secundo una die dixerit innouandum, dicens perseuerante rursum cibo abstinendum, et innouandum tertio praeterita die, quo clyster fuerit adhibitus.

130 Est etiam uanum sine disciplina temporis potum ordinare. ait enim bis dandum in singulos dies. mitto non omnibus aegris eundem modum competere strictura atque solutione laborantibus. at iste duas heminas omnibus iussit dari, sed etiam uinum atque uarium cibum septima die offerendum dixit, non declinationem passionis, sed numerum dierum aduertens, tamquam tunc necessario solui passionem existimans, quod est iuri uel legibus simile.

131 Dehinc explicita passionis a[d]uertendae praecautione praesentis, hoc e⟨s⟩t iam effecta⟨e⟩, curatione⟨m⟩ ordinauit, cuius duplicem dicit

4 teutlophacen *Rov.; sed cf. Cel. II 229 et Helmreich, Acut. pass., p. 315, et Liddell-Scott-Jones, s. u.* τεῦτλον 6 caetera *Guint.* ulcera *Rov.*^{m} 7 urentes *Guint. corr. Rov.*^{m} 13 passioni *Rov.* 21 una *om. Rov.* 22 sq. *uerba* et – adhibitus *inter cruces pos. Drabkin coll. § 126* 23 praeterita] praeterea *Rov.*^{m}*; sed u. Schmid, Mus. Helvet. 1, p. 125* *ante* quo *add.* a *Rov.* 31 aduertendae *Guint. corr. Rov.* 32 hoc etiam effecta curatione *Guint. corr. Schmid, Contributions, p. 100sqq.*

Substanzen von gegensätzlichen Eigenschaften bei denselben Krankheiten anzuwenden, ohne daß eine Differenzierung gewahrt wird. Wir betonen auch, daß Mangold mit Linsen – er nannte es *seutlophakē* – ein schweres und schwerverdauliches Gericht ist, das schädlich ist, wenn man es als allererstes gibt, für Gerstenschleim gilt dasselbe.

Als nachteilig und schädlich erweist sich für alle auch das Klistier, 128
weil es beißend auf die Eingeweide wirkt, und auch aus anderen Gründen, besonders, weil es Durchfall verursacht. Schließlich hat er selbst denjenigen, die sich des Klistiers bedienen, Vorwürfe gemacht und gesagt, der andauernde Gebrauch von Klistieren schaffe nur Brand und Durst. Denn die vom Honig und durch die beißende Wirkung der übrigen Bestandteile angebrannten Gedärme geben eine starke Hitze von sich, die tief im Inneren über irgendwelche Verbindungsgänge in die Hirnhaut strömt. Denn alle Organe, so sagt er, die sich im Inneren des Körpers befinden, stehen insgeheim miteinander in Verbindung; dazu müssen wir
auch die Hirnhaut rechnen. (Das Klistier) bringt auch ein bei dieser 129
Krankheit schlimmes und lebensgefährdendes Übel zurück, denn nichts ist bei dieser Krankheit schlimmer als Durchfall. Was sich also bei einer Verschlimmerung der Krankheit entwickelt, ebendas wird, wie er erweist, durch die Anwendung von Klistieren verursacht.

Man kann also die Vorwürfe, die er gegen andere gerichtet hat, insofern als er das Klistier verwendet, auf ihn selber zurücklenken. Denn man kann nicht sagen, daß er allein die häufige Verwendung von Einläufen kritisiert hat, das Mittel als solches hingegen für harmlos gehalten hat, da die Klistiere offenkundig wegen ihrer Schärfe für schädlich zu erachten sind, und dies um so mehr, wenn diejenigen, die sie gebrauchen, den Fehler machen, sie oft und in großen Mengen anzuwenden. Was soll man dazu sagen, daß Asklepiades das Klistier nicht etwa nur einmal zu gebrauchen verordnet hat, da er doch gesagt hat, es sei zum zweitenmal an ein und demselben Tag erneut anzuwenden, und dazu sagt, wenn (das Fieber) andauert, solle man wieder fasten lassen, und nachdem der Tag vorübergegangen sei, an dem das Klistier angewendet wurde, solle man es zum drittenmal erneuern.

Es ist auch sinnlos, Getränke ohne genaue Regelung der Zeiten zu 130
verordnen. Er sagt nämlich, man soll Tag für Tag zweimal etwas geben. Ich übergehe es, daß nicht für alle Kranken das gleiche Maß angebracht ist, für diejenigen, die infolge einer Straffung erkrankt sind, und für diejenigen, die infolge einer Lockerung leiden. Aber dieser Mann befahl, allen zwei Heminae zu geben, und hat sogar gesagt, daß am siebenten Tage Wein und verschiedenartige Speisen zu reichen sind, wobei er allein auf die Anzahl der Tage bedacht ist und nicht darauf, ob das Leiden wirklich im Abklingen begriffen ist; er hat also gewissermaßen angenommen, daß die Krankheit dann zwangsläufig enden muß, gleich als ob dies eine Rechtsbestimmung oder ein Gesetz wäre.

Nachdem er dann seine Vorbeugungsmaßnahme zur Vermeidung des 131
Ausbruchs der Krankheit dargelegt hatte, hat er angeordnet, wie eine vorhandene, d. h. eine bereits ausgebrochene (Krankheit) zu behandeln

differentiam, unam meticulosam ac multis phreniticis aptandam, aliam
uehementem atque periculosam, quam philoparabolon appellauit.

Quarum primam ordinans, si, inquit, eum, qui non sit ab alio
curatus, acceperunt, et propterea nullo sit tentatus adiutorio, odora-
mentis utemur, hoc ⟨est⟩ castoreo, peucedano, ruta et aceto, uel ex
132 his infuso liquore et clystere detrahendae obtrusionis causa. sin uero
ab aliquo medico fuerat ante curatus, erit, inquit, omnis unctio atque
cataplasma uel odoramentum prohibendum statim primo ingressu
et ad lucem ex umbra transmutandus aegrotans; sternutamentum
etiam adhibendum, mulsum aestate quater, hieme bis in die, dimidia
hemina in singulis potionibus, sed praecocto melle, ne uenter humidus
aut fluidus fiat. tunc ueniente nocte primo ad domicilium mediocre
secedendum atque plurimus uel apertus aer fugiendus; dehinc, si
aliqua fuerit accessio uel articulorum stupor, his transactis dandum
133 quicquam de praescriptis sorbilibus necessario; / si autem aequalia
permanserint febrium signa, statim uespertino tempore oleo totum
corpus perungentes, caput etiam atque collum rosaceo, dabimus
sorbilem cibum. tunc ad largiendum requiem uel somnum sufficiens
erit motus baiulatoria sessione adhibitus: mox aegros mites ac delica-
tos facit. aliqui denique phreniticorum dirarato corpore motus causa
deficiunt: quapropter nocte magis atque post cibum gestationem conue-
nit adhibere.

Haec est secundum Asclepiadem met[u per]iculosa atque cauta
134 differentia curationis. huic extemplo respondemus, quia nulla est
met[u per]iculosa differentia curationis arte formata, sed est potius
tuta, neque etiam uehemens, quam secundam posuit periculosam ac
metuendam. uocanda est enim artis iudicio probata necessario magis
quam supradicto est uocabulo nuncupanda. at si uere fuerit illa, quam
putat, tuta, quomodo non omnibus, sed multis erit phreniticis congrua?
135 aut cur non manifestauit, quibus sit incongrua? / quid dicam, quia
ipsa quoque, quam putat tutam, passione[m] peior esse perspicitur?
primo etenim inuidiose iubet, si qua ante ipsum medicus adhibuit,
repudianda, at si non adhibuerit, tunc probanda, tamquam legitimum

23sq.] *cf.* Cels. Med. III 18,15: CML I p. 125,12–17

1 *post* unam *add.* non *Rov.* 5 est *add. Amm.* 10 *post* mulsum *add.* dandum *Rov.* 23 *et* 25 metu periculosa *Guint.* *corr. Drabkin, Notes, p. 304, cf. supra lin. 1* 31 passionem *Guint.* *corr. Schmid, Contributions, p. 102sqq.*

ist, und sagt, es gebe zwei unterschiedliche Behandlungsweisen, die eine sei vorsichtig und sie sei bei vielen Phrenitiskranken angebracht, die andere sei energisch und gewagt, er hat sie als *philoparabolos* (verwegen) bezeichnet.

Bei der Beschreibung der ersteren dieser (Methoden) sagt er, wir sollen, wenn man einen Patienten in Behandlung genommen hat, der nicht schon von einem anderen behandelt wurde und daher noch von keinem Mittel beeinträchtigt worden ist, stark riechende Mittel verwenden, wie Bibergeil, Saufenchel, Raute und Essig, oder aus diesen einen Aufguß machen und als Klistier gebrauchen, um die Verstopfung zu beseitigen. Wenn (der Kranke) aber schon zuvor von einem anderen Arzt 132
behandelt worden war, so sollen, sagt er, jegliches Einsalben sowie Umschläge oder Riechmittel verboten sein, sobald wir den Fall übernehmen, und der Kranke muß aus dem Schatten an einen hellen Platz gebracht werden; auch soll man Niesmittel anwenden und Met reichen, im Sommer viermal, im Winter zweimal am Tag, und zwar bei jedem Trunk eine halbe Hemina; der Honig muß aber vorher gekocht werden, damit der Bauch nicht feucht wird und zu Flüssen neigt. Wenn dann die Nacht herankommt, so soll der Kranke sich als erstes in einen nicht sehr großen Raum zurückziehen und allzuviel Freiluft meiden; danach, wenn dies geschehen ist, soll man, sofern ein Anfall (des Fiebers) oder Erstarrung der Glieder zu verzeichnen sind, unbedingt eine von den bereits genannten suppigen Speisen geben; / wenn aber die Symptome des Fiebers unverändert ge- 133
blieben sind, so soll man abends sogleich den gesamten Körper mit Öl einsalben, auch den Kopf und den Hals, (und zwar diese Körperteile) mit Rosenöl, und danach geben wir die suppige Nahrung. Dann wird ihm mit Hilfe eines Tragsessels ausreichende Bewegung verschafft, was dazu dient, ihm Ruhe oder Schlaf zu spenden: (die Bewegung) macht die Patienten alsbald sanft und still. Manche an Phrenitis Leidenden werden schließlich sogar ohnmächtig, wenn ihr Körper durch die Bewegung zu starker Schweißabsonderung gebracht wird: darum empfiehlt es sich, das Herumtragen vorwiegend nachts und nach dem Essen durchzuführen.

Das ist also nach Asklepiades die vorsichtige und behutsame Behandlungsweise. Ihm wollen wir sogleich antworten, daß es keine der 134
(medizinischen) Kunst entsprechende vorsichtige Behandlungsweise gibt, es gibt eher eine, die sicher ist; es gibt auch keine energische, die er an zweiter Stelle nennt, welche gewagt und bedenklich sein soll. Man sollte sie nämlich eher eine durch das Urteil der Heilkunst unabweisbar als richtig erwiesene nennen als ihr die eben genannte Bezeichnung geben. Wenn aber jene (erstere) so sicher ist, wie er annimmt, warum ist sie dann bei vielen, aber nicht bei allen an Phrenitis Leidenden angebracht? Oder warum hat er nicht deutlich erklärt, bei welchen (Patienten) sie angebracht ist? Was soll ich dazu sagen, daß selbst sie, die er für sicher hält, 135
sich schlimmer als die Krankheit erweist? Denn erstens befiehlt er aus Mißgunst, alles zu verwerfen, was ein anderer Arzt vor ihm angewendet hat, wenn er aber etwas nicht angewendet hat, es dann gutzuheißen; er hält es wohl gleichsam für erwiesen, daß diese Mittel schaden, wenn andere

putans, ut haec aliis adhibentibus noceant, ipso medeantur. dehinc,
neque quibus utendum sit his prohibitis, dixit, ut oporteat phreni-
ticum sine ullo adiutorio derelinqui.

Est etiam uehementer noxium aceto uti atque peucedano et
ruta et castoreo. premunt haec enim et uertigines ingerunt et ob
136 acrimoniam sui tumentes dissecant membranas; / hinc etiam alienatio-
nem geminant aut pressuram ingerunt uehementem. horum testis
ipse est Asclepiades. accusans enim eos, qui rutam probauerunt adhi-
bendam, uitandas inquit primo grauabiles uirtutes, siquidem ascensu
quodam inspirationis caput inuadant et magnas menti occasiones
alienationis subiciant. propterea paulo superius in eodem libro ait:
„Ipsum caput obsidere non sinunt hi, qui curantes cataplasmatibus
ex aceto et polline et confectis fomentis ex multiformi materia abluen-
137 dum existimant, / similiter ungentes non solum caput, sed etiam faciem
atque collum, quae omnia non difficulter naris implent odoris acerrimi
atque grauabilis. nobis denique saepe contigit ingredientibus ad aegros,
quibus haec fuerant adhibita, uertiginem pati."

Quid nunc, Asclepiades, grauius olens habuisti castoreo? quid grauabilius ab his, quae adhibenda confirmas? cataplasma[ta] uero ex pollinibus et aceto fuit cataplasma remoto aceto per se efficax; laxatiuum est enim. sed acetum tibi repugnat: ipso enim caput foueri iussisti. clysteris uero culpam superius probauimus.

138 Est etiam iners omnes aegros, ut uoluit, ex tenebris ad lucem transferre, cum quidam tenebris curari magis uideantur, sicut superius demonstrauimus. uexat etiam ptarmicum, quod credidit adhibendum. acre est enim atque ignitum, ut piper, struthium et album helleborum, quibus tumentes membranae ex eorum acrimonia in asperitatem surgunt et agitatione sternutamenti extentae prouocantur. denique ⟨si⟩ statio corpusculorum causa est phreniticae passionis, ut putat, uehementius eam his rebus excitari suspicandum est, cum ad sternutamenti motum materia concurrit.

139 Omnino denique sic curationes suas confundit, ut quae etiam ipse ordinauit, excludat, cum sibi quadam comparatione fuerint

22 superius probauimus] *u.* § 128sq. 24sq. sicut superius demonstrauimus] *u.* § 61–63

11 praeterea *Rov.* 12 obsilere, id est a dolore uacare *Rov.*[m]*; sed cf. § 169* curant *Rov.* 13 ex[I]] et *Guint. corr. Schmid, Mnem. 11, p. 147, cf. lin. 19* 15 nares *Rov.*[m] implendae *Guint. corr. Rov.*[m] 19 cataplasmata *Guint. corr. Rov.* 21 sed] si *Guint. corr. Amm.* 28 sternutamenta *Guint. corr. Schmid, Contributions, p. 90* ob sternutamenta *Rov.* si *add. Rov.*

sie anwenden, daß sie aber helfen, wenn er selbst sie anwendet. Und dann sagte er nicht, was man anwenden soll, nachdem jene Mittel verboten worden sind, so daß man den an Phrenitis Leidenden ohne jede Behandlung lassen muß.

Es ist auch außerordentlich schädlich, Essig, Saufenchel, Raute und Bibergeil zu gebrauchen. Denn diese Drogen rufen Benommenheit hervor, verursachen Schwindelanfälle und zerschneiden durch ihre Schärfe die unter
Entzündung geschwollenen (Hirn)häute; / dadurch verdoppeln sie sogar die 136
Geistesverwirrung und verursachen einen heftigen Druck. Dies bezeugt auch Asklepiades selbst. Indem er nämlich denen Vorwürfe macht, welche die Raute anzuwenden empfahlen, sagt er zuerst, man solle (Substanzen mit) belastenden Wirkungen meiden, weil sie durch ein Hinaufsteigen mit der Atmung in den Kopf eindringen und ihn schweren Anfällen von Geistesverwirrung unterwerfen. Darum hat er kurz zuvor in demselben Buch gesagt: „Daß dem Kopf selbst zugesetzt wird, lassen diejenigen nicht zu, die glauben, daß er nach einer Behandlung mit Packungen aus Essig und Mehl und mit erwärmenden Mitteln, die aus vielfältigen Stoffen her-
gestellt worden sind, abgespült werden müsse, / obwohl sie in ähnlicher 137
Weise nicht nur den Kopf, sondern auch das Gesicht und den Hals mit Substanzen einreiben, die alle die Nase leicht mit einem sehr scharfen und belastenden Geruch anfüllen. Uns ist es schließlich schon oftmals passiert, daß uns selber schwindlig wurde, wenn wir Kranke besucht haben, bei denen diese Mittel gebraucht worden waren."

Welches Mittel, Asklepiades, hättest du nun zur Verfügung gehabt, das stärker riecht als Bibergeil? Und gibt es belastendere Drogen als die, welche du anwenden lassen willst? Die Packung aus Mehl und Essig aber wäre schon, wenn kein Essig darin wäre, als solche eine wirksame Packung; denn sie hat eine lockernde Wirkung. Aber der Essig widerspricht dir: du hast nämlich angeordnet, damit den Kopf zu erwärmen. Die Schädlichkeit des Klistiers haben wir schon weiter oben erwiesen.

Es widerstreitet auch der (ärztlichen) Kunst, alle Kranken, wie er es 138
haben will, aus dem Dunklen ins Helle zu bringen, weil manche offensichtlich eher im Dunklen genesen, wie wir weiter oben geschildert haben. Schädlich ist auch das Niesmittel, das er anwenden zu müssen geglaubt hat. Denn es ist scharf und brennend, da es z. B. aus Pfeffer, Seifenkraut und weißer Nieswurz besteht, wodurch die unter Entzündung geschwollenen (Hirn)häute infolge ihrer Schärfe ihren Zustand verschlimmern und durch die Erschütterung des Niesens zur Spannung gereizt werden. Wenn schließlich, wie er annimmt, die Stockung der Korpuskeln die Ursache des Phrenitisleidens ist, so muß man befürchten, es mit solchen Mitteln zu verschlimmern, weil infolge der Bewegung des Niesens die Materie zusammenströmt.

Letztlich bringt er selbst seine Behandlungsmethoden völlig durch- 139
einander, so daß er ausschließt, was er selbst verordnet hat, indem sie sich,

opposita. ait denique maiora adiutoria uitanda, siquidem nocere magis quam prodesse uideantur. sed quid tandem leuioribus laceramus, si fomentis atque unguentis et cataplasmatibus et odoramentis ⟨prohibitis⟩ [et] sternutamentis aegros afficiendos credidit? quibus apparet eum contra semet tulisse sententias. caret etiam artis auxilio, quod pro tempore ⟨et⟩ aere atque loco ordinanda adiutoria putat et non pro passionis magnitudine.

140 Dehinc non oportet solum considerare, quoties potum demus, uerum etiam quando. etenim accessionis tempore limpida quoque aqua febrium facit incendium. mulsum uero dandum dicit subleuandi pulsus causa, nescius, quomodo proprium phreniticae passionis inesse paruum atque humilem pulsum, ut lethargo maiorem ac tardum. oportuit igitur passionem destrui, non pulsum optari maiorem, qui saepe peiorando consurgit, quando ex phrenitico in lethargum uenerit. ita quoties potum demus autumno uel uerno tempore, non docuit.

141 · Dehinc clystere utens mellis metuit admixtionem: ne uentrem, inquit, fluidum faciat, decoquendum iussit; et clysterem non timuit, ne uentrem commoueret.

Falsum est etiam, cum continua atque iugis fuerit passio, circa uesperum cibum dare, siquidem etiam secundum ipsum Asclepiadem releuentur omnes lucis initio, uespero accessiones augeantur. natura, inquit, uesperi ob aeris crassitudinem densata inflat corpora atque initium generat accessionis. omnibus denique pulsus leuatur statim ex medio die initium sumens. omnino igitur ratione caret uesperum cibo tempus eligere, quo etiam secundum Asclepiadem accessiones augentur.

142 Graue est etiam oleo rosaceo tumentia frigerare atque constringere et ex odore uertiginem facere atque pressuram et inchoante accessione aegros ad alium transmutare locum, quando magis eos oportebat quiescere. sed neque quotidie cibo nutrire est, ut putat, necessarium, et magis, si nulla fuerit solutio coniuncta, solo tumore constrictis corporibus, quo ferre non possint quotidianam cibi sumptionem.

21 releuentur – augeantur] *cf.* Cels. Med. III 5,5sq.: CML I p. 109, 23–28

3sq. prohibitis *add.*, et *secl. Schmid, Contributions, p. 104sq.* 6 tempore et] temporum *Guint.* *corr. Rov.*[m], et *addidi, u. Cel. I 32; II 12. 90; cf. contra Tard. I 92* 7 magnitudine *scripsi* tempore *Guint.* 16 *post* admixtionem *add.* et *Rov.* 17 et] „*fort.* at" *Drabkin*[app] 22 uesperum *Guint. corr. Rov.*[m] uespero *susp. Wölfflin, p. 396 (=p. 202)* 27 refrigerare *Rov.; sed cf. Cel. II 192. 197 bis; III 153. 208; Tard. II 217; III 150; IV 9 et Helmreich, Acut. pass., p. 316*

wenn man sie vergleicht, im Widerspruch zueinander befinden. Er sagt schließlich, daß stärkere Mittel zu meiden sind, weil sie sichtlich mehr schaden als helfen. Aber warum unterziehen wir ihn denn eigentlich wegen unerheblicher Dinge einer so scharfen Kritik, wenn er es für richtig gehalten hat, bei Verbot von erwärmenden Mitteln, Salben und Packungen sowie Riechmitteln die Kranken mit Niesmitteln zu behelligen? Daran erkennt man, daß er gegen sich selbst Entscheidungen getroffen hat. Er kann sich auch nicht auf die (ärztliche) Kunst berufen, wenn er meint, man müsse die Mittel nach der Jahreszeit, dem Klima und dem Ort ausrichten und nicht nach der Schwere des Krankheitsfalles.

Schließlich ist es angebracht, nicht nur darauf zu achten, wie oft, 140
sondern auch, wann wir zu trinken geben. Denn zur Zeit eines Anfalls steigert selbst klares Wasser das Fieber. Er sagt auch, man solle Met reichen, um den Puls zu kräftigen; er weiß also nicht, daß ein kleiner und flacher Puls für das Phrenitisleiden typisch ist, ebenso ein größerer und langsamer für Lethargie. Es wäre also wichtiger gewesen, die Krankheit selbst zu bekämpfen, nicht aber einen größeren Puls anzustreben, der sich oft bei einer Verschlimmerung (der Krankheit) verstärkt, wenn (der Kranke) von der Phrenitis in die Lethargie verfällt. Ebenso hat er nicht darüber unterrichtet, wie oft wir im Herbst oder im Frühjahr zu trinken geben sollen.

Schließlich hatte er, obwohl er das Klistier verwendet, Bedenken 141
hinsichtlich der Beimischung von Honig: damit er, wie er sagt, keinen Bauchfluß hervorruft, hat er verordnet, (den Honig) einkochen zu lassen; aber beim Klistier hatte er keine Angst, daß es einen Bauchfluß bewirken könnte.

Falsch ist es auch, wenn die Krankheit andauert und fortbesteht, gegen Abend zu essen zu geben, denn auch nach des Asklepiades eigener Ansicht fühlen sich alle (Kranken) bei Sonnenaufgang besser, am Abend steigern sich ihre (Fieber)anfälle. Es ist naturgemäß, sagt er, daß abends durch die Dicke der Luft die verdichteten Körper aufgebläht werden und dies einen Anfall verursacht. Bei allen steigert sich schließlich der Puls, was gleich nach dem Mittag anfängt. Es ist also völlig unvernünftig, die Abendzeit zum Essen auszuwählen, in welcher sich auch nach Meinung des Asklepiades die Anfälle steigern.

Es ist auch ein schwerer Fehler, unter Entzündung geschwollene 142
Partien mit Rosenöl abzukühlen und zusammenzuziehen, durch Riechmittel Schwindelgefühl und Druck zu erzeugen und die Kranken zu Beginn eines Anfalls in einen anderen Raum zu befördern, wenn sie besonders der Ruhe bedürfen. Es ist aber auch nicht, wie er meint, notwendig, täglich Nahrung zuzuführen, besonders dann nicht, wenn kein Lockerungszustand gleichzeitig besteht und die Körper, indem lediglich eine entzündliche Schwellung vorhanden ist, einer Straffung unterliegen, wodurch sie eine tägliche Nahrungsaufnahme nicht ertragen können.

Noxium est etiam omnes gestatione agitare. in his enim, qui solutione et constrictione uexantur, magis extenditur passio. et horum testis Asclepiades est primus. etenim ait uias apertiores fieri gesta-
143 tione. denique defectio atque diaphoresis sequitur eos, qui incongrue gestatione fuerint moti. quod quidem nescius, qua causa fiat, tamquam remedium quaerens uexationi gestationis, nocte gestari atque post cibum aegros aestimauit, scilicet ut non solum incongruo adiutorio, uerum etiam inordinato homines noceantur. neque enim sanis utilis gestatio post cibum. inertem etiam perspicimus diaetam, quod ait quibusdam esse contrariam, nec tamen docuit quibus. si enim, quos nocet, nescierimus, necessario etiam, quos releuet, nescire consequitur.

144 Tradens etiam periculosam siue temera⟨ria⟩m, quam philoparabolon appellauit, ita composuit curationem: [in] alia inquit habere similia praedictae passioni, solum quod uinum pro melle circa uesperam, non nisi omnino coegerit passio, damus; si minus, primo ingressu statim, atque plurimum et extentum, hoc est meracum et salsum dabimus uinum, quod appellauit tethalassomenon. etenim, inquit, quae primo imbecilla atque tarda de sorbilibus et mulso dederunt aegro commoda,
145 omnia ex uino celerius atque coaceruatim implentur. etenim feruor plurimus acce⟨n⟩dit⟨ur⟩ et pulsus erectio et roscida sudatio mitigatur, tamquam ex cautere per totum corpus uino concurrente atque inurente sensum scientia⟨e⟩.

Haec est uehementior, quam dicit, curatio, pro mulso habens uinum, ut ceteris peccatis manentibus in odoribus et fomentis et sternutamentis et iacendi loco et gestatione omnibus ordinata grauiorem ex uino uexationem adiecerit. in quibus neque mulsum recte
146 secundum ipsum ordinatum esse perspicimus. dat enim uinum et incongrue et intemporaliter et immodice.

Incongrue inquam, quoniam salsum et propterea acre, quando decoqui mel iubet, ne uenter ueniat in fluorem, atque ab aliis ordinatum clysterem remouet, [et] tamquam in commemorationem ducens grauem phreniticis uexationem, hoc est fluorem uentris, cum magis

8sq.] *cf.* Cels. Med. I 2,9; 5,2: CML I p. 31,33–32,1; 39,25sq.

7 *post* aegros *add.* prodesse *Rov.; sed cf. Helmreich, Acut. pass., p. 316* 9 *post* diaetam *add.* primam *Rov.* 12 temeram *Guint.* *corr. Rov.* 13 in alia *Guint.* *correxi* in aliis *Rov.*[m] 14 passioni *del. Drabkin* 18 mulsa *Guint.* *corr. Drabkin* 20 accedit *Guint.* *correxi* 21 inurente] incurrente *Rov.* 22 scientia *Guint.* *correxi* suae potentiae *Rov.*[m] 23 mulsa *Guint.* *corr. Drabkin* 30 decoqui *coni. Drabkin (cf. § 141)* denique *Guint.* *post* mel *add.* coqui *Rov.* 31 et *secl. Rov.* ducentem *Guint.* *correxi*

Auch ist es schädlich, alle durch Herumtragen zu beunruhigen. Bei denjenigen nämlich, die (zugleich) von Lockerung und Straffung geplagt sind, dehnt sich das Leiden dadurch weiter aus. Und dafür ist Asklepiades der erste Zeuge. Denn er sagt, daß die Gänge durch das Herumtragen erweitert werden. Schließlich befallen Ohnmacht und Entkräftung unter 143
Schweißausbruch diejenigen, die in unangebrachter Weise durch Herumtragen bewegt werden. Da er allerdings nicht weiß, aus welchem Grunde dies geschieht, so hielt er es für richtig, indem er gleichsam ein Gegenmittel gegen die Beunruhigung durch das Herumtragen suchte, daß die Kranken nachts und nach der Mahlzeit herumgetragen werden sollen, so daß diese Menschen offensichtlich durch eine Maßnahme geschädigt werden, die nicht allein unangebracht, sondern auch ordnungswidrig ist. Denn das Herumtragen nach dem Essen ist nicht einmal für Gesunde gut. Für kunstwidrig erkennen wir die (vorgeschriebene) diätetische Maßnahme auch darum, weil er sagt, sie sei für manche schädlich, und doch nicht gesagt hat, für welche. Denn wenn wir nicht wissen, welchen sie schadet, so folgt daraus zwangsläufig, daß wir auch nicht wissen, welchen sie nützt.

Er überliefert uns auch seine gefährliche oder gewagte, er nannte sie 144
philoparabolos (verwegen), Behandlungsmethode, die er, wie folgt, zusammengestellt hat: Alle übrigen Mittel, sagt er, seien bei ihr ähnlich wie die für das zuvor genannte Leiden sonst üblichen, allein wir sollen statt des Honigs Wein geben, und zwar abends, aber nur, wenn es der Zustand der Krankheit erforderlich macht; wenn nicht, so sollen wir gleich bei Übernahme der Behandlung Wein geben, und zwar sehr viel und intensiv, d. h., wir geben den Wein unverdünnt und gesalzen, den er *tethalassomenos* (mit Meerwasser vermischt) nannte. Denn, so sagt er, alle die günstigen Wirkungen, die zuerst mit den Suppen und dem Met dem Kranken nur in schwachem Maße und langsam vermittelt wurden, vollziehen sich durch den Wein schneller und in gehäufter Weise. Es wird nämlich eine große 145
Hitze entfacht, es ergibt sich eine Hebung des Pulses, und die tauartige Schweißabsonderung wird vermindert, da ja der Wein gleichsam wie bei der Anwendung des Brenneisens durch den gesamten Körper läuft und das Denkvermögen versengt.

Dies ist also seine energischere Kur, wie er sagt, die an die Stelle von Met Wein setzt, so daß er unter Beibehaltung der übrigen falschen Maßnahmen hinsichtlich der Riechmittel, der erwärmenden Mittel, Niesmittel, des Aufenthaltsortes und des Herumtragens, das er in allen Fällen verordnet, die schlimmere Schädigung durch den Wein noch hinzugesetzt hat. An diesen Fällen erkennen wir, daß nicht einmal die Verordnung von Met zu seinen eigenen Grundvorstellungen paßt. Und dann gibt er Wein, in 146
unangebrachter Form, zur Unzeit und im Übermaß.

In unangebrachter Form, sage ich, weil er salzigen und somit scharfen (Wein) gibt, während er den Honig einzukochen befiehlt, damit kein Bauchfluß entsteht, und das von anderen verordnete Klistier ausschließt, wodurch er gleichsam einen großen Nachteil bei Phrenitiskranken in Erinnerung ruft, nämlich den Bauchfluß; dabei kann gesalzener Wein diesen

salsum uinum id facile possit efficere et per acrimoniam febres atque tumens corpus incendere.

Intemporaliter autem, quomodo circa uesperam, quando secun- **147** dum ipsum fiet accessio, / uel certe statim, ut ait, primo ingressu, tamquam secum opportunitatem dandi attulerit uini.

Item immodice dare probatur, quomodo multum atque meracum, et propterea ignis in modum uexare perspicitur, ut uere ipsum uideatur cauteris esse uirtute, quae neruos incurrens atque penetrans infestae iamdudum febriculae coniuncta etiam illud, quo sapimus, et alienationem geminet mentis aut spasmum faciat aegrotanti, asserens etiam, quod hi, qui non multum neque meracum accipere uoluerint, nocean- **148** tur, siquidem minus inebriari contingat. erat enim conueniens omni phrenitico, qui ab eo curatur, hanc adhibere propriam alienationem mentis aut omnino uinum accipere noluisse[t], quippe cum Asclepiades ex uino frequenter phreniticos fieri fateatur atque similes ebriis inueniri. quomodo igitur credi potest eosdem multo uino accepto atque meraco releuari, quibus alienatio ex uino facta perspicitur, quae necessario in capite simili semper uexatione operatur?

149 In his nos credulitate occupari existimat, ut, tamquam ebrios plurimum uinum in altum somnum demergit, non aliter etiam phreniticos uinolentia in somnum uenire posse putemus multo atque meraco potu affectos. haec enim uere ipsorum aliquis dicere potest, sed contra erit aduertendum nullam esse similitudinem uinolentiae phreniticae passionis. in ebriis enim alienatio ex multitudine poti uini facta perspicitur, quae reflata temporalem citius alienationem soluit, in phreni- **150** ticis uero ex tumore alienatio fiet. quo considerandum est, quia uinum in his reflari minime potest propter difficultatem uiarum, quae sunt ex morbo adeo densatae, ut neque naturalia, quae per sensuales uias excludi consueuerunt, reddantur, neque accepta per cibos imparti- ri corpori facile uideantur uel per tenues uias digestione soluta ⟨ap-⟩ propriari atque ad sua destinata peruenire, sed manentia statione insueta nouo turbore corpus afficiant atque tumentia exagitent, mentem quoque turbent uel receptacula quaeque percutiant, tempore

6 mulsum *Guint.* *corr. Drabkin coll. § 148* 9 *post* sapimus *add.* offendit *Rov.* „et *fort. secl.*" *Drabkin*[app] 10 afferens *Guint.* *corr. Rov.* 11 mulsum *Guint.* *corr. Drabkin* 12 inebriare *Guint.* *corr. Rov.*[c] 14 noluisset *Guint.* *corr. Drabkin* 21 mulso *Guint.* *corr. Drabkin* 30 propriari *Guint.* *corr. Kühn, p. 75sq., Triller, p. 127 (cf. Tard. III 26; IV 22. 70; V 136; u. Schmid, Rph 17, p. 132)*

noch viel leichter herbeiführen und durch seine Schärfe Fieber und entzündliche Schwellungen im Körper entfachen.

Zur Unzeit aber, weil in der Abendstunde, wenn nach seinen eigenen Worten ein Anfall eintritt, / oder, wie er sagt, doch wenigstens gleich bei 147
der Übernahme der Behandlung, als ob sie mit dem rechten Zeitpunkt, Wein zu geben, verbunden wäre.

Es erweist sich auch, daß er ihn im Übermaß gibt, weil er viel und unverdünnten Wein reicht, und dieser daher wie ein Feuer Schaden zu stiften scheint, so daß es wirklich so scheint, als habe er die Wirkung eines Brenneisens, welche die Nerven angreift und, verbunden mit einem schon lange bestehenden schädlichen Fieber, selbst jenen Teil durchdringt, auf Grund dessen wir verständig sind, und so die Geistesverwirrung verdoppelt oder bei dem Kranken Krämpfe hervorruft; er erklärt sogar, daß diejenigen, die nicht viel und ungemischten Wein zu sich nehmen wollen, dadurch Schaden erleiden, weil sie dann weniger betrunken werden. Es 148
war demnach zutreffend für jeden an Phrenitis Erkrankten, der von ihm behandelt wurde, daß er diese besondere Form der Geistesverwirrung auf sich zog oder daß er sich gänzlich weigerte, Wein als Getränk anzunehmen; dabei gibt Asklepiades zu, daß oft Menschen durch Weinmißbrauch an Phrenitis erkranken und daß die Phrenitiskranken den Betrunkenen ähnlich erfunden werden. Wie ist es dann zu glauben, daß sich dieselben Menschen durch die Aufnahme von vielem unvermischtem Wein erholen, bei denen, wie man sieht, Geistesverwirrung durch Wein entstehen kann, die sich im Kopf immer in ähnlicher Weise schädigend auswirken muß?

In diesen Dingen hält er uns für so leichtgläubig, zu glauben, daß 149
ebenso wie die Betrunkenen der viele Wein in einen tiefen Schlaf versenkt, auch die Phrenitiskranken ein Weinrausch zum Schlafen bringen kann, wenn sie unter der Wirkung eines reichlichen und unvermischten Trunkes stehen. Dies kann nun wahrlich einer von ihnen selbst sagen, aber man muß dagegen beachten, daß die Trunkenheit nicht von ähnlicher Art wie die Phrenitis ist. Bei Betrunkenen erkennt man, daß die Geistesverwirrung durch die große Menge des getrunkenen Weins verursacht ist, wenn sie verdunstet ist, so löst sich die nur zeitweilige Geistesverwirrung bald wieder auf, bei den an Phrenitis Erkrankten jedoch entsteht die Geistesverwirrung durch eine entzündliche Schwellung. Dabei muß man be- 150
denken, daß bei solchen Menschen der Wein überhaupt nicht verdunsten kann, weil die Gänge dies nicht zulassen, die durch die Krankheit so stark verengt sind, daß nicht einmal die natürlichen Stoffe, die sonst durch die wahrnehmbaren Gänge ausgeschieden wurden, abgegeben werden können und auch die beim Essen aufgenommenen Stoffe nicht ohne Schwierigkeiten im Körper verteilt zu werden scheinen, also durch die Verdauung gelöst werden, durch die feinen Gänge an ihren Bestimmungsort gelangen und assimiliert werden, sondern daß sie in ungewohnter Stockung verharren, dadurch dem Körper neue Störungen schaffen und die unter Entzündung geschwollenen Partien reizen, auch den Geist verwirren bzw. alle für seine Aufnahme dienenden Räume erschüttern, zu einem Zeitpunkt, zu dem

quo etiam ille spiritus, qui natura l⟨eu⟩is ac tenuis est, angustatos suos ambitus pungat ac dolores corporis efficiat.

Mitto etiam, quomodo, si, ut uolunt, ebriis similes phreniticos accipimus, non oportuit ebrium inebriando curare. nullus enim uinolen-
151 tus bibendo in sobrium uenit. nam magis e contrario, qui perseuerando potauerunt, multo poto ⟨aut⟩ multum mentis alienationem auxerunt aut in spasmum aut in uigilias incurabiles deuenerunt. adiuuant etiam uexationem uinolentiae grauabilia odoramenta atque fomenta, quibus denique fortes ac recte ualentes in conuiuiis incautius usi multa se grauatione uexarunt.

Ait etiam uinum in cauteris similitudinem abstinere sudorem, cum idem dicat mitigari alienationem accepto uino, cum se plurimi ac per totum corpus sudores effuderint, ut secundum ipsum id sit intelligendum, quod nunc abstineat uinum sudores, nunc faciat.
152 libro denique, quem De communibus adiutoriis scripsit, utriusque uirtutis uinum dixit. „Sicut enim“, ⟨ut⟩ ait, „coagula densant atque extenuant lactis naturam, cum caseus ex lacte crassescat et materia exinde tenuior ac magis liquida fiat, quam Graeci ὀρρόν appellant, atque haec contraria eadem uirtute suffecta separantur, non aliter et uinum ui quadam suae percussionis plurimam nutrimenti partem densare accepimus atque in se cogere, plurimam uero resoluere ac dirarare et tenuem facere.“

Quibus probatur repugnantia ex iisdem promittere et frigido
153 exemplo denique errare. sed neque discretionibus generalibus uini coniectura conuenit falsis exemplis immissa. in his denique adhuc constitutus demonstrationibus uanis inuoluitur dicendo uini tutam potationem in passionibus tardis magis quam in celeribus uel acutis et in his, qui dimissionibus releuantur, magis quam in his, qui continuatione uexantur, et senibus magis quam [in] iuuenibus et praepurgatis clystere uel sitientibus magis quam plenis cibo et inchoantibus ac deficientibus febribus magis quam summa tenentibus et post accessionem potius quam ante ipsam.

154 Nunc autem curans phreniticos ordine quodam usque ad finem seruato sicut in nutriendis uirginibus uinum dari constituit, in celeri

1 naturalis *Guint.* *corr. Drabkin*[app] *(cf. Cel. II 211 et al.)* 6 aut *addidi* 16 ut *addidi* 26 tutam *coni. Rov.*[m] tritam *Guint.* 29 in *secl. Schmid, Mnem. 11, p. 135* 34 uiribus *coni. Triller apud Kühn, p. 77*

sogar jenes Pneuma, das von Natur aus leicht und dünn ist, seine verengten Umlaufwege durchsticht und körperliche Schmerzen verursacht.

Ich will auch übergehen, daß, wenn nach ihrer Meinung die an Phrenitis Leidenden den Betrunkenen für ähnlich angesehen werden sollen, es nicht angebracht ist, einen Betrunkenen dadurch zu heilen, daß man ihn betrunken macht. Denn kein Trunkener wird vom Trinken nüchtern. / Viel- 151
mehr haben diese im Gegenteil, wenn sie unentwegt getrunken haben, durch das viele Trinken entweder die Geistesverwirrung sehr viel schlimmer gemacht, oder sie sind in Krämpfe oder unheilbare Schlaflosigkeit verfallen. Die Schädigung durch den Weinrausch verstärken noch die belastenden Riechmittel und erwärmenden Mittel, durch die schließlich sogar Kräftige und völlig Gesunde sich viele Beschwerden und Schädigungen zugezogen haben, wenn sie bei Gelagen einen unvorsichtigen Gebrauch davon gemacht hatten.

Er sagt auch, daß der Wein den Schweiß stoppt wie ein Brenneisen, während er selbst sagt, daß die Geistesverwirrung durch den aufgenommenen Wein gemildert würde, indem dann an der gesamten Körperoberfläche viel Schweiß austritt; folglich ist nach seinen eigenen Worten zu verstehen, daß der Wein den Schweiß bald stoppt, bald ihn hervorruft. In dem von ihm verfaßten Buch „Über allgemein gebräuchliche thera- 152
peutische Maßnahmen“ sagte er, der Wein habe beide Wirkungen. „Denn“, wie er sagt, „ebenso wie das Lab die natürliche Beschaffenheit der Milch verdicken und zugleich verdünnen kann, wenn sich der dicke Anteil aus der Milch als Käse abscheidet und deren Substanz daher dünner und flüssiger wird, welche die Griechen als ὀρρός (Molke) bezeichnen, und diese entgegengesetzten Bestandteile durch die Wirkung derselben Kraft voneinander getrennt werden, genauso verdichtet, wie wir es auffassen, der Wein durch die Kraft seiner Einwirkung einen sehr großen Teil der Nahrung und zieht ihn zusammen, einen anderen sehr großen Teil aber löst er auf, lockert ihn auf und macht ihn dünn.“

Daran erweist sich, daß er bei denselben Dingen einander entgegengesetzte Wirkungen verspricht und seinen Irrtum schließlich mit einem schlecht gewählten Beispiel belegt. Aber diese Vorstellung über den Wein 153
stimmt nicht mit seinen allgemeinen Eigenschaften überein und kommt durch die falschen Beispiele zustande. Da er sich letztlich auf diese verläßt, verwickelt er sich in sinnlose Darlegungen, indem er sagt, das Weintrinken sei eher ungefährlich bei chronischen als bei rasch verlaufenden oder akuten Krankheiten und auch bei denen, die durch Beruhigungsphasen Erleichterung finden, eher als bei denen, die ununterbrochen (von den Krankheitserscheinungen) geplagt werden, und bei Greisen eher als bei Jünglingen und bei solchen, die vorher durch ein Klistier entleert worden sind, oder bei Durstigen eher als bei den mit Speisen Angefüllten und zum Beginn und beim Aufhören eines Fieberanfalls eher als bei seinem Höchststande und nach einem Anfall eher als vor ihm.

Nun hat aber (Asklepiades) bei der Behandlung von den an Phrenitis 154
Leidenden, seine Verordnung bis zum Ende einhaltend, ebenso wie bei den Diätvorschriften für Jungfrauen, Wein zu reichen angeordnet, also

passione atque continua et omnibus, nihil sane considerans, sed statim primo ingressu ac frequentius in statu passionis: „Tunc enim“, inquit, „uehementius alienantur aegrotantes.“ praeterea et in uehementia accessionis intelligitur dare, cum uespero tempore dandum iubet.

Haec sunt, quibus neque sibi conueniens phreniticorum curationem ordinasse probatur, quamquam plurima, quae dici potuerant infinita consideratione, taceantur.

CAPVT XVI

155 AD THEMISONEM

Quomodo Themison scribens Celerum passionum curationes antiquorum peccatis assentiens quaedam incondita dereliquit – nam necdum purgauerat suam sectam et ob hoc phreniticorum ordinans curationem quibusdam erroribus implicatur –, ipsius quoque inspicienda sunt singula.

Primo igitur ex prima diatrito nutriendos dicit nullis etiam cogentibus causis, quod est improprium tempori. dehinc dat sorbilia aut cucurbita⟨m⟩ aut solum mulsum aut pomorum quaedam. quomodo nunc dissimilitudo uirtutis ciborum docet, errorem facile eius perspicimus.
156 etenim sorbilia, quae posuit, suci sunt melioris, cucurbita uero cito corrumpitur. poma quoque suci maligni ac facile acescentis esse noscuntur, etiam si sani fuerint accipientes, quibus denique medio cibo uti debere Salutaribus praeceptis docuimus. ubi autem uiscera tument et altiora febribus inuruntur, multo facilius acescere poma probamus.

157 Prohibet sane in fomentis peucedanum, castoreum, rutam, sed aceto rosaceo admixto hiberno tempore, aestate uero aqua admixta rosaceo initio passionis caput foueri iubet, non coniciens, quomodo ob magnitudinem transcenso initio extemplo passionis ⟨uis⟩ sumit augmentum. dehinc etiam si initium habere potuerit, quod est difficile, erat melius constrictiuis uti lenioribus, ut oleo Hispano atque nouo.

16 aut] ita *Guint.* *corr. Rov.*^{m} 17 cucurbita *Guint.* *corr. Rov.* 21 quos *Rov.*^{m} 25 admixto] admixta *Guint.* *corr. Haller del. Kühn, p. 33* 26 continens *Guint.* *corr. Hagendahl, p. 250* 27 passio *Rov.*^{m} uis *add. Hagendahl, p. 251*

bei einem akuten Leiden, das ohne Unterbrechungen verläuft, sowie ohne Berücksichtigung irgendwelcher Umstände, und zwar allen (Patienten), aber gleich zu Beginn der Übernahme eines Falles und besonders häufig während des Höhepunktes der Krankheit: „Denn dann“, sagt er, „unterliegen die Kranken einer besonders starken Geistesverwirrung.“ Man kann außerdem feststellen, daß er ihn auf dem Höhepunkt eines Anfalls gibt, indem er ihn zur Abendzeit zu geben befiehlt.

Dies sind die Maßnahmen, an denen es sich erweist, daß er, nicht einmal mit sich selber im Einklang, die Behandlung von den an Phrenitis Erkrankten vorgeschrieben hat, obwohl wir dabei sehr vieles, was sich noch darüber sagen ließe, verschweigen und unsere Betrachtung unvollständig bleiben lassen wollen.

16. KAPITEL

Gegen Themison 155

Indem Themison in seinem Werk „Die Behandlungen der akuten Krankheiten“, den falschen Ansichten der Alten beipflichtend, manches Verworrene hinterlassen hat – denn noch hatte er seine Schule nicht (von Irrtümern) frei gemacht und verwickelt sich daher bei seinen Behandlungsvorschriften für die an Phrenitis Erkrankten in gewisse irrige Vorstellungen –, so müssen auch einzelne seiner Anordnungen geprüft werden.

Erstens sagt er, man müsse den Kranken unmittelbar nach Ablauf der ersten Dreitageperiode zu essen geben, auch wenn keine zwingenden Gründe dafür bestehen, was im Hinblick auf den Zeitpunkt unangemessen ist. Dann gibt er suppige Speisen oder Kürbis oder Met allein oder irgendwelches Obst. Wie uns nun die Verschiedenartigkeit der Qualitäten dieser Speisen zeigt, können wir seinen Irrtum leicht erkennen. Denn die suppi- 156
gen Speisen, die er angeordnet hat, haben durchaus gute Säfte, der Kürbis aber verdirbt schnell. Auch die Früchte sind bekanntlich von schädlichem Saft, der auch leicht sauer wird, selbst wenn Gesunde sie verzehren; wir haben schließlich in unseren „Gesundheitsvorschriften“ geraten, sie nur mitten während einer Mahlzeit zu essen. Wenn aber die Eingeweide unter Entzündung geschwollen sind und die tief liegenden Organe vom Fieber erhitzt werden, so können wir sicher sein, daß die Früchte noch viel leichter säuern.

Er verbietet zwar bei den erwärmenden Mitteln Saufenchel, Bibergeil 157
und Raute, gibt jedoch die Anweisung, den Kopf im Winter mit Essig, dem Rosenöl beigemischt ist, im Sommer mit einer Mischung von Wasser mit Rosenöl vom Beginn der Krankheit an zu behandeln, ohne zu beachten, daß sich die Kraft dieser Krankheit wegen ihrer Schwere nach dem ersten Beginn sofort stark steigert. Und wenn sich auch ein ausgesprochenes Anfangsstadium finden läßt, was schwerlich der Fall sein wird, so wäre es besser, die milderen zusammenziehenden Mittel zu ge-

etenim acetum et rosaceum percutit et implet caput. quod autem refrigerantis ac densantis uirtutis est, crescente strictura incongruum esse perspicitur. ita iuxta differentiam temporum hiemis uel aestatis fomenti mutare qualitatem nullius est rationis.

158 Item duobus diebus uel tribus transactis etiam hederae foliis uel suco aut serpylli aut mentae uel cuiusquam similis uirtutis simplicium ac non uehementium specierum cum oleo atque aceto per interualla fouendos dicit, etiam nunc non iuxta sectae rigorem. neque enim ad numerum dierum oportet fomenta ordinare, cum debeamus magis passionem uel tempus attendere, et neque constrictiua tumoribus atque grauabilia aegrotantibus adhibere. nam hedera cum bibitur, mentis errorem inducit.

Cadit etiam, cum in accessione thoracem putat ungendum et
159 in his, qui forte ardorem sentiunt, rosaceo fouendum. hoc etenim, cum uirtutis sit densatiuae, constringit tumentia et ardorem geminat. omne etiam unguentum accessionis tempore et magis in augmento febrium incendium facit ex superficie corporis ad altiora perduci.

Peccat etiam et in reprobandis odoramentis, non docendo, quae illa sint ac quot diebus abstinemus aegrotos unguentum adhibendo, quod est laboriosum, nisi etiam cibus fuerit datus. oportet enim neque cibari non antecedente perunctione neque perungi, nisi cibus fuerit consecutus. sed etiam post unctionem aqua frigida faciem fomentat, constringens rursum tumentia [phreniticis strictura caput afficit].
160 omni[s] etenim phrenitico strictura caput affici nemo negat.

Item inaniter putat ex tertia die, quo mente alienari coeperunt, nulla accessionum discretione cogente quotidie cibum dari. at si alternis diebus fuerit occurrens accessio, alternandum etiam nutrimentum: oportuit enim nisi declinato solutionis metus occurrerit atque quotidianis diebus accessiones fuerint effectae, omnibus cibum alternis

10 uel (=ἢ)] quam *Rov.* 14 fortem *Rov.*^{m} 18 etiam] enim *Guint.* *corr. Rov.*^{m} 22 consequutus *Guint.* consecuturus *Rov.*^{m} 23 phreniticis – afficit *secl. Drabkin* 24 omnis *Guint.* *corr. Rov.* 25 quo *scripsi coll. § 161; cf. Schmid, Mus. Helvet. 1, p. 124sq.* qua *Guint.* 28 nisi *coni. Amm.* siue *Guint.* 29 accessionis *Guint.* *corr. Rov.*^{m}

brauchen, wie spanisches Öl, und zwar frisches. Denn Essig mit Rosenöl erschüttert und überfüllt den Kopf. Da es aber von kühlender und verdichtender Wirkung ist, so erweist es sich bei der zunehmenden Straffung als unangebracht. Auch hat es keinen Sinn, je nach dem Unterschied der Jahreszeiten, Winter oder Sommer, ein andersgeartetes erwärmendes Mittel zu verwenden.

Auch sagt er, man solle nach zwei oder drei Tagen die Kranken 158
sogar mit einem erwärmenden Mittel aus Efeublättern oder -saft oder (aus den betreffenden Bestandteilen) von Thymian oder Minze oder von irgendeiner (Pflanze) mit ähnlicher Wirkung, die zu den einfachen und nicht allzu stark wirkenden Drogen gehört, zusammen mit Öl und Essig in Abständen behandeln; auch jetzt hält er sich nicht an die strengen Grundsätze der Schule. Denn weder darf man die Verordnung von erwärmenden Mitteln nach der Anzahl der Tage bemessen, da wir stärker die Krankheit oder[1] die Zeit berücksichtigen müssen, noch dürfen wir bei entzündlichen Schwellungen zusammenziehende Mittel und bei kranken Menschen belastende Substanzen anwenden. Denn Efeu(saft), wenn er getrunken wird, führt zur Verwirrung des Geistes.

Er befindet sich auch im Irrtum, wenn er meint, bei einem Anfall müsse die Brust eingesalbt werden und bei denen, die etwa ein Hitzegefühl haben, müsse man sie mit Rosenöl behandeln. Denn da dieses von 159
verdichtender Wirkung ist, zieht es die unter Entzündung geschwollenen Partien zusammen und verdoppelt die Hitze. Denn jede Art von Salbe läßt zur Zeit eines Anfalls und besonders bei der Steigerung des Fiebers die Hitze von der Körperoberfläche in die tiefer gelegenen Schichten dringen.

Er macht auch den Fehler, die Riechmittel zu verwerfen, ohne anzugeben, um welche es sich handelt und wieviele Tage lang die Kranken nichts zu essen bekommen und dabei eingesalbt werden, was zu anstrengend wird, wenn man nicht auch etwas zu essen gibt. Denn es wäre richtig, nicht eher zu essen zu geben, bevor die Salbung durchgeführt worden ist, und nicht einzusalben, ohne daß danach die Speisung erfolgt. Er behandelt aber auch nach der Salbung das Gesicht mit kaltem Wasser, wodurch er die unter Entzündung geschwollenen Partien erneut zusammenzieht. Denn niemand wird bestreiten, daß bei allen an Phrenitis 160
Leidenden der Kopf von der Straffung betroffen ist.

Auch ist er der grundlosen Ansicht, man müsse, nachdem die Geistesverwirrung eingesetzt hat, vom dritten Tage an täglich zu essen geben, ohne daß eine von den Anfällen ausgehende Unterscheidung dies erforderlich macht. Wenn jedoch die Anfälle jeden zweiten Tag auftreten, so soll auch die Nahrungsaufnahme nur jeden zweiten Tag erfolgen: denn es wäre für alle Kranken angebracht, ihnen nur jeden zweiten Tag zu essen zu geben, sofern nicht beim Abklingen eine Lockerung zu befürchten ist

[1] Im griechischen Original: „als"; s. den textkrit. App.

dari. nam non potest corpus diurnis accessionibus grauatum suis partibus applicare nutrimenta, quae sumpserit.

161 Sed hic grauius peccans ait adiuuare etiam lauacrum, quamquam sit adhuc passio in gradu constituta, tribus tamen uel quattuor diebus transactis, quo mentis alienatio irruisse uidetur. quomodo igitur conueniens lauacrum passioni probatur, cum necdum quotidianis diebus cibum dare uideatur, quippe cum adhuc passio suae magnitudinis teneat summitatem et propterea mitigatiua sit curatio magis quam turbatio ex lauacri commotione adhibenda? mitto, quod aeger ad haec magis moueatur alienatione mentis nec ullo assensu nostro pareat imperio, siquidem ferali mente omnia quaeque accipiat ac recuset.

Item iubet lauantes solium primo descendere, tunc ascendentes solium fricari plurimum et rursum descendere, quod est laboriosum. sufficiebat enim defricatos tunc sol⟨i⟩um descendere, cum se modico senserint sudore uexatos. at iste post lauacrum oleo rosaceo caput fouet, quo grauius odore impletum aegrotantes afficiat. est autem incongruum atque ⟨non⟩ consequens laxata, ut putat, lauacro corpora oleo rosaceo fomentare, cum sit frigidae atque constrictiuae uirtutis et propterea corporis efficiat densitatem. non enim eius frigus erit aquae frigidae comparandum, cum aqua frigida ob exstinguendum feruorem ueluti cocti corporis adhibeatur, rosaceum uero perseueratione quadam simili atque eadem uexatione iugi frigore et odore percussibili caput afficiat.

164 Vinum etiam dandum declinationis ordinauit tempore, cum neque omnibus hoc sit adhibendum, sed solis illis, qui simplici aegritudine afficiuntur. dehinc non in omnibus prohibuit uinum salsum, sed in his, qui sunt insueti, nescius, quia consueti uexantur, siquidem sit natura noxium febricitantibus uinum. consuetudo autem nihil aliud prodesse, quam ut non plurimum corpora noceantur, potest. nos uero oportet consuetudinem rerum utilium facere, noxiarum fugere.

Dat etiam uinum plurimum: heminam etenim uel tres dimidias iubet ante cibum, si fuerit sitis nimia consecuta. quod est, ut sentio, sine ulla ratione. in graui enim ac periculosa aegritudine nudis et sitientibus uisceribus ingrediens uinum facile concurrit ad neruos

5 ex quo *Rov.; sed cf. supra p. 110,25 et Schmid, Mus. Helvet. 1, p. 125* 11 quoque *Guint. corr. Triller apud Kühn, p. 85; cf. Hagendahl, p. 251, coll. Cel. II 214* ac] aut *Triller apud Kühn, p. 85* 12 *post* lauantes *add.* in *Rov.; sed cf. Tard. III 72* 13 fricare *Guint. corr. Rov.; cf. Tard. I 35* 14 solum *Guint. correxi; cf. Bendz, Caeliana, p. 38* 17 atque] neque *Rov.*[m] non *addidi; cf. Cel. II 228; S. Lundström, Eranos 50, 1952, p. 148* 31 plurimum heminam, etenim *Guint. corr. Drabkin* plurimum ad heminam, etenim *Rov.*

und jeden Tag ein Anfall auftritt. Denn ein von täglichen Anfällen belasteter Körper ist nicht imstande, die aufgenommenen Nahrungsstoffe seinen einzelnen Teilen zuzuführen.

Er macht aber hierbei einen noch schwereren Fehler, wenn er sagt, 161
daß auch das Baden nützlich sei, selbst wenn die Krankheit erst im Ansteigen begriffen ist, aber drei oder vier Tage, nachdem die Geistesverwirrung eingesetzt zu haben scheint, vergangen sind. Wie kann sich das Baden bei einer Krankheit als dienlich erweisen, solange man es noch nicht einmal für angebracht hält, täglich etwas zu essen zu geben, weil sich ja die Krankheit noch auf dem Höhepunkt ihres Ausmaßes befindet und man daher eher eine lindernde Behandlung gebrauchen soll als eine Erschütterung, die die Beunruhigung durch das Baden mit sich bringt?
Ich will nicht davon reden, daß der Kranke dadurch in eine noch größere 162
Geistesverwirrung gerät und unseren Verordnungen nicht mehr selbständig zu folgen imstande ist, sondern wie ein unvernünftiges Tier entweder alles annimmt oder alles ablehnt.

Auch ordnet er an, daß sie beim Baden zuerst in das Becken steigen, dann aus dem Becken herauskommen und sehr kräftig abgerieben werden und danach wieder hineinsteigen, was sehr anstrengend ist. Es würde nämlich genügen, sie nach der Massage in das Becken steigen zu lassen, wenn sie merken, daß sie leicht schwitzen. Aber jener behandelt auch nach dem Baden den Kopf mit Rosenöl, so daß dieser um so mehr von dem
Duft erfüllt wird und die Kranken Beschwerden bekommen. Es ist aber 163
unpassend und inkonsequent, die, wie er meint, durch das Baden gelockerten Körper mit Rosenöl zu behandeln, weil dieses von kalter und zusammenziehender Wirkung ist und daher eine Verdichtung des Körpers bewirkt. Denn seine Kälte ist nicht mit kaltem Wasser vergleichbar, da man ja kaltes Wasser zur Löschung der Hitze eines gleichsam gekochten Körpers verwendet, das Rosenöl aber den Kopf mit einer gewissen Ausdauer durch eine anhaltende ähnliche und gleichbleibende Belastung mit Kälte und durchdringendem Geruch schädigt.

Auch er hat Wein zu geben verordnet, und zwar in der Zeit des 164
Nachlassens, während man ihn doch nicht bei allen verwenden darf, sondern nur bei solchen Kranken, die von dem Leiden in einfacher Form betroffen sind. Außerdem hat er den gesalzenen Wein nicht für alle verboten, sondern nur bei denen, die nicht daran gewöhnt sind, ohne zu wissen, daß die daran Gewöhnten (ebenfalls) geschädigt werden; denn der Wein ist naturgemäß für alle Fiebernden schädlich. Die Gewöhnung kann aber weiter nichts nützen, als daß die Körper dann nicht allzu großen Schaden erleiden. Uns aber obliegt es, die Gewöhnung an nützliche Dinge zu fördern, die an schädliche zu meiden.

Er gibt auch zuviel an Wein: denn er verordnet eine Hemina oder anderthalb vor dem Essen, wenn sehr großer Durst auftritt. Dies ist nach
meiner Meinung wider alle Vernunft. Denn bei einer schweren und gefähr- 165
lichen Krankheit sind die inneren Organe bloßgelegt und ausgetrocknet, und wenn der Wein auf sie trifft, dringt er leicht zu den Nerven vor und

atque mentis iudicium tollit, cum non habuerit praemissum cibum, quem incurrens quadam tarditate moretur.

Proficientibus igitur aegris perseuerandum inquit in utendo uino; si uero profectus cessauerit, tribus uel quattuor diebus aquam dabimus usum uini differentes, rursum dierum numerum et non passionis consideran[te]s motum. quapropter etiam si post tres dies difficultas adhuc declinationis obstiterit, non oportet ad usum uini descendere. etenim sollicitae passiones his impulsibus facile ad augmenta recurrunt.

Haec nunc Themison phreniticis curandis ordinauit. sed post ex Methodica secta multa bona contulit medicinae.

CAPVT XVII

166 AD HERACLIDEM

Empiricorum sufficit soli Heraclidi Tarentino respondere. etenim ⟨nemine⟩ eorum posterior atque omnium probabilior apud suos inuenitur. idem namque primo libro Curationum de internis passionibus uarias curationum differentias scribit pro suspicionibus causarum. nam primum phreniticum iacere iubet loco obscuro, siquidem luce, inquit, eorum mens asperatur, cum plerosque magis uideamus tenebris asperari atque luce eos, qui adiuncta solutione afficiuntur, adeo ut, si paulo uehementior fuerit, diaphoreticam faciat solutionem.

167 Item iubet uentrem clystere deduci, tunc phlebotomiam adhiberi atque alia die rursum usum innouari clysteris, non aduertens, quomodo tumentibus praecordiis atque extentis uel adductis simul cum uisceribus periculosum est quicquam acre uel, quod commoueat, immittere, quo retento tumor magis augeatur. dehinc turbulentum atque uexabile et per omnia contrarium esse perspicitur eadem die clysterem atque phlebotomum adhibere, quippe cum neque tempus utendi dixerit neque, qui sunt phlebotomandi, discreuerit. etenim eos, qui solutione afficiuntur, nocet ut gladius. extendit peccatum dicendo oportere

12–124,9 festinans] Heracl. fr. 180 Deichgräber

6 considerantes *Guint.* *corr. Schmid, Contributions, p. 106* 8 in pulsibus *Guint.* *corr. Rov.*[m] 9 tunc *Triller apud Kühn, p. 85* 13 etenim] est enim *susp. Deichgräber, p. 179* 14 nemine *add. Schulze (u. Th. Gomperz, Die Apologie der Heilkunst, ed. sec., Leipzig 1910, p. 155), Wellmann, Celsus, p. 39 (post* eorum*)* „*fort. pro* posterior *scrib.* prior *uel* primus“ *(cf. Cel. II 2) Drabkin*[app]

beseitigt das geistige Urteilsvermögen, sofern er nicht vorher zugeführte Speise vorfindet, in die er eindringt, wodurch sein Lauf gehemmt und aufgehalten werden kann.

Wenn sich die Kranken erholen, sagt er, solle man beim Gebrauch des Weines verbleiben; wenn jedoch die Besserung keine Fortschritte mehr macht, so soll man während drei oder vier Tagen Wasser geben und den Weingebrauch solange aussetzen, wobei er wieder nur die Anzahl der Tage und nicht den Verlauf der Krankheit beachtet. Daher sollte man auch, wenn nach drei Tagen die nicht vorangehende Besserung noch daran hindert, nicht zum Weingebrauch übergehen. Denn die Krankheiten, die sich im Zustand der Unruhe befinden, vollziehen durch solche Reize leicht eine rückläufige Bewegung zur Steigerung hin.

Dies hat Themison für die Behandlung der an Phrenitis Erkrankten angeordnet. Später jedoch hat er mit seiner Methodischen Schule viel Nützliches in der Medizin geleistet.

17. Kapitel

Gegen Herakleides 166

Von den Empirikern brauchen wir allein dem Herakleides von Tarent entgegenzutreten. Denn er steht hinter keinem von ihnen zurück und wird unter allen seinen Gesinnungsgenossen als der erkannt, der die meiste Anerkennung verdient. Dieser hat also im ersten Buch seiner „Behandlungsweisen für innere Krankheiten" geschrieben, die Behandlungen sollen je nach den vermuteten Ursachen verschiedenartig sein. Denn erstens gibt er die Anweisung, ein an Phrenitis Erkrankter solle in einem dunklen Raum liegen, denn durch das Licht, sagt er, wird ihr Geist beunruhigt; dabei können wir sehen, daß die meisten eher durch Dunkelheit beunruhigt werden und durch das Licht nur diejenigen, die zusätzlich von einem Lockerungszustand betroffen sind, so daß, wenn dieses nur etwas zu stark ist, ein Kräfteverfall durch Schweißausbrüche verursacht wird.

Auch gibt er die Anweisung, den Leibesinhalt durch das Klistier abzu- 167
führen, danach den Aderlaß anzuwenden und am nächsten Tage das Klistier erneut zu gebrauchen, ohne zu beachten, daß, wenn der Brustraum unter Entzündung geschwollen und zugleich mit den Eingeweiden ausgedehnt oder angespannt ist, es gefährlich ist, etwas Scharfes oder Beunruhigendes einzuführen, wobei die entzündliche Schwellung sich noch verschlimmert, wenn es innen festgehalten wird. Dann erscheint es als beunruhigend und schmerzhaft und völlig gesundheitsschädlich, an demselben Tage das Klistier und die Aderlaßlanzette anzuwenden, zumal da er nicht einmal die Zeit der Anwendung genannt hat und auch nicht festgelegt hat, welche Patienten zur Ader zu lassen seien. Denn denjenigen, die von einer Lockerung betroffen sind, schadet sie ebenso wie ein Schwert. Er macht seinen Fehler noch größer, wenn er sagt, das Klistier müsse man

quotidie adhiberi clysterem, ut neque quiescendi aliquod tempus
occurrat et, ⟨cum⟩ cibo non nutriatur, uiribus priuet iniectio.

168 Tradens etiam localia adiutoria caput fouet decoctionibus lauri,
tunc nouacula radit et ex eodem liquore uaporat, post rosaceo oleo
caput atque nares iubet ungi, percutiens tumentia ante declinationem
ex fomentis supradictis, implens etiam caput ex odore lauri atque graue-
dines ac uertigines efficiens, similiter et ex oleo roseo constringens
simul ac frigidans cerebri membranam. imponit praeterea cataplasma
ex polline et aqua mulsa admiscens iris Illyricae decimam partem et
lentiscini olei et aromatici calami, quae omnia ignea atque percutientia
odoris causa esse perspiciuntur; et oportebat tumentia congruis rela-
169 xare uirtutibus. item iubet post haec medicaminibus ungi caput et
nares hoc genere confectis: peucedani, castorei, opii, ut in libro, quem
Nicolaum uocat, olei amygdali amari pondus suprascriptum, sed prae-
triti cum aceti sextariis duobus et olei irini unciis tribus, quorum usus
ita, inquit, erit adhibendus, ut praecalefacta apponantur, ex quibus
grauatio capitis atque commotio nascetur, ut statim alienatio in
pressuram transeat, cum tantis perniciosissimis malis aegrotantis caput
obsidetur.

170 [Empiricos laudat.] / Mirandum sane, unde haec ei⟨s⟩ uenisse su-
spicio potuerit, ut discrepantium commixtio unam facere uirtutem
posse putaretur, uel quae illis natura uel fortuna fuerit magistra, quas
saepe suis inuentionibus duces fuisse testantur, uel certe quomodo
discrepantes historiae in ista medicaminis confectione iudicium latu-
erunt. sed si hoc experimentum dixerint, apertissime delirabunt, ut
laborans Empirica ad occultarum confugiat apprehensionem causarum.

171 Item iubet nocte caput uaporari, si facultas fuerit, papaueris
decoctione atque serpylli, non adiciens usus causam neque rationem,
qua sit hoc circa uesperam faciendum, cum tunc maxime phreniticis
asperius tempus occurrat. uaporatio autem caput exagitat, et tunc
magis in requie fuerat habendus aegrotans. sed intelligimus eum in
ista⟨m⟩ fuisse rerum diuersitate⟨m⟩ coactum, cum solas uigilias aegrotan-

3–5 ungi] *cf.* Cels. Med. III 18,8: CML I p. 123,27–124,2 28 serpylli] *cf.* Dioscur. De mat. med. III 38,2: II p. 51,9 Wellmann

2 cum *addidi* *post* nutriatur *add.* et *Rov.* 3 loca alia *Guint.* *corr.* *Rov.*^{m} 14 amygdalini *Rov.*^{m} 17 commotio *scripsi* commutatio *Guint.* 20 *uerba* Empiricos laudat *in mg. adnotata fuisse opinatus seclusi* *secludenda susp. Drabkin*^{app} ei *Guint.* *corr. Deichgräber, p. 180* 23 *fort.* intentionibus *scribendum est* 24 discrepantis *Guint.* *corr. Amm.* latuerunt *scripsi* tacuerunt *Guint.* 26 „*an* empirice?" *Drabkin*^{app} 32 ista . . . diuersitate *Guint.* *correxi*

täglich anwenden, so daß gar keine Zeit zum Ausruhen gegeben ist und, da (der Kranke) nicht mit Speise ernährt wird, der Einlauf ihn seiner Kräfte beraubt.

Bei seiner Verordnung örtlicher Mittel erwärmt er (zuerst) den Kopf 168
mit Abkochungen von Lorbeer, rasiert ihn danach mit einem Messer und behandelt ihn dann mit Dampf von derselben Flüssigkeit, danach läßt er Kopf und Nasenflügel mit Rosenöl einreiben; dabei erschüttert er die unter Entzündung geschwollenen Partien vor dem Nachlassen durch die genannten erwärmenden Mittel und überfüllt auch noch den Kopf mit dem Geruch des Lorbeers und verursacht damit Schweregefühl und Schwindelanfälle, und zugleich zieht er auch durch das Rosenöl die Hirnhaut zusammen und kühlt sie ab. Außerdem legt er eine Packung auf aus Mehl und Wassermet, dem er einen zehnten Teil illyrische Iris, Mastixöl und Kalmus beimischt, was bekanntlich alles brennende und durch den Geruch stark reizende Substanzen sind; dabei wäre es richtig, unter Entzündung geschwollene Partien mit geeigneten Wirkstoffen aufzulockern. Auch gibt er die Anweisung, nach alledem Kopf und Nasenflügel 169
mit Mitteln von folgender Zusammensetzung zu bestreichen: Saufenchel, Bibergeil, Opium, wie in dem Buch, dem er den Titel „Nikolaos“ gegeben hat, Bittermandelöl in vorgeschriebener Menge, das aber zuvor mit zwei Sextarii Essig und drei Unzen Irisöl verrieben werden muß; deren Gebrauch, sagt er, hat so zu geschehen, daß sie erst angewärmt und dann aufgetragen werden sollen; dadurch entsteht eine Belastung und Beunruhigung des Kopfes, so daß die Geistesverwirrung sofort in Benommenheit übergeht, wenn dem Kopf von so vielen üblen Mitteln, die überaus schädlich sind, zugesetzt wird.

Man muß sich freilich wundern, wie sie zu dieser Ansicht gekommen 170
sein konnten, zu meinen, daß die Vermischung gegensätzlicher Dinge zu einer einheitlichen Wirkung führen könnte, oder welche Natur oder welcher glückliche Zufall (der Empiriker) Lehrmeisterin gewesen sein mag, welche sie oft als Führer zu ihren Entdeckungen anführen, oder zumindest, wie miteinander im Widerstreit liegende Überlieferungen bei dieser Zusammenstellung des Medikamentes ihrem scharfen Urteil entgehen konnten. Wenn sie dies aber als Erfahrung bezeichnen, so gehen sie ganz offensichtlich in die Irre, so daß die empirische Richtung, wenn sie in Schwierigkeiten gerät, zum Erfassen von verborgenen Ursachen ihre Zuflucht nimmt.

Auch gibt er die Anweisung, bei Anbruch der Nacht den Kopf mit 171
Dämpfen zu behandeln, wenn es sich machen läßt, und zwar mit einem Absud von Mohn und Feldthymian; für den Gebrauch derselben gibt er keine Ursache an noch eine Begründung dafür, warum man dies in den Abendstunden ausführen soll, obgleich doch für die an Phrenitis Erkrankten gerade dann die Zeit kommt, da es ihnen besonders schlecht geht. Die Behandlung mit Dampf aber beunruhigt den Kopf, und gerade zu dieser Zeit sollte man den Kranken eher ruhen lassen. Wir verstehen jedoch, daß er sich zu dieser Abweichung von den (natürlichen) Gegebenheiten gezwungen sah, nämlich zu glauben, man müsse den Schlaf mit

tis attendit, somnum quibuscumque ambitionibus adhibendum existi-
172 mare. quin etiam potandos dicit aegrotantes antidotum diacodion cum mulsi sextario uel seminali medicamine poto, quod diaspermaton uocant, aut tussiculari, quod bechicum appellant, cum magis opium, hoc est papaueris lacrima, densitatem faciat, item seminalis potio acrimoniae causa incendium faciat uiscerum atque haec omnia grauando pressuram magis quam somnum facere uideantur. somnus enim laxatis fiet corporibus indulgentia naturali, pressura uero densatis aduersitate morborum. igitur praescripto medicamine negligens tumentia contrariis stricturam geminat rebus, non similibus, quomodo, cum causa impeditionis somni, hoc est strictura, augetur, in lethargicam passionem aegrotantes ueniunt uel certe maiores uigilias.

173 Item eodem libro accusans utentes medicaminibus ex castoreo atque aceto et spondylio confectis et cataplasmatibus ex aceto, siquidem sint acria, ipse quoque nihil minus peccare uidetur adhibens grauabiliora atque acriora. etenim dicere, quomodo non ad soluendam passionem, sed seruandi aegroti causa haec adhibuit, est omnino inertiae. nam primo, quibus passio leuigatur, his etiam aeger seruatur, secundo, quibus laborans retinetur in uita, iisdem etiam passio releuatur, tertio, cum non paruo periculo ex uigiliis afficiantur, maius tamen ex pressura Heraclides facere perspicitur. nam somnum fecisset grauabilibus utens medicaminibus, cum sit semper, ut in utilibus maius, sic in aduersis leuius eligendum.

174 „Sed", inquit, „ut uinum mediocriter datum nutribile ac salutare probatur, plurimum uero atque immodice datum capitis grauedinem atque mentis errorem facit, sic etiam medicamen supradictum moderatione accedente somnos faciles facit, remota grauedine⟨m⟩." est autem exemplum dissimile. horum etenim medicaminum, etiam si paruum quicquam fuerit datum, grauedinem facit, si plurimum, mortem. nam quia grauatio magis quam somnus efficitur, facile perspicere poterimus. etenim de somno coloris melioris efficitur corpus fortitudine quoque acquisita; ex medicaminis uero pressura pallor
175 atque debilitas et grauatio corporis nimia sequetur. dehinc omnis somnus in corpore spirabili atque indulgentia laxato nascetur.

2 diacodion] *cf.* Gal. De comp. med. sec. loc. VII 2: XIII p. 37,9–47,15 K. 3 seminali medicamine] *cf.* Gal. De comp. med. per gen. VII 7: XIII p. 978,3 K.

1 existimat *Guint. corr. Rov.* 2 antidoto *Rov. Deichgräber, p. 180; sed cf. Bendz, Caeliana, p. 38sqq.* 10 non similibus *secl. Drabkin* 27 grauedine *Guint. correxi (u. Bendz, Emendationen, p. 113sq.)* 28 dissimile horum, etenim *Guint. corr. Rov.*

allen erdenklichen Mitteln herbeiführen, weil sich sein Interesse allein auf die Schlaflosigkeit des Kranken richtete. Ja, er sagt sogar, man solle 172 den Kranken das Gegenmittel *Diakōdeiōn* (aus Mohnköpfen zubereitetes Mittel) zu trinken geben, in einem Sextarius Met, oder den aus Samen bereiteten medizinischen Trank, den sie *diaspermatōn* nennen, oder den Hustensaft, den sie *bēchikon* nennen, obwohl das Opium, das ist der Saft der Mohnpflanze, eher eine Verdichtung bewirkt und auch der Samentrank wegen seiner Schärfe in den Eingeweiden Hitze hervorruft und alle diese Drogen durch ihre belastende Auswirkung eher Trance als Schlaf herbeizuführen scheinen. Denn zu Schlaf kommt es bei Körpern, die durch natürliche Entspannung gelockert sind, zu Trance aber bei solchen, die durch die feindliche Einwirkung von Krankheiten verdichtet sind. Folglich verdoppelt er mit seinem verordneten Medikament ohne Rücksicht auf die unter Entzündung geschwollenen Partien mit Substanzen, die entgegengesetzt und nicht ähnlich sind, die Straffung; indem die Ursache für die Schlafstörungen, nämlich die Straffung, gesteigert wird, geraten die Kranken daher in Lethargie oder doch wenigstens in noch schlimmere Schlaflosigkeit.

Und wenn er in demselben Buch denen Vorwürfe macht, die aus 173 Bibergeil, Essig und Bärenklau hergestellte Medikamente verwenden sowie Umschläge mit Essig, weil dies scharfe Substanzen seien, so zeigt es sich, daß er auch selbst nicht geringere Fehler macht, da er noch stärker belastende und schärfere Mittel verwendet. Denn zu behaupten, daß er diese nicht zur Beseitigung der Krankheit, sondern nur zur Erhaltung des Kranken angewandt hat, widerspricht vollständig der ärztlichen Kunst. Denn erstens wird der Kranke durch dieselben Mittel erhalten, durch die das Leiden gebessert wird, zweitens wird durch die Mittel, durch welche ein Leidender am Leben erhalten wird, auch das Leiden gebessert, drittens, wenn sich (die Kranken) durch ihre Schlaflosigkeit auch in nicht geringer Gefahr befinden, so beschwört Herakleides doch offensichtlich durch die Benommenheit eine weit größere Gefahr herauf. Denn er hätte den Schlaf mit stark belastenden Medikamenten erreicht, aber man sollte immer von den nützlichen Dingen das Größere, von den schädlichen Dingen das Geringere erwählen.

„Aber", so sagt er, „ebenso wie sich Wein in mäßigen Gaben als nahrhaft und gesund erweist, in sehr großen Mengen und im Übermaß verabreicht, jedoch Schwere im Kopf und Geistesverwirrung verursacht, so bringt auch das oben genannte Medikament in mäßigen Dosen leicht den Schlaf, im Übermaß aber Betäubung." Das Beispiel ist aber unzutreffend. Denn wenn man von solchen Medikamenten auch nur ganz wenig gibt, so führt dies zur Betäubung, wenn sehr viel, zum Tode. Denn wir können leicht feststellen, daß eher Betäubung als Schlaf damit bewirkt wird. Denn durch den Schlaf erhält der Körper eine bessere Farbe und gewinnt auch Kraft; aus der Benommenheit infolge eines Medikaments jedoch ergibt sich eine bleiche Färbung, Schwäche und übermäßige Belastung des Körpers. Denn Schlaf entsteht immer nur, wenn der Körper atmen kann 175 und durch Entspannung gelockert ist.

Medicamina uero, quae ob uigiliarum mitigationem dantur, magis accessionis tempore offerenda dicuntur. tum enim uehementer aegri uigilare noscuntur, cum sit impossibile turbore corpus impletum somni tunc indulgentia temperari, cum haec ⟨in⟩commoda medicamenta etiam sponte uenturum corrumpa⟨n⟩t, incenda⟨n⟩t etiam altiora 176 et praesentem augea⟨n⟩t accessionem. neque enim etiam cibos consuetos atque qualitate[m] conuenien⟨te⟩s accessionis tempore offerre, uel, quod multo leuius est, aqua corrumpi posse negatur, ut ⟨non⟩ cuiquam credendum sit supradicta medicamina isto praesertim tempore digestionis officio superari.

Ait praeterea succumbente passione dandum iuscellum simplex gallinaceum uel sucum ptisanae, hordei uel oryzae ac deinde per profectum ad usum panis accedere leui ex farina confecti et gobionum piscium pulmentum, secundo carnis gallinaceae ac leporis, quae non recte quisquam etiam declinationis tempore ob reficiendum cor-177 pus prima dari permittat; / quae quidem declinatio forsitan nec futura sit his malignis aegrotanti atque tantis affecto et nulla mitigatione tolerato, neque oris collutione neque potu neque cibo. mitto etiam, quia, si dimissio fuerit facta, non necessario tempus accipit praefinitum. etenim nunc decima, nunc duodecima die uel ultra saepius occurrit. quapropter tantis diebus innutritum aegrotantem relinquere non solum noxium, uerum etiam impossibile esse perspicitur. dehinc gallinarum iuscellum facile corrumpitur et est digestione difficilis hordei atque ptisanae sucus; oryza uero quod stringat, nulli dubium 178 est. atque ita panis quantitatem augere nos quoque admittimus, pisces autem gobiones dare prohibemus. etenim locum in passionibus celerrimis uel acutis acrior cibatio, quam drimyphagiam uocant, non habet. item ⟨carnem⟩ dari iubet atque uarios cibos et neque lauandam faciem neque aliam congruam corporis diligentiam ordinandam uidit, sine qua minime digestio fieri potest non solum uariae cibationis, uerum etiam simplicis, nisi corpori perunctionibus atque alia diligentia recreat⟨i⟩o fuerit illata.

4 commoda *Guint. corr. Rov.* 5 uentura *Guint. sec. Drabkin*[app] *(„fort.* uenturum *[sc.* somnum*]“) correxi* uenturam *(sc.* indulgentiam*) Rov.* 5sq. corrumpat, incendat . . . augeat *Guint. corr. Rov.* 7 qualitatem conueniens *Guint. corr. Amm.* qualitatem conuenientem *Rov.*[m] 8 aquam quae *Rov.* non *add. Drabkin* *post* cuiquam *add.* minime *Rov.* 11 uiscellum *Guint. corr. Drabkin (cf. Cel. III 161. 162); item Cel. I 177; II 54. 55. 138; III 96. 97* iusculum *Amm.*[m] 19sq. accipit. praefinitum etenim *Guint. corr. Rov.* 23 uiscellum *Guint. corr. Drabkin (u. ad lin. 11)* 27 drimyphagiam *coni. Schmid, Contributions, p. 107* polyphagiam *Guint.* 28 carnem *addidi* *post* iubet *add.* leporem *Rov.* *„an suppl.* ⟨uinum⟩*?“ Drabkin*[app] 31 recreato *Guint. suppl. Rov.*[m]

Von den Medikamenten, die zur Bekämpfung der Schlaflosigkeit gegeben werden, wird gesagt, daß sie besonders zur Zeit eines Anfalls gegeben werden sollen. Denn dann leiden die Kranken bekanntlich an besonders schlimmer Schlaflosigkeit, weil es nicht möglich ist, daß der von Unruhe erfüllte Körper dann durch die entspannende Wirkung des Schlafs besänftigt wird; dabei verschlechtern diese schädlichen Medikamente den Schlaf auch dann, wenn er von allein kommt, sie erhitzen auch die inneren Organe und verschlimmern den bestehenden Anfall. Man soll während 176
eines Anfalls ja auch nicht einmal die gewohnten Speisen von bekömmlicher Qualität anbieten oder (das), was viel leichter zu vertragen ist, – man bestreitet, daß Wasser zersetzt werden könne, so daß man niemandem glauben darf, daß die oben genannten Medikamente, zumal in dieser Zeit, von der Verdauung bewältigt werden können.

Er sagt außerdem, daß man beim Nachlassen der Krankheit einfache Hühnerbrühe reichen soll oder Saft von Gerstengrütze, einfacher Gerste oder Reis und dann mit fortschreitender Besserung zum Gebrauch von Brot übergehen soll, das aus leicht verdaulichem Mehl hergestellt ist, und einer Zukost von Fischen, von Gründlingen, alsdann von Hühner- und Hasenfleisch, Speisen, die niemand zu Recht, selbst in der Zeit des Abklingens, zur Kräftigung des Körpers als erste zu geben erlauben kann;/ denn diese Besserung wird vielleicht überhaupt nicht eintreten, wenn der 177
Kranke mit so vielen und so schädlichen Dingen belastet wird, die er auszuhalten hat ohne jedes Linderungsmittel, weder Mundspülung noch Trank und Speise. Ich übergehe auch, daß, falls eine Besserung eingetreten ist, sich diese nicht unumgänglich an vorgeschriebene Zeiten hält. Denn bald tritt sie am zehnten, bald am zwölften Tage oder öfter noch später ein. Den Kranken so viele Tage lang ohne Nahrung zu lassen ist deshalb offensichtlich nicht nur von Schaden, sondern völlig unmöglich. Übrigens zersetzt sich Hühnerbrühe leicht, und Saft von Gerste und von Gerstenschleim sind schwer verdaulich; daß aber Reis zusammenziehend wirkt, daran zweifelt niemand. Auch wir halten es für zulässig, die Brotration in dieser 178
Weise zu steigern, verbieten jedoch, Gründlinge zu essen zu geben. Denn die recht scharfe Kost, die sie *drimyphagia* nennen, ist bei schnell verlaufenden oder akuten Krankheiten fehl am Platze. Er trifft auch die Anordnung, Fleisch und verschiedenartige Speisen zu reichen, und hält es nicht für nötig, das Gesicht waschen zu lassen und dem Körper die sonstige angemessene Pflege angedeihen zu lassen, ohne die eine gute Verdauung gar nicht stattfinden kann, nicht nur bei abwechselungsreicher, sondern auch bei ganz einfacher Kost, wenn nicht durch Einreibungen und sonstige Pflege dem Körper Erholung verschafft wird.

179 Haec est secundum Heraclidem curationis prima phreniticorum differentia. illis uero, qui cruditate phrenitici fuerint effecti, ita curationem ordinauit, ut supradicta similiter adhibeantur. cataplasma uero non prius, quam clyster antecesserit, adhiberi iubet. „Etenim perniciosum est“, inquit, „pleno corpori haec adhibere, siquidem ad caput rapta materia in salutis periculum praecipitet aegrotantem.“ atque ita prohibendam dicit phlebotomiam, adhibendam uero corporis purgationem poto medicamine, quod appellat diascammonias, hoc est quod ex diagridio conficitur.

180 Quibus apparet hunc suae sectae peccata custodire, ut ea, quae Empirici seruabilia uocauerunt, etiam nunc adhibenda existimet, adiciens etiam peiora prohibendo phlebotomiam, quae simplici atque innoxio laxamento nullis obstantibus adhibita facile laxato corpore passionem posset auferre, cuius in uicem nocentissimam adhibendam purgationem iudicauit scammoniae, quae est grauior cruditate, quam ipse metuens in contraria uenit argumenta curationis. etenim ex hac corporis purgatione siue liquidarum detractione materiarum corpus confluere manifestum est atque eius solida quadam dimissione lentescere et in liquida migrando deperire.

181 Mitto, quod neque suae sectae seruauerit morem, quae numquam uasculorum corporis materias attenderit, siquidem sint non solum occultae, uerum etiam Empiricorum iudicio falsissimae. etenim existimare, quod discendae passionis causa sucorum nominauerit cruditatem, potuimus, nisi etiam curationis ordinem ipsum intuens discessisset adeo, ut etiam scammoniam bibendam credidisset. quaerendum etiam, ubi esse cruditatem suspicetur, quam scammonia putaret detrahendam. in intestinis? sed sic fuerat melius atque facilius eam clystere purgare. an in capite? an uero in toto corpore? sed cum haec incerta dimiserit, uidetur iudicium sui operis medicamini dimisisse, ut tamquam sentiens animal operetur, separando a naturalibus aliena, hoc est cruditate corrupta, atque sola detrahere.

182 Tertiam inde curationis scribit differentiam, qua iubet, si totum corpus non fuerit multo sanguine grauatum, sed solae capitis partes uideantur impletae, ex uena frontis detractionem fieri, cum neque passionis esse causam sanguinem uideamus neque ex patientibus

9 diagredio *Guint.* *corr. Drabkin* 26 quam *coni. Rov.* ubi *Guint.*
31 atque] eaque *Triller apud Kühn, p. 175* detrahat *Rov.*[m]

Dies ist nach Herakleides die erste Variante der Behandlung von Phrenitiskranken. Für diejenigen aber, die durch Verdauungsstörungen zu Phrenitiskranken geworden sind, hat er die Behandlung so vorgeschrieben, daß die oben genannten Mittel in ähnlicher Form angewendet werden. Er gibt aber die Anweisung, nicht eher eine Packung zu gebrauchen, bevor ein Klistier erfolgt ist. „Denn es ist sehr gefährlich", sagt er, „diese Mittel bei vollem Leib anzuwenden, weil die zum Kopf drängende Materie den Kranken in plötzliche Lebensgefahr bringen kann." Und so sagt er, der Aderlaß habe zu unterbleiben, man solle vielmehr eine Reinigung des Körpers durchführen mit einem medizinischen Trank, den er *diaskammonias* nennt, d. h., der aus Purgierwinde hergestellt wird. 179

Daran wird offenkundig, wie er die Fehler seiner Schule wohl bewahrt, 180
so daß er diejenigen Maßnahmen, welche die Empiriker als zu beobachtende bezeichneten, auch hier anzuwenden für richtig erachtet und noch Schlimmeres hinzufügt, indem er den Aderlaß verbietet, der doch durch einfache und unschädliche Entlastung infolge seiner Anwendung, sofern keine Hindernisse bestehen, die Krankheit dadurch beheben kann, daß der Körper auf leichte Weise entlastet wird; an seiner Stelle hat er die überaus schädliche Reinigung durch die Purgierwinde anzuwenden entschieden, welche schlimmer ist als die Verdauungsstörung, aus Furcht vor der er selbst zur Behandlung entgegengesetzte Mittel einzusetzen begann. Denn durch diese Reinigung des Körpers, vielmehr durch den Entzug von flüssiger Körpersubstanz zerfließt bekanntermaßen der Körper, und seine festen Bestandteile werden wie durch einen Schmelzvorgang nachgiebig, verwandeln sich in flüssige Substanzen und gehen verloren.

Ich übergehe es, daß er sich auch nicht an die übliche Lehrmeinung 181
seiner Schule hält, welche die in den Gefäßen des Körpers befindlichen Stoffe niemals in Betracht zog, weil sie nicht allein verborgen sind, sondern nach dem Urteil der Empiriker durchaus fälschlich vorausgesetzt werden. Denn wir konnten annehmen, daß er um der Erkenntnis der Krankheit willen von dem rohen Zustand der Säfte gesprochen hat, hätte er sich nicht hinsichtlich der Behandlungsweise selbst so weit hinreißen lassen, sogar zu glauben, man müsse Purgierwinde trinken. Man muß auch fragen, wo der rohe Zustand nach seiner Vermutung auftritt, den er durch die Purgierwinde ableiten zu müssen meint. Etwa in den Gedärmen? So wäre es besser und einfacher gewesen, ihn durch ein Klistier abzuleiten. Im Kopf vielleicht? Oder im gesamten Körper? Da er dies aber im unklaren gelassen hat, scheint er das Urteil, das eigentlich in seinen eigenen Aufgabenbereich gehört hätte, dem Medikament überlassen zu haben, so daß es wie ein denkendes Lebewesen vorgeht, indem es die Fremdstoffe von den natürlichen trennt, das heißt die durch den rohen Zustand verdorbenen, und allein sie ableitet.

Dann beschreibt er eine dritte Behandlungsmethode, bei der er an- 182
ordnet, sofern nicht der gesamte Körper von übermäßig viel Blut belastet ist, sondern allein Teile des Kopfes davon überfüllt sind, einen Blutentzug aus der Stirnvene vorzunehmen, obgleich wir weder den Eindruck haben, daß Blut(fülle) die Ursache dieser Krankheit ist, noch ein Blut-

locis detractio aliquid medeatur. etenim magis patientes adimplet partes, primo ex antecedenti fasciolae constrictione, secundo ipsius coactae materiae concursu.

Illos uero, quos corruptione, inquit, in passionem uenisse uiderimus, clystere purgandos, aquam dantes largius bibendam, aliquando etiam mulsum, uinum Chium aut Rhodium, sed primo aquatum, se-
183 cundo etiam meracum. hic etiam rursum suae sectae rigorem contempsit suspicionibus in errorem deductus, liquidarum materiarum corrupta temperare festinans, et ita iugiter, ut incurabilem faciat manere passionem. dat etiam sine tempore uinum.

Et quid pluribus? ita curandi diligentiam praetermisit, ut uaria mobilitate uideatur esse confusus. quorum omnium meminisse decet, sed sola supradictorum probari ratione.

Haec sunt, quae de phrenitica passione credidimus ordinanda. nunc de ceteris celeribus uel acutis cum febricula passionibus sequenti docebimus libro.

6 *post* mulsum *add.* aut *Rov.* 11 permisit *Guint.* *corr. Amm.* 13 solam supradictorum probare rationem *Rov.* 16 Primi libri finis *add. Guint.*

entzug aus den leidenden Partien irgend etwas hilft. Denn er überfüllt die kranken Partien danach noch mehr, einmal wegen des vorhergehenden Abschnürens durch die Binde, zum anderen durch das Zusammenströmen der dort zusammengezogenen Materie selbst.

Diejenigen jedoch, sagt er, die durch Zersetzungsvorgänge zu dieser Krankheit gekommen sind, seien mit Klistieren zu reinigen, wobei wir reichlich Wasser zu trinken geben, bisweilen auch Met, Wein aus Chios oder Rhodos, aber zuerst mit Wasser vermischt, dann auch unverdünnt.
Auch hier hat er wieder die strengen Vorschriften seiner Schule verachtet 183
und ist durch Mutmaßungen zum Irrtum gelangt; er ist eifrig dabei, die verdorbenen Bestandteile der flüssigen Stoffe zu verdünnen, und dies derart ununterbrochen, daß er dadurch das Leiden unheilbar macht. Auch gibt er den Wein ohne Zeitangabe.

Und was braucht es noch weiterer Worte? Er hat die für eine Behandlung erforderliche Umsicht so beiseite gelassen, daß er in seiner Verwirrung zu stets wechselnden Mitteln greifen muß; es ist angebracht, dies alles erwähnt zu haben, aber man darf es lediglich nach dem Maßstab, der durch unsere oben gemachten Ausführungen gesetzt worden ist, akzeptieren.

Dies ist es, was nach unserer Auffassung für das Phrenitisleiden anzuordnen ist. Wir werden nun im folgenden Buch über weitere schnell verlaufende oder akute, mit Fieber verbundene Krankheiten berichten.

CAPITA LIBRI SECVNDI

1 secundi libri *Rov.* 4 Quomodo intelligitur lethargus *coni. Friedel, p. 28 coll. Cel. I 34* Quomodo discernimus lethargos ab his, qui similibus afficiuntur *Guint.* 5 Quomodo discernimus lethargos ab his, qui similibus afficiuntur *coni. Friedel, p. 28* Quomodo curandi sunt lethargi *Guint.* Quomodo distinguendi sunt lethargi ab aliis passionibus *Amm.* 7 Vtrumne sint differentiae lethargorum *coni. Drabkin* Ad Dioclem *Guint.* Quomodo lethargi inter se differunt *Amm.* 8 Quis locus in lethargis patitur, et quomodo curandi sunt lethargi *coni. Friedel, p. 29* Ad Praxagoram *Guint.* Quis locus in lethargicis patitur, et quomodo curandi sint lethargici *Rov.* Quis locus in lethargicis patitur, et quomodo curandi sunt lethargici *Amm.* 10 Ad Dioclem *scr. Rov.* Ad Asclepiadem *Guint.* 11 Ad Praxagoram *scr. Rov.* Ad Themisonem *Guint.* 12 Ad Asclepiadem et Themisonem et Heraclidem *scripsi* Ad Heraclidem *Guint.* Ad Asclepiadem et Themisonem et Heraclidem Tarentinum *Rov. Drabkin* 19 consequuntur *Rov. e § 91*

DIE KAPITEL DES 2. BUCHES

1. Über die Lethargie
2. Welche Symptome treten bei denjenigen auf, von denen man weiß, daß sie Lethargie bekommen können?
3. Wie erkennt man die Lethargie?
4. Wie unterscheiden wir die an Lethargie Erkrankten von denjenigen, die von ähnlichen Krankheiten betroffen sind?
5. Gibt es verschiedene Formen der Lethargie?
6. Welcher Körperteil ist bei den an Lethargie Leidenden erkrankt, und wie sind die an Lethargie Erkrankten zu behandeln?
7. Gegen Diokles
8. Gegen Praxagoras
9. Gegen Asklepiades, Themison und Herakleides
10. Über die Starrsucht oder die Benommenen, welche die Griechen *katalēptoi* (Starrsüchtige) nennen
11. Wie sind die an dieser Krankheit Leidenden zu behandeln?
12. Wie haben die Häupter anderer Schulen dieses Leiden behandelt?
13. Über die Rippenfellentzündung
14. Welche Symptome treten bei den an Rippenfellentzündung Erkrankten auf?

18 agnitio *Rov. e § 163* 22 Quis in cardiacis locus *Rov. e § 180* 23 in *del. Rov. (cf. § 184)* 25 prospero sudore *Rov. e § 188* 28 curauerint *Rov. e § 218*

15. Wie erkennen wir eine Rippenfellentzündung, die in eine Lungenentzündung übergeht oder sich zu einem Empyem entwickelt?
16. Welcher Körperteil ist bei den an Rippenfellentzündung Leidenden erkrankt?
17. Welche Krankheitserscheinungen ähneln der Rippenfellentzündung, und wie werden sie unterschieden?
18. Wie sind die an Rippenfellentzündung Erkrankten zu behandeln?
19. Gegen Hippokrates
20. Gegen Diokles
21. Gegen Praxagoras
22. Gegen Asklepiades
23. Gegen Themison
24. Gegen Herakleides
25. Über die Lungenentzündung
26. Was wird unter Lungenentzündung verstanden?
27. Wie wird die Lungenentzündung erkannt?
28. Welcher Körperteil ist bei den an Lungenentzündung Leidenden erkrankt?
29. Wie sind die an Lungenentzündung Erkrankten zu behandeln?
30. Über die an der „Herz"krankheit Leidenden
31. Was ist die „Herz"krankheit, oder wie ist ihre Diagnose anzugeben?
32. Woran erkennen wir diejenigen, welche die „Herz"krankheit bekommen können oder sie sogar schon haben?
33. Haben die an der „Herz"krankheit Leidenden Fieber?
34. Welcher Körperteil ist bei den an der „Herz"krankheit Leidenden hauptsächlich erkrankt?
35. Wie unterscheiden wir die an der „Herz"krankheit Leidenden von denen, die bei Erkrankung des Magens Schweißausbrüche haben?
36. Wie unterscheiden wir die an der „Herz"krankheit Leidenden von denen, die durch einen günstigen Schweißausbruch, den die Griechen *kritikos* (kritisch) nennen, (von einer Krankheit) befreit werden?
37. Wie sind die an der „Herz"krankheit Leidenden zu behandeln?
38. Wie haben die Häupter anderer Schulen die an der „Herz"krankheit Leidenden behandelt?
39. Hat Asklepiades die an der „Herz"krankheit Leidenden richtig behandelt?
40. Hat Themison die an der „Herz"krankheit Leidenden richtig behandelt?

LIBER SECVNDVS

CAPVT I

De lethargo

Celerum cum febricula passionum primam superiore libro tradidimus phrenitim, nunc lethargiam cum ceteris ordinamus. uocatur lethargus a consequenti passioni[s] obliuione, Graeci enim lethen obliuionem uocauerunt, argiam uacationem, quam corpori atque animae ingerit uis supradictae passionis. et est comparatio⟨ne⟩ grauior phrenitide, non aliter quam negatus in toto uisus ab ex parte impedito uel silentium ab impedita locutione aut surditas ab auditus falsitate uel hebetudo sensuum a difficultate.

2 Denique uehementi strictura phrenitici saepissime in lethargiam uenerunt, atque declinante lethargia aliquando e contrario lethargi in phrenitim reciderunt. quorum rarius ex supradictis posteriora contingunt, siquidem facile periclitantes passionis magnitudine in peiorem deueniant, difficile autem in periculis bona locum accipiant. quapropter Asclepiadi credendum non est dicenti pulsum atque respirationem humaniorem lethargis quam phreniticis esse, siquidem habeat magnitudinem et percussum fortiorem tamquam iugi somno dormien-
3 tium. sed neque iste somnus est impeditis omnibus naturalis actionis

3sqq.] *cf.* Cels. Med. III 18,14sq.: CML I p. 125,7. 13sq. Cass. Fel. De med. 63: p. 155,13–156,15 Rose

1 Caelii Aureliani Siccensis Oxeon liber secundus. *Guint.* 6 passionis *Guint. corr. Rov.*[c] 8 comparatio *Guint. corr. Rov.* 9 phrenitice *Guint.* phrenetide *Rov. corr. Amm.* phrenitica *Drabkin* 13 atque *(quod haesitans scripsi) coni. Hagendahl, p. 248sq. (cf. Cel. I 58; Tard. I 64. 148; IV 30)* utque *Guint. (cf. Cel. I 85; II 138; Tard. III 128; Cel. I 48; Tard. I 105; Bendz, Caeliana, p. 47sqq.)* ut *Rov.* 14 deciderunt *Guint. correxi (cf. § 73) post* quorum *add.* haud *Rov. (retento* prima*)* rarius] grauius *coni. Hagendahl, p. 252sqq. (retento* prima*)* posteriora *scripsi (u. Bendz, Caeliana, p. 87)* prima *Guint.* 20 actionis *coni. Rov.* accessionis *Guint. (cf. Tard. II 66)*

ZWEITES BUCH

1. KAPITEL

Über die Lethargie

Von den mit Fieber verbundenen akuten Krankheiten haben wir im vorigen Buch als erste die Phrenitis behandelt, jetzt wollen wir die Lethargie sowie weitere (Krankheiten) abhandeln. Genannt wird die Lethargie nach dem das Leiden begleitenden Vergessen, denn die Griechen bezeichneten mit *lēthē* das Vergessen, mit *argia* die Reglosigkeit, welche die Macht der genannten Krankheit dem Körper und dem Geist auferlegt. Und sie ist vergleichsweise schwerer als die Phrenitis, nicht anders, als völliges Versagen der Sehkraft sich vom verminderten Sehen unterscheidet oder Stummheit vom behinderten Sprechen oder Taubheit vom schlechten Hören oder Stumpfheit der Sinne von ihrer Beeinträchtigung.

Schließlich geht bei den an Phrenitis Leidenden infolge sehr starker 2
Straffung die Krankheit recht häufig in Lethargie über, und umgekehrt fallen die an Lethargie Erkrankten beim Abklingen der Lethargie bisweilen in die Phrenitis zurück. Von diesen Fällen treten die an zweiter Stelle genannten nach dem soeben Gesagten seltener auf, weil bei der Schwere des Leidens die der Gefährdung ausgesetzten Patienten leicht in einen schlimmeren Zustand geraten, schwerlich sich aber bei einer bedrohlichen Krankheit die Besserung Raum schaffen kann. Daher soll man Asklepiades keinen Glauben schenken, wenn er sagt, daß bei den an Lethargie Erkrankten Puls und Atmung normaler seien als bei den an Phrenitis Erkrankten, weil (der Puls) Größe und einen stärkeren Schlag habe, gleichwie bei ununterbrochen Schlafenden. Aber dies ist gar kein richtiger 3
Schlaf, bei dem alle natürlichen Lebensfunktionen langsamer vonstatten

officiis, sed est oppressio, quae nihil resumat aegrotantem, at potius demergat, neque etiam pulsus fortis, sed magis debilis percussus inuenitur atque piger ac inanis. quod autem in inflatione⟨m⟩ erectus uidetur, non fortitudinis causa, sed passionis nequitia id efficitur. denique in his, quibus ob phreniticam passionem paruus est pulsus, saepe peiorante morbo atque in lethargiam transeunte pulsus in magnitudinem erigitur ob specialem proprietatem passionis, non proficientium uirium causa, quippe cum generaliter strictura peiorante omnia deterius roborentur.

4 Sed hanc plerique diffinientes passionem aiunt lethargiam esse delirationem cum febribus acutis ad perniciem ducentibus: et erat non delirationem, sed pressuram dicere. Demetrius autem Herophilus passionem inquit acutam cum pressura et obstrusione sensuum ⟨frequenter⟩ cum febribus. in qua diffinitione ambiguum est, quo[d] sit accipiendum frequenter: utrumne antecedenti seruiat orationi, ut intelligamus 'frequenter cum difficultate sensuum', an consequenti sit oratione iugendum, ut intelligamus 'frequenter cum febribus', an uero utrique seruiat parti. quo inuenimus nihil recte esse diffinitum: semper enim cum difficultate sensuum atque febribus haec intelligitur passio.

5 Asclepiades hanc passionem non definiuit, sed Alexander Laodicensis ex Asia secundum ipsum ait lethargum esse ⟨alienationem⟩ subitam uel recentem cum febribus et pressura atque sensuum iugi difficultate. sed esse uidemus plerumque etiam cum dimissionibus lethargiam, et pressuram id ipsum esse perspicimus, quod est sensuum difficultas, quamquam ha[n]c grauiorem putaueri[n]t pressuram. nec sane debuit in diffinitione magnitudinis differentias ponere, sed passionis genus
6 quemadmodum intelligatur manifestare. nonne etiam complexionem magis phreniticae passionis cum lethargia dedisse uidetur? denique alienatio subita ac re[s]cens cum febribus acutis phreniticae est passionis, pressura uero cum febribus lethargiae.

1 at *scripsi* ac *Guint.* 2 debili percussu *Rov.; sed cf. e.g. supra p. 118,31* 3 in *om. Rov.* inflatione *Guint. corr. Drabkin* 11 et erat] et uerius *Rov.* et erat uerius *Amm.; sed cf. Hofmann-Szantyr, p. 349, Schmid, Contributions, p. 76* at erat *susp. Drabkin*^{app} 12 Herophilius *Amm.; sed cf. § 141. 147 (cf. tamen Sor. Gyn. III 43,1; IV 2,1: CMG IV p. 122,5; 131,8)* 13 acutum *Guint. corr. Rov.* frequenter *add. Rov.* 14 quod *Guint. corr. Rov.* quid *Helmreich, Acut. pass., p. 317* 22 alienationem *(post* recentem*) add. Rov.* 24sq. lethargiam et pressuram, id ipsum *Guint. corr. Drabkin* 26 hanc *Guint. correxi (cf. § 1; Cel. I 135)* putauerint *Guint. sec. Drabkin*^{app} *(„fort.* putauerit *[sc.* Alexander*]“) correxi* 30 ac recens *scripsi (u. Bendz, Caeliana, p. 89sq.)* acrescens *Guint.*

gehen, sondern es ist eine Betäubung, die dem Kranken keine Erholung bringt, sondern ihn eher niederdrückt, auch ist der Puls dabei gar nicht stark, sondern er zeigt eher einen schwachen Schlag und erweist sich als träge und leer. Daß er aber zu einer Aufblähung erhoben wirkt, wird nicht durch Stärke, sondern durch den schädlichen Einfluß der Krankheit hervorgerufen. Schließlich erhebt sich bei denjenigen, die wegen des Phrenitisleidens einen kleinen Puls haben, oft, wenn sich die Krankheit verschlimmert und in Lethargie übergeht, der Puls zur Größe, und zwar wegen der besonderen Eigenschaft dieses Leidens und nicht etwa deshalb, weil sich der Kräftezustand verbessert, weil sich ja ganz allgemein bei Verschlimmerung der Straffung alle (Krankheitssymptome) zum Schlechteren hin verstärken.

Als Definition dieses Leidens haben die meisten gesagt, die Lethargie sei eine Geistesabwesenheit mit akutem Fieber, welches zum Tode führt: sie hätten aber nicht Geistesabwesenheit, sondern Betäubung sagen müssen. Demetrios, der Anhänger des Herophilos, sagt aber, es sei eine akute Krankheit mit Betäubung und Verstopfung der Sinneskanäle häufig mit Fieber. Bei dieser Definition bleibt es unklar, worauf man das Wort ‚häufig' beziehen soll: ob es nämlich (zur Verdeutlichung) der vorangehenden Aussage dient, so daß wir verstehen können: ‚häufig mit Beeinträchtigung der Sinne', oder ob es mit der folgenden Aussage zu verbinden ist, so daß wir verstehen können: ‚häufig mit Fieber', oder ob es (zur Verdeutlichung) beider Satzteile dient. Daher finden wir, daß nichts richtig definiert worden ist: denn man stellt fest, daß dieses Leiden immer mit einer Beeinträchtigung der Sinne und mit Fieber verbunden ist. 4

Asklepiades (selbst) hat diese Krankheit nicht definiert, aber Alexander von Laodikeia in Kleinasien sagt in Übereinstimmung mit ihm, die Lethargie sei eine plötzliche oder frisch einsetzende Geistesverwirrung mit Fieber, Betäubung und andauernder Beeinträchtigung der Sinne. Wir sehen aber, daß die Lethargie meistens auch mit Erholungsphasen auftritt, und stellen fest, daß die Betäubung dasselbe ist wie die (genannte) Beeinträchtigung der Sinne, obgleich er Betäubung für einen schlimmeren Zustand gehalten hat als diese. Bei einer Definition durfte er freilich nicht solche Größenunterschiede angeben, sondern er sollte die Art der Krankheit verdeutlichen, wie sie erkannt wird. Hat er nicht offensichtlich vielmehr eine Vermischung der Phrenitis mit der Lethargie angestellt? Schließlich gehört die plötzliche und frisch einsetzende, mit akutem Fieber verbundene Geistesverwirrung zum Krankheitsbild der Phrenitis, Betäubung mit Fieber jedoch zu dem der Lethargie. 5 6

Athenaeus Tharsensis furorem inquit mentis cum maestitudine, siquidem Asclepiades in primo libro Celerum passionum dixerit phreniticis alienationem cum turbore effici, in lethargis cum somno atque tristitia. alii alienationem cum maestitudine et iugi somno esse lethargiam dixerunt. etenim non habent mentem in furorem extentam, ut Athenaeus ait, sed sola in alienatione constitutam, ut Asclepiades.

7 Sed etiam nunc traditiones caducas simul aduertendas existimo ex his, quae supra memorauimus. non enim somnus in lethargis esse aduertitur, ceterum nullum periculum sequeretur neque etiam accessionis tempore magis aegros afficeret. item neque iugis in omnibus est pressura, sed etiam plerumque dimissionis intercapedine leuigatur. at si cum febribus esse non adiungerent, ut Asclepiades fecit, communis esset cum epilepsia diffinitio.

Leonides autem Episynthetieus „Lethargus“, inquit, „est obtrusio secundum uias membranarum cum furore mentis atque febre et
8 maestitudine ac pressura et pulsu magno.“ sed neque causam oportuit dicere, quae sit occulta atque apud ueteres discrepans et iniudicata, cum passionem manifestare fuerit necessarium, neque etiam maestitudinem uel tristitiam atque mentis furorem: etenim pressura[m] in semet maestitudinem atque furorem continet.

Item Menemachus pressuram inquit celerrimam uel acutam cum acutis febribus et non semper iugibus.

Soranus uero, cuius haec sunt, quae latinizanda suscepimus, pressuram inquit celerem esse uel acutam cum acutis febribus et pulsu magno ac tardo atque inani. frequentare inquit in senibus, siquidem aptior sit sensuum difficultati atque demersioni ipsa quoque senectus.

CAPVT II

9 QVAE SEQVVNTVR EOS, QVI IN LETHARGIAM VENIRE POSSE NOSCVNTVR?

Sequuntur eos, qui in lethargiam faciles ac proni esse uidentur, aliqua communia ex his, quae etiam [in] phrenitim fore denuntia⟨n⟩t,

14 obtrusio *coni. Rov.*[m] lethargia *Guint.* 19 pressuram *Guint. corr. Rov.* 31 in *del. Rov. retinet Drabkin* denuntiat *Guint. corr. Rov.*

Athenaios von Tarsos nennt sie Raserei des Geistes mit Traurigkeit, da ja Asklepiades im ersten Buch seiner „Akuten Krankheiten“ gesagt hat, bei den an Phrenitis Erkrankten trete die Geistesverwirrung mit Unruhe auf, bei den an Lethargie Erkrankten aber mit Schlaf(sucht) und Niedergeschlagenheit. Andere sagten, Lethargie sei eine Geistesverwirrung mit Traurigkeit und andauerndem Schlaf. Denn (die Kranken) haben keine Geistesverfassung, die bis zur Raserei geht, wie Athenaios sagt, sondern einen Geist, der sich lediglich in Verwirrung befindet, wie Asklepiades meint.

Aber auch jetzt bin ich auf Grund dessen, was wir oben erwähnt 7
haben, der Meinung, daß alle überlieferten Lehrmeinungen für hinfällig zu erachten sind. Bei den an Lethargie Erkrankten handelt es sich nämlich nicht um Schlaf, denn daraus würde weiter keine Gefahr (für sie) entstehen, noch würde (der Schlaf) die Kranken in stärkerem Grade während eines Anfalls überkommen. Ebenso besteht auch nicht in allen Fällen eine fortwährende Betäubung, sondern diese wird meistens in einer Beruhigungsphase gemildert. Wenn sie aber nicht hinzugefügt hätten, daß (dieses Leiden) mit Fieber verbunden sei, wie Asklepiades es getan hat, so fiele diese Definition mit derjenigen der Epilepsie zusammen.

Leonidas, der Eklektiker, aber sagt: „Die Lethargie ist eine Verstopfung in den Gängen der (Hirn)häute mit Wahnsinn, Fieber, Traurigkeit und Betäubung sowie einem großen Puls.“ Es war aber nicht ange- 8
bracht, eine Ursache zu nennen, denn die Ursache ist ja verborgen und wird von den alten Ärzten unterschiedlich beurteilt und nicht eindeutig festgestellt; es wäre vielmehr notwendig gewesen, die Krankheit an sich zu bestimmen und nicht die Traurigkeit oder Niedergeschlagenheit und den Wahnsinn zu erwähnen: denn die Betäubung schließt sowohl Traurigkeit als auch Wahnsinn bereits in sich ein.

Auch Menemachos sagt, es sei eine sehr rasch verlaufende oder akute Betäubung mit akutem Fieber, das nicht in allen Fällen ununterbrochen anhält.

Soran jedoch, von dem dieses Werk stammt, dessen Übertragung ins Lateinische wir übernommen haben, sagt, es sei eine rasch verlaufende oder akute Betäubung mit akutem Fieber und einem großen, langsamen und leeren Puls. Er sagt, die Krankheit trete am häufigsten bei Greisen auf, denn das Greisenalter neige von sich aus eher zur Beeinträchtigung der Sinne und zur Abstumpfung.

2. KAPITEL

WELCHE SYMPTOME TRETEN BEI DENJENIGEN AUF, VON DENEN MAN WEISS, DASS SIE LETHARGIE BEKOMMEN KÖNNEN? 9

Bei denjenigen, die zur Lethargie zu neigen und dafür anfällig zu sein scheinen, treten einige Symptome gemeinsam mit denen auf, die auch eine

aliqua propria, quae etiam ⟨in⟩ causa communi tamquam propria accipimus, ut sunt ea, quae in phreniticam uenturos passionem designare praescripsimus, ut febres acutae ac uehementes et saepe continuae ac difficile ad superficiem corporis ascendentes, capitis grauedo uel somnus aut dolor uehemens repente ac sine ratione recedens,/
10 tinnitus aurium, uultus inflatio, pallor tamquam ex uinolentia et maestitudo uel tristitia.

Erit praeterea tacitus is, qui natura atque sanitatis tempore fuerat multiloquus, tunc piger ac non sponte initians loquelam, sed alienam prosequens suarum tacitus querelarum, aut non digna ratione referens, multo etiam ueluti somno affectus, nec quicquam somnians aut eorum, quae somniauerit, memor. schema iacendi frequenter supinum contra solitam consuetudinem, oscitatio iugis, extensio
11 crurum, tamquam mox e somno expergiscentis; / pulsus etiam inaequalis, hoc est aliquando saltus ordinatus aut inordinatus et pro aetate aut natura maior aut tardior, aliquando etiam in inanitatem intercapedinatus. quod denique si in phrenitica passione contigerit, in lethargiam transituros aegrotantes significat. etenim maiorem pulsum fieri, neque tardum neque inanem, sed aetati aegrotantis conuenientem, speciem declinantis phreniticae passionis accipimus, certius etiam, quoties circa numerum aequales minoribus maiores saltus efficiuntur ac uelocibus et densis et uehementibus, multo potius, si etiam multo maiores atque celeres fuerint.

12 Quidam attenderunt etiam naturam aegrotantis, si saliuosus semper fuit. etenim decliues atque faciles istiusmodi naturae in pressuram probantur. attendendam etiam consuetudinem aiunt, utrumne febricitans in pressuram uenire ac demergi solebat; aetatem quoque, utrumne sit mediae, et aeris habitum, utrum multis hanc ingesserit passionem, et anni uel temporum partem, utrum autumni media; tunc enim frequentare istam passionem probauerunt.

3 praescripsimus] *u.* Cel. I 31–33

1 in *add. Rov.* 15 hoc est *scripsi* post *Guint.* aliquot *Rov.* aliquantos *Helmreich, Acut. pass., p. 317, cui assentitur Schmid, Mnem. 11, p.134, et Drabkin; sed cf. lin. 16* 22 multo^{II}] multi *Guint.* *corr. Drabkin* plures *Rov.* 25 impressuram *Guint.* *corr. Rov.* 26 probantur attendendam etiam consuetudinem. Aiunt utrum ne *Guint.* *corr. Rov.* 28 media *Helmreich, Acut. pass., p. 317sq.; sed cf. Cel. I 33* 29 anni *coni. Rov.* animi *Guint.* 30 putauerunt *Rov.*

kommende Phrenitis ankündigen, daneben treten einige spezielle Symptome auf, die wir auch in einem Fall mit allgemeinen Symptomen als spezielle auffassen, gleich wie die, welche anzeigen, daß jemand im Begriff ist, das Phrenitisleiden zu bekommen, die wir vorhin beschrieben haben, z. B. akutes, heftiges und oft ununterbrochenes Fieber, das aber kaum bis zur Körperoberfläche aufsteigt, Schweregefühl im Kopf oder Schlaf oder heftiger Schmerz, der plötzlich auf unerklärliche Weise verschwindet,/
Ohrensausen, Aufgedunsenheit des Gesichts, Blässe wie nach einem Wein- 10
rausch und Traurigkeit oder Niedergeschlagenheit.

Außerdem wird derjenige schweigsam, der es in gesunden Tagen von Natur an sich hatte, viel zu reden, er wird dann träge und fängt von sich aus kein Gespräch an, verfolgt aber fremde Gespräche und spricht nicht über seine Beschwerden, oder er äußert sinnlose Dinge; er ist auch gleichsam in tiefen Schlaf versunken, aber er träumt nichts oder kann sich an das, was er geträumt hat, nicht erinnern. Im Bett liegt er oft gegen seine übliche Gewohnheit auf dem Rücken, er gähnt ununterbrochen, streckt
seine Beine wie jemand, der eben vom Schlaf aufwacht; / auch ist der Puls 11
ungleichmäßig, d. h., der Schlag ist bald regelmäßig, bald unregelmäßig und im Verhältnis zu Alter und Konstitution größer oder langsamer, manchmal sind auch leere Schläge dazwischengeschaltet. Wenn dergleichen bei einem Fall von Phrenitis auftritt, so bedeutet dies schließlich, daß die Kranken in Lethargie überzugehen im Begriff sind. Wenn allerdings der Puls größer wird und dabei weder langsam oder leer, sondern dem Alter des Kranken entsprechend ist, so fassen wir dies als eine typische Erscheinung des Abklingens einer Phrenitis auf, mit um so größerer Gewißheit auch, sooft es zu größeren Schlägen kommt, die den kleineren an Zahl gleich sind, und zwar den schnellen, gedrängten und starken, um soviel mehr, wenn (die Pulsschläge) viel größer und dabei auch schnell sind.

Manche ziehen auch die Konstitution eines Kranken in Betracht, 12
ob er vielleicht schon immer einen starken Speichelfluß gehabt hat. Es hat sich nämlich erwiesen, daß Personen mit solcher Konstitution zu einem Betäubungszustand neigen und anfällig dafür sind. Sie sagen, man solle auch die gewohnheitsmäßig auftretenden Erscheinungen beachten, ob etwa der Patient bei Fieber regelmäßig in Betäubung und Tiefschlaf zu fallen pflegte; ebenso das Lebensalter, ob er vielleicht mittleren (Alters) sei, und die Beschaffenheit des Klimas, ob es vielleicht schon bei vielen diese Krankheit hervorgerufen hat, und die Jahreszeit oder deren Abschnitte, ob man sich etwa im mittleren Herbst befindet, sie haben nämlich festgestellt, daß dieses Leiden dann gehäuft auftritt.

CAPVT III

13 QVOMODO INTELLIGITVR LETHARGVS?

Iam lethargum intelligere debemus; est enim melius atque certius sic, ut in phreniticis, dicere, quam si dicas: Quae sunt signa lethargi? unum enim quicquam singulare, ut est pressura uel febricula, non significat lethargum, sed plurima atque sibi conuenientia, ut concursus multorum signum faciat indicabile lethargi, lethargus uero sit signo indicatus, ut supra diximus.

Intelligimus lethargum ex obtrusione atque hebetudine sensuum, pressura etiam atque febre acuta siue iugi siue dimissionibus intercapedinata, pulsu magno, tardo, inani et inflato. sine his enim
14 neque esse ⟨neque⟩ intelligi lethargus potest. nam quaedam praeterea alia sequentur multa uel pauca secundum passionis magnitudinem uel generalem temporis atque specialem differentiam. primo igitur sequitur dubia atque somni similis pressura et demersio, sed quam facile aeger uocatus excutiat, ⟨ut⟩ interrogatus sane non statim, sed secundo respondeat, tunc iussus uel oscitatione persuasus inspectioni linguam exserere aut non id faciat aut tarde fieri consentiat uel, cum protulerit, non reducat aut tarde colligat, si quid etiam manu tenuerit, nescius atque sine uoluntate dimittat, et loquens
15 priorum obliuiscatur / et neque enuntiationis ordinem seruet, sed potius intercidat, exprimere etiam, quae loquitur, non ualeat, nullo corporis attestante defectu, manus impatienter extendat attestante tremore atque membrorum saltu, nulla etiam siti afficiatur, sed frequenti ac reflua saliua ore impleto spuere contendat, tunc supra mentum atque stramenta sputa remaneant ac, si urinam mittere fuerit admonitus, matellam non postulet uel, si petiuerit, nesciat datam atque urinam non dimittat, nisi fuerit admonitus, hanc quoque difficulter excludat uel paulatim et turbulentam aut plurimum saliu⟨os⟩am aut exustam et crassiorem, aliquando etiam indigestam.

16 Crescente passione iacendi schema supinum iuge efficitur, co-

2 Quomodo – lethargus *coni. Friedel, p. 28, coll. Cel. I 34* Quomodo discernimus lethargos ab his, qui similibus afficiuntur *Guint., quae inscriptio non huc, sed ad caput IV pertinet* 4 sicut *Guint. corr. Friedel, p. 29* 10 demissionibus *Guint. Rov. Drabkin corr. Amm.* remissionibus *Rov.*[m] *Amm.*[m] 12 neque[II] *add. Hagendahl, p. 254* 14 generalem ... specialem *scripsi coll. § 24 et Cel. III 4* generalis ... specialis *Guint.* 16 ut *add. Rov.* 17 secundum *Guint. correxi* 22 intercidat *coni. Helmreich, Acut. pass., p. 318* intercedat *Guint.* intercipiat *Rov.* 26 stramenti *Guint. corr. Rov.* 29 plurimam *Guint. correxi (u. Bendz, Emendationen, p. 144sq.)* saliuam *Guint.* saliuosam: aut spumosam *Rov.*[m]

3. KAPITEL

Wie erkennt man die Lethargie? 13

Nunmehr müssen wir erkennen, was Lethargie ist; es ist nämlich ebenso wie bei den an Phrenitis Erkrankten besser und genauer, es so zu formulieren, als wenn man sagte: Welches sind die Kennzeichen der Lethargie? Ein beliebiges einzelnes Symptom nämlich, wie Betäubung oder Fieber, bezeichnet noch keine Lethargie, wohl aber sehr viele und miteinander zusammenpassende, so daß das Zusammentreffen vieler ein deutliches Kennzeichen für die Lethargie abgibt, die Lethargie soll also, wie schon gesagt, an (diesem) Kennzeichen erkannt werden.

Wir erkennen die Lethargie an der Verstopfung und Abstumpfung der Sinne, auch an der Betäubung und an akutem Fieber, gleich, ob andauernd oder von Pausen unterbrochen, sowie an einem großen, langsamen, leeren und aufgeblähten Puls. Denn ohne diese Symptome kann es sich weder um Lethargie handeln, noch kann sie als solche erkannt werden.
Es treten nämlich außerdem noch andere auf, viele oder wenige, ent- 14
sprechend der Schwere des Krankheitsfalles oder der allgemeinen oder besonderen Verschiedenartigkeit der zur Zeit vorliegenden Situation. Zuerst erfolgt also ein unklarer und dem Schlaf ähnlicher Betäubungszustand und ein Zustand des Versinkens, welchen der Kranke aber leicht abschütteln kann, wenn man ihn anruft, so daß er auf Fragen allerdings nicht sofort, aber doch später antwortet; wenn man ihm dann befiehlt oder ihn durch Öffnen des Mundes dazu bringt, die Zunge zur Besichtigung herauszustrecken, so tut er dies entweder gar nicht oder findet sich nur langsam dazu bereit, oder wenn er sie herausgestreckt hat, zieht er sie nicht wieder zurück oder zieht sie erst nach einer Weile wieder ein; auch läßt er etwas, was er etwa in der Hand hielt, unwissentlich und ohne Absicht
fallen, und beim Reden vergißt er das vorher Gesagte / und spricht auch die 15
Worte nicht richtig aus, sondern zerhackt sie eher, er kann auch das, was er sagen will, nicht richtig ausdrücken, ohne daß ein körperliches Versagen vorliegt; nur ungern streckt er die Hände aus unter Zittern und Schlottern der Glieder; er hat auch gar keinen Durst, sondern sein Mund füllt sich mit reichlichem Speichel, der nach hinten fließt und den er sich auszuspeien bemüht, dann bleibt der Speichel auf Kinn und Bettzeug hängen; und wenn er darauf hingewiesen wird, Harn zu lassen, so verlangt er keinen Nachttopf, oder wenn er einen gefordert hat, so weiß er nicht mehr, daß man ihm einen gebracht hat, und läßt keinen Harn, wenn man ihm nicht zuredet; er bringt ihn auch nur mit Mühe oder in kleinen Mengen hervor, und zwar trüben oder in hohem Grade speichelartigen oder verbrannten und ziemlich dicken, manchmal auch unausgereiften.

Wenn das Leiden an Stärke zunimmt, so wird die Haltung beim Lie- 16
gen zur dauernden Rückenlage, die Hautfarbe wird bleiern oder bläulich,

lor plumbeus uel liuidus, uultus ipse conductus atque concurrentibus superciliis caperatus, non aliter quam maestitudine siue luctu uidemus oppressos, lapsus etiam a superioribus lecti partibus ad inferiora negligenter abiectis cruribus atque conuersis, residuo quoque corpore non recte disposito, pulsus maior, rarus, inflatus, respiratio tardior ac maior cum quodam gemitu, conductio praecordiorum ad superiora, oppressio sensuum et difficilis recordatio adeo, ut, nisi puncti uel inclamati fuerint, non excitentur, sed solum motis labiis
17 leuiter atque conductis rursum demergantur, / sint etiam obscurae uocis ac deinde, si fuerint manu lacessiti aut punctione aliqua adhortati uel titillis, non exaudiant, uel si quis eorum manus leuauerit ac dimiserit, statim concidant, uentris etiam atque urinae officio cessante, adeo ut plerique ex passione liberati discussa pressura urinae reddendae impossibilitate moriantur.

At si passio in peius duxerit aegrotantem, respiratio crassescit, ita ut ⟨h⟩irta uideatur, palpebrarum quoque non perfecta conclusio,
18 oculorum cauitas, linguae ariditas atque asperitas, / dentium confixio atque stridor adeo, ut, si quisquam uelit facere eorum discretionem, non ualeat uel certe semiclauso ore ac dimisso, ita ut mentum propendens uideatur et neque manu conduci separata possint, stridore pectoris attestante, atque immissi uel destillati ob nutrimentum liquoris difficilis atque interrupta transuoratio, pallor et saltus inferioris labii, articulorum stupor, unguium liuor, guttur prominens atque exstans, pulsus humilis ac per profectum diminutus, sudores frigidi et glutinosi uultum secus et collum, plerumque etiam inuoluntaria urinae uel stercorum emissio et spasmus, hoc est membrorum conductio.

19 At si ad salutaria signa aeger coeperit recurrere, ut passio minui uideatur, omnia supradicta leuiora efficiuntur. et quidam profecto in sanitatem ueniunt, reddita scilicet ualetudine meliore; aliqui uero alienatione mentis recedente pressura tentantur, tunc etiam pulsus humilior atque densior fiet; aut admoniti rursum demerguntur, ut complexae duae passiones uideantur; aliqui denique e lethargo liberati absolutam phrenitim incurrunt ac deinde ad sanitatem peruenerunt.

1 liuidus uultus, ipse conductus *Guint.* *corr. Drabkin* 7 nisi] si *antea conieci (u. Bendz, Eranos 41, p. 65sq.)* 8 inclamati *scripsi (u. Bendz, Eranos 41, p. 65sq.) coll. Cel. III 51* inclinati *Guint.* incitati *Rov.*[m] 16 hirta *coni. Drabkin (cf. Cel. III 141)* ista *Guint.* extincta *Rov. Amm.* 17 conflictio *falso Thes. L. L. IV 236,36 (Lommatzsch); item § 70; Cel. III 67* 33 cum plexae *Guint.* *corr. Rov.*

das Gesicht selbst ist zusammengezogen und in Falten gelegt, so daß sich die Augenbrauen berühren, nicht anders als bei denen, die wir von Niedergeschlagenheit oder Trauer bedrückt sehen; er rutscht auch vom oberen Teil der Bettstelle an den unteren, wobei die Beine nachlässig gespreizt oder verschränkt sind und auch der übrige Körper keine ordentliche Haltung einnimmt; der Puls wird größer, weitläufig, aufgebläht, die Atmung langsamer und tiefer mit einer Art von Seufzen, das Zwerchfell zieht sich nach oben, die Sinne sind benommen, und das Bewußtsein ist so sehr beeinträchtigt, daß (die Patienten) nicht munter werden, wenn man sie nicht sticht oder anschreit; anderenfalls bewegen sie nur schwach die Lippen,
schließen sie wieder und fallen in ihre Benommenheit zurück; / sie können 17
auch nicht deutlich sprechen, und schließlich, wenn sie mit der Hand aufgerüttelt werden oder durch irgendein Stechen oder Kitzeln aufgestört werden, reagieren sie gar nicht mehr; oder wenn ihnen jemand ihre Hände hochhebt und losläßt, so fallen diese sofort wieder herunter; dabei läßt auch die Funktion der Verdauung und der Urinausscheidung nach, in einem solchen Grade, daß die meisten, die von der Krankheit befreit worden sind, indem die Betäubung beseitigt wurde, an der (bleibenden) Unfähigkeit, Harn zu lassen, sterben.

Wenn aber das Leiden den Kranken in einen schlimmeren Zustand bringt, so verdichtet sich die Atmung, so daß sie rauh wirkt, auch können die Augenlider nicht mehr völlig geschlossen werden, die Augen sind ein-
gesunken, die Zunge ist trocken und rauh, / die Zähne sind fest zusammen- 18
gebissen und knirschen, so stark, daß, wenn jemand sie voneinander trennen will, er dies nicht fertigbringt, oder allenfalls so, daß der Mund halb geschlossen bleibt und aufklafft, so daß das Kinn herunterzuhängen scheint und die voneinander getrennten (Kiefer) auch nicht mit der Hand zusammengebracht werden können; dabei erfolgt ein Rasseln in der Brust, und das Herunterschlucken von eingeflößter oder zum Zweck der Ernährung tropfenweise eingegebener Flüssigkeit vollzieht sich mühsam und mit Unterbrechungen; Blässe und Zucken der Unterlippe, Taubheit der Glieder, die Nägel sind bläulich, der Kehlkopf tritt hervor und ragt heraus, der Puls ist flach und wird zunehmend schwächer; im Bereich von Gesicht und Hals tritt kalter und klebriger Schweiß auf, sehr häufig auch unwillkürliches Harnlassen oder Abgehen von Kot und Krämpfe, das ist ein Zusammenziehen der Glieder.

Wenn aber der Kranke wieder zu Anzeichen der Gesundung zurück- 19
zukehren beginnt, so daß sich das Leiden zu bessern scheint, werden alle soeben genannten Symptome geringer. Manche werden wirklich gesund, indem ihnen nämlich ein besserer Gesundheitszustand zuteil wird; manche jedoch werden, wenn die Betäubung zurückgeht, von Geistesverwirrung befallen, dann wird auch der Puls flacher und gedrängter werden; oder sie versinken wiederum, wenn sie angesprochen worden sind, (in Betäubung), so daß die beiden Krankheiten miteinander verbunden zu sein scheinen; manche schließlich geraten, wenn sie von der Lethargie befreit worden sind, in eine unkomplizierte Phrenitis und werden danach wieder völlig gesund.

CAPVT IV

20 QVOMODO DISCERNIMVS LETHARGOS AB HIS, QVI SIMILIBVS AFFICIVNTVR?

Quomodo et defectio animi in febribus ueluti sensuum facit hebetudinem, ita mandragoram uel altercum bibentes opprimuntur grauatione sorbili sopori simili; item alii lumbricorum adiectione deprimuntur. discernenda cuncta sunt, ne umquam similibus inducti uera putemus.

Defectionibus igitur animi densus atque paruus et coaceruatim interiens pulsus efficitur. mandragoram uero uel altercum bibentibus
21 pulsus rarus, sed plenior fiet, a⟨t⟩ lethargis inanis et inflatus. item his, qui lumbricorum uexatione afficiuntur uel demerguntur densus et uelox et paruus et deficiens pulsus inuenitur, et magis tempore dimissionis febris. ex accessionis augmento, quantum creditur, non ualent uentrem uel stomachum lactare atque fellare, in dimissione uero resumpti inhaerescunt uisceribus supradictis atque ita consensum pressurae ex antecedentibus faciunt. sed haec diligentius Chronias passiones scribentes, cum de lumbricis dicemus, docebimus.

CAPVT V

22 VTRVMNE SINT DIFFERENTIAE LETHARGORVM

Quidam Asclepiadis sectatores etiam differentias lethargorum tradunt. alium enim per se dixerunt, alium ex antecedenti passione, ut phreniti, atque ex ipsa uenientem esse grauiorem; item alium esse nouum atque recentem, alium inueteratum atque tardantem, quod
23 ex numero dierum conici dixerunt; / et alium fieri cruditatis ⟨pleno⟩ corpore, alium inani atque passione macerato. sed nullam lethargi

17sq.] *u.* Tard. IV 106–130

2sq. *inscriptionem huc trsp. Friedel, p. 28, a capite III* Quomodo curandi sunt lethargi *Guint.* 6 sorbili] *cf. Plaut. Mil. glor. 818sqq.* horribili *Amm.* terribili *Rov.*^{m} 11 a *Guint.* *suppl. Amm.* ut *Rov.*^{m} 14 ex] nam *Rov.* et *antea conieci (u. Bendz, Eranos 41, p. 76)* 16 resumpta *Guint.* *sec. Drabkin*^{app} *(„fort.* resumpti“*) correxi* 20 Vtrumne – lethargorum *coni. Drabkin* Ad Dioclem *Guint. Rov., quae inscriptio ad caput VII pertinet* Quomodo lethargi inter se differunt *Amm.* Quae sint differentiae lethargiae *Friedel, p. 28, coll. Cel. I 52* 25 pleno *add. Drabkin*

4. KAPITEL

Wie unterscheiden wir die an Lethargie Erkrankten 20
von denjenigen, die von ähnlichen Krankheiten betroffen sind?

Wie eine Ohnmacht bei Fieber gleichsam eine Abstumpfung der Sinne herbeiführt, so werden auch Personen, die Mandragora oder Bilsenkraut trinken, von einer Benommenheit befallen, die einem schnarchenden Schlaf ähnlich ist; ebenso werden andere durch einen von Würmern ausgelösten Anfall betäubt. Alle diese Dinge sind wohl zu unterscheiden, damit wir niemals, von Ähnlichkeiten verleitet, dies für echte (Fälle von Lethargie) halten.

Bei Ohnmachten wird also der Puls gedrängt und klein und versagt
auf einmal. Bei denen, die Mandragora oder Bilsenkraut trinken, wird der
Puls weitläufig, aber voller, bei den an Lethargie Erkrankten dagegen leer
und aufgebläht. Auch bei denen, die von Eingeweidewürmern geplagt und 21
dadurch bewußtlos werden, findet sich ein gedrängter, schneller, kleiner und aussetzender Puls, und besonders zu der Zeit, in der das Fieber nachläßt. Während der Steigerungsphase eines (Fieber)anfalls sind sie, wie man allgemein glaubt, nicht in der Lage, den Bauchraum oder den Magen anzuzapfen und auszusaugen; beim Nachlassen (des Fiebers) gewinnen sie jedoch ihre Kraft zurück, heften sich an die soeben genannten Eingeweide und verursachen dabei infolge der vorangehenden Erscheinungen eine Übereinstimmung im Betäubungszustand. Aber dies werden wir eingehender in unserem Werk „Über chronische Krankheiten“ schildern, wenn wir auf die Eingeweidewürmer zu sprechen kommen.

5. KAPITEL

Gibt es verschiedene Formen der Lethargie? 22

Einige Anhänger des Asklepiades berichten auch von verschiedenen Formen der Lethargie. Denn sie haben gesagt, die eine Form entstehe von selbst, eine andere aus einer vorangehenden Krankheit, z. B. der Phrenitis, und die aus ihr entspringende sei besonders schwer; auch sei die eine Form neu und setze frisch ein, die andere schon alt und chronisch geworden, was man, wie sie sagen, aus der Anzahl der Tage schließen kann;/
und eine andere Form entstehe, wenn der Körper mit roher Nahrung an- 23
gefüllt sei, eine andere bei leerem und durch Krankheit erschöpftem Körper. Sie haben indes keinen wirklichen Unterschied zwischen Fällen von

uelut ad lethargum differentiam tradiderunt. existimabile, non certum probatum est liquidorum plenitudinem iudicare.

24 Item Mnaseas lethargum alium strictura effici, alium solutione dicit, siquidem somnus nunc densitate, nunc laxamento corporum fiat atque in aliis abstentas uideamus officiorum naturalium egestiones, in aliis uero largius influentes, adeo ut etiam inuoluntario exitu stercorum siue urinae fundantur.

Item multi nostrorum temporibus atque magnitudine constare lethargi differentias tradiderunt. alium enim magnum, alium paruum esse dixerunt, et alium ⟨in⟩ initio, alium in augmento, alium in statu, alium in declinatione, et accessione uel dimissione.

Sed omnes illi[us] summas atque generales passionis differen-
25 tias tradiderunt et non specialem lethargi. falsum ⟨est⟩ etiam solutione lethargum fieri, quantum intelligitur atque est lethargus. etenim inuoluntariam egestionem dixerunt in infantibus non solutionis ratione, sed mentis occupatione fieri. nihil denique plus, quam naturae conuenit, excludunt, sed solum, quod debuit etiam uoluntate deponi. tenues etiam sudores pressura fieri, non solutione intelliguntur, sed neque adiutoriis laxatiuis, sicut in Adiutoriorum libris demonstrabimus. quapropter lethargi differentias tradendas esse negamus.

CAPVT VI

26 QVIS LOCVS IN LETHARGIS PATITVR, ET QVOMODO CVRANDI SVNT LETHARGI?

Male quidam etiam patientem in lethargo partem caput dixerunt. ut enim de phreniticis dictum est, communiter totum corpus patitur febricula ⟨at⟩testante, specialiter uero caput plus ob multitudinem uexationum, quibus afficitur. difficile igitur intra primam diatriton lethargus fieri potest, sed frequenter post ipsam.

Et oportet iacere in loco lucido atque calido mediocriter, in accessione per interualla leuiter excitari suo nomine exclamatum. ete-

25 dictum est] *u.* Cel. I 55

2 plenitudinem lethargum indicare *Rov.*^{m} 7 stercora *Rov.*^{m} 10 in^{I} *sec. Drabkin*^{app} *(„fort.* ⟨in⟩ initio“*) addidi* 12 illius *Guint. corr. Drabkin* summae atque generalis *Guint. corr. Rov.* 13 est *addidi coll. Cel. I 141 (et 103)* 15 dixerunt] dicimus ut *Drabkin* 22sq. Quis locus in lethargicis patitur, et quo modo curandi sint lethargici *Rov. corr. Friedel, p. 29, coll. inscriptione capitis IV apud Guint.* Ad Praxagoram *Guint., quae inscriptio ad caput VIII pertinet* 26 attestante *coni. Schmid, Mnem. 11, p. 133sq.* testante *Guint.*

Lethargie überliefert, der sich auf die Lethargie als solche bezieht. Es ist zu vermuten, aber keine erwiesene Tatsache, daß eine Überfüllung mit Körperflüssigkeiten von entscheidendem Einfluß ist.

Auch Mnaseas sagt, daß eine Art der Lethargie infolge von Straffung 24
entsteht, eine andere infolge von Lockerung, weil ja der Schlaf bald durch Verdichtung, bald durch Erschlaffung des Körpers eintritt und wir bei den einen Patienten ein völliges Ausbleiben der Ausscheidungen der natürlichen Körperfunktionen sehen, bei den anderen aber, daß sie eher reichlich fließen, so daß sie sich selbst in Form von unfreiwilligem Kot- oder Urinabgang ergießen.

Auch haben viele der Unseren erklärt, daß es hinsichtlich der Phasen und der Schwere verschiedene Formen der Lethargie gäbe. Denn, wie sie sagen, ein Fall ist schwer, ein anderer leicht, und einer befindet sich im Anfangsstadium, einer in der Steigerungsphase, einer auf dem Höhepunkt, einer im Abklingen sowie in der Phase des Anfalls oder der Beruhigung.

Aber sie alle haben damit nur ganz allgemeine verschiedenartige Formen des Krankseins beschrieben und keine spezielle Form der Lethar-
gie. Es ist auch falsch, daß eine Lethargie infolge von Lockerung entstehen 25
kann, sofern man die Krankheit als eine echte Lethargie verstehen kann und sie dies wirklich ist. Denn sie haben gesagt, daß die unwillkürliche Ausscheidung bei Kleinkindern nicht infolge einer Lockerung erfolgt, sondern weil ihr Geist abgelenkt ist. Schließlich scheiden (die Patienten) nicht mehr als die naturgemäßen Mengen aus, sondern nur so viel, wie sie auch willkürlich hätten ausscheiden sollen. Von dem feinen Schweiß weiß man, daß er infolge der Betäubung und nicht infolge von Lockerung auftritt, aber auch nicht durch auflockernd wirkende Mittel, wie wir es in unseren Büchern der „Therapeutischen Maßnahmen" darstellen wollen. Wir sind also nicht der Meinung, daß man von verschiedenen Formen der Lethargie sprechen darf.

6. KAPITEL

WELCHER KÖRPERTEIL IST BEI DEN AN LETHARGIE LEIDENDEN ERKRANKT, 26
UND WIE SIND DIE AN LETHARGIE ERKRANKTEN ZU BEHANDELN?

Zu Unrecht haben manche auch behauptet, bei einem an Lethargie Leidenden sei der Kopf der erkrankte Teil. Ebenso nämlich, wie es schon von den an Phrenitis Leidenden gesagt wurde, ist der ganze Körper insgesamt krank, da ja Fieber zu verzeichnen ist, der Kopf aber ist besonders betroffen, wegen der Vielzahl der Beschwerden, von denen er befallen wird. Schwerlich kann sich nun eine Lethargie innerhalb der ersten drei Tage entwickeln, aber häufig danach.

(Der Kranke) soll in einem hellen und mäßig warmen Raum liegen, und während eines Anfalls soll man ihn in Abständen sanft wecken, indem man ihn beim Namen ruft. Denn dies mit andauerndem Kitzeln oder

nim iugiter titillatu uel impressione ac punctionibus hoc facere nihil aliud quam strictura⟨m⟩ erit asperare ob inquietudinem quassationis.
27 dehinc probabilior atque eligenda erit quassabili et noxia uigilantia quieta pressura. blando etiam articulorum fricamento utendum est. est autem ⟨in⟩ accessione iugi fomento caput curandum, oleo dulci atque calido; mollibus lanis collum tegendum, blandioris laxamenti causa locorum capiti uicinantium et ob excipiendum ex fomento, si quid e capite fuerit lapsum, tunc aliquando etiam e lecto ad lectum translatione facta. et declinante accessione oris collutio adhibenda, terminata uero potus dandus. at si febrium continuatio fuerit, primo tempore lucis erunt media fouenda atque dorsum lanis mollibus circumtegendum.

28 Si magnitudo passionis exegerit, phlebotomia adhibenda intra primam diatriton aut in ipsa. dehinc, si ante diatriton fuerit adhibita, sola fomentatione utemur atque oris collutione et potu aqua uel mulso. atque si in ipsa diatrito phlebotomia fuerit adhibita, paululum differentes perunctionem adhibemus atque oris collutionem, tunc dabimus sorbilem cibum ob celerem passionem. si fastidiosius fuerit aegrotans, tamquam sanis saepe contingit post altum somnum experrectis, uel si transuorationis oblitus aut piger, tamquam sunt sani imminente somno decliues in soporem, erit acceleranda alicuius cibi trans-
29 uoratio, ut corpus relaxetur. nam grauiore strictura lethargi phreniticis afficiuntur.

Dehinc post cibum paululum differentes atque articulorum blanda fricatione utentes dormire permittimus atque usque ad declinationis tempus alternis diebus a cibo abstinemus permittentibus uiribus solo mulso utentes. si autem uires obstiterint, etiam his diebus sorbilia mediocriter damus. at si uenter non fuerit solutus, clystere utemur oleo calido et aqua, in qua decoctum sit fenugraeci semen admixto aliquando melle. tunc sicut in phreniticis tondendum caput atque radendum et apposita cucurbita scarificandum et sanguisugis
30 releuandum. at si media tumeant, simili curatione cucurbitae atque cataplasmatum utemur, tamquam in phreniticis ordinauimus.

Attendenda etiam cetera passionum accidentia, quae symptomata Graeci uocauerunt, ut ea, quae in corpore frigida fuerint membra, blando tactu manibus continentes leui cum fricatione uaporemus,

33 ordinauimus] *u.* Cel. I 78sq.

2 strictura *Guint.* *corr.* *Rov.* 3 *ante* eligenda *add.* magis *Rov.* 5 in *add.* *Rov.* 8 e lecto *coni.* *Rov.*^{m} elato *Guint.* 18 fastidiosus *Rov.* 30 aliquanto *Schmid, Mnem. 11, p. 134; sed cf. § 126 et Tard. I 156 (u. Bendz, Caeliana, p. 96)*

Drücken und Stechen zu tun heißt nichts anderes, als die Straffung durch die Unruhe dieser Erschütterung zu verschärfen. Schließlich ist ein mit 27
Ruhe verbundener Betäubungszustand noch eher vorzuziehen und gelten zu lassen als ein unruhiges und schädliches Wachsein. Man soll auch die Glieder mit sanfter Massage behandeln. Der Kopf aber soll während eines Anfalls ununterbrochen mit einem erwärmenden Mittel behandelt werden, und zwar mit süßem und warmem Öl; der Nacken ist mit weicher Wolle zu umhüllen, um eine sanfte Lockerung der dem Kopf benachbarten Partien zu bewirken und um aufzufangen, was von dem erwärmenden Mittel vom Kopf herabrinnt; dann soll man ihn gelegentlich auch von einem Bett auf ein anderes umbetten. Und wenn der Anfall nachläßt, soll man den Mund spülen lassen, wenn er aber aufgehört hat, etwas zu trinken geben. Wenn das Fieber aber weiter besteht, so soll bei Sonnenaufgang die Körpermitte erwärmt werden, und der Rücken ist mit weicher Wolle zu bedecken.

Wenn die Schwere des Leidens es erforderlich macht, so soll ein Ader- 28
laß vorgenommen werden, vor Ablauf der ersten Dreitagefrist oder am dritten Tage selbst. Danach, wenn er vor dem dritten Tage angewandt wurde, gebrauchen wir nur Erwärmung und Mundspülung und Wasser oder Met als Getränk. Wenn der Aderlaß jedoch am dritten Tage selbst ausgeführt wurde, so warten wir erst ein wenig und wenden dann eine Einreibung und eine Mundspülung an, danach geben wir suppige Nahrung, denn es handelt sich um ein akutes Leiden. Wenn der Kranke keine Lust zum Essen zeigt, wie dies auch bei Gesunden oft der Fall ist, wenn sie eben aus einem tiefen Schlaf erwacht sind, oder wenn er das Schlucken vergißt oder sich dabei träge zeigt, wie dies auch schläfrige Gesunde kurz vor dem Einschlafen sind, so soll man dem Schlucken von wenigstens etwas Nahrung nachhelfen, damit der Körper gelockert wird. Denn die an Lethargie 29
Leidenden sind von einer noch schlimmeren Straffung betroffen als die an Phrenitis Erkrankten.

Nach dem Essen warten wir noch ein Weilchen, gebrauchen eine sanfte Massage der Glieder und lassen sie dann schlafen, und bis zur Zeit des Abklingens lassen wir sie jeden zweiten Tag fasten, wenn es die Kräfte gestatten, und geben nur Met. Wenn aber der Kräftezustand dem widerspricht, geben wir auch an diesen Tagen suppige Nahrung in geringen Mengen. Wenn aber der Leib nicht locker ist, so gebrauchen wir ein Klistier aus warmem Öl mit Wasser, in dem der Samen von griechischem Heu abgekocht wurde, bisweilen auch unter Beimischung von Honig. Dann muß man wie bei den an Phrenitis Leidenden den Kopf kahlscheren und rasieren und nach Aufsetzen eines Schröpfkopfes skarifizieren und ihn durch Blutegel entlasten. Wenn aber die Körpermitte unter Ent- 30
zündung geschwollen ist, so wenden wir eine ähnliche Behandlung mit Schröpfköpfen und auch Packungen an, wie wir es für die an Phrenitis Erkrankten vorgeschrieben haben.

Zu beachten sind auch die übrigen Begleiterscheihungen von Krankheiten, welche die Griechen *symptōmata* nannten, so daß wir (z. B.) die Teile des Körpers, die kalt sind, mit sanfter Berührung mit den Händen

sudantia citius detergamus, linguae asperitatem uel ariditatem spongia infusa aqua calida humectemus. nam saepe faucium siccitate praefocationis imitamur effectum. tunc oculos lemis obsitos uel lacrimantes spongia uaporabimus atque ita demersos excitamus. calidus etenim tactus habet quoddam resumptionis illatae leuamen.

31 At si pressura perseuerauerit etiam dimissionis tempore et propterea cibi dandi difficultas occurrerit, oportet aegrotantem in pressura excitari, donec sentiat. tunc, priusquam rursum demergatur, distillandum ex cochleari sorbile quiddam faucibus atque manu mentum, quod laxius propendet, subleuandum, ut infusa, priusquam reuocentur, transuoratione uorentur. at si forte mutatio accessionum atque pressurae fuerit facta, quod quidem raro contingit, ut in continuationibus, cibi tempus oriente luce est aptius. utendum etiam spongiarum uaporationibus et fomentis capitis atque domestica molli ac pensili gestatione.

32 In declinatione uero certissima uarius cibus dandus et lauacrum sine uino adhibendum scilicet; in alia uero diatrito danda poma, tunc etiam uinum. quorum rationem ex his, quae in phreniticorum curatione sunt ordinata, accipienda dicimus. tunc cerotarium scarificatis partibus apponemus.

Haec est secundum Methodicos lethargorum curatio. antiquorum uero Hippocrates et Erasistratus et Herophilus ad eorum curationem nihil posuerunt, sed Serapion Empiricus in primo libro, quem Ad sectas scribit, obscura nimium atque pauca ordinauit, quorum nihil est dignum enarrare.

CAPVT VII

33 ### Ad Dioclem

Diocles libro, quo De passionibus atque causis earum et curationibus scripsit, prohibet demergi lethargos acutissimis utens potionibus, atque iugiter corpus defricat adhibens etiam sternutamenta, quae Graeci ptarmica uocauerunt, et neque manifestans, quas uocat

18sq. quae – ordinata] *u.* Cel. I 93–97 21 antiquorum –25] Serap. fr. 144 Deichgräber 28–31 uocauerunt. p. 150,6–8] Diocl. fr. 45 Wellmann

2sq. siccitas praefocationis imitatur *Rov.*[m] siccitates praefocationis imitantur *Amm.* 4 dimersos *Guint. corr. Rov.*[m] mersos *Rov.* 11 transuoratione *om. Rov.; sed u. Bendz, Caeliana, p. 64* 23 quem] quae *Guint. corr. Wellmann* 24 scripsit *Drabkin*[app] 27 Ad Dioclem *scr. Rov. (cf. app. crit. ad p. 142,20)* Ad Asclepiadem *Guint.*

umschließen und mit leichter Massage erwärmen, die schwitzenden Partien alsbald abwischen, die rauhe oder trockene Zunge durch einen mit warmem Wasser übergossenen Schwamm anfeuchten. Denn oft haben wir bei Trockenheit des Schlundes eine ähnliche Wirkung wie beim Ersticken. Dann müssen wir auch die mit einer klebrigen Absonderung bedeckten oder tränenden Augen mit einem warmen Schwamm behandeln und dadurch die Bewußtlosen munter machen. Denn eine warme Berührung bringt gewissermaßen eine Erleichterung mit sich, die der Erholung dient.

Wenn die Betäubung jedoch auch während einer Beruhigungsphase 31
andauert und sich daraus eine Behinderung der Nahrungszufuhr ergibt, so muß man den Kranken aus seiner Betäubung so lange aufrütteln, bis er zur Besinnung kommt. Dann soll man, bevor er wieder zurücksinkt, ihm mit einem Löffel etwas flüssige Nahrung tropfenweise eingeben und mit der Hand das Kinn, das locker herabhängt, hochhalten, damit das Eingeflößte, bevor es zurücklaufen kann, heruntergeschluckt wird. Wenn aber vielleicht eine Veränderung der Anfälle und des Betäubungszustandes eingetreten ist, was allerdings selten vorkommt, wie z. B. bei Fällen von ununterbrochenem Fieber, so ist der Morgen die geeignetste Zeit zum Essen. Man soll auch Dampfbehandlungen mit Hilfe von Schwämmen und Erwärmungen des Kopfes vornehmen und den Kranken im Hause auf einer weichen, hängenden Liege herumtragen lassen.

Bei ganz sicherem Abklingen ist jedoch abwechselungsreiche Kost zu 32
reichen und das Bad zu gebrauchen, dabei natürlich kein Wein; am Ende der nächsten Dreitagefrist soll man Obst geben, danach auch Wein. Die Gründe für dieses Vorgehen sind dem zu entnehmen, was bei der Behandlung der an Phrenitis Erkrankten verordnet worden ist. Danach legen wir Wachspflaster auf die skarifizierten Stellen.

Dies ist nach der Lehre der Methodiker die Heilbehandlung für die an Lethargie Erkrankten. Von den alten Autoren aber haben Hippokrates, Erasistratos und Herophilos nichts für ihre Behandlung verordnet, aber der Empiriker Serapion hat im ersten Buch seines Werkes „Gegen die (Ärzte)schulen“ wenige und äußerst unverständliche Anordnungen getroffen, von denen nichts wert ist, erwähnt zu werden.

7. KAPITEL

GEGEN DIOKLES 33

Diokles schreibt in seinem Buch „Über Krankheiten, ihre Ursachen und ihre Behandlungsweisen“, man müsse die an Lethargie Erkrankten daran hindern, bewußtlos zu werden; er will dazu sehr scharfe (medizinische) Tränke gebrauchen und den Körper ständig massieren, auch verwendet er Niesmittel, welche die Griechen *ptarmika* nannten, und dabei

acutas potiones, utrumne qualitate acutas, ut est acetum, an officio usus, ut est celerrima transuoratio. sed utrum elegerit, male dictum est. alterum enim densat corpus strictura laborans, alterum inflat. item sternutamenta corpus uehementi motu concutiunt, et magis membranas capitis in tumore constitutas, ⟨quas⟩ iugiter excitare sine dubio asperatio passionis est. peccat[ur] etiam grauius sine ullo adiutorio caput relinquendo, in quo secundum ipsum passionis est causa.

CAPVT VIII

34 ### Ad Praxagoram

Praxagoras secundo libro De curationibus in sorbilibus cibis, hoc est ptisanae sucis, semper inquit aegros oportere[t] seruari, cum non semper hoc conueniat, quando declinationis tempore oportet uaria ciborum resumptione uires reparari, non tunc uti suco ptisanae, sed ipsa potius. ille enim et corrumpi facilius et inflare perspicitur. deinde clysterem iubet adhiberi, et non, inquit, metuendum, si remanserit non redditus. erat hoc uerae rationis, nisi esset uirtutis acrioris. sed quia est acerrimae atque mordicantis qualitatis iuxta ueterum consuetudinem, quomodo sperandum est non grauius nocere,
35 quanto plus fuerit tumentibus partibus immoratus? dat etiam meracum bibere acetum cum melle et piperis immodica quantitate uel pro uino absinthium, dicens latere ignaros uini dationem. et fomentum adhibet pedum.

Sed ex his omnibus nihil sperandum est utile, sed magis incendia uiscerum uel altiorum et ueluti putredines tumentium membranarum ob nimietatem feruoris. non enim, cum acriora collyria tumentes oculos in dolores atque lacrimas plurimas cogere uideamus, membranas quoque cerebri delicatas atque faciles ad iniuriam ob naturam sui tumentes passionis causa minime ex supradictis inuri credi potest, cum singula igneae uirtutis esse monstrentur. item meracum in-

11–152,12] Prax. fr. 103 Steckerl

1 utrumne *scripsi (cf. e.g. Cel. I 11; II 4. 36. 49. 51. 88)* utrum in *Guint.* utrum *Schmid, Mnem. 11, p. 134sq.* 5 quas *add. Drabkin* 6 peccatur *Guint. correxi* 10 Ad Praxagoram *coni. Rov.* Ad Themisonem *Guint.* 12 oporteret *Guint. corr. Amm.* 13 declinationis] decliuis *Guint. corr. Rov. (cf. e.g. § 81. 85)* 20 immoratum *Guint. corr. Rov.*[m] 21 modica *Rov.* 25 uel *om. Rov.* 29 credere *Guint. corr. Rov.*[m] *(cf. § 21. 39)*

erklärt er nicht, was er unter scharfen Tränken versteht, ob sie von scharfer Qualität sein sollen wie etwa Essig oder „scharf“ in Hinsicht auf ihre Anwendung, wie wenn sie sehr schnell hinuntergeschluckt werden. Aber was er auch meint, er nennt etwas Nachteiliges. Denn das eine verdichtet den bereits infolge von Straffung leidenden Körper noch mehr, das andere wirkt blähend. Auch die Niesmittel erschüttern nur den Körper mit heftiger Bewegung, und vor allem die Hirnhäute, die sich ja im Zustand einer entzündlichen Schwellung befinden, und diese andauernd zu reizen bedeutet zweifellos eine Verschlimmerung des Leidens. Er macht einen noch schwerwiegenderen Fehler, indem er den Kopf ohne jede therapeutische Maßnahme läßt, in dem sich doch nach seiner eigenen Ansicht die Ursache des Leidens befindet.

8. KAPITEL

GEGEN PRAXAGORAS 34

Praxagoras sagt im zweiten Buch (seiner Schrift) „Über die Behandlungsweisen“, man solle die Kranken ständig bei suppigen Speisen halten, das heißt bei Gerstenschleimsaft, obwohl dies auf die Dauer nicht das Geeignete ist, (das heißt,) daß man dann, wenn es in der Zeit des Abklingens erforderlich ist, die Kräfte durch die Aufnahme abwechselungsreicher Kost wiederherzustellen, nicht Gerstenschleimsaft, sondern lieber (den Gerstenschleim) selbst gibt. Denn man kann sehen, daß sich jener (Saft) ziemlich leicht zersetzt und blähend wirkt. Dann gibt er die Anordnung, das Klistier anzuwenden, und sagt, man brauche keine Besorgnis zu hegen, wenn es zurückgehalten wird und nicht wieder herauskommt. Das wäre schon richtig, sofern (das Klistier) nicht von ziemlich scharfer Qualität wäre. Da es aber nach der Gewohnheit der Alten von äußerst scharfer und beißender Qualität ist, wie kann man da hoffen, daß es nicht um so mehr schadet, je länger es in den unter Entzündung geschwollenen
Körperteilen verbleibt? Er gibt auch unverdünnten Essig mit Honig und 35
einem übermäßig großen Quantum Pfeffer zu trinken und gibt an Stelle von Wein Wermut, denn er sagt, die Unkundigen wissen nicht, wie man den Wein zu dosieren hat. Und er behandelt die Füße mit erwärmenden Mitteln.

Aber von all diesen Mitteln ist nichts Nützliches zu erhoffen, sondern eher ist ein Brennen in den Eingeweiden oder in den tiefer liegenden Organen und gleichsam eine Fäulnis der unter Entzündung geschwollenen Häute wegen der übergroßen Hitze zu befürchten. Denn so, wie wir sehen, daß recht scharfe Augensalben bei bereits entzündeten und geschwollenen Augen unweigerlich Schmerzen und reichlichen Tränenfluß verursachen, ist nicht zu glauben, daß nicht auch die zarten Hirnhäute, die ihrer Natur nach leicht verletzbar und durch die Auswirkung der Krankheit unter Entzündung geschwollen sind, von den oben genannten Substanzen versengt werden, da sich erweist, daß jede einzelne von brennender Wirkung ist.

quit, hoc est ultra moderationem temperamenti, commixtum acetum
36 cum melle dari et appellauit oxymeli. nec tamen manifestauit, quid sit ultra modum temperamenti miscendum, utrumne mel debeat superare an acetum, non enim adiecit aquam quoque miscendam. dehinc quam similitudinem potest absinthium habere cum uino, ut in eius uicem dandum iusserit, cum sit et hoc generaliter acre atque densabile? uinum uero omnibus ante declinationem aegritudinis aduersum est, et magis lethargis ob nimiam uehementiam passionis; immoderate uero, ut ipse uoluit, meracum etiam sanos demergit. ridendum praeterea, quod caput patiens incuratum relinquendum putat et fomentum pedibus adhibendum, per uanas auertendae materiae ⟨intentiones⟩ traductus.

CAPVT IX

37 Ad ⟨Asclepiadem et Themisonem et⟩ Heraclidem

Asclepiades primo libro De acutis passionibus scribens multa inquit adhibenda lethargis, quae phreniticis sunt ordinata. nititur etiam iugiter demersos excitare sternutamentis et odoramentis castorei, rutae et aceti et spondylio et conidia et agno herbis, bacis etiam lauri, uel communiter, inquit, omne, quod tenuare atque mouere uehementer membranas ualeat cerebri. iubet etiam ea adhiberi, quae epilepticis uel matrice praefocatis adhibuit odoranda, hoc est lanam uel capillos aut cerui cornu uel galbanum carbonibus imposita, et omnia, quae caput grauare ualent uel iniucunda sunt odoranti.
38 omnium inquit praestantius atque operantius esse sinapi tritum cum aceto admixto atque hinc caput cataplasmandum et dandum manibus, quod excitet aegrotantem. potum dat bis in die uel ter et ueniente nocte offert tamquam phreniticis uinum uel eo audacius. etenim, inquit, accedere ex uino furor in phreniticis potest, in lethargis uero numquam, siquidem sint omnes sensus apprehensi atque mentis uigor oppressus.

2 dat *Rov.*[m] 3 mittendum *Guint.* miscere *Rov.*[m] *corr. Amm.* 6 cum] nisi *Drabkin* 11sq. per uanas . . . intentiones traductus *scripsi coll. Tard. III 137 (cf. Cel. II 48; Tard. I 141; II 54; Cel. III 125)* per uenas . . . traductus *Guint.* uenas eorum . . . traductus ut fiat *Rov.* per uenas – traductus *inter cruces pos. Drabkin* „*fort.* per uenas auertendae materiae ⟨spe⟩ traductus" *Drabkin*[app] 14 Ad Heraclidem *Guint.* *suppl. Rov. (post* Heraclidem *adiciens* Tarentinum*)* 17 dimersos excitari *Guint. Drabkin corr. Rov.* 18 conyza *Rov.*[c] 19 omnibus quae *Rov.*[m] 20 ualent *Rov.* 25 dandum] fricandum *coni. Drabkin coll. § 42* manibus] naribus *Almel.*

Er sagt auch, man soll ungemischten, das heißt über das übliche Maß der Mischung hinausgehenden, Essig, mit Honig vermischt, eingeben, und er hat dies als Essighonig bezeichnet. Er hat aber nicht klargemacht, was 36
über das übliche Maß der Mischung hinaus dazuzugeben sei, ob der Honig überwiegen soll oder der Essig, denn er hat nicht hinzugefügt, daß man auch Wasser beimischen soll. Und welche Ähnlichkeit kann schließlich der Wermut mit Wein haben, so daß er ihn an seiner Stelle zu geben verordnet, obwohl auch er im allgemeinen scharf und von verdichtender Wirkung ist? Wein aber ist vor dem Abklingen der Krankheit für alle Patienten schädlich, und besonders für die an Lethargie Erkrankten wegen der großen Schwere des Leidens; über das Maß hinaus unverdünnt, wie er es selbst haben wollte, betäubt er aber sogar die Gesunden. Außerdem ist es lächerlich, daß er meint, der kranke Kopf müsse ohne Behandlung bleiben und man müsse die Füße erwärmen, wozu er sich durch die unbegründete Absicht verführen ließ, die (Krankheits)materie abzuleiten.

9. KAPITEL

GEGEN ASKLEPIADES, THEMISON UND HERAKLEIDES 37

Asklepiades sagt im ersten Buch seines Werkes „Über akute Krankheiten", es seien viele Mittel bei den an Lethargie Erkrankten anzuwenden, die schon für die an Phrenitis Erkrankten verordnet worden sind. Er bemüht sich auch, die Bewußtlosen ständig aufzurütteln, durch Niesmittel und Riechmittel aus Bibergeil, Raute, Essig, durch die Kräuter Bärenklau, Alant und Keuschlamm, auch mit Lorbeerbeeren oder ganz allgemein, wie er sagt, jeder Substanz, die die Hirnhäute dünner machen und in heftige Bewegung zu bringen vermag. Er ordnet auch an, die Substanzen zu verwenden, die er bei Epileptikern oder bei Patientinnen, die an hysterischen Erstickungsanfällen leiden, als Riechmittel angewandt hat, das sind Wolle oder Haare, Hirschhorn oder Galbanumharz, auf glühende Kohlen gelegt, und alles, was den Kopf beschweren kann oder unangenehm zu riechen ist. Am besten und wirksamsten von allen Mitteln, sagt er, sei Senf, zerrieben 38
und mit Essig vermischt, und damit soll man eine Kopfpackung machen, und zwar soll man es mit den Händen auftragen, denn das ermuntert den Kranken. Zu trinken gibt er zwei- oder dreimal am Tage, und wenn es Nacht wird, bietet er ihnen, ebenso wie den an Phrenitis Leidenden, Wein an, ja noch weit unbedenklicher. Denn, so sagt er, bei den an Phrenitis Erkrankten kann durch Weingenuß Tobsucht entstehen, bei den an Lethargie Erkrankten aber niemals, weil alle Sinne befallen sind und die Kraft des Geistes niedergedrückt ist.

Ex quibus apparet peius eum a phreniticis lethargum caeca
curatione uexare. etenim noxium atque perniciosum est iugiter eos
39 excitare, sicut supra diximus, / multo autem grauius non communibus
remediis hoc facere, sed, ut ille putat, sternutamentis immoderate
mouentibus atque dissecantibus corpus et magis cerebri membranam in tumore constitutam. si enim pedes, quamquam sint habitudine fortes, in tumore constituti paruo deambulationis motu facile uexantur atque ob iniuriam in augmenta tumoris ueniunt, quomodo non membranae cerebri in tumore constitutae atque uiarum densitate constrictae magis posse moueri creduntur? dehinc perseuerare magis sternutamenti usu[m] iubet, ut scilicet ita forte conuenire uideatur, tamquam in chronicis passionibus, ⟨cum⟩ moderatione interea cessante noxius atque uexabilis esse probetur.

40 Extendit etiam peccatum ex castoreo atque aceto et ruta et
spondylio atque agno herbis et lauri bacis et conidia. etenim acetum
acre manifeste probatur et quod ualeat membranam inurendo uexare,
cum laxamento, non constrictione indigeat. alia quoque graueolentia
et, quae pressuram faciant, non solum demersis, uerum etiam recte
ualentibus improbantur. haec peccanter ex epilepticorum curatione
atque praefocationis matricis transferenda iussit, cum constet etiam
in ipsis adhiberi non oportere sinapi. ⟨etenim⟩ etiam si chronicas pas-
siones quadam corporis nouatione excludit, acutas uel celeres prouo-
41 cans in magnitudinem tollit. omnis enim acrimonia tumoribus in-
congrua. nam et temporaliter quidem aeger omnis tamquam adustus
igne consurget, sed rursum grauius opprimetur.

Oportet etiam secundum eius praecepta manente capillatura aliquod cataplasma apponere et propterea non parui temporis uexatione membranam afficere. nam tonsuram noxiam phreniticis probat. his etiam lethargos similiter curandos existimat, quo fiet, ut etiam ipsis tonsuram prohibuisse uideatur. non enim in illis materiae post tonsuram ascensus uexabiliter caput poterit onerare, in lethargis uero id minime facere.

3 sicut supra diximus] *u.* § 26

11 sternutamenti usu *scripsi (cf. Tard. I 115 et Bendz, Caeliana, p. 40)* sternutamenti usum *Guint. Drabkin* in sternutamenti usu *Rov. Amm.* 12 chroniis *dubitanter Schmid, Contributions, p. 8* ⟨cum⟩ moderatione] moderatione *Guint.* commoderatione *Rov. corr. Amm.* 14 extendet *Guint. corr. Rov.* *post* peccatum *add.* odoramentis *Rov. coll. § 37* 15 conyza *Rov.* 21 etenim *addidi (cf. e.g. Cel. I 40)* chronias *dubitanter Schmid, Contributions, p. 8*

Daraus wird offenbar, daß er einen an Lethargie Erkrankten mit seiner sinnlosen Kur noch schlimmer mißhandelt als die an Phrenitis Erkrankten. Denn wenn es schon schädlich und gefährlich ist, sie ständig aufzurütteln, wie wir oben gesagt haben, / so ist es noch viel schlimmer, 39
dies nicht mit gewöhnlichen Mitteln zu tun, sondern, wie er es für richtig hält, mit Niesmitteln, die stark erschüttern und den Körper gleichsam aufreißen, besonders aber die von einer entzündlichen Schwellung betroffene Hirnhaut. Wenn nämlich schon die Füße, obwohl sie von Natur aus kräftig sind, sofern sie unter Entzündung geschwollen sind, bereits durch die geringfügige Bewegung beim Spazierengehen leicht gereizt werden und infolge dieser Schädigung in einen Zustand noch schlimmerer entzündlicher Schwellung geraten, wie soll man da nicht glauben, daß die Hirnhäute, wenn sie von einer entzündlichen Schwellung betroffen und durch eine Verengung ihrer Gänge verdichtet sind, weit eher einer Veränderung (zum Schlimmen) unterworfen sein können? Schließlich gibt er die Anweisung, beim Gebrauch des Niesmittels noch weiter zu verharren, offenbar, damit er sich auf diese Weise als sehr nützlich herausstellt, ebenso wie bei chronischen Krankheiten; dabei erweist sich, daß ihr Gebrauch schädlich ist und Beschwerden verursacht, wenn mittlerweile das rechte Maß überschritten wird.

Er vergrößert seinen Fehler noch durch (die Verwendung von) Biber- 40
geil, Essig, der Kräuter Raute, Bärenklau und Keuschlamm, von Lorbeerbeeren und Alant. Denn Essig ist bekanntermaßen scharf und kann die (Hirn)haut durch Brennen reizen, welche doch der Lockerung, nicht der Zusammenziehung bedarf. Auch die anderen Substanzen, die einen starken Geruch haben und die eine Betäubung verursachen, sind nicht nur bei Bewußtlosen, sondern auch bei ganz Gesunden zu mißbilligen. Diese Mittel hat er sträflicherweise von der Behandlung von Epileptikern und des durch die Gebärmutter verursachten Erstickungsanfalls zu übernehmen angeordnet, obwohl es feststeht, daß man auch in diesen Fällen keinen Senf anwenden darf. Denn wenn dieser auch chronische Leiden durch eine gewisse Erneuerung des Körpers austreibt, so macht er doch akute und schnell verlaufende Krankheiten durch seine Reizwirkung nur schlimmer. Denn alles, was scharf ist, ist bei entzündlichen Schwellungen 41
ungeeignet. Denn jeder Kranke wird zwar zeitweilig dadurch aufgerüttelt, gleich als würde er von Feuer versengt, fällt aber wieder in einen noch schlimmeren Betäubungszustand zurück.

Nach seinen Vorschriften soll man auch, ohne das Haupthaar anzutasten, eine Packung auflegen und dadurch die (Hirn)haut einer langfristigen Reizung aussetzen. Denn er ist der Ansicht, daß das Haarscheren für die an Phrenitis Leidenden schädlich sei. Er hält es für angemessen, auch die an Lethargie Leidenden einer ähnlichen Behandlung wie sie zu unterwerfen, daher scheint er auch bei ihnen das Haarscheren verboten zu haben. Denn bei den Erstgenannten kann das Aufsteigen der Materie nach dem Haarscheren den Kopf nicht in dem Maße belasten, daß es schädlich wird, bei den an Lethargie Leidenden aber tue es dies gar nicht.

Quae si tamquam uexabilis excludenda est, multo magis sina-
42 pi excludendum. adducit enim ad semet materiam, sicut inflatae atque in ruborem deductae eius appositione partes demonstrant. namque adductam tenendo cogit et uiarum perficit densitatem. dehinc odore penetrando membranas inurit, et tamquam acre collyrium oculos, sic mentes inflammat. quomodo etiam fricari manibus sinapi lethargus potest, cum sensibus ac mente captus esse uideatur?

Atque ita odoramentorum tempus tacuit et solam materiam nominauit. hoc quidem etiam de dando potu fecisse perspicitur, dicens, quoties detur, temporum tacita disciplina. uinum etiam lethar-
43 gis est incongruum nulla declinatione passionis firmata. simile est enim ebrios ac uinolentia madentes uino oportere uti tamquam congrue superdato, in quibus periculum spasmi fore nemo sapiens negat. at iste importunius uero lethargis probandum existimat, sperans uini furorem sub oppressione passionis posse latere: uehementer enim curandum putat occultare noxia quam prohibere. miseriores igitur lethargi[s] phrenitici⟨s⟩ iudicandi et experimentorum probationi subiecti. namque etiam in lethargis demersionis aucta uexatio ex uini efficitur potu, siquidem spiratio alta ac conductus corporis atque raptus adueniat et celerrime mortis sequatur effectus.

44 Themison libris Acutarum uel celerum passionum recte cetera ordinauit, sed iubet obscuro in loco haberi lethargos. „Etenim“, inquit, „lux apta non est, siquidem moueat atque turbet corpora et non sufficiant spiramenta turbationi[s] commotae congruam exhalationem praebere, quapropter etiam sani in luce dormientes grauantur, quorum maxime hi, qui ⟨sub⟩ sole dormierunt, uexari noscuntur“, non aduertens, quod omnis tenebrosus aer constringit, lethargica autem passio nullo alio magis quam strictura cognoscitur, quam ne-
45 cesse est augeri ob aeris densitatem. sub sole autem dormientes grauari etiam nos asserimus, sed ob contrarietatem efficientium causarum: lux enim solis atque uapor relaxat, e contrario somnus astringit. dehinc lethargia grauis atque perniciosa esse passio perspicitur, somnus

4 namque] eamque *Rov.* 6 mentes] membranas *Rov.*^{m} fricare *Guint.* *sec. Drabkin*^{app} *correxi* 7 lethargos *Guint.* *sec. Drabkin*^{app} *correxi* capti esse uideantur *Drabkin* 14 at uero iste importunius *Rov.* probandum] dandum *Rov.*^{m} praedandum *uel* praebendum *Almel.* 15 uehementius *Rov.*^{m}; *sed cf. Bendz, Caeliana, p. 30* 16 prohiberi *Guint.* *corr. Rov.*^{m} 17 lethargis phrenitici *Guint.* *sec. Drabkin*^{app} *correxi* 19 alta] alia *Guint.* *corr. Amm.* 24 turbationis *Guint.* *corr. Rov.* 26 sub *add. Rov.* 29 aeris *coni. Drabkin* solis *Guint.* 30 afficientium *Guint.* *corr. Rov.*^{m}

Wenn man (das Haarscheren) aber als schädliche Maßnahme ausschließen will, so muß man den Senf noch viel eher ausschließen. Denn 42
dieser zieht die Materie an sich, wie die durch sein Auflegen angeschwollenen und geröteten Partien zeigen. Denn die angezogene (Materie) hält er fest und zieht sie zusammen, und er verursacht eine Verengung der Gänge. Dann verbrennt er mit seinem durchdringenden Geruch die (Hirn)häute, und wie eine scharfe Augensalbe die Augen, so bringt er die Geisteskräfte zur Entzündung. Wie kann man einen an Lethargie Leidenden auch noch mit den Händen mit Senf einreiben, wenn er an Geist und Sinnen sichtlich benommen ist?

Und über die Anwendungszeiten für die Riechmittel hat er geschwiegen und allein die Substanzen genannt. Dasselbe hat er offensichtlich auch hinsichtlich der zu gebenden Getränke getan; er sagt nur, wie oft man etwas geben soll, die Ordnung der Zeiten bleibt unerwähnt. Wein ist ebenfalls für die an Lethargie Erkrankten unzuträglich, sofern das Abklingen des Leidens noch nicht gewiß ist. Das ist ähnlich, als ob Betrunkene und 43
diejenigen, die sich mit Wein haben vollaufen lassen, noch zusätzlich Wein zu sich nehmen sollen als gleichsam förderliche Zugabe; daß in solchen Fällen die Gefahr von Krämpfen besteht, wird kein Kundiger abstreiten. Aber jener meint, bei den an Lethargie Erkrankten könne man (den Weingenuß) noch unbedenklicher billigen, denn er hofft, daß die Gewalt des Weines unter der durch die Krankheit verursachten Benommenheit verborgen bleiben könne: er hält es also für weit wichtiger, die schädlichen Wirkungen zu verbergen als sie zu meiden. Demnach muß man urteilen, daß die Patienten mit Lethargie mehr zu bedauern sind als die mit Phrenitis, und sie sind der Erprobung durch Versuche unterworfen. Denn auch bei den an Lethargie Leidenden wird durch das Trinken von Wein die Plage der Bewußtlosigkeit gesteigert, denn es treten tiefes Atemholen, Zusammenziehen und Verkrampfen des Körpers ein, und es kann sehr schnell zum Tode führen.

Themison hat in seinen Büchern „Die akuten oder schnell verlaufenden Krankheiten“ sonst alles richtig angeordnet, aber er gibt die Anweisung, daß sich die an Lethargie Erkrankten im Dunkeln aufhalten sollen. 44
„Denn“, so sagt er, „das Licht ist ungeeignet, weil es die Körper erschüttert und unruhig macht und die Poren nicht dazu imstande sind, eine der hervorgerufenen Unruhe entsprechende Ausdünstung zu gewährleisten; daher werden sogar Gesunde belastet, wenn sie bei Licht schlafen, von denen bekanntlich am meisten diejenigen, die in der Sonne schlafen, geschädigt werden“; er beachtet nicht, daß finstere Luft immer zusammenzieht, das lethargische Leiden sich aber durch nichts anderes stärker zu erkennen gibt als durch Straffung, die durch die Dichte der Luft notwendigerweise gesteigert wird. Daß in der Sonne Schlafende belastet 45
werden, behaupten auch wir, aber dies geschieht durch die Gegensätzlichkeit der bewirkenden Ursachen: denn Licht und Strahlung der Sonne haben eine lockernde Wirkung, der Schlaf jedoch im Gegenteil eine zusammenziehende. Außerdem ist bekanntlich die Lethargie eine schwere und lebensbedrohende Krankheit, der Schlaf aber ist eine natürliche

autem naturale est officium. item sol grauat caput, lux autem, quam lethargicis adhibemus tectorum sub tegmine, nullo uapore lucifici solis augetur, neque splendore radiorum perfusum corpus grauiter afficitur aegrotantis.

Iubet etiam parua per interualla eorum faucibus insinuari liquorem, quod praeter tempus faciens ardorem illum, cuius causa id adhiberi existimat, augere potius quam minuere uidetur.
46 at si uenter strictus fuerit, aloes iubet dari apponendum triobolum, hoc est dimidiam drachmam, cum aqua ante cibum: prodesse inquit, priusquam passio augeatur, siquidem multa, quae ad caput ex corpore concurrunt, detrahentur. Soranus uero, qui normarum regulis methodum restituit, noxiam esse inquit istius modi potionem. forsitan enim ob nimiam stricturam retineatur et non solum nihil egerat, uerum etiam ipsa remaneat. credibile autem ad eius pigmenti in stomacho effectum sensum accurrere materiam ac deinde ad caput recurrere, quod per uias stomacho uicinum ⟨est⟩, et membranas, ad rapienda, quae
47 sunt summa facultate aptissima ob tumoris feruorem. dehinc grauius augeri peccatum uidemus, cum ante cibum hoc medicamen dari iubet. adiectus enim cibus necessario corrumpitur manente adhuc in ore aloe. corruptio autem cibi uexat ea, quae se circumplexa sunt, attrahens deinde materiam a capite attrahit etiam eius nutrimentum. non enim ratione quadam tacita ueluti animal sentiens poterit medicamen naturalia relinquere et ab his, quae contra naturam sunt ⟨atque sola sunt⟩ detrahenda, separare. nutrimenta igitur propria deperdere dubium non est, cum ui medicaminis detrahantur. post tertium diem sternutamento utitur, cum ipse prohibuerit lucido in loco aegrotos iacere, siquidem moueantur atque turbentur liquida et spiritus. sed utique multo uehementius sternutamenta commouere posse perspicimus.

48 „Dehinc ⟨post⟩ quattuor", inquit, „uel quinque dies declinante accessione, si nihil obstiterit, ultra muros producendos aegrotans et usque ad uiginti uel triginta stadia gestatione mouendus. quo tempore excitare etiam conuenit atque sternutamento et aceti cum sinapi odoramento uti uel cataplasmatibus", et hoc per totam passionem faciendum probat. sed omnino lucem inquit recusandam tamquam commobilem corporis, cum sit grauior in sinapi uel gestationis motu

8 apponendum] appensum *Rov.* bibendum *Drabkin* 11 detrahuntur *Rov.*[m] *fort.* detrahantur *scribendum est* 16 est *add. Rov.* 17 aptissimum *Guint.* *correxi* 23 naturalia *coni. Schmid, Mnem. 11, p. 135* animalia *Guint.* utilia *Rov.*[m] 23sq. atque sola sunt *suppleui coll. Cel. I 181 (u. Bendz, Eranos 43, p. 45)* ac *add. Rov.* 30 post *add. Rov.* 35 recusandum *Guint.* *corr. Rov.*[m]

Funktion. Auch belastet die Sonne wirklich den Kopf, aber das Licht, welches wir den an Lethargie Leidenden unter dem Schutz des Hausdaches zukommen lassen, wird nicht durch die Ausstrahlungen der leuchtenden Sonne gesteigert und schädigt den Körper des Kranken, wenn es ihn umfließt, nicht durch den blendenden Glanz seiner Strahlen.

Er gibt auch die Anweisung, in kurzen Abständen Flüssigkeit in ihren Rachen zu träufeln; da er dies zur Unzeit tut, scheint er das Brennen, um dessentwillen er dies zu tun für erforderlich hält, eher zu steigern als zu verringern. Wenn aber der Leib hart ist, läßt er drei Obolen, das ist eine halbe 46
Drachme, Aloe mit Wasser vor dem Essen verabreichen: er sagt, dies sei nützlich, noch bevor die Krankheit sich steigert, weil vieles, was aus dem Körper nach dem Kopf strömt, dadurch abgezogen werde. Soran jedoch, der die methodische Lehre durch ihren Normen entsprechende Vorschriften wiederhergestellt hat, sagt, daß diese Art Heiltrank von Schaden sei. Denn wegen der bestehenden sehr starken Straffung wird er vielleicht zurückgehalten und führt nicht nur nichts ab, sondern verbleibt sogar selbst im Körper. Es ist aber wahrscheinlich, daß die Materie in der Richtung der durch diese Droge im Magen hervorgerufenen Empfindung zusammenströmt und von da aus wieder in den Kopf steigt, der durch Gänge mit dem Magen in Verbindung steht, und zu den (Hirn)häuten, um von Partien Besitz zu ergreifen, die infolge der mit ihrer entzündlichen Schwellung verbundenen Hitze im höchsten Grade dazu geeignet sind. Und dann sehen wir, daß er 47
seinen Fehler noch schlimmer macht, indem er diese Medizin vor dem Essen zu geben anordnet. Denn die hinzukommende Speise verdirbt unausweichlich, wenn sich die Aloe noch im Mund befindet. Die zersetzte Speise aber greift die sie umschließenden Partien an, und wenn sie dann Stoffe aus dem Kopf an sich zieht, zieht sie auch die für ihn bestimmten Nahrungsstoffe an sich. Denn das Medikament kann nicht mit geheimer Überlegung wie ein vernünftiges Lebewesen die natürlichen Stoffe an ihrem Platz lassen und von den Substanzen trennen, die unnatürlich sind und die es allein abzuziehen gilt. Es ist also nicht zu bezweifeln, daß (der Kopf) die ihm zustehenden Nahrungsstoffe verliert, indem sie durch die Wirkung der Medikamente abgezogen werden. Nach dem dritten Tag wendet er ein Niesmittel an, obwohl er selbst verboten hat, daß die Kranken in einem hellen Raum liegen, weil dort angeblich die Säfte und das Pneuma erschüttert und in Unruhe versetzt werden. Wir wissen aber, daß Niesmittel allemal noch weit stärker erschüttern können.

„Nach vier oder fünf Tagen dann“, sagt er, „wenn der Anfall im Ab- 48
klingen begriffen ist, soll der Kranke, falls dem nichts entgegensteht, aus der Stadt herausgebracht und bis zu zwanzig oder dreißig Stadien weit auf einer Trage befördert werden. Zu dieser Zeit ist es auch angebracht, ihn aufzurütteln und ein Niesmittel sowie ein Riechmittel aus Essig mit Senf oder Packungen anzuwenden“, und dies empfiehlt er zu tun, solange die gesamte Krankheit dauert. Er sagt aber, das Licht sei unbedingt zu meiden, weil es den Körper erschüttern kann; dabei ist die Erschütterung (des Körpers) durch den Senf und durch das Herumtragen weit stärker.

commotio. iners etiam atque uana intentio dierum numerus atque modus stadiorum circa gestationem adhibendam; addo etiam immodicum motum esse stadiorum triginta periclitanti.

49 Quid etiam considerans sinapi probauerit adhibendum, ratione caret. utrumne tumorem senserit in membrana? sed haec acrimonia necessario densatur. an uero sensuum torpentium mouendorum causa? sed iamdudum lucem, ne commoueat, recusauit.

Postea inquit radendum sequenti die duabus ante accessionem horis seruatis cataplasmatibus pane et alica et oleo rosaceo et lini semine cum posca uel polenta cum foenugraeco et aqua mulsa, usum dissimilium cataplasmatum permiscens. etenim mulsum atque foenugraecum relaxant atque mitigant tumentia, oleum uero rosaceum atque acetum uel alica constringunt et propterea in augmento tumores supertendunt.

50 Intemporaliter etiam utitur cataplasmatibus, cum ante duas horas accessionis uenturae adhiberi iubet et sit eo tempore requies adhibenda. „Dehinc“, inquit, „si uehementer fuerit oppressus aegrotans, ut neque dimissionis tempore eum ualeamus excitare, si praecordia mollia senserimus atque uocem non hirtam ⟨ac⟩ obtusam, fricationibus corpus calefaciemus, tunc frigida caput fomentamus coaceruatim atque iugiter et quodam percussu, ut altius a capite demissa ueniant fomenta, tunc ad balnea aegrotantem ducemus, ut densitatem frigoris relaxemus.“

Hoc igitur uexationum perdendae salutis magnitudinem uehe-
51 menter excedit. quod enim passio crescere facit, hoc est torporem sensuum, hoc etiam frigida fomentatio cogit augeri. quo fiet, ut, si forte temporaliter quisquam aegrotantium raptu quodam horroris frigidae excitetur, uehementius tamen accessionis tempore opprimatur, sicut et ipse eodem in libro nescius confitetur. dehinc affectans stationem sensuum emouere fomento frigidae, uidendum est, utrumne in accessione id fieri eligat aut in dimissione. sed si in augmento, e contrario aduersum est etiam naturale lauacrum, sin uero dimissionis tempore, ⟨re⟩fer[i]untur ea, quae dimissionis ratione indulgentia quadam tenues uias agnouerant. praeterea post frigidam ablutionem bal-

3 motum] „*fort.* modum“ *Drabkin*[app] 4 quod *Guint. corr. Amm.*[m] 9 *ante* pane *add.* ex *Rov.; sed cf. Bendz, Caeliana, p. 24* alica *coni. Rov.*[m] *coll. lin. 13* aqua *Guint.* 19 hirtam *conieci* istam *Guint.* ita *Rov. Drabkin* ac *addidi coll. Cel. III 141; Tard. II 91. 129. 130; Cel. II 17* 27 horroris *coni. Drabkin* (*„fort.* horrore“ *Drabkin*[app]) erroris *Guint.* terroris *Amm.* 31sq. e contrario *scripsi (cf. Cel. I 102 et Bendz, Caeliana, p. 45)* econtrarium *Guint. (item Cel. I 102)* contrarium et *Rov.* 33 feriuntur *Guint. sec. Drabkin*[app] *correxi* 34 allutionem *Guint. sec. Drabkin*[app] *correxi coll. p. 162,2*

Wider die ärztliche Kunst und eine unvernünftige Anordnung ist auch die Angabe einer bestimmten Anzahl von Tagen und der Zahl der Stadien, die bei dem anzuwendenden Herumtragen eingehalten werden soll; ich füge hinzu, daß dreißig Stadien zu viel an Bewegung sind für einen Schwerkranken.

Was er auch bei seiner Empfehlung, Senf anzuwenden, im Sinne gehabt haben mag, es ist unsinnig. Hat er dabei etwa an die entzündliche Schwellung der (Hirn)haut gedacht? Aber diese wird durch die Schärfe unbedingt verdichtet. Oder tat er es, um die betäubten Sinne in Bewegung zu bringen? Aber er hat doch schon das Licht zurückgewiesen, damit es keine Bewegung schaffe. 49

Später sagt er, man solle am folgenden Tage zwei Stunden vor dem (zu erwartenden) Anfall (den Kopf) rasieren und in der Anwendung von Packungen fortfahren, aus Brot, Speltgraupen, Rosenöl und Leinsamen mit Limonade oder aus Graupen mit griechischem Heu und Wassermet, dabei bringt er den Gebrauch von Packungen durcheinander, die von entgegengesetzter Wirkung sind. Denn Met und griechisches Heu lockern und besänftigen die unter Entzündung geschwollenen Partien, Rosenöl aber und Essig oder Speltgraupen ziehen zusammen und verschlimmern daher die entzündlichen Schwellungen.

Er verwendet die Packungen auch zur falschen Zeit, wenn er anordnet, sie zwei Stunden vor einem kommenden Anfall anzuwenden, während man zu dieser Zeit doch ruhen lassen soll. „Dann“, sagt er, „wenn der Kranke in sehr hohem Grade benommen ist, so daß wir ihn nicht einmal während einer Beruhigungsphase aufwecken können, so sollen wir, sofern sich die Brust weich anfühlt und sich die Stimme nicht rauh und heiser anhört, den Körper durch Abreibungen erwärmen und danach den Kopf mit kaltem Wasser behandeln, mit großen Mengen, ununterbrochen und mit einem gewissen Aufprall, indem das Mittel aus größerer Höhe den Kopf treffen soll, danach bringen wir den Kranken ins Bad, um die durch die Kälte verursachte Verdichtung wieder zu lockern.“ 50

Diese Maßnahme überschreitet nun also erheblich das Ausmaß der Quälereien, die zum völligen Verlust der Gesundheit führen. Denn was die 51
Krankheit veranlaßt zuzunehmen, d. h. die Betäubung der Sinne, das zwingt auch die Kaltwasserbehandlung zur Zunahme. So kommt es, daß, wenn einer der Kranken vielleicht durch den Ruck, den ihm der Kälteschauer verursacht, für einige Zeit munter wird, er doch in der Zeit eines Anfalls um so stärker in Benommenheit zurückfällt, wie er auch selbst in demselben Buch bekennt, ohne es zu merken. Und wenn er die Absicht hat, das Stocken der Sinnestätigkeit durch Behandlung mit kaltem Wasser zu beseitigen, so muß man sehen, ob er vorzieht, daß dies während eines Anfalls zu geschehen hat oder in einer Beruhigungsphase. Wenn aber in der Steigerungsphase, so steht dem entgegen, daß dann selbst ein normales Bad schädlich ist, wenn aber in der Beruhigungsphase, so werden die Substanzen wieder zurückgetrieben, die infolge der Beruhigung durch ein gewisses Nachlassen feine Gänge (als Leitungsbahnen) hatten wahrnehmen können. Außerdem verursacht ein Bad nach einem kalten Wasserguß auch

52 neum sanos quoque incommodat implendo caput. quid igitur prodest frigidae ablutio, quae stationem atque torporem uiarum excludere putatur, si necessario magis densitas acquisita aegrotantem opprimere perspicitur?

Ita corpuscula, quorum statione uiarum obtrusionem factam existimat, facile utique transire uel resilire possunt, si capacitas exitum dederit, in quam uenisse uel ex qua exisse uidentur. huic autem rei perficiendae frigida repugnat, densat enim atque conducit uias. fatetur sane neque se hoc uti adiutorio, cum sit melius, quamquam nominare, quod sit, metuat: etenim inimicum et neque ipsius dogmati conueniens esse probatur.

53 Heraclides Tarentinus primo libro De internis passionibus proponens lethargos fieri multitudine cruditatis et crassitudine humoris adhibet clysteres, quibus etiam admiscet aquam, in qua etiam centaurium fuerit decoctum uel absinthium. dat etiam bibere castoreum et aquam salsam et epithymum. os aegrotantium distendens sensim haec infundit guttatim, quae in os labuntur decurrentia. caput autem posca fouet, in qua fuerit laurus decocta et ruta, rasis quoque capillis ungit castoreo uel spondylio et aceto cum oleo ueteri, et ex pollinibus adhibet cataplasma, quod appellamus omen lysin, et posca et absinthio et nitro uel cantabro et aceto, dehinc sinapi cum aceto et fico, et iisdem clysteribus post rasuram capitis utitur.

54 Dat etiam et radices masticandas ⟨et⟩ ex sinapi uel pipere apophlegmatismum prouocat. utitur etiam balanis, si clystere uentrem mouere non ualuerit, et omne corpus aceto et oleo perungi iubet ⟨et⟩ sternutamentis commouet et odoramentis castorei et spondylii ex aceto acri resolutis. sed si ex humorum acrimonia fuerit aegritudo confecta, aquam dulcem potare aegrum iubet ac deinde uinum. post haec acetum cum melle ob uirium tutelam adhibendum probat. tunc iuscellum tenue dat anseris uel perdicis aut gallinae et per profectum oryzae sucum uel ptisanae ex hordeo, tunc panem cum radicibus fluxis ac mollibus uel cappare, dehinc cum pisciculis.

12–164,14] Heracl. fr. 179 Deichgräber *cf.* Alex. Trall. I p. 529–535 Puschm. Aët. Lib. med. VI 3: CMG VIII 2 p. 128,6–131,15 Paul. Aegin. III 9,3: CMG IX 1 p. 147,25–148,33 17–22] *cf.* Cels. Med. III 20,4: CML I p. 129,23–130,1

2 *fort.* frigida *scribendum est; sed cf. Cel. III 96* perfusionem frigidae 18 raris *Guint. corr. Rov.*[m] 20 ex posca *Guint. corr. Deichgräber* 21 et[II]] ex *Guint. corr. Deichgräber* 23 et[II] *sec. Drabkin*[app] *addidi* ac *add. Rov.* 25 et[III] *addidi* 29 adhibendam *Guint. corr. Helmreich, Acut. pass., p. 319* 30 uiscellum *Guint. corr. Amm.*[m] *(cf. Cel. III 161. 162); item Cel. I 176. 177; II 55. 138; III 96. 97*

Gesunden Beschwerden, indem es den Kopf überfüllt. Was also nützt das 52
Übergießen mit kaltem Wasser, das die Blockade und Betäubung der Gänge beseitigen soll, wenn dabei offensichtlich eine zusätzliche Verdichtung den Kranken unvermeidlich in noch höherem Grade benommen sein läßt?

So können die Korpuskeln, auf deren Stockung er die Verstopfung der Gänge zurückführt, durchaus mit Leichtigkeit hindurchlaufen oder zurückkommen, wenn die Geräumigkeit (dieser Gänge) ihnen den Ausgang ermöglicht, in die sie hinein- oder aus der sie hinauszuwandern scheinen. Der Förderung dieses Vorganges widerstreitet jedoch das kalte Wasser, denn es verengt die Gänge und zieht sie zusammen. Er gibt allerdings zu, daß er dieses Mittel auch nicht verwendet, wenn ein besseres vorhanden ist, obwohl er sich scheut, zu sagen, was dies sei: denn (dieses Mittel) erweist sich als gesundheitsschädlich und steht auch mit seiner eigenen Lehrmeinung nicht im Einklang.

Herakleides von Tarent behauptet im ersten Buch (seines Werkes) 53
„Über innere Krankheiten", daß die Lethargie durch ein Übermaß an roher Nahrung sowie durch die dicke Konsistenz der Körpersäfte entsteht, und verwendet (dagegen) Klistiere, denen er auch Wasser beimischt, in dem Tausendgüldenkraut oder Wermut abgekocht wurden. Er gibt auch Bibergeil, Salzwasser und Kleeseide zu trinken. Er sperrt den Mund der Kranken auseinander und flößt diese Dinge allmählich und tropfenweise ein, so daß sie in den Mund rinnen und nach unten laufen. Den Kopf aber erwärmt er mit Limonade, in der Lorbeer und Raute gekocht wurden, er macht auch, nachdem die Haare abrasiert worden sind, Einreibungen mit Bibergeil oder Bärenklau und Essig zusammen mit altem Öl, und er gebraucht eine Packung aus Mehl, was wir *ōmē lysis* (geschrotetes Mehl) nennen, und Limonade, Wermut, Natron oder Kleie und Essig, dann auch aus Senf mit Essig und Feigen, und er verwendet nach dem Rasieren des Kopfes dieselbe Art von Klistieren.

Auch gibt er Wurzeln zu kauen und führt mit Hilfe von Senf oder 54
Pfeffer eine Entschleimung herbei. Er verwendet auch Zäpfchen, wenn er den Stuhlgang mit dem Klistier nicht in Gang bekommt, und gibt die Anweisung, den gesamten Körper mit Essig und Öl einzureiben, und verursacht Erschütterung durch Niesmittel und Riechmittel von Bibergeil und Bärenklau, die in scharfem Essig gelöst sind. Wenn aber die Krankheit durch scharfe Säfte verursacht worden ist, so läßt er den Kranken Regenwasser trinken und danach Wein. Danach empfiehlt er die Anwendung von Essig mit Honig, zur Erhaltung der Kräfte. Dann gibt er eine dünne Brühe von Gans, Rebhuhn oder Henne und, wenn die Besserung voranschreitet, Schleim von Reis oder Gerstengraupen, danach Brot mit wasserreichen, weichen Rüben oder Kapern, danach mit kleinen Fischen.

Sic enim quasi acceptis his lethargicos iuuandos existimat, cum
55 omnimodo tumentia acrioribus uirtutibus accensa grauentur, / hoc est
clysteribus supradictis atque potionibus et infusionibus et perunctionibus et odoramentis et fomentis et apophlegmatismis et uini dationibus intemporalibus et cibis acrioribus et indigestibilibus et radicibus et cappare et iuscello innutribili atque corruptibili. in quos errores ceciderit nobilis uidelicet Empiricus, claret, cum liquidarum materiarum causas attendit et neque tempora neque quantitatis modum dare perspexit, sine quibus solas materias nominauit, non adiutoria constituit. alia quoque multa uana opinatione composuit, quae non in principaliter dicenda suscepit, sed expugnando, quae ab aliis posita uidebantur, adiecit. quae propter fastidium prolixitatis tacenda melius existimo, quippe cum ex his, quae narrauimus, praetermissorum conici uanitas possit.

CAPVT X

56 De apprehensione vel oppressis,
quos Graeci cataleptos appellant

Vicina atque similis est lethargiae passio, quam Graeci catalepsin appellant, nos apprehensionem uel oppressionem uocare poterimus, de qua nunc dicemus. nomen igitur ab accidenti sumpsit, sed Hippocrates libro suo Sententiarum et Diocles libro Prognostico hanc passionem aphoniam appellauit, Praxagoras secundo libro Peregrinarum passionum catochen appellauit, item Antigenes Cleophantinus libro, quem De febribus et tumoribus scripsit, anaudian uocauit,
Asclepiades libro, quem De periodicis febribus scripsit, catalepsin
57 appellauit atque plenum corpus scripturae composuit. quo constat

18–20 sumpsit. 22sq. Praxagoras – appellauit] Prax. fr. 63 Steckerl 20–22 appellauit] Diocl. fr. 100 Wellmann 21 Hippocrates] *cf.* Hipp. Aph. VI 51: IV p. 576,6–8 L. Epid. III 17 γ': I p. 235,7–236,10 Kw. = III p. 112,13–116,13 L. De morb. II 22: VII p. 36,14–38,5 L.

2 omni modo *Guint.* 6 uiscello *Guint. corr. Drabkin (u. supra ad p. 162,30)* 10 uana *scripsi (cf. lin. 14)* uaria *Guint.* 11 in principaliter *scripsi (u. Bendz, Eranos 43, p. 37sqq.)* imprincipaliter *Guint.* is principaliter *Rov.*[m] expugnanda *Guint. correxi (u. Bendz, Eranos 43, p. 40)* 13 narrabimus *Guint. corr. Rov.* 14 uanitas *coni. Amm.*[m] uarietas *Guint.* ueritas *Rov.*[m] 23 catochen *scr. Drabkin coll. § 60. 61 „forte* κατοχήν" *Amm.*[m] cathoden *Guint.* cωmatωden *Rov.*

So hält er es also für möglich, daß den an Lethargie Leidenden durch
Einnehmen dieser Mittel geholfen werden könne, dabei werden die unter
Entzündung geschwollenen Organe durch deren recht scharfe Wirkungen
in jeder Weise gereizt und belastet, / also durch die oben genannten Kli- 55
stiere, Tränke, Güsse, Einreibungen, Riechmittel, Wärmemittel, Entschleimungskuren, unzeitige Gaben von Wein, sehr scharfe und unverdauliche Speisen, Rüben, Kapern und die Brühe, welche keinen Nährwert hat und zersetzend wirkt. In welche Fehler dieser noble „Empiriker" verfallen ist, wird daran deutlich, daß er sich nur mit den flüssigen Substanzen als solchen befaßt und nicht daran denkt, die Zeiten und erforderlichen Mengen anzugeben; ohne diese Angaben hat er jedoch eben nur Substanzen aufgezählt, keine Heilmittel verordnet. Auch vieles andere hat er durch haltlose Spekulation zusammengebracht, was er nicht unter seine Grundsatzerklärungen aufnahm, sondern nur in die Polemik gegen die Auffassungen, die andere niedergelegt haben, nebenbei einfließen ließ. Dies will ich wegen des Widerwillens, den Weitschweifigkeit erregt, lieber verschweigen, zumal da aus dem, was wir geschildert haben, schon auf die Sinnlosigkeit der weggelassenen Dinge geschlossen werden kann.

10. KAPITEL

Über die Starrsucht oder die Benommenen, 56
welche die Griechen katalēptoi (Starrsüchtige) nennen

Der Lethargie verwandt und ähnlich ist das Leiden, das die Griechen *katalēpsis* (Starrsucht) nennen, das wir Starrsucht oder Benommenheit nennen können; von diesem wollen wir jetzt sprechen. Den Namen hat es also von seinem (wichtigsten) Symptom, aber Hippokrates in seinem Buch der „Lehrsätze" und Diokles im Buch „Prognostikon" haben dieses Leiden *aphōnia* (Sprachlosigkeit) genannt, Praxagoras hat es im zweiten Buch seiner „Fremdartigen Krankheiten" als *katochē* (Starrsucht) bezeichnet, und Antigenes, der Schüler des Kleophantos, nannte es in dem von ihm verfaßten Buch „Über Fieber und entzündliche Schwellungen" *anaudia* (Sprachlosigkeit), Asklepiades nannte es in dem von ihm verfaßten Buch
„Über die periodischen Fieber" *katalēpsis* (Starrsucht) und hat eine ganze
Abhandlung darüber geschrieben. Es steht daher fest, daß Chrysipp im 57

errasse Chrysippum libro, quo de ipsa passione scripsit, appellans catocham, hoc modo: „Passionem“, inquit, „quam appellamus catocham“.

Veteres etiam medici hanc passionem non tacuerunt, sed facile, sicuti etiam nunc plurimi, lethargiam esse senserunt. alii horum successores pauci quidem ⟨et⟩ Asclepiadis sectatores hanc passionem a lethargo discreuerunt et nomine adiecto catalepsim uocauerunt e⟨t⟩ quidem nihil ei nouitatis ascribentes, quod proprium passionis uideretur, sed omnia communia, quae etiam de lethargo dixerunt. sed ne-
que alius quisquam hanc passionem cognouit usque ad Methodico-
58 rum tempora. nam ex nostris primus Magnus eius argumenta con-
stituit atque mox Agathinus, dehinc Archigenes, qui plurimum passionem a ceteris discernendo separauit. sed neque proprium nomen passioni omnes unum posuerunt [Praxagoras eam catochen appellauit], neque si quisquam nomen passionis dedit primus, etiam eius signa recte agnouisse probatur, neque Asclepiadis sectatores soli catalepsin uocauerunt, uerum etiam et ipse Asclepiades aliam dixit esse passionem quam lethargiam, sed cum hoc solum praeciperet, nouum non dedit nomen.

59 Nunc, ne supradicta omnia simplicia atque nuda posuisse uideamur, ipsas quoque significationes singulorum prosequemur. Hippocrates ait repente uoce captos, quos aphonos appellauit, fieri uenarum causa, cum spiritum sumpserint. multos denique talia prosequentur: rubor uultus atque oculorum statio sine ulla palpebratione, manuum neglecta atque distensa abiectio, dentium stridor et membrorum saltus ac musculorum, quibus buccae colligantur, conductio, quos appellant siagonitas, articulorum frigus, cum spiritus inuaserit uenas.

60 Item Diocles ait defectiuas febres tutas atque innoxias esse frequentius, quam sunt continuae, quamquam et in his periclitentur, qui in accessionibus apprehensi conticescunt uel raptu quodam alterno per membra tentantur cum supradictis signis, quod saepe, inquit, est accidens pueris.

13–14 appellauit] Prax. fr. 63 Steckerl 20–32] Diocl. fr. 100 Wellmann 21–27] *u.* Hipp. De uictu acut. spur. 6. 7 (4): I p. 148,23–149,9 Kw. =II p. 402,10–404,9 L.

1 *ante* errasse *add.* non *Rov.* Chrysippum *coni. Drabkin (u. Drabkin, Notes, p. 306) coll. § 64. 82; Tard. II 86* Philippum *Guint.* 2 cathocham *(bis) Guint.* 6 et *addidi* 7sq. et quidem nihil *scripsi (item Cel. III 112. 174; cf. Cel. II 157. 173)* equidem nihil *Guint.* nihil quidem *Rov.* 14 Praxagoras – appellauit *sec. Drabkin[app] seclusi* cathoden *Guint.; u. supra ad p. 164,23*

Irrtum war, wenn er in dem Buch, das er über diese Krankheit geschrieben hat, sie *katochē* (Starrsucht) nennt, und zwar sagt er wörtlich: „Die Krankheit, welche wir *katochē* nennen".

Auch die alten Ärzte haben über diese Krankheit nicht geschwiegen, haben sie aber leicht für Lethargie gehalten, wie die meisten dies noch heute tun. Andere, Nachfolger von ihnen, wenige allerdings und Anhänger des Asklepiades, haben dieses Leiden von der Lethargie unterschieden, ihm einen eigenen Namen gegeben und es *katalēpsis* (Starrsucht) genannt; sie haben ihm allerdings keine neuen Symptome zugeschrieben, die für die Krankheit eigentümlich zu sein scheinen, sondern allein die allgemeinen, welche sie auch für die Lethargie angegeben haben. Aber auch sonst hat kein anderer dieses Leiden wirklich erkannt bis zur Zeit der methodischen Schule. Denn von den Unsrigen hat zuerst Magnus ihre Hauptmerkmale 58
bestimmt und bald danach Agathinos, dann Archigenes, welcher die Krankheit in hohem Grade von den übrigen unterschied und als selbständig dargestellt hat. Aber weder haben sie alle dieser Krankheit ein und denselben eigenen Namen gegeben [Praxagoras nannte sie *katochē* (Starrsucht)], noch hat derjenige, der für dieses Leiden zuerst einen Namen angegeben hat, sich als jemand erwiesen, der auch seine Symptome richtig erkannt hat; auch haben die Anhänger des Asklepiades (die Krankheit) nicht allein *katalēpsis* (Starrsucht) genannt, sondern auch Asklepiades selbst hat erklärt, daß es eine von der Lethargie verschiedene Krankheit sei, aber indem er allein dies festsetzte, hat er keinen neuen Namen dafür geprägt.

Damit wir nicht den Eindruck erwecken, alle soeben genannten Fak- 59
ten nur einfach und nackt aufgeführt zu haben, wollen wir jetzt auch die Krankheitsbeschreibungen der einzelnen Autoren verfolgen. Hippokrates sagt, daß die Kranken plötzlich die Sprache verlieren – er nannte sie *aphōnoi* (sprachlos) –, geschehe dadurch, daß Atemluft in die Adern eingedrungen ist. Bei vielen von ihnen zeigen sich dann folgende Symptome: Rötung des Gesichts und Stillstehen der Augen ohne jegliche Bewegung der Augenlider, unbewußtes Ausstrecken und Umherschleudern der Hände, Zähneknirschen, Zucken der Glieder und Zusammenziehen der Muskeln, durch welche die Backen zusammengehalten werden, die man *siagonitai* (Kinnbacken[muskeln]) nennt, sowie Kälte der Glieder, indem die Atemluft in die Adern eingedrungen ist.

Und Diokles sagt, daß mit Unterbrechungen einhergehende Fieber 60
häufiger als die ununterbrochenen davor sicher und unschädlich sind, obwohl auch bei diesen (die Patienten) gefährdet sind, die, bei Anfällen davon betroffen, die Sprache verlieren oder bei denen die Glieder im Wechsel von einem Krampf befallen werden, in Verbindung mit den soeben genannten Symptomen; er sagt, dies komme bei Kindern oft vor.

Item Praxagoras ait esse quasdam febres ex anno duodecimo usque ad sextumdecimum uel septimumdecimum, quae quadam priuata pernicie mortis habeant effectum, atque id in seruis magis quam in liberis euenire, sed excesso dierum numero passiones fiant catochae uehementes, ut etiam uoce capiantur aegrotantes; horum aliquos 61 etiam lethargos fieri. „Denique“, inquit, „de catocha passione quidam liberati ac deinde sanitatis creduli plurimum quicquam sumentes repente in mortem uenerunt. hos denique plurimus modo sequitur somnus atque febrium instauratio et cetera, quae corpus passione habit⟨u⟩ari demonstrent.“

Item Archigenes ait esse difficiles etiam periodicos typos, horum difficiliores esse tertianos, in quibus quotidianae accessiones fiant, sed alterna diei interpositione suae similitudini respondeant, quando in accessione uehemens occurrerit oppressio, et appellauit rhigos. 62 „Difficilis“, inquit, „etiamsi quotidianis diebus [in] accessiones sibi similes fiant et in accessione aegrotantes supradicta patiantur.“ dehinc progrediens paululum idem dixit periodicos typos non esse perniciosos, sicut supra dictum est, sed horum esse molestos, quibus accessionis tempore pressurae uehementes adueniunt et quodam nubilo corpus demergitur, quod item rhigos uocauit. „Sed hoc“, inquit, „est accidens magis tertianis, aliquando etiam quotidianis, qui similibus respondeant accessionibus.“

63 Item Asclepiades ait quotidianum perseuerantem non sine periculo esse atque multos ex eo in alium morbum induci, hoc est ⟨in⟩ corporis defluxionem aut hydropem uenire et quicquid potest per corporis debilitatem accedere. „Apud Romam uero“, inquit, „frequentare aduertimus has febres cum corporis atque mentis oppressione in similitudine⟨m⟩ lethargiae, quae secundo uel tertio in statu accessionis constitutae statim recalefacto corpore uel cessante uehementia in resumptionem atque resurrectionem mediocrem reuocant aegrotantes. at si leui figmento cessauerint semel apprehenso aegro nullam resurrectionem dabunt, sed in sudores et respirationem celerem 64 impulsum febricitantem occidunt.“ item similia de his scribit, et non

1–10] Prax. fr. 63 Steckerl 18 sicut supra dictum est] *u. supra* lin. 2sq.

7 sanitati *Rov.*[c]; *sed cf. Bendz, Caeliana, p. 23* 10 habitari *Guint. corr. Drabkin coll. Tard. I 79; IV 109; Cel. III 87 (etiam Cel. I 96)* 15 in *del. Rov.* 24 in[II] *add. Drabkin* 26 *„fort.* accidere“ *Drabkin*[app] 28 similitudine *Guint. sec. Drabkin*[app] *correxi* *post* tertio *add.* die *Wellmann, Celsus, p. 114 adn. 3* 33 in pulsum *Guint. corr. Drabkin* *post* febricitantem *add.* desinunt ac *Rov.* *„fort. nomen proprium (an* Themison*?) post* item *excidit“ Drabkin*[app]

Praxagoras sagt ebenfalls, es gebe gewisse Fieber, die vom zwölften bis zum sechzehnten oder siebzehnten Lebensjahr auftreten, die mit einer ihnen gewissermaßen eigengesetzlichen vernichtenden Wirkung einen tödlichen Ausgang nehmen, und dies komme eher bei Sklaven als bei Freien vor; nach einer Anzahl von Tagen aber können diese Krankheiten zu heftigen Anfällen von *katochē* (Starrsucht) werden, so daß die Kranken sogar die Stimme verlieren, manche von ihnen werden dann auch von Lethargie befallen. „Schließlich“, so sagt er, „sind manche von der *katochē* 61
(Starrsucht) wieder frei geworden und haben dann geglaubt, sie wären völlig gesund, sind aber, wenn sie sich in irgendeiner Weise überanstrengt haben, ganz plötzlich gestorben. Bei ihnen stellen sich schließlich nur übermäßig viel Schlaf, ein Wiedereinsetzen des Fiebers und noch andere Symptome ein, die zeigen, daß sich der Körper in einem fortdauernden Krankheitszustand befindet.“

Auch Archigenes sagt, daß die periodischen Fieber schwer zu behandeln sind, und am meisten von ihnen die Dreitagefieber, bei denen tägliche Anfälle vorkommen, wobei aber die nach dem Einschub einer eintägigen Unterbrechung auftretenden miteinander entsprechende Ähnlichkeit aufweisen, wenn bei einem Anfall eine schwere Benommenheit auftritt, und diese nannte er *rhigos* (Kälteschauer). „Ein schwerer Fall liegt 62
auch vor“, sagt er, „wenn die (Fieber)anfälle, die täglich auftreten, sich ähnlich sind und die Kranken bei einem Anfall die oben genannten Symptome erleiden.“ Dann geht derselbe Autor noch etwas weiter und sagt, daß die periodischen Fieber nicht lebensgefährlich sind, wie oben gesagt wurde, daß aber doch diejenigen von ihnen große Schwierigkeiten machen, bei denen zur Zeit eines Anfalls Zustände schwerer Benommenheit hinzukommen und der Körper in einer Art von Nebel versinkt, was er ebenfalls *rhigos* (Kälteschauer) genannt hat. „Aber dies“, sagt er, „ist eher eine Erscheinung bei Dreitagefiebern, manchmal jedoch auch bei Eintagefiebern, die einander entsprechen und ähnliche Anfälle zeigen.“

Und Asklepiades sagt, daß andauerndes Eintagefieber nicht ungefährlich sei und viele von diesem in eine andere Krankheit übergehen können, d. h., sie können in eine Auflösung des Körpers oder in Wassersucht verfallen, oder was sonst noch bei großer Körperschwäche hinzukommen kann. „In der Gegend von Rom aber“, sagt er, „treten diese Art Fieber, wie wir feststellen, häufig auf, bei gleichzeitiger Benommenheit des Körpers und des Geistes, ähnlich der Lethargie; nachdem diese zwei oder drei Tage lang als Anfall angedauert haben, erwärmt sich der Körper sofort wieder, und indem der schlimme Zustand weicht, erfahren die Kranken eine Erholung und eine mäßige Besserung. Wenn aber ihr Nachlassen nur eine Täuschung war, so gewähren sie dem einmal davon befallenen Kranken keinerlei Besserung, sondern treiben den Fieberkranken zu Schweißausbrüchen und beschleunigtem Atmen und führen ihn so zum Tode.“ 63
Er hat auch noch Ähnliches über diese Fälle geschrieben, und nicht nur 64

semel, sed frequenter, dicens certa ratione mentis apprehensionem typorum in accessionibus fieri atque hoc apud Romam frequentare, dans etiam causas, quibus haec singula fiant.

Item Chrysippus particulariter signa passionis percurrit futurae et praesentis uel in peius euntis, discernit etiam ab lethargo, et alia plurima et uaria digerit.

Quibus ita se habentibus erit indignum tanta dissensione conscriptae passionis eorum cuiquam ascribere firmitatem, quippe cum ceterarum etiam passionum omnibus cognitarum aliqui plurima accidentia atque signa, aliqui pauca conscripserint, nec quisquam uera significatione finierit.

65 Haec sunt, quae propter eos, qui specialiter istam passionem perniciosam dixerunt, ponenda credidimus. quod etiamsi lateret in partibus, periculum ⟨nullum⟩ Methodicis afferebat, qui generaliter congruas passionibus posuerunt curationes, etiam quibus particulariter latentia curentur. sciendum igitur, quia haec passio ex iisdem causis antecedentibus fiet, quibus aliae quoque passiones efficiuntur, indigestione, uinolentia, carnali cibo et horum similibus rebus.

⟨Soranus,⟩ cuius haec sunt, quae nostra mediocritas latinizanda existimauit, se uidisse plurimos memorat ex intemporali cibo uel plurimo puerorum ista oppressos passione. sed non inquit necessarium praecedentium causarum differentiam in curationibus praeuidere,
66 siquidem praesentia sint a Methodicis intuenda. sic etiam super⟨fluum⟩ dicit temporis attendere frequentiam, quod autumno tempore haec passio magis irruat corporibus atque in puerilibus frequenter aetatibus, item sexus causa mulieribus, et humorosis et uacuis corporibus et edacibus hominibus uel post aegritudinem resumptionis tempore inordinate atque impatienter agentibus. praeterea omni febriculae haec passio irruere potest, siue continuis siue dimissionibus intercapedinatis, hemitritaicis etiam febribus uel quotidianis et tertianis et quartanis, quamquam rara atque frequens secundum febrium fiat
67 qualitatem. hinc etiam grauis uel leuis pro earum magnitudine fieri intelligatur. frequentius tamen quotidianis accessionibus uel tertianis accessionibus aegrotantes ista passione afficiuntur, et praeterea

11 *post* significatione *add.* hanc *Rov.* ⟨hanc dif⟩finierit *dubitanter Drabkin*^{app} 14 nullum *addidi* non perniciem *add. Drabkin* „*fort.* ⟨non⟩ *tantum Drabkin*^{app} tamen nullum *add. Rov.*^{m} *post* Methodicis *add.* non *Amm.* afferret *Rov.*^{m} generalibus *Guint. correxi* 19 Soranus *add. Rov.*^{m} *coll. § 8* Soranus uero *add. Drabkin coll. § 8* 21 puerorum *coni. Drabkin* Persicorum *Guint.* necessariam *Guint. corr. Rov.*^{m} 23sq. super dicit *Guint. corr. Hagendahl, p. 257* 24 autumni *Rov. (cf. § 90)*

einmal, sondern viele Male, dabei sagt er, daß bei diesen Fieberanfällen eine Trübung des Geistes in einer ganz bestimmten Weise vor sich geht und daß dies besonders häufig in der Gegend von Rom vorkommt, und er gibt auch die Gründe an, durch die dies im einzelnen geschieht.

Auch Chrysipp geht die Anzeichen dieser Krankheit im einzelnen durch, sowohl der kommenden wie der gegenwärtigen und der sich verschlimmernden; er unterscheidet sie auch von der Lethargie und beschreibt noch sehr viele andere, verschiedenartige Einzelheiten.

Weil es sich also derart verhält, so ist es nicht angebracht, bei derartigen Meinungsverschiedenheiten hinsichtlich der Beschreibung dieser Krankheit irgendeinem der genannten Autoren Zuverlässigkeit zuzuschreiben; denn indem die einen von ihnen sehr viele der Symptome und Zeichen, die auch bei anderen Krankheiten auftreten, die allen bekannt sind, beschrieben haben, die anderen nur wenige davon, hat doch nicht einer von ihnen das Leiden durch eine zutreffende Darstellung der Symptome definiert.

Dies ist es, was wir um derentwillen, die gerade von dieser Krankheit 65
behauptet haben, daß sie lebensgefährlich sei, niederzuschreiben für erforderlich hielten. Auch wenn sich dies teilweise im verborgenen abspielt, so bedeutete es doch für die Methodiker keinerlei Risiko; sie haben für (alle) Krankheiten geeignete, allgemeingültige Behandlungsmethoden aufgestellt, auch für solche, bei denen teilweise verborgene Vorgänge behandelt werden. Man muß also wissen, daß dieses Leiden aus denselben vorangehenden Ursachen entsteht, aus denen sich auch die anderen Krankheiten entwickeln, nämlich aus Verdauungsstörung, Trunksucht, Fleischnahrung und ähnlichen Dingen.

Soran, von dem dieses Werk stammt, welches meine Wenigkeit ins Lateinische zu übertragen sich vorgenommen hat, erwähnt, daß er sehr viele Kinder gesehen hat, die durch Essen zur unrechten Zeit oder in übermäßigen Mengen von diesem Leiden befallen worden sind. Er sagt jedoch, es sei nicht erforderlich, bei der Behandlung die Verschiedenartigkeit der vorangehenden Ursachen zu berücksichtigen, weil ein Methodiker sein Augenmerk allein auf das bestehende Krankheitsbild zu richten habe.
So erklärt er es auch für überflüssig, sich über das gehäufte Auftreten zu 66
bestimmten Zeiten Gedanken zu machen, daß diese Krankheit nämlich eher im Herbst die Körper befällt und häufig im Kindesalter, ebenso, was das Geschlecht betrifft, (eher) Frauen, ferner säftereiche und untätige Personen und Menschen, die viel essen oder die nach einer Krankheit während der Rekonvaleszenz ein ungeordnetes und unvernünftiges Leben führen. Übrigens kann dieses Leiden bei jeder Art von Fieber hinzutreten, gleich ob sie andauernd oder von Beruhigungsphasen unterbrochen sind, auch bei Halbdreitagefiebern oder bei Eintage-, Dreitage- und Viertagefiebern, ob-
wohl es je nach Art des Fiebers selten oder häufig auftritt. Hiernach wird 67
es wohl auch entsprechend der Stärke des Fiebers für schwer oder leicht erkannt. Besonders häufig werden die Kranken aber bei täglichen oder bei jeweils am übernächsten Tag wieder einsetzenden Fieberanfällen von diesem Leiden befallen, und außerdem haben ja ohnehin die von anhalten-

diuturnis accessionibus admoniti tertianis similitudinem seruant ad typum quotidianum. sed omnium earum febrium grauius, quoties cum articulorum frigido torpore fuerit qualitas, leuius, quoties tremore aegrotantes afficiuntur, item magis ac magis leuius, quoties sine his, quae supra diximus, solo feruore initium febres accipiunt.

68 Sequentur autem eos, qui in passionem uenire meditantur, alia communia cum lethargo, ut segnities et tardus corporis motus uel nulla querela ex his, quae aegrotantes afficiunt, hoc est tacita sui laboris relatio, et ueluti somnus ultra modum prolixus uel grauis, item alloquentibus nobis eius tarda responsio. propria autem sunt, quae in propriam passionem uenturi patiuntur, ut est genarum rubor plurimus sine febrium leuigatione, saliuarum fluor, pulsus erectio atque plenitudo, uentris retentio aut coaceruata atque fluxa effusio.

Eos uero, qui sint in passione iam constituti, sequitur schema
69 iacendi iugiter supinum, colli distentio, genarum rubor, febris, / uocis amputatio, sensuum torpor atque hebetudo, palpebrarum distantia et infixa atque immobilis intentio luminum tamquam quicquam intento obtutu cupientium aut boum ceruicis repentino ictu cadentium. sequitur etiam lacrimatio tamquam sentientium atque dolentium, saltus latenter commouens musculos, qui buccas colligant, quos siagonitas appellant, mouens etiam labia et supercilia et digitos atque manus, singultus creber ac resonans, pulsus celsior, humectus, plenus, uehemens, retentio uentris, et neque extenta recolligunt membra neque conducta distendunt, uentris inflatio aliquibus tamquam ex uento magis ac magis circa stomachi sessionem, aliquibus tamquam ex
70 humore uel cibo cum sonitu intestinorum; / dentium concubitus, hoc est confixio uehemens, aliquando etiam stridor et, cum statum sumpserit accessio, horum recessus adeo, ut sit quaedam interiecta distantia oris hiscens atque dimissa hebetudo, cum plurimus saliuarum fluor[e] per eius obliqua foras decurrit, nunc attestante sonitu transuoratur. discurrit etiam, si quid fuerit liquoris infusum, aut inuito aegrotante

22 singultus – resonans] *cf.* Quint. Inst. XI 3,55

1 seruantes *Drabkin* 9 perlatio *Drabkin* 14 sunt *Rov.*[m] 18 cupientium] aspicere cupientium *Rov.* „*fort.* aspicientium" *Drabkin*[app]; *sed cf. Pigeaud, p. 112* ictu *coni. Rov.*[m] motu *Guint.* cadentium] uidentium *Pigeaud, p. 112sq. (retento* motu*)* 22sq. uehemens retentio *Guint. correxi coll. § 74 et 75* 25 sensionem *Guint. corr. Schmid, Mnem. 11, p. 135sq.* 27 conflictio *falso Thes. L. L. IV 236,35 (Lommatzsch); item § 18; Cel. III 67* 28sq. interiecta distantia, oris hiscens *edd. corr. Helmreich, Acut. pass., p. 320 coll. Cel. III 50* 29 cum] qua *Rov.*[m] nunc *Amm.* plurimum *Guint. correxi* fluore *Guint. correxi coll. § 68*

den dreitägigen Fieberanfällen-Betroffenen Ähnlichkeit mit dem Eintagefieber. Aber von allen diesen Arten von Fieber ist es schlimmer, wenn es von der Art ist, die mit kalter Erstarrung der Glieder einhergeht, weniger schlimm, wenn die Kranken dabei von Zittern befallen sind, und noch weit weniger schlimm, wenn die Fieberanfälle ohne die soeben genannten Erscheinungen nur mit Hitze anfangen.

Diejenigen aber, die im Begriff sind, diese Krankheit zu bekommen, 68
haben einige Symptome mit der Lethargie gemeinsam, wie Trägheit und langsame Bewegungen des Körpers, oder daß keine Klagen laut werden über das, was die Kranken befällt, d. h., daß sie ihre Beschwerden schweigend erdulden; dazu eine Art Schlaf, der übermäßig lang oder tief ist, auch daß sie auf unser Ansprechen hin erst nach einiger Zeit antworten. Spezielle Anzeichen aber, die jene erleiden, die im Begriff sind, dieses spezielle Leiden zu bekommen, sind z. B. sehr starke Rötung der Wangen ohne Nachlassen des Fiebers, Speichelfluß, Hebung und Fülle des Pulses, Verhaltung des Stuhls oder dessen gehäufter und fließender Abgang.

Diejenigen jedoch, welche von der Krankheit bereits betroffen sind, haben eine ständige Rückenlage, Dehnung des Halses, Rötung der Wangen, Fieber, / Versagen der Stimme, Betäubung und Stumpfheit der Sinne, 69
Auseinanderklaffen der Lider und einen starren, unbeweglichen Blick der Augen, gleich als ob sie mit gespanntem Blick etwas begehren, oder von Rindern, die bei einem plötzlichen Schlag auf den Nacken niederstürzen. Es tränen ihnen auch die Augen, als ob sie etwas spürten und einen Schmerz empfänden, es besteht ein Zucken, das im verborgenen die Muskeln bewegt, welche die Backen zusammenhalten, die man *siagonitai* (Kinnbacken[muskeln]) nennt; dies bewegt auch die Lippen und die Augenbrauen, die Finger und die Hände, häufiges und geräuschvolles Schlucken, ein stärker in die Höhe gerichteter, feuchter, voller, heftiger Puls, Stuhlverhaltung, und (die Kranken) ziehen weder die ausgestreckten Glieder an, noch strecken sie die gebeugten aus, bei manchen eine Aufblähung des Leibes, weil sich gleichsam mehr und mehr Luft am unteren Abschnitt des Magens ansammelt, bei anderen kommt sie gleichsam durch Ansammlung von Flüssigkeit oder Speise zustande, in Verbindung mit einem Geräusch in den Därmen; / ein dichtes Aufeinanderliegen der Zähne, 70
das ist ein festes Zusammenpressen, manchmal auch Zähneknirschen und, wenn der Anfall seinen Höhepunkt erreicht hat, ein Zurückweichen derselben, so daß der Mund in einem gewissen Abstand auseinanderklafft und die Starrheit beseitigt ist, wobei ein sehr starker Speichelfluß an seinen Winkeln nach außen abläuft, manchmal aber auch unter charakteristischem Geräusch hinuntergeschluckt wird. Auch läuft alles ab, was man an Flüssigkeit einflößt, oder es wird gegen den Willen des Kranken auf-

percipitur. item labia saepissime conducentes contrahentesque et tanquam in maestitudine constituti suspirant. atque ita, si ante oculos eorum quisquam digitos circummoueat, palpebrant aegrotantes et suo
71 obtutu manuum traiectationem sequuntur, / uel, si quicquam profecerint, etiam toto obtutu conuerso attendunt, et inclamati respicientes lacrimantur, nihil dicentes, sed uolentium respondere uultum simulantes. odoramentis admotis iucundis delectantur atque iugi adducto spiramento, odoribus autem taetris delectationem non accomodant, sed a[d]uersa uoluntate eorum fugiunt putorem. dulcia atque amara sentiunt, si eorum linguae fuerint admota. item perpuncti sentiunt, uel si eorum manum quis extenderit, hanc recolligunt, uel lacessiti horrescunt et eorum uultus in ruborem florescit cum sudore saepius plurimo atque feruenti, et in dimissione sinceritati propinquantes rursum admonentur.

72 At si ad peiora passio fuerit deuoluta, feruor plurimus corporis in superficie, magis sentitur spiratio, oculorum conuersio, menti quoque fixa conductio, manuum contractus et musculorum, qui buccas colligant, tamquam ridentium, sudor igneus, et quibusdam in thorace atque uultu emergentes discolores uel stantes in rotunditate⟨m⟩ maculae in similitudine⟨m⟩ scatebrarum corporis, quos Graeci ionthos uocant, et e magnitudine repentinus ⟨pulsus⟩ casus, gutturis stridor, quem Graeci rhogmon uocant, torpor frigidus et albidus uultus et in ultimo eff⟨l⟩atio atque uitae periculum.

73 Alii uero in phreniticam aut lethargicam passionem reciderunt, sicuti et ipsae passiones in semet per temporum motum uenire consueuerunt. his igitur, qui in phreniticam passionem ex ista deueniunt, pulsus sensim minuitur atque densatur et oculorum fixus obtutus mutatur atque mobilis efficitur, leuiter etiam tamquam in somno murmurantes non recta secum loquuntur et incerto motu atque tardo suas transferunt manus uel digitos complicant. qui autem in lethargicam passionem deueniunt, inani afficiuntur pulsu atque tardo, et eorum palpebrae concluduntur, et in torpore sensuum uel hebetudine perseuerant. qui autem in declinationem passionis deueniunt, plurima uel parua accedente humiditate releuantur quibusdam antecedentibus

3 *„fort.* ⟨non⟩ palpebrant“ *Drabkin*[app] 4 traiectionem *Rov.* 9 aduersa *Guint. correxi* 13 synceritate *Guint. corr. Drabkin* 17 conditio *Guint. corr. Rov.*[m] 19 rotunditate *Guint. correxi* 20 similitudine *Guint. corr. Rov.* quas *Rov.*[m]; *sed cf. Bendz, Caeliana, p. 33* 21 *cf.* iontus *Tard. II 89* pulsus *add. Drabkin* uirium *add. Rov.* 23 effatio *Guint. (=*ἀφωνία*?) corr. Triller apud Kühn, p. 109* 32 conducuntur *Guint. corr. Drabkin coll.* conclusio *§ 75 (et* conclusione *§ 78)* 34 accidente *Guint. sec. Drabkin*[app] *correxi* accedentibus *Guint. correxi*

genommen. Auch ziehen sie die Lippen sehr oft zusammen und verengen sie und stoßen, wie von Traurigkeit befallen, Seufzer aus. Und wenn dann jemand vor ihren Augen die Finger herumbewegt, so blinzeln die Kranken und verfolgen mit ihrem Blick die Bewegung der Hände, / oder wenn es 71
ihnen etwas besser geht, so wenden sie einem auch aufmerksam den Blick zu, und wenn sie angerufen werden, blicken sie auf und brechen in Tränen aus, sagen allerdings nichts, aber machen eine Miene, als ob sie antworten wollen. Wenn man ihnen angenehme Dinge zu riechen gibt, so haben sie Gefallen daran und suchen den Duft ständig einzuatmen, an üblen Gerüchen aber haben sie kein Gefallen, vielmehr wenden sie sich ab und suchen deren Gestank zu meiden. Sie empfinden Süßes und Bitteres, wenn es auf ihre Zunge gebracht wird. Auch fühlen sie es, wenn sie gestochen werden, oder wenn jemand ihre Hand ausstreckt, so schließen sie sie wieder, reagieren auf eine Reizung mit Schaudern, und ihr Gesicht wird blühend rot, recht häufig mit sehr reichlichem und glühend heißem Schweiß, und beim Nachlassen (des Anfalls) nähern sie sich dem normalen Zustand, um bald einen neuen (Anfall) zu erleiden.

Wenn aber die Krankheit eine schlimmere Wendung nimmt, so 72
besteht an der Oberfläche des Körpers starke Hitze, die Atmung wird vernehmlicher, die Augen verdrehen sich, das Kinn ist stark angezogen, Hände und Muskeln ziehen sich zusammen, und zwar die, welche die Backen zusammenhalten, gleichwie bei Lachenden, glühender Schweiß, und bei manchen zeigen sich auf der Brust und im Gesicht hervortretende verschiedenfarbige oder in einer Wölbung hervorstehende Flecke, welche den Körperausschlägen ähneln, welche die Griechen *ionthoi* nennen; es kommt zu einem plötzlichen Abfallen des bis dahin großen Pulses, zu einem Rasseln in der Kehle, das die Griechen *rhōgmos* nennen, zu kalter Gliederstarre, weißlicher Gesichtsfarbe und zuletzt zu einem Aushauchen (des Atems) und zu Todesgefahr.

Andere Patienten jedoch sind in Phrenitis oder Lethargie zurück- 73
gefallen, so wie auch diese Krankheiten im Laufe der Zeit ineinander überzugehen pflegen. Bei denen also, die aus dieser Krankheit zur Phrenitis übergehen, vermindert sich der Puls allmählich und wird gedrängt, und der starre Blick der Augen wandelt sich und wird beweglich, auch flüstern sie wie im Schlaf leise vor sich hin und reden mit sich selbst unverständliche Dinge und verlagern mit unsicheren und langsamen Bewegungen die Hände oder schließen die Finger zusammen. Diejenigen aber, bei denen die Krankheit in Lethargie übergeht, bekommen einen leeren und langsamen Puls, ihre Augenlider schließen sich, und sie verharren weiterhin in Betäubung oder Stumpfheit der Sinne. Diejenigen jedoch, die in eine Phase des Nachlassens der Krankheit eintreten, fühlen sich unter Abgabe von viel oder wenig Flüssigkeit erleichtert, wobei einige Anzeichen vorher-

74 signis. nam plerisque plurimo per intestina exeunte uento uel mucilento humore ⟨a⟩ut stercore uentris subsedit inflatio, alii uero humore plurimo atque crasso praefecta dentium distantia ex ore detracto locuti sunt, et alii sapienter quidem, sed concisis sermonibus, alii iugibus.

Proprie igitur passionem supradictam, hoc est catalepticam siue catocham, ut Graeci appellant, designant febres acutae, uocis silentium, sensuum hebetudo, pulsus magnus ac uehemens et plenus et humectus et oculorum stans atque fixus obtutus. est autem passio celeris atque acuta, etiamsi in chronias uenerit febres. et est magna atque strictura⟨e⟩ et raptu corporis, quem Graeci spasmon uocant, fieri perspicitur, nisi per immodicum fluxum diaphoreticus tamquam in cardiacis fuerit effectus.

75 Huic igitur similis est lethargia, apoplexia, stomachica passio, in febribus uocis ingerens silentium, item animi defectio per nimiam ieiunitatem et matricis praefocatio et ⟨ex⟩ lumbricis uocis depressio, de qua capite de lumbricis scribentes memorabimus. de aliis uero leuiter atque coacte nunc discretionem ponemus. namque lethargicis maior quidem pulsus, sed tardus atque inanis inuenitur et palpebrarum conclusio; catalepticis autem pulsus maior, sed plenus atque celer et uehemens inuenitur palpebrarum attestante distantia.

Item apoplecticis paruus, celerrimus, durus ac sine febribus pulsus 76 inuenitur, siquidem haec repente accidant. item stomachicis, qui nimi⟨a⟩ ⟨i⟩e⟨iuni⟩tate etiam uoce capiuntur, pulsus paruus et imbecillis inuenitur cum stomachi solutione uel tumore manifestius apparente et frigido torpore, qui sequitur post oppressionem factam et non antecedenti febriculae concurrit, sicut in catalepticis. item stomachici intelliguntur ex eo, quod iam frequenter fuerint admoniti passione et propterea typorum tenuerunt tarditatem, quibus accessiones longo interuallo respondeant.

Item qui ieiunitatis uel abstinentiae defectu siue ex capitis causa, 77 quam Graeci scotosin uocant, demersi uidentur, / discernuntur hoc

17 memorabimus] *u.* Tard. IV 106–130

2 ut *Guint.* *corr. Rov.*^{m} *„an* et*?“ Drabkin*^{app} 3 profecta *Guint.* *correxi* perfecta *Rov.*^{m} 4 sapientes *Guint.* *corr. Schmid, Mnem. 11, p. 136* 11 strictura *Guint.* *correxi (cf. Cel. II 187; III 10; Tard. I 72)* 15 ingens *Rov.*^{m} 16 ex *add. Rov.*^{m} 24 nimia ieiunitate *scripsi coll. § 75 (u. Bendz, Caeliana, p. 90)* nimietate *Guint.* 27 febricula cucurrit *Guint.* *corr. Rov.*^{m} *(cf. § 94)* 31 qui *coni. Hagendahl, p. 258* a *Guint.* ieiunitate *Guint.* *corr. Schmid, Mnem. 11, p. 136sq.* 32 *post* demersi *add.* aegri *Rov.* *post* discernuntur *add.* autem *Rov.*

gehen. Denn bei den meisten gibt sich die Aufblähung des Bauches, indem Wind, schleimige Flüssigkeit oder Kot in großen Mengen durch den Darm abgehen, andere aber haben, nachdem sie die Zähne wieder auseinander bekamen, eine große Menge verdickte Flüssigkeit aus dem Mund befördert und wieder zu sprechen angefangen, einige zwar vernünftig, aber in abgehackten Sätzen, einige in zusammenhängenden. 74

Die charakteristischen Zeichen der genannten Krankheit, also der Starrsucht oder *katochē*, wie die Griechen sie nennen, sind also akutes Fieber, Versagen der Stimme, Stumpfheit der Sinne, ein großer, heftiger, voller und feuchter Puls sowie ein starrer und unbeweglicher Blick der Augen. Es ist aber ein schnell verlaufendes und akutes Leiden, auch wenn es bei chronischen Fiebern hinzutritt. Und es ist eine schwere, durch Straffung verursachte Krankheit, und sie kommt offensichtlich durch einen Krampf im Körper, den die Griechen *spasmos* nennen, zustande, sofern nicht durch übermäßigen Fluß ein Kräfteverfall wie bei den am Magenmund Erkrankten bewirkt wird.

Ähnlich sind dieser Krankheit aber Lethargie, Schlaganfall, die Er- 75
krankung des Magens, welche bei Fieberanfällen ein Versagen der Stimme bewirkt, ebenso der Ohnmachtsanfall durch übermäßiges Fasten, der durch die Gebärmutter verursachte Erstickungsanfall und das auf Spulwürmer zurückzuführende Versagen der Stimme, das wir im Kapitel über Spulwürmer beschreiben wollen. Hinsichtlich der übrigen Krankheiten wollen wir jetzt schnell und gedrängt die Unterschiede angeben. Bei den an Lethargie Erkrankten findet sich nämlich ein zwar recht großer, aber langsamer und hohler Puls, und die Lider sind geschlossen; bei den an Starrsucht Erkrankten jedoch findet sich ein recht großer, aber voller, schneller und heftiger Puls, dabei klaffen die Lider auseinander.

Bei den von einem Schlaganfall Betroffenen findet sich dagegen ein kleiner, äußerst schneller, harter Puls, und zwar ohne Fieber; denn diese
Anfälle treten ganz plötzlich auf. Bei den am Magen Erkrankten, denen 76
infolge von übermäßigem Fasten auch die Stimme versagt, findet sich dagegen ein kleiner und schwacher Puls, verbunden mit einem Lockerungszustand des Magens oder einer deutlicher in Erscheinung tretenden entzündlichen Schwellung und kalter Betäubung, die auf den eingetretenen Zustand von Benommenheit folgt und nicht mit einem vorher bestehenden Fieber einhergeht, wie das bei Starrsüchtigen der Fall ist. Auch erkennt man die am Magen Erkrankten daran, daß sich dieses Leiden bei ihnen schon oft bemerkbar gemacht hat und sie sich daher in einem Dauerzustand von periodischem Fieber befinden, dem in langen Abständen erfolgende Anfälle entsprechen.

Und diejenigen, die durch die Entkräftung infolge von Nüchternheit und Fasten oder durch das Kopfleiden, das die Griechen *skotōsis* (Schwindelanfall) nennen, bewußtlos geworden zu sein scheinen, / unterscheiden 77

modo, quod primum oculos habeant distentos dentium concadente iunctione, attestante pulsu paruo atque imbecillo, ita ut aliquando interire uideatur, cum frigido torpore. sed haec et cito circumscribunt⟨ur⟩ et is, qui patitur, facile resurgit. nam si perseuerauerint, catalepticam passionem designant.

Item non aliter facile resumere perspiciuntur hi, qui odore carbonum uel unguentorum sensuum oppressione uel torpore afficiuntur. item matricis praefocatione oppressae discernuntur, primo quod ipsa matrix se sustollat atque supra umbilicum uel uentrem exstans uideatur antecedente querela earum partium ante oppressionis tempus.
78 aliquando etiam longis atque solitis accessionibus admoneri aegrotantes inueniuntur cum pulsu paruo, celeri, imbecillo. his etiam collum latius fiet cum palpebrarum conclusione atque frigido corporis torpore, ⟨ex quibus nihil in catalepticis inuenitur. praeterea⟩ ex duplici tertiana confectis in uehementiore accessione similiter alternis respondente diebus lethargica[m] fuisse oppressos passione et ueluti complexu⟨m⟩ earum fuisse accessionibus demonstrando lethargicum simul atque catalepticum esse confirmat aegrotantem, non aliter quam sunt ex typorum complexione in una atque eadem aegritudine reperti.

Haec sunt quae ⟨in⟩ intelligenda passione atque a similibus discernenda posuimus.

CAPVT XI

79 ### QVOMODO CVRANDI SVNT HAC PASSIONE LABORANTES?

Dehinc ob curationem adhibendam oportet aegrotantem iacere,

1 coincidente *Rov.*^{m}*; sed cf. § 85* 3 circumscribunt *Guint. corr. Rov.*^{m} 4 *post* facile *add.* sese *Rov.; sed cf. Bendz, Caeliana, p. 36* 11 solutis *Guint. corr. Rov.*^{m} *(cf. § 106; Tard. I 16)* 14 ex^{I} – praeterea *sec. Drabkin*^{app} *transposui a § 80* 14–19 At duplici tertiana affecti, in uehementiore accessione similiter alternis respondente diebus, lethargica simul et hac oppressi passione ac ueluti harum complexu, quidam uidentur, signorum et accessionis demonstratione lethargicum simul et catalepticum aegrotantem esse confirmante, non aliter quam sunt typorum complexiones in una atque eadem aegritudine repertae *Rov.*^{m} „Totus hic locus, ad finem fere huius capitis, insigniter est corruptus“ *Amm. in adn.* 14sq. ex^{II} – accessione] duplici tertiana confectis *(an* confecti*?)* inueniuntur accessione *Drabkin*^{app} 16 lethargicam *Guint. corr. Rov.* oppressi *Guint. corr. Nickel* complexu *Guint. corr. Amm.* 19 repente *Guint. corr. Rov.*^{m} *(*repertae*) et Amm. (*reperti*)* 20 in *add. Rov.* de *add. Drabkin*

sich auf diese Weise, daß sie zuerst stark geweitete Augen haben, die Zähne sich fest zusammenschließen und dabei ein kleiner und schwacher Puls besteht, so daß er zuweilen ganz zu versagen scheint, dabei herrscht kalte Erstarrung. Aber diese Erscheinungen gehen schnell vorüber, und derjenige, der sie erleidet, steht bald wieder auf. Denn wenn sie andauerten, so wären es Anzeichen für die Starrsucht.

Genauso kann man feststellen, daß sich solche Patienten bald wieder erholen, die durch den Geruch von Kohlen oder (parfümierten) Salben von einer Betäubung der Sinne oder von Erstarrung befallen worden sind. Auch diejenigen, die von einem durch die Gebärmutter verursachten Erstickungsanfall betroffen sind, lassen sich unterscheiden, erstens daran, daß die Gebärmutter selbst sich nach oben erhebt und oberhalb des Nabels oder Bauches sichtbar heraustritt, wobei Beschwerden in diesen
Partien, ehe der Anfall einsetzt, vorhergehen. Manchmal findet man, daß 78
die Kranken schon seit langem und gewohntermaßen diese Anfälle haben, mit einem kleinen, schnellen, schwachen Puls. Bei ihnen nimmt auch der Hals an Breite zu, verbunden mit einer Schließung der Augenlider und kalter Erstarrung des Körpers; von alledem findet sich nichts bei Starrsüchtigen. Außerdem bestätigt sich, wenn sich an denjenigen, die von einem doppelten Dreitagefieber stark mitgenommen sind, zeigen läßt, daß sie bei einem heftigeren Anfall, der in ähnlicher Weise ein um den anderen Tag auftritt, von der Lethargie befallen sind und daß den Anfällen gleichsam eine Verflechtung dieser (Krankheiten) zugrunde liegt, so bestätigt sich also, daß der Kranke zugleich von Lethargie und von Starrsucht befallen ist, nicht anders, als es Leute gibt, die bei ein und derselben Krankheit mit einer Verbindung von periodischen Fiebern angetroffen werden.

Dies ist es, was wir zur Erkennung dieses Leidens und zu seiner Unterscheidung von ähnlichen zu sagen hatten.

11. KAPITEL

Wie sind die an dieser Krankheit Leidenden zu behandeln? 79

Zur Durchführung der Heilbehandlung soll der Kranke dann so

sicut strictura laborantes saepe docuimus, adhibita abstinentia pro uirium qualitate atque fomento ex oleo dulci et calido capiti et medianis partibus, sed praetactis membris, quae frigido corporis torpore afficiuntur, calefactionibus etiam adhibitis cum obuolutione atque modica ⟨con⟩strictione ex lanis effecta. item ori uel faucibus sensim infundendus humor uel mulsum illis temporibus, quibus alias passiones curantes docuimus. clyster etiam simplex adhibendus, si uentris cessauerit officium.

80 In declinatione uero uel dimissione os aegrotantis sensim distendimus atque hiscere tentabimus. aliis item dimissionibus cataplasma mediis adhibemus partibus et clunibus ob abstinentiam urinae soluendam, item ceruici uel maioribus neruis, quos tenontas appellant, et musculis, qui buccas colligant, quos siagon⟨i⟩tas uocant. iniectione parua olei per clysterem utimur et cucurbitae appositione nunc simplici, nunc scarificatione adiecta ob singultum et tumorem uentris atque stomachi. tunc uaporatione[s] spongiarum atque cerotario releuatis partibus mediis caput tondemus atque apposita cucurbita [ex quibus nihil in catalepticis inuenitur, praeterea] scarificamus occipitium et tempora uel cogentibus causis alia quoque capitis loca, si qua potue-
81 rint cucurbitae appositionem accipere. tunc fomento utimur olei atque embasin toto adhibemus corpori acopis etiam leuioribus utentes, quae mitius neruorum faciant laxamentum. tunc post p⟨er⟩unctionem cibum dabimus declinationis tempore uarium atque bibilem, ut ouum sorbile, cerebrum, olus, quod non sit uirtutis acrioris et magis nutribile. dehinc adhibemus lauacrum sine ullo cibo, qui in se habeat uini qualitatem. tunc proficienti aegroto pomorum quicquam damus, ut ficum recentem uel pirum ex melle, tunc mulsum uel aquam. atque completo sanitatis officio et depulsis omnibus, quae passionis recursum fore sollicitant, dabimus uinum tenue ⟨et⟩ leue, sicut Salutaribus praeceptis docuimus.

1 docuimus] *u. praesertim* Cel. I 58sq.

3 corporis *scripsi (cf. § 78. 212. 214. 222. 227; Cel. I 119; III 50)* mortis *Guint.* motus *Rov.*^{m} 5 strictione *Guint.* *suppleui* 13 siagontas *Guint.* *(syllabae distinctae inter duos uersus* siagō tas*)* *corr. Rov.*^{m} 14 parua] praeterea *Rov.*^{m} 16 uaporationes *Guint.* *corr. Rov.* cerotaria *Guint.* *corr. Helmreich, Acut. pass., p. 320sq.* cerotariis *Rov.*^{m} 17sq. ex – praeterea *secl. Drabkin* *sec. Drabkin*^{app} *transposui ad § 78* 22 punctionem *Guint.* *corr. Almel., p. 615* 29 et *addidi* lene *Rov.*^{m}

gelagert werden, wie wir es für die infolge von Straffung Erkrankten häufig angegeben haben; dabei soll man ihn nach Maßgabe seiner Kräfte fasten lassen und ein erwärmendes Mittel aus süßem und warmem Öl für den Kopf und die mittleren Körperpartien gebrauchen, während jedoch an den zuvor befallenen Gliedern, die von der kalten Erstarrung des Körpers betroffen sind, auch eine Erwärmung durch Umwickeln und durch mäßiges Zusammenschnüren mit Wolle angewandt wird. Auch ist in den Mund oder Rachen ganz langsam Flüssigkeit oder Met zu jenem Zeitpunkt einzuflößen, den wir bei der Behandlung anderer Krankheiten angegeben haben. Auch ist ein einfaches Klistier zu gebrauchen, wenn der Leib seine Verdauungsfunktion eingestellt hat.

Beim Abklingen oder Nachlassen aber erweitern wir den Mund des 80
Kranken allmählich und versuchen zu erreichen, daß er sich öffnet. Und bei weiteren Beruhigungsphasen verwenden wir eine Packung für die mittleren Körperpartien und das Gesäß, um die Harnverhaltung zu lösen, ebenso für den Nacken oder die größeren Sehnen, welche man *tenontes* nennt, sowie für die Muskeln, welche die Backen zusammenhalten, die man *siagonitai* (Kinnbacken[muskeln]) nennt. Wir gebrauchen einen Einlauf von Öl in geringer Menge mit Hilfe der Klistierspritze und das Aufsetzen des Schröpfkopfes, bald einfach, bald mit zusätzlicher Skarifikation, wegen des Schluckens und der entzündlichen Schwellung von Bauch und Magen. Nachdem dann die mittleren Partien durch Erwärmung mit Schwämmen und Wachssalbe entspannt worden sind, scheren wir den Kopf kahl und skarifizieren nach dem Aufsetzen des Schröpfkopfes das Hinterhaupt und die Schläfen oder aus zwingenden Gründen auch andere Stellen des Kopfes, wenn es solche sind, die das Aufsetzen eines Schröpfkopfes zulassen. Danach verwenden wir Öl als erwärmendes Mittel und 81
ein Bad für den gesamten Körper, gebrauchen auch die leichteren Arten von schmerzlindernden Medikamenten, welche auf recht sanfte Weise den Sehnen Lockerung verschaffen können. Dann geben wir nach dem Einsalben zur Zeit des Nachlassens abwechselungsreiche und trinkbare Nahrung, wie Ei, das sich trinken läßt, Hirn, Gemüse, das nicht von allzu scharfer Qualität und möglichst nahrhaft ist. Danach lassen wir (regelmäßig) baden, ohne irgendeine Speise zu geben, die weinähnliche Eigenschaften aufweist. Wenn dann der Kranke Fortschritte macht, geben wir ihm etwas Obst, wie frische Feigen oder Birnen in Honig, dann Met oder Wasser. Und wenn die Gesundheit vollständig wiederhergestellt ist und alles ausgeschaltet ist, was einen Rückfall der Krankheit befürchten ließe, so geben wir dünnen und leichten Wein, wie wir in unseren „Gesundheitsvorschriften" angegeben haben.

CAPVT XII

82 QVOMODO ALIARVM SECTARVM PRINCIPES ISTAM CVRAVERVNT PASSIONEM?

Multi aliarum sectarum principes ⟨. . .⟩ quos inter etiam Chrysippus scribens de catalepticis in ultima parte libri etiam catocham nominauit. ⟨. . .⟩ sed in his, qui mediocriter tardasse in eadem passione inueniuntur, acrioribus utitur unctionibus ob stuporem articulorum uel tremorem, hoc est cyprino admixto pipere et nitro et fomento ex aqua salsa concoctis sulfure et bitumine. dehinc perunget unctione, quam appellauit tripticen, quam conficiendam dixit ex calamo aromatico, schoeno, cachry, pyrethro, irino, manna singulorum partibus oleo admixtis atque contritis.

83 Sed haec nos ob acrimoniam reprobamus, siquidem sit passio celeris atque acuta, etiam si cui iamdudum tardantibus atque inueteratis febribus irruerit, quippe cum chroniae febres ista passione necessario in superpositionem ueniant, quam Graeci epithesin uocant, quae similis fiet necessario acutis passionibus, et ob hoc mitigationem deposcat. prohibemus etiam supradictis rationibus unctionem ex illo liquore articulis adhibendam uel ex eo quicquam potandum aut cibo admiscendum, item sternutamenta uel rasuram capitis aut articulorum sinapismum aut supponenda podici acria collyria ob prouocandum uentrem, quae appellauit balanos, item diagridium atque castoreum et omnia grauabilia fomenta, ex quibus tumor magis augetur et soporifera pressura geminatur.

84 His etiam compeccauit Themison libris, quos Periodicos dixit, adhuc quidem in iuuentute constitutus, necdum Asclepiades in libris suis eos discreuerat. ait enim, si iam tardantibus atque insidentibus febribus apprehensiones uel oppressiones aduenerint sensuum atque in accessione uocis silentium fecerint, ceteris, ut supra diximus, similiter adhibitis ante accessionem tribus uel quattuor horis seruatis, si uenter non fluit, diagridii obolum cum tribus uel quattuor obolis

29 ut supra diximus] *u.* § 82sq.

4 *lacunam indicaui* „*fort. suppl.* istius passionis curationem tradiderunt *uel sim.*" *Drabkin*[app] etiam *om. Rov.* 5 *post* libri *add.* ubi *Rov.* 6 *lacunam indicaui* sed *om. Rov.* 9 perungit *Rov.* 10 *fort.* tripticon (=τρίπτυχον) *scribendum est* 14 etiam si cui *scripsi (u. Bendz, Eranos 41, p. 66)* etiam sicut *Guint.* etiam si cum *Rov.*[m] etiam si *Rov.* etiamsi *Drabkin* 16 Graeci *sec. Drabkin*[app] *scripsi (cf. Cel. I 4; II 95; III 3)* Graece *Guint.* 17 „*fort.* fiat" *Drabkin*[app] 26 necdum enim *Wellmann, Hermes 57, p. 397*

12. KAPITEL

Wie haben die Häupter anderer Schulen dieses Leiden behandelt? 82

Viele Häupter anderer Schulen ... Unter ihnen hat auch Chrysipp, der im letzten Teil seines Buches über die Kataleptiker schreibt, auch die Bezeichnung *katochē* (Starrsucht) verwendet. ... Aber bei denjenigen, bei denen sich findet, daß sie schon ziemlich lange in dieser Krankheit verharrten, gebraucht er ziemlich scharfe Einreibemittel gegen die Betäubung oder das Zittern der Glieder, nämlich Hennaöl unter Beimischung von Pfeffer und Natron sowie ein erwärmendes Mittel aus Salzwasser, in dem Schwefel und Asphalt gekocht wurden. Danach reibt er mit einer Salbe ein, die er als *triptikē* (Massageöl) bezeichnet hat, welche, wie er sagte, aus duftendem Rohr, Binsen, Cachrys, Bertramswurz, Irisöl und Weihrauch herzustellen ist; die Anteile der einzelnen Ingredienzien werden zuvor mit Öl gemischt und verrieben.

Aber wir verwerfen solche Mittel wegen ihrer Schärfe, weil es sich ja 83
um ein schnell verlaufendes, akutes Leiden handelt, auch wenn es jemanden befällt, der schon lange anhaltendes, chronisches Fieber hat, indem nämlich die chronischen Fieber bei dieser Krankheit unausweichlich in einen erhöhten Zustand geraten, den die Griechen *epithesis* (Zunahme) nennen, der den akuten Krankheiten unbedingt ähnlich werden muß und deswegen Linderung erfordert. Aus denselben Gründen, die oben genannt worden sind, verbieten wir auch, mit jener Flüssigkeit eine Einreibung der Glieder vorzunehmen oder etwas davon zu trinken zu geben oder dem Essen beizumischen, ebenso Niesmittel oder das Abrasieren des Kopfes oder die Behandlung der Glieder mit Senfpflastern sowie das Einführen scharfer Zäpfchen in den After, um den Darm anzuregen, welche er *balanoi* (Eicheln) genannt hat, ebenso Saft der Purgierwinde, Bibergeil und alle belastenden erwärmenden Mittel, durch welche die entzündliche Schwellung eher verschlimmert und die schlafbringende Benommenheit verdoppelt wird.

Die gleichen Fehler machte auch Themison in seinen Büchern, die er 84
„Periodische (Fieber)“ betitelt hat; er befand sich damals noch im Jünglingsalter, und auch Asklepiades hatte diese Fälle damals in seinen Büchern noch nicht zu unterscheiden gewußt. Er sagt nämlich, wenn bei schon andauernden und hartnäckigen Fiebern Anfälle von Starrsucht oder Benommenheit der Sinne hinzutreten und während des Anfalls ein Versagen der Stimme verursachen, so geben wir, während wir die übrigen Mittel, wie wir oben gesagt hatten, weiterhin anwenden, im Abstand von drei oder vier Stunden vor einem (zu erwartenden) Anfall, sofern der Leib verstopft ist, einen Obolus Saft der Purgierwinde mit drei oder vier

castorei dabimus cum aqua occipitium atque tempora capitis inungentes thapsia, quam nos ferulaginem dicimus, aqua contrita, ut quendam sensum atque leuationem mediocrem per corporis faciat superficiem. cibos etiam inquit dandos solidiores, nisi praecordia fuerint in tumore
85 constituta; quod si obstiterit, bibiles dabimus cibos. necdum quidem ait prouidens, quia etiam, si in aliis partibus tumores fuerint corporis, sorbiles interea cibi conueniunt, siquidem laxamentum passio deposcat, quam⟨quam⟩ necessario accendit atque erigit thapsia ma[g]nificum tumorem. est etiam castoreum acre inueteratae qualitatis causa, sicut omnis caro reposita.

Prohibemus praeterea ob dentium faciendam distantiam immittendos uiolenter cuneos. etenim ex his commotae partes atque quassatae asperant tumentia, quamobrem dentium concasus uehementior fiet, cum magis sit [in]utile ac necessarium in tensione partibus constitutis requiem adhibere, ut declinationis tempore uel potius dimissionibus laxatis musculis sine ulla ui digitis immissis dentium facilius distantiam faciamus.

86 Nocent etiam suci frigidi, ut hederae fomenṭatae atque capiti impositae. etenim tumores constringunt et passionis asperant motum. et si qua his fuerint genere similia, sicuti in lethargicis contra sectarum principes scribentes docuimus, prohibemus. est autem improprium atque loco carens in initiis frigidis uti fomentis, in declinationibus uero calidis atque feruentibus iuxta imitatione⟨m⟩ recentium uulnerum. in his enim, priusquam tumor emerserit, frigida probantur; sed omnis sensuum pressura uel apprehensio in ista passione tumoris esse perspicitur uel hoc praecedente[s] superfieri.

Haec sunt, quae de catalepticis sua potentia Soranus ordinauit.

21 docuimus] *u.* § 83

5 bibiles *coni. Rov.*^{m} *coll. § 81* bibulos *Guint.* 6 ait] *„fort. scrib.* erat *uel* fuit" *Drabkin*^{app} 8 quamquam *sec. Drabkin*^{app} *scripsi* quam *Guint.* cum *(item* accendat atque erigat*) antea conieci (u. Bendz, Eranos 41, p. 66 sqq.)* accendet *Guint. corr. Rov.*^{m} thapsia atque erigit *Amm.* thapsia, ut quae erigat *Rov.*^{m} magnificum *Guint. corr. Triller apud Kühn, p. 66 (item Cel. I 109; II 123; III 165; Tard. II 218)* 11 propterea *Guint. correxi (item § 129)* 14 inutile *Guint. corr. Rov.* 15 dimissionis *Drabkin*^{app} demissionis *Rov.*^{m} 18 fomentati *Rov.* 19 impositi *Rov.* 22 in initiis *coni. Almel., p. 616 coll. § 150* nimium *Guint.* initio *Rov.*^{m} 23 iusta imitatione *Guint. corr. Drabkin coll. Tard. II 211; III 67. 92 (item Tard. I 96); cf. Thes. L. L. VII 431,56sq.: Marcian. dig. 36,1,32,2* secundum imitationem dationis 26 praecedentes *Guint. corr. Rov.*^{m}

Obolen Bibergeil mit Wasser; den Hinterkopf und die Schläfen des Kopfes reiben wir mit Thapsia ein, welche wir *ferulago* nennen, die mit Wasser verrieben wurde, damit sie eine gewisse Empfindung und eine mäßige Erleichterung auf der Körperoberfläche verursacht. Er sagt auch, man solle festere Speisen geben, sofern sich nicht etwa der Brustraum im Zustand einer entzündlichen Schwellung befindet; wenn dies dem aber entgegensteht, so geben wir trinkbare Speisen. Wenn er dies sagt, so be- 85
achtet er nicht, daß auch dann, wenn in anderen Teilen des Körpers entzündliche Schwellungen vorhanden sind, in dieser Zeit nur suppige Speisen zuträglich sind, weil dieses Leiden nämlich Lockerung erfordert; dabei verstärkt und steigert die Thapsia unvermeidlich noch die künstlich herbeigeführte entzündliche Schwellung. Auch das Bibergeil ist scharf, weil es so lange gelagert hat, ebenso wie alles konservierte Fleisch.

Wir verbieten übrigens, gewaltsam Keile dazwischenzuschieben, um einen Abstand zwischen den Zahnreihen zustande zu bringen. Denn die dadurch beunruhigten und gereizten Partien verschlimmern noch den Zustand der unter Entzündung geschwollenen Teile, und dadurch wird der Zusammenschluß der Zähne nur noch fester; dabei wäre es weit nützlicher und notwendig, den unter Anspannung stehenden Partien Ruhe zu gewähren, damit wir in der Zeit des Nachlassens oder vielmehr während der Phasen des Aufhörens nach Lockerung der Muskeln ohne jede Gewaltanwendung durch Einführen der Finger um so leichter einen Abstand zwischen den Zahnreihen zustande bringen.

Schädlich sind auch Säfte von kalter Qualität, wie der von Efeu, 86
wenn er als Umschlag auf den Kopf gebracht wird. Denn sie ziehen die unter Entzündung geschwollenen Partien zusammen und verschlimmern die Auswirkung der Krankheit. Und wenn es noch irgend etwas von ähnlicher Art gibt, so verbieten wir es, wie wir schon im Abschnitt, der von den an Lethargie Erkrankten handelt, erklärt haben, als wir gegen die Häupter der (anderen) Schulen schrieben. Es ist aber unangebracht und nicht am Platze, am Anfang kalte Umschläge zu gebrauchen, beim Nachlassen jedoch warme und heiße, in Nachahmung (der Behandlung) frischer Wunden. Bei diesen empfehlen sich nämlich kalte Mittel, bevor noch eine entzündliche Schwellung aufgetreten ist; bei dieser Krankheit jedoch kommt jede Benommenheit oder Erstarrung der Sinne sichtlich von einer (bestehenden) entzündlichen Schwellung oder kommt hinzu, während diese vorhergeht.

Dies ist es, was Soran mit seiner Autorität für die Starrsüchtigen angeordnet hat.

CAPVT XIII

87 ## De plevritica passione

Pleuritis a parte corporis, quae magis patitur, nomen sumpsit. latus enim ipsa passione uexatur, quod Graeci pleuron uocauerunt. fit autem ex uariis antecedentibus causis, ut ceterae passiones, magis tamen profunda perfrictione aut uinolentia aut usu uenerio, plurimo nimis potu, indigestione continua aut percussu uehementi aut ponderis magni subuectione uel cursu uehementi. sed neque secundum has differentias differens, erit adhibenda curatio. una est enim atque eadem passio ex qualibet ueniens causa, quae una atque eadem indigeat curatione.

Hanc definiens primo De adiutoriis libro Aristoteles sic tradendam credidit: „Pleuritis", inquit, „est liquidae materiae coitio siue densatio."
88 nec tamen disseruit, utrumne totius, quod falsissimum, siquidem phlebotomati aegrotantes liquidum sanguinem reddant, an uero particulae. sed cum hoc tacuit, non promisit. mitto etiam oculorum suffusionem nihil aliud esse quam liquoris coeuntis densitatem, nec tamen pleuritim.

Item Apollonius, qui appellatus est Mys, uolumine uicesimo octauo, quem De secta Herophili conscripsit, „Pleuritis", inquit, „est communiter passio temporalis atque celeris secundum laterum membranas, quas hypezocotas uocant, atque interiectam carnem, aliquando etiam in pulmonis partibus saepissime sine tumore uel ex soli⟨ti⟩s causis effecta." proprie autem tumorem secundum supradictas membranas uel carnem lateribus interiectam, aliquando etiam pulmonis partem.
89 sed in utraque diffinitione peccauit. primo enim sunt prolixae atque narrabiles. secundo plurima alia praetermisit, nam necessario passioni

5–8] *cf.* Cass. Fel. De med. 66: p. 160,13–18 Rose 12–16] Arist. fr. 377 Rose

4 pleuron] *cf. Sor. Gyn. II 31,2: CMG IV p. 76,20* πλεύραν *Amm. (cf. Cael. Aur. De signific. diaet. pass. 22: p. 210,26 Rose)* 8 magna *Guint. sec. Drabkin*[app] *correxi (cf. Cass. Fel. De med. 66: p. 160,16 Rose:* pondus graue baiulauerit*)* 13 coitio *scripsi (cf. lin. 17)* coctio *Guint.* coactio *Almel., p. 616 (cf. § 92. 93)* 16 non promisit] necessarium praetermisit *Rov.*[m] 19 quem] quod *Rov.; sed cf. Bendz, Caeliana, p. 19* 21 interiectam *scripsi (cf. lin. 24; Bendz, Emendationen, p. 162sq.)* inter earum *Guint.* inter eorum *Rov.* 22 sine] *„an cum?" Drabkin*[app] ex] externis *Rov.*[m] solis *Guint. suppl. Drabkin* 23 tumore *Haller*

13. KAPITEL

Über die Rippenfellentzündung 87

Die Pleuritis (Rippenfellentzündung) hat ihren Namen von dem Körperteil bekommen, der von der Krankheit besonders betroffen ist. Denn von dem Leiden wird die Seite (der Brust) geplagt, welche die Griechen *pleuron* genannt haben. Sie entsteht aber durch verschiedene vorhergehende Ursachen, wie die anderen Krankheiten auch, am häufigsten jedoch durch tiefgehende Unterkühlung oder Trunkenheit, (übermäßigen) Geschlechtsverkehr, allzu vieles Trinken, andauernde Verdauungsstörungen, einen heftigen Schlag, das Tragen von schweren Lasten oder angestrengtes Laufen. Man braucht jedoch nicht wegen dieser Unterschiede jeweils eine verschiedene Behandlung anzuwenden. Denn die Krankheit ist ein und dieselbe, aus welcher Ursache sie auch entstehen mag; sie erfordert immer ein und dieselbe Behandlung.

Aristoteles hat im ersten Buch (seiner Schrift) „Über therapeutische Maßnahmen“ zu ihrer Definition folgendes sagen zu müssen geglaubt: „Rippenfellentzündung“, so sagt er, „ist die Verdickung oder Verdichtung der flüssigen (Körper)substanz.“ Er hat sich aber nicht darüber geäußert, 88
ob der gesamten, was ja auch völlig falsch wäre, weil ja die Erkrankten beim Aderlaß flüssiges Blut von sich geben, oder nur eines kleinen Teils davon. Aber indem er darüber schwieg, hat er sich nicht festgelegt. Ich will es auch übergehen, daß (z. B.) die Trübung der Augen nichts anderes ist als die Verdichtung der sich verdickenden Flüssigkeit, aber keine Rippenfellentzündung.

Apollonios mit dem Beinamen Mys sagt dagegen im achtundzwanzigsten Buch des von ihm verfaßten Werkes „Über die Schule des Herophilos“: „Rippenfellentzündung ist im allgemeinen eine zeitweilige und akute Erkrankung (der Partien) um die Häute an den (Brust)seiten, welche man *hypezōkotes* nennt, und der dazwischenliegenden Fleischpartie; bisweilen kommt sie auch in Teilen der Lunge vor, sehr häufig ohne entzündliche Schwellung, und wird durch die üblichen Ursachen hervorgerufen.“ Speziell aber sei es eine entzündliche Schwellung in der Gegend der soeben genannten Häute und des an den Seiten anliegenden Fleisches, manchmal auch in einem Teil der Lunge. Aber bei jeder von diesen beiden Definitionen hat er Fehler gemacht. Denn erstens sind sie 89
zu lang und weitschweifig. Zweitens hat er noch sehr viele andere Einzelheiten dabei weggelassen, denn zum Krankheitsbild gehört unbedingt

febris inest. correptum autem atque usurpatum dicimus in pulmone passionem posse constitui, sicut ex consequentibus docebimus.

Item Asclepiades libro Diffinitionum pleuritim dicit esse humoris fluorem temporis parui atque celerem interiorum lateris partium cum febre atque tumore; sed erat melius tumorem dicere atque humoris fluorem: etenim quoties ex complexa passione conficitur, tumorem perspicimus superare.

Est igitur secundum Soranum pleuritis dolor uehemens interiorum lateris partium cum febribus acutis et tussicula, qua uariae qualitatis liquor excluditur. frequentat autem haec passio in masculis ⟨magis⟩ quam in feminis atque in senibus magis quam ⟨in⟩ iuuenibus.
90 tussiculosa enim atque frigida senilis est aetas, quo intelligimus profecto hanc passionem pueros difficulter incurrere. frequentat etiam hiberno magis quam autumni tempore, quo hiemi uicinatur, aestate uero difficulter occurrit. est praeterea passio acuta atque celeris et uehemens et aliquando sola ex strictura confecta, aliquando admixta solutione ob plurimum tussiculae liquorem. etenim uentris defluxio non implet in pleuriticis signorum concursum, sed magnitudinem passionis docet. quapropter ex his solum dicimus agnoscendam, quae supra memorauimus. alia uero concurrunt plurima atque differentia pro passionis magnitudine ac temporum mutatione, quae, quia praetermittenda non sunt, prosequamur.

CAPVT XIV

91 ## QVAE CONSEQVVNTVR PLEVRITICOS?

Prosequetur in passione constitutos acuta febricula, dolor lateris uehemens cum tussicula atque usque ad iugulum et palam eiusdem partis perueniens, quibusdam etiam brachium tangens et pectus atque ilium; et est stimulosus ac pulsuosus et igneus, iugis aut intercapedi-

10–15] *cf.* Cass. Fel. De med. 66: p. 159,17–160,2 Rose 25–190,6 facultas] *cf.* Cass. Fel. De med. 66: p. 159,12–17 Rose

1 inest *coni. Drabkin (cf. § 176)* non est *Guint.* est *Rov. („si recte, legendum uidetur* necessaria" *Drabkin*[app]*)* adest *Amm.* 2 *post* passionem *add.* hanc *Rov.* 4 interiorem *Guint.* *corr. Amm. (cf. lin. 8)* 5 atque[II]] quam *Rov.*[m] 11 magis[I] *add. Rov. (cf. Cass. Fel. De med. 66: p. 159,17 Rose)* in[III] *addidi (aliter Cel. I 153)* 14 quod *Rov.*[m] 24 sequuntur *in laterculo capitum Guint.* 25 prosequitur *Rov.* 25sq. dolor lateris uehemens cum tussicula *scripsi (cf. Cass. Fel. De med. 66: p. 159,13 Rose)* dolor cum tussicula lateris uehemens *Guint.* cum tussicula dolor lateris uehemens *Rov.*

Fieber. Wir sagen aber, daß es eine übereilte und willkürliche Behauptung sei, daß das Leiden in der Lunge auftreten könne, wie wir im Folgenden zeigen werden.

Und Asklepiades sagt in seinem Buch „Definitionen", die Rippenfellentzündung sei ein nur kurze Zeit dauernder und akuter Fluß der Flüssigkeit in den inneren Partien der (Brust)seite, mit Fieber und entzündlicher Schwellung; es wäre aber besser gewesen zu sagen: eine entzündliche Schwellung mit Fluß: denn in allen Fällen, in denen sich die Rippenfellentzündung als eine Krankheit erweist, die (mehrere Symptome) umfaßt, sehen wir, daß die entzündliche Schwellung überwiegt.

Nach dem Urteil Sorans also ist die Rippenfellentzündung ein heftiger Schmerz in den inneren Partien der (Brust)seite mit akutem Fieber und Husten, durch den Flüssigkeiten von unterschiedlicher Beschaffenheit hinausbefördert werden. Diese Krankheit kommt häufiger bei Männern
als bei Frauen vor und eher bei alten als bei jungen Menschen. Denn das **90**
Greisenalter neigt zum Husten, und es ist kalt; darum verstehen wir, daß Kinder tatsächlich diese Krankheit kaum jemals bekommen werden. Sie kommt aber häufiger im Winter vor als in der Herbstzeit, auf Grund dessen, daß sie dem Winter verwandt ist, im Sommer aber tritt sie kaum einmal auf. Sie ist übrigens ein akutes, schnell verlaufendes und heftiges Leiden und resultiert manchmal allein aus einer Straffung, manchmal ist sie auch mit einer Lockerung verbunden, weil sehr viel Flüssigkeit ausgehustet wird. Denn ein bei den an Rippenfellentzündung Erkrankten vorkommender Bauchfluß gehört nicht zu den integrierenden Krankheitszeichen, sondern zeigt nur die Schwere des Falles an. Daher erklären wir, daß sie allein an den Zeichen zu erkennen ist, die wir oben aufgeführt haben. Es treten aber, je nach der Schwere des Krankheitsfalles und im Laufe der Zeit, noch sehr viele andere und verschiedenartige Begleiterscheinungen auf, welche wir, da man sie nicht beiseite lassen darf, noch verfolgen wollen.

14. KAPITEL

Welche Symptome treten bei den an Rippenfellentzündung Erkrankten auf? **91**

Die von diesem Leiden Betroffenen befallen ein akutes Fieber, heftiger Schmerz in der Seite, der mit Husten einhergeht und auf der betroffenen Seite bis zum Schlüsselbein und Schulterblatt vordringt, bei einigen auch den Oberarm, die Brust und die Weichen betrifft; und der Schmerz ist stechend, klopfend und glühend, andauernd oder unterbrochen, regel-

natus seruato ordine aut confuso et infixus atque perseuerans iisdem locis aut mobilis et recurrens atque mutabilis cum suspirio et difficili spiratione, quam Graeci δύσπνοιαν uocant, attestante tussicula, aliquibus arida, frequenter tamen cum liquidis excrementis et primo spumosis, dehinc sanguinolentis, ita fellosis ac inde saniosis. sequitur etiam aegros supra id latus iacendi facultas atque, cum se supra contrarium latus uerterint, dolor, ut adduci sentiant suo pondere pendentia tumentium partium uiscera. sequentur etiam uigiliae atque siccitas et asperitas linguae.

92 Peiorante passione augentur omnia supradicta. accedit etiam articulorum frigidus torpor, genarum rubor, oculorum sanguineus color, uentris fluor spumosus ac felleus, urinae quoque frequens atque paulatim albida egestio, pulsus densior, celer, fortis et ueluti fluctuans et suo percussu pressuram significans, spiratio etiam circumdolens atque frequens et obtusa, uultus et thoracis roscida humectatio, mentis alienatio, gutturis stridor uel sonitus interius resonans aut sibilans in ea parte, quae patitur, acceptorum etiam per uomitum recursio et iacendi negata atque displicens omnis positio, sputa facile siccantia, et magis saliuosis ea, quae fuerint contra naturam uel in densitatem coacta. etenim spumosa sanguinis in qualitatem transeunt, 93 sanguinolenta in liuorem, / item fellea aeruginosa atque prasina uel nigra efficiunt⟨ur⟩, saniosa faeculenta uel fumosa et odore grauia et inaequalia mutato etiam saepe ordine suae egestionis; item post felleam uel saniosam qualitatem in sanguineam transeunt uel quamlibet coloris uarietatem. tumoris etiam uehementia luctante alia in soliditatem coguntur, alia in nigredinem ueniunt ob feruoris usturam. aliqua ruptis uasculis funduntur, qua⟨e⟩ propterea neque saniosa qualitate post sanguinea perseuerant, sed spumosa rursum fie⟨n⟩t, cum singulas per partes tumor quatiens liquida spiritu turbato spumosam sufficit qualitatem. in ultimo autem cogente periculo celerrima fiet spiratio et praecordio-

3 attestante tussicula – 6 facultas] *cf.* Cass. Fel. De med. 66: p. 159, 14–17 Rose

3 *alias* dyspnoean *§ 95*, dyspnoeam *§ 101* 6 facultas *coni. Drabkin coll. § 96* difficultas *Guint.* atque] at *Drabkin coll. § 96* 7 pendentia *scripsi (u. Bendz, Eranos 41, p. 68) coll. Cel. II 96; Tard. III 51; V 95; Cass. Fel. De med. 21: p. 33,8 Rose* euidentia *Guint.* cadentia *Rov.*^{m} 10 accedit *coni. Rov.*^{m} *(cf. Tard. II 131)* addit *Guint.* additur *Drabkin* 19 siccescentia *Rov.*^{m}*; sed cf. Cel. I 66* 22 efficiunt *Guint. suppl. Drabkin* fiunt *Rov.*^{m} *post* efficiuntur *add.* et *Drabkin* 23 digestionis *Rov.*^{m} 27 quapropter ea neque *Guint. corr. Drabkin* quapropter *Rov.*^{m} qualitas *Guint. corr. Drabkin* „*fort.* sanguineam“ *Drabkin*^{app} 28 fiet *Guint. corr. Drabkin*

mäßig oder unregelmäßig und entweder fixiert und an denselben Stellen verbleibend oder wechselnd, zurückkehrend und veränderlich, verbunden mit Keuchen und Atemnot, was die Griechen δύσπνοια (*dyspnoia*) nennen; dabei tritt Husten auf, bei manchen ein trockener, häufig aber einer mit flüssigen Auswürfen, und zwar zuerst schaumigen, dann blutigen, danach galligen und dann eitrigen. Bei den Kranken ergibt sich aber die Situation, daß sie auf der betroffenen Seite gut liegen können, und wenn sie sich auf die entgegengesetzte Seite herumdrehen, tritt ein Schmerz auf, so daß sie das Gefühl haben, daß von den unter Entzündung geschwollenen Partien die inneren Organe durch ihr Gewicht nach unten durchhängen. Es besteht auch Schlaflosigkeit und Trockenheit sowie Rauheit der Zunge.

Wenn sich das Leiden verschlimmert, verstärken sich alle soeben 92
genannten Symptome. Auch kommt eine kalte Erstarrung der Glieder hinzu sowie Rötung der Wangen, blutrote Färbung der Augen, schaumiger und galliger Bauchfluß, häufiges Harnlassen, das in kleinen Mengen erfolgt und aus weißlichen Abgängen besteht, ein ziemlich gedrängter, schneller, starker und gleichsam schwankender Puls, der durch seinen Schlag die Belastung anzeigt, auch mühsames, häufiges und flaches Atmen, Feuchtwerden des Gesichtes und der Brust wie von Tau, Geistesverwirrung, Rasseln in der Kehle oder inwendig auf der kranken Seite ein schallender oder zischender Ton; auch wird, was verzehrt worden ist, durch Erbrechen wieder herausgebracht, und der Kranke kann nicht ruhig liegen, weil ihm keine Lage mehr angenehm ist; der ausgeworfene Speichel trocknet schnell ein und bei denen, die besonders viel Speichel haben, die naturwidrigen und zur Verdickung gebrachten Auswürfe. Denn diese sind zuerst schaumig und nehmen danach die Beschaffenheit von
Blut an, die blutigen werden bläulich, / danach werden die gallenfarbigen 93
grünspanfarbig, lauchgrün oder schwarz, die eitrigen hefeartig oder rauchig und stark riechend sowie uneinheitlich, oft ist die Reihenfolge, in der sie herausgebracht werden, auch verändert; ebenso können sie nach der galligen oder eitrigen Beschaffenheit auch in eine blutige übergehen oder jede erdenkliche Färbung annehmen. Durch die Heftigkeit der entzündlichen Schwellung, welche die Oberhand zu gewinnen sucht, wird bewirkt, daß manche Auswürfe ganz fest werden, andere wieder durch die brennende Hitze sich schwarz färben. Manche Art von Auswürfen ergießt sich auch nach dem Platzen von kleinen Adern, die daher, nachdem sie blutrot waren, auch nicht eine eitrige Beschaffenheit aufweisen, sondern wieder schaumig werden, indem die entzündliche Schwellung, die die Flüssigkeiten in jeder einzelnen Partie erschüttert, ihnen durch das aufbrausende Pneuma eine schaumige Beschaffenheit verleiht. Zuletzt aber, unter dem Zwang der Todesgefahr, erfolgt eine sehr hastige Atmung sowie ein Hochziehen und Anspannen des Zwerchfells, ein ungeordneter oder

rum suspensa adductio, pulsus inordinatus aut deficiens aut deserens in his, quae in peripneumonicam passionem aut apostema transire noscuntur.

94 At si ipsa fueri[n]t leuigata, singula mitescunt, et uentris egestio coagulatur aut fellea carebit qualitate, et per tussiculam exclusa saniosa minime in sanguinolenta redeunt.

Discernendum etiam, quae sint sputa saniosa et quae sit sanies. nam saniosa iam mitescentis tumoris atque declinantis solutione esse probantur; sanies uero ex apostemate, quod etiam uomicam dicere poterimus, uel certe ex ulcere probatur uenire. discernitur autem exercita intentione, hoc est colore et substantia et odore. frequenter enim taetri odoris est sanies. item saniosa admixtione aquae facile soluuntur, sanies autem difficile.

Dolorem uero peiorem alii dexteri lateris probant ob pulmonis uicinitatem, alii sinistri uicinantis cordis causa, forsitan et quia frequentius sinistra dextris debiliora uidentur. item pleuritis nunc eodem tempore febriculae concurrit, nunc superuenit; nec antecedit, ⟨nec⟩ cessante febricula perseuerat.

CAPVT XV

95 QVOMODO INTELLIGIMVS PLEVRITICAM PASSIONEM IN PERIPNEVMONICAM TRANSEVNTEM AVT IN VOMICAM VENIENTEM?

Intelligimus eos, qui in augmento pleuriticae constituti passionis proni atque faciles in peripneumonicam uidentur, cum ceteris omnibus peiorantibus signis atque in magnitudinem extentis solus dolor minuitur atque iacendi positio ex parte facilior ac leuior supina aegro fuerit uisa aucto genarum rubore, conductu etiam superciliorum e medio uehementer tamquam in maestitudine constitutis, articulorum attestante feruore.

Eos etiam, qui in uomicam transeunt, intelligimus ex eo, quod dolor infixus eodem permaneat loco accedente tussicula arida atque tremore typico et inordinato, spiratione difficili, quam Graeci dyspnoean uocant, cum dolore leuiore et pulsu denso.

4 fuerint *Guint.* *corr. Drabkin* 8 solutione *om. Rov.* 10 discernuntur *Schmid, Rph 17, p. 46* 11 inuentione *Guint.* *correxi* 17sq. nunc antecedit, cessante *Guint.* *corr. Drabkin* nunc antecedit, nec cessante *Rov.*[m] 28 uehementi *Rov.*[m] constitutus *Guint.* *corr. Rov.* oculorum *Rov.* 32 Graece *Guint.* *corr. Haller (cf. Cel. I 4; II 83; III 3)*

aussetzender oder versagender Puls in den Fällen, die, wie man feststellen kann, in Lungenentzündung oder in einen Abszeß übergehen.

Wenn sich jedoch das Befinden bessert, so werden alle Symptome ge- 94
mildert, die Ausscheidung des Bauches wird fest und ist nicht mehr von galliger Beschaffenheit, und der beim Husten herausbeförderte eitrige Auswurf wird keineswegs wieder blutig.

Man muß aber zu unterscheiden wissen, was eitriger Auswurf und was Eiter ist. Denn eitrige Auswürfe entstehen bekanntermaßen aus einer entzündlichen Schwellung, die schon durch einen Auflösungsprozeß gemildert ist und abnimmt; Eiter jedoch kommt bekanntlich aus einem Abszeß, den wir auch Empyem nennen können, oder auf alle Fälle aus einem Geschwür. Man unterscheidet ihn auch durch geübte Aufmerksamkeit, nämlich nach der Farbe, der Konsistenz und dem Geruch. Denn Eiter hat häufig einen üblen Geruch. Auch lösen sich eitrige Auswürfe, wenn man Wasser hinzugibt, leicht auf, Eiter aber nur schwer.

Manche behaupten, der Schmerz auf der rechten Seite sei schlimmer wegen der Nachbarschaft der Lunge, andere, der auf der linken Seite wegen der Nachbarschaft des Herzens, vielleicht auch deshalb, weil die linksseitigen Partien des Körpers recht oft schwächer zu sein scheinen als die auf der rechten Seite gelegenen. Auch tritt die Rippenfellentzündung manchmal zur selben Zeit wie das Fieber auf, manchmal kommt sie (zum Fieber) hinzu; aber sie geht ihm weder voraus, noch bleibt sie bestehen, wenn das Fieber aufhört.

15. KAPITEL

Wie erkennen wir eine Rippenfellentzündung, die in eine Lungenentzündung übergeht oder sich zu einem Empyem entwickelt? 95

Wir erkennen diejenigen, die, wenn sie sich in einer Steigerungsphase der Rippenfellentzündung befinden, eine Neigung und Tendenz zur Lungenentzündung zu haben scheinen, daran, daß, während sich alle übrigen Symptome verschlimmern und zur Vergrößerung neigen, allein der Schmerz sich verringert und als Haltung beim Liegen dem Kranken teilweise die Rückenlage leichter und angenehmer vorkommt; dabei ist die Rötung der Wangen noch gesteigert, auch sind die Augenbrauen in der Mitte stark zusammengezogen wie bei Menschen, die trauern; dabei herrscht Hitze in den Gliedern.

Diejenigen aber, die im Begriff sind, ein Empyem zu bekommen, erkennen wir daran, daß bei ihnen der Schmerz fest an derselben Stelle verbleibt, dazu tritt ein trockener Husten sowie ein Zittern, das in regelmäßigen oder unregelmäßigen Abständen wiederkehrt, Atemnot, welche die Griechen *dyspnoia* nennen, mit geringerem Schmerz und gedrängtem Puls.

CAPVT XVI

96 QVIS LOCVS IN PLEVRITICIS PATITVR?

Quaesitum etiam est a ueteribus, quis in pleuriticis locus patiatur, et quidam pulmonem pati dixerunt, ut Euriphon, Euenor, Praxagoras, Herophilus, Philotimus, item quidam hypezocota membranam, quae latera ex interiore cingit, ut Diocles, Erasistratus, Asclepiades et eorum plurimi sectatores.

Horum primi aiunt non esse in lateribus tumorem, cum neque exstantia ulla earum partium inspectione sentiatur neque rubor nec motu nec tactu dolor acutus uel fortis tamquam manifestis tumoribus. accedit etiam, quod facile supra id latus, quod patitur, iacere possint aegrotantes, supra aliud uero, quod passione liberum uidetur, si se iactauerint, difficultas spirationis accedat, siquidem nunc sustentatae
97 pulmonis partes iaceant, nunc ueluti pendere sentiantur. dehinc etiam tussicula signum est ex antecedentibus consequens fibrarum pulmonis esudati corporis liquoris siue canna⟨e⟩ gutturis. singula etiam e[t]tussita de pulmone uenire manifestum est, qui neque uenis neque arteriis neque fibris contiguus uel admixtus esse lateri uideatur, ut per ipsum latere accepta excludi posse credamus.

Vnde igitur dolores? numquidne pulmonis sensibiles partes in passione constitutae causa sunt? an uero eius tumore latera uicinantia comprimuntur, et propterea dextrarum fibrarum tumor dextri lateris dolorem facit, sinistrarum sinistri? sed in peripneumonicis totus tumet pulmo, nec ullus tamen sequitur dolor.

Sed huic quidem sententiae contrarii aiunt propterea neque ruborem neque exstantiam uel dolorem aegrotantes consequi, siquidem
98 in alto tumor esse uideatur. quod autem supra patiens latus quosdam iacere prohibet, alios uero contra mitescendo releuat, illa causa est, quod incumbendo obiectu straminum pressa materia refugiat atque ex partibus, quae patiantur, ad sanas partes rediens dolorem non

3–196,15] Diocl. fr. 64 Wellmann 3–19] Prax. fr. 66 Steckerl
14–19] *cf.* Anon. Paris., p. 93,2–5 Fuchs

4 Euriphon, Euenor, Praxagoras *om. Rov.* 5 Philotimus, Herophilus *Amm.* Philotimus *om. Rov.* 6 ex interiore *coni. Drabkin* et interiora *Guint.* 15 antecedentibus *scripsi (cf. Bendz, Caeliana, p. 92)* accedentibus *Guint.* accidentibus *dubitanter Rov.* *post* consequens *add.* morbum *Rov.* 16 resudati *Rov.* canna *Guint.* *corr. Rov.* 17 etussita *coni. Helmreich, Acut. pass., p. 322, coll. Tard. V 103* et tussita *Guint. Drabkin* tussita *Rov.* extussita *Rov.*[m] *(cf. § 98)* 19 latera *Guint.* *corr. Rov.* 25 *fort.* quidam *scribendum est*

16. KAPITEL

Welcher Körperteil ist bei den an Rippenfellentzündung Leidenden erkrankt? 96

Gefragt wurde auch von den alten Ärzten, welcher Körperteil bei den an Rippenfellentzündung Leidenden erkrankt ist, und manche von ihnen haben gesagt, daß die Lunge krank sei, wie Euryphon, Euenor, Praxagoras, Herophilos, Phylotimos; und manche sagten, die als *hypezōkōs* (Brustfell) bezeichnete Haut, welche die (Brust)seiten von innen auskleidet, wie Diokles, Erasistratos, Asklepiades und die meisten ihrer Anhänger.

Die ersteren von ihnen behaupten, die entzündliche Schwellung könne sich nicht in den Seiten befinden, weil weder irgendein Hervortreten dieser Partien durch den Augenschein festgestellt werden kann noch eine Rötung und sich bei einer Bewegung und einer Berührung auch kein stechender oder starker Schmerz einstellt wie bei offenkundigen entzündlichen Schwellungen. Dazu kommt auch, daß die Kranken ohne Schwierigkeiten auf der erkrankten Seite liegen können, daß sie aber, wenn sie sich auf die andere Seite legen, die frei von der Krankheit erscheint, Atemnot befällt, indem einmal die aufliegenden Lungenpartien gestützt, im anderen Falle jedoch als hängend empfunden werden. Dazu ist auch der Husten ein aus 97
dem Vorhergehenden folgendes Symptom dafür, daß Flüssigkeit des Körpers aus dem Lungengewebe oder dem der Luftröhre ausgeschwitzt wurde. Denn es steht fest, daß die einzelnen Substanzen, die durch Husten hinausbefördert werden, aus der Lunge stammen, die ja weder durch Venen noch durch Arterien noch durch Fasern der Seite anliegend und mit ihr verbunden zu sein scheint, so daß man glauben könnte, daß von der Seite übernommene Stoffe durch sie hinausbefördert werden können.

Woher kommen also die Schmerzen? Sind etwa mit Empfindung ausgestattete Teile der Lunge, die erkrankt sind, die Ursache davon? Oder werden durch ihre entzündliche Schwellung die anliegenden (Brust)seiten zusammengedrückt, und verursacht deswegen eine entzündliche Schwellung des rechten Lungengewebes Schmerzen in der rechten Seite, des linken in der linken? Aber bei denen, die an Lungenentzündung leiden, ist die gesamte Lunge unter Entzündung geschwollen, und doch haben sie gar keine Schmerzen.

Die Gegner dieser Lehrmeinung aber sagen, daß deswegen weder Rötung noch ein Hervortreten (des Gewebes) noch Schmerzen bei den Kranken auftreten, weil die entzündliche Schwellung offensichtlich tief liegt. Daß sie aber bei manchen nicht zuläßt, daß sie auf der kranken Seite 98
liegen, bei anderen dies im Gegenteil Erleichterung bringt, liegt daran, daß beim Aufliegen die durch den Gegendruck der Bettunterlage herausgedrückte Materie zurückweicht und aus den erkrankten Partien in die gesunden Partien übergeht und dort keine Schmerzen bereitet; wenn sie

faciat; at uero partibus non patientibus expressa atque fugata se patientibus impartiens et has distendens dolorem facit. tussicula uero fiet compatientibus hypezocoti membranae uicinis atque contiguis partibus. e[t]tussita itidem sputa per pulmonem feruntur, siquidem in ipsum ueniant ex uicinis accepta per uias mente sensas, quas logotheoretos appella⟨n⟩t, sicuti et in uomicis contingit, quamquam frequenter ad externas partes uerticem faciant, uel fracto latere sanguinolenta exclu-
99 duntur sputa. nam profecto insensibilis omnis est pulmo: debuit igitur nullus fieri dolor. sed si ex oppressione hypezocotis membranae ex pulmone uicino tumente dolor fiet, debuit magis aegrotans tunc dolere, quoties iacuerit in latus, siquidem tunc magis incumbens opprimit pulmo. dehinc etiam peripneumonicos dolere oportuit: si enim ex parte tumens pulmo dolorem facit, magis omnis in tumore constitutus facere debuit. patitur itaque hypezocos membrana et propterea dolorem uehementem
100 facit, siquidem sit neruosa atque lateribus infixa. hinc denique quoties tumore densatur, ossibus uicinantibus abstenta ire latius prohibetur et eorum conuersione naturali quatitur motu atque acuti doloris accipit causas. item spiratione thoracis adducti spiritus uicinitate pulsata insustentabiles dolores facit. manifesta namque coniectura est, quod ipsa patiatur, siquidem tumoris augmento collectionem in pleuriticis faciat et exspirantibus saepe aegrotis nigra inueniatur. hos denique uenenatos quidam uocauerunt.

Igitur pleuriticam uidentes passionem non simplicem lateris dolorem, uerum etiam febre acuta attestante totum corpus pati uideamus; etenim febres totius corporis sunt. plus tamen pati hypezocota membranam recte dicimus, siquidem sint in ipsa dolores constituti.

3 cum patientibus *Guint.* *corr. Rov.* 4 etussita *coni. Helmreich, Acut. pass., p. 322, coll. Tard. V 103* et tussita *Guint. Drabkin* tussita *Rov.* extussita *Rov.*[m] *(cf. § 97)* 5 logo theoretos *Guint.* *corr. Drabkin* 6 appellat *Guint.* *corr. Amm.* uomicosis *Wellmann, Diocl. fr. 64* 7 excludantur *Guint.* *correxi* 11 *ante* latus *add.* patiens *Wellmann, Diocl. fr. 64* opprimat *Wellmann, Diocl. fr. 64* 13 debebit *Kalbfleisch apud Wellmann, Diocl. fr. 64* 15 haec *Rov.*[m] 18 spirationum *Guint.* *corr. Rov.*[m] 22 putauerunt *Rov.* 23 Igitur in pleuritica passione non simplicem *Rov.* 24 uidemus *Rov.*

jedoch, aus den nicht erkrankten Partien herausgedrückt und verdrängt, sich den erkrankten mitteilt und sie ausdehnt, verursacht sie Schmerzen. Der Husten aber wird ausgelöst, wenn die Partien, die der als *hypezōkōs* (Brustfell) bezeichneten Haut benachbart und mit ihr verbunden sind, miterkrankt sind. Und die durch Husten hinausbeförderten Auswürfe gehen durch die Lunge hindurch, denn sie kommen durch Gänge, die nur geistig erfaßbar sind und die man *logotheōrētoi* nennt, aus der Umgebung in sie hinein, ebenso, wie das auch bei Empyemen vor sich geht, obwohl deren Spitze oft nach außen zeigt, oder bei Brustverletzungen blutige Auswürfe herausgebracht werden. Denn es steht fest, daß die gesamte Lunge 99
ohne Empfindung ist: es dürfte folglich dort kein Schmerz entstehen. Wenn jedoch der Schmerz durch den Druck auf die als *hypezōkōs* (Brustfell) bezeichnete Haut verursacht wird, der von der benachbarten unter Entzündung geschwollenen Lunge ausgeht, so müßte der Kranke eher dann Schmerzen haben, wenn er sich auf die Seite legt, weil dann die aufliegende Lunge stärkeren Druck ausübt. Schließlich müßten dann auch an Lungenentzündung Erkrankte Schmerzen haben: wenn nämlich eine teilweise unter Entzündung geschwollene Lunge Schmerzen bereitet, so müßte eine (Lunge), die im ganzen unter Entzündung geschwollen ist, noch mehr Schmerzen verursachen. Der erkrankte Teil ist also die als *hypezōkōs* (Brustfell) bezeichnete Haut, und sie bereitet deshalb so heftige Schmerzen, weil sie reich an Nerven ist und an den Seiten fest anhaftet. Daher wird sie schließlich, sooft sie sich durch eine entzündliche Schwel- 100
lung verdichtet, durch den Widerstand der benachbarten Knochen gehindert, sich weiter auszudehnen, und durch deren natürliche Hin- und Herbewegung wird sie in Bewegung versetzt und empfängt dadurch die Ursache für heftige Schmerzen. Auch wird sie von der in der Nachbarschaft befindlichen Atemluft erschüttert, die durch die Atembewegung des Brustkorbs eingesogen wird, und bereitet dadurch unerträgliche Schmerzen. Die Erkenntnis liegt auf der Hand, daß (das Rippenfell) selbst der kranke Teil ist, weil es nämlich bei Verschlimmerung der entzündlichen Schwellung bei den an Rippenfellentzündung Leidenden eine (Eiter)ansammlung verursacht und bei daran gestorbenen Patienten häufig schwarz gefunden wird. Manche haben diese dann als Vergiftete bezeichnet.

Wenn wir also eine Rippenfellentzündung sehen, so wollen wir berücksichtigen, daß sie nicht nur einfach aus Schmerzen in der Seite besteht, sondern daß, wofür das akute Fieber spricht, auch der gesamte Körper in Mitleidenschaft gezogen ist; denn Fieber sind eine Angelegenheit des ganzen Körpers. Wir sagen aber zu Recht, daß die als *hypezōkōs* (Brustfell) bezeichnete Haut besonders schwer erkrankt ist, weil die Schmerzen in ihr ihren Sitz haben.

CAPVT XVII

101 QVAE SVNT SIMILIA PLEVRITICAE PASSIONI, ET QVOMODO INTERNOSCVNTVR?

Similia pleuriticae passioni dicuntur dolor lateris, collectio in eius medio constituta, item uomica, quam Graeci empyema uocant, suspirium siue spiratio difficilis, quam iidem dyspnoeam uocant, item [cum] ad nares catarrhus, quem uocant coryzan, et anhelatio, siquidem supradictis tussicula atque spiratio difficilis adiuncta esse uideatur et febricula et dolores accedentes pleuriticam passionem fingant. sed discerni atque internosci suis proprietatibus possunt.

Nam dolor lateris etiam sine febre plerumque est et longo tempore perseuerat uel, quoties celer est, sine uarietate sputorum uel excrementorum esse perspicitur. in pleuriticis uero dolor acutus cum febribus
102 acutis et sputis supradictis inuenitur. item ab empyicis, hoc est uomicosis siue collectione laborantibus, discernitur pleuritis, quod febres noxiae atque acutae et inordinatae in pleuriticis inueniantur. uomicosis uero uel collectione laborantibus antecedente corporis horrore frigido atque dolore pungenti eodem tempore, hoc est quo in uomicam transeunt aegrotantes, sputa sequentur, quae antea nulla fuerant, reiecto prius pure coaceruato in latere collectionis causa; laterum quoque ueluti conuersionem sentiunt, aliquando etiam sub ipsis exstans uel prominens collectio sentitur. in pleuriticis uero febricula ex initio uehemens atque sputa contra naturam et uaria reperiuntur. item ab spiratione difficili et ort⟨h⟩opnoea et catarrho, quem supra diximus ad nares fieri, et anhelatione celeritate discernitur et febri atque dolore, siquidem illa tarda sint et sine febribus, aliquando etiam sine dolore.

CAPVT XVIII

103 QVOMODO CVRANDI SVNT PLEVRITICI?

Iacere pleuriticos conuenit mollibus stramentis, loco lucido atque calido et mediocriter amplo, schemate, quo se melius ac facilius

7] *cf.* Tard. II 94 Isid. Etym. IV 7,11sq. 14 sputis supradictis] *u.* § 92sq. 24 supra diximus] *u.* § 101

7 cum *om. Rov.* *seclusi* *an* muci *an* humoris *an* iugis *scribendum est?* 17 horrore] *fort.* torpore *scribendum est* 21 *post* conuersionem *add.* hic *Rov.* 24 ortopnoea *Guint.* *correxi* 25 ferri *Rov.*[m]

17. KAPITEL

Welche Krankheitserscheinungen ähneln der Rippenfellentzündung, und wie werden sie unterschieden? 101

Als der Rippenfellentzündung ähnliche Leiden werden genannt: Schmerz in der Seite, (Eiter)ansammlung in ihrer Mitte, auch das Lungengeschwür, das die Griechen *empyēma* nennen, das Keuchen oder die Atemnot, welche sie *dyspnoia* nennen, ferner der Nasenkatarrh, den sie *koryza* nennen, und Asthma; denn mit den eben genannten Leiden scheinen jeweils Husten und Atembeschwerden verbunden zu sein, und das Hinzutreten von Fieber und Schmerzen täuschen eine Rippenfellentzündung vor. Sie lassen sich aber an ihren Eigentümlichkeiten davon abtrennen und unterscheiden.

Denn Seitenschmerz kommt meistens auch ohne Fieber vor und hält lange Zeit an, oder wenn er akut ist, so ist er doch offensichtlich ohne Veränderungen der Auswürfe und Ausscheidungen. Bei den an Rippenfellentzündung Leidenden jedoch besteht ein akuter Schmerz mit akutem Fieber und den oben beschriebenen Auswürfen. Auch von den an einem 102
Empyem Leidenden, d. h. denjenigen, die an einem Lungengeschwür oder einer (Eiter)ansammlung erkrankt sind, läßt sich die Rippenfellentzündung daran unterscheiden, daß bei den an einer Pleuritis erkrankten Patienten schädigende, akute und unregelmäßig verlaufende Fieberanfälle vorkommen. Bei denen, die an einem Empyem oder an einer (Eiter)ansammlung leiden, treten jedoch zuerst ein kaltes Schauern im Körper sowie ein stechender Schmerz auf, und zu derselben Zeit, in der die Kranken das Empyem ausbilden, erfolgen die Auswürfe, während es zuvor keine gegeben hat; dabei wird zuerst der Eiter hinausbefördert, der sich wegen der (Eiter)ansammlung in der Seite angehäuft hat; sie haben auch das Gefühl, daß sich in den Seiten etwas bewegt, manchmal kann man auch am unteren Ende derselben die hervortretende oder aufgewölbte (Eiter-)ansammlung (von außen) fühlen. Bei den an Rippenfellentzündung Erkrankten finden sich aber von Anfang an heftiges Fieber und widernatürliche, unterschiedliche Arten von Auswurf. Und von der Atemnot, der Orthopnoe und dem oben beschriebenen Nasenkatarrh sowie dem Asthma unterscheidet sie sich darin, daß sie akut verläuft und mit Fieber und Schmerz verbunden ist, während jene Leiden chronisch sind und ohne Fieber, manchmal auch ohne Schmerzen verlaufen.

18. KAPITEL

Wie sind die an Rippenfellentzündung Erkrankten zu behandeln? 103

Für die an Rippenfellentzündung Erkrankten ist es gut, auf einer weichen Unterlage zu liegen, in einem hellen, warmen und mäßig großen Raum, in einer Haltung, in der sie sich nach eigenem Ermessen besser und

habere peruiderint, adhibita requie et cibi abstinentia usque ⟨ad⟩ tertium diem ⟨et⟩ accessionis tempore uigilantia cum articulorum tenaci blandaque defricatione manuum calidarum. uaporanda etiam quae sunt in dolore constituta calidis pannis et, cum accessio statum sumpserit, lanis limpidis ex oleo dulci calido expressis contegenda. adhibenda fomentatio lenis capiti atque inguinibus et sub umbilico locis ex eodem oleo similiter calido, et magis quando fuerint indulgentia corporis releuati aegrotantes. sin minus, adhibenda etiam cataplasmata ex polline atque lini semine et foenugraeci cum aqua et oleo
104 coctis, / tunc oris collutio[ne] et potus aquae calidae, moderate quidem, ne plurima liquoris humectatio sputorum prouocet fluorem. tunc somno dimittendus aegrotans. at si uenter non fluxerit, poterit somnus ante dimissionem permittente, hoc est declinante, accessione accersiri, prohibitis scilicet laxatiuis cataplasmatibus.

Sed si dolor uehemens fuerit, phlebotomiam conuenit adhibere, si nullus uentris fuerit fluor, intra tertium diem, sin uero fuerit adiuncta uentris solutio, in ipsa diatrito erit phlebotomia adhibenda, ut praediscere possimus, utrum sit perseuerans atque superior strictura magis quam solutio. saepe enim concurrens uentris solutioni sanguinis detractio
105 aegrotanti nouissimam intulit defectionem. quapropter perspiciendum, utrum usque ad dimissionem accessionis fluor uentris perseueret uel eius meatio mordicationem quandam faciat podici uel intestinis. suspecta etenim habenda est istiusmodi defluxio.

Atque ita adhibenda phlebotomia, sed ex alio brachio, quod fuerit dolenti lateri contrarium, certae rationis causa, quam saepe memorauimus. tunc post mediocrem sanguinis missionem, quae magis conicienda est ex coniunctione quamquam leuissimae solutionis, quiescere permittimus aegrotantem atque resumptum laxatiua perunctione curari oris etiam adhibita fomentatione. digesto scilicet adiutorii turbore dabimus sorbilem cibum ex oleo dulci confectum siue melle, ne liquidorum prouocentur sputa importunitate temporis, hoc est initio siue augmento
106 passionis. dabimus etiam pultem calidam atque madidam sine sale uel panem ex aqua calida; sed si uenter non fluxerit, pultem dabimus crassiorem, sed calidam, siquidem tumentes prius partes incurrat.

1 habere *scripsi coll. Cel. II 119; Tard. I 106; III 126; IV 68; V 4 (cf. tamen Cel. II 149)* haberi *Guint.* ad *addidi usum Caelii respiciens* 2 et *addidi* ab *add. Amm.* 3 manu calida *Rov.* 6 *post* et *add.* sitis *Rov.* 8 adhibenda *sec. Drabkin*^{app} *scripsi* addenda *Guint.* 10 cocta *Guint. corr. Rov.* collutione utendum et potu *Rov.* collutione *Guint. correxi* moderato *Rov.* 12 non fluxerit *scripsi coll. § 84; sed cf. § 106* influxerit *Guint.* fluxerit *Rov.* 13sq. prohibitis (adhibitis *Rov.* prohibitus *Amm.)* accersiri *Guint. trsp. Drabkin* 33 non fluxerit *scripsi coll. § 84; sed cf. § 104* influxerit *Guint.* fluxerit *Rov.*

leichter fühlen; es hat Ruhe zu herrschen, bis zum dritten Tage muß gefastet werden, und in der Zeit eines Anfalls soll man sie wach halten und dabei mit warmen Händen eine dauernde sanfte Massage der Gliedmaßen ausführen. Die schmerzenden Stellen sollen auch mit Hilfe von warmen Tüchern mit feuchten Umschlägen behandelt werden, und wenn der Anfall seinen Höhepunkt erreicht hat, sind sie mit reiner, in süßem, warmem Öl ausgedrückter Wolle zu umhüllen. Eine gelinde Erwärmung ist am Kopf, an den Weichen und den unter dem Nabel gelegenen Partien mit demselben, gleichfalls warmen Öl durchzuführen, und besonders dann, wenn sich die Kranken infolge der Entspannung ihres Körpers dabei wohler fühlen. Wenn das nicht der Fall ist, so soll man auch Packungen gebrauchen, aus Mehl und Leinsamen sowie aus Samen von griechischem
Heu, die in Wasser und Öl gekocht wurden; / danach erfolgen eine Mund- 104
spülung und ein Trunk warmen Wassers, in Maßen allerdings, damit nicht eine übermäßige Durchfeuchtung mit Flüssigkeit zum Speichelfluß reizt. Dann läßt man den Kranken schlafen. Wenn aber kein Bauchfluß besteht, so kann man den Schlaf auch schon vor dem Aufhören des Anfalls eintreten lassen, wenn dieser es zuläßt, d. h., wenn er im Abklingen ist, dabei sind natürlich die lockernden Packungen verboten.

Wenn aber der Schmerz sehr heftig ist, so ist es angebracht, den Aderlaß vorzunehmen, vor dem dritten Tage, wenn kein Bauchfluß auftritt; wenn aber ein Bauchfluß hinzukommt, muß der Aderlaß am dritten Tage selbst vorgenommen werden, damit wir zuerst feststellen können, ob die Straffung fortbesteht und von größerer Bedeutung ist als die Lockerung. Denn oft hat ein während eines andauernden Bauchflusses vorgenommener Blutentzug bei dem Patienten einen außerordentlich
schweren Kollaps verursacht. Daher muß man darauf achten, ob der 105
Bauchfluß bis zum Aufhören des Anfalls fortdauert oder sein Lauf irgendein Beißen im After oder in den Därmen verursacht. Denn ein Fluß von dieser Beschaffenheit sollte zur Vorsicht mahnen.

Und so ist der Aderlaß vorzunehmen, aber am anderen Arm, welcher der schmerzenden Seite gegenüberliegt, aus einem bestimmten Grund, den wir schon oft erwähnt haben. Nach einer mäßigen Blutabnahme, die vor allem danach zu bemessen ist, ob eine auch nur ganz leichte Lockerung mit im Spiel ist, lassen wir den Kranken ruhen, und wenn er sich erholt hat, lassen wir ihn mit einer lockernd wirkenden Einsalbung behandeln, wobei auch das Gesicht erwärmt wird. Wenn die durch diese therapeutische Maßnahme verursachte Erschütterung überwunden ist, geben wir suppige Nahrung, die mit süßem Öl oder Honig zubereitet worden ist, um nicht das Auswerfen von Flüssigkeiten zu unangebrachter Zeit anzuregen, d. h. am
Beginn oder während der Steigerungsphase des Leidens. Wir geben auch 106
warmen und dünnflüssigen Brei ohne Salz oder in warmem Wasser geweichtes Brot; wenn aber kein Bauchfluß vorhanden ist, so geben wir einen dickeren Brei, aber einen warmen, weil er ja zuerst durch die unter Entzündung geschwollenen Partien hindurchgeht. Nach dem Essen über-

tunc post cibum somno dimittimus aegrotantes usque ad solitum accessionis tempus, quae cum fuerit effecta, erunt adhibenda, quae supra memorauimus congrua. adhibendus etiam cucurbitae leuissimus raptus, sed cum statum ceperit accessio, adiecta etiam scarificatione, cum ad dimissionem declinando peruenerit, tunc spongiarum uaporatio atque cataplasmata laxatiua frequenti mutatione nouata. sed si uentris fuerit fluor, erit quidem his utendum ob tumorem, siquidem immutabilis dolor augeat liquidorum defluxionem uigiliarum atque
107 corruptae digestionis causa. iniciendi sunt igitur aegrotantes plantaginis suco [reficiuntur], et aliquando simplici, aliquando admixta acacia aut ptisanae suco, quo sit praecoctus mali Punici cortex uel myrti aut agrestis celsae coma, quam rubum uocant, aut rosa uel galla et his similia. etenim alia quaeque nimium constrictiuae uirtutis uel multorum admixtione composita immodica densatione maiores membranarum fieri prouocant necessario tumores, quos passionis nequitia et tardare faciles et adiutoriis medicinalibus cedere difficiles facit, adiuncta scilicet solutione. quare cum prolixiores fieri uiderimus dimissiones, clystere utemur, solutione cessante cataplasmatibus autem et cucurbitae scarificatione, cum doloris fuerit dimissio.

108 At si solutus fuerit aut leuigatus dolor, ut ordinem accessionum seruans magnitudine tamen minutus esse uideatur, urgente etiam solutione, iniectione utemur supradicta, prohibita scilicet uaporatione atque cataplasmatibus submotis et scarificatione supradicta, apponentes palmulas, quas patetos uocant, contritas, atque pannis calidis. potum dabimus calidum quidem, sed omnino paucissimum, ut neque liquore plurimo sputorum uel uentris augeatur defluxio et tepore quodam tumentia mitigentur. omne etenim frigus tussiculam commouet. danda denique pulticula, sed constrictior, uel panis ex aqua calida diligenti infusione atque innouatione calidae elutus et expressus, ut suae densitatis positu elentescat.

109 At si iugi uexatione tussiculae atque conatu frequenti eruptio uenulae sanguinem per os emitti coegerit, dabimus plantaginem dimissionis tempore oleris uice mandendam. etenim in accessione omne,

3 supra memorauimus] *u.* § 103   22 iniectione . . . supradicta] *u.* § 107   23 scarificatione supradicta] *u.* § 107

5 *post* spongiarum *add.* adhibenda *Rov.*   9 digestionis causa initiandi sunt, igitur *Guint.* *recte distinxit et uerbum* reficiuntur *(lin. 10) del. Schmid, Mnem. 11, p. 137sqq.*   iniciendi *coni. Helmreich, Acut. pass., p. 322* ungendi *Rov.*   14 in modica *Guint.* *corr. Rov.*[m]   15 fieri *om. Rov.; sed cf. Helmreich, Acut. pass., p. 322sq., et Bendz, Caeliana, p. 41sq.*   19 „*fort.* cucurbita ⟨cum⟩" *Drabkin*[app]   28 danda *coni. Drabkin* deinde *Guint.*   31 ruptio *Rov.*

lassen wir die Kranken dann dem Schlaf bis zur üblichen Zeit des Anfalls; wenn dieser sich einstellt, so müssen die oben genannten geeigneten Mittel gebraucht werden. Zu verwenden ist auch der Schröpfkopf, den man ganz leicht (aufsetzt und) abzieht, aber wenn der Anfall seinen Höhepunkt erreicht hat, soll auch die Skarifikation hinzutreten; wenn er nachläßt und aufzuhören beginnt, dann wird eine Erwärmung mit Schwämmen durchgeführt, und es werden auflockernd wirkende Packungen angewandt, die häufig gewechselt werden. Wenn aber ein Bauchfluß besteht, so muß man diese Mittel doch wegen der entzündlichen Schwellung gebrauchen; denn der unverminderte Schmerz würde wegen des Wachliegens und der schlechten Verdauung das Abfließen von Flüssigkeiten verstärken. Man 107
soll dann also bei den Kranken einen Einlauf von Wegerichsaft machen, manchmal nur einfach, manchmal unter Zugabe von Akaziengummi oder Gerstenschleimsaft, worin vorher Schale vom Granatapfel, Myrte oder Blätter der wilden Maulbeere, welche man *rubus* (Brombeere) nennt, oder Rose, Gallapfel oder ähnliche Substanzen gekocht worden sind. Denn alle anderen Mittel von allzu großer zusammenziehender Wirkung oder solche, die aus vielen Ingredienzien zusammengesetzt sind, reizen durch die extreme Verdichtung die Häute unausweichlich zu noch stärkeren entzündlichen Schwellungen, welche die Bösartigkeit der Krankheit leicht andauern läßt und denen sie es schwermacht, den ärztlichen Hilfsmaßnahmen nachzugeben, weil nämlich eine Lockerung hinzugekommen ist. Wenn wir also sehen, daß die Beruhigungsphasen länger werden, so gebrauchen wir das Klistier, wenn aber die Lockerung vergeht, Packungen, und wenn der Schmerz aufhört, Skarifikation in Verbindung mit dem Schröpfkopf.

Wenn jedoch der Schmerz nachgelassen oder sich verringert hat, so 108
daß er noch regelmäßig mit den Anfällen einhergeht, aber doch an Stärke vermindert erscheint, so gebrauchen wir, sofern uns auch eine Lockerung dazu zwingt, den oben genannten Einlauf, wobei natürlich die Erwärmung verboten ist, die Packungen entfernt werden müssen und die oben genannte Skarifikation unterbleiben muß; wir legen dann Datteln, die man *patētoi* (zertreten) nennt, auf, nachdem sie verrieben worden sind, und gebrauchen dabei warme Tücher. Wir geben zwar etwas Warmes zu trinken, aber nur ganz wenig, damit nicht durch reichliche Flüssigkeitszufuhr der Fluß des Speichels oder der Bauchfluß vermehrt werden und doch die unter Entzündung geschwollenen Partien durch eine gewisse Wärme Linderung erfahren. Denn alles Kalte verursacht Husten. Man soll dann auch Brei reichen, aber dickeren, oder Brot, das sorgfältig in warmem Wasser, welches mehrmals zu erneuern ist, eingeweicht und dann ausgedrückt wurde, damit es seine Kompaktheit verliert und weich wird.

Wenn aber durch die Plage des andauernden Hustens und die häufige 109
Anstrengung das Platzen einer kleinen Vene dazu zwingt, Blut auszuspucken, so geben wir in der Zeit des Nachlassens Wegerich als Gemüse zu essen. Denn während eines Anfalls muß alles, was zu essen gegeben wird,

quod datum fuerit, corrumpi atque acescere necesse est, olera praecipue. dabimus etiam decoctorum aquam cydoniorum. at si in ipsa accessione id facere coacti sumus, insistente periculo dabimus poscam, tunc in dimissione cibum, ut liquori soliditas accedat, alicam ex aqua calida, in qua fuerint praecoctae palmulae Thebaicae uel mala Cydonia, ut eorum frigore sanguinis fluor teneatur, feruore uero tussicula leniatur. erit praeterea, si uires aegrotantis permiserint, alternis diebus dandus cibus, donec passio declinet. at si imbecillitas coegerit, etiam ante declinationis tempus erit quotidie nutriendus aegrotans.

110 In statu uero mitescentibus atque segnescentibus sputis et nullis irruentibus nouis saniosae etiam qualitatis effectis sine uentris fluore conuenit post cataplasmata atque uaporationem ante cibum dare bibendum mulsum diebus duobus uel tribus. etenim tussiculam mitigat et spirationem facilem facit, liquidorum tenacitatem laxat et eas partes, ex quibus sputa feruntur, depurgat. cibum dabimus sorbilem ex melle atque alicam uel siliginis panem et amylum aut ptisanam aut panem ex mulso aut ouum hapalum.

Declinante passione, si aliqua fuerit sputorum difficultas, ob debilitatem uirium uel liquidorum crassitudinem erit foenugraeci
111 sucus admiscendus melli hoc genere confectus. duobus diebus erit foenugraeci semen infundendum, sed frequenti mutatione aqua innouanda, prae⟨ef⟩fusa scilicet anteriore. tunc, donec color uirescat, aqua coquenda et eliquata admixto melle aegro supradicta moderatione bibenda. potest etiam ipsum foenugraeci semen tritum cum melle lambere uel lini semen assatum melli admixtum uel uitellum oui assati nucleis recentibus contritum atque decocto melli admixtum uel simul omnia admixtis etiam amaris amygdalis.

Tunc conuenit uario iam cibo aegrotantem reficere: pultibus, ouis hapalis uel cerebro porcino aut haedino aut agnino coctis cum sale modico uel pede porcino in ptisana decocto aut molli gallinaceo
112 pullo uel columbin[ace]o. tunc post tres uel quattuor dies solutis febribus adhibendum lauacrum, sed a uino temperandum. illis quoque partibus, quae dolore tanguntur, cerotaria ⟨ap⟩ponenda ex oleo dulci uel cyprino confecta admixto foenugraeci polline uel meliloto tuso atque creto admixtis etiam adipibus. utendum quoque medica-

24 supradicta moderatione] *u.* § 108

17 halicam *Guint.* *correxi* 23 praeeffusa *scripsi* praefusa *Guint.* praeinfusa *Schmid, Rph 17, p. 43* effusa *Rov.*^{m} 25 prodest *Rov.*^{m} 32 columbinaceo *Guint.* *correxi (u. Bendz, Eranos 43, p. 45)* 34 ponenda *Guint.* *suppl. Drabkin*

verderben und sauer werden, besonders Gemüse. Wir geben auch Wasser, in dem Quitten gekocht worden sind. Wenn wir jedoch gezwungen sind, dies unmittelbar während eines Anfalls zu tun, so geben wir, wenn der Zustand bedrohlich ist, Limonade; und wenn er dann aufhört, geben wir zu essen, damit zu der Flüssigkeit etwas Festes hinzukommt, und zwar Spelt in warmem Wasser, in dem zuvor thebaische Datteln oder Quitten gekocht wurden, damit durch deren kalte Qualität der Blutfluß gestoppt und durch die Wärme der Husten gelindert wird. Man soll übrigens, wenn der Kräftezustand des Kranken es zuläßt, nur jeden zweiten Tag zu essen geben, bis die Krankheit abklingt. Wenn aber seine Schwäche dazu zwingt, muß der Kranke auch vor der Zeit des Abklingens täglich Nahrung bekommen.

Auf dem Höhepunkt (der Krankheit) ist es aber angebracht, wenn die 110
Auswürfe milder und seltener werden und nicht irgendwelche neuen plötzlich auftreten, die sogar von eitriger Beschaffenheit sind, und wenn auch kein Bauchfluß vorhanden ist, nach dem Gebrauch von Packungen und Dampfbädern vor dem Essen Met zu trinken zu geben, und zwar zwei oder drei Tage lang. Denn er mildert den Husten und macht das Atmen leicht, lockert die Zähigkeit der Flüssigkeiten und reinigt die Partien, aus denen die Auswürfe kommen. Wir geben dann suppige Nahrung in Honig, und zwar Spelt oder Weizenbrot und Feinmehl oder Gerstenschleim oder Brot, in Met eingeweicht, oder weichgekochtes Ei.

Wenn während des Abklingens der Krankheit die Hinausbeförderung der Auswürfe irgendwie behindert ist, soll wegen der Schwäche der Kräfte oder wegen des verdickten Zustands der Flüssigkeiten dem Honig Saft von griechischem Heu beigemischt werden, der auf folgende Weise hergestellt worden ist. Zwei Tage lang soll der Samen von griechischem Heu einge- 111
weicht werden, dabei ist aber das Wasser durch häufigen Wechsel zu erneuern, wobei man natürlich das vorher gebrauchte zuvor abgießen soll. Dann ist das Wasser zu kochen, bis die Farbe grünlich wird, durchzuseihen und nach Beimischung von Honig dem Kranken in geringer Menge, wie oben angegeben, zu trinken zu geben. Er kann auch den Samen von griechischem Heu selbst, mit Honig verrieben, lecken oder gerösteten Leinsamen, mit Honig vermischt, oder den Dotter eines gebratenen Eies, mit frischen Nußkernen verrieben und mit gekochtem Honig gemischt, oder alles zusammen unter zusätzlicher Beimischung von bitteren Mandeln.

Danach ist es angebracht, den Kranken wieder mit abwechselungsreicher Kost zu kräftigen: mit Breien, weichgekochten Eiern oder Hirn vom Schwein, Ziegen- oder Schaflamm, mit wenig Salz gekocht, oder mit Schweinsfüßen, die in Gerstenschleim gekocht worden sind, oder zarten Hühner- oder Taubenkücken. Nach drei oder vier Tagen soll man dann, 112
wenn das Fieber aufgehört hat, ein Bad gebrauchen, sich jedoch des Weins noch enthalten. Auf die vom Schmerz befallenen Partien soll man auch Wachspflaster legen, die aus süßem Öl oder Hennaöl unter Beimischung von Mehl von griechischem Heu oder gestampftem und gesiebtem Honigklee hergestellt worden sind, wobei auch (tierische) Fette beigemischt werden. Zu gebrauchen ist auch das Medikament, das man *diatessarōn*

mine, quod diatessaron uocant, cera, resina terebinthina, iri Illyrica, pice, aequis ponderibus. dehinc post unum uel duos ⟨dies⟩ adhibendum lauacrum et dandum uinum, apponendum malagma, quod diachylon uocant, uel Mnaseu.

Haec ratio secundum Soranum curationis. antiquorum uero Erasistratus et Herophilus de pleuriticis nihil dixerunt.

CAPVT XIX

113 ## AD HIPPOCRATEM

Hippocrates uolumine, quo De ptisana scripsit, ad pleuriticos curandos haec ait. lateris dolor siue ex initio effectus siue supernatus principio uaporis erit curatione tentandus, in qua meliorem probat ex aqua calida in utriculo uel uesica constitutum [hunc ad modum] uel in aeneo uasculo siue testeo, supposito quolibet stramine molli, ne quassatio fiat locorum, scilicet qui in dolore sunt. probat etiam spongiam mollem, magnam, ex feruenti aqua expressam atque inuolutam, tunc apponendam. circumtectus, inquit, enim atque inclusus uapor plurimo tempore perseuerat. admouenda etiam tamquam odoramentum ori uel naribus aegrotantis, ut spiramento adducta suo ingressu laxamentum partibus administret. utendum, inquit, etiam ⟨hordeo uel⟩ eruo in aceto miti macerato et calefacto et
114 celeriter sacello incluso, tunc apposito, / siue cantabro eodem genere feruefacto, uel aridae atque siccae uaporationes adhibendae, ut sunt ex sale siue milio frixo in sacellis laneis aptissime appositae. etenim leue atque conducibile est milium: soluet namque naturali quadam mollitudine illos dolores, qui iugulum in ipsis passionibus pulsant; non aliter etiam illos, qui has partes ⟨non⟩ pulsauerint, soluit.

At si dolor uaporationibus minime fuerit mitigatus uel absten-

9–210,2 praeiudicata] *u.* Hipp. De uictu acut. 21–25 (7): I p. 119,10–121,20 Kw. = II p. 268,7–278,2 L.

2 unum uel duos ⟨dies⟩ *scripsi (u. Bendz, Emendationen, p. 90)* ⟨diem⟩ unum uel duos *Rov.* 4 Mnaseu *coni. Drabkin* diamna *Guint.* Dia Mannae *Rov.* 11 probamus *Guint.* *corr. Wifstrand* 12 uentriculo *Guint.* *corr. Rov.*[m] hunc ad modum *seclusi* 17sq. admouenda ... adducta *sc.* ἡ ἀτμίς admouendus ... adductus *Drabkin* adductus ⟨uapor⟩ *Rov.* 18 odoramentum] *tamquam* ὀσμή *pro* ὡσ μή *Wifstrand* 20 hordeo uel *add. Rov.* eruo in *coni. Drabkin* bono *Guint.* orobo in *Rov.*[m] 24 lene *Guint.* *sec. Hipp.* (κοῦφον) *corr. Drabkin* 26 non[II] *add. Drabkin* 27 abstentus *coni. Rov.*[m] abscessus *Guint.* „*fort.* abscissus *uel* abscisus“ *Drabkin*[app]

(aus vier Ingredienzien bestehendes Mittel) nennt, aus Wachs, Terpentinharz, illyrischer Iris und Pech zu gleichen Gewichtsanteilen. Nach einem oder zwei Tagen soll man dann ein Bad gebrauchen und Wein reichen, auch ein erweichendes Mittel auflegen, das man *diachylōn* (aus Säften bestehendes Mittel) nennt, oder das Mittel des Mnaseas.

Dies ist die Behandlungsweise nach Soran. Von den alten Autoren aber haben Erasistratos und Herophilos nichts über die an Rippenfellentzündung Erkrankten gesagt.

19. KAPITEL

Gegen Hippokrates 113

Hippokrates sagt in dem von ihm verfaßten Buch „Über den Gerstenschleim" über die Behandlung der an Rippenfellentzündung Erkrankten folgendes. Der Seitenschmerz, gleich, ob er von Anfang an vorhanden war oder sich erst später eingestellt hat, soll zuerst durch eine Behandlung mit Hitze bekämpft werden, wobei er es als das beste empfiehlt, wenn sie in heißem Wasser in einem kleinen Schlauch oder einer Blase oder auch in einem kleinen Bronze- oder Tongefäß besteht; dabei soll irgendeine weiche Unterlage dazwischengelegt werden, damit die schmerzenden Stellen keinen Druck erfahren. Er empfiehlt auch einen weichen, großen in heißem Wasser ausgedrückten und danach eingewickelten Schwamm, der dann aufzulegen ist. Denn abgeschirmte und eingeschlossene Hitze, sagt er, hält sich sehr lange Zeit. (Der Dampf) ist auch gleichsam als Riechmittel dem Kranken vor Mund oder Nase zu bringen, damit er, durch das Atmen aufgenommen, durch sein Eindringen den Partien Lockerung verschafft. Zu verwenden sind auch, sagt er, Gerste oder Erve, die, in mildem Essig eingeweicht, danach erhitzt und rasch in ein Säckchen gefüllt, dann aufgelegt
werden, / oder in gleicher Weise heiß gemachte Kleie, oder man soll dürre 114
und trockene erhitzende Mittel anwenden, wie die aus Salz oder gerösteter Hirse, die am besten in wollenen Säckchen aufgelegt werden. Denn die Hirse ist leicht und beruhigend: denn sie löst durch ihre natürliche weiche Beschaffenheit jene Schmerzen, die bei solchen Krankheitsfällen das Schlüsselbein erreichen; ebenso löst sie auch jene, die diese Partien nicht erreichen.

Wenn jedoch der Schmerz durch die Behandlung mit Hitze keinestus, non oportet plurimo tempore in hac perseuerare curatione: etenim pulmonem uaporatio siccat atque purulentum fieri cogit. sed si doloris significatio ad iugulum uel ad brachium tetenderit cum grauedine, ut etiam pectus uel mamillam tangere uideatur, oportet in brachio uenam diuidi, sed interiorem, quo multa fieri detractio possit, donec plurimum rubrior sanguis excludatur uel pro rubro ⟨et⟩ limpido liuidus. utraque, inquit, enim eueniunt.

115 Sed si sub pectore fuerit dolor et ad iugulum non tetenderit, emolliendus est uenter aut helleboro nigro aut peplio, nigro admixto dauco uel seseli aut cumino siue aniso uel aliud, quodcumque tranquillum admiscendum putat [id est portulacam], uel pepl⟨io silph⟩ii sucum praestare. quae enim admiscemus, sibi similigena haec sunt, quae supra diximus. deducit autem melius uentrem helleborum nigrum, quam deducit peplion, peplion autem helleboro nigro uentositatem melius tollit per podicem prouocatam. haec denique utraque dolorem soluunt. mitigant etiam alia plurima. haec sunt, inquit, deducentia siue detrahentia per effusionem summa, quae ipse sciui atque posui. quin etiam in sorbilibus dantur deductoria, quae non satis sunt insuauia aut amaritudinis causa aut alia qualibet, ut copiae uel coloris.

116 Ptisanam igitur, quando medicamen biberit, statim superbibere nihil minus a congrua est ratione uel quantum accipere consueuerit; dehinc paulatim inter uentris deductionem non erit sorbenda, sed quando humorum declinauerit exitus, tunc modicum sorbeat aegrotans uel quantum consueuit. dehinc detractio perseuerare debet, donec dolor cesset uel nihil contrarium occurrat. haec mihi, inquit, ratio est et in suci usu[s] ptisanae. etenim dixit melius esse statim sorbendi initium sumere et in omnibus magis uentris antecedentibus deductionibus sumendo [ergo est] initium sorbendi tertia uel quarta

5 interiorem *scripsi (u. Bendz, Eranos 41, p. 68sq.) coll. § 122 et Hipp.* (τὴν ἔσω) in eo ex *Guint.* 6 pro *sec. Hipp.* (ἀντὶ) *scripsi* cum *Guint.* ex *Drabkin* et *addidi* ac *add. Rov.* 11 *post* putat *add.* peplio uero *Rov.*^{m} id est portulacam *deleui* uel *del. Rov.*^{m} peplio silphii *scripsi* peplii *Guint.* 12 quae enim] *tamquam* ἃ γὰρ *pro* ἀτὰρ *Wifstrand* 14 peplion^{II}] peplios *Guint. corr. Drabkin* 18 quin *sec. Hipp.* (ἐπεὶ καὶ) *coni. Wifstrand* quae *Guint.* 19 *post* qualibet *sec. Hipp.* (ἀηδίην) *add.* insuauitate *Rov.* 21 *post* statim *add.* oportet *Rov.; sed u. Bendz, Eranos 41, p. 69* 23 non erit *scripsi (u. Bendz, Eranos 41, p. 69)* nouerit *Guint.* 24sq. modicum ... uel] minus ... quam *Rov.; sed u. Bendz, Eranos 41, p. 69* 27 succo usus *Guint. sec. Hipp.* (κῆν χυλῷ δέῃ ... χρῆσθαι) *corr. Drabkin* usu succi *Rov.*^{m} 28 *post* magis *add.* quam *Drabkin* 29 sumendo ergo est *Guint.* ergo est *seclusi* „*fort. del.* ergo est *et scrib.* sumere“ *Drabkin*^{app}

wegs gelindert oder beseitigt wird, so soll man nicht allzu lange Zeit mit dieser Behandlung fortfahren: denn die Hitzebehandlung dörrt die Lunge aus und läßt sie eitrig werden. Wenn sich die Schmerzempfindung aber bis zum Schlüsselbein oder bis zum Oberarm erstreckt, wobei sie auch Brust oder Brustwarze zu berühren scheint, so soll man die Oberarmader öffnen, und zwar die innere, damit ein reichlicher Blutentzug erzielt werden kann, solange bis Blut von hochroter Farbe herauskommt oder statt des klaren, roten Blutes bläuliches. Denn beides kann vorkommen, sagt er.

Wenn sich aber der Schmerz unterhalb der Brust befindet und nicht 115
bis zum Schlüsselbein ausstrahlt, so soll der Leib entweder durch schwarze Nieswurz oder durch Wolfsmilch erweicht werden, wobei man der schwarzen (Nieswurz) Karotten, Steinkümmel, Kümmel, Anis oder etwas anderes beimischt, was man nach seiner Ansicht als mildernde Substanz beimischen kann, oder man soll der Wolfsmilch Saft von Silphium zusetzen. Denn die soeben genannten Drogen, die wir beimischen, sind einander gleichartig. Die schwarze Nieswurz führt aber besser ab als die Wolfsmilch, die Wolfsmilch aber beseitigt besser als die schwarze Nieswurz die Blähung, welche sie durch den After abgehen läßt. Diese beiden Mittel beseitigen schließlich den Schmerz. Mildernd wirken auch noch sehr viele andere Mittel. Dies aber, sagt er, sind von den abführenden und durch Entleerung abziehenden Mitteln die besten, welche ich selbst kenne und genannt habe. Ja, man kann auch in den suppigen Speisen Abführmittel reichen, die nicht allzu unangenehm sind, weil sie entweder bitter sind oder aus sonstigen Gründen, z. B. wegen ihrer Menge oder ihrer Färbung.

Den Gerstenschleim soll er also, wenn er seine Medizin getrunken hat, 116
gleich nachtrinken, und zwar nicht weniger davon, als angemessen erscheint, oder so viel, wie er zu sich zu nehmen gewohnt ist; wenn dann die Abführung allmählich einsetzt, soll man keinen trinken, wenn aber der Abgang von Flüssigkeiten nachläßt, dann soll der Kranke mäßig davon trinken oder so viel, wie er gewohnt ist. Danach soll dieser Abzug beibehalten werden, bis der Schmerz aufhört oder solange sich nichts Nachteiliges einstellt. Dies, sagt er, ist meine Methode auch bei der Anwendung von Gerstenschleimsaft. Denn er sagte, es sei auch überhaupt besser, sogleich mit dem (Schleim)trinken anzufangen, als erst nach den vorhergehenden Abführungen den Anfang des Trinkens am dritten, vierten,

uel quinta uel sexta uel septima die, nisi intra id tempus fuerit aegritudo praeiudicata. haec sunt, quae in primis partibus libri ordinauit.

117 Alias quoque passiones curans in ultima scripturae parte rursum peripneumoniam atque pleuritim curans haec ait. in peripneumonico et pleuritico oportet inspicere, utrumne acuta febricula atque dolores alterius uel utriusque sint lateris et utrum ascendente spiritu dolor admoneat et tussicula uel sputa fuerint abundantia flaua uel liuida ac tenuia uel spumosa uel florida aut alia qualibet qualitate a supradictis differentia. sic agi oportet, ut, si dolor pungens [penetrans] ad iugulum uel cinctum uel brachia tetenderit, uenam incidamus, in quacumque parte facilior fuerit uisa. detractionis autem modus conueniens secundum corporis habitudinem atque temporis, aeta-
118 tis uel regionis considerationem accipitur. plurimam enim detractionem ostendit celer atque acutus dolor, quae usque ad animi defectionem erit facienda; tunc clyster adhibendus.

Si inferius thorace fuerit dolor et plurimum aegrotanti distenderit uentrem, ⟨purgatione utendum;⟩ sed medio tempore purgationis, hoc est quo uentris officium ⟨non⟩ cessat, nihil, inquit, accipiendum, sed post perfectam effusionem mulsum ex aceto exhiberi iubet, quod oxymeli uocant. item quartanum typum medicamine curans tribus aliis diebus adhibendum clysterem probat et, si passio ⟨non⟩ fuerit releuata, tunc inquit purgatione utendum.

119 Praecauendum etiam monet, donec dies septem intacti febribus transigant aegrotantes, tunc, inquit, tuto sucum dabimus tenerum atque paruum. at si facilius agere coeperit sputa attestante spiratione meliore et sine ullo dolore atque, ut supra dictum est, cessante febricula, paulatim crassiore ac plurimo et bis in die utendum praecipit suco. sin uero ⟨non⟩ facile haec fuerint releuata, leui potu atque sorbili utemur cibo, hoc est suco paruo et semel in die, tempore scilicet, quo leuius aeger habuerit. atque id intelligi urinae inquit inspectione. tunc dandum sorbile quidem, nec prius tamen, quam urina atque sputa uisa fuerint matura.

4–212,11] *u.* Hipp. De uictu acut. spur. 31–33 (11): I p. 162,13–164, 13 Kw. = II p. 456,7–464,5 L.

9 penetrans *seclusi*   16 aegrotans *Guint.* *corr. Drabkin* aegroti *Rov.* 17 purgatione utendum *add. Drabkin* danda purgatio *add. Rov.*   18 non *add. Drabkin* nondum *add. Rov.*   21 aliis] „*fort.* ab initio *(gr.* ἐξ ἀρχῆς*)*“ *Drabkin*[app] non *add. Rov.*   28 non *add. Rov.*   difficile *Drabkin* leni *Guint.* *correxi*   32 matura *sec. Hipp.* (πέπονα) *coni. Rov.*[m]; *sed cf. infra p. 212,7*, mitescentibus atque segnescentibus *§ 110*, segniora *§ 124* mitiora *Guint.*

fünften, sechsten oder siebenten Tage zu machen, wenn die Krankheit nicht innerhalb dieser Zeit in die entscheidende Phase getreten ist. Dies ist es, was er in den ersten Abschnitten des Buches angeordnet hat.

Im Rahmen der Behandlung anderer Krankheiten kommt er am Ende 117
seiner Schrift auch wieder auf die Behandlung von Lungenentzündung und Rippenfellentzündung zu sprechen und sagt folgendes. Bei einem an Lungenentzündung oder an Rippenfellentzündung Erkrankten muß man feststellen, ob akutes Fieber und Schmerzen auf einer oder auf beiden Seiten bestehen und ob beim Ausatmen Schmerz und Husten zu verzeichnen sind oder sehr viel Auswürfe auftreten, die gelblich oder bläulich sind und dünn oder schaumig oder auffallend gefärbt oder sich durch irgendeine andere Eigenschaft von den genannten unterscheiden. Man muß so verfahren, daß, wenn ein stechender Schmerz zum Schlüsselbein, zur Gürtellinie oder zu den Oberarmen ausstrahlt, wir die Ader dort einschneiden, auf welcher Seite es leichter durchführbar erscheint. Das richtige Maß des abzunehmenden Blutes erhält man aber entsprechend der körperlichen Verfassung und unter Berücksichtigung der Jahreszeit, des Lebensalters
oder der örtlichen Gegebenheiten. Denn eine sehr reichliche Blutabnahme 118
läßt der akute und scharfe Schmerz angezeigt erscheinen, welche bis zum Ohnmächtigwerden auszuführen ist; danach ist das Klistier anzuwenden.

Wenn der Schmerz unterhalb des Brustkorbes sitzt und den Leib des Kranken stark anspannt, soll man ein Abführmittel gebrauchen; aber in der Zeit des Abführens, d. h., solange der Stuhlgang nicht aufhört, soll man, so sagt er, gar nichts zu sich nehmen, aber nachdem alles ausgeschieden ist, läßt er Essigmet anbieten, den man *oxymeli* nennt. Indem er auch das Viertagefieber mit Medikamenten behandelt, empfiehlt er, an den drei übrigen (den ersten drei) Tagen das Klistier anzuwenden, und wenn die Krankheit sich nicht bessert, dann, sagt er, solle man Abführmittel gebrauchen.

Er mahnt auch abzuwarten, bis die Kranken sieben Tage fieberfrei 119
zugebracht haben, dann, sagt er, können wir unbedenklich ein wenig dünnen Schleim verabreichen. Wenn er aber die Auswürfe leichter hinauszubefördern beginnt, bei besserer Atmung und ohne Schmerzen und, wie vorher gesagt worden ist, bei Aufhören des Fiebers, so verordnet er, nach und nach dickeren Schleim in reichlicher Menge und zweimal am Tage zu gebrauchen. Wenn sich diese Erscheinungen aber nicht so leicht geben wollen, so gebrauchen wir einen leichten Trank und suppige Speisen, das heißt ein wenig Schleim und nur einmal am Tage, zu der Zeit nämlich, in der sich der Kranke besser fühlt. Und dies, sagt er, kann man durch die Prüfung des Urins erkennen. Dann kann man Suppiges geben, aber nicht eher, als bis Urin und Auswurf sich ausgereift zeigen.

Sed si medicatus plurima excluserit, necessario paruum atque **120** tenuem dabimus cibum. non enim potest ⟨propter⟩ inanitate⟨m⟩ somno uel plena affici digestione neque passionis atque naturae conflictus sustinere, quos Graeci crises appellant. sed cum corporis defluxio tenuem fecerit aegrotantem, retentione cessante, qua naturali uigore corporis nutrimenta tardantur, sucorum nihil ualebit retinere. intelligimus autem matura sputa, quando sunt ⟨saniei⟩ similia, item urina cum fuerit rubrior in erui similitudine⟨m⟩. nihil etiam, inquit, prohibet doloribus lateris adhibere tepores atque cerotaria et unctionem crurum et clunium pingui atque calido oleo frequentare, praecordia uero semine lini cataplasmare usque ad papillas.

121 His Soranus respondens ait in calefactionibus acres esse sales ac necessario tumorem prouocare, febrem accendere; poscam etiam constringere et stricturam passionis augere. item milium frixum graueolens et nidorosum atque capiti graue maxime acute febricitantium esse perspicimus. spongiis etiam erat melius quemquam in dimissione patientes partes uaporare atque oleo calido perfundere.

Est praeterea improprium ac sine ratione tunc uti phlebotomo, quoties ad superiora dolor tetenderit, prohibere autem, quoties ad inferiora descenderit. oportet ergo sub hoc argumento neque difficultate inferiorum impeditos phlebotomare neque etiam podagricos, siquidem inferiora tumere uideantur. sed ⟨neque⟩ necessario, quoties dolor ad superiora tetenderit, phlebotomiam adhibendam uidemus, siquidem saepe peiorante uentris fluore hoc adiutorii genus prohi- **122** beatur. neque etiam, ut ait, oportet interiorem uenam diuidi, siquidem et exteriori et media diuisa corpora releuentur, quippe cum e contrario interiorem prohibeant propter magnitudinem, ne tumor augeatur. item sanguinis mutatio iners est detractionis moderationi, sicuti de adiutoriis scribentes demonstrabimus. sese denique idem Hippocrates impugnat in consequentibus dicens usque ad animi defectum faciendam detractionem, quod magis uehementer est nocens,

2 ⟨propter⟩ inanitate⟨m⟩ *scripsi* ⟨prae⟩ initate *Rov.* inanitate *Guint. Drabkin* 5 qua] „*an* quo*?*“ *Drabkin*^{app} 7 matura *coni. Rov.*^{m} mitiora *Guint. (u. supra p. 210,32)* sunt ⟨saniei⟩ *sec. Hipp.* (τῷ πύῳ) *scripsi* ⟨saniei⟩ sunt *Schmid, Mnem. 11, p. 139* sunt ⟨puri⟩ *Amm.* 8 in erui *scripsi* erui in *coni. Schmid, Mnem. 11, p. 139sq.* uini *Guint.* erui *sec. Hipp.* (ὀρόβων) *coni. Rov.*^{m} similitudine *Guint. sec. Drabkin*^{app} *correxi* 9 *ante* doloribus *sec. Hipp.* (τὰ ἄλλα) *add.* et aliis *Amm.* 21 inferiorum *coni. Drabkin* tumorum *Guint.* partibus inferioribus *post* tumorum *add. Rov.* 22 interiora *Guint. corr. Rov.*^{m} neque *addidi (u. Bendz, Eranos 41, p. 70 sq.; cf. Tard. V 82)* 27 „*fort.* prohibeat“ *Drabkin*^{app}

Wenn er aber nach Einnahme des Medikaments sehr viel ausgeschieden hat, so müssen wir unbedingt wenig und dünne Nahrung geben. Denn wegen der Entleerung kann er weder schlafen noch vollständig ver- 120
dauen noch auch die Auseinandersetzungen zwischen Krankheit und Natur bestehen, welche die Griechen *kriseis* (Krisen) nennen. Vielmehr kann der Kranke, wenn das Zerfließen des Körpers ihn dünn gemacht hat, indem die Fähigkeit, etwas zurückzubehalten, schwindet, durch welche vermittels der natürlichen Kräfte des Körpers die Nahrung einbehalten wird, nichts von den Säften bei sich behalten. Wir erkennen aber die Auswürfe als ausgereift, wenn sie dem Eiter ähnlich sind, ebenso den Urin, wenn er rötlicher ist und (an Farbe) der Erve ähnlich wird. Aber nichts, sagt er, hindert daran, gegen die Seitenschmerzen sanfte Wärme anzuwenden und Wachspflaster sowie Einsalbungen der Beine und Gesäßbacken mit fettem und warmem Öl häufig zu wiederholen, die Brust aber bis hin zu den Brustwarzen mit Leinsamenpackungen zu überdecken.

Als Antwort darauf sagt Soran, daß von den erwärmenden Mitteln 121
die Salze (zu) scharf seien, unvermeidlich eine entzündliche Schwellung hervorriefen und das Fieber steigerten; die Limonade ziehe auch zusammen und verschlimmere die der Krankheit zugrunde liegende Straffung. Auch stellen wir fest, daß geröstete Hirse einen starken Geruch und Qualm von sich gibt und dadurch für den Kopf belastend ist, besonders bei Patienten, die akutes Fieber haben. Es wäre auch besser, wenn man während der Beruhigungsphase die leidenden Partien mit Schwämmen erwärmte und mit warmem Öl übergösse.

Es ist außerdem unrichtig und unvernünftig, die Aderlaßlanzette in solchen Fällen zu gebrauchen, bei denen der Schmerz sich nach den oberen Partien hin erstreckt, sie aber zu verbieten, wenn er nach den unteren hinabgeht. Unter dieser Voraussetzung dürfte man also die mit Erkrankungen der unteren Partien des Körpers Belasteten nicht zur Ader lassen, nicht einmal die an Podagra Leidenden, indem dann unten gelegene Körperteile sich als entzündet und geschwollen erweisen. Wir halten es aber auch nicht für angebracht, in allen Fällen, bei denen sich der Schmerz nach den oberen Partien hin erstreckt, unbedingt den Aderlaß vorzunehmen, weil sich nämlich oft bei schlimmer werdendem Bauchfluß diese Art Hilfsmittel verbietet. Auch muß nicht, wie er sagt, die innen ge- 122
legene Ader angeschnitten werden, weil nämlich der Körper auch dann entlastet wird, wenn die äußere und mittlere angeschnitten werden; ja, im Gegenteil verbietet sich die innere wegen ihrer Größe, damit nicht die entzündliche Schwellung vergrößert wird. Auch ist die Veränderung des Blutes ein für die Festsetzung der zu entziehenden Blutmenge ungeeigneter Maßstab, wie wir in unseren Ausführungen über therapeutische Maßnahmen zeigen werden. Schließlich bekämpft sich derselbe Hippokrates selbst, wenn er im Folgenden sagt, man solle bis hin zur Ohnmacht Blut entziehen, was ganz besonders schädlich ist, indem jede Ohnmacht

siquidem sit periculosa defectio. et cum sit temporaliter defectionis causa sensu carens aegrotans dolore releuatus, uidebitur, cum resumptus fuerit, rursum dolere, cum magis atque magis eiusdem magnitudinis passiones debilia corpora uehementius afficiant.

123 Item purgatiua medicamina, quae Graeci καθαρ[κ]τικὰ uocant, acrimoniae causa stomachum tumentem atque hypezocota membranam acuunt in tumorem et in periculum uentris effusionem prouocantia ma[g]nificam passionis ingerunt uehementiam. nutrire etiam cibo post medicamen non oportebat. pugnat enim purgationi faciundae illatum cibi nutrimentum, quippe cum medicamine ⟨corpus⟩ corruptum officii sui careat uiribus. mitto etiam, quod ex initio acescere facile ptisanae sucus perspiciatur, confectus quippe ex hordei suco, qui sit digestione difficilis. dehinc aegrotantis corpus non ualeat tantum sustinere nutrimentum, quantum sanitatis tempore solitum uidebatur. item mulsum ex aceto, quod oxymeli appellauit, sine discretione accipimus. est etiam immodica usque ad septimum diem cibi abstinentia, quam custodiendam ordinauit, / quippe cum nullus uehementiam passionis sustinere ualeat nisi nutrimento quamuis paruo toleratus; et neque in declinatione passionis aliquid humanius cibo largiatur, sed in iisdem sorbilibus perseuerandum existimat sucis. at cum fuerint sputa segniora, tunc, ⟨ut⟩ existimat, erit primo aeger nutriendus. quomodo necessario haec declinante passione occurrunt, intoleratum in ceteris relinquendum temporibus aegrotantem apertissime iudicauit, cum semper plurimum utilitatis adiutorium cibi, quam cetera possunt adiutoria, largia[n]tur. omne etiam corpus erit unctione coaequandum et non eius particula, quippe cum totum cibo nutriatur; ipsa quoque unctio non exserta anxietatem ingerit aegrotanti atque latentem difficultatem atque accessione ueniente corpus prouocat ⟨in⟩ incendium.

124

1 et cum *coni. Drabkin* et neque *Guint.* et neque ⟨si⟩ *Rov.* denique si *Hagendahl (per colloquium)* 3 *post* rursum *add.* non *Rov.* 4 passionis *Guint. corr. Rov.*[m] 5 καθαρκτικὰ *Guint. correxi* 7 in periculum] impetuosam *Rov.*[m] in periculosam *Amm.* „*fort. scrib.* in periculo, *interpunctione transposita post* tumorem" *Drabkin*[app] „*fort.* ⟨et⟩ uentris" *Drabkin*[app] 8 manificam *coni. Drabkin (cf. Cel. I 109)* magnificam *Guint.* 10 corpus *addidi* 14 ualet *Rov.* 20 largitur *Rov.* 21 ut *add. Rov.* 23 occurrunt intolerato *Guint. corr. Drabkin* 24 indicauit *Guint. sec. Drabkin*[app] *correxi* 25 largiantur *Guint. corr. Rov.* 28 aegrotantiae *Guint. corr. Rov.* atque *coni. Drabkin* qua *Guint.* quae *Rov.*[m] 29 corporis *Rov.*[m] in *add. Schmid, Mnem. 11, p. 140sq.*

(Lebens)gefahr bedeutet. Und obgleich der durch die Ohnmacht gefühllose Kranke eine Zeitlang schmerzfrei ist, so zeigt sich, daß er, sobald er sich erholt hat, erneut Schmerzen hat, denn schwere Krankheiten von dieser Art bringen geschwächten Körpern immer größere Beschwerden.

Und die abführenden Mittel, welche die Griechen καθαρτικά (reini- 123
gende Mittel) nennen, reizen wegen ihrer Schärfe den schon unter Entzündung geschwollenen Magen und die als *hypezōkōs* (Brustfell) bezeichnete Haut noch mehr zur entzündlichen Schwellung, und indem sie einen gefährlichen Bauchfluß provozieren, bringen sie eine künstlich herbeigeführte Verschlimmerung des Leidens zustande. Es war auch nicht richtig, nach der Einnahme von Medizin Nahrung zu reichen. Denn das in der Speise bestehende Nahrungsmittel widerstreitet der vorzunehmenden Abführung, weil ein durch das Medikament beeinträchtigter Körper seine Funktionen nicht ausführen kann. Ich will es auch übergehen, daß man von vornherein feststellen kann, daß Gerstenschleimsaft leicht säuert, da er ja aus Gerstensaft hergestellt ist, welcher schwer zu verdauen ist. Dann vermag wohl der Körper eines Kranken auch nicht so viel Nahrung zu vertragen, wie es in gesunden Tagen üblich erschien. Auch von dem Essigmet, den er *oxymeli* genannt hat, haben wir den Eindruck, daß er ohne Differenzierung angewandt wird. Es geht auch über jedes Maß hinaus, jemanden bis zum siebenten Tag fasten zu lassen, was nach seiner
Anordnung einzuhalten ist, / weil niemand die Gewalt einer Krankheit aus- 124
halten kann, ohne durch Nahrung, sei es auch noch so wenig, erhalten zu werden; und selbst während des Abklingens der Krankheit soll (der Patient) mit keinem großzügigeren Angebot von Speisen bedacht werden, sondern er hält es für richtig, bei denselben Schleimsuppen zu bleiben. Wenn aber die Auswürfe seltener werden, erst dann, wie er meint, soll der Kranke kräftige Nahrung bekommen. Da dies notwendigerweise erst beim Abklingen des Leidens eintritt, so hat er ganz offensichtlich geurteilt, daß man den Kranken die ganze andere Zeit ohne Stärkung lassen soll, obgleich die in der Nahrung bestehende therapeutische Maßnahme schon immer mehr Nutzen gebracht hat, als die anderen therapeutischen Maßnahmen zu bringen vermögen. Auch sollte der gesamte Körper gleichmäßig eingesalbt werden und nicht nur ein kleiner Teil davon, weil ja auch der ganze (Körper) durch die Speise ernährt wird; auch bringt das Einsalben, wenn es nicht ausgedehnt erfolgt, dem Kranken nur Unruhe und verborgenen Schaden, und wenn ein Anfall kommt, läßt es den Körper glühen.

CAPVT XX

125 AD DIOCLEM

Diocles etiam similiter phlebotomat aegrotantes eadem discretione adhibita. purgat etiam cathar[c]ticis medicamentis, quapropter eadem dignus accusatione iudicatur. cibum uero iuuenibus undecima die dandum statuit, sed aestatis tempore elixum magis et frigidum, hiemis uero assum atque feruentem. est enim summae ⟨im-⟩peritiae in ordinandis qualitatibus non passionum genera, sed tempora hiemis uel aestatis attendere, scilicet ut aestate tumore laborantes frigido cibo nutriti altiora percutiant⟨ur⟩.

CAPVT XXI

126 AD PRAXAGORAM

Praxagoras signa docens futurae pleuritidis praecauendum iubet dando bibendum piper cum mulso ex aceto uel abrotanum aut absinthium. phlebotomat etiam non ultra quintum diem, sed eos, qui non perfrictione[m] incurrerint neque frigido tempore et neque senes neque debiles corpore ante aegritudinem fuisse uideantur. omnia inquit corpore curanda, et fame magis utendum, dandum bibere mulsum ex aceto, aliquando etiam hyssopo admixto, item sucum ptisanae sorbilem, si celerius, quarta die, si tardius, sexta, atque ex illo quotidie, item celerius senibus atque a sanitate debilibus. dehinc usque ad septimum diem uentrem emolliendum iubet et unctionibus utendum ⟨im⟩pauide persuadet atque respirationem inquit intuen-
127 dam, utrum sit calida et odoris taetri. quibus autem redundantia est humorum in uenis, exceptis senibus et a sanitate debilibus, helleboro nigro purgandos existimat. item deponendos secunda uel tertia die aegrotantes in aquam calidam iubet uel utribus eos calefacere, fouendo crura, donec dolor excludatur.

3–10] Diocl. fr. 65 Wellmann   13–28] Prax. fr. 113 Steckerl

4 catharcticis *Guint. correxi*   7 imperitiae *coni. Rov.*[m] peritiae *Guint. („ironice?" Drabkin*[app]*)*   10 altius *Rov.*[m]   percutiant *Guint. suppl. Rov.*[m]   16 perfrictionem *Guint. correxi coll. § 128*   per frictionem *Amm. „fort.* ⟨ex⟩ perfrictione *Drabkin*[app]   17 ⟨si⟩ debiles *Rov. „fort.* ⟨qui⟩ debiles" *Drabkin*[app]   18 corpore] tempore *Rov.*[m]   20 *post* illo *add.* tempore *Rov.; sed u. Schmid, Mus. Helvet. 1, p. 124*   21 a] in *Rov. (u. § 128)*   23 pauide *Guint. suppl. Schmid, Mnem. 11, p. 135*   25 a] in *Rov. (u. § 128)*   28 crura] latera *Rov.*[m]

20. KAPITEL

GEGEN DIOKLES 125

Auch Diokles läßt die Kranken in ähnlicher Weise zur Ader und macht dabei dieselben Unterschiede. Auch er reinigt durch Abführmittel, daher kann man urteilen, daß ihn dieselben Vorwürfe treffen. Er hat verordnet, jungen Menschen am elften Tage feste Nahrung zu geben, aber in der Sommerszeit mehr gekochte und kalte, in der Winterszeit jedoch gebratene und heiße. Es ist indes ein Zeichen höchster Unerfahrenheit, bei der Anordnung der Eigenschaften (der Speisen) nicht die Arten der Krankheiten, sondern die Winters- oder die Sommerszeit zu berücksichtigen, so daß nämlich im Sommer die an einer entzündlichen Schwellung Leidenden in den tiefer liegenden Partien geschädigt werden, wenn sie kaltes Essen bekommen.

21. KAPITEL

GEGEN PRAXAGORAS 126

Indem Praxagoras über die Vorzeichen einer zu erwartenden Rippenfellentzündung unterrichtet, trifft er die Anordnung, als vorbeugende Maßnahme Pfeffer mit Essigmet oder Eberraute oder Wermut zu trinken zu geben. Er nimmt auch den Aderlaß vor, (und zwar) nicht nach dem fünften Tage, aber nur bei denen, die das Leiden nicht durch Erkältung bekommen haben, auch nicht in der kalten Jahreszeit, nicht im Greisenalter und nicht bei denen, die vor der Erkrankung von schwächlicher Körperbeschaffenheit gewesen zu sein scheinen. Alle Dinge, sagt er, müssen durch den Körper (selbst) geheilt werden, und dabei sei besonders das Fasten anzuwenden, als Getränk sei Essigmet zu geben, manchmal auch unter Beimischung von Ysop, auch suppiger Gerstenschleimsaft, frühestens am vierten und spätestens am sechsten Tag und von da an täglich, und möglichst früh bei alten Leuten und solchen, die schon in gesunden Tagen schwächlich waren. Dann soll man nach seiner Anweisung bis zum siebenten Tag den Leib weich halten, und er rät unbedenklich dazu, Salbungen zu gebrauchen, und sagt, man müsse den Atem prüfen, ob er warm und von üblem Geruch ist. Bei welchen sich aber in den Venen ein 127
Säfteüberschuß befindet, bei denen hält er es für richtig, durch schwarze Nieswurz abzuführen; ausgenommen seien nur alte Leute und solche Patienten, die schon in gesunden Tagen schwächlich waren. Auch trifft er die Anordnung, die Kranken am zweiten oder dritten Tag in warmes Wasser zu legen oder sie mit Hilfe von Schläuchen zu erwärmen und dabei die Beine zu wärmen, bis der Schmerz vergeht.

Hic uero etiam non futuram pleuritim ex his, quae ordinat, efficit. omnia enim constrictiua atque acria esse uidentur, ut mulsum ex aceto et piper et absinthium, quae necessario tumores accendunt, eo maxime tempore, quo etiam aqua sumpta in qualitatem deuenit
128 fellis ob nimium in alto feruorem. dehinc phlebotomari oportet etiam eos, qui ex frigore incurrisse uidentur, et eos, qui senilibus annis uidentur affecti, non enim necessario debiles esse probantur. quapropter etiam illos, qui in sanitate corporis debilitate uidebantur affecti. exigit enim magnitudo passionis adiutorium. purgatiua uero medicamina, quae cathartica appellantur, praerumpunt corpus atque sollicitam eidem passioni solutionem prouocant. item fames tantum noxia quantum refectio commoda. numquam igitur sexta die cibum iudicamus dandum, longa est enim ieiunitas, et neque semper quarta die; saepe enim etiam tertia die ⟨cibum dabimus. item⟩ caput implet, fit autem hoc ex aromatibus. dehinc calidae aquae fomentatio importuna est et frigescere facit aegrotantes.

CAPVT XXII

129 Ad Asclepiadem

Asclepiades secundo uolumine Celerum uel acutarum passionum pleuriticos phlebotomat, praedicens primo ab his, quibus locis consistunt uel commorantur, utrum regio adiutorium phlebotomiae permittat adhiberi. se enim uidisse testatur apud Athenas atque urbem Romam phlebotomia uexatos uel peius affectos esse pleuriticos, in Pario uero atque Hellesponto resumptos ac releuatos. prohibet praeterea sitim atque clysterem uel ante cibum bibere. „At si", inquit, „oportuerit deducendi uentris causa, adhibendum semel uel secundo clysterem." potum dat magis ac plurimum mulsum, aliquando etiam
130 et rutam et hyssopum cum mulso. nocere inquit radicem herbae, quam Graeci phlomon uocant, quapropter omnino dandam negat uel certe semel dandam, ubi dolor coegerit. cibum inquit dandum praecauta secunda die, siquidem alternis admoneantur diebus, et

8 illis *Guint.* *corr. Rov.*[m] 12 numquam *coni. Drabkin* numquid *Guint.* non *Rov.* 14 cibum dabimus. item *addidi* *post* caput *add.* autem *Rov.* „*fort.* ⟨item⟩ caput" *Drabkin*[app] 20 primo locis ubi consistunt *Rov.; sed cf. § 157* quibus] quae *Guint.* *corr. Drabkin* 23 affectos *scripsi* acceptos *Guint.* 24 propterea *Guint.* *corr. Drabkin (item § 85; cf. etiam § 67)* 25 At] et *Guint.* *corr. Drabkin*

Dieser Arzt verursacht durch die von ihm verordneten Maßnahmen sogar eine Rippenfellentzündung, auch wenn keine im Kommen begriffen war. Denn man sieht, daß es alles zusammenziehende und scharfe Mittel sind, wie Essigmet, Pfeffer und Wermut, welche unvermeidlich entzündliche Schwellungen verursachen, besonders zu einer Zeit, zu der selbst aufgenommenes Wasser wegen der übermäßigen Hitze in der Tiefe (des Körpers) zur Eigenschaft von Galle entartet. Schließlich muß man auch 128
die zur Ader lassen, die das Leiden durch Erkältung bekommen haben, sowie diejenigen, die im Greisenalter davon betroffen zu sein scheinen, denn sie erweisen sich nicht unbedingt als schwächlich. Deswegen auch diejenigen, die in gesunden Tagen von schwächlicher Körperbeschaffenheit waren. Denn die Schwere der Krankheit zwingt zu dieser therapeutischen Maßnahme. Abführende Medikamente aber, die *kathartika* (reinigend) genannt werden, zerreißen den Körper von vornherein und verursachen den Zustand der Auflösung, der bei diesem Leiden beunruhigend ist. Auch ist Hungern ebenso schädlich, wie Ernährung zweckmäßig ist. Denn wir urteilen, daß man niemals erst am sechsten Tage zu essen geben soll, denn das ist eine zu lange Fastenzeit, und auch nicht immer erst am vierten Tag; denn oft geben wir auch (schon) am dritten Tag zu essen. Ferner füllt es den Kopf an, und zwar geschieht das durch die aromatischen Stoffe. Schließlich ist die Erwärmung durch warmes Wasser ungeeignet und bewirkt, daß sich die Kranken erkälten.

22. KAPITEL

Gegen Asklepiades 129

Asklepiades läßt im zweiten Buch seiner „Schnell verlaufenden oder akuten Krankheiten“ die an Rippenfellentzündung Leidenden zur Ader, sagt aber zunächst voraus, je nachdem, an welchem Ort sie leben oder sich aufhalten, ob die Gegend es erlaubt, die therapeutische Maßnahme des Aderlasses anzuwenden. Denn er bezeugt gesehen zu haben, daß in Athen und in der Stadt Rom die an Rippenfellentzündung Leidenden durch den Aderlaß von Beschwerden geplagt und kränker geworden sind, daß sie sich jedoch in Paros und am Hellespont danach erholt und besser gefühlt haben. Er verbietet außerdem, dursten zu lassen, das Klistier und das Trinken vor dem Essen. „Aber“, so sagt er, „wenn es zum Abführen notwendig ist, kann man das Klistier ein- oder zweimal anwenden.“ Zu trinken gibt er mit Vorliebe Met, und zwar in reichlichen Mengen, manchmal auch Raute und Ysop mit Met. Er sagt, die Wurzel der Pflanze welche die 130
Griechen *phlomos* (Wollkraut) nennen, sei schädlich, darum verbietet er, sie überhaupt zu geben, oder läßt sie höchstens einmal geben, wenn der Schmerz dazu zwingt. Wenn man zu essen gibt, so sagt er, solle man den zweiten Tag auslassen, weil (die Kranken) jeden zweiten Tag Anfälle

quarta, siquidem grauior sit quinta. „Tertia“, inquit, „die dabimus sucum et, ut saepe sufficiens, semel probauimus dandum. at si pulsus defeceri[n]t, nutriendos etiam post accessionem quintae diei permittimus; declinante passione uinum damus et uarium cibum.“

Huic Soranus occurrens ait semper phlebotomandos pleuriticos
strictura cogente; et apud Romam denique nos, inquit, utemur phle-
131 botomo, nulla regionum discretione confusi. etenim quaerendum,
utrum Asclepiades proprietate regionis noceri suspicatur eos, qui
fuerint in eadem phlebotomati pleuritici, an uero proprietate pas-
sionis. ex quibus si primum putat, hoc est regionum proprietate,
uexari omnes oportuit, non solum pleuriticos, uerum etiam synan-
chicos [et], qui fuerint phlebotomia curati, et epilepticos etiam, quos
phlebotomandos imperat aptissime. at si secundum, hoc est proprie-
tate passionis uexari, putat, non apud Romam solum phlebotomatos
pleuriticos, sed in omni regione noceri debuit iudicare.

Clysterem uero recte prohibet propter acrimoniam, sed non
132 recte semel uel secundo adhiberi permittit. multo enim melius est
omnino innoxium quicquam quam leuiter nocens. hinc etiam phlomi
herbae radicem tamquam natura noxiam reprobans recte semel ad-
hiberi, ubi dolor coegerit. dehinc omni ex parte ratione caret prohi-
bere clysteres tamquam augentes incendia et rutam uel hyssopum
adhibere, quae sunt uehementius ardentia ob suae qualitatis acri-
moniam.

Item mala atque caduca intentione confirmat circa quartum diem
cibum ⟨non⟩ dandum generaliter ac necessario quintum diem seruan-
dum. his enim, qui iugibus afficiuntur febribus, quoties initium ex
133 die sumpserint, quarta die necessario dandus est cibus, / non aliter
qu⟨am s⟩i maiore hemitritaeo aegrotant et ex nocte sumpserint ini-
tium. ipse quoque Asclepiades in phreniticam passionem uenturos
grauiter iudicat affici quarta die. neque tuto ante dimissionem de-
clinante accessione dandus, ut existimat, cibus est atque semel da-
tum sufficere, nisi pulsus fuerit defectio. non enim oportuit uirium

1 sit quinta tertia *Guint.* *corr. Drabkin* *„locus obscurus (cf. § 132); fort.* sit quinta ⟨uel⟩ tertia, *uel sim.“ Drabkin*^{app} 2sq. pulsus defecerit *coni. Schmid, Mnem. 11, p. 141, coll. § 133* plus defecerint *Guint.* 3 *„fort.* quartae“ *Drabkin*^{app} 9 eodem *Guint.* *corr. Amm.* ea *Rov.*^{m} 12 et^{I} *sec. Drabkin*^{app} *seclusi* phlebotomia *coni. Drabkin* phlebotomati *Guint.* phlebotomando *Amm.* 15 indicare *Guint.* *corr. Drabkin* 20 *post* adhiberi *add.* ait *Rov.* 22 adhiberi *Guint.* *correxi* 24 circa] *„fort.* citra“ *Drabkin*^{app} *(non apud Caelium adhibitum)* 25 non *add. Rov.* quartum *Drabkin* 28 quam si *scripsi coll. § 229; Cel. III 157* qui *Guint. post* aliter *(lin. 27) add.* iis *Rov.* 29 *„fort.* pleuriticam *(sed cf. Cel. III 36)“ Drabkin*^{app} 30 indicat *Guint.* *sec. Drabkin*^{app} *correxi*

haben, und auch den vierten, weil dieser schlimmer sei als der fünfte. „Am dritten Tage“, sagt er, „geben wir Schleimsaft, und wir raten, ihn nur einmal (am Tag) zu geben, weil das meistens ausreicht. Wenn jedoch der Puls schwach wird, so erlauben wir, ihnen auch nach dem Anfall am fünften Tag Nahrung zu reichen; wenn die Krankheit im Abklingen ist, geben wir Wein und abwechselungsreiche Kost.“

Ihm tritt Soran entgegen, indem er sagt, daß man die an Rippenfellentzündung Erkrankten immer zur Ader lassen soll, weil die Straffung (bei ihnen) dazu zwingt; und schließlich, sagt er, gebrauchen wir die Aderlaßlanzette auch in Rom, ohne uns von der Unterscheidung der Regionen beeindrucken zu lassen. Denn es ist zu fragen, ob Asklepiades vermutet, 131
daß die an Rippenfellentzündung Leidenden durch die Eigenart der Landschaft, in der sie zur Ader gelassen werden, Schaden erleiden oder nicht vielmehr durch die Eigenart der Krankheit. Wenn er das erstere davon annimmt, nämlich durch die Eigenart der Landschaft, so müßten alle (Kranken dort) zu Schaden kommen, nicht allein die an Rippenfellentzündung, sondern auch die an Synanche Leidenden, welche durch den Aderlaß geheilt worden sind, und auch die Epileptiker, für die er den Aderlaß als sehr geeignetes Mittel empfiehlt. Wenn er aber das zweite meint, daß sie nämlich durch die Eigenart der Krankheit zu Schaden kommen, so hätte er urteilen müssen, daß nicht allein in Rom, sondern in allen Gegenden das Aderlassen für die an Rippenfellentzündung Erkrankten schädliche Folgen hat.

Das Klistier verbietet er zwar zu Recht wegen seiner Schärfe, aber zu Unrecht erlaubt er, es ein- oder zweimal anzuwenden. Denn viel besser ist 132
das völlig Unschädliche als das, was leicht schädlich ist. Deshalb werde auch mit Recht die Wollkrautwurzel, die er als von Natur aus schädlich zurückweist, nur einmal angewendet, wenn der Schmerz dazu zwingt. Und dann ist es ganz und gar vernunftwidrig, die Klistiere zu verbieten, weil sie gleichsam die Entzündungen verschlimmern, und doch Raute oder Ysop anzuwenden, welche wegen der ihnen eigentümlichen Schärfe noch heftiger brennen.

Auch setzt er unter falschen und hinfälligen Voraussetzungen fest, ganz allgemein um den vierten Tag nichts zu essen zu geben und notwendigerweise den fünften Tag beizubehalten. Bei denen nämlich, die an ununterbrochenem Fieber leiden, muß, wenn sie am Tage damit beginnen, unbedingt am vierten Tag Nahrung gegeben werden, / nicht anders, als wenn 133
sie am größeren Halbdreitagefieber leiden und des Nachts damit anfangen. Asklepiades urteilt auch selbst, daß diejenigen, die im Begriff sind, eine Rippenfellentzündung zu bekommen, am vierten Tage besonders starke Beschwerden haben. Auch ist es nicht ungefährlich, während des Nachlassens eines Anfalls, bevor er völlig aufhört, zu essen zu geben, wie er meint, oder nur einmal (am Tage) etwas zu geben, außer wenn der Puls versagt. Denn man darf nicht erst unter dem Eindruck eines Versagens der

debilitate captata cibum dare, cum fuerit nostrae potestatis opportune ante aegrum, quam deficiat, reficere. uinum etiam et uarium cibum declinante passione dandum recte consulit, sed non suo conueniens iudicio. etenim phreniticis atque lethargis ante declinationem uinum dedit.

CAPVT XXIII

134 ## AD THEMISONEM

At Themison alias quidem pleuriticos recte curauit, peccauit autem quarta die cataplasmando, dehinc cerotarium apponendo ⟨et⟩ ex aliquo uirtutis feruentis ungendo, ⟨ut sunt . . .⟩ atque ruta. sunt enim acria. dehinc cerotarii tempus declinante est passione.

CAPVT XXIV

135 ## AD HERACLIDEM

Heraclides Tarentinus sanguinis existimans abundantiam secunda die utitur clystere bis aut tertio atque post paululum phlebotomat, conturbans corpora requie indigentia. etenim quaerendum, quid magis esse confirmat, utrumne fluorem uentris aut tumorem et retentionem stercorum. sed si fluor est, hunc duplicat adhibendo clysteres; at si tumor est, hunc eorum duplicat acrimonia. credas etiam eandem iniectione suspensam raptu quodam patientibus aduenire partibus et propterea uehementius nocere. hi⟨n⟩c quoque ⟨nulla est⟩ etiam phlebotomiae utilitas: uexatae etenim tribus cly-
136 steribus uires sanguinis prohibent detractionem. dehinc neque omnes neque secunda necessario phlebotomandi sunt die, sicut supra docuimus.

Cataplasmat etiam aqua solutis pollinibus, quod Graeci omen

14–226,4 panem] Heracl. fr. 188 Deichgräber 24 sicut supra docuimus] *u.* § 104

9sq. ⟨et⟩ ex *sec. Drabkin*^{app} *scripsi* ex *Guint.* et *Rov.*^{m} 10 ut sunt . . . *addidi* ut est . . . *dubitanter addenda putat Drabkin*^{app} 14 existimans *scripsi* extimens *Guint.* „*fort.* sanguinis extimans *(*=existimans*)* abundantiam *uel* sanguinis extimans abundantia ⟨pleuriticos fieri⟩, *uel tale quid*" *Drabkin*^{app} 17 „*fort.* esse ⟨timendum⟩" *Drabkin*^{app} confirmet *Amm.* 21 hinc *scripsi (cf. § 132)* hic *Guint.* 22 nulla est *addidi, post* etiam *add. Rov.*

Kräfte Nahrung geben, wenn es in unserer Macht steht, in geeigneter Weise den Kranken zu stärken, bevor ihn die Kräfte verlassen. Auch empfiehlt er zu Recht, Wein und abwechselungsreiche Kost zu geben, wenn die Krankheit im Abklingen ist, befindet sich damit aber im Widerspruch zu seinem eigenen Urteil. Denn den an Phrenitis und Lethargie Leidenden hat er schon vor dem Abklingen Wein gegeben.

23. KAPITEL

GEGEN THEMISON 134

Themison aber hat die an Rippenfellentzündung Erkrankten sonst zwar ganz richtig behandelt, hat aber den Fehler gemacht, sie am vierten Tage mit Packungen zu behandeln, dann ein Wachspflaster aufzulegen und mit einem Mittel von erhitzender Wirkung einzusalben, wie ... und Raute. Diese sind nämlich scharf. Die Anwendungszeit für Wachspflaster ist übrigens während des Abklingens der Krankheit.

24. KAPITEL

GEGEN HERAKLEIDES 135

Herakleides von Tarent, der ein Übermaß an Blut annimmt, gebraucht deswegen am zweiten Tage zwei- oder dreimal das Klistier und nimmt kurz danach den Aderlaß vor; dadurch beunruhigt er die ruhebedürftigen Körper. Denn es ist zu fragen, was er für bedeutungsvoller hält, ob einen Bauchfluß oder eine entzündliche Schwellung mit Stuhlverhaltung. Wenn es aber der Bauchfluß ist, so verdoppelt er diesen durch Anwendung von Klistieren; wenn es jedoch die entzündliche Schwellung ist, so verdoppelt er sie durch deren Schärfe. Man kann wohl auch glauben, daß diese Schärfe, durch den Einlauf ins Innere gebracht, wie durch einen gewissen Sog zu den erkrankten Partien gelangt und daher noch heftiger schadet. Dadurch wird auch der Aderlaß völlig zwecklos: denn die durch drei Klistiere geschädigten Kräfte verhindern das Entziehen von Blut.
Schließlich sollen nicht alle Patienten zur Ader gelassen werden und auch 136
nicht unbedingt am zweiten Tag, wie wir oben gelehrt haben.

Er macht auch Packungen mit Mehl, das in Wasser gelöst worden ist, was die Griechen *ōmē lysis* (geschrotetes Mehl) nennen, unter Beimischung

lysin appellant, admixto fico uel panace aut chamaepity, quorum complexio ob qualitatis acrimoniam noxia iudicatur. probat post usum cataplasmatis malagma, quod Apollophanis appellamus siue Polyarchion, item sua inuentione conscriptum, quae omnia sunt acerrima et propterea recusanda. dat praeterea mulsum praebibendum, in quo praecocta uel praeinfusa fuerit ruta.

At si sputa excludi coeperint, dat medicamen bibendum, quod **137** conficit ex hyssopo, iride et melle. si, inquit, non fuerint congrue uel sufficienter exclusa, addendas absinthii drachmas sex. sed si nausea occurrerit, apium uorare iubet aegrotantes uel oliuam ex aceto mandere. haec quoque sunt acria et stomacho inhaerentia. ipse denique tentatione expertus ex supradictis euersionem fieri stomachi ordinat ob nauseam retinendam incongrua[m], scilicet quae constringere possint. ait enim, si non recesserit sputorum emissio, sequenti die inicienda, ut quae excludenda commoueat iris, eadem clyster per **138** uentrem detrahi prouocet, noxia noxiis committens, / siquidem etiam per clysterem iniecta ex eadem sint materia, ex qua sunt ea, quae bibenda ordinauit. quo fiet, ut commouens tumorem magis faciat excludenda, quae putat retineri.

Dat etiam iuscellum gallinaceum cum mulso ex uino uel suco ptisanae, quae sunt in corruptione⟨m⟩ facilia atque inflantia et uentrem in fluorem mouentia. dari praeterea uinum iubet his, qui fuerint uiribus debiles, nisi caput, inquit, doluerint, non aduertens, quia temporis opportunitate permittente omnibus conuenit dare, atque e contrario resistente neque imbecillibus. etenim si, ut existimat, ualen- **139** tes uiribus uexat, multo magis imbecillos. neque recte sentit ita dandum, nisi caput doluerint. dolor enim si prohibet capitis, non aliter etiam lateribus prohibere perspicitur, priusquam passio declinauerit.

3 Apollophanis] *cf.* Cels. Med. V 18,6: CML I p. 196,1–5 Gal. De comp. med. sec. loc. VIII 9: XIII p. 220,8–10 K. 4 Polyarchion] *cf.* Cels. Med. V 18,8: CML I p. 196,20–23 Gal. De comp. med. sec. loc. VIII 5: XIII p. 184,16–185,7 K.

13 incongruam *Guint.* *corr. Rov.* „*alii* incongrue" *Rov.*[m] 14 enim] „*fort.* etiam" *Drabkin*[app] 15 iniciendos *Drabkin* ut quae *scripsi (u. Bendz, Eranos 41, p. 71)* atque *Guint.* 20 uiscellum *Guint.* *corr. Drabkin (cf. Cel. III 161. 162); item Cel. I 176. 177; II 54. 55; III 96. 97* ex] aut *Rov.*[m] 21 corruptione *Guint.* *sec. Drabkin*[app] *correxi (cf. Cel. III 162)* 24 atque *(quod haesitans scripsi) coni. Helmreich, Acut. pass., p. 324 (cf. Cel. I 58; Tard. I 64. 148; IV 30)* utque *Guint. (cf. Cel. I 85; II 2; Tard. III 128; Cel. I 48; Tard. I 105; II 20; Bendz, Emendationen, p. 42sqq.)* ut *Rov. Amm.* 28 lateris *Drabkin* „*an* laterum?" *Drabkin*[app] prohibete *Guint.* *corr. Rov.*

von Feigen, Panax oder Günsel, deren Zusammensetzung wegen ihrer scharfen Qualität für schädlich zu erachten ist. Nach der Anwendung der Packung empfiehlt er ein erweichendes Mittel, das, welches wir das Mittel des Apollophanes nennen oder das des Polyarchos, oder eins nach seiner eigenen Rezeptvorschrift, welche alle sehr scharf und darum abzulehnen sind. Außerdem läßt er zuvor Met trinken, in dem Raute gekocht oder ausgezogen worden ist.

Wenn aber die Auswürfe hinausbefördert zu werden beginnen, gibt er eine Medizin zu trinken, die er aus Ysop, Iris und Honig herstellt. Wenn 137
sie aber, so sagt er, nicht in der richtigen Weise oder in der erforderlichen Menge herausgebracht werden, seien sechs Drachmen Wermut hinzuzusetzen. Wenn aber Brechreiz auftritt, läßt er die Kranken Sellerie schlucken oder in Essig eingelegte Oliven kauen. Auch diese sind scharf und liegen schwer im Magen. Nachdem er also selbst durch Ausprobieren in Erfahrung gebracht hat, daß sich durch die oben genannten Medikamente der Magen umkehrt, verordnet er zur Dämpfung des Brechreizes unzuträgliche Dinge, nämlich solche, die zusammenziehend wirken können. Und er sagt, wenn das Hinausbefördern von Auswürfen nicht aufgehört hat, so seien diese Mittel am folgenden Tag als Einlauf zu gebrauchen, damit das, was die Iris zur Hinausbeförderung in Bewegung setzt, das Klistier durch den Darm abzuziehen veranlaßt, wobei er also Schadstoffe mit schädlichen Mitteln bekämpft, / indem auch die durch das 138
Klistier eingeführten Substanzen aus demselben Stoff bestehen wie die Medizin, die er zu trinken verordnet hat. So kommt es, daß er die entzündliche Schwellung noch fördert und dabei die auszuscheidenden Absonderungen, die, wie er meint, zurückgehalten werden, nur noch vermehrt.

Er gibt auch Hühnerbrühe mit Weinmet oder Gerstenschleimsaft, Dinge, welche sich alle leicht zersetzen, aufblähen und den Leib zum Fließen bringen. Er trifft außerdem die Anordnung, Wein zu geben, und zwar denen, die von schwachen Kräften sind, ausgenommen, so sagt er, wenn sie Kopfschmerzen haben; er beachtet dabei nicht, daß es, wenn der geeignete Zeitpunkt es gestattet, angebracht ist, allen Kranken welchen zu geben, und im Gegenteil, wenn die Zeit nicht günstig ist, auch den Schwächlichen nicht. Denn wenn, wie er annimmt, (der Wein) den Kräftigen schadet, so schadet er den Schwächlichen noch viel mehr. Er hat auch 139
nicht richtig geurteilt, ihn geben zu lassen, wenn sie keine Kopfschmerzen haben. Denn wenn der Kopfschmerz dies verbietet, so ist klar, daß der Seitenschmerz es ebenso verbietet, bevor sich die Krankheit im Ab-

importune datum, namque omnia, quae patiuntur, exagitat, nec solum caput.

Dicit etiam declinante passione gobiones pisces dandos, accedente profectu etiam carnem atque panem, non coniciens, quia omnis acrimonia tussientibus uel spirationis difficultate laborantibus uel spuentibus sanguinem inimica est etiam declinante passione. simile enim quiddam facit, quale contingere uidemus in externis corporis partibus uulneribus constitutis, quae cum sunt adhuc tenera, cicatricis nouitate acrioribus exusta, facile resoluuntur.

CAPVT XXV

140 ## De peripnevmonia

Consequens atque uicinum est peripneumoniae dicere curationem, quae non, ut priores uoluerunt, a parte corporis, quae patitur, nomen sumpsit, sed ab ea, quae plus patitur, siquidem neque sine febribus esse uideatur. perficiunt hanc passionem causae, quae etiam pleuriticam faciunt, ut uenenum sumptum uel ex opio atque hyoscyamo confecta tussientibus medicamina uel his similia uirtutibus, item catarrhus uel coryza uel, quod est rarissimum, synanchica praecedens
141 passio. nam frequentius antecedente pleuritica peripneumonia sequitur, quo fiet, ut perniciosior sit antecedente, siquidem uexatis prius uiribus atque adiutoriis ex parte in cassum praerogatis in secundam ueniant aegri passionem. afficiuntur autem iuuenes magis atque aetatis mediae, at senes uel pueri atque mulieres difficile.

Hanc igitur quidam diffinientes passionem, ut Demetrius Herophilus libro duodecimo De passionibus: „Peripneumonia“, inquit, „est tumor in toto pulmonis corpore: ex parte enim si fuerit, pleuritis dicitur.“ addere autem debuit cum febribus, siquidem sine his peripneumonia esse non possit.

24 ut – 26 corpore] *cf.* § 147

1 importunum *Guint.* *corr. Rov.*^{m} 8sq. nouitate tenera, cicatrices *Rov.* 8 cicatrices *Guint.* *corr. Drabkin (cf. Tard. II 163)* 9 exustae *Rov.*^{m} 17 similibus *Guint.* *corr. Rov.*^{m} *(cf. Bendz, Emendationen, p. 96sq.)* 20 „antecedente *fort. del.*“ *Drabkin*^{app} 21 incassum *Guint.* 24 Herophilus] *cf. § 4. 147. 218*

klingen befindet. Zur Unzeit gegeben, reizt nämlich der Wein alle erkrankten Partien, nicht nur den Kopf.

Er sagt auch, während des Abklingens des Leidens soll man Fisch, Gründlinge, geben, wenn die Besserung Fortschritte macht, auch Fleisch und Brot, ohne daran zu denken, daß alles, was scharf ist, bei den an Husten und Atembeschwerden Leidenden oder denen, die Blut spucken, selbst während des Abklingens der Krankheit schädlich ist. Denn er tut etwas Ähnliches wie das, was wir bei Wunden auftreten sehen, die sich an der Körperoberfläche befinden, die nämlich, wenn sie noch empfindlich sind, leicht wieder aufgehen können, wenn die eben gebildete Narbe von schärferen Substanzen verbrannt wird.

25. KAPITEL

Über die Lungenentzündung 140

Es ist folgerichtig und naheliegend, nunmehr auf die Behandlung der Lungenentzündung zu sprechen zu kommen; diese hat nicht, wie die Früheren es haben wollten, ihren Namen von dem (allein) leidenden Körperteil erhalten, sondern vielmehr von dem, welcher mehr leidet (als die übrigen); denn (dieses Leiden) tritt bekanntlich nicht ohne Fieber auf. Dieses Leiden bringen dieselben Ursachen zuwege, die auch die Rippenfellentzündung verursachen, wie das Einnehmen von Gift oder von Hustenmedizin, die aus Opium und Bilsenkraut(saft) hergestellt worden ist, oder von Drogen, die in ihren Wirkungen diesen ähnlich sind, auch Katarrh oder Schnupfen oder, was äußerst selten vorkommt, Synanche, die (der
Erkrankung) vorausgeht. Denn ziemlich häufig folgt die Lungenentzün- 141
dung auf eine vorausgehende Rippenfellentzündung, wodurch sie gefährlicher wird als die vorhergehende Krankheit, weil ja die Kranken in eine neue Krankheit verfallen, nachdem die Körperkräfte schon vorher geschwächt und die Mittel zum Teil vergeblich angewandt worden sind. Es werden aber eher junge Menschen sowie solche von mittlerem Alter befallen, aber nicht so leicht alte Leute oder Kinder und Frauen.

Für diese Krankheit geben manche eine Definition; z. B. sagt Demetrios, ein Anhänger des Herophilos, im zwölften Buch (seines Werkes) „Über die Krankheiten“: „Lungenentzündung ist eine entzündliche Schwellung der gesamten Lungensubstanz; denn wenn sie nur einen Teil betrifft, so nennt man das Rippenfellentzündung.“ Er hätte aber hinzufügen müssen ‚mit Fieber‘, denn ohne dieses kann die Lungenentzündung nicht vorkommen.

CAPVT XXVI

142 QVAE EST PERIPNEVMONIAE INTELLIGENTIA?

Diffinire Methodici iuxta Sorani iudicium declinant. Asclepiadis sectatores aiunt esse peripneumoniam parui temporis solutionem cum tumore atque febre. solutionem inquiunt ob humorum emissionem, parui temporis ad discretionem phthisicae passionis, quae est et ipsa solutionis uel effluentis humoris per tussiculam exclusio. peripneumonia⟨m⟩ inquiunt ad discretionem aliarum passionum parui, ut supra diximus, temporis solutionem ingerentium, ut oculorum uel aurium. adiecerunt etiam cum tumore atque febre, siquidem solutio, hoc est eruptio, parui temporis ad pulmonem fiat peripneumonia, ad eas partes sine febribus.

Huic Soranus occurrens diffinitioni ait: Cum semper strictura in his obtineat[ur], non oportuisse passionem rheumatismum uel solutionem dici cum tumore, sed forte tumorem cum rheumatismo. etenim parua maioribus postponuntur. est igitur secundum nos peripneumonia strictura uehemens atque acuta pulmonis cum sputis et siti et febricula celeri atque acuta.

CAPVT XXVII

143 QVOMODO INTELLIGITVR PERIPNEVMONIA?

Intelligitur ex his, quae concurrunt. etenim peripneumonicos sequentur febres acutae, grauedo thoracis et sensus laborantium quadam difficultate laterum atque medii scapularum, iacendi etiam facultas supinae positionis atque paulo erectior, frequens etiam sedendi delectatio atque supra latus iacendi difficultas, ita ut praefocabilis esse sentiatur, uultus rubor tamquam florens, oculorum ueluti pinguis aspectus atque etiam splendor, scilicet in partibus albidis, quae praeter pupulam uidentur, et magis cum alterna conuersatione
144 aspiciunt aegrotantes. sequitur eosdem etiam anhelitus celeritas, tussicula sanguinolenta atque fellea uel fumosa iactans sputa et in comparatione pleuriticorum fuluiora uel spumosiora, spiratio diffi-

2 „*initium capitis ad* Hanc igitur *(supra p. 226,24) statuendum uidetur*" *Drabkin*[app] 7 peripneumonia *Guint. corr. Drabkin* 14 obtineatur *Guint. corr. Rov. (cf. e.g. Cel. III 201; Tard. II 97. 184)* 23 medii scapularum *scripsi coll. § 149 (cf. Bendz, Caeliana, p. 90)* medium papularum *Guint.* mammarum et papillarum *Rov.*[m] 30 spumosa *Rov.*[m]

26. KAPITEL

WAS WIRD UNTER LUNGENENTZÜNDUNG VERSTANDEN? 142

Die Methodiker lehnen es nach dem Urteil Sorans ab, Definitionen zu geben. Die Anhänger des Asklepiades sagen, Lungenentzündung sei eine nur kurze Zeit dauernde Auflösung mit entzündlicher Schwellung und Fieber. Von einer Auflösung sprechen sie wegen des Ausstoßens von Flüssigkeiten, davon, daß sie nur kurze Zeit dauert, zur Unterscheidung (der Lungenentzündung) von Schwindsucht, welche auch ihrerseits ein Aushusten eines Auflösungsprodukts oder ausfließender Säfte bedeutet. Den Namen Lungenentzündung geben sie ihr zur Unterscheidung von anderen Krankheiten, die auch, wie wir soeben sagten, eine nur kurze Zeit dauernde Auflösung verursachen, etwa der Augen oder Ohren. Sie haben aber hinzugesetzt ‚mit entzündlicher Schwellung und Fieber', weil sonst jede nur kurze Zeit dauernde Auflösung, d. h. das Hervorbrechen (von Flüssigkeit), die im Bereich der Lunge in Erscheinung tritt, zur Lungenentzündung gemacht würde, auch wenn sie im Bereich dieser Körperregion ohne Fieber erfolgte.

Dieser Definition tritt Soran entgegen und sagt: Da in diesen Krankheitsfällen immer die Straffung die Oberhand hat, hätte die Krankheit nicht als Fluß oder Auflösung in Verbindung mit einer entzündlichen Schwellung bezeichnet werden dürfen, sondern höchstens als entzündliche Schwellung in Verbindung mit einem Fluß. Denn unwesentliche Merkmale haben hinter den wesentlicheren zu stehen. Nach unserer Meinung ist die Lungenentzündung also eine heftige und akute Straffung der Lunge mit Auswurf, Durst und einem schnell verlaufenden, akuten Fieber.

27. KAPITEL

WIE WIRD DIE LUNGENENTZÜNDUNG ERKANNT? 143

Sie wird an den auftretenden Symptomen erkannt. Denn an Lungenentzündung Erkrankte haben akutes Fieber, ein Schweregefühl im Brustkorb, und sie fühlen Schmerzen in den durch die Krankheit belasteten Seiten und in der Partie zwischen den Schulterblättern; auch können sie am besten auf dem Rücken, und zwar mit leicht angehobenem Oberkörper, liegen, oft lieben sie auch eine sitzende Haltung und haben Schwierigkeiten, auf der Seite zu liegen, so daß sie das Gefühl haben, ersticken zu müssen; das Gesicht ist gleichsam blühend rot, die Augen haben ein gleichsam fettiges Aussehen sowie auch einen Glanz, nämlich in den weißen Partien, die außerhalb der Pupille zu sehen sind, und zwar besonders, wenn die Kranken ihren Blick abwechselnd zur anderen Seite
lenken. Auch tritt bei ihnen hastiges Atmen auf, ein Husten, der blutige, 144
gallige und rauchige Auswürfe herausbringt, die im Vergleich mit den an Rippenfellentzündung Leidenden gelblicher oder schaumiger sind; Atem-

cilis, desiderium frigidi atque plurimi aeris haustu rapiendi, frigidi etiam potus appetitio, os siccum, lingua aspera ac primo subalbida, dehinc rubra, pulsus uehemens et celer, anxietas, iactatio, uigiliae iuges, ingemens atque turbulentus somnus.

Peiorante passione thorax etiam exstantior fiet accedente spira-
tionis persecutione cum quodam sibilatu uehementi atque aspero.
145 sequitur etiam colli ac uultus inflatio et oculorum aut immobilitas
aut difficilis motus, uisus nubilosus uel nubilus, mentis alienatio,
articulorum frigidus torpor attestante liuore, lingua crassior atque
conductione breuiata, sudor superiorum partium, pulsus latens aut
formicabilis, quem Graeci myrm⟨ec⟩izonta uocant, in ultimo etiam
pectoris resonans stridor, quem rhogmon appellant.

At si salutaribus prosperata signis passio coeperit in melius
uergere, omnium supradictorum fiet paulatim deductio, aliquibus
146 etiam semel amputata decisio. quidam denique in pleuriticam pas-
sionem redeuntes releuati uixerunt accedente dolore et plurima spi-
randi difficultate.

Etenim praedicta, quae peripneumoniam designant uel concurrentia complent, sunt haec: febres acutae, spirationis celeritas ac difficultas, tussicula atque sputorum uaria emissio, grauatio sine ullo dolore aut cum paruo praefocationis sensu. est autem passio generaliter acuta atque strictura suffecta adiuncto leui humoris fluore, quem rheumatismum uocant. quo fiet, ut magis stricturam uocemus, etiam si dolor non fuerit, quippe cum inesse grauedinem atque pressuram uideamus et asperitatem et siccitatem et accessionem uel his similia signa.

CAPVT XXVIII

147 ### QVIS LOCVS IN PERIPNEVMONICIS PATITVR?

Pati in peripneumonicis Diocles uenas pulmonis inquit, Erasistratus uero arterias; Praxagoras eas inquit partes pulmonis pati,

29–232,1] Diocl. fr. 66 Wellmann Prax. fr. 65 Steckerl

1 hausti *Guint.* *corr.* *Rov.*[m] 8 nubilosus] *fort.* nebulosus *scribendum est (cf. Tard. I 51; Cels. Med. II 1,3: CML I p. 46,1)* 11 formicabilis] *item § 167 (Isid. Etym. IV 6,4* formidabilis*)* formicalis *Tard. II 198; Cael. Aur. De signific. diaet. pass. 38: p. 213,23 Rose* myrmizonta *Guint.* *corr. Vollmer, Thes. L. L. VI 1092,76sqq., et Vietmeier, p. 71 (cf. tamen Tard. II 198; Cael. Aur. De signific. diaet. pass. 38: p. 213,24 Rose)* 21 sensus *Rov.*[m]

beschwerden, das Verlangen, sehr viel kalte Luft einzuatmen, auch Begierde nach kalten Getränken, ein trockener Mund, eine rauhe Zunge, die zuerst etwas weißlich, dann rot ist; ein heftiger, schneller Puls, Beklommenheit, Herumwerfen, andauerndes Wachsein, Schlaf, der mit Seufzen und Unruhe erfüllt ist.

Bei Verschlimmerung des Leidens wird der Brustkorb weiter ausgedehnt, wobei das Atmen mühsam vonstatten geht mit einem heftigen und rauhen Rasseln. Es erfolgt auch ein Anschwellen von Hals und Gesicht, 145
und die Augen werden entweder unbeweglich oder können kaum bewegt werden, der Blick ist umflort oder trübe, der Geist verwirrt, in den Gliedern herrscht kalte Erstarrung, wobei sich eine bläuliche Verfärbung einstellt, die Zunge ist dicker und durch Zusammenziehung verkürzt, es gibt Schweißausbrüche an den oberen Körperteilen, einen verborgenen oder ameisenartigen Puls, den die Griechen *myrmēkizōn* nennen, zum Schluß auch ein lautes Rasseln in der Brust, das sie als *rhōgmos* bezeichnen.

Wenn aber die Krankheit, unter günstigen Vorzeichen stehend, sich zu bessern beginnt, vollzieht sich allmählich ein Nachlassen aller oben genannten Erscheinungen, bei manchen auch ein restloses Aufhören (aller) auf einmal. Manche, die überlebten und von dem Leiden befreit wurden, 146
sind schließlich in die Rippenfellentzündung zurückgefallen, wobei Schmerzen und starke Atembeschwerden hinzutraten.

Die genannten Zeichen, welche die Lungenentzündung anzeigen oder deren Symptome ausmachen, sind also folgende: akutes Fieber, hastiges und mühsames Atmen, Husten und Hervorbringen von Auswürfen in verschiedenartiger Form, Schweregefühl ohne jeden Schmerz oder mit leichtem Erstickungsgefühl. Es handelt sich aber im allgemeinen um ein akutes und durch Straffung hervorgerufenes Leiden, wobei auch ein leichter Fluß der (Körper)flüssigkeit hinzutritt, den man *rheumatismos* nennt. So kommt es, daß wir sie eher als Straffung bezeichnen wollen, auch wenn kein Schmerz besteht, weil wir sehen, daß dabei Schweregefühl und Druck auftreten, Rauheit, Trockenheit, (Fieber)anfälle oder diesen ähnliche Anzeichen.

28. KAPITEL

Welcher Körperteil ist bei den an Lungenentzündung Leidenden erkrankt? 147

Diokles sagt, daß bei den an Lungenentzündung Leidenden die Adern der Lunge erkrankt sind, Erasistratos aber sagt, die Arterien; Praxagoras sagt, diejenigen Partien der Lunge, die mit der Wirbelsäule verbunden

quae sunt spinae coniunctae. etenim omnem inquit pulmonem pati Herophilus; si febrem, inquit, fuerint passi, pleuriticam facit. Asclepiades uero eas pulmonis partes pati, quae arteriae sunt adhaerentes, quas appellant bronchia. item Apollonius Herophilus inquit ipsius pulmonis uenas atque arterias pati.

Soranus autem, cuius uerissimas apprehensiones Latino sermone describere laboramus, totum inquit corpus passione uexari, sed pulmonem uehementius, quod quidem aestimatum et non ad expressam
148 fidem accipiendum iudicauit. est etiam inutile curationi, quippe cum nihil obstet locorum neglecta specialis apprehensio, ubi totum corpus laborare senserimus, et neque mutabilis sit adiutoriorum qualitas pro patientibus locis, sed talis perseueret in genere, donec passio ipsa perseuerat.

Manifestum autem ex supradictis, quomodo possunt similia quaeque peripneumonicae passionis internosci, accipimus. pleuritici enim uehementi dolore lateris afficiuntur, dyspnoeici uero, quos anhelosos dicere poterimus siue suspiriosos, sine febribus esse noscuntur, et non solum celeri atque acuta afficiuntur passione, sed aliquando etiam tarda atque obtusa, quam Graeci chroniam uocant. [et cetera.]

CAPVT XXIX

149 ### QVOMODO CVRANDI SVNT PERIPNEVMONICI?

Conuenit peripneumonicos iacere in loco medie lucido atque calido et ita haberi uel componi, ut reclinato leuiter thorace collocentur. ad hoc enim positionis siue schematis genus ipsi quoque aegrotantes releuantur. dehinc abstinentia adhibenda usque ad primam diatriton, si nulla obstiterit urgentior causa. seruandi etiam a somno uigiles accessionis tempore adhibita articulorum leni atque calida manuum defricatione. calefactionibus etiam lenibus ex pannis utendum, tunc, cum statum sumpserit accessio, lanarum appositione thoracem secus atque medio scapularum, sed quae sint ex oleo calido ac dulci expressae.

Declinante accessione os colluendum ac deinde potus dandus
150 aqua calida. tunc somnus permittendus, adhibita etiam phlebotomia

1sq. etenim – Herophilus] *cf.* § 141

4 Herophilus] *cf. § 4. 141. 218* 19 quam] nam *Guint. corr. Rov.* 20 et cetera *del. Rov.* 25 positionis *coni. Rov.*[m] passionis *Guint.* 26 releuentur *Guint. corr. Rov.*[m]

sind, seien erkrankt. Herophilos nämlich sagt, daß die ganze Lunge erkrankt sei; wenn (die Kranken) aber Fieber bekommen, sagt er, so wird eine Rippenfellentzündung daraus. Asklepiades aber sagt, daß diejenigen Teile der Lunge erkrankt sind, die sich an die Luftröhre anschließen, welche man *bronchia* (Bronchien) nennt. Ebenso sagt der Herophileer Apollonios, daß die Venen und Arterien der Lunge selbst erkrankt sind.

Soran jedoch, dessen völlig richtige Anschauungen wir uns in lateinischer Sprache wiederzugeben bemühen, sagt, daß der gesamte Körper von der Krankheit angegriffen wird, die Lunge aber am heftigsten, was er freilich nur für angenommen und nicht mit ausgesprochener Gewißheit anzuerkennen erachtete. Es ist auch für die Behandlung entbehrlich, weil 148
die Unterlassung einer besonderen Feststellung der erkrankten Körperteile nicht zum Hindernis wird, wenn wir sehen, daß der gesamte Körper leidet, und sich auch die Beschaffenheit der (anzuwendenden) Mittel nicht nach den einzelnen erkrankten Körperteilen auszurichten braucht, sondern so lange von derselben Art bleiben kann, wie die Krankheit selbst dauert.

Aus dem soeben Gesagten erhalten wir einen eindeutigen Hinweis, wie sich alle der Lungenentzündung ähnlichen Krankheiten von ihr unterscheiden lassen. Denn an Rippenfellentzündung Erkrankte werden von heftigem Seitenschmerz befallen, die an Atemnot Leidenden aber, welche wir auch als Keuchende oder Seufzende bezeichnen können, haben bekanntlich kein Fieber, und sie sind nicht nur von einer schnell verlaufenden und akuten Krankheit betroffen, sondern manchmal auch von einer langwierigen und gedämpften, welche die Griechen als *chronia* (chronisch) bezeichnen.

29. KAPITEL

Wie sind die an Lungenentzündung Erkrankten zu behandeln? 149

Für die an Lungenentzündung Erkrankten ist es angebracht, in einem mittelmäßig hellen und warmen Raum zu liegen und sie in der Weise zu halten oder zu betten, daß sie mit leicht zurückgeneigtem Brustkorb gelagert werden. Bei dieser Art Stellung oder Lage fühlen die Kranken sich nämlich auch selbst leichter. Dann ist Fasten einzuhalten bis zum Ablauf der ersten Dreitagefrist, sofern kein zwingender Grund dem entgegensteht. Während eines Anfalls soll man sie nicht schlafen lassen, sondern wach halten, wobei die Glieder einer sanften und mit warmen Händen ausgeführten Massage unterzogen werden. Man soll auch mit Tüchern eine sanfte Erwärmung ausführen, dann, wenn der Anfall seinen Höhepunkt erreicht hat, durch Auflegen von Wolle rund um den Brustkorb und auf die Partie zwischen den Schulterblättern, die aber in süßem, warmem Öl ausgedrückt sein soll.

Wenn der Anfall nachläßt, ist der Mund zu spülen und danach warmes Wasser zu trinken zu geben. Danach läßt man (den Kranken) schlafen, 150

permittentibus uiribus. sed si intra diatriton in passionem uenerint aegrotantes, quod quidem est rarissimum, erit tum phlebotomia adhibenda, si autem non in ipsa diatrito, tunc unctione. dehinc aqua ora fomentamus et damus sorbilem cibum atque tenuem ex alica. etenim ptisana inflationem facit. item oryza constringit. similia quoque in initiis grauis est. conficiendus itaque erit, ut supra diximus, sorbilis sucus melle atque anetho et oleo. at si aeger sorbilia quoque horruerit uel recusauerit, alicam dabimus ex aqua calida aut ouum sorbile. tunc usque ad declinationem totius passionis alternis cibabimus diebus, si uires aegrotantis permiserint.

151 Atque ita thoracem cataplasmamus et interscapulam, quod Graeci metaphrenon appellant, leni scilicet cataplasmate uel mulso mediocriter decocto aut pane ex aqua calida et polline atque foenugraeco ex aqua mulsa uel fici aridi decoctione. eius quamquam sit reflata sucositas, tamen manet ueluti mellosa dulcedo. tunc cucurbita eisdem locis cum scarificatione adhibenda, sed dimissionis tempore. leues autem, quas κούφας appellant, etiam in accessione adhibere possumus, et frequentes atque multis partibus. tunc uaporatio spongiarum et cataplasmatum apta: etsi sese ad tempus grauari sentiunt aegrotantes, eorum appositionem aegre tolerantes, tamen ex his plu-
152 rimum deinde commodi consequentur. erunt adhibenda, angusto ⟨sci⟩licet tempore detracta atque rursum apposita, quo etiam tussiculae mitigetur inquietudo et ea, quae egeruntur, facilius lapsa sine ullo tormento reddantur. erit decoctum mulsum dandum uel foenugraeci decoctio cum melle. facit etiam nucleorum contritio mulso admixta uel amylum aqua contritum. dabimus etiam eclegmata sorbilia ex lini semine ac foenugraeci nucleis et melle decocto et ouorum uitellis confecta.

Cum statum sumpserit passio, gestatione leui utemur, cum uero declinauerit, uario nutrimus cibo seruantes ac praecauentes multo tempore ex liquamine et oleo cibos, siquidem tussiculam commoue-
153 ant. / tunc lauacrum adhibemus et ultimo uinum damus. pectori autem atque a tergo circulatim cerotaria apponimus ex oleo dulci confecta uel cyprino admixta iridis radice decocta uel meliloto et secundum aliquos sampsucho. sed est hoc acerrimum, quamquam sit calidae uirtutis. post cerotarium uero apponimus ⟨malagma⟩, quod appella-

3 *post* unctione *add.* utendum *Rov.; sed u. Bendz, Caeliana, p. 58* „*fort.* unctio" *Drabkin*[app] 7 quaeque *Guint. corr. Rov.*[m] 13 et] ex *Guint. correxi (u. Bendz, Eranos 41, p. 76)* 14 ex] et *Guint. correxi l. c.* 17 appellamus *Guint. correxi (cf. § 155)* 22 scilicet *coni. Rov.*[m] licet *Guint.* 23 elapsa *Rov.*[m] 36 malagma *add. Drabkin (cf. Tard. III 26)*

nimmt auch einen Aderlaß vor, wenn es seine Kräfte gestatten. Wenn aber die Kranken schon während der (ersten) Dreitagefrist die Krankheit zur vollen Entwicklung bringen, was allerdings höchst selten ist, so muß in diesem Fall der Aderlaß vorgenommen werden, wenn dies aber am dritten Tage selbst (noch) nicht der Fall ist, dann Einsalben. Danach erwärmen wir das Gesicht mit Wasser und geben eine dünne Schleimsuppe von Spelt. Denn Gerstenschleim verursacht Blähungen. Ferner zieht Reis zusammen. Auch Weizenmehl ist für den Anfang zu schwer. Dieser trinkbare Schleim, wie wir soeben gesagt haben, soll mit Honig, Anis und Öl zubereitet werden. Wenn aber der Kranke auch die Suppen verabscheut oder ablehnt, so geben wir Spelt in warmem Wasser oder Trinkeier. Danach geben wir bis zum Abklingen der gesamten Krankheit jeden zweiten Tag etwas zu essen, wenn es der Kräftezustand des Kranken erlaubt.

Und folgendermaßen machen wir Packungen für den Brustkorb und 151
die Partie zwischen den Schulterblättern, eine Region, welche die Griechen *metaphrenon* nennen, und zwar in Form einer milden Packung entweder mit mäßig eingekochtem Met oder aus Brot in warmem Wasser und Mehl und griechischem Heu in Wassermet oder mit einer Abkochung von getrockneten Feigen. Denn wenn auch deren Saftigkeit verdunstet ist, so bleibt doch ihre honiggleiche Süße. Dann soll an denselben Stellen der Schröpfkopf unter Skarifikation angewandt werden, aber in der Beruhigungsphase. Die leichten Schröpfköpfe, welche sie als κοῦφαι (*kuphaí*) bezeichnen, können wir auch während eines Anfalls verwenden, und zwar häufig und an vielen Stellen. Dann ist eine Erwärmung mit Schwämmen und Packungen angebracht: denn wenn sich die Kranken auch zeitweilig dadurch schlechter fühlen und diese Auflagen nur schwer aushalten
können, so werden sie doch später großen Nutzen davon haben. Sie sollen 152
so angewendet werden, daß sie nach kurzer Zeit abgenommen und wieder aufgelegt werden, damit dadurch auch die Beunruhigung durch das Husten verringert wird und das, was dabei herausgebracht wird, leichter abfließt und man es ohne Qual von sich geben kann. Man soll eingekochten Met geben oder einen Absud von griechischem Heu mit Honig. Auch helfen zermahlene Nüsse, mit Met vermischt, oder in Wasser verrührte Stärke. Wir geben auch dünnflüssige Latwergen, aus Leinsamen und Kernen von griechischem Heu, eingekochtem Honig und Eidottern hergestellt.

Wenn die Krankheit ihren Höhepunkt erreicht hat, lassen wir sanft herumtragen, wenn sie aber im Abklingen ist, ernähren wir durch abwechselungsreiche Kost, enthalten uns aber vorsichtshalber lange Zeit von Speisen mit Fischsauce und Öl, weil diese nämlich zum Husten reizen./
Dann gebrauchen wir das Bad, und zuletzt geben wir Wein. Rings um 153
Brust und Rücken aber bringen wir Wachspflaster an, die aus süßem Öl oder Hennaöl hergestellt werden, unter Beimischung von gekochter Iriswurzel oder Honigklee und nach Meinung einiger Ärzte auch Majoran. Aber der ist äußerst scharf, obwohl er von warmer Qualität ist. Nach dem Wachspflaster legen wir das erweichende Mittel auf, das *diachylōn* (aus

tur diachylon, uel Mnaseu, aliqui etiam adhibuerunt illud, quod Nileos appellatur, item Caphisophontis, quae non sunt ita uehementia et propterea permittenda. horum sane compositiones de medicaminibus scribentes Interrogationum docuimus libris.

Ex antiquis autem Erasistratus et Herophilus de ista passione
154 nihil dixerunt. Hippocrates uero libro Regulari, quem Diaeteticum uocauit, peripneumonicae inquit remedium aptandum ex cocco atque galbano atque Attico melle uel abrotano ex aceto mulso atque pipere admixto et helleboro nigro. „Summum“, inquit, „est etiam panacem in mulso ex aceto confecto decoquere et liquatum dare bibendum.“ sed haec somnia Soranus esse iudicauit et propterea reprobanda adiciens, quod mulsum ex aceto factum constringat et sit inconueniens tumori.

Item Diocles ait peripneumonicos, qui annum sextum natu excesserint, post iniectionem suco cibari oportere, sed fortiores atque
155 ualidos uiribus leuius, imbecilliores uero plenius. omnes tamen communiter parum refici iubet, qui ultra annum quartum decimum fuerint hac passione aegrotantes, adhibens acerrimos clysteres et propterea noxios. dehinc sine ratione ad dierum numerum cibum dandum putat. item libro, quem De passionibus atque causis et curationibus scripsit, phlebotomandos dicit et adhibendi tempus tacuit. dehinc uentrem commouendum existimat exagitans atque exsucans interiora. addit etiam unguentum naribus admouendum et sucum scammoniae, quam diagridium appellant, et helleborum et opium suco
156 consparsum, obsidens odoramentis perniciosissimis caput. usque ad quintum diem mulsum ex aceto solum dandum praecepit excitans profecto tumorem constrictiuae uirtutis causa et immoderata abstinentia uires absumens. utitur etiam cum his potionibus uexatiuis absinthio infuso et thymo decoctis et eisdem dans quoque transuo-

1 Nileos] *cf.* Cels. Med. V 18,9: CML I p. 196,24–197,3 6–10] *u.* Hipp. De uictu acut. spur. 34 (11): I p. 164,21–165,3 Kw. = II p. 464,12–466,4 K. *cf.* Helmreich, Acut. pass., p. 324 14–20] Diocl. fr. 84 Wellmann 20–238,3] Diocl. fr. 67 Wellmann

1 Mnasei *Guint. corr. Drabkin* Nileus *Guint. corr. Drabkin* 2 Cephisophontis *coni. Drabkin (cf. Tard. II 34; III 55; „an* Caf- *scrib.?“ Drabkin*[app]*)* Antisophantis *Guint.* Apollophanis *Rov.*[m] *(cf. Cels. Med. V 18,6: CML I p. 196,1)* 7 croco *Rov.*[m] κόκκαλος *Hipp.* 11 somnia] *fort.* omnia grauia *scribendum est „fort.* ⟨acria⟩ omnia“ *Drabkin*[app] 21 adhibendum *Guint. correxi (cf. e. g. Cel. I 104:* non ad examen dandi tempora sumpsit; *III 209:* tempus uini dandi non memorauit*)* 22 exiccans *Rov.*[m]*; sed cf. Tard. II 206* 23 et *del. Wellmann* uel *Drabkin* 24 appellamus *Guint. correxi (cf. § 151)*

Säften bestehendes Mittel) genannt wird, oder das Mittel des Mnaseas, manche haben auch das verwendet, das nach Nileus benannt ist, auch das Mittel des Kaphisophon, welche von nicht allzu heftiger Wirkung und deshalb zulässig sind. Deren Zusammensetzungen haben wir in unseren Büchern der „Fragen" in dem Abschnitt über die Medikamente angegeben.

Von den alten Autoren aber haben Erasistratos und Herophilos über diese Krankheit nichts gesagt. Hippokrates aber sagt in seiner Schrift 154
„Die gesunde Lebensweise", welche er „*Diaitētikon*" genannt hat, gegen die Lungenentzündung solle man ein Spezialmittel anfertigen, aus Scharlachbeeren und Galbanumharz, attischem Honig oder Eberraute in Essigmet und unter Beimischung von Pfeffer und schwarzer Nieswurz. „Sehr gut aber", sagt er, „ist es auch, Panax in Essigmet zu kochen und durchgeseiht zu trinken zu geben." Aber Soran hat geurteilt, dies seien Traumgebilde und daher zu verwerfen; er fügt hinzu, daß aus Essig hergestellter Met zusammenzieht und für entzündliche Schwellungen nicht geeignet ist.

Diokles sagt, daß man an Lungenentzündung Leidende, wenn sie über ein Alter von sechs Jahren hinaus sind, nach einem Einlauf mit Schleim ernähren müsse, aber die stärkeren und kräftigeren weniger, die schwächeren aber mehr. Alle an diesem Leiden Erkrankten jedoch, die über 14 Jahre 155
alt sind, sollen nach seiner Anordnung samt und sonders wenig zu essen bekommen; dabei gebraucht er sehr scharfe und deshalb schädliche Klistiere. Dann ist er der vernunftwidrigen Meinung, daß man sich beim Verabreichen von Speisen nach der Zahl der Tage zu richten habe. Auch sagt er in seinem Buch „Über die Krankheiten, ihre Ursachen und ihre Behandlungsweisen", (die Kranken) müssen zur Ader gelassen werden, verschweigt aber den Zeitpunkt der Durchführung. Dann hält er es für notwendig, die Verdauung zu beschleunigen, dadurch reizt er jedoch die Eingeweide und entzieht ihnen die Flüssigkeit. Auch fügt er hinzu, daß Salbe an die Nasenlöcher gebracht werden soll, und zwar Saft der Purgierwinde, die man *diagridium* nennt, Nieswurz und Opium, mit dem Saft überträufelt; also belastet er den Kopf mit höchst gefährlichen Riechmitteln.
Er hat verordnet, daß bis zum fünften Tage ausschließlich Essigmet zu 156
geben ist; dadurch fördert er tatsächlich die entzündliche Schwellung wegen dessen zusammenziehender Wirkung, und er nimmt (dem Kranken) durch das übermäßige Fasten die Kräfte. Außer diesen schädlichen Tränken verwendet er auch (vorher) eingeweichten Wermut und Thymian, die auch ihrerseits gekocht worden sind, und gibt (den Kranken) auch

randum atque sorbendum passum cum aceto et mulso confectum. quae omnia, ut ratio demonstrat, sunt acria et propterea tumori contraria.

Item Praxagoras eandem pleuriticorum atque peripneumonicorum tradidit curationem.

Asclepiades uero secundo libro Celerum uel acutarum passionum phlebotomiam recusauit, siquidem nullo dolore aegrotantes afficiantur et propterea, si fuerit adhibita ex initio, sanguis tenuis at-
157 que subtilis exire uideatur, / sed errans plurimum, ut Soranus ait: neque enim moderatio detractionis sanguinis mutatione demonstratur, neque etiam solos dolentes phlebotomandos accipimus, sicut idem Soranus libris, quos De adiutoriis conscripsit, edocuit. dehinc ipse Asclepiades ait quosdam peripneumonicos dolere. oportuit igitur etiam nunc, sicut in pleuriticis, non ex causa reprobare phlebotomiam, sed a commorantibus inquirere, utrum in omnibus peripneumonicis obesse regionaliter uideatur. prohibet etiam cataplasmata et uaporationes, quorum est utilissimus usus ob relaxandam stricturam. item reprobat clysteres atque omnia medicamina, et quidem recte,
158 sed non suis conueniens placitis. in phreniticis enim clysteres adhibuit. item libris, quos De uini datione scripsit, in febricitantibus iugibus inquit utendum clysteribus. dat etiam cum aqua mulsa hyssopum uel tragoriganum, et sunt haec acria atque medicosa, quae Graeci pharmacode appellant. mitescente, inquit, interea passione cataplasmata adhibenda atque cibis asperioribus diebus nutriendos aegrotantes existimat, cum nos oporteat saepe leuioribus diebus cibos dare tunc puriores, siquidem dimissiones occurrant.

Item Titus huius sectator bis in die adhibendam inquit defricationem, quam quidem ueluti quassantem in acutis passionibus reprobamus.

Themison uero alia quaedam de passione recte composuit, sed peccat iubendo eos secunda uel tertia die gestari, quoniam nondum
159 sumpserit passio statum. iubet etiam cum scarificatione adhiberi cucurbitam declinante accessione, cum sit adiutorii genus destructiuum et propterea proprium dimissionis. dat etiam bibere aquam frigidam uel frigidae uicinam, et non est consequens sorbilibus cibis at-

4sq.] Prax. fr. 114 Steckerl

1 confecto *Guint.* *corr. Nickel* 13 dolere oportuit. igitur *Guint.* 14 ex] sine *Rov.*[m] 33 destrictiuum *Guint.* *corr. Vetter, Thes. L. L. V 1550,24sqq. (cf. Cel. III 20, per coniecturam, et Tard. I 84)*

Rosinenwein, der mit Essig und Met versetzt worden ist, zu schlucken und zu schlürfen. Alle diese Substanzen sind, wie die Vernunft lehrt, scharf und daher bei einer entzündlichen Schwellung von Nachteil.

Praxagoras hat dieselbe Behandlung für die an Rippenfellentzündung und die an Lungenentzündung Erkrankten überliefert.

Asklepiades aber hat im zweiten Buch seiner „Schnell verlaufenden oder akuten Krankheiten" den Aderlaß abgelehnt, weil die Kranken angeblich überhaupt nicht von Schmerzen befallen sind, und deswegen, weil bei Ausführung des Aderlasses gleich am Anfang nur dünnes und feines Blut herauszukommen scheint; / dies ist aber eine sehr irrige Ansicht, wie 157
Soran sagt: denn weder wird die Menge des abzunehmenden Blutes durch die Veränderung des Blutes angezeigt, noch sind wir der Meinung, daß allein Patienten, die Schmerzen haben, zur Ader gelassen werden müssen, wie derselbe Soran in dem von ihm verfaßten Werk „Über therapeutische Maßnahmen" gelehrt hat. Schließlich sagt Asklepiades selbst, daß manche, die an Lungenentzündung leiden, Schmerzen haben. Er hätte sich also auch jetzt, ebenso wie bei den an Rippenfellentzündung Erkrankten, ohne den Aderlaß auf Grund der Krankheit zu verwerfen, bei den Einwohnern danach erkundigen müssen, ob die Erfahrung gemacht wurde, daß er sich in diesem Gebiet bei allen Fällen von Lungenentzündung nachteilig ausgewirkt hat. Er verbietet auch Packungen und erwärmende Mittel, deren Anwendung doch sehr nutzbringend ist, um die Straffung zu lockern. Auch verwirft er Klistiere und alle Medikamente, dies tut er zwar zu Recht, doch stimmt er dabei nicht mit den eigenen Grundsätzen überein.
Bei den an Phrenitis Erkrankten hat er nämlich Klistiere angewandt. 158
Auch hat er in den von ihm geschriebenen Büchern „Über das Geben von Wein" gesagt, man solle in Fällen von ununterbrochenem Fieber Klistiere gebrauchen. Er gibt auch zusammen mit Wassermet Ysop und Bocksmajoran, und das sind scharfe und äußerst wirksame Medikamente, welche die Griechen als *pharmakōdē* bezeichnen. Wenn das Leiden allmählich milder zu werden beginnt, sagt er, seien Packungen anzuwenden, und er glaubt, an den Tagen mit verschärftem Fieber seien den Kranken Speisen zu reichen, während es für uns richtig ist, oft gerade an den Tagen mit leichterem Fieber die Speisen zu geben, (und zwar) dann in reinerer Form, weil Beruhigungsphasen eintreten.

Sein Anhänger Titus sagt, man solle zweimal täglich eine Massage vornehmen, welche wir allerdings bei akuten Krankheiten verwerfen, weil sie gleichsam erschüttert.

Themison aber hat soweit das Richtige über diese Krankheit niedergeschrieben, macht aber einen Fehler darin, daß er die Anweisung gibt, die Kranken am zweiten oder dritten Tage herumzutragen, da ja das Leiden dann noch nicht seinen Höhepunkt erreicht hat. Auch ordnet er an, 159
den Schröpfkopf mit Skarifikation beim Nachlassen eines Anfalls anzuwenden, obwohl dies eine abbauend wirkende therapeutische Maßnahme ist und daher in die Beruhigungsphase gehört. Er gibt auch kaltes oder beinahe kaltes Wasser zu trinken, und dieser zusammenziehend wirkende Trank paßt nicht zu den suppigen Speisen und der auf Lockerung ausge-

que curationi laxatiuae potus constrictiuus. „Si“, inquit, „incensa atque longa fuerit accessio, ut ardore ac siccitate difficultatem faciat excludendi ea, quae tussicula emitti coguntur, dabimus pityidas uel nucleos aut cucumeris semen bibendum cum aqua aut secundum modum collecta“; et sunt haec maxime contraria. augmenti etenim atque accessionis tempore etiam aqua, quae nullius est qualitatis, noxia
160 perspicitur. utitur etiam amygdalis amaris, quae ob amaritudinem tumores uehementius accendunt.

Item Heraclides Tarentinus eandem iudicauit curationem adhibendam, quae pleuriticis est ordinata. multi Empirici potionibus atque sorbilibus cibis usi sunt, item pityida et ruta et menta et tragorigano et abrotano et pulegio atque origano, alii haec singula, alii secum mixta adhibentes. sic denique amylum cum aqua praecoctum atque melle [mixta] admiscuerunt, tunc amygdala amara, et haec sorbilia mouent ramo hyssopi. dant etiam irin et gentianam decoctam cum pulegio et anagallide herba et eryngio et marrubio et his similibus, quae omnia ratione circumscripta reprobanda sunt.

CAPVT XXX

161 ## De cardiacis

Cardiacam passionem aiunt quidam duplici significatione nuncupari, communi et propria. sed communem dicunt eam, quae substantiam in stomacho atque ore uentris habuerit, ubi etiam mordicatio sequitur supradictarum partium, ut Hippocrates primo et secundo libro Epidemion commemorat et Erasistratus libris, quos De uentre scripsit. propriam autem dicunt eam, quae cum sudore fuerit atque pulsu imbecillo, de qua nunc dicere suscepimus.

162 Nomen autem haec sumpsit passio, ut quidam uolunt, a parte corporis, quae patitur, siquidem putent principaliter cordis esse aegritudinem. alii uero aliter sentiunt, siquidem uulgus quadam consuetudine propria atque dominantia mag⟨n⟩is nominibus appellet, ut magnum mare sacrum mare atque luem deificam uel epilepticam passionem. est igitur in nobis proprium atque uigens et dominium

9–17 similibus] Heracl. fr. 189 Deichgräber 23sq. ut Hippocrates – commemorat] *u. e.g.* Hipp. Epid. I δ′: I p. 205,17sq. Kw. =II p. 690,15sq. L. Epid. II 1,3: V p. 72,14 L. 27–242,20] *cf.* Isid. Etym. IV 6,4

11sq. tragoriganum et abrotanum et pulegium atque origanum *Guint. corr. Rov.* 12 abrotono *Deichgräber, p. 185; sed cf. § 154; Cel. III 159; Tard. III 9* 14 mixta *om. Rov. secl. Drabkin* 30 magis *Guint. corr. Rov.*[m]

richteten Heilbehandlung. „Wenn“, so sagt er, „ein Fieberanfall mit großer Hitze verbunden ist und lange dauert, so daß er durch die Hitze und Austrocknung das Hinausbefördern dessen, was durch den Husten herausgebracht werden muß, erschwert, so geben wir Pinien- oder Nußkerne oder Gurkensamen mit Wasser zu trinken, oder auch im richtigen Verhältnis gemischt“; und diese Mittel wirken äußerst nachteilig. Denn während der Steigerungsphase und in der Zeit eines Anfalls wird sogar Wasser, das von neutraler Qualität ist, als schädlich erkannt. Er verwendet 160
auch bittere Mandeln, die durch ihre Bitterkeit die entzündlichen Schwellungen noch heftiger werden lassen.

Ferner hat Herakleides von Tarent geurteilt, daß dieselbe Behandlung anzuwenden sei, die für die an Rippenfellentzündung Leidenden verordnet worden ist. Viele Empiriker haben Heiltränke und suppige Speisen gebraucht, auch Pinienkerne, Raute, Minze, Bocksmajoran, Eberraute, Polei und Origanum; einige haben diese Drogen einzeln verwendet, andere miteinander vermischt. So haben sie schließlich auch zuerst Stärke mit Wasser und Honig gekocht und beigemischt, danach bittere Mandeln, und diesen dicken Trank haben sie mit einem Ysopstengel umgerührt. Sie geben auch Iris und Enzian, mit Polei und Gauchheil, Mannstreu, Andorn und ähnlichen Dingen gekocht, die alle, von der Vernunft zurückgewiesen, zu verwerfen sind.

30. KAPITEL

Über die an der „Herz“krankheit Leidenden 161

Die „Herz“krankheit, sagen manche, hat einen Namen mit zweifachem Bedeutungsbereich, allgemein und speziell. Als allgemein bezeichnen sie diejenige Krankheitsform, die ihre Existenz in der Speiseröhre und im Magenmund hat, wodurch auch ein beißender Schmerz in den soeben genannten Partien entsteht, wie ihn Hippokrates im ersten und im zweiten Buch seiner „Epidemien“ erwähnt und Erasistratos in seinen Büchern „Über die untere Leibeshöhle“. Als speziell aber bezeichnen sie diejenige Form, die mit Schweiß und einem schwachen Puls einhergeht, über die wir uns jetzt zu sprechen vorgenommen haben.

Den Namen hat diese Krankheit, wie einige es auffassen, von dem 162
betroffenen Körperteil bekommen; sie meinen nämlich, daß es sich vorwiegend um eine Herzkrankheit handelt. Andere aber fassen es anders auf, weil das Volk die Angewohnheit hat, besondere und bedeutende Dinge mit großen Namen zu bezeichnen, wie das große Meer als ‚heiliges Meer‘ und als ‚göttliche Krankheit‘ z. B. die Epilepsie. Nun ist in uns das wichtigste, stärkste und die Leitung des Lebens innehabende (Organ) das Herz;

uitae continens cor, quapropter tamquam magna passio, quae summae potestatis habet, nomen sumpsit.

CAPVT XXXI

163 QVID EST CARDIACA PASSIO, VEL QVOMODO EIVS AGNITIO TRADENDA?

Definitiones enim Soranus dicere declinauit. cognitio igitur siue intelligentia eius passionis ab Artemidoro Sidensi Erasistrati sectatore tradita est hoc modo: „Cardiaca“, inquit, „passio est tumor secundum cor.“ item Asclepiadis sectatores aiunt tumorem secundum cor corpusculorum coaceruatione siue obtrusione effectum.

Soranus uero, cuius haec sunt, tumoris inquit signum nullum subesse, quod in cardiacis uideatur. item cor pati non ualde plurimis probabile uidetur. sed ait cardiacam esse passionem solutionem celerem atque acutam, qua disici corpora per omnes uiarum particu-
164 las apprehendit. fit autem magis aestatis tempore atque in uiris potius quam in mulieribus et calidis atque iuuenibus corporibus uel habitudine plenis et exercitis. sed praecedentes causae, quibus haec passio sufficitur, multae atque uariae sunt; magis autem iugis indigestio uel uinolentia aut post cibum lauacra aut post cenam uomitus aut maestitudo uel timor, in quae consentiens corpus soluitur in sudores. emergit autem frequentius quinta uel sexta die in febribus continuis uel ardentibus atque flammatis.

CAPVT XXXII

165 QVOMODO INTELLIGIMVS EOS, QVI IN CARDIACAM VENIRE POSSVNT AVT ETIAM IN IPSA CONSTITVTOS?

Intelligimus eos, qui in cardiacam passionem decliues atque proni uidentur, et eos, qui sunt iam in eadem constituti, ex his signis, quae concurrunt. sequitur enim in passionem pronos febris acuta atque celerrima et flammosa, pulsus celer, densus, humilis et quasi humectus toto accessionis tempore, aliquando etiam usque ad dimissionem, ut etiam, si feruoris releuatio fuerit quadam circumscrip-

1 passio ⟨ab ea parte⟩ quae ⟨uim⟩ *Rov.* passio ⟨ab ea parte⟩ quae *Drabkin* passio quam *Guint.* 2 habetur *Drabkin* 12 passionem esse *Rov.* 19 quibus *Rov.*^{m}

daher soll also diese gleichsam ‚große Krankheit‘, welche die stärkste Gewalt hat, den Namen bekommen haben.

31. KAPITEL

WAS IST DIE „HERZ“KRANKHEIT, 163
ODER WIE IST IHRE DIAGNOSE ANZUGEBEN?

Definitionen auszusprechen, hat sich Soran nämlich geweigert. Die Diagnose oder die Auffassung von dieser Krankheit ist nun von Artemidoros von Side, einem Anhänger des Erasistratos, angegeben worden, und zwar in folgender Weise: „Die Herzkrankheit“, sagt er, „ist eine entzündliche Schwellung im Bereich des Herzens.“ Auch die Anhänger des Asklepiades nennen sie eine entzündliche Schwellung im Bereich des Herzens, die durch eine Anhäufung der Korpuskeln oder eine durch sie bewirkte Verstopfung verursacht worden ist.

Soran jedoch, dessen Werk dies ist, sagt, es sei überhaupt kein Anzeichen für eine entzündliche Schwellung vorhanden, das bei den an der „Herz“krankheit Leidenden in Erscheinung trete. Auch sind es nicht sehr viele, denen es möglich erscheint, daß (in diesem Falle) das Herz erkrankt sei. Er sagt aber, die „Herz“krankheit sei eine schnell verlaufende und akute Auflösung, worunter er versteht, daß die Körper durch alle noch so
kleinen Gänge ihre Substanz verlieren. Sie tritt aber vorwiegend in der 164
Sommerszeit auf und eher bei Männern als bei Frauen und bei warmen und jugendlichen Körpern oder bei fülligen und trainierten. Die vorhergehenden Ursachen aber, durch welche dieses Leiden ausgelöst wird, sind zahlreich und verschiedenartig; besonders aber ständige schlechte Verdauung oder Trunksucht oder Baden nach dem Essen oder Erbrechen nach der Mahlzeit oder auch Traurigkeit oder Furcht, wobei der Körper, wenn er sich ihnen überläßt, in Schweiß gerät. Sie bricht aber ziemlich häufig am fünften oder sechsten Tage bei ununterbrochenen oder brennenden und feurigen Fiebern aus.

32. KAPITEL

WORAN ERKENNEN WIR DIEJENIGEN, WELCHE DIE „HERZ“KRANKHEIT 165
BEKOMMEN KÖNNEN ODER SIE SOGAR SCHON HABEN?

Wir erkennen diejenigen, die zur „Herz“krankheit zu neigen und dafür anfällig zu sein scheinen, sowie diejenigen, welche sie bereits haben, an folgenden Anzeichen, die gemeinsam auftreten. Es befällt nämlich diejenigen, die für diese Krankheit anfällig sind, ein akutes, sehr schnell verlaufendes und feuriges Fieber, ein schneller, gedrängter, flacher und gleichsam feuchter Puls während der ganzen Zeit des Anfalls, bisweilen auch bis zu seinem Aufhören, so daß sogar, wenn ein Nachlassen der (Fieber)hitze durch eine gewisse Eingrenzung (des Fiebers) eintritt, sich doch der Puls

tione collecta, non tamen simili profectu pulsus quoque erigi uideatur, quippe cum magis sui comparatione demersior esse noscatur. aliquando etiam et inordinatus occurrit, sed non ita, ut deficiens intelligatur, sed celeritate coactus, implicatis saltibus, ordinis careat
166 modo. sequitur etiam fastidium, sitis immodica, somnus paruus et facilis in suscitatione⟨m⟩, hallucinatio, hebetudo, iactatio, item genuum gelidus stupor atque cubitorum et tibiarum crescente accessione uel usque ad eius finem. haec concurrunt aliquando non praeuexatis uiribus, sed ratione passionis effecta, aliquando uero praeuexatis ob nimiam sanguinis detractionem uel uentris coaceruatam effusionem uel cuiusque materiae corporis immoderatam eliquationem, ut peiorantibus febribus dissolutio fiat. addunt uel attendunt quidam etiam aeris aestus, uel utrum temporaliter abundent solutiones aut aeger sit lactea corporis habitudine uel communiter si tenerum atque albidum et diffusum ac pingue habuerit corpus et aquatum colorem,
167 sitne etiam hac passione tentari consuetus. sed haec, ut Soranus ait, sunt incerta et instabilia.

At uero, si iam fuerit praesens, sequitur aegros articulorum frigidus torpor, aliquando etiam omnium crurum uel manuum aut totius corporis, pulsus densus, celer, paruus, imbecillis, inanis et quasi fluens, increscente passione etiam demersus, obscurus, tremulus et formicabilis et inordinatus ac deserens attestante hallucinatione, desponsione cum uigiliis iugibus, et quibusdam repentinus atque coaceruatus per totum corpus sudor, quibusdam uero primum ceruice tenus et uultu[s], paruus, tenuis, aquatus, dehinc per totum, ut supra diximus, corpus plurimus, tunc crassus et tractuosus atque uiscosus uel male redolens, tamquam lotura carnis; respiratio parua atque anhela
168 et insustentabilis et per profectum rara locutio ac tremula; /ora pallida, oculi concaui, thoracis grauedo, debilitatis causa animi defectus imminentibus accessionibus, aliquando etiam translatis; lingua humecta, aliquibus uero ob complexionem tumoris parui in uisceribus constituti arida atque sicca attestante desiderio frigidi potus; deficiente aegro uisus obscuritas, articulorum liuor, unguium uncatio, quam gryposin uocant, et plurimis mentis integer sensus, quibusdam uero falsitas intellectus, cordis saltus crebrior, dehinc deficiens, corporis

3 et *scripsi (cf. § 129)* ut *Guint.* 4sq. ordine caret et modo *Rov.*[m] 4 ordinibus *Guint.* *correxi* ordine *Drabkin* 6 suscitatione *Guint.* *sec. Drabkin*[app] *correxi* 12 addunt uel *del. Helmreich, Acut. pass., p. 325 (cf. § 12)* 21 formicabilis] *cf. § 145* 25 uultus *Guint.* *sec. Drabkin*[app] *correxi* uultum *Rov.* 33 aegro *coni. Rov.* ergo *Guint.*

nicht in derselben fortschreitenden Weise zu erholen scheint, indem er vergleichsweise offensichtlich noch mehr verborgen ist. Manchmal tritt er auch unregelmäßig auf, aber nicht so, daß man ihn aussetzen sieht, sondern durch die Geschwindigkeit gedrängt, mit eingeschalteten Sprüngen, ohne geordneten Gang. Auch tritt ein Ekel (vor Speisen) auf, maßloser 166
Durst, geringer Schlaf, aus dem man leicht aufgeweckt werden kann, Wahnvorstellungen, Abstumpfung, Herumwerfen, auch eine kalte Erstarrung der Knie, Unterarme und Unterschenkel, wenn sich der (Fieber-)anfall steigert, oder bis zu seiner Beendigung. Diese Erscheinungen treten manchmal auf, ohne daß die Kräfte vorher schon geschwächt waren, sondern durch die Art der Krankheit hervorgerufen, manchmal aber, wenn (die Kräfte) vorher durch sehr großen Blutverlust oder starken Bauchfluß oder übermäßige Verflüssigung von Körpersubstanz jeder Art bereits geschwächt waren, so daß unter Verschlimmerung des Fiebers eine Auflösung vor sich geht. Manche richten ihr Augenmerk zusätzlich auch auf die hohe Lufttemperatur oder prüfen, ob es zur Zeit viele Fälle von Lockerungszuständen gibt oder ob der Kranke von milchiger Körperbeschaffenheit ist oder ob er, allgemein gesehen, einen zarten, blassen, weichlichen und fetten Körper und eine wäßrige Hautfarbe hat und ob er schon öfter an dieser Krankheit gelitten hat. Aber das sind, wie Soran sagt, un- 167
sichere und unzuverlässige Kriterien.

Wenn jedoch (die Krankheit) bereits ausgebrochen ist, so befällt die Kranken eine kalte Erstarrung der Glieder, bisweilen aller auf einmal, der Beine und der Hände, oder sogar des gesamten Körpers, ein gedrängter, schneller, kleiner, schwacher, leerer und gleichsam fließender Puls, bei Verschlimmerung des Leidens sogar ein verborgener, matter, vibrierender, ameisenartiger, unregelmäßiger und versagender Puls; dabei bestehen Geistestrübung, Niedergeschlagenheit und ständiges Wachbleiben und bei manchen ein plötzlicher und in großen Mengen erfolgender Schweißausbruch über den ganzen Körper hin, bei manchen jedoch zuerst in der Gegend von Hals und Gesicht, an Menge gering, dünn und wäßrig, danach, wie soeben gesagt, über den ganzen Körper hin und in sehr reichlicher Menge, der dann dick, zäh und klebrig wird oder übelriechend, wie Wasser, in dem man Fleisch abgespült hat; die Atmung ist schwach und vollzieht sich unter Keuchen und mit großer Mühe, und bei fortschreitender Krankheit spricht der Patient selten und mit zitternder Stimme; / das Gesicht ist 168
bleich, die Augen eingesunken, im Brustkorb besteht ein Schweregefühl, und wegen seiner Schwäche fällt der Patient bei bevorstehenden (Fieber-)anfällen in Ohnmacht, manchmal auch hinterher; die Zunge ist feucht, bei manchen jedoch ist sie wegen des zusätzlichen Vorhandenseins einer kleinen entzündlichen Schwellung in den Eingeweiden trocken und ausgedörrt, mit typischem Verlangen nach kalten Getränken; wenn der Kranke dem Leiden unterliegt, verdunkelt sich sein Blick, die Glieder sehen bläulich aus, die Fingernägel krümmen sich ein, was man *grypōsis* nennt, und bei den meisten bleibt das Bewußtsein voll erhalten, bei einigen aber verwirrt sich der Geist, der Herzschlag beschleunigt sich, dann setzt er aus,

superficies rugosa et ea, quae pereuntibus frequenter occurrunt, ut solutio uentris.

169 Perniciosum etiam signum est inuoluntaria lacrimatio, hoc est sine ulla ratione, uel oculorum ex aliqua parte saniosa atque purulenta similitudo uel ex oculi circulo, qui nigro cum colore apparet, nata albedo, quae in unguis similitudinem uel nascentis uel crescentis lunae cornibus respondens paulatim sumat augmentum. hanc Graeci ὄνυχα uocauerunt. item coaceruata atque non masticata cibi transuoratio cum quodam sonitu perniciem denuntiat, et magis, si immutata atque indigesta post sumptionem fuerint immorata plurimo tempore et tamquam in utriculo moto uentre sonitum reddant,
170 quem Graeci βόμβον uocauerunt. est enim signum mortuorum corporum, ut tamquam inanimato atque insensibili tegmine cibus depositus uideatur. peius etiam omnibus cibi sumptionibus priuari fastidio atque omnino accipienda recusare uel etiam uinum non appetere aut post acceptum cibum grauari potius uel febrire, tunc rursum in solutionem recurrere ⟨a⟩ut leuiter resumptum celeriter restringi uel accepta reicere et uentrem fluere aut labiorum pati tremorem, mordere etiam in accipiendo cibo uel potu cochlearia uel poculorum labra. etenim deficientis spiritus est signum tamquam lassantis nec ualentis oris partes attollere [sed] morsibus inuoluntariis succumbere.

171 Est etiam grauius diaphoreticum delirare, siquidem neque uini datione neque uarietate ciborum ad subleuandas uires constantius uti possumus. item grauius est post dationem ac resumptionem rursum in febres recurrere, tunc cum quadam maestitudine latenter disici per sudorem atque marcere. etenim solubile ac dimissum fit aegrotantibus corpusculi robur atque uultus uisus obtusus, lingua aspera et arida, praecordiorum etiam raptus ad superiora et post cibum grauatio. sic enim aegrotantes multis diebus marcore quodam demersi
172 moriuntur. neque enim paruo atque simplici cibo sufficienter refici possunt, neque multo ac solido ualent intolerata occurrere digestione. in quibusdam etiam sine sudore uires soluuntur et naturalis uigor disiectione occulta, quam Graeci ἄδηλον διαφόρησιν uocant, exstin-

5 similitudo] lippitudo *Rov.*[m] qui] quae *Guint. corr. Drabkin* cum *om. Rov.* 6 albedo *coni. Drabkin („an* albido?" *Drabkin*[app]*)* albida *Guint.* albida macula *Rov.* 8 masticati *Rov.; sed cf. Schmid, Mnem. 11, p. 141sq.* 17 ut *Guint. correxi* 21 sed *sec. Drabkin*[app] *seclusi* 27 *fort.* uultus ⟨et⟩ uisus *scribendum est* 29 enim] etiam *Rov. (cf. § 124, lin. 26)* 31 ualent intolerata *scripsi* ualentius tolerata *Guint.*

die Oberfläche des Körpers wird runzlig, und es treten die Erscheinungen auf, die bei Sterbenden oft vorkommen, wie Bauchfluß.

Ein tödliches Zeichen ist auch das unwillkürliche Vergießen von 169
Tränen, also ohne jeden Grund, oder daß die Augen an irgendeiner Stelle ein jauchiges und eitriges Aussehen haben oder daß sich, von dem Kreis des Auges ausgehend, der in schwarzer Färbung erscheint, ein weißlicher Streifen bildet, der wie ein Fingernagel aussieht oder den Hörnern des neuen oder zunehmenden Mondes entspricht und allmählich immer größer wird. Die Griechen haben diesen ὄνυξ (*onyx*; Nagel) genannt. Auch das mit einem gewissen Geräusch verbundene Herunterschlucken von Nahrung, in großen Mengen und unzerkaut, kündigt den Tod an, und besonders dann, wenn die Speisen nach der Aufnahme sehr lange Zeit unverändert und unverdaut (im Körper) verbleiben und gleichsam wie in einem Schlauch, den man schüttelt, im Bauch ein Geräusch erzeugen, das die Griechen βόμβος
(*bombos*; dumpfes Geräusch) genannt haben. Dies ist nämlich ein Anzeichen 170
von abgestorbenen Körpern, daß die Speise gleichsam in einer unbelebten und nicht mehr reagierenden Hülle zu liegen scheint. Ein Zeichen der Verschlechterung ist es auch, an jeglicher Nahrungsaufnahme durch Ekel gehindert zu sein und alles, was man zu sich nehmen soll, zurückzuweisen und sogar auf Wein keinen Appetit zu haben oder sich nach der Nahrungsaufnahme schlechter zu fühlen oder zu fiebern und dann wieder in einen Zustand der Auflösung zu verfallen oder, wenn man sich ein wenig erholt hat, bald wieder von Entkräftung befallen zu werden oder die aufgenommene Nahrung wieder von sich zu geben, einen Bauchfluß zu bekommen und ein Zittern der Lippen zu erleiden, auch bei der Aufnahme von Speise und Trank auf den Löffel oder den Rand des Trinkgefäßes zu beißen. Denn es ist ein Zeichen des versagenden Lebensgeistes bei einem gleichsam Erschlafften, der nicht fähig ist, die Mundpartien anzuheben, wenn er wider seinen Willen zubeißen muß.

Es ist auch ziemlich bedenklich, wenn jemand unter Kräfteverfall den 171
Verstand verliert, weil wir dann weder von Gaben von Wein noch von abwechselungsreichen Speisen zur Stärkung seiner Kräfte einen regelmäßigen Gebrauch machen können. Recht bedenklich ist es auch, wenn jemand nach dem Verabreichen (von Nahrung), und nachdem er sich etwas erholt hat, wieder in Fieber gerät und dann bei einer unbestimmten Traurigkeit fast unbemerkt durch Schweißausbrüche an Substanz verliert und hinfällig wird. Denn bei diesen Kranken wird die Kraft ihres Körpers aufgelöst und verschwindet, ihr Gesicht hat einen stumpfen Ausdruck, die Zunge ist rauh und trocken, die Partien im Brustraum ziehen sich unter Verkrampfung nach oben, und nach dem Essen stellt sich ein Schweregefühl ein. So sterben die Kranken schließlich, nachdem sie viele Tage in
einem Zustand der Hinfälligkeit zugebracht haben. Denn weder können 172
sie mit wenig und einfacher Nahrung in ausreichender Weise gestärkt werden, noch können sie viel und fester Nahrung mit einer Verdauung beikommen, die nicht mehr stark genug ist. Bei manchen lösen sich die Kräfte auch ohne Schweißausbruch auf und wird die natürliche Lebenskraft durch verborgenen Substanzverlust, den die Griechen ἄδηλος διαφόρησις

guitur, cum omnis corporis habitudo laxior atque dimissa et friabilis fuerit facta.

At si in salutaria signa uenire coeperint aegrotantes, pulsus resurgit, corporis frigus frangitur et difficultas respirationis minuitur accedente animi quadam securitate et post sumptionem cibi uirium profectu, somnus quoque altior tamquam post laborem dormientium.

CAPVT XXXIII

173 ### VTRVMNE FEBRICITENT CARDIACI

Quaeritur etiam, utrum cardiaci febricitent, et plurimi quidem ante Asclepiadem febricitare cardiacos negauerunt, alii uero contraria dixerunt, ut Apollophanes Erasistrati sectator. item Asclepiades plurimos inquit non febricitare; libris enim, quos ad Erasistratum fecit et appellauit Contradictorios: „Dico“, inquit, „cardiacos non febricitare.“ sed secundo libro Oxeon non inquit febricitare frequenter cardiacos. item Themison et Thessalus [Demetrius Apameus] quosdam febricitare aiunt, quosdam negauerunt. Demetrius uero Apameus incipiente inquit passione atque crescente omnes febricitare, post uero, cum uehementescere coeperit passio, febris recedere fertur.

174 Igitur, qui nullum aiunt febricitare cardiacum, dicunt, quod febricitantibus plurimus necessario feruor adsit et grauedo cum difficili motu corporis et ariditas uel tamquam uulnerationis singularum uiarum sensus et rubor atque extentio praecordiorum. nihil inquiunt horum in cardiacis incurrere, quapropter neque febricitare probantur. dehinc secundum Asclepiadem febricula est feruor plurimus in omnibus siue plurimis corporis partibus cum mutatione pulsus in uehementiam ob obtrusionem facta. at in cardiacis neque maior est pulsus, sed magis humilis, neque uehemens, sed magis imbecillus, neque feruor plurimus, sed magis in aliis paruus corporis
175 partibus, in mediis omnino leuissimus. utendum igitur clysteribus in his, qui sine febribus fuerint, iubet constantissime. quidam uero conclusioni uiarum causam febrium ascribentes aiunt disiectionem siue diaphoresin diraratis partibus fieri totius corporis, uiis uero fe-

15 Demetrius Apameus *secl. Drabkin* 15 *et* 16 Aponieus *Guint. corr. Almel., p. 711 (cf. Wellmann, RE IV 2847; Tard. II 64; Sor. Gyn. III 2: CMG IV p. 94,22; 19: p. 106,10)* 18 febris, passio *Guint. trsp. Drabkin* 24 probantur *scripsi* probamus *Guint.* probant *Rov.* 25 commutatioue *Guint.* commutatione *Amm. corr. Drabkin* cum immutatione *Wellmann, Celsus, p. 113 adn. 6* 26 uehementem *Guint. correxi coll. Cel. I 108* 32 uiis *coni. Schmid, Contributions, p. 82 adn. 17; Mnem. 11, p. 142sq.* in his *Guint.*

(*adēlos diaphorēsis*) nennen, ausgelöscht, wobei die gesamte Körperbeschaffenheit erschlafft, verfällt und sich zu zersetzen beginnt.

Wenn die Kranken jedoch wieder Anzeichen von Genesung zu zeigen beginnen, so stabilisiert sich der Puls, die Kälte des Körpers wird behoben, und die Atembeschwerden werden geringer, dazu kommt eine gewisse Zuversichtlichkeit des Gemüts und zunehmende Kraft nach der Nahrungsaufnahme, auch ein ziemlich tiefer Schlaf wie bei solchen, die nach einer großen Anstrengung schlafen.

33. KAPITEL

Haben die an der „Herz"krankheit Leidenden Fieber? 173

Es steht auch zur Debatte, ob die an der „Herz"krankheit Leidenden Fieber haben, und zwar haben die meisten Autoren vor Asklepiades bestritten, daß die an der „Herz"krankheit Leidenden Fieber haben, andere wiederum haben das Gegenteil behauptet, wie Apollophanes, ein Anhänger des Erasistratos. Auch Asklepiades sagt, daß die meisten Patienten kein Fieber haben; denn in seinen Büchern, die er gegen Erasistratos verfaßt und „Widerlegungen" genannt hat, sagt er: „Ich behaupte, daß die an der „Herz"krankheit Leidenden kein Fieber haben." Im zweiten Buch seiner „Akuten Krankheiten" sagt er aber, daß die an der „Herz"krankheit Leidenden häufig kein Fieber haben. Auch Themison und Thessalos sagen, daß manche Fieber haben, für manche haben sie es bestritten. Demetrios von Apameia aber sagt, daß während der Anfangs- und Entwicklungsphase der Krankheit alle Patienten Fieber haben, später aber, wenn das Leiden heftiger zu werden beginnt, soll das Fieber zurückgehen.

Diejenigen, die also behaupten, daß kein an der „Herz"krankheit Lei- 174
dender Fieber hat, erklären, daß bei Fiebernden unbedingt sehr starke Hitze vorhanden sein muß sowie ein Schweregefühl mit verminderter Beweglichkeit des Körpers, Trockenheit oder ein Gefühl, als seien alle Gänge (im Körper) wund, sowie Rötung und Spannung der Partien im Brustraum. Nichts davon, sagen sie, komme bei den an der „Herz"krankheit Leidenden vor, das sei der Beweis dafür, daß sie kein Fieber haben. Schließlich ist nach Asklepiades das Fieber eine sehr starke Hitze in allen oder den meisten Partien des Körpers mit einer Veränderung des Pulses zur Heftigkeit, die durch Verstopfung (der Gänge) verursacht wird. Bei den an der „Herz"krankheit Leidenden ist jedoch der Puls weder größer, sondern er ist eher flach, noch ist er heftig, sondern eher schwach, noch ist eine sehr starke Hitze vorhanden, sondern es herrscht eher in allen übrigen Körperteilen geringe Wärme, in den mittleren Partien aber ist sie überhaupt
nur ganz gering. Er verordnet also, bei denjenigen Patienten, die ohne 175
Fieber sind, mit größter Beharrlichkeit Klistiere zu gebrauchen. Manche Autoren aber, welche die Ursache des Fiebers dem Verschluß der Gänge zuschreiben, sagen, daß Substanzverlust oder Auflösung durch Erweiterungen in den Teilen des gesamten Körpers vor sich gehe, daß bei vereng-

brem densatis, quarum ex affricatione quadam nasci ac proficisci feruorem.

Apollophanes omnes inquit cardiacos febricitare secundum Erasistratum, siquidem cardiaca passio ex cordis tumore fieri uideatur; febricula quoque magni tumoris fit ex causa. item aliqui nouelli scriptores aiunt signum esse periculosae passionis non sine febribus aegrotare atque malignas passiones accedentibus fieri febribus, tunc diaphoresin uenire, uel cessantibus sudoribus perseuerare febrium reliquias.

176 Sed haec utraque Soranus excludit; nam primo dicto respondens ait aliud esse signum, aliud accidens. nam signum neque recedit et semper significato coniunctum est, accidens autem, quod Graeci symptoma uocant, nunc aduenit, nunc recedit, ex quibus esse intelligimus singula, quae febricitantium accidentia dixerunt, ut corporis difficilem motum, grauedinem, tensionem praecordiorum. etenim aliqui febricitantes nulla ex ipsis patiuntur, si febricula secundum solutionem fuerit facta, sed feruor mordicans atque febrem designans tamquam ex alto quibusdam cardiacis inest.

Asclepiades ait secundo libro Acutarum uel celerum passionum
177 non semper, sed frequenter ex febricula fieri hanc passionem. at si omnes cardiacos sine febribus esse uoluerit, siquidem non adsint secundum ipsum febrium signa, respondere poterimus eum peccare non uidendo uera febrium signa. nam manifeste atque prompte in initiis accessionis articuli frigidi reperiuntur et pulsus humilis et imbecillus. quod secundo poterit obici, quo putant densitatem uiarum esse febrium causa⟨m⟩.

Item aliqui aiunt complexa aegritudine aegrotare cardiacos, qui cum febribus fuerint, atque ita, cum aliae fuerint uiae laxatae, aliae densatae, raritate diaphoresis fiat, densitate uel affricatione febricula. nos uero Sorani sequentes iudicium ex solutione absoluta fieri febres accipimus, hoc est raritate uiarum, ut et ipsis est consequens, sicut libris De febribus docuit.

178 Item Erasistrati sectatoribus respondebimus falsum esse omnes febres ex tumore fieri, siquidem quaedam fiant solutione. at si hoc parum etiam probauerint, cardiacam tamen nullo ex tumore fieri

20 ex] cum *Rov.*^{m} sine *Drabkin*^{app} 21 omnes *om. Rov.* 26 causa *Guint. corr. Rov.*^{m} 30 ex *scripsi* et *Guint.*

ten Gängen jedoch Fieber entstehe, denn durch eine gewisse Reibung in ihnen entwickele sich eine um sich greifende Hitze.

Apollophanes sagt, daß alle an der „Herz“krankheit Leidenden nach Erasistratos Fieber haben, weil ja die „Herz“krankheit aus einer entzündlichen Schwellung des Herzens zu kommen scheint; das Fieber kann aber auch durch eine starke entzündliche Schwellung verursacht werden. Einige moderne Autoren sagen, es sei ein Zeichen für eine gefährliche Krankheit, wenn man unter Fieber erkrankt, und daß bösartige Krankheiten immer von Fieber begleitet werden, daß dann eine Auflösung auftritt oder daß, wenn die Schweißausbrüche aufhören, noch Reste des Fiebers verbleiben.

Aber Soran akzeptiert dies beides nicht; denn in Entgegnung auf die 176
erstere Behauptung sagt er, ein Zeichen sei etwas anderes als eine Begleiterscheinung. Denn ein Zeichen vergeht nicht und bleibt immer mit dem Bezeichneten verbunden, eine Begleiterscheinung aber, welche die Griechen als *symptōma* bezeichnen, kommt bald, und bald vergeht sie wieder; unter diesem Begriff verstehen wir die einzelnen Erscheinungen, die sie als Symptome der Fiebernden genannt haben, wie die behinderte Bewegung des Körpers, das Schweregefühl und die Spannung der Partien im Brustraum. Denn manche, die Fieber haben, leiden an keinem von ihnen, sofern ihr Fieber infolge einer Lockerung aufgetreten ist, aber bei manchen an der „Herz“krankheit Leidenden ist eine beißende und Fieber anzeigende Hitze vorhanden, die gleichsam aus der Tiefe kommt.

Asklepiades sagt im zweiten Buch seiner „Akuten oder schnell verlaufenden Krankheiten“, daß diese Krankheit nicht immer, aber oft vom Fieber ausgeht. Wenn er aber behaupten will, daß alle an der „Herz“- 177
krankheit Leidenden ohne Fieber sind, weil nach seinen eigenen Worten die Zeichen für das Fieber fehlen, so können wir ihm entgegnen, daß er sich irrt, weil er die echten Zeichen des Fiebers nicht sieht. Denn offenkundig und mit Regelmäßigkeit ist festzustellen, daß zu Beginn eines Anfalls die Glieder kalt sind und der Puls flach und schwach ist. Dasselbe läßt sich gegenüber der zweiten Lehrmeinung vorbringen, bei der angenommen wird, daß Verengung der Gänge die Ursache für das Fieber ist.

Auch sagen einige, daß diejenigen an der „Herz“krankheit Leidenden, die Fieber haben, an einem zusammengesetzten Krankheitszustand litten und daß also, indem die einen Gänge erweitert, die anderen verengt sind, durch die Erweiterung eine Auflösung stattfinde, durch die Verengung oder Reibung (in den anderen) jedoch Fieber entstehe. Wir aber, die wir dem Urteil des Soran folgen, sind der Ansicht, daß auch bei einem alleinigen Lockerungszustand Fieber entstehen können, nämlich bei Erweiterung der Gänge, wie es in solchen Fällen auch erfolgt, wie er es in seinen Büchern „Über die Fieber“ dargelegt hat.

Und den Anhängern des Erasistratos entgegnen wir, daß ihre Meinung 178
falsch ist, daß alle Fieber aus einer entzündlichen Schwellung entstehen, weil ja manche auch durch eine Lockerung entstehen. Und wenn sie dies auch nicht gelten lassen wollen, so werden sie doch nicht bestreiten, daß die „Herz“krankheit nicht aus einer entzündlichen Schwellung entspringt.

non negabunt. nam cum sint aegrotantes integro iudicio mentis et nullo sensu doloris uel ceteris stricturae signis afficiantur, cordis inesse tumorem erit falsissimum atque omnes cardiacos febricitare.

Sed neque periculosas passiones signo febrium designari recte dixerunt. est enim cholerica grauis atque periculosa passio, quae numquam cum febribus fiet. antecedere autem febres cardiacam passionem uerum est, sed aliquando sudoribus solui, sicut etiam tumor soluitur in humorem purulentum conuersus collectione suffecta.
179 falsum etiam esse perspicimus cessantibus sudoribus manere febriculae reliquias: plerique enim sine febribus reperiuntur.

Dicimus igitur, sicut omnes nostri Methodici, quosdam sine febribus [quosdam cum febribus] esse cardiacos, ut eos, qui sanguinis emissione soluuntur, quosdam uero febricitare. namque inanibus et celatis locis uel supra quae iacuerint antea, apposita manu tarda perseueratione occurrit plurimus et mordicans ascendens feruor ex alto febrium referens signum attestante anhelatione feruenti cum delectatione frigidi potus; quibusdam etiam lingua sicca atque aspera inuenitur.

CAPVT XXXIV

180 QVIS IN CARDIACIS LOCVS PRINCIPALITER PATITVR?

Praepati in cardiacis Erasistratus et Asclepiades cor dixerunt, alii membranam, quae cor circumtegit, alii diaphragma, hoc est membranam, quae a uisceribus discernit intestina; alii stomachum, alii pulmonem atque iecur. sed hi, qui cor pati dixerunt, aiunt primo ipsius se nominis testimonio iuuari, siquidem ideo cardiaca dicatur passio, quod ex cordis ueniat causa – nam cardian Graeci cor uocauerunt –, secundo quod eidem cordi in ipsa passione constitutis saltus inesse uideatur atque in sinistra parte secundum papillam thoracis grauedo, tertio ipsius passionis magnitudo, quae fieri non posset, nisi aliqua corporis parte principali atque propria patiente. est autem cor praestans atque salutaris corporis particula, praeministrans omnibus sanguinem membris atque spiritum.

181 Sed his quidam occurrentes primae propositioni responderunt, quod passio a magnitudine nomen sumpserit, secundae, quomodo

12 quosdam cum febribus *om. Rov.* *secl. Drabkin* 15 occurrat *Guint. corr. Rov.*^{m} 24 atque] alii *Rov.*^{m} 28 atque *post* papillam *trsp. Rov.* 29 *post* tertio *add.* ex *Rov.* magnitudine *Rov.*^{m} 31 corpori *Rov.*

Denn da die Kranken von ungetrübter geistiger Urteilskraft sind und keine Schmerzen empfinden oder von sonstigen Symptomen eines Straffungszustandes befallen sind, ist es eine völlig falsche Annahme, daß eine entzündliche Schwellung des Herzens vorliegen soll und daß alle an der „Herz"krankheit Leidenden Fieber haben.

Aber auch ihre Behauptung, daß (alle) gefährlichen Krankheiten durch Fieber gekennzeichnet sind, ist nicht richtig. Denn der Brechdurchfall ist (z. B.) eine schwere und gefährliche Krankheit, die niemals mit Fieber auftritt. Es ist aber wahr, daß der „Herz"krankheit Fieber vorausgeht, doch löst es sich bisweilen unter Schweißausbrüchen auf, wie sich eine entzündliche Schwellung auflöst und in eitrige Flüssigkeit verwandelt,
wenn sich ein Abszeß herausbildet. Wir sehen auch, daß die Behauptung 179
falsch ist, daß nach dem Aufhören der Schweißausbrüche Reste des Fiebers verbleiben: denn die meisten werden fieberfrei gefunden.

Wir sagen also mit allen unseren Kollegen der methodischen Schule, daß manche an der „Herz"krankheit Leidenden ohne Fieber sind, z. B. die, bei denen sich die Lockerung in Form von Blutungen manifestiert, daß andere jedoch Fieber haben. Denn wenn man die Hand bei ihnen auf hohle und verborgene Partien legt oder auf die, auf denen sie vorher gelegen haben, so begegnet einem über eine lange Zeit hin eine sehr große und beißende Hitze, die aus der Tiefe aufsteigt und ein Zeichen von Fieber ist, was auch das hastige, heiße Atmen und der Wunsch nach kalten Getränken bezeugen; bei manchen findet sich auch eine trockene und rauhe Zunge.

34. KAPITEL

WELCHER KÖRPERTEIL IST BEI DEN AN DER „HERZ"KRANKHEIT LEIDENDEN 180
HAUPTSÄCHLICH ERKRANKT?

Erasistratos und Asklepiades haben gesagt, daß bei den an der „Herz"-krankheit Leidenden vor allem das Herz erkrankt sei, andere sagten, die Haut, welche das Herz umschließt, andere, das Zwerchfell, das ist die Haut, welche die Därme von den Eingeweiden trennt; andere, der Magen, andere, Lunge und Leber. Diejenigen aber, die gesagt haben, daß das Herz leidet, erklären, daß sie sich erstens auf das Zeugnis des Namens (der Krankheit) selbst stützen können, weil sie ja deshalb *cardiaca passio* („Herz"krankheit) genannt wird, weil sie im Herzen ihre Ursache habe – denn die Griechen haben das Herz *kardia* genannt –, zweitens, daß bei denen, die diese Krankheit haben, das Herz offensichtlich in Sprüngen geht und sie auf der linken Seite in der Umgebung der Brustwarze einen Druck spüren, drittens wegen der Schwere dieses Leidens, die nur dadurch zustande kommen kann, daß ein erstrangiger und wesentlicher Körperteil erkrankt ist. Das Herz aber ist ein wichtiges und lebensnotwendiges Organ, das allen Gliedern Blut und Pneuma zuführt.

Einige aber sind diesen entgegengetreten und haben auf die erste Be- 181
hauptung erwidert, daß die Krankheit den Namen nur wegen ihrer Schwere

similis arteriarum cordis est motus, grauedo etiam quibusdam cardiacis occurrit in toto thorace et non solum in sinistra parte, quae si fuerit, poterit hypezocote membrana patiente fuisse suffecta uel cuiusquam alterius uicinantis ⟨partis⟩ corporis, si locis ascribendae sunt causae. tertio dictae respondentes aiunt multas fieri periculosas passiones, quae non patientis cordis habeant causas. non enim, ubi magna fuerit passio, necessario propriam corporis partem pati accipimus, quippe cum omnes partes propriae sint corpori.

Alii uero propterea magis falsum dicunt esse cor ista passione
182 uexari, / siquidem eorum testimonio, qui hoc asseuerant, si⟨t⟩ propria pars atque principalis saluti et propterea, mox pati coeperit, morte praeueniat sensum. uulnerata denique cum fuerit, statim atque sine ulla mora mors uulneris antecedit effectum. at si multo paruissime fuerit laesa, nihilo minus mortem necessario perfecit, et non similiter ceteris partibus aut emoritur aut durescit aut in paralysim soluitur.

Sed his rursum primi respondentes aiunt, quod uulneratum cor celerius interficiat, siquidem multis ante praecisis partibus uulnus possit accipere et pomposa atque coaceruata sanguinis fiat effusio, nec tamen diaphoresis. quod autem neque emoritur neque [e]durescit neque paralysi afficitur, argumentum est quidem non omnino cor pati negans, sed leuiter pati. si enim ceteris similiter partibus corporis est natura confectum, iisdem necessario similes sustinet causas.

183 Nos uero cum Sorani iudicio totum uidemus corpus in solutionem laxari, totum necessario pati accipimus; et neque ualde nobis de praepatienti loco certandum est, ne in occulta quaestione uersemur. non enim aut significatio aut curatio secundum haec differenter accipitur, cum oporteat omnibus corporis partibus adiutoria prolatari.

Aliqui denique alios ex corde, alios ex membrana, quae cor circumtegit, aiunt diaphoresi uexari et propterea eos, qui ex membrana cordis soluuntur, adiuncto dolore laborare, qui punctionibus crebris aegrum afficiat, eos uero, qui ex corde, grauedinem solam sustinere. sed his quoque respondemus, quomodo signa, sibi quae fingunt, uera

1 *ante* grauedo *add.* quod *Rov.* 4 quaquam altera uicinante *Drabkin; sed gen. abs. exemplaris Graeci Latino seruatus esse uidetur* partis *addidi* parte *add. Drabkin* 10 si *Guint.* *corr. Schmid, Mnem. 11, p. 143* 13 ac *Rov.*[m] 14 perficit *Rov.* 19 edurescit *Guint.* *correxi coll. lin. 15 (u. Bendz, Eranos 41, p. 71sq.)*

bekommen hat, auf die zweite, daß die Bewegung des Herzens ähnlich der (Bewegung) der Arterien ist, daß auch der Druck bei manchen an der „Herz“krankheit Leidenden im gesamten Brustkorb auftritt und nicht nur auf der linken Seite; wenn es so ist, kann er durch eine Erkrankung des Brustfells hervorgerufen worden sein oder irgendeiner anderen benachbarten Körperpartie, wenn man die Ursachen bestimmten Stellen zuschreiben muß. In Erwiderung auf die dritte Behauptung sagen sie, daß es viele lebensgefährliche Krankheiten gibt, deren Ursache nicht eine Erkrankung des Herzens ist. Wir sind nämlich nicht der Ansicht, daß, wenn eine Krankheit schwer ist, unbedingt ein wichtiger Teil des Körpers krank sein muß, zumal da ja alle Teile für den Körper wichtig sind.

Andere aber sagen, es sei vor allem deshalb falsch, (zu behaupten,)
daß das Herz von dieser Krankheit betroffen sei, / weil ja nach dem Zeugnis 182
derer, die das behaupten, das Herz ein wichtiges und lebensnotwendiges Organ ist und daher, sobald es nur zu erkranken beginnt, der Tod eher eintritt, als man die Krankheit spürt. Schließlich tritt, wenn es verwundet wird, auch sogleich und ohne jede Verzögerung der Tod ein, bevor noch die Verwundung sich bemerkbar macht. Und wenn es auch nur ganz wenig verletzt worden ist, so führt dies nichtsdestoweniger unbedingt den Tod herbei, und es kann nicht ähnlich wie die anderen Körperteile langsam absterben, sich verhärten oder einer Lähmung unterliegen.

Aber diesen widersprechen wiederum die ersteren und sagen, daß eine Herzverletzung deshalb schneller zum Tode führt, weil (das Herz) erst nach Durchtrennung vieler Körperpartien eine Wunde empfangen kann und weil dabei ein mächtiges und massenweises Vergießen von Blut stattfindet, aber kein Substanzverlust durch Schweißausbrüche. Daß es aber weder abstirbt noch sich verhärtet oder von Lähmung befallen wird, ist ein Argument, das nicht die Möglichkeit, daß das Herz überhaupt krank werden kann, verneint, sondern diejenige, daß es nur leicht erkranken kann. Denn wenn es von Natur aus ähnlich beschaffen ist wie die übrigen Teile des Körpers, so muß es notwendigerweise auch ähnlichen Krankheiten unterliegen wie sie.

Wir aber sind, da wir sehen, daß nach dem Urteil Sorans der gesamte 183
Körper von der Lockerung betroffen ist, der Ansicht, daß notwendigerweise der ganze Körper erkrankt; und wir brauchen uns auch nicht allzusehr über den vorwiegend erkrankten Körperteil herumzustreiten, damit wir uns nicht mit unlösbaren Problemen aufhalten. Denn weder die Diagnose noch die Behandlung sind dementsprechend unterschiedlich aufzufassen, weil es nötig ist, die therapeutischen Maßnahmen allen Teilen des Körpers zukommen zu lassen.

Manche sagen schließlich, daß die einen Patienten vom Herzen aus, die anderen von der das Herz umschließenden Haut aus von entkräftenden Schweißausbrüchen befallen werden und daß daher diejenigen, bei denen dieser Flüssigkeitsverlust von der Haut des Herzens ausgeht, zusätzlich an einem Schmerz leiden, der bei dem Kranken häufig Stiche verursacht, diejenigen aber, bei der er vom Herzen ausgeht, nur unter einem Schweregefühl leiden. Aber auch diesen antworten wir, daß sie wohl die Zeichen,

existimant esse, cum oporteat, sicuti supra diximus, patientibus quibusque uicinis atque conti[n]guis cordi aliquando stimulantem dolorem, aliquando grauedinem consequi.

CAPVT XXXV

184 QVOMODO DISCERNIMVS CARDIACOS AB HIS, QVI [IN] STOMACHO PATIENTE SVDAVERINT?

Quoniam plerisque stomachicis adest in accessione sudor atque articulorum frigus cum paruo pulsu et animi defectu et pallore, quae omnia sunt communia cum cardiacis, horum quoque discretionem faciendam existimo. Asclepiades igitur haec discernens ait cardiacos atque eos, qui stomachi supinitate decoquuntur, ita internosci, quod in cardiacis omnis pulsus sit paruissimus atque imbecillus, cordis uero saltus maior et uehemens cum grauedine thoracis atque spiratione praefocabili; in his uero, qui stomacho patiente deficiunt, [atque] coaceruatis ceteris arteriis pulsus cordis imbecillus inuenitur exceptis ceteris accidentibus, quae symptomata Graeci uocauerunt.

Nos uero magnitudinem pulsus in corde fieri cardiacis non inueni-
185 mus, / quippe cum cor ipsum pati sit existimabile potius quam uerum. grauantur quidem thorace atque praefocabili spiramento respirant quidam stomacho patiente, cum defectione uirium fuerunt depurgati, atque rursum cardiaci quidam nulla spiramenti praefocatione iactantur. dicendum itaque stomacho nunc tumente, nunc deficiente in tumore feruorem atque dolorem fieri, sub his partibus pectoris, quae costis teguntur, uel ex aduerso inter palas, aliquando etiam post cibum pressuram; at uero, si defectione fuerit stomachus affectus, fluor sequitur saliuarum et humecta callositas et nausea uel uomitus liquidorum atque cibi, frigus etiam articulorum.

186 Initio enim nunc feruore, nunc frigore afficiuntur; in cardiacis uero neque dolor neque post cibum grauedo neque uomitus esse perspicitur, et torpor frigidus idem atque aequalis perseuerat. dehinc

1 sicuti supra diximus] *u.* § 181

1 existimantes secum *Guint.* *corr. Friedel, p. 31 adn. 1* 2 continguis *Guint.* *corr. Rov. (cf. § 97. 98)* cordis *Rov.*^{m} 6 in *om. Rov. (ex* istomaco *ortum?) deleui (cf. lin. 14. 20)* 12 omnibus *Rov.*^{m} 14sq. *„fort.* atque coaceruant, ⟨ut in⟩ ceteris arteriis, ⟨sic⟩ pulsus cordis *etc., uel sim.“* *Drabkin*^{app} 14 atque *seclusi* 15 coaceruatis *scripsi* coaceruant *Guint. (suppl.* stercora? *Thes. L. L. III 1367,76sqq.)* 19 quidem] tamen quidam *Rov.*

die sie sich einbilden, für wahr halten, während doch, wie wir oben gesagt haben, bei allen erkrankten Partien, die dem Herzen benachbart sind und mit ihm in Verbindung stehen, manchmal ein stechender Schmerz, manchmal ein Schweregefühl vorkommen muß.

35. KAPITEL

WIE UNTERSCHEIDEN WIR DIE AN DER „HERZ"KRANKHEIT LEIDENDEN VON DENEN, DIE BEI ERKRANKUNG DES MAGENS SCHWEISSAUSBRÜCHE HABEN? 184

Da bei den meisten Magenkranken während eines Anfalls Schweiß und Kälte in den Gliedern auftreten, bei einem kleinen Puls, Ohnmachtsanfällen und Blässe, Symptomen, welche sie alle mit den an der „Herz"-krankheit Leidenden gemeinsam haben, halte ich es für notwendig, auch für sie eine Unterscheidung zu treffen. Asklepiades sagt also in der Absicht, sie zu unterscheiden, daß die an der „Herz"krankheit Leidenden und diejenigen, die wegen der Abneigung des Magens (gegen Speise) an Substanz verlieren, auf die Weise zu unterscheiden sind, daß bei den an der „Herz"krankheit Leidenden der Puls in jedem Fall sehr klein und schwach ist, der Herzschlag aber größer und heftig mit Schweregefühl im Brustkorb und Erstickungsanfällen beim Atmen; bei denjenigen aber, die wegen eines kranken Magens ohnmächtig werden, findet sich, alle übrigen Arterien mit hinzugenommen, ein schwaches Pulsieren des Herzens, abgesehen von allen sonstigen Begleiterscheinungen, welche die Griechen *symptōmata* nannten.

Wir haben jedoch bei den an der „Herz"krankheit Leidenden nicht
gefunden, daß ein besonders großer Herzschlag aufgetreten wäre;/denn 185
daß das Herz selbst krank sein könnte, ist eher eine Sache der Vermutung als der Wirklichkeit. Es haben allerdings manche bei Erkrankung des Magens ein Schweregefühl im Brustkorb und atmen auch, als ob sie am Ersticken wären, wenn sie durch Versagen ihrer Kräfte erschöpft sind, und manche an der „Herz"krankheit Leidenden wiederum werden nicht beim Atmen von Erstickungsanfällen gequält. Man muß also dazu sagen, daß, wenn der Magen bald unter Entzündung geschwollen ist, bald erschlafft ist, im Falle einer entzündlichen Schwellung Hitze und Schmerz auftreten, und zwar unter den Teilen der Brust, die von den Rippen bedeckt werden oder auf der gegenüberliegenden Seite zwischen den Schulterblättern, manchmal auch ein Druckgefühl nach dem Essen; wenn der Magen jedoch von Erschlaffung betroffen ist, so erfolgen Speichelfluß und feuchte Taubheit und Brechreiz oder Erbrechen von Flüssigkeiten und Speisen sowie Kälte in den Gliedern.

Am Anfang werden sie nämlich bald von Hitze, bald von Kälte be- 186
fallen; bei den an der „Herz"krankheit Leidenden werden aber weder Schmerz noch ein Schweregefühl nach dem Essen noch Erbrechen festgestellt, und die kalte Erstarrung bleibt immer gleichmäßig dieselbe. Dann

sudor aliquando cardiacis crassus excluditur et male redolens, ut saniem uel cruorem simulet, his uero, qui stomacho patiuntur, tenuis omnino atque aquatus sudor inuenitur. item animi defectio stomacho ⟨patiente⟩ incipiente magis accessione fiet, cardiacis uero recedente. at si uero utraeque passiones eodem concurrerint tempore, obscuratur discretionis fides, sed nihil curatio impeditur, siquidem iisdem adiutoriis curentur.

Item in cholericis et tetanicis uel tumentibus aut matrice praefocatis plurimus sequitur sudor adiuncto frigido torpore, qui ita discernitur, cum singularum passionum fuerit consideratio perspecta. in alia enim uomitum, in alia colla inclinari, in alia matricem tumere, in alia tumorem uehementem esse necesse est.

187 At si nihil ex antecedentibus causis, quae passionem facere ualent, fuerit repertum, si tamen praesens atque prouocata corporis solutio, quae cardiacam designet, certo inesse passionem dicimus, nec satis necessarium, unde illa solutio uenerit, inuenire. non enim curatio pro differentia antecedentium causarum mutanda accipitur.

Vocatur autem secundum aliquos quaedam passio etiam cardimona, quam Graeci cardiogmon uocauerunt. quam necessario sequitur dolor oris uentris, quem plurimi idiotae cordis dolorem uocauerunt.

Generaliter autem cardiaca passio est solutionis atque una acutarum et uehementium passionum, sed aliquando huic miscentur quaedam stricturae accidentia, ut tensio uel tumor partium mediarum, quae non speciali concursu ac significatione sint cardiacis ascribenda.

CAPVT XXXVI

188 QVOMODO DISCERNIMVS CARDIACOS AB HIS, QVI PROSPERO SVDORE LIBERANTVR, QVEM GRAECI CRITICVM VOCANT?

Quomodo etiam prosperi sudores, quos Graeci criticos uocant,

29–262,2] *cf.* Cael. Aur. De signific. diaet. pass. 40: p. 213,29–215,23 Rose Aurel. De acutis pass. 3: p. 31,5–33,26 Daremberg

3 „*fort.* stomachico *uel* stomachicis" *Drabkin*[app] ex stomacho *Amm.* 4 patiente *addidi coll. p. 256,14* 8 matrice, aut *Rov.* 14 si] sit *Rov.*[m]

wird bei den an der „Herz“krankheit Leidenden bisweilen dicker, übelriechender Schweiß abgesondert, so daß er wie Eiter oder Blut wirkt, bei denen jedoch, die am Magen erkrankt sind, wird ausschließlich dünner und wäßriger Schweiß vorgefunden. Auch stellen sich die Ohnmachtsanfälle bei erkranktem Magen eher am Beginn eines Anfalls ein, bei den an der „Herz“krankheit Leidenden aber, wenn er aufhört. Wenn aber beide Krankheiten zu derselben Zeit auftreten sollten, so wird die Zuverlässigkeit der Unterscheidung verdunkelt, jedoch wird die Behandlung dadurch nicht beeinträchtigt, weil sie mit denselben therapeutischen Maßnahmen behandelt werden.

Auch bei denen, die an Brechdurchfall, Starrkrampf, entzündlichen Schwellungen oder Erstickungsanfällen leiden, die durch die Gebärmutter verursacht werden, tritt sehr starkes Schwitzen auf, dazu kalte Erstarrung, was sich so unterscheiden läßt, daß man die Eigentümlichkeit jeder einzelnen Krankheit in Betracht zieht. Denn bei der einen muß Erbrechen, bei der anderen eine Beugung des Halses, dann wiederum eine entzündliche Schwellung der Gebärmutter, im anderen Fall eine heftige entzündliche Schwellung auftreten.

Wenn jedoch keine der vorhergehenden Ursachen, die zu der Krank- 187
heit führen können, vorgefunden wird, wenn aber dennoch die Auflösung des Körpers, welche für die „Herz“krankheit typisch ist, vorhanden und eingetreten ist, so sagen wir mit Gewißheit, daß diese Krankheit vorhanden ist, und es ist nicht unbedingt notwendig, herauszufinden, woher jene Auflösung gekommen ist. Denn wir meinen nicht, daß die Behandlungsweise je nach der Verschiedenheit der vorhergehenden Ursachen abgeändert zu werden braucht.

Nach der Meinung einiger gibt es auch noch eine Krankheit, die man *cardimona* nennt, welche die Griechen *kardiōgmos* (Sodbrennen) genannt haben. Bei ihr tritt unvermeidlich ein Schmerz am Magenmund auf, welchen die meisten Laien als Herzschmerz bezeichnet haben.

Im ganzen gesehen, ist jedoch die „Herz“krankheit eine durch Lockerung verursachte Erkrankung und gehört zugleich zu den akuten und heftigen Krankheiten, aber manchmal sind ihr auch einige Begleiterscheinungen des Straffungszustandes beigemischt, wie z. B. Spannung oder entzündliche Schwellung an den mittleren Körperpartien, welche der speziellen Symptomatik und dem typischen Krankheitsbild nach nicht den an der „Herz“krankheit Leidenden zuzuschreiben sind.

36. KAPITEL

Wie unterscheiden wir die an der „Herz“krankheit Leidenden 188
von denen, die durch einen günstigen Schweissausbruch, den die Griechen kritikos (kritisch) nennen, (von einer Krankheit) befreit werden?

Da nun auch die günstigen Schweißausbrüche, welche die Griechen

habent quiddam circa uisum similitudinis cum cardiacis ob ipsam redundantiam, quippe in solutionem uehementium uel continuarum febrium salutari motu uenientes, utile duximus eorum ponere discretionem. multi etenim imperiti medici prosperos atque mediocres sudores constringentes morbosa aegrotantibus reddiderunt corpora, diaphoreticos adiuuantes causa mortis exstiterunt. quare eorum differentiam necessario ducimus ordinandam, quae uaria ratione colligitur. nam primo ex praeteritis, dehinc ex genere passionum et magnitudine et temporibus et sudoris ipsius ordine et quantitate et qualitate significatio firmatur.

189 Ex praeteritis inquam, cum consideramus, utrum signa futuri sudoris diaphoretici an salutaris praecesserint; ex genere passionum, cum qualitatem attendimus passionis. si enim solutio inest, sudor etiam inutilis ac diaphoreticus esse monstratur, sin uero strictura inest, attendenda magnitudo. parua enim passio diaphoresim pati non potest; si autem magna fuerit, attendendum tempus. in statu enim totius passionis atque temporalis accessionis uel limpida dimissione criticus magis sudor ostenditur, in initio autem uel augmento perniciosus.

Ex ordine inquam sudoris ipsius: aequalis enim bonus, inaequalis malus sudor iudicatur. ex quantitate signum accipimus moderationem considerantes: modicus enim sudor bonus, immodicus malus accipitur, sed denique sudantes excessa moderatione diaphoresin
190 incurrerunt. ex qualitate autem significationem accipimus, cum tactus iudicium adhibemus: salutaris enim sudor calidus, tenuis et non male redolens probatur, perniciosus autem sudor frigidus et sucidus et male redolens atque putridae carni[s] similis inuenitur.

Dehinc ex praesentibus atque concurrentibus signis confirmanda significatio. nam diaphoreticis magis paruus atque creber et imbecillis et inanis pulsus inuenitur, thorax etiam grauatus cum respiratione frequenti et iactatione ac desponsione animi, uocis etiam tenuitate attestante pallore. recte autem sudantibus pulsus erectior,

5 morbos *Friedel, p. 21, coll. Cael. Aur. De signific. diaet. pass. 40: p. 214,3 Rose et app. crit.; Aurel. De acutis pass. 3: p. 31,15sq. Daremberg* corpora *del. Friedel l. c.* 23 sed *del. Friedel, p. 21, coll. Cael. Aur. De signific. diaet. pass. 40: p. 215,11 Rose et p. 214 app. crit.; Aurel. De acutis pass. 3: p. 32,29 Daremberg* 27 putridae] loturae *Amm. coll. § 167 (cf. etiam Cael. Aur. De signific. diaet. pass. 40: p. 215,15 Rose et p. 214 app. crit.)* carnis *Guint. corr. Rov.*

als *kritikoi* (kritisch) bezeichnen, dem Augenschein nach eine gewisse Ähnlichkeit mit den an der „Herz"krankheit Leidenden haben, indem sie so überreichlich auftreten, wobei sie allerdings zur Auflösung von heftigen oder andauernden Fiebern mit heilsamer Auswirkung beitragen, so haben wir es für nützlich gehalten, ihren Unterschied darzulegen. Denn viele unerfahrene Ärzte haben günstige und mäßige Schweißausbrüche unterbunden und dadurch die Körper der Kranken erneut krank gemacht, bei den in Auflösung Befindlichen den Schweiß hingegen noch gefördert und somit ihren Tod verursacht. Darum halten wir es für unbedingt notwendig, ihren Unterschied festzustellen, der auf verschiedene Weise zu erschließen ist. Denn zuerst wird eine sichere Diagnose aus den vorhergegangenen Erscheinungen abgeleitet, dann aus der Art der Krankheiten und ihrer Schwere sowie ihrer Zeiten und aus der Regelmäßigkeit, Menge und Beschaffenheit des Schweißes selbst.

Mit dem Ausdruck ‚aus den vorhergegangenen Erscheinungen' meine 189
ich, wenn wir uns überlegen, ob Anzeichen für einen kommenden substanzvermindernden oder heilsamen Schweißausbruch vorangegangen sein können; mit der Wendung ‚aus der Art der Krankheiten', wenn wir die Eigenart der Krankheit beachten. Wenn nämlich eine Lockerung vorliegt, so beweist dies, daß der Schweiß nicht von Nutzen, sondern substanzvermindernd ist, wenn aber eine Straffung vorliegt, so muß man auf die Schwere sehen. Denn eine leichte Krankheit läßt keinen substanzvermindernden Schweiß auftreten; wenn sie jedoch schwer ist, so beachte man die Zeit. Denn während des Höhepunktes der gesamten Krankheit oder eines zeitlich begrenzten Anfalls oder während einer eindeutigen Beruhigungsphase zeigt sich eher ein kritischer Schweiß, am Anfang oder während der Steigerung jedoch ein verderblicher.

Mit dem Ausdruck ‚aus der Regelmäßigkeit des Schweißes selbst' meine ich folgendes: gleichmäßiger Schweiß wird als gut, ungleichmäßiger als schlecht angesehen. Aus der (Schweiß)menge entnehmen wir einen Hinweis, wenn wir das Maß betrachten: mäßiger Schweiß wird nämlich als gut, unmäßiger als schlecht aufgefaßt, aber schließlich sind alle, die schwitzen, bei Überschreiten des Mittelmaßes in Substanzverlust verfallen. Aus der Beschaffenheit aber entnehmen wir einen Hinweis für die 190
Diagnose, wenn wir ihn durch Berühren prüfen: heilsamer Schweiß erweist sich nämlich als warm, dünn und ohne üblen Geruch, bei verderblichem Schweiß findet sich aber, daß er kalt, dick, übelriechend und faulendem Fleisch ähnlich ist.

Ferner ist eine sichere Diagnose aus den gegenwärtigen und begleitenden Zeichen abzuleiten. Denn bei den von entkräftendem Schweiß Befallenen findet sich eher ein kleiner, gedrängter, schwacher und leerer Puls, auch ein Schweregefühl in der Brust mit hastiger Atmung, unruhigem Herumwerfen und Niedergeschlagenheit des Gemüts, schwacher Stimme und typischer Blässe. Bei denen, die einen gesunden Schweißausbruch haben, hebt sich der Puls stärker, die Atmung vollzieht sich müheloser und

respiratio facilior ac leuior efficitur et in somnum prona delectatio et omnium aduersorum minutio cum animi atque corporis releuatione.

CAPVT XXXVII

191 QVOMODO CVRANDI SVNT CARDIACI?

Dehinc cardiacorum ordinamus curationem. deridendi etenim sunt, qui hoc passionis genus incurabile iudicantes reliquerunt. multos enim omnes medici iuxta sententiam Sorani liberari uidemus. liuore namque commoti argumentatione turpi aiunt quidam eos liberari, non qui sint, sed uideantur esse cardiaci. quapropter Sorani nos iudicium seruantes iacere facimus locis refrigerantibus atque umbrosis et obscuris, ut sunt plerumque hypogea uel speluncosa atque ad aquiloniam partem conclusa uel certe solis tactu difficilia. semper enim atque magis in ista passione solem praecauendum accipimus, et propterea uehementiae eius ingressum, si qua ex parte uenerit, prohi-
192 bemus. conuenit etiam neque maiora loca esse, solubili[bu]s enim plurimus aer esse perspicitur, sed neque satis breuia, sunt enim praefocabilia et quae facile feruorem ex ingressu hominum concipiant, quos naturalis spiratio aerem accipere atque reddere anhelitus raptu necessario cogit.

Denique si non fuerit naturaliter frigidus locus, hunc affectabimus specularia detrahentes, nisi sol obstiterit aut aeris inaequalitas. adiungitur frigori inducto purgatior aer ingrediens locum, qui sua nouitate ac miti accessu reficiat aegrotantem. flabellis etiam latenter aerem frigerandum dicimus, aqua frigida aspergentes solum, et ea, quae influxione sui, quam Graeci aporrhoeam uocant, spirationem
193 facilem aegrotantibus facere ualent, / circumproici iubemus, quae tamen sine ullo percussu atque odore graui ualeant aerem facere constrictiuum, ut uitis folia aut myrti aut quercus et pini atque lentisci et mali Punici uel rosae atque his similium. decocto denique supradictarum materiarum liquore, frigido tamen, terram perfundimus. sic enim corporis fluor aeris occurrentis afflatu densatus prohibetur.

1 somno *Guint. corr. Rov.*[m] *(cf. Cael. Aur. De signific. diaet. pass. 40: p. 215,21 Rose)* delectatio] *sic etiam Aurel. De acutis pass. 3: p. 33, 22 Daremberg* deiectio *Cael. Aur. De signific. diaet. pass. 40: p. 215,22 Rose* 5 ordinemus *Rov.*[m]*; sed cf. § 1; Cel. III 118; Tard. II 17; III 139* 15 solubilibus *Guint. corr. Rov.*[m] 20 hoc *Rov.* 25 effluxione *Rov.*[m] *(cf. Cel. I 121* defluxiones*)* 26 circum proici *Guint. Drabkin recte coniunxit Wölfflin, p. 415 (*προσπεριβάλλειν*?)* 30sq. sic – prohibetur, *quae ante* decocto *(lin. 29) tradita sunt, sec. Drabkin*[app] *transposui*

leichter, und es treten ein zum Schlaf neigendes Wohlbehagen sowie eine Verminderung aller Beschwerden ein, wobei sich Geist und Körper erleichtert fühlen.

37. KAPITEL

Wie sind die an der „Herz“krankheit Leidenden zu behandeln? 191

Nun ordnen wir die Heilbehandlung für die an der „Herz“krankheit Leidenden an. Denn zu verlachen sind diejenigen (Ärzte), welche diese Art Krankheit für unheilbar angesehen und sich deshalb nicht darum gekümmert haben. Denn nach der Aussage Sorans sehen wir Ärzte alle, daß viele (Kranke) doch wieder gesund werden. Manche aber sagen aus Mißgunst, indem sie sich eines schändlichen Arguments bedienen, daß nur diejenigen geheilt werden, die scheinbar an der „Herz“krankheit leiden, nicht, die wirklich daran erkrankt sind. Darum wollen wir uns an die Entscheidung Sorans halten und lassen (die Patienten) in kühlen, schattigen und dunklen Räumen unterbringen, das sind meistens Kellerräume oder Höhlen und geschlossene Räume, die nach Norden liegen, oder wenigstens solche, die den Sonnenstrahlen kaum zugänglich sind. Denn unsere Meinung ist, daß man bei dieser Krankheit immer und vor allem anderen die Sonnenbestrahlung zu vermeiden hat, und darum verhindern wir das Eindringen ihrer intensiven Strahlen, von welcher Seite sie auch kommen
mögen. Es ist auch angebracht, daß die Räume weder zu groß sind, denn 192
zuviel Luft wirkt offensichtlich lockernd, noch sehr klein, denn diese sind zum Ersticken und erwärmen sich leicht, wenn sich Menschen darin aufhalten, welche ja das naturgemäße Atmen zum Aufnehmen und Ausstoßen von Luft infolge der Notwendigkeit des Luftholens zwingt.

Wenn schließlich ein Aufenthaltsraum nicht von Natur aus kühl ist, so wollen wir uns bemühen, ihn kühl zu machen, indem wir die Fensterscheiben herausnehmen, wenn nicht die Sonne oder die Rauheit der Luft uns daran hindern. Außer der so erreichten Kühle dringt dabei auch reinere Luft in den Raum ein, die durch ihre Frische und milde Einwirkung den Kranken stärkt. Wir sagen, daß man die Luft auch außer Sichtweite durch Fächeln abkühlen und den Fußboden mit kaltem Wasser besprengen soll, und ordnen an, daß solche Substanzen, die durch ihr Verströmen, welches die Griechen als *aporrhoia* bezeichnen, den Kranken das Atmen
erleichtern können, / ringsum ausgestreut werden, die jedoch ohne heftige 193
Einwirkung und starken Geruch die Luft zusammenziehend machen können, wie Weinlaub oder Blätter der Myrte oder Eiche, Kiefernnadeln, Blätter der Mastixpflanze, des Granatapfelbaumes oder der Rose und von ähnlichem. Mit dem eingekochten Saft der soeben genannten Drogen, der jedoch kalt sein soll, besprengen wir also den Fußboden. So wird nämlich der Fluß im Körper durch die Aushauchungen der ihn bestreichenden Luft verdichtet und gestoppt.

Cooperimenta praeterea atque stramenta tenera et tritiora probamus, etenim noua uaporatione sui corpora resoluunt. generaliter autem ipsa lecti concubatio neque dura, siquidem uigilias faciat, neque satis mollis, ut est floccorum uel leuium plumarum, erit pro-
194 curanda. etenim recessu facili corpori cedens utri⟨m⟩que orarum circumleuigat tegmina, quae amplexu quodam corpus cingendo uaporatione[s] sui resoluant. denique etiam cum fuerint molliores, erunt coarctanda straminum uelamento, ne facili, ut supra diximus, recessu concaua facia⟨n⟩t stramina. lecti etiam latitudo atque spatium tantum probatur, quantum sufficiat aegro alterna conuersatione alterius loci frigus accipere ac deserti uapore carere, quo mutua uice semper ueluti noua repetendo frigida inueniat, ut sine ulla lectorum
195 mutatione in eodem lecto mutatio fieri uideatur. in altera enim parte aegro constituto alteram sternere poterimus, quippe cum saepe translati aegrotantes ex lecto ad lectum senserint defectionem atque paruo motu asperata passionis fuerit magnitudo. tunc amplexu atque ligatione paulo tenaci utemur articulorum iubentes eos quiescere, non solum corporis officio, sed si fieri poterit, etiam cura animorum, lecto mutato ad grabata aegros transferendo. augetur enim solutio meatu quolibet, multum denique sanguine fluentibus prodesse immobilitas ualuit.

196 In statu autem accessionis fouendum dicimus caput oleo frigido atque Hispano recenti adhibito, etiam aequali motu aeris accomodato; densantur enim corpora aeris motu percussa, atque plurimus sudor non solum cedentis aeris, uerum etiam irruentis tamquam repercussu[s] abstinetur. utendum etiam spongiis teneris ex aqua frigida expressis, quibus ora atque colla aegrotantes circumtegentibus uirium resumptionem faciamus temporum interuallis innouantes. tunc totum etiam pectus atque oris partes eodem modo praecuramus frigida[e] infundentes spongias admiscentes etiam aceti quiddam ac iugiter mutantes, ne perseueratione tactus ex uapore tepescant et amisso frigore non ualeant facere densitatem.

197 Aliquando etiam linteola tenuia tingentes similiter aut suco

1 *fort.* tenuia *scribendum est (cf. Cel. I 60)* 5 utrique *Guint. corr. Rov.*^{m} 6 uaporationes *Guint. corr. Rov.* 7 fuerit mollior, erit *(*erit *Rov.*^{m}*) Rov. Drabkin* 9 faciat *Guint. correxi* fiat *(sc.* concubatio*) Rov.*^{m} *(om.* stramina*)* 11 desertum *Guint. correxi* 17 paulum *Rov.*^{m} 20 meatu] motu *Drabkin*^{app} sanguinem *Drabkin (cf. Tard. II 128–133)* 25 repercussus *Guint. corr. Rov.* 27 aegrotantis circumtegentes *Rov.*^{m} *fort.* aegrotantium *scribendum est* 29 oris partes] „*an* os uentris, *ut 197?*“ *Drabkin*^{app} praecuramus *coni. Drabkin (cf. § 207)* percurramus *Guint.* percuramus *Rov.* frigidae *Guint. corr. Helmreich, Acut. pass., p. 327sq., coll. § 200; Cel. III 59* frigidas *Rov.*^{m}

Außerdem empfehlen wir feine und etwas abgeschabte Bettdecken und Unterlagen, denn neue machen die Körper durch ihre Wärme locker. Ganz allgemein gesprochen, soll die Bettunterlage weder hart sein, weil dies Schlaflosigkeit herbeiführt, noch soll eine besonders weiche beschafft werden, wie etwa eine mit Wollflocken oder leichten Federn gefüllte. Denn 194
diese gibt dem Körper allzu leicht nach und würde auf beiden Seiten die Ränder der Bettlaken ringsum anheben; indem diese aber den Körper wie in einer Umarmung umschlossen halten, lockern sie ihn durch ihre Wärme auf. Und selbst wenn die Unterlagen verhältnismäßig weich sind, so können sie doch durch das (straff gespannte) Bettlaken zusammengehalten werden, damit sie nicht, wie schon gesagt, durch ihr zu leichtes Nachgeben die Bettunterlage hohl machen. Es wird auch empfohlen, daß das Bett eine derartige Breite und Größe haben soll, die für den Kranken ausreicht, sich durch abwechselndes Herumdrehen die Kühle einer anderen Stelle zu verschaffen und so der Wärme der von ihm verlassenen Stelle zu entgehen, damit er dadurch im Wechsel immer wieder gleichsam einen neuen kühlen Platz finden kann, so daß ohne Austausch der Betten dieser Wechsel auf demselben Bett stattzufinden scheint. Wenn nämlich der Kranke auf der 195
einen Seite liegt, können wir die andere Seite glattstreichen; denn Kranke, die häufig von einem Bett in ein anderes umgebettet werden, bekommen Ohnmachtsanfälle, und die Schwere dieses Leidens wird schon durch geringe Bewegung gesteigert. Dann wenden wir eine etwas feste Umwickelung und Umschnürung der Glieder an und verordnen ihnen Ruhe, nicht allein von körperlicher Betätigung, sondern, soweit dies möglich ist, auch von allen geistigen Anstrengungen, und wenn das Bett gewechselt werden muß, legen wir die Kranken auf eine Bahre. Denn der Lockerungszustand wird durch jede Art von Ortsveränderung gesteigert, war doch schließlich das unbewegliche Liegen auch bei Patienten mit Blutflüssen von großem Nutzen.

Während des Höhepunktes eines Anfalls verordnen wir, daß der Kopf 196
mit kaltem und frischem spanischem Öl zu behandeln ist, wobei auch für eine regelmäßige Bewegung der Luft zu sorgen ist; denn von bewegter Luft getroffene Körper verdichten sich, und das starke Schwitzen wird nicht nur von der weichenden, sondern auch von der andringenden Luft gleichsam durch deren Zurückprallen behoben. Man soll sich auch feiner Schwämme bedienen, die in kaltem Wasser ausgedrückt worden sind; indem diese den Kranken um Gesicht und Hals gelegt werden, bewirken wir eine Erholung der Kräfte; in gewissen Zeitabständen erneuern wir sie. Dann behandeln wir auch die gesamte Brust und die Gesichtspartien in derselben Weise, und wenn wir die Schwämme mit kaltem Wasser begießen, mischen wir auch etwas Essig bei, und wir wechseln sie ständig, damit sie nicht durch andauernde Berührung durch die Körperwärme erwärmt werden und nach Verlust ihrer Kälte keine Verdichtung mehr herbeiführen können.

Bisweilen legen wir auch dünne Leinentücher, die wir in ähnlicher 197
Weise anfeuchten oder auch mit dem Saft von Wegerich oder Knöterich,

plantaginis aut polygonii aut portulacae aut herbae pulicariae uel semper uiuentis aut myrti aut rubi comae aut rosarum uel mali Punici decoctionibus aut hypocistidis herbae aut acaciae resolutae ex posca aut oleo Hispano uel lentiscino pectori atque ori uentris apponimus. at si sudorum perseuerauerit fluor, probandam etiam asperginem, quae suo frigore ac propria uirtute uel obstrusione constringat, iudicamus, cuius ⟨generis⟩ frigerantia atque obtrudentia tactu et densantia sunt haec: terra Samia et Cimolia, frigerantia uero rosa arida contusa atque creta, mixta etiam alumen scissum, plumbum exustum atque lotum, gypsum atque mala Punica, oenanthe, acantha Aegyp-
198 tia, quam nos Latine spinam Aegypticam dicere poterimus. haec singula commixta atque corpori aspersa per linteolum rarum sudantibus locis uel omnibus locis prodesse probantur. oportet autem haec singula diligenter conteri atque ad summam tenuitatem deduci, ut pat[i]entibus irruentia uiis ingressu quodam uehementem faciant constrictionem et nulla corpus asperitate afficiant, qua possit aeger aliter inquietari. hinc namque commotus Thessalus unus e principibus nostris eorum usum iudicauit cohibendum. „Etenim recte quoque ualentibus“, inquit, „parua cuiusquam asperitas contagio uigilias facere solet ⟨et⟩ stramentis irruens terga iacentium uel alias corporis partes lacessendo inquietat.“

199 Est autem possibile ex supradictis et oleo Hispano aut alio similis uirtutis unctionem facere constrictiuam. non irrationabiliter namque plurimi medici ad retinendos sudores mannam thuris oui alboribus conterentes, ita ut crassitudinem mellis similarent, tota corpora perunxerunt. retenta etenim, ut ita dixerim, his uirtutibus corporis superficie necessario solutio constringetur. probamus etiam cataplasmata eiusdem uirtutis, sed alia simplicia, alia ex simplicibus composita uel uariata. pro magnitudine etenim passionis extendi atque
200 minui uirtutes medicaminum debent, ex quibus sunt haec: / palmulae nucales, quas cariotas appellant, tritae cum oleo Hispano aut myrteo aut lentiscino aut melino aut roseo asperso admotoque, uel polenta praeterea et palmulae saepe uino infusae aut aceto aut posca uehementius profuerunt. utemur etiam praeinfusis Thebaicis palmulis et malis Cydoniis elixis singularibus uel admixto amylo diligenter contrito atque creto, cogente passione etiam galla tusa atque creta ad-

3 „*fort.* decocto *uel* decocti“ *Drabkin*[app] 7 generis *add. Amm.* 9 mixta *scripsi* in ista *Guint.* in isto *Drabkin* *del. Rov.* 15 patientibus irruentia in iis *Guint.* *correxi (u. Bendz, Eranos 41, p. 72sq.)* 20 et *addidi* stramentisque *Rov.* 23 constrictiuam non irrationabiliter. namque *Guint.* *Drabkin* *correxi* 32 aspersae admotaeque *Rov.*[m]

Portulak, Flohkraut, Immergrün, Myrte, Brombeer- oder Rosenblättern oder einer Abkochung von Granatäpfeln oder des Krautes Hypocistis oder von Akaziengummi, der in Limonade, spanischem Öl oder Mastixöl gelöst worden ist, auf die Brust oder über den Magenmund. Wenn aber der Fluß des Schweißes andauert, so urteilen wir, daß auch ein Streupuder zu empfehlen ist, der durch seine Kälte und spezifische Eigenschaft oder verstopfende Wirkung zusammenziehend wirkt; kühlende und durch ihre Berührung verstopfende und verdichtende Substanzen dieser Art sind folgende: samische und kimolische Erde, kühlend aber sind getrocknete Rose, die zerstoßen und gesiebt wird, als Gemisch auch Faseralaun, gebranntes und gelöschtes Blei, Gips und Granatäpfel, Rebendolde, ägyptischer Dorn (Akazie), den wir auf lateinisch *spina Aegyptica* nennen
können. Alle diese Substanzen, gemischt und durch ein locker gewebtes 198
Leinentuch auf den Körper gestreut, nützen erwiesenermaßen den schwitzenden Partien oder allen Partien überhaupt. Es ist aber erforderlich, diese Dinge einzeln sorgfältig zu zerreiben und zur größtmöglichen Feinheit zu bringen, damit sie in die offenen Poren eindringen und durch ihr Hineingelangen eine intensive Zusammenziehung bewirken und dabei dem Körper keine Reizungen verursachen, durch die der Kranke noch zusätzlich beunruhigt werden könnte. Aus diesem Beweggrunde hat nämlich Thessalos, eines unserer Schulhäupter, die Entscheidung getroffen, daß ihr Gebrauch zu verbieten sei. „Denn tatsächlich pflegt auch bei Gesunden", so sagt er, „schon eine geringe Rauheit irgendeiner Substanz durch ihre Berührung Schlaflosigkeit zu verursachen, und wenn sie auf das Bettlaken fällt, reizt und beunruhigt sie beim Liegen den Rücken oder andere Körperteile."

Es besteht auch die Möglichkeit, aus den soeben genannten Substan- 199
zen und spanischem Öl oder einem anderen von ähnlicher Eigenschaft ein zusammenziehend wirkendes Salböl herzustellen. Denn in ganz vernünftiger Weise haben sehr viele Ärzte, um den Schweiß zurückzuhalten, Weihrauchkörner mit Eiweiß zusammen verrieben, bis sie etwa die Dicke von Honig erreichten, und damit den gesamten Körper bestrichen. Indem also die Körperoberfläche durch die Wirkung solcher Mittel sozusagen dicht gehalten wird, muß die Lockerung zusammengezogen werden. Wir empfehlen auch Packungen von derselben Eigenschaft, und zwar solche, die aus einer einfachen Substanz bestehen, oder solche, die aus einfachen Substanzen in verschiedener Zusammensetzung bestehen. Denn je nach der Schwere der Krankheit sollen die wirkenden Kräfte der Medikamente ver-
mehrt oder vermindert werden, zu denen die folgenden gehören: / Nuß- 200
datteln, die man *karyōtai* nennt, mit spanischem Öl oder Myrtenöl, Mastixöl, Quittenöl oder Rosenöl verrieben, das darübergesprengt und (anderweitig) beigegeben wird, oder auch Gerstengraupen und Datteln, die oftmals mit Wein, Essig oder Limonade übergossen wurden, haben besonders wirksam geholfen. Wir verwenden auch vorher eingeweichte thebaische Datteln und gekochte Quitten, allein oder gemischt mit sorgfältig gemahlener und gesiebter Stärke, sofern die Krankheit dazu zwingt, sollen auch zerstampfte und gesiebte Galläpfel beigemischt werden oder

miscenda erit uel acacia uel alumen et hypocistidis sucus aut rhus Syriacus, cataplasmatibus aliis simillimae uirtutis, ut palmulis et malis contritis singularibus uel cum altero ex his uel uitis foliis atque amylo et rubi, quam Graeci baton appellant, uirgultis contusis et
201 contritis, / myrto etiam et polygonio et semperuiua herba, quam aizo⟨o⟩n uocant, et plantagine et rosa et uua lupina et portulaca et intybo cum polenta uel palmulis et pane.

Horum singula apponenda sunt pectori aegrotantis et praecordiis ac frequentissime mutanda, quo frigida perseuerent atque extenta medeantur. possunt etiam rhus Syriaci sextarii[s] quattuor infusi die atque nocte in aquae sextariis uiginti decoqui, donec quarta liquoris remaneat, atque ita colandus ac rursum coquendus horis duabus, donec coagulata omnia fiant inductibiliaque ⟨et quae⟩ digitis conuoluta nullam corpori infectionem dimittant, ut unam uel eandem
202 qualitatem sufficiant. similiter enim imposita constringunt fluida atque laxata corpora et stomachi uigorem repraesentant.

At si tumor aliquis in praecordiis fuerit, non sine praecautione erit cataplasmatibus localibus utendum supradictis; denique erit panis admiscendus, quo nimietas constrictiuae uirtutis temperetur. at si plurimus fuerit tumor, adhibendum simplicis pollinis cataplasma siue panis infusi, quod Graeci omen lysin uocant, iisdem scilicet locis, sed neque calidum, ne corpus prouocet in sudorem.

Nos denique iuxta Sorani iudicium praecordiis imponere hoc
203 cataplasmatis genus solemus: / palmulas, quas Graeci patetos uocant, conterentes cum melle leuiter praecocto, asperso lini semine atque contrito ita, ut qualitatem faciat inductibilem et, ut saepe diximus, quae attrectata manibus nihil de se inquinamenti dimittat; Graeci denique amolynton uocauerunt. tunc linteolo illitum apponimus medicamen. utimur etiam pane cum palmulis atque secundum pectus uel thoracem prioribus et a tergo partibus aliqua ex supradictis apponimus.

204 Potum dabimus frigidum paruum atque paulatim, ne liquoris multitudine corpus irrigatum laxetur, sed magis tactu frigidae qualitatis densetur. tempus autem cibandi, si adiuncta febricula diaphoresi fuerit, erit ex feruore corporis accipiendum, sicut primo libro De

26 ut saepe diximus] *u.* § 201

2 *post* cataplasmatibus *add.* utendum et *Rov.; sed cf. Bendz, Caeliana, p. 58* 4 amylum *Guint.* *corr. Rov.* rubus *Guint.* *corr. Rov.*^{m}, „*nisi scrib.* rubo" *Drabkin*^{app} 5 aizon *Guint.* *correxi* 10 sextariis *Guint.* *corr. Rov.* 12 horis *coni. Rov.*^{m} unciis *Guint.* 13 inductibiliaque et quae *scripsi coll. § 203* inductibiliaque *Guint.* inductibiliaque et *Rov.*

Akaziengummi oder Alaun und Saft von Hypocistis oder syrischer Sumach; (oder wir verwenden) andere Packungen von sehr ähnlicher Wirkung, wie Datteln und Äpfel, die jeweils für sich oder miteinander verrieben werden, oder Weinlaub, Stärke und zerstoßene und verriebene Ranken der Brombeere, welche die Griechen *batos* nennen; / auch Myrte, 201
Knöterich und Immergrün, das sie *aeizōon* nennen, Wegerich, Rose, Tollkirsche, Portulak und Endivie mit Gerstengraupen oder Datteln und Brot.

Alle diese Mittel sind auf die Brust und den unteren Brustraum des Kranken zu legen und sehr häufig zu erneuern, damit sie kalt bleiben und über einen längeren Zeitraum hin eine heilende Wirkung ausüben. Man kann auch vier Sextarii Tag und Nacht eingeweichten syrischen Sumach in zwanzig Sextarii Wasser so lange einkochen, bis ein Viertel der Flüssigkeit übrigbleibt; er muß dann durchgeseiht und wiederum zwei Stunden lang gekocht werden, bis sich alles verdickt hat und sich auftragen läßt und, mit den Fingern abgerieben, auf der Körperoberfläche keine Schicht mehr zurückläßt, so daß es eine einheitliche Konsistenz gewonnen hat.
Denn diese Substanzen ziehen, wenn sie aufgelegt werden, in ähnlicher 202
Weise die schlaffen und gelockerten Körper zusammen und führen sofort die Kraft des Magens wieder herbei.

Wenn aber im Brustraum irgendeine entzündliche Schwellung besteht, so darf man die soeben genannten örtlichen Packungen nur mit Vorsicht anwenden; auf alle Fälle muß Brot beigemischt werden, wodurch das Übermaß an zusammenziehender Wirkung ausgeglichen wird. Wenn aber die entzündliche Schwellung sehr ausgedehnt ist, so soll man eine Packung aus einfachem Mehl oder aus eingeweichtem Brot verwenden, was die Griechen *ōmē lysis* (geschrotetes Mehl) nennen, und zwar an denselben Stellen; sie darf aber nicht warm sein, damit sie den Körper nicht zum Schwitzen anregt.

Wir legen schließlich nach Sorans Vorschrift gewöhnlich eine Packung
dieser Art auf den Brustraum: / wir verreiben Datteln, welche die Griechen 203
als *patētoi* (zertreten) bezeichnen, mit zuvor leicht gekochtem Honig, wobei Leinsamen daraufgeschüttet und so damit verrieben wird, daß sich eine Konsistenz ergibt, die sich auftragen läßt und die, wie schon oft gesagt, beim Berühren mit den Händen keine schmutzigen Rückstände hinterläßt; die Griechen haben dies schließlich als *amolyntos* (keinen Fleck hinterlassend) bezeichnet. Dann legen wir das Medikament, auf ein Leinentuch gestrichen, auf. Wir verwenden auch Brot mit Datteln, und für die Brust und den Brustkorb nehmen wir sowohl für die vordere wie für die hintere Seite irgendeines von den soeben genannten Medikamenten als Auflage.

Zu trinken geben wir etwas Kaltes, in geringer Menge und ganz all- 204
mählich, damit der Körper nicht von einer Menge Flüssigkeit aufgeschwemmt und dadurch gelockert wird, sondern eher durch die Berührung mit der kalten Qualität verdichtet wird. Die Zeit, etwas zu essen zu geben, soll man entsprechend der Hitze des Körpers ausmachen, sofern mit dem entkräftenden Schwitzen auch Fieber verbunden ist, so wie wir es im ersten Buch unseres Werkes „Über die Fieber" gelehrt haben. Wenn aber

febribus scribentes docuimus. at si sine febribus fuerit passio, ex pulsu signum accipere poterimus, cum leuiter erectum senserimus atque alia concurrentia fuerint leuigata. etenim numquam aegros nutrire potest accessionis tempore quicquam datum, quippe cum magis opprimat atque anxium faciat aegrotantem.

205 Quapropter affectandum artis industria aliis ex rebus uires usque ad dimissionis tempus seruare et ita cibo nutrire. utimur namque odoramentis: haec enim sensim quodam nutrimento reficiunt ac resumunt latentem adiectionem corporis facientia et cum quadam constrictione ac densitate. denique neque simpliciter aut indiscrete omnibus debemus bene olentibus uti odoramentis aut omnibus acrioribus. alia etenim percutiunt, alia diaphoresim prouocant in fluorem. sit igitur polenta infusa atque panis assus aceto infusus uel mala Cy-
206 donia aut myrta et his similia. haec enim defectu exstinctam corporis fortitudinem retinent, sicut ratio probat atque Democriti dilatae mortis exemplum fama uulgatum. utendum etiam mulso bene decocto, ne uentrem fluidum faciat. oportet namque tribus sextariis etiam tres uncias mellis admiscere et ad tertiam decoquere partem et exinde singulos dare cyathos bibendos. sic enim corporis seruabimus uires usque ad cibi tempus. aliquando etiam pira concoquenda duracina, quae Crustumina uocant, uel Cydonia mala. cum nondum audemus quicquam de uino dando tentare, his utemur, quae leniora procul
207 dubio probantur. erit enim suaue atque stomachum reficiens et constringens supradictum mulsum.

Tunc cum cibandi tempus uenerit, quod plurima cum cautione erit apprehendendum, siquidem plerisque ex initio accessionis febrium sudores concurrant, plerisque etiam in statu aut declinatione, cum itaque inhumectum atque siccum fuerit corpus, erit praecurandum unctione olei frigidi, lentiscini aut Hispani, ora etiam fouenda aqua frigida ex spongia singulis partibus attrectatis. tunc collutione oris aqua frigida dentium limus detergendus. dandus cibus simplex, sed aliquantulum coagulatus ac frigidus, ne statim sudorem corpori mo-
208 ueat adiectus. sit autem eius materia panis ex aqua frigida diligenter elutus, ut sui careat difficultate, itemque oryza et alica ex aqua frigida uel suauitatis causa quiddam decocti mellis admixtum, pultes etiam non oleatae, oua hapala. at si uires minime fuerint reparatae

15sq. Democriti – exemplum] *cf.* Diog. Laert. De claror. philos. uit. IX 43 Asclep. apud Anon. Londin. XXXVII 34–46 = 68 A 28: II p. 89,23–29 Diels-Kranz

30 singulis partibus attrectatione *Guint.* *corr. Drabkin* cum singularum partium attrectatione *Rov.*[m]

die Krankheit nicht mit Fieber einhergeht, so können wir vom Puls her ein Zeichen bekommen, wenn wir nämlich merken, daß er etwas erhoben ist und auch die übrigen Symptome nur noch in leichterer Form auftreten. Denn nichts, was während eines Anfalls (zu essen) gegeben wird, vermag die Kranken wirklich zu ernähren, da es ja den Kranken eher belastet und ihm Beklemmungen verursacht.

Darum müssen wir danach trachten, auf künstliche Weise die Kräfte 205
mit anderen Mitteln bis zum Zeitpunkt des Aufhörens (des Anfalls) zu erhalten und ihn danach mit Speisen zu ernähren. Wir gebrauchen aber dazu Riechmittel: diese bringen nämlich allmählich gleichsam durch Ernährung eine Erholung und Stärkung zuwege, indem sie eine unbemerkte Zunahme des Körpers bewirken, und dies unter einer gewissen Zusammenziehung und Verdichtung. Wir dürfen jedoch nicht einfach oder ohne Unterscheidung alle wohlriechenden Riechmittel anwenden oder alles, was ziemlich scharf ist. Denn die einen wirken zu stark, die anderen führen den entkräftenden Schweißausbruch in ein Zerfließen über. Es sollen also eingeweichte Gerstengraupen und geröstetes Brot sein, das mit Essig begossen wurde, oder Quitten oder Myrte und diesen Substanzen Ähnliches. Diese 206
nämlich erhalten die durch Versagen erlöschende Körperkraft, wie die Überlegung beweist sowie das berühmte Beispiel vom hinausgezögerten Sterben des Demokrit. Man soll auch Met gebrauchen, der aber gut eingekocht werden muß, damit er keinen Bauchfluß verursacht. Man soll nämlich zu drei Sextarii davon auch noch drei Unzen Honig hinzugeben und bis auf ein Drittel einkochen und dann jeweils nur einen Cyathus davon zu trinken geben. Denn so erhalten wir die Körperkräfte bis zu der Zeit, zu der man Speisen geben kann. Bisweilen soll man auch die hartschaligen Birnen kochen, welche man crustuminische nennt, oder Quitten. Wenn wir noch nicht wagen, versuchsweise etwas an Wein zu geben, gebrauchen wir diese, da sie sich zweifellos als milder erweisen. Denn der soeben genannte 207
Met ist mild und magenstärkend und zieht zusammen.

Wenn dann die Zeit gekommen ist, in der man Speisen geben kann, was man aber nur mit größter Vorsicht unternehmen soll, weil nämlich bei vielen am Anfang eines Fieberanfalls Schweißausbrüche auftreten, bei vielen auch während des Höhepunktes oder des Abklingens; wenn also der Körper unbenetzt und trocken ist, so soll man ihn zuerst durch eine Salbung mit kaltem Öl, Mastixöl oder spanischem Öl, vorbereiten, auch das Gesicht mit kaltem Wasser mit Hilfe eines Schwammes erfrischen, mit dem alle Partien behandelt werden sollen. Dann ist durch Mundspülungen mit kaltem Wasser der Zahnbelag zu entfernen. Man soll dann eine einfache Speise reichen, die aber etwas fest und kühl sein soll, damit sie nicht gleich nach ihrer Aufnahme am Körper einen Schweißausbruch verursacht. Sie soll aber aus Brot bestehen, das in kaltem Wasser sorgfältig ein- 208
geweicht wurde, damit es nicht mehr schwer zu verdauen ist, oder auch aus Reis und Spelt mit kaltem Wasser oder aus etwas eingekochtem Honig, der zum Zwecke des Süßens beigemischt wird, aus Breien ohne Ölzusatz und weichen Eiern. Wenn jedoch beim Abklingen des Fiebers die Kräfte

febribus declinantibus, ut totius passionis minui magnitudinem de-
monstrent, uarius est dandus cibus, ut cum praedictis demus ali-
quid pomorum, ut pira duracina et cetera, quae stringere ualent et
209 uini similitudinem seruant. sed haec nunc cocta, nunc sincera dare
debemus, mala etiam Cydonia atque ea, quae orbiculata uocant, et
mespila et paleales uuas uel pensiles, quae iamdudum fuerint sicca-
tae, et Damascena, carnis etiam quiddam, sed neque indigestibilis
neque difficilis neque pinguis neque bromosae, sed eius, quae sit et
digestione facilis et corporis densabilis ac nutribilis et sufficiens le-
uamento fortitudinis exstinctae, ut sunt pulli columbarum uel gal-
linae pastae assae, perdices, attagenes, quorum omnium pectora ma-
gis offerenda, et horum interius, cocta ac tenuiter accurata ex oleo
et aqua et anetho et sale. facile enim corrumpunt curiosae atque gra-
uabiles conditurae. item si friabilis fuerit caro assata, tamquam cor-
nea efficitur, quapropter si quisquam delectatione affectus accurari
uoluerit, erit primo coquenda, tunc assanda. dandi etiam porcini
pedes, ora, auriculae et summitates articulorum, dandus etiam cere-
brum et uulua. dehinc haedina caro uel mollium caprearum uel sil-
uestrium caprarum aut aprorum clunes, quas Graeci ψοίας uocant;
210 item ex mari mullos, squillas, banchos, acus, labraces. at si fastidiosi
fuerint aegrotantes, damus spondylos et conchylia, bucina, peloridas.
si haec omnia fastidio erunt, dabimus ostrea et echinos; item olerum
211 intuba, plantaginem, asparagos. si neque ita uires surrexerint, tam-
quam in continuationem humaniorem indulgentiam pro dedignatione
passionis accipientes ad uini dationem descendimus, quod ita sum-
mum generaliter probamus, ut album atque non confusum et subau-
sterum et medii temporis eligamus, qualia saepe ita uina probantur,
quae Surrentina dicuntur uel Falerna et Trifolina uel Albana, quae in
Italia nata probantur, item Graeca Chia et Lesbia. at si febres te-
nuerint corpus, leuiora atque tenuiora offerenda erunt uina, ut sunt
in Italia Sabina et Tiburtina et gentiliter Surrentina appellata uel in
212 Asia Tripolitica. at si febres nihil obstiterint, erit melius Surren-
tinum uel Trifolinum atque Albanum. si uehementer corpus in solu-
tionem disici uiderimus et frigido torpore uexari sine ulla febricula,
dabimus nutribiliora ac firmiora uina, ut Setinum et Falernum.

12 interiora, i. uiscera *Rov.*^{m} 13 corrumpuntur *Drabkin*^{app} grauabilis *Guint.* *corr. Rov.* 15 accurare *Rov.*^{m} 18 uuluae *Rov.* caprearum] caprarum *Rov.* 19 caprarum] caprearum *Rov.* ψόιας *Guint.* ψόας *Amm.* *fort. scribendum est* ψοιὰς 20 bancos *Rov.* cancros *Rov.*^{m} 28 tripolina *Guint.* *corr. Rov.* 32 Tripolitica *coni. Amm.*^{m}, *quod haesitans recepi (cf. Plin. Nat. hist. XIV 74)* trifolina *Guint.* 34 et] ex *Guint.* *corr. Drabkin* et ex *Rov.*

keineswegs so weit hergestellt sind, daß sie die Milderung der Schwere des gesamten Leidens erkennen lassen, so soll abwechselungsreiche Nahrung gegeben werden, wobei wir mit den genannten Dingen zusammen etwas Obst reichen, wie hartschalige Birnen und andere Sorten, die zusammenziehen können und ähnliche Eigenschaften wie Wein haben. Diese aber 209
sollen wir bald gekocht, bald roh geben, ebenso Quitten und die sogenannten runden Äpfel, Mispeln und die in Spreu gelagerten Trauben oder die hängend aufbewahrten, die schon lange getrocknet sind, sowie Damaszener Pflaumen, auch etwas Fleisch, das aber nicht unverdaulich oder schwerverdaulich, fett oder streng riechend sein soll, sondern von der Art, daß es sowohl leicht verdaulich ist als auch den Körper verdichtet, daß es nahrhaft und zur Wiedererweckung der ausgelöschten Körperkraft fähig ist, wie Taubenkücken oder gebratene Masthühner, Rebhühner, Haselhühner, von denen allen vorzugsweise die Brust, und zwar das Innere davon, zu essen zu geben ist, gekocht und nur schwach gewürzt mit Öl, Wasser, Dill und Salz. Denn ausgesuchte und Beschwerden verursachende Gewürze bringen leicht Verdauungsstörungen. Auch wird das faserige Fleisch, wenn man es brät, hart wie Horn, wenn also jemand aus Vorliebe dafür es so zubereitet haben will, so soll es zuerst gekocht und dann gebraten werden. Man kann auch vom Schwein die Füße, Schnauze, Ohren und die Enden der Gliedmaßen geben, auch das Gehirn und die Gebärmutter. Dann auch Fleisch vom Lamm oder von jungen Rehen oder von Wildziegen oder von Wildschweinen die Schinken, welche die Griechen ψοιαί (*psoiai*) nennen; als Nahrung aus dem Meer Meerbarben, Krabben, Bancus, Hornhechte und Seebarsche. Wenn aber die Kranken Widerwillen dagegen empfinden, 210
so geben wir Klappmuscheln, Purpurschnecken, Trompeten- und Riesenmuscheln. Wenn ihnen dies alles zuwider ist, so geben wir Austern und Seeigel; und von Gemüsen Endivien, Wegerich, Spargel. Wenn sich die 211
Kräfte auch dann nicht wieder erheben wollen, so müssen wir dies so verstehen, als werde bei der andauernden recht großzügigen Handhabung der Ernährung die Krankheit nicht genügend berücksichtigt, und wir gehen deshalb dazu über, Wein zu geben; davon empfehlen wir allgemein an erster Stelle eine Sorte zur Auswahl, die weiß, ungetrübt und etwas herb sowie von mittlerem Alter ist; von dieser Art erweisen sich häufig die Weinsorten, die man Surrentiner- oder Falerner-, Trifoliner- oder Albanerweine nennt, die als italische Weine zu empfehlen sind, auch die griechischen Weine aus Chios und Lesbos. Wenn jedoch das Fieber den Körper nicht loslassen will, so soll man leichtere und dünnere Weine anbieten, wie in Italien die Sabiner- und Tiburtiner- und die landläufig als Surrentinerweine bezeichneten Sorten oder in Kleinasien die von Tripolis. Wenn aber 212
kein Fieber dem entgegensteht, ist Surrentiner- oder Trifoliner- und Albanerwein besser. Wenn wir sehen, daß der Körper stark an Substanz verliert und von kalter Erstarrung geplagt wird, ohne daß Fieber vorhanden ist, so geben wir nahrhaftere und schwerere Weine wie den Setiner

sunt enim haec efficacia et quae facilius omnia, quae de uino speramus, accelerent, sufficientia fortificare et totam releuare habitudinem corporis, omni etiam parti atque particulae sese insertare et per omnes tenues uias celeri motu percurrere, alia quoque nutrimenta secum trahere et inducta corporibus insinuare.

Sed haec, cum primum dantur, medio cibo sunt offerenda cum
213 alica uel quolibet simili suco, / aquata etiam atque parua moderatione temperanda uel certe cum pane dissoluto atque infuso danda, dehinc paulo plus ac mediocriter mixta cum aqua frigida ac recenti uel niuium liquore.

Coniciendum etiam, ut mediocriter cibum demus, sed per interualla frequentius, praesentientes iam fuisse digesta praedata, quapropter melius erit paulatim atque frequenter offerre quam semel aegrum nutriendo grauare. multi etenim largioribus cibis oppressi refracti sunt potius quam resumpti. nam sicut parua scintilla plurima coaceruatione lignorum opprimitur uel lucernae flamma marcescens olei multa infusione frustratur, parua autem adiectione atque sump-
214 tione recrescit et rursum ardescit, / non aliter corporis uirtus insumpta et immodicis nutrimentis oppressa mortis dabit effectum.

Signa autem detrahendi uini haec sunt: primo torpor atque stupor corporis infractus, pulsus erectior, sudoris quoque fluor primo non frigidus, dehinc abstinetur, somnus insequens et ad omnia quaeque facilis aegrotantis arrisio. tunc denique oportet non dense atque semel uinum detrahere, sed paulatim subducere, et magis, si febres nullae fuerint repertae. at si post sudoris abstinentiam febrium fuerint accessiones subsecutae et aegrotantes sufficienter resumptos senserimus, omnino uinum extemplo detrahimus. sin uero adhuc imbecillos uiribus uiderimus, dabimus uinum moderatione cautissima.
215 at si forte cibum reiectauerint debilitate stomachi concurrante, constrictiuis medicaminibus utemur, non solum anterioribus partibus, sed etiam posterioribus pectoris apponentes, addita articulorum ligatione et appositione cucurbitae, multa flamma subiecta, quae infigenda erit ori uentris atque interdum a tergo, nunc ante cibum, nunc post cibum, qui quidem frequenter ac paene continue erit offerendus. at si in toto non tenuerint cum uino accipientes, tunc ex aceto dabimus quicquam. si neque ita, rursum ex aqua tentabimus

4 motu *coni. Amm.*[m] *(cf. Cel. I 107)* potu *Guint.* 8 temperata *Amm.* 16 flammam accersens *Guint. corr. Amm.* 19 et] ex *Guint. sec. Drabkin*[app] *correxi om. Rov.* 22 abstentus *Rov.*[m]

und Falerner. Denn diese sind wirksam und zeitigen recht schnell alle Aus-
wirkungen, die wir vom Wein erhoffen, sie vermögen zu kräftigen und das
Befinden des Körpers insgesamt zu bessern, auch in jede Partie und in den
kleinsten Teil des Körpers einzudringen und alle feinen Gänge mit schneller
Bewegung zu durchlaufen, auch die anderen Nahrungsstoffe mit sich zu
reißen und durch ihre Zuführung in den Körper eindringen zu lassen.

Sobald sie aber gegeben werden, sind sie unmittelbar während der
Mahlzeit zu reichen, mit Spelt oder irgendeinem ähnlichen (Schleim)saft,/
auch sind sie durch Verdünnung mit Wasser und durch die geringe Menge 213
in ihrer Wirkung zu dämpfen, oder sie sind wenigstens mit aufgelöstem und
eingeweichtem Brot zu reichen, danach in etwas größerer Menge und
mäßig vermischt mit kaltem, frischem Wasser oder geschmolzenem
Schnee.

Wir müssen auch darauf bedacht sein, die Speisen in kleinen Mengen,
aber dafür häufiger und in kürzeren Abständen zu geben, nachdem wir uns
vergewissert haben, ob das zuvor Gereichte bereits verdaut worden ist;
darum ist es besser, öfter kleine Mengen anzubieten, als den Kranken
durch eine einmalige nahrhafte Mahlzeit zu überlasten. Denn viele sind,
durch ziemlich reichliches Essen überladen, eher geschwächt als gestärkt
worden. Denn ebenso wie ein kleiner Funken durch das Aufschütten
von viel Holz auf einmal erstickt wird oder die schwächer werdende
Flamme einer Lampe durch Aufgießen von viel Öl ausgeht, bei Zugießen
und Aufnehmen von wenig jedoch erstarkt und wieder aufleuchtet,/ in der- 214
selben Weise führt verringerte Körperkraft, wenn sie durch ein Übermaß
an Speisen belastet wird, am Ende zum Tode.

Die Anzeichen dafür, daß man den Wein wieder entziehen soll, sind
folgende: zuerst das Nachlassen der Starre und der Betäubung des Kör-
pers, stärker erhobener Puls, der Schweißfluß ist zunächst nicht mehr kalt
und hört dann gänzlich auf, Schlaf stellt sich ein, und der Kranke zeigt
sich in jeder Hinsicht munterer. Dann ist es schließlich angebracht, den
Wein nicht sogleich auf einmal wegzulassen, sondern ihn allmählich zu ent-
ziehen, besonders dann, wenn sich kein Fieber vorfindet. Wenn aber nach
dem Aufhören des Schwitzens Fieberanfälle folgen und wir den Eindruck
haben, daß sich die Kranken hinreichend erholt haben, so entziehen wir
den Wein auf einmal und vollständig. Wenn wir aber sehen, daß sie noch
von schwachen Kräften sind, so geben wir Wein in ganz vorsichtiger
Dosierung. Wenn jedoch (die Patienten) die Speisen etwa wieder von sich 215
geben sollten, weil eine gleichzeitige Schwäche des Magens vorliegt, so ver-
wenden wir zusammenziehende Medikamente, die wir nicht nur auf die
Vorderseite, sondern auch auf die Rückseite der Brust auflegen, dazu
Bandagierung der Gliedmaßen und Aufsetzen des Schröpfkopfes unter
starker Flamme; er soll auf den Magenmund geheftet werden und bis-
weilen auch auf die Rückseite, bald vor, bald nach dem Essen, das man
häufig und fast ununterbrochen anbieten soll. Wenn sie aber die mit Wein
zusammen aufgenommenen (Speisen) ganz und gar nicht bei sich behalten
können, so geben wir etwas mit Essig. Wenn auch so nicht, so versuchen
wir wieder, etwas zu geben, diesmal mit Wasser. Denn die meisten haben,

dare. plerique enim ex uino atque aceto sumentes, cum accepta non tenuissent, aqua coniuncta magis cibos tenuerunt. in his uero, qui fastidio uexantur, erit tentandum ciborum uarietate pugnare. solent enim ueluti tentandi pulmenti causa ex multis parua sumendo unam facere cibi sumptionem.

216 Affectanda etiam odoramenti resumptio erit uel nutribilium cataplasmatum atque inductionum appositio. at si omnis spes fuerit absumpta, erit per clysterem cibus iniciendus, sed neque ptisanae aut cuiusquam labilis qualitatis, quod facile lubrica faciat intestina. est enim hoc perniciosissimum in cardiacis, quippe fastidio attestante uentris fluorem commouere. quapropter erunt haec ex lenticula adhibenda, et primo paruissima, tunc uino cum aqua panis attritus et expressus. sic enim corpori fiet additio atque uires resurgunt et stomachus iamdudum supinus fortificatur, altiora constringentur.

217 At si omnes partes fuerint solutione laxatae, similiter haec omnibus sunt adhibenda, in illis etiam, quae occulta diaphoresi contabescunt. differentia etenim accidentium mutata uidetur, genus autem passionis idem manet. dehinc si profectus quisquam fuerit supradictorum adiutoriorum, erit implenda resumptio usque ad perfectionem desideratam; sed tunc a lauacro temperandum aut multo tardius adhibendum. at si febres perseuerauerint, ut in marcorem uenire aegritudo meditetur, quem Graeci marasmon uocant, ad eius curationem descendemus, sicuti libris De febribus scribentes docuimus.

Haec est secundum Soranum cardiacorum Methodica curatio.

CAPVT XXXVIII

218 QVOMODO ALIARVM SECTARVM PRINCIPES CARDIACOS CVRAVERINT

Antiquorum plurimi cardiacorum curationem tacuerunt, aliqui uero memorauerunt, ut Serapionis atque Heraclidis sectatores et quidam Herophili, item Asclepiades et Themison paruissime quidem,

28–29 sectatores] Heracl. fr. 190 Deichgräber

6 odoramentis *Rov.*[m] 7 ductionum *Rov.* inunctionum *Rov.*[m] 14 constringuntur *Rov.*[m] 23 docebimus *Guint.* *corr. Friedel, p. 49, coll. § 204* 30 Herophili] *cf. § 4. 141. 147*

wenn sie mit Wein und Essig zusammen verzehrte Speisen nicht bei sich behalten konnten, noch am ehesten mit Wasser versetzte bei sich behalten. Bei denen aber, die unter Appetitlosigkeit leiden, soll man versuchen, diese durch Abwechselung in den Speisen zu bekämpfen. Denn sie pflegen, gleichsam um das (jeweilige) Gericht zu prüfen, von vielerlei Speisen ein wenig zu nehmen und bekommen so auch eine vollständige Mahlzeit.

Erstrebenswert ist auch die Stärkung durch ein Riechmittel oder die 216
Auflage nahrhafter Packungen und aufzustreichender Pasten. Wenn einem aber alle Hoffnung genommen ist, so muß die Nahrung durch ein Klistier eingeführt werden; es soll aber kein Gerstenschleim oder sonst etwas Gleitfähiges sein, weil es die Därme leicht schlüpfrig machen kann. Dies ist nämlich für die an der „Herz“krankheit Leidenden höchst gefährlich, bei bestehender Appetitlosigkeit auch noch einen Bauchfluß herbeizuführen. Darum sollen diese (Nährklistiere) aus Linsen zubereitet werden, und zunächst soll ganz wenig davon gebraucht werden, dann aus Brot, das in Wein mit Wasser verrieben und wieder ausgedrückt worden ist. Denn auf diese Weise wird dem Körper etwas zugeführt, die Kräfte steigen wieder an, und der Magen, der seit langem eine Abneigung (gegen Speise) empfand, wird gekräftigt, die tiefer liegenden Partien werden zusammengezogen.

Wenn aber alle Partien (des Körpers) durch den Lockerungszustand 217
erschlafft sind, so müssen diese Mittel bei allen in gleicher Weise angewandt werden, auch bei denen, die durch verborgenen Substanzverlust dahinschwinden. Denn die Eigenart der Symptome mag verändert erscheinen, die Art der Krankheit aber bleibt dieselbe. Wenn dann mit den soeben genannten therapeutischen Maßnahmen ein gewisser Fortschritt erzielt worden ist, so soll die Kräftigung bis zur erwünschten Vollendung weiter betrieben werden; man soll sich aber auch dann noch vor dem Baden hüten oder es erst sehr spät anwenden. Wenn aber das Fieber fortdauert, so daß die Krankheit im Begriff ist, in Siechtum überzugehen, das die Griechen *marasmos* nennen, so werden wir zu dessen Behandlung schreiten, wie wir es in den von uns verfaßten Büchern „Über die Fieber“ dargelegt haben.

Dies ist nach der Lehre Sorans die Behandlungsweise der Methodiker für die an der „Herz“krankheit Leidenden.

38. KAPITEL

Wie haben die Häupter anderer Schulen die an der „Herz“krankheit Leidenden behandelt? 218

Von den alten Autoren haben die meisten die Behandlung der an der „Herz“krankheit Leidenden mit Stillschweigen übergangen; einige jedoch haben sie erwähnt, wie die Anhänger des Serapion und Herakleides und einige Anhänger des Herophilos, auch Asklepiades und Themison, die zwar nur sehr wenig dazu gesagt haben, aber in denselben falschen An-

at iisdem deceptionibus implicati. phlebotomant enim et clysteres
adhibent acerrimos et ob calefaciendum articulorum frigus pannos
applicant calidos et lanas oleo infusas ac sulfure fumigatas. terunt
etiam oleo ueteri ac Sicyonio cum pipere sulfur et cachry et ammoni-
aci guttam et laserpicium cum bulbis. cataplasmant praeterea ex
lasere et bulbis, sympasmatibus utentes, quae nos aspergines dixeri-
219 mus, item ex calce cum pipere, / cibis acribus utentes atque edacibus,
allio, salsamento et lasere, et per totum diem atque noctem uino us-
que ad ebrietatem replerunt. alii uero in aquam frigidam aegros de-
posuerunt. Eudemus Themisonis sectator ait per clysterem aquam
frigidam iniciendam.

Sed haec omnia grauia atque exsecrabilia et aegrotantibus per-
niciosa esse perspicimus. etenim phlebotomiam nihil iugulatione dif-
ferre ratio testatur, quippe cum haec faciat, quae ipsa nititur passio,
mentem disicere et corpus in mortem per sudores soluere ac ad sua
primordia reuocare, defluxionem atque casum uirium augere.

220 Quibus denique commoti eorum successores aiunt esse eos phle-
botomandos, qui proni ac decliues in cardiacam sint passionem, non
aduertentes, quia ipsa quoque in passionem prona decliuitas nulla
re alia corpus affici quam solutione testatur. clysteres etiam adhi-
bentes corpora resoluunt et ob acrimoniam aperiunt, quos utiles
probauerunt. sed aiunt coaceruatam atque celerem per superficiem
corporis insumptionem retineri, cum ad uentrem uel intestina fuerint
conuersa fluentia. hoc quidem, si more mechanico ac simili miraculo
se facere posse promittunt, ut aperientes uentris interiora superficiem
221 corporis claudant, erit credibile, quod promittunt. sin uero, ut in
omnibus uidemus, superficiei fluentia augere potius quam minui
interiorum fluxu debilitate crescente cognoscunt⟨ur⟩, contrarius pro-
cul dubio clysteris usus accipitur atque fluentium relaxator.

Dehinc consequens non est, immo etiam incongruum iudican-
dum articulos igneis medicaminibus confricare, ut ex alto ad semet
materiam ducant. inicere quoque intestinis acriora, ut illuc concur-
rens ex articulis materia atque ex omni corporis superficie attrahatur
rursum ad altiora corporis conducta, similis erroris esse probatur.

6 sympesmatibus *Guint.* *corr. Rov. (cf. Sor. Gyn. III 15,4: CMG IV p. 104,1; 28,6: p. 111,28)* 7 *ante* item *add.* ex faecibus *Wellmann, Celsus, p. 85 adn. 2, coll. § 223* ex] et *Guint.* *corr. Wellmann l. c.* 8 alii *Guint.* *corr. Drabkin (*alio*) coll. § 224* 21sq. quos – probauerunt *post* adhibentes *trsp. Rov.* 23 fuerit *Amm.; sed cf. § 221; Tard. II 150; Cael. Aur. Gyn. II 48: p. 86,640 Drabkin; De signific. diaet. pass. 89: p. 234,19 Rose; Helmreich, Acut. pass., p. 329* 27 superficiem *Guint.* *correxi* superficie *Rov. Drabkin* 28 cognoscunt *Guint.* *correxi*

schauungen befangen sind. Denn sie lassen zur Ader und gebrauchen die schärfsten Klistiere und legen zur Behebung der Kälte in den Gliedern warme Tücher und Wolle auf, die mit Öl übergossen und mit Schwefel geräuchert worden ist. Sie verreiben auch in altem sikyonischem Öl Schwefel mit Pfeffer und Kachrys, Ammoniakharztropfen und Silphiumharz mit Zwiebeln. Sie machen außerdem Packungen mit Silphium und Zwiebeln, gebrauchen auch *sympasmata*, die wir Streupulver nennen können, auch solche aus Kalk mit Pfeffer, / und verwenden scharfe und beißende Speisen, **219**
wie Knoblauch, Marinaden und Silphium, und haben (die Patienten) ununterbrochen Tag und Nacht hindurch mit Wein, bis hin zur Trunkenheit, überfüllt. Andere haben die Kranken in kaltes Wasser gelegt. Eudemos, ein Anhänger des Themison, sagt, man solle mit dem Klistier kaltes Wasser einführen.

Wir sehen jedoch, daß dies alles (zu) schwer und deshalb verwerflich ist und die Kranken in Lebensgefahr bringt. Denn die Vernunft bezeugt, daß der Aderlaß sich in nichts vom Totschlag unterscheidet, indem er gerade das tut, was die Krankheit selbst zu erreichen sucht, nämlich den Geist auszutreiben und den Körper mit tödlichem Ausgang durch Schweißausbrüche aufzulösen und in seine Elemente zu zerlegen, Flüssigkeitsverlust und Kräfteverfall zu steigern.

Durch sie beeinflußt, sagen ihre Nachfolger schließlich, es seien die- **220**
jenigen zur Ader zu lassen, die zur „Herz“krankheit neigen und dafür anfällig sind, wobei sie aber nicht bemerken, daß auch die besondere Anfälligkeit für dieses Leiden selbst sich darin erweist, daß der Körper von nichts anderem als von einem Lockerungszustand betroffen ist. Auch durch die Verwendung von Klistieren lockern sie den Körper und öffnen ihn durch ihre Schärfe, dabei haben sie gemeint, daß diese nützlich seien. Sie sagen jedoch, der massenweise und schnell erfolgende Substanzverlust durch die Körperoberfläche könne aufgehalten werden, wenn die Flüssigkeiten zum Bauch oder zu den Därmen abgezogen würden. Dies allerdings, was sie versprechen, könnte glaubwürdig sein, wenn sie verheißen würden, es auf mechanischem und wundergleichem Wege bewerkstelligen zu können, durch Eröffnung des Inneren des Bauches die Oberfläche des Körpers abzudichten. Wenn aber zu erkennen ist, wie wir es in allen Fällen **221**
sehen, daß sie die Flüssigkeitsabgabe an der Oberfläche eher steigern als vermindern, indem sich bei einem Fluß in den inneren Partien die Schwäche vermehrt, so versteht man, daß der Gebrauch des Klistiers zweifellos schädlich ist und (zusätzliche) Flüsse auslöst.

Schließlich ist es auch nicht folgerichtig, ja, es ist sogar als völlig unangebracht zu beurteilen, die Glieder mit feurigen Medikamenten einzureiben, damit sie den Stoff aus der Tiefe an sich ziehen. Auch das Einführen von recht scharfen Substanzen in die Därme, damit der Stoff aus den Gliedern und von der gesamten Oberfläche des Körpers dort zusammenströmt und angezogen wird, indem er wiederum zu den tiefer liegenden Schichten des Körpers geleitet wird, erweist sich als eine von einer ähnlichen irrigen Vorstellung ausgehende Maßnahme. Es ist also besser, die

est igitur melius propria uiarum ac natura⟨e⟩ spiramenta seruare et non infracta corporis fortitudine acutiori atque celeri solutioni cor-
222 pus aptare. feruentia uero et ignea et urentia ad uisa mentis simplicia, quae appellant phantasiam, sunt frigori atque torpori congrua, ad uirtutem tamen incongrua. est enim solutioni accidens atque comes corporis frigidus torpor, qui feruentibus rebus aucta passione necessario duplicetur. seruiunt enim dominantibus appendentia. dehinc acria, siquidem non sint mitigatiua, celeritatem passionum acutiorem faciunt adiuuando.

Prohibemus iniectionem aquae frigidae, siquidem celerrime calefacta interiorum feruore adiuuet solutionem, faciat etiam delectatione quadam uentris officium prouocari. non aliter et in aquam frigidam deponendos prohibemus aegrotos. non enim manet lenis atque
223 mitis constrictio. item ex sinapi cataplasma prohibemus, / siquidem sit recorporatiuae uirtutis, quam Graeci μετασύγκρισιν uocant, cum passio atque eius celeritas mitem demonstret atque exigat curationem. praeterea sinapismi acrimonia hortationem fieri sudorum nemo est, qui nesciat. sicut enim semper lacrimam commouet oculorum acrioris humectatio collyrii, non aliter supradicta contingunt. item bulborum putamina molliunt, non constringunt. illa uero, quae eorum corpulenta uidentur, recorporatiuae uirtutis esse noscuntur. repro-
224 bamus etiam aspergines ex calce atque faecibus et pipere. haec enim singula corpus incendunt et in ignis uicem suburunt et superficiem corporis uulnerant, quo fiet, ut saepe transitum faciant in grauissimos tumores. non sunt haec denique ex genere mitium adiutoriorum. est etiam iners allium dare atque laser et salsamenta uel communiter acriores cibos. sunt enim digestione in uentre difficiles atque inspiratione corporum tardi et inflant.

Haec nunc com⟨mun⟩iter omnibus respondenda. etenim Tarentinus Heraclides phlebotomat atque clysterizat et calidis et laxatiuis utitur cataplasmatibus. nunc, quomodo Asclepiadem adhuc quidam recte locutum accipiant, et ea, quae posuit principalia, retractemus.

29 Tarentinus –31] Heracl. fr. 190 Deichgräber

1 natura *Guint.* *(„fort. retin., omisso* ac“ *Drabkin*app*)* *corr. Rov.* *„an* naturalia*?“ Drabkin*app 19 constringunt *antea conieci (u. Bendz, Eranos 41, p. 73)* 27sq. *„fort.* inspirationem corporum tardant“ *Drabkin*app 27 in spiratione *Guint.* *corr. Drabkin* 29 communiter *coni. Rov.* comiter *Guint.*

den Gängen und der Natur eigenen Öffnungen offenzuhalten und nicht bei geschwächter Körperkraft den Körper zu einer heftigeren und schnellen Flüssigkeitsabgabe zu bewegen. Heiße, feurige und brennende Substanzen 222
aber sind, den einfachen Vorstellungen des Geistes entsprechend, was man als *phantasia* (Vorstellung) bezeichnet, für Kälte und Erstarrung das geeignete, in ihrer Wirkung aber ungeeignet. Denn die kalte Erstarrung des Körpers ist Symptom und Begleiterscheinung eines Lockerungszustandes; sie muß, wenn das Leiden durch heiße Mittel verschlimmert wird, doppelt so stark werden. Denn die abhängigen Dinge richten sich nach den führenden. Und scharfe Mittel verstärken schließlich, da sie keine Milderung bringen können, das Leiden, indem sie seinen akuten Zustand fördern.

Wir verbieten das Einführen von kaltem Wasser (mit der Klistierspritze), weil es sich infolge der Hitze in den inneren Partien sehr schnell erwärmt und dadurch die Lockerung noch fördert, auch durch eine gewisse Reizung bewirkt, daß die Stuhlentleerung provoziert wird. Ebenso verbieten wir auch, die Kranken in kaltes Wasser zu legen. Dies bewirkt nämlich keine sanfte und milde Zusammenziehung auf längere Zeit. Ebenso verbieten wir das Senfpflaster, / weil es nämlich von umstimmender 223
Wirkung ist, was die Griechen μετασύγκρισις (*metasynkrisis*, Umstimmung) nennen, während dieses Leiden und sein akuter Charakter eine milde Behandlungsweise angezeigt sein lassen und erfordern. Auch gibt es wohl keinen, der nicht wüßte, daß durch die Schärfe eines Senfpflasters eine Reizung zum Schwitzen verursacht wird. Ebenso wie das Benetzen der Augen mit einer besonders scharfen Augensalbe immer einen Tränenfluß hervorruft, nicht anders treten die soeben genannten Erscheinungen ein. Und die Schalen von Zwiebeln wirken erweichend, nicht zusammenziehend. Jene Schichten aber, die sich als ihre fleischigen Bestandteile erweisen, sind bekanntlich von umstimmender Wirkung. Wir verwerfen auch die Streupulver aus Kalk, Hefe und Pfeffer. Denn alle diese Substanzen 224
erhitzen den Körper, brennen wie Feuer und versehren die Oberfläche des Körpers, so daß sie oft ein Übergehen in sehr schlimme entzündliche Schwellungen veranlassen. Sie gehören schließlich nicht zu der Kategorie der milden Mittel. Es ist auch ein Kunstfehler, Knoblauch zu geben sowie Silphium und Marinaden oder insgesamt alle schärferen Speisen. Sie sind nämlich im Leibe schwer zu verdauen, werden nur langsam vom Körper aufgesogen und blähen.

Dies ist es, was wir allen Autoren zusammen entgegenhalten müssen. Denn (auch) Herakleides von Tarent verwendet den Aderlaß und das Klistier und gebraucht warme und lockernd wirkende Packungen. Jetzt wollen wir uns auch noch einmal die Grundsätze vornehmen, die Asklepiades aufgestellt hat, weil es immer noch gewisse Ärzte gibt, die für richtig halten, was er gesagt hat.

CAPVT XXXIX

225 ### Vtrvm recte Asclepiades cardiacos cvraverit

Hic quoque secundo libro Celerum uel acutarum passionum prouidens, ne qua sit in corpore cruditas, clysteres adhibet operantissimos ob transuersionem faciendam, primo nescius, quae sit operans in cardiacis causa, et tamquam Herophili sectator indigestionem atque corruptionem intuendam existimans, secundo ignarus, quia post antecedentem diem esse in corporibus indigestio potest; at uero cardiacorum passio frequenter quinta uel sexta die emergere perspicitur. tertio est grauis atque noxia clysteris iniectio non solum solu-
226 tione laborantibus celeri, sed etiam [in] strictura affectis, / siquidem commoueat atque turborem corporis efficiat, quando fuerit operosior ac frequens, ut Asclepiades iubet; in diaphoreticis uero interfectior esse probatur. ipse denique Asclepiades de peripneumonicis scribens confitetur noxios esse clysteres dicens: „Clysterum genus non in peripneumonicis solum noxium, sed in omnibus etiam sine febre passionibus insidiosum atque uexabile⟨m⟩ corporum eorum usum iudicamus.“ item specialiter indicans iniectionum uexatione eas corporum solutiones augeri atque iactationes et sitim uehementem, siquidem sint, inquit, uirium captrices. item clysterum uexationem etiam in
227 pleuriticis demonstrauit. similiter et in phreniticis tamquam interfectricem metuit uentris turbatam solutionem, quorum debuit memor neque in cardiacis clysteres adhibere. alios enim plurima stercorum grauatione oppressos et propterea sudantes salutare est releuare clystere ad uentris alienitatem detrahendam, sed hoc simplici atque miti usu clysteris. quos ita affectos non dicimus esse cardiacos.

Item post iniectionem adhibet cataplasma sinistrae mamillae constrictiuae uirtutis, sed corpus ob excludendum frigidum torporem calefaciendum probat unctionibus olei ueteris ac defricandum manibus calidis et pannis circumtegenda loca, ex quibus calefactiones
228 atque unctiones superioribus dictis excludendas asseruimus. constric-

31 asseruimus] *u.* § 221–223

6 Herophilus *Guint.* *corr. Rov.*^{m} *(cf. tamen § 4. 141. 147)* sectatores *Rov.*^{m} 11 loborantibus *Guint.* *corr. Rov. (cf. § 234)* in *del. Rov.* 13 interfectior *scripsi (antea* interfectiuus *conieci; u. Bendz, Eranos 41, p. 73sq.)* interfici liuor *Guint.* interficiens *Haller* 17 uexabile *Guint.* *corr. Rov.* iudicamus] iudicans *Rov.* 25 uentris *coni. Schmid, Contributions, p. 93 adn. 34 (et in Mnem. 11, p. 144)* mentis *Guint.*

39. KAPITEL

Hat Asklepiades die an der „Herz"krankheit Leidenden richtig behandelt? 225

Auch dieser verwendet im zweiten Buch seiner „Schnell verlaufenden oder akuten Krankheiten" aus Besorgnis, es könnten im Körper unverdaute Rückstände verbleiben, äußerst wirksame Klistiere, um ihr Ausscheiden zu erreichen; dabei weiß er erstens nicht, welches bei den an der „Herz"krankheit Leidenden die wirkende Ursache ist, und meint wie ein Anhänger des Herophilos, man müsse mangelnde Verdauung und (Speisen)zersetzung als solche betrachten, zweitens ist ihm nicht bekannt, daß nach einem vorangegangenen Tag noch Unverdautes im Körper sein kann; man kann aber feststellen, daß bei den an der „Herz"krankheit Leidenden die Krankheit häufig erst am fünften oder sechsten Tage ausbricht. Drittens ist das Einführen von Klistieren belastend und schädlich, nicht allein für Patienten, die infolge eines akuten Lockerungszustandes erkrankt sind, sondern auch für solche, die von einer Straffung betroffen sind, / denn es 226
beunruhigt und verursacht einen Aufruhr im Körper, wenn es, wie Asklepiades verordnet, recht stark ist und häufig angewandt wird; bei den an entkräftendem Flüssigkeitsverlust Leidenden kann es erwiesenermaßen tödlich sein. Schließlich gibt Asklepiades, wenn er über die an Lungenentzündung Erkrankten schreibt, selber zu, daß die Klistiere schädlich sind, und sagt: „Alle Arten der Klistiere erachten wir nicht nur bei den an Lungenentzündung Erkrankten für schädlich, sondern wir sind der Ansicht, daß ihre Anwendung auch bei allen Krankheiten ohne Fieber gefährlich ist und den Körpern Beschwerden verursacht." Er gibt auch ganz speziell an, daß durch die von den Einläufen ausgehenden Reizungen diese Lockerungszustände in den Körpern, das unruhige Herumwerfen und der heftige Durst noch gesteigert werden; denn sie sind, wie er sagt, Bändiger der Kräfte. Ebenso hat er die Schädlichkeit der Klistiere auch für die an Rippenfellentzündung Erkrankten aufgezeigt. Ebenso hat er auch bei den 227
an Phrenitis Erkrankten den heftigen Bauchfluß wie einen Mörder gefürchtet; daran hätte er denken und auch bei den an der „Herz"krankheit Leidenden keine Klistiere gebrauchen sollen. Bei anderen Kranken, die mit (verhaltenen) Exkrementen sehr stark belastet sind und deshalb schwitzen, ist es heilsam, durch Klistiere Erleichterung zu verschaffen, um die Fremdstoffe aus dem Bauch zu entfernen, dies hat aber durch ein einfaches und mildes Klistier zu geschehen. Die davon Betroffenen gehören aber, wie wir sagen, nicht zu den an der „Herz"krankheit Leidenden.

Und nach dem Einlauf gebraucht er eine Packung von zusammenziehender Wirkung in der Gegend der linken Brustwarze, empfiehlt aber dabei, um die kalte Erstarrung zu beseitigen, den Körper durch Salbungen mit altem Öl zu erwärmen und mit warmen Händen zu massieren sowie mit Tüchern diejenigen Stellen zu umhüllen, von denen wir nach dem, was wir zuvor gesagt haben, die Wärmeanwendung und die Salbungen ferngehalten wissen wollen. Zusammenziehende Packungen sind jedoch nicht 228

tiua uero cataplasmata non solum sinistrae mamillae erunt apponenda, sed omni pectori atque praecordiis. erat autem Asclepiadi consonans approbanti tumorem in corde constitutum similiter laxatiua cataplasmata eidem adhibere. dehinc est incongruum atque non consequens affectare per clysterem e corde aliquid trahere et constrictiuis cataplasmatibus e superficie corporis materiam ad id, quod patitur, reuocare, ut stricturam, quam esse in tumore cordis aduerterat, duplicare uideatur.

Iubet etiam dari uinum noctibus, diurnis atque iugiter, sed id uinum, cui salem miscuerimus, et appellauit tethalassomenon. „Cito enim", inquit, „currit ac labitur et ad omnia corporis membra perue-
229 niet." cibum dat betam cum lenticula, et appellauit seutlophacen, uel lenticulam cum ptisana aut oryza aut alica uel aliqua ex maritimis, et: „Quid ultra?", inquit, „ea nos dare conuenit, quae aegri fuerint uoluntati gratissima." probat autem uinum dandum post cibum, siquidem solum facile penetret ac pertranseat corpora, non aliter quam si sine ulla faece per liquatoria fundatur, quorum cauernae nullis obstantibus facile accipiunt atque reddunt accepta. „At si post cibum", inquit, „datum fuerit, manebit, non aliter quam si cum faece, ut supra dictum est, in liquatoria funda[n]tur." iubet etiam
230 meracum ⟨im⟩mixtum dari. „Hac enim ratione", inquit, „exustae uiae tamquam ex igni conductae sudorem retinendo constringunt."

Est nunc iners et inertiae plenum tota die atque nocte uinum dare et cibo nutrire. plurima enim adiectione nutrimenti uires opprimi necesse est. item ptisana uentrem commouet in fluorem lapsum, suae faciens qualitatis, contraria denique lenticulae qualitati probatur. uinum quoque incongruum atque intemporale et immodicum probatur. incongruum, siquidem sit salsum, quod appellauit tethalassomenon, et propterea uentrem soluat et ex omni corporis parte uires deponat, sit praeterea inflabile atque uirium uexabile non solum aegrotantibus, sed etiam sanis hominibus. forsitan hoc et feruens
231 dederit. tacuit enim frigidum dandum, culpans denique libris, quos De lue conscripsit, Cleophanti sectatores uinum frigidum dantes. immodicum diximus, siquidem plurimum det atque extentum et meracum temperamento quaerit, cum etiam sani, quanto plus biberimus,

11 peruenit *Rov.* 15 post] ante *Rov.*[m]*; sed cf. § 231* 20 fundantur *Guint. correxi* 21 mixtum *Guint. suppleui* ⟨non⟩ mixtum *Rov.; sed cf. e.g. Tard. II 109 et § 231* meracum temperamento 35 „*fort. scrib.* quaerat" *Drabkin*[app]

allein um die linke Brustwarze aufzulegen, sondern auf die gesamte Brust und den Brustraum. Es hätte übrigens den Ansichten des Asklepiades eher entsprochen, da er doch davon überzeugt ist, daß die entzündliche Schwellung im Herzen lokalisiert ist, dementsprechend Packungen von lockernder Wirkung für dieses Organ anzuwenden. Dann ist es auch unangebracht und nicht folgerichtig, sich zu bemühen, mit Hilfe des Klistiers etwas (an Stoff) vom Herzen abzuziehen und (gleichzeitig) durch zusammenziehende Packungen den Stoff von der Oberfläche des Körpers zum erkrankten Organ wieder hinzuleiten, so daß er den Straffungszustand, dessen er bei einer entzündlichen Schwellung des Herzens gewärtig war, doppelt schlimm zu machen scheint.

Er verordnet auch, Wein zu geben, bei Nacht, am Tage und ununterbrochen, und zwar denjenigen Wein, dem wir Salz beigemischt haben, er hat ihn *tethalassōmenos* (mit Meerwasser vermischt) genannt. „Denn dieser", so sagt er, „läuft und rinnt schnell hindurch und dringt in alle Partien des Körpers." Als Speise gibt er Mangold mit Linsen, er nannte 229
dies *seutlophakē* (Mangoldgericht), oder Linsen mit Gerstenschleim, Reis oder Spelt oder etwas von den „Früchten des Meeres", und: „Was soll's?" sagt er, „Wir sollten einfach das geben, was dem Willen des Kranken am genehmsten ist." Er billigt es auch, den Wein nach dem Essen zu reichen, weil er nämlich, allein gegeben, (zu) schnell in die Körper eindringt und sie durchläuft, nicht anders, als ob er, ohne Vorhandensein von Hefe, durch ein Sieb gegossen würde, dessen Löcher ihn, ohne daß eine Behinderung stattfindet, leicht aufnehmen und anschließend wieder abgeben. „Wenn der Wein jedoch nach dem Essen gegeben wird", sagt er, „so bleibt er (länger) darin, gleich als ob er, wie soeben gesagt wurde, mit Hefe zusammen in das Sieb gegossen wird." Er ordnet auch an, reinen, schwach vermischten Wein zu geben. „Auf diese Weise", sagt er, „werden nämlich 230
die Gänge, wie vom Feuer verbrannt, verengt und ziehen (das Gewebe) zusammen, wobei sie den Schweiß zurückhalten."

Nun widerspricht es der (ärztlichen) Kunst und ist es völliger Unsinn, den ganzen Tag und die ganze Nacht lang Wein zu geben und Speisen zu reichen. Denn bei übermäßiger Nahrungszufuhr werden die (Körper)kräfte notwendigerweise überwältigt. Auch reizt der Gerstenschleim den Leib zu Durchfällen, indem er ihm seine eigene Eigenschaft vermittelt, die schließlich erwiesenermaßen der Eigenschaft der Linsen genau entgegengesetzt ist. Auch die Weindosis erweist sich als unzuträglich, unzeitig und unmäßig. Als unzuträglich, weil der Wein gesalzen sein soll, (Wein,) den er *tethalassōmenos* (mit Meerwasser vermischt) genannt hat, und daher Durchfall verursacht und in allen Teilen des Körpers die Kräfte lähmt, außerdem nicht allein bei Kranken, sondern sogar bei gesunden Menschen blähend und entkräftend wirkt. Womöglich hat er ihn auch noch heiß verabreicht. Er sagte nämlich nichts davon, daß man ihn kalt geben soll, macht aber 231
schließlich in den von ihm verfaßten Büchern „Über die Seuche" den Anhängern des Kleophantos zum Vorwurf, daß sie den Wein kalt geben. Unmäßig sagten wir, weil er ihn in großen Mengen und über längere Zeit hin gibt und möglichst wenig verdünnten Wein fordert, dabei vergießen doch

tanto plurimum sudoris effundimus. intemporaliter autem, siquidem ante declinationem dandum iusserit. est praeterea ridiculum, quod post cibum dandum uinum propterea dicat, ne citius curans corpora pertranseat, probans e contrario salsum dandum, quo citius corpora penetret ac suos effectus exhibeat.

Hic est ille Asclepiades frigidans atque calefaciens, exantlans atque replens et contrariis semper utens rebus in his passionibus.

CAPVT XL

232 VTRVM RECTE THEMISON CARDIACOS CVRAVERIT

Themison uero quaedam recte dixisse perspicitur ad cardiacorum curationem, quaedam praue. uino namque cum amylo trito cum bulbis et ammoniaci gutta cum uino et oui albore et pipere trito cum sinapi corpora defricanda existimat. dat etiam cibo allium cum pipere, dehinc in scaphulam deponi iubet aegrotantes, quae sit aqua plena calida. item post cibum adhibet gestationem, siquidem sint, inquit, imbecilla ac debilia nimium corporis officia et indigeant hoc adiutorio, quo pariter etiam caro commoueatur sua praemota substantia, hoc
233 est spiritu ac [est] nutrimento, ex quibus concreta perspicitur. quae omnia facere ualet gestatio omni corpori suffundens materiam. „Mox denique“, inquit, „alleuatos atque magnitudinem accipientes pulsus inuenimus.“

Sed haec Asclepiadis nugis sunt adiungenda. demonstrauimus enim feruentium medicaminum fricamenta esse necessario noxia et sinapi. tentat etiam inflabiles cibos et, quamquam haec sint omnibus celeribus atque acutis passionibus inimica, multo tamen uehementius cardiacis. gestatio uero et incongrua et intemporalis esse probatur: incongrua inquam, siquidem sit laxatiua, omnis etenim motus uiarum
234 efficit raritatem, / intemporalis autem, siquidem post cibum fieri iubeatur. etenim si sanos post cibum uexat motio non permittens naturae quadam requie ac tacito motu ad suos effectus accepta perducere, quid sperare de aegris ac solutione laborantibus poterimus?

22 demonstrauimus] *u.* § 221–223

10 ad *scripsi (cf. § 32)* ob *Guint.* 13 alleum *Guint.* 17 pariter *scripsi* parti *Guint.* partim *Rov. Drabkin* sua *coni. Rov.*^{m} sed *Guint.* promota *Guint. corr. Almel.* 18 ac [est] *scripsi* hoc est *Guint.* atque *Rov. Drabkin* 22 nugis *coni. Rov.* nullis *Guint.* 31 loborantibus *Guint. corr. Rov. (cf. § 225)*

selbst wir Gesunden um so mehr Schweiß, je mehr wir trinken. Unzeitig aber, weil er verordnet hat, ihn vor dem Abklingen (des Leidens) zu geben. Es ist übrigens lächerlich, daß er sagt, der Wein sei deswegen nach dem Essen zu geben, damit er als heilender Faktor den Körper nicht zu schnell durchläuft, und im Gegensatz hierzu ihn gesalzen zu geben empfiehlt, damit er den Körper um so schneller durchdringt und ihm seine Wirkungen mitteilt.

Das ist also jener (berühmte) Asklepiades, der abkühlt und erwärmt, entleert und auffüllt und sich bei dieser Art von Krankheiten ständig entgegengesetzter Mittel bedient.

40. KAPITEL

Hat Themison die an der „Herz“krankheit Leidenden richtig behandelt? 232

Bei Themison kann man feststellen, daß er manches Richtige zur Behandlung der an der „Herz“krankheit Leidenden gesagt hat, aber auch manches Verkehrte. Er hält es nämlich für angebracht, die Körper abzureiben, und zwar mit Wein, der mit Stärke zusammen mit Zwiebeln verrieben wurde, sowie mit Ammoniakharztropfen mit Wein, mit Eiweiß und mit Pfeffer, der mit Senf verrieben wurde. Er gibt auch Knoblauch mit Pfeffer zu essen, und dann läßt er die Kranken in eine Wanne legen, die voll heißen Wassers sein soll. Auch läßt er sie nach dem Essen herumtragen, weil, wie er sagt, die Funktionen des Körpers allzu schwach und hinfällig sind und daher dieser therapeutischen Maßnahme bedürfen, durch welche zugleich auch das Fleisch in Bewegung versetzt wird, indem zuerst sein Stoff, das heißt Pneuma und Nahrungssubstanz, in Bewegung gebracht werden, aus welchen es offenbar besteht. Alles das vermag das 233
Herumtragen zu bewirken, das dem gesamten Körper den Stoff zukommen läßt. „Bald werden wir dann finden“, sagt er, „daß der Puls erhoben ist und Größe bekommt.“

Aber dies kann man getrost mit dem Unsinn bei Asklepiades auf eine Stufe stellen. Denn wir haben schon gezeigt, daß Abreibungen mit erhitzenden Medikamenten unbedingt schädlich sind, ebenso wie Senf. Er versucht es auch mit Speisen, die blähend wirken und, obwohl sie bei sämtlichen schnell verlaufenden und akuten Krankheiten schädlich sind, sich bei den an der „Herz“krankheit Leidenden noch weit heftiger auswirken. Auch das Herumtragen erweist sich als unzuträglich und unzeitig: unzuträglich sage ich, weil es von lockernder Wirkung ist, denn jede Bewegung bewirkt eine Erweiterung der Gänge, / unzeitig aber, weil ver- 234
ordnet wird, daß es nach dem Essen geschehen soll. Denn wenn Bewegung nach dem Essen (selbst) Gesunden schadet, weil sie der Natur nicht erlaubt, das Aufgenommene in einer gewissen Ruhe und verborgener Bewegung seiner Bestimmung zuzuführen, was sollen wir da für Kranke erhoffen, die noch dazu infolge eines Lockerungszustandes leiden? Der Puls

pulsus uero post gestationem erigitur cardiacorum non ob resumptionem uirium, sed ob turbationem corporis motu conceptam, ex qua magis adiuuari passionem dissolutione corporis iudicamus.

Hic ratio celerum cum febricula passionum curationis terminatur. nunc transeundum ad eos, qui sine febribus esse noscuntur.

5 Libri Secundi finis. *add. Guint.*

aber erhebt sich bei den an der „Herz“krankheit Leidenden nach dem Herumtragen nicht deshalb, weil eine Erholung der Kräfte erfolgte, sondern weil er durch die Bewegung des Körpers in Aufregung versetzt worden ist, durch welche nach unserem Urteil die Krankheit noch mehr verstärkt wird als durch den Substanzverlust des Körpers.

Hier endet die Erörterung über die Behandlungsweisen der mit Fieber verbundenen akuten Krankheiten. Wir wollen nun zu denen übergehen, die als nicht mit Fieber verbunden bekannt sind.

CAPITA LIBRI TERTII

I. De synanche
II. Quae consequantur synanchicos
III. Quomodo curandi sunt synanchici?
IV. Quomodo synanchicos aliarum sectarum principes curauerunt?
V. De apoplexia
VI. De conductione, quam Graeci spasmon uocant, et distentione, quam tetanon appellant, et earum speciebus
VII. Quomodo discernimus raptum, quem Graeci spasmon uocant, a tremore atque saltu?
VIII. De curatione
IX. De hydrophobia
X. Quae est diffinitio siue agnitio hydrophobiae?
XI. Quae sequuntur eos, qui in hydrophobicam passionem proni ac decliues esse uidentur?
XII. Quae sunt similia hydrophobiae et quomodo internoscuntur?
XIII. Vtrumne animae an corporis passio sit hydrophobia
XIV. Quis locus in hydrophobicis patitur?
XV. Vtrum noua passio sit hydrophobia
XVI. Quomodo curandi sunt hydrophob[i]ae?
XVII. De acuto tormento, quod Graeci ileon appellant
XVIII. De satyriasi
XIX. De cholericis
XX. Quae sequuntur eos, qui cholerica passione afficiuntur?
XXI. Quomodo curandi sunt cholerici?
XXII. De defluxione, ⟨quam⟩ Graeci diarrhoeam uocant

1 tertii libri *Rov.* 3 consequuntur *Rov.; sed. cf. § 7* 5 curauerint *Rov.; sed cf. § 25* 8 appellant] uocant *Rov.; sed cf. § 61* 16 internoscantur *Guint.* *corr. Rov. coll. § 107* 20 curandae . . . hydrophobiae *Guint.* *corr. Rov. coll. § 125* 21 appellant *coni. Rov. coll. § 138* uocant *Guint.* 26 quam *add. Rov. coll. § 220*

DIE KAPITEL DES 3. BUCHES

LIBER TERTIVS

CAPVT I

De synanche

Celerum cum febricula passionum curationem praescriptis tradidimus libris; nunc autem earum, quae sine febribus esse noscuntur, ordinabimus, quo cunctarum perfecta distinctio compleatur. initium namque a synanchica passione sumemus, quae nomen a suspendii similitudine habet, quod non aliter quam laqueus praefocans interficiat, nam Graeci anchonas suspendia uocauerunt, siue quod spiritum continendo spirationem neget, Graeci enim συνέχειν continere appellant. alii uero etiam cynanchen uel lycanchen hanc passionem
2 uocauerunt, siquidem frequenter haec animalia afficit. nam canes cynas, lupos lycos uocauerunt, quorum quoque similes uoces siue ululatus in synanchica passione constituti, cum praefocari coeperint, emittunt.

Synanches igitur alia est sine manifesto indicio, alia cum uisibili atque manifesto, et alia intra oris spatium, alia exterius, alia ex utroque, hoc ⟨est⟩ exteriore atque interiore, parte dextra uel sinistra aut in utraque. denique quidam specialem discretionem etiam nominibus posuerunt, ut Valens physicus libro tertio Curationum. eam igitur, quae sine manifesto tumore est, sine nomine reliquerunt. eam uero, quae cum manifesto, si in utraque, aiunt, parte interio-
3 rum fuerit, cynanchen uocandam, / siquidem faciat difficultatem spirationis atque oculorum prominentiam et linguam procidentem, tamquam canibus auidis saepe contingit, cum ea, quae minime trans-

7 synanchica —11] *cf.* Cass. Fel. De med. 37: p. 81,4—12 Rose Isid. Etym. IV 6,6

1 Caelii Aureliani Methodici Siccensis Oxeon Liber Tertius *Guint.* 12 afficiat *mauult Helmreich (cf. Helmreich, Zu Caelius Aurelianus, p. 183—186)* 16 *post* manifesto *add.* tumoris *Schmid, Contributions, p. 50, coll. lin. 21* 18 est *add. Rov.*^{m}

DRITTES BUCH

1. KAPITEL

Über Synanche

In den zuvor geschriebenen Büchern haben wir die Behandlung der mit Fieber verbundenen akuten Krankheiten aufgezeichnet; jetzt aber wollen wir (die Heilung) derer, die bekanntlich ohne Fieber sind, verordnen, damit dadurch die vollständige Einzeldarstellung aller (Krankheiten) zur Vollendung gebracht wird. Den Anfang wollen wir nun mit der Synanche machen, welche ihren Namen von ihrer Ähnlichkeit mit dem Vorgang des Henkens hat, weil sie ebenso wie der Strick zum Erstickungstode führt, denn die Griechen haben das Henken als *anchonē* bezeichnet, oder weil sie die Atemluft festhält und dadurch das Atmen unmöglich macht, die Griechen sagen nämlich *synechein* für zusammenhalten. Andere Autoren haben dieses Leiden auch *kynanchē* oder *lykanchē* genannt, weil sie diese
Tiere häufig befällt. Denn sie haben die Hunde *kynes*, die Wölfe *lykoi* ge- 2
nannt; die von Synanche Befallenen bringen ja auch ähnliche Laute oder vielmehr ein Geheul wie diese Tiere hervor, wenn sie zu ersticken beginnen.

Von der Synanche gibt es eine Form ohne deutliche Merkmale, eine mit sichtbaren und deutlichen Merkmalen, eine, die innen im Mundraum auftritt, eine andere, die in den äußeren Partien auftritt, und eine weitere, die in beiden Partien auftritt, also sowohl in den äußeren wie in den inneren, auf der rechten oder linken Seite oder auch beidseitig. Schließlich haben einige Autoren noch besondere Spezialformen festgestellt und mit Namen belegt, wie etwa Valens, der Naturkundige, im dritten Buch seiner „Behandlungsweisen". Diejenige Form also, die ohne sichtbare entzündliche Schwellung ist, haben sie ohne Namen gelassen. Diejenige Form aber, bei der sie sich deutlich zeigt, sei, so sagen sie, wenn sie in den inneren
Partien auf beiden Seiten vorkommt, als *kynanchē* zu bezeichnen, / weil sie 3
Atemnot verursacht sowie ein Hervortreten der Augen und ein Heraushängen der Zunge, wie es oft bei gierigen Hunden vorkommt, wenn sie Stücke, die sie keineswegs herunterschlucken können, infolge des Natur-

uorare possunt, admonente natura auiditate impauida minas contemnentes inuadunt, quae saepe faucibus inhaerentia atque ancipiti retentione tardata neque percipere neque reddere ualuerunt. eam uero, quae in altera fuerit parte, paracynanchen uocauerunt. item in exterioribus atque utraque parte tumore constituto hyanchen appellauerunt, siquidem suum colla his saepissime inflationibus afficiantur, quos Graeci hyas appellant. at si interius atque exterius et in utraque parte fuerit tumor, tunc proprio nomine synanchen memorant
4 nuncupandam, at si in altera fuerit parte, parasynanchen. nihil autem refert speciales differentias proprietate nominum separare.

Antecedentes causae, quibus haec sufficitur passio, aliquae sunt occultae, aliquae manifestae atque ceteris quoque communes passionibus, maxime tamen conabiles atque laboriosi uomitus, plus etiam, si post cibum iam corruptum, item uinolentia uel niuis potatio aut exclamatio uehemens atque eodem modo perseuerans, quam Graeci monotonon uocant, item catarrhus et acriores cibi praeter consuetudinem accepti, item feruentia atque ignita medicamina pota uel purgatio per helleborum prouocata, quibusdam etiam feminis menstrualis retentio purgationis. afficiuntur autem hac passione magis uiri quam mulieres, quorum plus aetatis mediae et iuuenes quam pueri atque senes.

5 Hanc diffiniens Asclepiades passionem secundo libro explanatorio Aphorismorum Hippocratis: „Synanche“, inquit, „est humoris fluor siue humectatio faucium uel summitatis ipsarum saepissime ex capite accidens.“ sed hoc peccanter diffiniuit. omnis enim humoris fluor, quem rheumatismum uocant, multi liquoris est lapsus siue egestio. in synanchicis uero tumor uidetur et non, ut supra diximus, humoris plurimi egestio[nes], nisi hoc aliquando ex pressura uenerit.

Nos uero iuxta Sorani sententiam synanchen dicimus difficultatem transuorandi atque praefocationem acutam ob uehementiam tumoris faucium siue in locis, quibus nutrimenta transuora[ui]mus.
6 adiecta est autem transuorandi difficultati praefocatio celerrima siue acuta ad discretionem tumoris tonsillarum siue uuae. ubi enim synanche fuerit, etiam tumor necessario locorum supradictorum consequetur; sed non illico, ubi tumor fuerit eorundem, etiam synanche nuncupatur,

31 tumoris – transuoramus] *cf.* Cass. Fel. De med. 37: p. 81,5sq. Rose

7 Graece *Guint. sec. Drabkin*^{app} *correxi (cf. Cel. I 4)* 14 niuis] „*fort.* uini *uel* nimis“ *(sic) Drabkin*^{app}; *sed cf. Cel. II 213 et Cass. Fel. De med. 37: p. 81,21 Rose* 25 diffiniunt *Guint.* definiit *Rov.*^{m} *sec. Drabkin*^{app} *correxi* 28 egestiones *Guint. correxi* 31 transuorauimus *Guint. corr. Rov.*

triebes in unerschrockener Gier und durch Drohungen nicht abzuschrekken, an sich reißen, welche dann oft im Rachen steckenbleiben und, indem sie nach beiden Seiten keinen Ausweg finden, festgehalten werden, so daß (die Hunde) sie weder herunterzuschlucken noch von sich zu geben vermochten. Die Form aber, die nur auf einer Seite auftritt, haben sie *parakynanchē* genannt. Ferner haben sie die Form, bei der die entzündliche Schwellung an den äußeren Partien auftritt, und zwar auf beiden Seiten, *hyanchē* genannt, weil nämlich die Nacken der Schweine sehr oft von diesen Schwellungen befallen werden; die Schweine nennen die Griechen *hyes*. Wenn die entzündliche Schwellung jedoch innen sowohl wie außen und auf beiden Seiten besteht, dann, erklären sie, sei (die Krankheit) mit ihrem eigentlichen Namen als Synanche zu bezeichnen, wenn sie aber nur
auf einer Seite besteht, als Parasynanche. Es tut aber nichts zur Sache, 4
die Spezialformen durch besondere Namen voneinander abzugrenzen.

Von den vorhergehenden Ursachen, durch welche dieses Leiden entsteht, sind einige verborgen, einige klar erkennbar und auch mit den übrigen Krankheiten gemeinsam; in Frage kommen jedoch besonders das mit großer Anstrengung verbundene und beschwerliche Erbrechen, vor allem dann, wenn es erfolgt, nachdem sich die Speise schon zersetzt hat, auch Trunkenheit oder Trinken von Schnee(wasser) oder sehr lautes und ununterbrochenes Schreien auf demselben Ton, das die Griechen *monotonos* (eintönig) nennen, auch ein Katarrh und das Verzehren von Speisen, die schärfer sind, als man gewohnt ist, auch heiße und feurige medizinische Tränke oder das mit Nieswurz bewerkstelligte Abführen, bei manchen Frauen auch das Ausbleiben der monatlichen Reinigung. Befallen werden aber von diesem Leiden eher Männer als Frauen, und von ihnen eher solche im mittleren Alter und junge Leute als Knaben und Greise.

Als Definition dieser Krankheit sagt Asklepiades im zweiten Buch 5
seiner Erläuterungen zu den „Aphorismen" des Hippokrates: „Synanche ist ein Fluß von Flüssigkeiten oder ein Feuchtwerden des Rachens oder der obersten Partien desselben, das sehr häufig vom Kopf ausgeht." Aber seine Definition ist nicht richtig. Denn jeder Fluß von Flüssigkeiten, den man *rheumatismos* nennt, ist ein Herablaufen oder eine Ausscheidung von viel Flüssigkeit. Bei den an Synanche Erkrankten zeigt sich jedoch eine entzündliche Schwellung und nicht, wie soeben gesagt, eine Ausscheidung von sehr viel Flüssigkeit, außer wenn dies bisweilen durch die starken Beschwerden hervorgerufen wird.

Wir aber sagen entsprechend der Auffassung Sorans, daß die Synanche eine Behinderung des Schluckens darstellt sowie ein akutes Ersticken infolge der Heftigkeit der entzündlichen Schwellung des Rachens oder derjenigen Partien, mit deren Beteiligung wir die Speisen herunterschlucken.
Zu dieser Behinderung des Schluckens tritt der sehr schnell verlaufende 6
oder akute Erstickungsanfall, im Unterschied zu der entzündlichen Schwellung der Mandeln oder des Zäpfchens. Denn wo Synanche vorliegt, da erfolgt auch notwendigerweise die entzündliche Schwellung der soeben genannten Partien; aber deswegen muß nicht, wo eine entzündliche Schwellung derselben besteht, diese auch immer als Synanche bezeichnet

siquidem, qui mediocri difficultate fuerint transuorandi impediti, nondum synanchici uidentur. haec enim in magno tumore passio intelligitur habere substantiam, item ad discretionem praefocationis illatae per laqueum: est enim ipsa quoque acutissima atque celerrima praefocatio, sed non ex tumore descendens.

CAPVT II

7 QVAE CONSEQVANTVR SYNANCHICOS

Sequitur autem eos, qui iam passione tentantur, querela sine ulla ratione atque difficilis motus colli et gutturis, item saliuatio plurima praeter tumorem et subdolens faucium sensus cum asperitate sensibili, item difficultas transuorandi liquoris soliti saliuarum fluore collecti, tunc spirationis uelut impedimentum tamquam obstantis crassioris humoris.

Surgente uero ac crescente passione, si cum manifesto tumore fuerit, rubens factus uidebitur tumor faucium atque uuae et supra linguam partium et summitatis gutturis cum difficultate transuorationis omnium acceptorum, praefocatio etiam pro tumoris modo, spirationis difficultas et nausearum prouocatio, dehinc sicca tensio, si quis os aegrotantis aperuerit et digito linguam oppresserit, inuenitur.

8 Crescente uehementius passione omnium tumor efficitur colli atque uultus et humoris crassioris ac saliuarum fluor, oculi prominentes, sanguinolenti et uenarum extentio. at si ⟨in⟩ peius increuerit, linguae ultra dentes ad exteriora prolapsio, ariditas siue siccitas faucium, articulorum gelidus torpor, pulsus celer, densus, iacendi difficultas, et magis in supino schemate uel in latere, frequens etiam sedendi cupiditas, item locutio non articulata, sed confusa atque cum dolore. at si in exitium passio coeperit ferri, liuor uultus, uocis amputatio, gutturis atque pectoris stridor et recursio siue recursus poti liquoris, pulsus defectio, quam Graeci ἀσφυγμίαν uocant, et quibusdam caninus uocis sonitus, quibusdam oris spumatio, tunc etiam necessario mortis effectus.

12 fluore *scripsi (cf. § 8. 10. 67. 140. 194; Cel. II 68. 70. 185; Tard. I 63)* more *Guint.* in ore *Schmid, Mnem. 11, p. 145* 12sq. obstante crassiore humore *Rov.*[m]*; sed retinendus gen. abs. graecizans* 14 si cum *scripsi (u. Bendz, Eranos 41, p. 74)* sic ut *Guint.* 15 fuerit, rubens factus *scripsi (u. Bendz, Eranos 41, p. 74)* fuerit rubens facta *Guint.* fuerit facta, rubens *Schmid, Mnem. 11, p. 145sq.* 23 „*fort.* extantia" *(=*exstantia*) Drabkin*[app] *(cf. Tard. I 66; III 81)* extensio *Rov.* in *add. Wölfflin, p. 419 (=p. 216)*

werden, denn Patienten, die an mäßigen Schluckbeschwerden leiden, sind deshalb noch nicht als an Synanche Erkrankte anzusehen. Man versteht also darunter eine Krankheit, die in einer starken entzündlichen Schwellung ihr Wesen hat, dies auch zur Unterscheidung von einer durch einen Strick verursachten Erstickung: denn auch diese ist ein sehr plötzlicher und sehr schneller Erstickungsvorgang, der aber nicht von einer entzündlichen Schwellung ausgeht.

2. KAPITEL

Welche Symptome treten bei den an Synanche Erkrankten auf? 7

Es treten aber bei denjenigen, die schon von dem Leiden befallen sind, ein Unbehagen ohne jeden Grund sowie eine behinderte Bewegung des Nackens und des Kehlkopfes auf, auch sehr starker Speichelfluß, ohne daß eine entzündliche Schwellung erkennbar ist, sowie ein leichtes Schmerzgefühl mit spürbarer Rauheit im Rachen, auch Mühe, die Flüssigkeit herunterzuschlucken, die sich üblicherweise durch den Speichelfluß ansammelt, dann gleichsam eine Beeinträchtigung des Atmens, als ob verdickte Flüssigkeit im Wege wäre.

Wenn die Krankheit jedoch ausbricht und sich verschlimmert, so ist, falls es sich um die Form mit sichtbarer entzündlicher Schwellung handelt, eine gerötete entzündliche Schwellung des Rachens, des Zäpfchens und der Partien oberhalb der Zunge sowie des obersten Teiles des Kehlkopfes zu sehen; dabei besteht eine Behinderung des Hinunterschluckens aller aufgenommenen Dinge, auch ein Erstickungsgefühl entsprechend der Größe der entzündlichen Schwellung, Atemnot und Brechreiz; schließlich findet man, wenn man den Mund des Kranken öffnet und die Zunge mit dem Finger herunterdrückt, einen Zustand trockener Gespanntheit vor.

Wenn das Leiden noch heftiger zunimmt, verbreitet sich die entzünd- 8
liche Schwellung über den ganzen Hals und das Gesicht, und es erfolgt ein Ausfluß von verdickter Flüssigkeit und von Speichel, die Augen treten hervor und sind blutunterlaufen, und die Venen sind erweitert. Und wenn es noch schlimmer wird, so hängt die Zunge über die Zähne hinweg nach draußen, es bestehen Dürre oder Trockenheit des Rachens, kalte Erstarrung der Glieder, ein schneller und gedrängter Puls, Beschwerden beim Liegen, und zwar besonders in der Rückenlage oder auf der Seite, häufig auch eine Vorliebe für die sitzende Stellung, ferner unartikuliertes, verworrenes Sprechen unter Schmerzen. Wenn jedoch die Krankheit eine tödliche Wendung zu nehmen beginnt, so läuft das Gesicht blau an, die Stimme versagt, in Kehle und Brust tritt ein Rasseln auf, getrunkene Flüssigkeit rinnt oder läuft wieder zurück, der Puls setzt aus, was die Griechen ἀσφυγμία (*asphygmia*) nennen, und bei manchen ein Laut wie Hundegeheul, bei manchen Schaumbildung vor dem Mund; danach tritt unweigerlich der Tod ein.

9 At si sine manifesto tumore fuerit passio, sequitur collorum tenuitas cum extentione atque subrectione inflexibili, item uultus ⟨et⟩ oculorum cauitas, frontis extentio, color plumbeus, spirationis difficultas plurima nullo, ut supra diximus, manifesto tumore siue inflatione aliqua apparente ⟨neque in internis⟩ neque in externis partibus, hebetudo plurima atque imbecillitas aegrotantis et celerrimus uel acutus cum praefocatione mortis effectus.

At si circum colla se ignis ⟨s⟩acer infuderit siue in pectore apparuerit et fuerit perseuerans, frequentissime bonum portendit, siquidem ascensus tumoris ex alto ad superficiem uenire uideatur. at si sine ulla ratione adiutorii cuiusquam medicinalis beneficii repente
10 non apparet, salutem negabit. descensus enim a superficie corporis ad altiora monstratur. at si forte non secundo irruens uel ex alto acceptus ad superficiem fuerit ignis ⟨s⟩acer, sed antecedens passionem aut eidem concurrens, omnia mala significat.

Humor autem plurimus siue saliuarum fluor in crassitudinem coactus, si in statu apparuerit, mala ostendit, post statum uero passionis salutaria pollicetur. alias enim plurimam praefocationem significat, alias corporis laxamentum. in quibusdam etiam ⟨in⟩ tantum tumor increscit, ut stricturam faciat in faucibus atque gutture et mento. est autem passio stricturae ⟨et⟩ acuta atque celeris et uehemens et saepissime continua, aliquando intercapedinata.

CAPVT III

11 Qvomodo cvrandi svnt synanchici?

Oportet in passione constitutos iacere loco lucido atque moderatae amplitudinis, nullo etiam odore corrupto, calido. est huiusmodi laxatiuus aer et qui primus tumentibus partibus misceatur. iacendi schema esse supinum conuenit paulo leuatius capite collocato, firma atque immobili positione uel qua se magis releuari aegrotantes dixerint. omnis enim motus dolidus est tumore oppressis. lanis etiam mundis ac mollibus et non infectis, dulci atque calido oleo infusis, colla praetegenda cum thorace adhibita articulorum blanda fricatione.

2 extensione *Rov.* 3 et *add. Rov.* 5 neque in internis *add. Rov.* 8 acer *Guint. corr. Rov.* 14 acer *Guint. corr. Rov.* 19 in[II] *addidi* 21 et[I] *addidi (cf. e.g. § 146)* 32 protegenda *Guint. sec. Drabkin*[app] *correxi coll. e.g. § 18. 126; Tard. I 112*

Wenn es sich jedoch um eine Krankheitsform ohne sichtbare entzündliche Schwellung handelt, so erfolgen eine Abmagerung des Halses, verbunden mit einer Streckung und einer unbeweglichen gereckten Haltung desselben, auch ein Einsinken von Gesicht und Augen, Straffung der Stirn, bleierne Hautfarbe, sehr starke Atemnot, ohne daß, wie soeben gesagt, eine sichtbare entzündliche Schwellung oder irgendeine Anschwellung erscheint, weder an den inneren noch an den äußeren Partien, sehr starke Apathie und Schwäche des Kranken und sehr schnell eintretender oder plötzlicher Tod durch Ersticken. 9

Wenn aber rings um den Hals die Rose ausbricht oder sich auf der Brust zeigt und andauert, so ist das recht häufig ein günstiges Vorzeichen, weil es dann scheint, als ob die entzündliche Schwellung aus der Tiefe an die Oberfläche steigt. Wenn sie jedoch, ohne daß irgendein Medikament als wohltuendes Mittel dagegen angewendet wurde, plötzlich wieder verschwunden ist, so bedeutet dies eine Absage an die Heilung. Es zeigt 10
nämlich das Hinabsteigen (der entzündlichen Schwellung) von der Oberfläche des Körpers in die tiefer gelegenen Partien an. Wenn diese Rose aber möglicherweise nicht erst nachträglich auftritt oder aus der Tiefe an die Oberfläche hervortritt, sondern der Krankheit schon voranging oder mit ihr zusammen auftritt, so sind dies erdenklich schlechte Zeichen.

Wenn sehr viel Flüssigkeit oder Speichelfluß in verdicktem Zustand während des Höhepunktes auftreten, so ist dies ein schlechtes Zeichen, nach dem Höhepunkt der Krankheit verspricht es jedoch Genesung. Im ersteren Falle zeigt es nämlich sehr starke Erstickungsanfälle an, im anderen eine Lockerung des Körpers. Bei manchen steigert sich die entzündliche Schwellung auch derartig, daß sie einen Straffungszustand im Rachen, Kehlkopf und Kinn verursacht. Es ist aber eine durch Straffung verursachte Krankheit, akut, schnell und heftig verlaufend und meistens ununterbrochen, manchmal auch mit Unterbrechungen.

3. KAPITEL

Wie sind die an Synanche Erkrankten zu behandeln? 11

Die von diesem Leiden Befallenen sollen in einem hellen Raum von mäßiger Größe liegen, der auch nicht von schlechten Gerüchen beeinträchtigt ist, und zwar in einem warmen Raum. Denn diese Art Luft ist von lockernder Wirkung und wirkt als erstes auf die unter Entzündung geschwollenen Partien ein. Als Haltung beim Liegen empfiehlt sich die Rückenlage, wobei der Kopf etwas höher gelagert sein soll, in fester und unbeweglicher Stellung, oder eine Lage, in der sich die Kranken nach eigenen Aussagen in höherem Grade erleichtert fühlen. Denn bei den von einer entzündlichen Schwellung betroffenen Patienten verursacht jede Bewegung Schmerzen. Auch ist mit reiner, weicher und ungefärbter Wolle, die mit süßem, warmem Öl befeuchtet wurde, die Halsgegend mitsamt dem Brustkorb vorn zu bedecken, unter sanfter Massage der

12 transmittitur enim naturalis uaporis laxamentum etiam ad illas partes, quae patiuntur. adhibenda quoque requies et abstinentia usque ad primam diatriton cum gargarismate laxatiuo, cuius species siue materias paulo post subiciemus.

Adhibenda etiam fomentatio olei dulcis calidi, et apponendae exterioribus partibus uesicae oleo dulci calido semiplenae. adhibenda etiam phlebotomia, si uehementer passio coegerit, intra diatriton. etenim indiget repentina sanguinis detractione ob celerrimum laxamentum. si autem minus necessitas impulerit, in ipsa diatrito uel durantibus uiribus etiam post ipsam phlebotomia poterit adhiberi,
13 si tunc necessitas emerserit faciendi. cuius facti rationem De specialibus adiutoriis scribentes docebimus. igitur intra diatriton phlebotomato erit post detractionem sanguinis caput fouendum atque collum oleo calido et ex eodem auribus quiddam immittendum, tunc gargarizandum. potum dabimus aquam calidam uel mulsum et non coaceruatim, sed paulatim, ne transuoratione graui ac percussu tumentia indignentur. at si in ipsa diatrito phlebotomiam adhibuerimus, oportet post detractionem factam circumungere corpus aegrotantis oleo dulci atque calido et faciem aqua calida mediocriter fouere, tunc sorbilem cibum dare, sed omnino tenuem uel fluidum, uel panem
14 ex mulso tinctum. at si transuoratio fuerit difficilis, qua obsistente non percipiant aegrotantes accepta, erit sufficiens uiribus fulciendis mulsum guttatim faucibus infusum; perseuerandum etiam usque ad declinationem passionis in alterna dierum cibi refectione.

Conuenit praeterea post phlebotomiam sequentibus diebus cataplasmatibus uti, quae circum colla erunt extrinsecus apponenda, miti tamen simplicitate confecta, ut est panis calidus ex aqua et oleo uel mulso diligenter emollitus uel pollines tritici aut hordei aut seminis lini aut foenugraeci, singula haec siue commixta ex calida et oleo et melle uel aqua, in qua ⟨praecocta⟩ fuerit hibisci radix aut contrita et admixta.

15 Mutanda praeterea frequentius erunt haec cataplasmata, ne perseueratione sui corrupta corporis exhalatione in acorem ueniant. erunt etiam calefacienda, quo tardius maneant euaporata, positis extrinsecus saccellis ex cantabro aqua cocto confertis uel uesicis calida et oleo semiplenis. conuenit etiam spongiarum uaporatio ex-

4 paulo post] *u.* § 16

18 circum ungere *Guint.* 30 praecocta *addidi* decocta *post* fuerit *add. Rov. Amm. Drabkin* 33 rancorem *Rov.*^{m} 35 confectis *Guint.* *correxi (cf. Cel. III 89; Tard. I 40; II 67. 73; III 22; Cel. III 147; Tard. II 36; V 14)*

Glieder. Denn die lockernde Wirkung der natürlichen Wärme überträgt sich auch auf die erkrankten Partien. Auch sind Ruhe einzuhalten und Fasten bis zum Ende der ersten Dreitagefrist, dabei ist mit lockernden Mitteln zu gurgeln, deren Art oder Bestandteile wir etwas später angeben wollen. 12

Es soll auch eine Erwärmung mit süßem, warmem Öl stattfinden, und auf die äußeren Partien sollen mit süßem, warmem Öl halb gefüllte Blasen gelegt werden. Man soll auch einen Aderlaß vornehmen, wenn das Leiden unbedingt dazu zwingt, vor Ablauf der Dreitagefrist. Denn es erfordert einen plötzlichen Blutentzug, damit sehr schnell eine Lockerung herbeigeführt wird. Wenn aber die Situation nicht unbedingt dazu zwingt, soll man ihn am dritten Tage selbst ausführen, oder wenn die Körperkräfte erhalten bleiben, kann man den Aderlaß auch nach diesem Tag vornehmen, sofern dann die Notwendigkeit für seine Durchführung eintritt. Den Grund für dieses Vorgehen wollen wir in unserem künftigen 13
Werk „Über die speziellen therapeutischen Maßnahmen“ angeben. Bei dem vor Ablauf der Dreitagefrist zur Ader gelassenen Patienten sollen also nach der Blutabnahme Kopf und Hals mit warmem Öl erwärmt werden, und ein wenig davon soll in die Ohren geträufelt werden, danach soll er gurgeln. Zu trinken geben wir warmes Wasser oder Met, und nicht viel davon auf einmal, sondern nach und nach, damit nicht die unter Entzündung geschwollenen Partien durch das beschwerliche Schlucken und die heftige Bewegung gereizt werden. Wenn wir jedoch den Aderlaß am dritten Tage selbst ausführen, so soll man nach der erfolgten (Blut-) abnahme den Körper des Kranken ringsum mit süßem, warmem Öl einsalben und das Gesicht mit warmem Wasser mäßig erwärmen, danach soll man suppige Nahrung geben, die aber ganz dünn oder flüssig ist, oder in Met eingeweichtes Brot. Wenn aber das Schlucken so erschwert ist, daß 14
die Kranken durch dessen Behinderung das, was sie zu sich nehmen, nicht herunterbekommen, so genügt es zur Erhaltung der Kräfte, tropfenweise Met in den Rachen einzuflößen; man soll auch bis zum Abklingen der Krankheit damit fortfahren, nur jeden zweiten Tag zu essen zu geben.

Es ist außerdem förderlich, nach dem Aderlaß an den darauffolgenden Tagen Packungen anzuwenden, die außen um den Hals zu legen sind, die aber aus milden und einfachen Substanzen bestehen sollen, wie warmem Brot, das in Wasser und Öl oder Met sorgfältig eingeweicht worden ist, oder Mehl von Weizen oder Gerste oder Leinsamen oder Samen von griechischem Heu; diese Substanzen (verwendet man) einzeln oder gemischt in warmem Wasser, Öl und Honig oder Wasser, in dem zuvor Eibischwurzel gekocht worden ist oder dem sie in zerriebenem Zustand beigegeben wurde.

Diese Packungen sind übrigens öfter zu wechseln, damit sie nicht 15
dadurch, daß sie zu lange darauf bleiben, durch die Ausdünstung des Körpers verderben und sauer werden. Sie sollen auch warm gehalten werden, damit sie längere Zeit nicht abkühlen, wozu außen Säckchen aufgelegt werden, die mit Kleie gefüllt sind, welche in Wasser gekocht worden ist, oder mit warmem Wasser und Öl halb gefüllte Blasen. Auch

pressarum ex aqua calida aut admixto oleo uel decoctione mitium materiarum laxatiuae uirtutis. apponendae quoque spongiae collo atque gutturi et his partibus, quae haustum negant, uel ori et naribus, ⟨et⟩ iubendus aeger aperto ore ad semet uaporem rapere. descendentes enim ad altiora haustu raptae uaporationes tumorem relaxant.

16 Sunt etiam gargarismata congrua cataplasmatibus, ut oleum dulce est atque calidum uel calida et oleum, tunc mulsum aquatum et decoctum et lac singulare siue cum melle aut aqua admixtum, ut omnia detergantur, quae forte lactis tactu fuerant derelicta, ne remanentia feruore locorum in acorem ueniant. item utendum decoctione cantabri atque glycyrrhizae uel lini seminis ac foenugraeci, sed nusquam ad crassitudinem suco decoct[i]o, ne ob uiscosam tenacitatem humorum fluori connexa difficultatem facia[n]t spirationis, tunc etiam decoctione hibisci uel maluae agrestis aut myxarum Syrarum aut musci herbae atque palmularum pinguium uel fici suculenti, item suco alicae aut ptisanae.

17 At si passio coeperit declinare, conuenit etiam Sybariticum et Creticum passum. ea uero, quae sunt leuiter stringentia, quae appellant stymmata, nunc incongrua iudicamus. his enim utemur, quoties initia fuerint passionis leuibus adhuc querelis affecto aegrotante aut dolore leui in faucibus uel uua. tunc enim etiam Thessalus adhibendam poscam iudicauit, siquidem pronos atque in passionem synanchicam decliues, necdum tamen patientes uocauerit. utendum denique non solum posca, sed etiam decoctione leuiter constringentium materiarum, ut rosarum, palmularum Thebaicarum, lenticulae, myrti, lentisci [mastichis], quae singula erunt in mulso decoquenda uel quolibet ex supradictis suco, quoties uiderimus constrictiuam
18 uirtutem admixtione laxatiui liquoris esse frangendam. facit etiam oryzae sucus atque diacodion medicamen mulso resolutum ac saepe substantia seruata faucibus illitum, non aliter etiam quod diamoron appellatur et dioporon et diamyrrhinon siue Andronios et Polyidae

4 et – rapere] *cf.* Cass. Fel. De med. 37: p. 83,8sq. Rose 27 ex supradictis] *u.* § 16

4 et *addidi* etiam *post* iubendus *add. Rov.* escendentes *Almel. coll. § 20* surgens 12 succi decoctione *Guint. corr. Drabkin* 13 faciant *Guint. corr. Rov.* 15 Syriarum *Rov.* 17 Cybariticum *Guint. corr. Rov.*[m] cybiraticum *coni. Drabkin coll. Paul. Aeg. III 31,4; 39,2: CMG IX 1 p. 215,19; 229,12; VII 15,1: CMG IX 2 p. 331,6 „an* scybeliticum*?" (cf. Tard. II 103) Drabkin*[app] 26 mastichis *secl. Drabkin* 31 Andronis *Rov.; sed cf. Scrib. Larg. Compos. 235: p. 106,8 Sconocchia; Marc. De medic. 11,29: CML V p. 206,30; Theod. Prisc. Eupor. I 61: p. 62,17 Rose* Polyidi *Drabkin „an scrib.* Polyidu*?" Drabkin*[app] *(cf. § 47)*

hilft das Erwärmen mit Schwämmen, die in warmem Wasser oder in Wasser mit einer Zugabe von Öl ausgedrückt wurden oder in einer Abkochung milder Substanzen von lockernder Wirkung. Die Schwämme sind auch auf Hals und Kehle und diejenigen Partien zu legen, deren Zustand das Schlucken verhindert, oder auch auf Mund und Nase, und der Kranke soll angehalten werden, den Dampf mit offenem Munde einzuatmen. Denn die eingeatmeten Dämpfe lockern die entzündliche Schwellung, wenn sie in die tiefer gelegenen Partien hinabsteigen.

Auch Gurgelmittel vertragen sich gut mit den Packungen, wie z. B. 16
süßes, warmes Öl oder warmes Wasser mit Öl, dann auch mit Wasser verdünnter und abgekochter Met und Milch, allein oder mit Honig oder Wasser gemischt, damit alles wieder entfernt wird, was durch die Berührung der Milch etwa an Rückständen verbleibt, damit diese Rückstände nicht infolge der Hitze an diesen Stellen zu säuern anfangen. Auch soll man eine Abkochung von Kleie und Süßholz oder von Leinsamen und Samen von griechischem Heu verwenden, aber niemals soll der Saft dick eingekocht sein, damit (die Abkochung) nicht durch ihre klebrige Zähigkeit in Verbindung mit dem Fluß der Säfte eine Behinderung des Atmens verursacht; dann kann man auch noch eine Abkochung von Eibisch oder wilder Malve, von syrischen Brustbeeren oder Moos und frischen Datteln oder saftigen Feigen, auch Saft von Spelt oder Gerstenschleimsaft verwenden.

Wenn aber das Leiden im Abklingen begriffen ist, so ist auch sybari- 17
tischer und kretischer Rosinenwein von Nutzen. Die Mittel jedoch, die leicht zusammenziehend wirken, welche man als *stymmata* (zusammenziehende Mittel) bezeichnet, erachten wir zu dieser Zeit für ungeeignet. Diese gebrauchen wir nämlich, solange sich die Krankheit im Anfangsstadium befindet, wenn der Kranke erst von leichten Beschwerden befallen ist oder Rachen und Zäpfchen bei ihm leicht schmerzen. Zu dieser Zeit hat nämlich auch Thessalos den Gebrauch von Limonade für richtig erachtet, weil er (die Patienten in diesem Stadium) als anfällig und zur Synanche neigend bezeichnet hat, aber noch nicht als daran erkrankt. Man soll aber schließlich nicht allein Limonade verwenden, sondern auch eine Abkochung von leicht zusammenziehenden Substanzen, wie Rosen, thebaischen Datteln, Linsen, Myrtenbeeren und Mastix, die alle einzeln in Met abzukochen sind oder in irgendeinem der oben genannten Säfte, sooft wir es für erforderlich halten, die zusammenziehende Wirkung durch
Zugabe einer lockernd wirkenden Flüssigkeit zu reduzieren. Auch hilft 18
Reisschleim und das Medikament *diakōdeiōn* (aus Mohn bereitet), in Met aufgelöst und häufig (auch) in unverändertem Zustand auf die Rachenpartien gestrichen, ebenso auch das Mittel, das *diamorōn* (aus Maulbeeren bereitet) genannt wird, und (die Medikamente) *diopōrōn* (aus Obst bereitet) und *diamyrrhinōn* (aus Myrten bereitet) oder (das Mittel) Andronios,

sphragis et anthera cum melle et omne medicamen, quod confectum sit ex malo Cotoneo aut Punico uel rosae floribus uel mali Punici cortice siue galla uel omphacio aut Lycio et his similibus.

Sed in augmento passione constituta illis utemur, quae supra iamdudum memorauimus. humorem praeterea ex feruore nutritum si glutinosum uiderimus factum, tamquam in oculis supernatantem, spongia calida detergimus, sin uero in alto fuerit constitutus, dipy-
19 reno immisso praetecto eius capite lana molli ac limpida. etenim si remanserit, praefocationem magis accelerat. at si nimium altiora tenuerit, ut uideri non possit, erit tenuandus dando mulsum, sed praecoctum; est enim efficacioris uirtutis, quam si non fuerit coctum. quidam etiam ptisanam dederunt paruo sale admixto. sed sunt fugienda, quae usque ad sensum ueniunt mordicationis, siquidem tumoribus prouocatis fluor quoque humorum crassescat.

At si uenter officium non agnouerit, etiam clystere utemur inicientes aquam calidam cum oleo, nunc solam, nunc admixto melle.
20 etenim surgens ex isto liquore uaporatio collaxat tumentia, et egestus uenter facilia facit spiramenta non solum synanchicis, sed etiam sanis hominibus. manens enim alienitas grauat atque oppressione quadam acerrimas facit corporis exhalationes, quibus tumentia prouocentur, caput impleatur. sed post clysteris usum erunt etiam cucurbitae cum scarificatione apponendae, dimissionis tempore, at si continuatio fuerit, initio lucis, quo tempore etiam ceteris destructiuis adiutoriis uti conducit. apponendae aliae igitur collo tenus uel gutturi, quae loca anthereona Graeci uocauerunt, item ceruici siue
21 neruis maioribus, quos tenontas appellant, / item singulas ex utraque parte sub aurium lamnis, quibus in locis etiam faucium positio esse perspicitur.

At si passio perseuerarit et aeger ad perferendam curationem fuerit mollis, ut ferri cuspide metu se contingi prohibeat, sanguisugas, quas Graeci βδέλλας appellant, apponemus iisdem locis, quae supra memorauimus. tunc post earum casum si minime factam sanguinis detractionem uiderimus, cucurbitas apponemus, ut praefecta sanguisugarum uulneratione raptu cucurbitae detractio compleatur;

4sq. supra – memorauimus] *u.* § 11–16

2 Cotoneo] „*i.e.*, cydonio" *Drabkin*^{app} 7 dypyrena *Guint. corr. Amm. (cf. Sor. Gyn. IV 36,2: CMG IV p. 148,20)* dipyrene *Rov.*^{m} 8 immissa *Guint. corr. Rov.*^{m} 17 colla laxat *Rov.*^{m} 23 districtiuis *Guint. correxi coll. Cel. II 159; Tard. I 84* 26 singulae *Rov.*^{m}, „*fort. recte*" *Drabkin*^{app} 27 lamnis *scripsi (cf. Tard. II 21. 198; Arnob. Adu. nat. II 41)* lacunis *Guint.*

das „Siegel" des Polyides, die *anthēra* (aus Blüten bereitetes Mittel) mit Honig und jedes Medikament, das aus Quitten oder Granatäpfeln, Rosenblüten oder Granatapfelschale, Galläpfeln, Omphacium oder Lycium und ähnlichen Substanzen hergestellt ist.

Wenn sich die Krankheit aber in der Phase des Ansteigens befindet, gebrauchen wir jene Mittel, die wir oben schon genannt haben. Wenn wir übrigens feststellen, daß sich die infolge der Hitze auftretende Flüssigkeit leimartig verdickt hat, so wie die Schicht, welche den Augapfel überzieht, so wischen wir sie mit einem warmen Schwamm ab, wenn sie sich jedoch tief innen befindet, so tun wir dies durch Einführung einer Doppelknopfsonde, deren oberes Ende mit weicher, gereinigter Wolle umwickelt worden ist. Denn wenn sie darin bleibt, beschleunigt sie das Ersticken 19
noch mehr. Wenn sie jedoch allzu tief sitzt, so daß man sie nicht mehr sehen kann, soll man sie verdünnen, indem man Met gibt, der aber vorher gekocht worden ist; er hat nämlich größere Wirksamkeit als solcher, der nicht gekocht worden ist. Manche haben auch Gerstenschleim gegeben, dem etwas Salz beigemischt wurde. Es sind aber alle Substanzen zu meiden, die ein beißendes Gefühl auslösen können, denn wenn die unter Entzündung geschwollenen Partien gereizt werden, wird auch der Fluß der Säfte dicker.

Wenn aber der Leib seinen Dienst versagt, so werden wir auch ein Klistier anwenden; wir führen dann warmes Wasser mit Öl ein, bald allein, bald unter Beimischung von Honig. Denn der aus dieser Flüssigkeit 20
nach oben steigende Dampf lockert die unter Entzündung geschwollenen Partien, und der entleerte Leib läßt das Atmen leichter werden, nicht nur bei denen, die an Synanche leiden, sondern auch bei gesunden Menschen. Denn wenn der fremdartige Stoff darin bleibt, so wirkt er belastend und verursacht durch einen gewissen Druck sehr scharfe Ausdünstungen des Körpers; durch diese werden die unter Entzündung geschwollenen Partien gereizt, und der Kopf wird von ihnen überfüllt. Nach dem Gebrauch des Klistiers sind aber auch Schröpfköpfe unter Skarifikation aufzusetzen, und zwar in der Beruhigungsphase, wenn der Krankheitszustand jedoch ununterbrochen anhält, bei Sonnenaufgang, zu einer Zeit, zu der auch der Gebrauch von anderen abbauend wirkenden Mitteln förderlich ist. Es sollen also die einen in der Gegend des Halses oder der Kehle aufgesetzt werden, diese Stellen haben die Griechen mit *anthereōn* (Kinn) bezeichnet, auch auf den Nacken oder die größeren Sehnen, die sie *tenontes* nennen,/
auch je einer auf beiden Seiten unterhalb der Ohrläppchen, an einer Stelle, 21
an der sich auch bekanntlich der Sitz des Rachens befindet.

Wenn die Krankheit aber lange anhält und der Kranke nicht mehr bereit ist, diese Behandlung auszuhalten, so daß er sich aus Furcht nicht mehr mit der eisernen Lanzette berühren lassen will, setzen wir Blutegel, welche die Griechen *bdellai* nennen, auf dieselben Stellen, die wir soeben genannt haben. Wenn wir dann, nachdem sie abgefallen sind, den Eindruck haben, daß der Blutentzug in nur ganz geringer Menge erfolgt ist, so setzen wir Schröpfköpfe auf, damit nach zuvor erfolgter Verwundung durch die Blutegel durch den Zug des Schröpfkopfes die (Blut)entnahme

et olei fomento utemur atque cataplasmatibus consequentibus et uaporationibus, dehinc epithematibus oleo calido infusis, tunc su-
22 perpositis spongiis ex eadem materia expressis uaporamus. etenim sacellorum siccam uaporationem tamquam densabilem reprobamus. at si maior fuerit tumor, ipsam quoque linguam scarificamus atque fauces et palatum tenui ac longiore phlebotomo: etenim locali sanguinis detractione tumentia relaxantur. tunc post scarificationem mitibus gargarismatibus utemur.

Si declinare passio coeperit, etiam subunctionibus faucium uel interiorum utemur, ut melle decocto uel medicamine confecto decoctione agrestis maluae et foenugraeci seminis et lini cum amylo et melle et oleo uel uuae passae medio, proiecto ac secreto semine, contritis cum pane uel decoctione lini seminis uel melle et passo Cretico, quibus incocta sit radix agrestis maluae uel alicae atque lini seminis
23 pollines. at si passio perseuerauerit, secundo uel tertio scarificationem adhibemus, non solum gutturi uel tonsillarum uicinitati, quam Graeci anthe⟨re⟩ona uocant, et neruis maioribus ceruicis, quos tenontas appellant, sed etiam occipitio et palis et interscapulae, quod Graeci metaphrenon uocant, et pectori. etenim quamquam uehementer loca transuorationis patiantur, ceterae quoque partes corporis necessario consentiunt. multi denique non aduertentes rationem reuincendae passionis sola auersione materiae pugnantes atque in
24 liquidis causas ponentes / principaliter aiunt inguinibus cucurbitas infigendas, tunc praecordiis, tunc supra mammas cum scarificatione, dehinc gutturi atque collo eiusque partibus.

At si declinatio fuerit confirmata, dabimus cibo pultem atque oua sorbilia uel porcinum cerebrum longe seruantes omne, quod fuerit acre siue immodice apertibile uel inurens uel uinosum uel asperum aut aridum uel quod ualeat transuorationis loca lacessere. facile etenim passio ex occasione parua recurrit. apponenda etiam cerotaria ex oleo dulci aut cyprino uel glaucino aut irino confecta uel malabathrino cum radice hibisci. tunc lauacro utendum ac deinde uino.

12 contrito *Rov.*[m] 17 antheona *Guint.* *corr. Rov.*[m] ceruices *Guint.* *corr. Rov.* 18 inter scapulas *uel* interscapulo *Almel., p. 622* 23 causis *Guint.* *corr. Schmid, Mnem. 11, p. 146* causam *Rov.*[m] 28 apertibile *uel* apperibile *coni. Rov.*[m] *coll. § 34* appetibile *Guint.* aperibile *Rov.*[c] appertibile *Almel., p. 622* 31 gleucino *Rov.*[m]

vervollständigt wird; und wir verwenden Öl als erwärmendes Mittel und wenden in der Folge Packungen und Dampfbehandlungen an, danach Auflagen, die mit warmem Öl übergossen wurden, danach erwärmen wir durch Auflegen von Schwämmen, die in derselben Flüssigkeit ausgedrückt wurden. Denn das trockene Erhitzen mit Hilfe von Säckchen verwerfen 22
wir, da es gleichsam verdichtend wirkt. Wenn aber die entzündliche Schwellung ziemlich ausgebreitet ist, so skarifizieren wir auch die Zunge selbst sowie Rachen und Gaumen mit einer dünnen und etwas längeren Aderlaßlanzette: denn durch den örtlichen Blutentzug werden die unter Entzündung geschwollenen Partien gelockert. Nach der Skarifikation gebrauchen wir dann milde Gurgelmittel.

Wenn die Krankheit anfängt abzuklingen, gebrauchen wir auch Einreibungen des Rachens oder der tieferen Partien, z. B. mit gekochtem Honig oder einem Medikament, das aus einer Abkochung von wilder Malve und Samen von griechischem Heu und Leinsamen mit Stärke, Honig und Öl oder dem Fruchtfleisch von Rosinen besteht, von denen die Samenkörner entfernt und weggeworfen werden, alles zusammen mit Brot verrieben, oder mit einer Abkochung von Leinsamen oder mit Honig und kretischem Rosinenwein, in denen die Wurzeln der wilden Malve oder Mehl von Spelt und Leinsamen gekocht wurden. Wenn jedoch die Krank- 23
heit weiter andauert, so gebrauchen wir die Skarifikation ein zweites oder drittes Mal, nicht nur an der Kehle oder den Partien in der Umgebung der Mandeln, einem Bereich, den die Griechen *anthereōn* (Kinn) nennen, und an den größeren Sehnen des Nackens, die sie als *tenontes* bezeichnen, sondern auch am Hinterkopf, an den Schulterblättern, an der Partie zwischen den Schulterblättern, welche die Griechen *metaphrenon* (Rücken) nennen, und an der Brust. Denn wenn auch die am Schlucken beteiligten Partien am heftigsten leiden, so werden doch auch die übrigen Partien des Körpers notwendigerweise in Mitleidenschaft gezogen. Viele (Ärzte) schließlich, welche nicht wissen, wie man bei der Bewältigung dieser Krankheit vorzugehen hat, deren Gegenmaßnahme allein darin besteht, den Stoff abzuleiten, und die alle Krankheitsursachen in den Körpersäften sehen,/ sagen, daß man die Schröpfköpfe in erster Linie auf die 24
Weichen setzen soll, danach auf den Brustraum, dann auf die Partie oberhalb der Brüste unter Skarifikation, danach auf Kehle und Hals und dessen Teile.

Wenn aber das Abklingen (des Leidens) gewiß ist, geben wir als Nahrung Brei und Trinkeier oder Schweinehirn und vermeiden (bei der Kost) für lange Zeit alles, was scharf ist oder übermäßig öffnend wirkt oder brennend oder weinartig, rauh oder trocken ist oder was die am Schlucken beteiligten Partien zu reizen vermag. Denn die Krankheit kann leicht aus einer geringfügigen Ursache zurückkehren. Man soll auch Wachspflaster auflegen, die aus süßem Öl oder Hennaöl oder Öl mit Schöllkraut, Iris oder Malobathrum mit Eibischwurzel hergestellt worden sind. Danach kann man ein Bad anwenden und dann auch Wein.

CAPVT IV

25 QVOMODO SYNANCHICOS ALIARVM SECTARVM PRINCIPES CVRAVERVNT?

Antiquorum Hippocrates libro, quem Ad sententias Cnidias conscripsit, ex utroque inquit brachio synanchicos phlebotomari. sed hoc erit euitandum, siquidem coaceruata sanguinis effusio animi faciat defectionem et propterea prohibeat tantum detrahi, quantum sufficiat ad relaxandam stricturam. diuidit etiam uenas sub lingua constitutas, quod est non solum inutile, uerum etiam noxium, siquidem incongrua sit ex locis patientibus sanguinis per uenas detractio. plurima etenim in exitum prouocata materies confluens necessario completis locis abstenta modum superat detractionis, ut grauatae partes potius aduentu quam releuatae recessu materiae uideantur.
26 dehinc subleuandarum uenarum causa erit laqueus circumdandus, et tunc maxime, quando sine ullo manifesto tumore synanchica fuerit passio. laqueus autem quod praefocationem augeat, nulli dubium est. quin etiam sanguinis fluorem ex supradictis uenis difficile posse abstineri perspicitur. neque enim aliqua constrictiua adhibere sine ullo periculo poterimus, neque diuisa colligare erit cuiquam possibile. est etiam naturale tumentia loca post diuisuram in fluorem sanguinis facile deuenire.

27 Vtitur quoque gargarismatibus calidis atque uaporationibus, quorum materiam non enarrauit. dehinc caput corradi et iugiter uaporari iubet spongiis, tunc contegi cerotario atque lana. potum dat aquam calidam et mulsum. passione declinante suco cibandos dicit, cuius speciem non enarrauit, nescius etiam, quod in plerisque declinatio post quinque dies uel sex adueniat et sit immodica usque ad eius initium cibi abstinentia. uaporare uero oportet, sed non caput magis quam colla atque gutturis exordium, quod Graeci anthereona uocant, tunc post uaporationem fouere atque cerotarium declinante passione apponere. item neque potum quantum dandum uel quomodo uel quando manifestauit.

28 Praeterea secundo libro De morbis clysterizandos inquit atque purgatiuis medicaminibus releuandos, quae Graeci cathartica uocant,

3–31] *u.* Hipp. De uictu acut. spur. 9 (6): I p. 151,1–9 Kw. = II p. 412, 6–414,2 L. 32–310,18] *u.* Hipp. De morb. III 10,2: CMG I 2,3 p. 78, 10–18

4. KAPITEL

WIE HABEN DIE HÄUPTER ANDERER SCHULEN DIE AN SYNANCHE ERKRANKTEN BEHANDELT? 25

Von den alten Autoren hat Hippokrates in dem von ihm verfaßten Buch „Gegen die knidischen Lehrsätze" gesagt, man müsse die an Synanche Erkrankten an beiden Armen zur Ader lassen. Dies ist jedoch zu vermeiden, weil ein massenhafter Blutverlust eine Ohnmacht bewirkt und deshalb (dieser Umstand) verbietet, daß so viel (Blut) entzogen wird, wie zur Lockerung des Straffungszustandes ausreichend wäre. Er schneidet auch die unter der Zunge liegenden Adern ein, was nicht allein nutzlos, sondern sogar schädlich ist, weil eine Blutabnahme aus den Adern an den erkrankten Partien ungeeignet ist. Denn eine sehr große Menge von Materie, die dadurch zum Ausströmen gereizt wird, strömt dann zusammen und muß, wenn sie nach Auffüllen der Partien zurückgehalten wird, die Menge des entnommenen Blutes übertreffen, so daß diese Partien eher durch das Hinzukommen von Materie belastet als durch deren Austreten erleichtert erscheinen. Danach muß, damit die Adern stärker hervortreten, 26
eine Schnur (um die Zunge) herumgelegt werden, und besonders dann, wenn die Synanche ohne jede offenkundige entzündliche Schwellung auftritt. Daß die Schnur aber die Erstickungsgefahr vermehrt, daran zweifelt wohl niemand. Es ist auch bekannt, daß der Blutstrom aus den soeben genannten Adern schwer wieder gestoppt werden kann. Denn weder können wir irgendwelche zusammenziehenden Mittel verwenden, noch wird es jemandem möglich sein, die eingeschnittenen Adern zu verbinden. Auch ist es naturgemäß, daß unter Entzündung geschwollene Stellen nach dem Einschneiden leicht starke Blutungen aufweisen können.

Er gebraucht auch warme Gurgelmittel und Dampfbehandlungen, 27
deren Grundstoffe er nicht genannt hat. Dann verordnet er, den Kopf zu rasieren und ununterbrochen mit Schwämmen zu erwärmen, danach ihn mit Wachssalbe zu bestreichen und mit Wolle zu bedecken. Zu trinken gibt er warmes Wasser und Met. Wenn das Leiden im Abklingen begriffen ist, sind (die Patienten), so sagt er, mit (Schleim)saft zu ernähren, dessen Art er nicht angegeben hat; er weiß wohl auch nicht, daß in den meisten Fällen die Phase des Abklingens erst nach fünf oder sechs Tagen eintritt und eine Enthaltung von Speisen bis zu deren Beginn übertrieben ist. Dampfbehandlungen soll man allerdings anwenden, aber nicht so sehr am Kopf als vielmehr am Hals und an der Partie, wo die Kehle anfängt, einer Partie, welche die Griechen *anthereōn* (Kinn) nennen; nach der Dampfbehandlung soll man (diese Partien) warm halten und während des Abklingens der Krankheit ein Wachspflaster auflegen. Auch hat er sich nicht deutlich geäußert, wieviel man zu trinken zu geben hat oder wie oder wann.

Außerdem sagt er in seinem zweiten Buch „Über die Krankheiten", 28
die Patienten seien mit dem Klistier zu behandeln und durch abführende Mittel zu erleichtern, welche die Griechen *kathartika* nennen, durch deren

quorum ex acrimonia magis tumentia prouocantur. phlebotomari quoque ex locis sub mamilla constitutis noxium atque putidum iudicamus, noxium, siquidem plurima oporteat corpora diuidi, cum neque facile sub uisum uenae deuenire possunt, putidum, siquidem sine ulla difficultate ex brachio potuerit sanguinis approbari detractio. dehinc iugis atque coaceruata materiarum detractio clysterum et purgatiuorum medicaminum et phlebotomiae uexabilis esse perspi-
29 citur. item si plurima, inquit, praefocatio occurrerit, clysteris auliscum, quem nos tibiam dicere poterimus, faucibus inquit immittendum, incendens hyssopum, sulphur, bitumen, quorum rapere odorem praecipit aegrotantem per eandem fistulam. quorum sine dubio promptus est error. nititur enim immittere fistulam faucibus, quae neque aerem tenuissimum percipere possunt ui passionis oppressae. dehinc austero fumo aegros implendos existimat, quo saepe etiam sani praefocatione afficiuntur. ultimo etiam ex duobus brachiis atque uenis sub lingua constitutis sanguinem detrahendum probat, quod supra damnantes frustrauimus; non enim sine multa corporis uexatione fiet.

30 Diocles uero libro, quo de passionibus et causis et curationibus scripsit, sanguinosos inquit homines ex utroque brachio phlebotomandos, eos autem, qui minus sanguinis habuerint, solum scarificandos. tum felle taurino cum herba pediculari, quam staphida agrian uocant, et nitro et cocco Cnidio iugiter inquit ungendos, utens etiam gargarismatibus iisdem. dat quoque sub lingua piper continendum, uaporans spongiis collum et cerotariis contegens, praecipiens aegrum
31 tenuandum ultra, quam fas est. neque nunc solos phlebotomandos sanguinosos probamus, sed omnes passione affectos permittentibus uiribus, neque ex utroque brachio, ut supra docuimus, neque acerrimis utendum unguentis et gargarismatibus, sicut neque in tumoribus oculorum similibus inunctionibus. etenim staphis agria etiam sanos plerumque synanchicos fecit, cum repente inflationem faucium fieri cogit. dehinc omnino neque tenuare deducendo corpus siue eius habitudinem conuenit medicinae, sed relaxare tumentia rebus congruis ac remissiuis.

32 Item Praxagoras quarto libro Curationum synanchicos clysteri-

16 supra] *u.* § 25 19–26] Diocl. fr. 61 Wellmann 28 ut supra docuimus] *u.* § 25 35–312,3] Prax. fr. 111 Steckerl

4 possint *Rov.* 5 poterit *Rov.* 30 staphisagria *Guint.; sed cf.* § *30. 34* 32 tenuari *Guint. sec. Drabkin*[app] *correxi*

Schärfe aber die unter Entzündung geschwollenen Partien noch mehr gereizt werden. Auch daß sie an Stellen, die unterhalb der Brustwarze gelegen sind, zur Ader gelassen werden sollen, halten wir für schädlich und albern, für schädlich, weil man dazu sehr viele Schichten des Körpers durchtrennen muß, da die Adern gar nicht leicht in den Blick kommen können, für albern, weil kein Hindernis besteht, die Blutabnahme aus dem Arm zu empfehlen. Dann ist auch die ständige und massenhafte Entziehung von Stoffen durch Klistiere, Abführmittel und Aderlaß (zugleich) offensichtlich von Schaden. Auch sagt er, wenn eine sehr große 29
Erstickungsgefahr besteht, so soll man das Röhrchen (*auliskos*) einer Klistierspritze, das wir als *tibia* bezeichnen können, in den Rachen hineinstecken, so sagt er, und Ysop, Schwefel und Erdpech anzünden, deren Rauch er dem Kranken durch dieses Röhrchen einzuziehen vorschreibt. Der solchen Maßnahmen zugrunde liegende Irrtum ist zweifellos sofort erkennbar. Denn er bemüht sich, ein Röhrchen in den Rachen hineinzustecken, der doch nicht einmal die dünnste Luft aufzunehmen vermag, da er von der Gewalt der Krankheit zusammengeschnürt ist. Dann hält er es für angebracht, die Kranken mit scharfem Qualm anzufüllen, durch welchen oft auch Gesunde Erstickungsanfälle bekommen. Schließlich empfiehlt er auch, an beiden Armen und aus den unter der Zunge befindlichen Adern Blut zu entziehen, was wir schon oben verurteilt und für sinnlos erklärt haben; denn dies kann nur zu großem Schaden des Körpers geschehen.

Diokles aber sagt in dem Werk, in dem er über Krankheiten, deren 30
Ursachen und ihre Behandlungsweisen geschrieben hat, daß vollblütige Menschen an beiden Armen zur Ader zu lassen seien, diejenigen jedoch, die weniger Blut haben, seien nur zu skarifizieren. Dann sind sie, so sagt er, ununterbrochen mit Stiergalle zusammen mit Läusekraut, das man *staphis agria* nennt, Natron sowie knidischen Scharlachbeeren einzureiben, und er gebraucht dieselben Stoffe auch als Gurgelmittel. Auch gibt er Pfeffer, der unter der Zunge gehalten werden soll, erwärmt den Hals mit Schwämmen und bedeckt ihn mit Wachspflastern und schreibt vor, dem Kranken mehr Substanz zu entziehen, als zulässig ist. Wir halten es in 31
diesem Fall für richtig, nicht allein die Vollblütigen zur Ader zu lassen, sondern alle, die an der Krankheit leiden, sofern ihr Kräftezustand es erlaubt, aber nicht an beiden Armen, wie wir schon oben dargelegt haben, auch keine übermäßig scharfen Einreibe- und Gurgelmittel anzuwenden, ebenso wie wir bei entzündlichen Schwellungen der Augen gegen ähnlich scharfe Salben sind. Denn das Läusekraut hat schon sehr oft sogar Gesunde an Synanche erkranken lassen, indem es eine plötzliche Anschwellung des Rachens verursachte. Dann ist es schließlich ganz und gar gegen die ärztliche Kunst, durch Abziehen (von Stoffen) den Körper abmagern zu lassen oder seinen Zustand zu schwächen, vielmehr ist es angebracht, die unter Entzündung geschwollenen Partien durch geeignete Mittel und entspannend wirkende Substanzen aufzulockern.

Auch Praxagoras läßt im vierten Buch seiner „Behandlungsweisen" 32
bei den an Synanche Leidenden das Klistier anwenden und durch Hervor-

zat et sudoribus prouocatis deducit; aliquando etiam phlebotomat, dans quoque medicamen uomificum, quod emeticon appellant. tunc uuam praecidit uel aliquando diuidit et pice lenta uulnera curat. sed horum iudicium ex aliis accipiendum probamus. nam uomitus ingens distentione et praefocatione saepe peremit. dehinc tumens uua laxatione indiget, non amputatione, sicut neque aliae quoque corporis partes, quae necessario erunt mitigabiliter relaxandae.

33 Erasistratus secundo libro Anatomicorum de singulis passionibus scripto in quibusdam inquit synanchicis uaporatione utendum spongiarum atque cataplasmatibus et ex uino medicamen transuorandum, quod catapotium appellauit, ex castoreo confectum. sed omnia peccanter: etenim uinum constringit, castoreum uero acerrimae esse uirtutis nemo negat, quae indubitanter sunt tumori contraria.

Herophilus de synanchicis nihil dixit.

34 Asclepiades uero secundo libro Celerum uel acutarum passionum inquit: „Synanchicis conuenit sanguinis detractio atque uentris depurgatio et cataplasmata et oris collutiones et gargarismata et [su]perunctiones tenuabiles atque apertibiles, ut sunt ex hyssopo, origano et thymo, meliloto, absinthio, fici coctione, nitro, staphide agria, centaurea, elaterio, felle taurino, cedria", adiciens etiam cucurbitae usum cum scarificatione, negans quidem quicquam posse sanguinis elicere, siue, inquit, quod cum febribus sit passio, siue quod maior causa sit tumentium partium, quae contrario raptu superet cucurbitae feruorem, ut non possit efficere detractionem.

35 Tum phlebotomiam probat ex fronte faciendam uel angulis oculorum uel uenis, quae sub lingua sunt, uel e brachio. „At si maior", inquit, „passio fuerit, diuidendae sunt fauces, hoc est tonsillae et partes supra uuam constitutae." etenim summa est in his aequalis siue par incisura, quam appellauit homotomiam. dehinc a ueteribus probatam approbat arteriae diuisuram ob respirationem faciendam, quam laryngotomiam uocant, uarie ac multipliciter peccans. omne
36 etenim, quod acre fuerit atque tenuans, incendet tumorem. ipse denique in phreniticam uenturos passionem multa inquit affici materie,

18 superunctiones *Guint.* *correxi (cf. Tard. III 3. 57)* aperibiles *Rov.*^{m} *(cf. § 24)* 24 ut] et *Guint.* *corr. Drabkin* ut ea *Rov.*^{m} 31 uarię *Guint.* *corr. Rov.* 32 incendit *Rov.* humorem *Guint.* *correxi (u. Bendz, Eranos 41, p. 67 adn. 2)* 33 *„an* synanchicam*?" sed cf. Cel. II 133 Drabkin*^{app}

rufen von Schweißausbrüchen (Stoffe) entziehen; bisweilen läßt er sie auch zur Ader und gibt auch ein Brechmittel, das man *emetikon* nennt. Dann kappt er das Zäpfchen oder schneidet es bisweilen nur ein und behandelt die Wunden mit zähem Pech. Die Beurteilung dieser Maßnahmen soll man unserer Ansicht nach von anderen übernehmen. Denn starkes Erbrechen hat durch die damit verbundene Anstrengung und erstickende Wirkung schon oft zum Tode geführt. Ferner bedarf ein unter Entzündung geschwollenes Zäpfchen der Lockerung, nicht der Amputation, wie auch alle übrigen Körperteile, welche (in diesem Falle) unbedingt mit lindernden Mitteln zu lockern sind.

Erasistratos sagt im zweiten Buch seiner „Anatomie", in dem er die 33
einzelnen Krankheiten beschreibt, daß man bei manchen an Synanche Erkrankten eine Dampfbehandlung mit Schwämmen vornehmen, Packungen anwenden und ein Medikament in Wein herunterschlucken lassen soll, welches er *katapotion* (Heiltrank) genannt hat, ein Medikament, das aus Bibergeil hergestellt worden ist. Aber alles das ist falsch: denn der Wein wirkt zusammenziehend, Bibergeil aber ist, das wird niemand bestreiten, von äußerst scharfer Qualität, was beides für entzündliche Schwellungen von Nachteil ist.

Herophilos hat nichts über die an Synanche Erkrankten gesagt.

Asklepiades aber sagt im zweiten Buch seiner „Schnell verlaufenden 34
oder akuten Krankheiten": „Den an Synanche Erkrankten helfen der Blutentzug, die Abführung des Leibes, Packungen, Mundspülungen, Gurgelmittel und Einreibungen mit lockernden und öffnend wirkenden Mitteln, wie denen aus Ysop, Origanum und Thymian, Honigklee, Wermut, Feigenabsud, Natron, Läusekraut, Tausendgüldenkraut, Eselsgurkensaft, Stiergalle, Zedernharz"; zusätzlich rät er auch zum Gebrauch des Schröpfkopfes mit Skarifikation, erklärt allerdings, daß man dabei kein Blut herausziehen könne, sei es, so sagt er, weil die Krankheit mit Fieber einhergeht, sei es, weil von den unter Entzündung geschwollenen Partien eine stärkere Wirkung ausgeht, welche durch entgegengesetzten Zug die Wirkung des erhitzten Schröpfkopfes überwindet, so daß er keinen (Blut)entzug zustande bringen kann.

Dann empfiehlt er, einen Aderlaß vorzunehmen, und zwar an der 35
Stirn oder an den Augenwinkeln oder an den Venen, die sich unter der Zunge befinden, oder am Arm. „Wenn aber die Krankheit besonders schwer ist", sagt er, „so soll man im Rachen Einschnitte machen, nämlich die Mandeln und die oberhalb des Zäpfchens befindlichen Stellen einschneiden." Und zwar ist hierbei von größter Wichtigkeit, gleichartige und sich entsprechende Einschnitte (auf beiden Seiten) zu machen, was er *homotomia* genannt hat. Schließlich hält er auch den von den alten Autoren empfohlenen Luftröhrenschnitt, den man als *laryngotomia* bezeichnet, für angebracht, um das Atmen zu ermöglichen; dabei macht er viele Fehler der verschiedensten Art. Alles nämlich, was scharf ist und Substanz entzieht, facht die entzündliche Schwellung (nur noch weiter)
an. Er sagt schließlich selbst, daß diejenigen, die im Begriff sind, die 36
Phrenitis zu bekommen, von einem Übermaß an Materie betroffen sind,

ad haec eiusdem acrimonia⟨e⟩. est etiam noxia ex patientibus locis phlebotomia, sicut supra docuimus. item clysteribus utendum ob auertendam materiam uel auocandam a locis patientibus inconsequenter iubet. est enim contrarium detractioni per uenas ex patientibus locis faciendae, quam ipse probauit. item inordinaliter scarificandum primo, dehinc phlebotomandum iudicauit. etenim locales detractiones insidente atque confirmata et stante passione adhibendas
37 probamus. est etiam inexerciti medici ob febrium causam suspicari materiam raptu cucurbitae non elici. in usu enim uidemus sine ullo impedimento in febricitantibus effectum cucurbitae prouenire atque eductam detrahi materiam. adducitur namque caro et spiritus et sanguis. dehinc neque crescente accessione cucurbitas infigimus, tempore quo ad altiora materia conducitur.

Est praeterea tumentium partium molestissima atque periculosa diuisura. uehementes namque sanguinis effusiones efficit et quae pro-
38 hiberi minime possint. si enim easdem constringere uoluerimus, celerrima praefocatio consequetur; at si abstinere neglexerimus, celerior mortis effectus sanguinis effusione perspicitur, uel, si forte sanguinis fluorem effugerit quis, cancrum atque gangraenam non effugiet ob augmenta tumoris. nos enim naturali habitu constituta cum diuiduntur, quamquam constrictiue tractata saepissime tumescere uidentes, in tumore constituta, cum diuis[ur]a fuerint, ac si constringendi caruerint facultate, uehementius in tumorem ⟨de⟩uenire [de-]sperare poterimus. nam omnino in tanto tumore, in quo digitorum immissio improba esse perspicitur atque cataplasmatum et anagargarismatum usus aeger atque difficilis aegrotanti uidetur, quomodo non altiorum diuisura inimica saluti probatur?

39 Est etiam fabulosa arteriae ob respirationem diuisura, quam laryngotomiam uocant, et quae a nullo sit antiquorum tradita, sed caduca atque temeraria Asclepiadis intentione affirmata. cui ne nunc occurrentes latius respondere uideamur aut tantum scelus angusta oratione damnemus, libris, quos De adiutoriis sumus scripturi, re-

2 sicut supra docuimus] *u.* § 25

1 acrimonia *Guint.* *correxi (cf. § 91)* ex] et *Guint.* *correxi (u. Bendz, Caeliana, p. 93); cf. lin. 4; item Schmid, Mnem. 11, p. 147* 7 infirmata *Guint.* *corr. Amm.*[m] *(cf. § 24)* *ante* stante *add.* non *Rov.*[m] 20 nos *coni. Rov.*[m] non *Guint.* 20sq. cum diuiduntur] condiuiduntur *Guint.* *corr. Rov.*[m] 22 „*fort.* uidemus“ *Drabkin*[app] diuisura *Guint.* *corr. Rov.* at *Guint.* *sec. Drabkin*[app] *correxi* *om. Rov.* 23 uenire desperare *Guint.* *correxi* uenire sperare *Rov.* 30 intentione *scripsi (cf. e.g. Cel. II 132; Tard. III 65)* inuentione *Guint.*

die dazu noch von derselben Schärfe ist. Auch ist es von Schaden, den Aderlaß an den erkrankten Partien auszuführen, wie wir oben dargelegt haben. Auch ordnet er in nicht folgerichtiger Weise an, Klistiere anzuwenden, um den Stoff abzulenken oder von den erkrankten Partien abzuziehen. Denn dies steht im Widerspruch zu dem Entzug aus den Venen, der an den erkrankten Partien vorgenommen werden soll, den er selbst empfohlen hat. Außerdem ist seine Entscheidung regelwidrig, daß man zuerst skarifizieren und danach zur Ader lassen soll. Denn wir halten die Anwendung lokaler (Blut)entnahme dann für angebracht, wenn sich die Krankheit festgesetzt, voll entwickelt und ihren Höhepunkt erreicht hat.
Es ist auch kennzeichnend für einen völlig unerfahrenen Arzt, zu ver- 37
muten, daß wegen des Fiebers durch den Zug des Schröpfkopfes keine Materie herausgezogen werden kann. Denn beim Gebrauch können wir sehen, daß bei fieberhaft Erkrankten der Schröpfkopf völlig unbehindert seine Wirkung tut und die angesaugte Materie heraustritt. Angezogen werden nämlich das Fleisch, das Pneuma und das Blut. Wir setzen übrigens die Schröpfköpfe nicht während der Steigerungsphase eines Anfalls auf, denn zu dieser Zeit zieht sich die Materie in tiefere Schichten zurück.

Es ist außerdem äußerst schmerzhaft und gefährlich, die unter Entzündung geschwollenen Stellen einzuschneiden. Denn das verursacht
heftige Blutungen, die sich gar nicht unterbinden lassen. Denn wenn wir 38
sie eindämmen wollen, so ist eine sehr schnelle Erstickung die Folge; wenn wir aber versäumen, ihnen Einhalt zu gebieten, so kann man sehen, daß das Eintreten des Todes durch den Blutverlust beschleunigt wird, oder wenn ein Patient dem Verbluten etwa entgehen sollte, so kann er doch nicht der Krebsgeschwulst und Gangrän entgehen, weil sich dann die entzündliche Schwellung verschlimmert. Da wir nämlich sehen, daß Partien, die sich im natürlichen Zustand befinden, wenn sie eingeschnitten werden, trotz einer zusammenziehenden Behandlung sehr oft unter Entzündung anschwellen, können wir erwarten, daß Partien, die sich bereits im Zustand einer entzündlichen Schwellung befinden, wenn sie eingeschnitten werden und wenn dabei keine Möglichkeit besteht, sie wieder zusammenzuziehen, in einen noch schlimmeren Zustand der entzündlichen Schwellung geraten. Wie kann denn überhaupt bei einer so starken entzündlichen Schwellung, bei der schon das Einführen der Finger als unerlaubt gilt und die Anwendung von Packungen und Gurgelmitteln dem Kranken Mühe und Beschwerden zu bereiten scheinen, das Einschneiden der tiefer gelegenen Schichten anders denn als lebensgefährlich angesehen werden?

Auch der Luftröhrenschnitt zu dem Zweck, das Atmen zu ermöglichen, 39
den man *laryngotomia* nennt, ist nur eine Phantasievorstellung; er ist von keinem der alten Autoren (wirklich) überliefert worden, sondern beruht allein auf Asklepiades' haltloser und tollkühner Vorstellung. Damit wir nun nicht, wenn wir ihr jetzt entgegentreten, eine allzu weitschweifige Entgegnung zu machen scheinen oder aber ein so großes Verbrechen nur in einem kurzen Satz verurteilen, wollen wir in unseren Büchern „Über

spondebimus. Themison uero sine febribus passiones recte curare Asclepiadem probans huic accusationi subicietur.

40 Serapion primo libro Curationum clysteribus synanchicos euacuat atque phlebotomia et cataplasmatibus et unguentis acrioribus utitur et prouocatiuis et apertiuis, quae anastomotica appellant. praecauet autem in omni abstinentia cibum uel potum dare. sed est etiam hic facile accusabilis. etenim acria atque tenuantia excitare tumorem nemo dubitat, phlebotomia uero adiecta clysteribus uexabilis esse perspicitur. dehinc dicens materiarum nomina ea, ex quibus adiutoria conficiuntur, scribere neglexit, cum nullo alio quolibet adiutorio minus utilis cibatio atque potus probentur arte adhibita atque formata.

41 Heraclides Tarentinus tertio libro Curationum de internis scribens: „Eos“, inquit, „qui sanguinis multitudine uexantur, clystere praepurgatos phlebotomamus, nunc ex brachio, nunc ex uenis, quae sub lingua sunt, uaporationibus spongiarum admotis collo atque gutturi ex aqua calida, in qua fuerit praecocta ruta uel pulegium.“ tunc cataplasma apponendum probat, quod omen lysin appellamus, ex mulso confectum, cui erit admiscenda chamaepitys uel iris Illyrica aut ficus. nocte uero inquit cerotarium apponendum ex irino oleo at-
42 que resina iusta parte in comparatione[m] ponderis cerae. in his uero, quibus locorum crassitudinem suspicatur, ungendas inquit fauces melle atque omphacio et anagargarismate utitur mulso, in quo praecoquit ficum uel origanum et admiscet piper. dat etiam elaterium in pondere denariorum septem, multis uero obolum dimidium cum melle et aqua aut mulso, dehinc medicamen, quod appellauit emeticon, ⟨hoc est⟩ uomificae uirtutis, et conficitur hoc modo: „Origani atque Heracleotici panacis manipulum accipiens demerge“, inquit, „in uasculum rubri aeris, tum rhus, quod appellamus rubrum, heminas quattuor atque cepulas Germanas uiginti, quibus circumtollemus ex-
43 teriorem corticem, et has quassantes immittimus. tunc infundimus uinum Chium uel Rhodium aut Cnidium quattuor heminas et sub sole ante ortum Caniculae uiginti diebus atque post ortum uiginti diebus

3–6] Serap. fr. 145 Deichgräber 13–318,22 existimat] Heracl. fr. 184 Deichgräber

5 anastomatica *Guint.* *corr. Rov.*^{m} *litteris Graecis (cf. Tard. II 123; III 73)* 18 apponendo *Guint.* *corr. Rov.*^{m} 21 comparationem *Guint.* *correxi (cf. Cel. I 87)* 22 locorum] succorum *Rov.*^{m} „*fort.* liquorum *uel* humorum“ *Drabkin*^{app} 25 denariorum septem *intra cruces pos. Drabkin* 27 hoc est *addidi* idest *add. Deichgräber, p. 182* atque] siue *Wellmann (cf. Deichgräber ad loc.)* 31 immittemus . . . infundemus *Rov.*^{m} 32 heminis *Guint.* *corr. Schmid, Rph 17, p. 134*

therapeutische Maßnahmen“, die wir zu schreiben vorhaben, unsere Antwort darauf geben. Auch Themison, der erklärt, daß Asklepiades die Erkrankungen ohne Fieber richtig behandelt, wird dieser Anklage unterworfen werden.

Serapion, im ersten Buch seiner „Behandlungsweisen“, entleert die 40
an Synanche Erkrankten mit Hilfe von Klistieren und wendet den Aderlaß sowie Packungen und ziemlich scharfe, reizende und öffnend wirkende Salben an, die man *anastomōtika* nennt. Bei jedem Fasten aber verbietet er sowohl Speise wie auch Trank. Aber auch er ist leicht zu widerlegen. Denn niemand zweifelt daran, daß scharfe und zehrende Stoffe die entzündliche Schwellung steigern, der Aderlaß aber, der zusätzlich zu den Klistieren angewandt wird, ist offensichtlich schädigend. Dann zählt er zwar die Namen der Grundstoffe auf, hat jedoch die Gegebenheiten darzustellen vergessen, durch die sie zu Heilmitteln werden, da doch bekanntlich Speise und Trank nicht weniger förderlich als jedes beliebige andere Heilmittel sind, wenn sie nach den Regeln der (ärztlichen) Kunst gebraucht und einer bestimmten Ordnung unterworfen werden.

Herakleides von Tarent sagt im dritten Buch seiner „Behandlungs- 41
weisen“, in dem er über innere Krankheiten schreibt: „Diejenigen Patienten, die durch übermäßig viel Blut belastet sind, lassen wir zur Ader, nachdem sie zuerst durch das Klistier entleert wurden, und zwar bald am Arm, bald an den Venen, die sich unter der Zunge befinden, wobei auf Hals und Kehle warme Umschläge in Form von Schwämmen appliziert werden, und zwar mit warmem Wasser, in dem zuvor Raute oder Polei gekocht worden sind.“ Dann empfiehlt er, eine Packung aufzulegen, die wir *ōmē lysis* (geschrotetes Mehl) nennen, hergestellt mit Met, dem Günsel, illyrische Iris oder Feigen beizumischen sind. In der Nacht aber, sagt er, sei ein Wachspflaster aufzulegen, aus Irisöl und Harz, im rechten Ver-
hältnis zu dem gewichtsmäßigen Anteil des Wachses. Bei den Patienten 42
jedoch, bei denen eine Verdickung der (erkrankten) Partien zu befürchten ist, sagt er, solle der Rachen mit Honig und Omphacium eingerieben werden, und als Gurgelmittel gebraucht er Met, in dem er zuvor Feigen oder Origanum kocht und dem er Pfeffer zusetzt. Er gibt auch Eselsgurkensaft im Gewicht von sieben Denarii, in vielen Fällen aber einen halben Obolus, mit Honig und Wasser oder mit Met, dann auch ein Medikament, das er als *emetikon* bezeichnet hat, also eines von Erbrechen erregender Wirkung, und das wird auf folgende Weise angefertigt: „Nimm je eine Handvoll Origanum und herakleotischen Panax, und lege sie“, sagt er, „in ein Kupfergefäß, dann vier Heminae Sumach, den wir den roten nennen, und zwanzig germanische Zwiebeln, bei denen wir die äußere Schale rundum entfernen; diese stampfen wir und schütten sie
hinein. Dann gießen wir vier Heminae Wein aus Chios, Rhodos oder 43
Knidos hinein und stellen es in die Sonne, zwanzig Tage vor Aufgang des Hundssternes und zwanzig Tage lang danach. Wenn dann die Flüssigkeit

ponemus. tunc, cum fuerit liquor insumptus, infundemus alias quattuor heminas atque alio sub sole linquimus. tunc iisdem diebus mittimus medicamentum in pilam et conterentes formamus trochiscos, quorum maiores erunt drachmarum singularum et dimidiae, alii uero drachmarum singularum, item alii dimidiarum drachmarum. singulos dabimus uirium comparationi congruos cum mulso uel pro e[c]lec-
44 tario cum melle. etenim uomitum humoris uiscosi efficit et uentrem deducit. aliqui", inquit, „etiam [m]ela[n]terium admiscent et tapsiae sucum obolos tres." at si difficilis fuerit uomitus, penna oleo ueteri intincta atque faucibus immissa prouocandum probat. utitur etiam aliquando medicamine ex omphacii suco et elaterio confecto atque diagridio cum nigro helleboro et sale, si fuerint in uomitum difficiles aegrotantes, uel elaterio cum aceto et ruta et rursum elaterio cum sinapi et salibus.

„Eos", inquit, „qui perfrictione synanchici fuerint effecti, phlebotomari prohibemus atque clysteribus depurgari, ceteris uero omnibus ex qualibet causa synanchicis effectis erunt haec adhibenda."
45 fulciendos etiam omnes iudicat uel nutriendos sola aqua uel mulso, cetera quaeque ciborum prohibet. sed hoc omne experimentum siue tentatio promptissime ex occultis suspicionibus uidetur esse prouisa. etenim Empiricus solam seruationem intuens, quam teresin uocant, sanguinosos nunc phlebotomandos existimat non aduertens, quia omnes synanchicos ob stricturae uehementiam oportet phlebotomari permittentibus uiribus. denique ridendum est etiam, quod eos, qui ex perfrictione synanchici fuerint effecti, phlebotomandos negat non aduertens praesentia et inquirens factorum causas.

46 Noxia etiam sunt cataplasmata, quae adhibenda probat, atque uaporationis genus acrimoniae causa earum specierum, quas admiscendas iubet, siquidem sunt incendiosa⟨e⟩. item uomifica, quae emetica appella⟨n⟩t, etiam non tumentia in tumorem faciunt deuenire. etenim ferulago, quam thapsiam appellant, sufficiens est etiam putredinem partium, quas attigerit, facere atque inflare naturali habitu constitutas; non aliter etiam illa, quae conficiuntur ex cepe et omphacii suco et rhu rubro uel horum similibus; item oleum uetus acre est. illa uero, quae cathartica appella⟨n⟩t, per clysterem adhibenda, quae

2 alia *Guint.* *corr. Rov.*^{m} ita *Amm.* 6 eclectario *Guint.* *sec. Drabkin*^{app} *correxi* electuario *Rov.*^{m} 7 *post* uiscosi *add.* hoc *Rov.* 8 melanteriam *Guint.* *corr. Almel., p. 622, coll. § 42. 44* 19 quoque *Guint.* *(cf. § 23) corr. Helmreich, Acut. pass., p. 329sq. (cf. § 46)* 24 promittentibus *Rov.* 29 incendiosa *Guint.* *corr. Rov.*^{m} 30 appellat *Guint.* *correxi; sed cf. § 42* 31 putredinem] uredinem *Rov.*^{m} 32 inflare] inflammare *Rov.*^{m} 35 appellat *Guint.* *correxi; sed cf. § 42*

aufgebraucht ist, gießen wir weitere vier Heminae hinzu und lassen es wieder in der Sonne stehen. Nach derselben Anzahl von Tagen schütten wir das Medikament dann in einen Mörser, verreiben es und formen Tabletten daraus, von denen die größten je eineinhalb Drachmen wiegen sollen, andere je eine Drachme und noch andere eine halbe Drachme. Wir geben je eine davon, dem Kräftezustand (des Patienten) angepaßt, mit Met oder mit Honig als Latwerge. Sie bewirkt nämlich das Erbrechen der 44
zähen Flüssigkeit und wirkt auch abführend auf den Leib. Manche", sagt er, „mischen auch noch drei Obolen Eselsgurken- und Purgierdoldensaft hinzu." Wenn aber das Erbrechen mühsam vonstatten geht, so empfiehlt er, es mit einer Feder zu provozieren, die in altem Öl getränkt und in den Rachen eingeführt wird. Er gebraucht auch bisweilen ein Medikament, das aus Omphacium- und Eselsgurkensaft hergestellt wird und aus Purgierwindensaft mit schwarzer Nieswurz und Salz, wenn die Kranken nicht leicht zum Erbrechen gebracht werden können, oder aus Eselsgurkensaft mit Essig und Raute und noch ein weiteres aus Eselsgurkensaft mit Senf und Salzen.

„Diejenigen", sagt er, „die infolge von Erkältung an Synanche erkrankt sind, verbieten wir zur Ader zu lassen und durch Klistiere zu entleeren, bei allen anderen aber, aus welcher Ursache sie auch an Synanche erkrankt sein mögen, sind diese Maßnahmen durchzuführen." Er hält es 45
auch für richtig, alle Patienten allein mit Wasser oder Met zu erhalten oder zu ernähren, und verbietet jede sonstige Nahrung. Aber all dies scheint nur ein Herumexperimentieren oder ein Versuch zu sein, der sich ganz offensichtlich auf unklare Vermutungen gründet. Denn als Empiriker, der sich allein auf seine Beobachtung stützt, die sie als *tērēsis* bezeichnen, hält er es in diesem Fall für erforderlich, (nur) die Vollblütigen zur Ader zu lassen, ohne zu erkennen, daß man alle an Synanche Erkrankten wegen der Heftigkeit ihres Straffungszustandes zur Ader zu lassen hat, sofern ihre Kräfte dies gestatten. Schließlich kann man auch nur darüber lachen, daß er es untersagt, diejenigen, die infolge von Erkältung an Synanche erkrankt sind, zur Ader zu lassen; ohne sich um das gegenwärtige Krankheitsbild zu kümmern, forscht er allein den Ursachen der eingetretenen Zustände nach.

Schädlich sind auch die Packungen, die er anzuwenden empfiehlt, 46
und ebenso seine Art von warmen Umschlägen wegen der Schärfe der Stoffe, die er beimischen läßt, sie sind nämlich von brennender Wirkung. Ebenso bewirken die Brechmittel, die man *emetika* nennt, daß sich sogar nicht entzündete und geschwollene Stellen entzünden und schwellen. Denn die Purgierdolde, die man *thapsia* nennt, reicht schon aus, sogar eine Zersetzung der Partien, mit denen sie in Berührung kommt, zu verursachen und solche Partien zum Schwellen zu bringen, die sich zuvor im naturgemäßen Zustand befanden; nicht anders auch jene Mittel, die aus Zwiebeln, Omphaciumsaft, rotem Sumach und ähnlichen Stoffen bestehen; auch ist altes Öl scharf. Die Mittel aber, die man *kathartika* nennt und die mit der Klistierspritze einzuführen sind, wir nennen sie Abführ-

nos purgatiua uocamus, turborem magnum faciunt atque stomachum uexant et cetera quaeque neruorum. est praeterea iners tempus dandi cibi non definire.

47 Nostrae etiam sectae quidam adhuc ueterum errore detenti insuetas graues materias adhibendas probauerunt, nunc urinam siue fimum humanum cum melle et myrrha atque ruta, nunc centauream et absinthium et abrotanum et thymum et aristolochiam et tymbram, quam nos satureiam dixerimus, et sinapi, nunc Pythagoricum atque Zopyrium trochiscum nomine inuentoris appellatum, nunc Polyidae sphragida, quam appellant, atque constrictiua, tum unctiones et cerotaria ex unguentis sampsuchi atque roris marini, quorum singula tumoris sunt prouocatiua ob feruoris nimietatem atque desiccandi uirtutem et recorporandi, cum sit celeritas passionis ⟨mitigatiuis⟩ ac simplicibus curanda uirtutibus.

CAPVT V

48 De apoplexia

Apoplexia dicta est, quod tamquam ex letali percussu repentinum faciat casum. est autem oppressio saepe sine febribus repentina et quae sensibus priuet corpora, et semper celerrima et numquam tarda esse probatur. sed eius antecedentes causae communes cum ceteris esse accipiuntur, magis tamen iugis adustio et perfrictio uehemens et indigestio frequens, lauacra excitata, usus etiam ueneris et magis in senibus, item uulneratio membranae, in pueris uero etiam uehemens saltus membranae cerebri.

49 Quibusdam igitur ante casum nullum praeuidetur signum, quibusdam uero praecedunt quaedam significantia passionem, ut grauedo uel dolor capitis aut uertigo aut aurium tinnitus et in solitos usus difficilis motus, uultus maestitudo, saltus membrorum et magis prae ceteris partibus labrorum, tremula locutio et ueluti minus expressa

17sq.] *cf.* Cass. Fel. De med. 65: p. 158,8sq. Rose Isid. Etym. IV 6,10

6 myrtha *Guint.* *corr. Rov.*[m] 9 zopyrium *coni. Drabkin* isyperium *Guint.* „*an* isopyrium?" *Drabkin*[app] 10 Polyidę *Guint.* Polyidi *Drabkin (cf. § 18)* districtiua *Rov.*[m] *coll. § 20 (ubi legendum est* destructiuis*)* 13 mitigatiuis *(uel* consuetis*) add. Schmid, Mnem. 11, p. 147* 18 saepe] „*fort.* semper" *Drabkin*[app] 19 sensibus *coni. Rov.*[m] *(cf. § 53)* sine febribus *Guint.* 22 indigestio frequens, lauacra excitata *scripsi (cf. Cel. II 164; Tard. I 17. 47. 66)* indigestio frequens lauacris exercita *Guint.* excita *Rov.*[m] *(cf. Tard. II 1. 32)* „*an* excitata?" *Drabkin*[app]

mittel, verursachen eine große Beunruhigung und schädigen den Magen und alle übrigen nervenreichen Organe. Es zeugt außerdem von geringem Sachverstand, die Zeit der Verabreichung von Nahrung nicht festzulegen.

Auch einige Mitglieder unserer Schule haben, noch in den irrigen 47
Ansichten der Alten befangen, ungewöhnliche und schädliche Substanzen anzuwenden empfohlen, bald Urin oder Menschenkot mit Honig, Myrrhe und Raute, bald Tausendgüldenkraut, Wermut, Eberraute, Thymian, Osterluzei und *tymbra*, die wir Saturei nennen können, sowie Senf, bald die mit dem Namen ihres Erfinders bezeichneten Tabletten des Pythagoras und Zopyros, bald das sogenannte Siegel des Polyides, auch zusammenziehende Mittel, dann auch Salbungen und Wachspflaster aus Salben mit Majoran und Rosmarin, von denen jedes einzelne zu einer entzündlichen Schwellung reizt, weil sie allzu heiß und von austrocknender und umstimmender Wirkung sind, während ein akuter Krankheitszustand mit lindernden und einfachen Wirkstoffen zu behandeln ist.

5. KAPITEL

Über den Schlaganfall 48

Der Schlaganfall hat seinen Namen daher, daß er gleichsam durch einen tödlich wirkenden Schlag ein plötzliches Zusammenbrechen verursacht. Es handelt sich aber dabei um einen häufig ohne Fieber auftretenden, plötzlichen Anfall, welcher den Körper aller Sinne beraubt, und er erweist sich immer als höchst akut und niemals als chronisch. Seine vorhergehenden Ursachen werden als dieselben wie die bei den anderen Krankheiten angesehen, besonders hält man aber dafür andauernde Hitzeeinwirkung und starke Unterkühlung, häufige Verdauungsstörungen, anstrengende Bäder, auch den Geschlechtsverkehr, und zwar besonders bei alten Leuten, ebenso eine Verletzung der (Hirn)haut, bei Kindern aber auch eine starke Erschütterung der Hirnhaut.

Bei manchen läßt sich nun, bevor sie zusammenbrechen, kein An- 49
zeichen vorher erkennen, bei anderen aber treten vorher einige Symptome auf, welche die Krankheit anzeigen, wie Schweregefühl oder Schmerzen im Kopf, Schwindel oder Ohrenklingen und Behinderung des üblichen Bewegungsablaufes, Niedergeschlagenheit des Gesichtsausdrucks, Zucken der Glieder und besonders, mehr als bei allen anderen Körperteilen, der Lippen, zittrige und gleichsam weniger artikulierte Sprache oder Unter-

aut interruptio proferendi sermonis sine ulla ratione uel obliuio mox dictorum, uultus etiam plenitudo, egestionum difficultas. sed haec communiter antecedunt uel praeeunt etiam his, qui in epilepsiam uel furorem uenturi uidentur.

Irruente passione uocis amputatio sequitur et mentis oppressio ex repentino casu, immobilitas perfecta totius corporis atque con-
50 ductio uultus, / quibusdam etiam suspensio palpebrarum atque oris hiscens distantia, pulsus densus et quadam persecutione fugatus, articulorum gelidus torpor, parua respiratio, color plumbeus atque inuoluntaria lacrimatio; peiorante passione atque in exitium aegrotantis crescente uultus adductio, ita ut longior nota uideatur imago, praecordiorum prominentia atque totius corporis frigidus torpor, pectoris stridor et superiorum partium sudores frigidi, immobilis etiam et supersuspensa palpebrarum ac superciliorum positio.

At si passio fuerit leuigata et in salutaria deuenerit signa, corporis fugabitur torpor atque frigus redeunte feruore, partes etiam quaedam saltu errantes mouebuntur in his, qui omnino caruerant, et distillatus humor faucibus transuoratur, quamquam diffi-
51 cile, nec tamen prisca intercessione impeditur. punctus etiam uel inclamatus aegrotans palpebram mouet atque labia conducit significans sese audire uocantem posse; et uniuersali dicto, quod Graeci catholicon uocant, quidam prima die moriuntur, quidam duobus uel tribus diebus superuiuunt, alii uero saluantur, quorum alii statim sese resumunt, alii paralysi partis uel partium corporis uexantur. item quidam parua conuersione mentis afficiuntur, ut aut alienentur aut tristes et somniosi uideantur ⟨a⟩ut, si eos quisquam e somno excitauerit, aliquid alienum loquantur.

52 Est autem passio stricturae atque celeris et acuta et uehemens et in senibus abundans et hiemis tempore et autumni fine. uocatur etiam a quibusdam paraplexia. uehementius autem in ista passione patitur caput, sicuti coniciendum ex his, quae antecedunt, atque corporis oppressione. et sunt difficil⟨ior⟩es curatione[s] fortium hominum debiles: etenim oppressionibus magis superantur atque ferre maiora

14 super suspensa *Guint. Drabkin* *correxi* 17 errante *Rov.* omnino] omni motu *Hagendahl, p. 259, Drabkin; sed cf. Tard. II 6. 201* 18 et *om. Rov.* 26 aut] ut *Guint.* „*fort.* et *uel* aut" *Drabkin*[app] 28 celer *Rov.* *(cf. Tard. III 100); sed cf. e.g. § 54* 32 difficiliores curatione *scripsi* difficiles curationes *Guint.* 32sq. hominum: debiles etenim *Guint.* *correxi* 33 etenim] „*fort.* autem" *Drabkin*[app]

brechung der Rede mitten im Satz ohne jeglichen Grund oder auch Vergessen des soeben Gesagten; auch ist das Gesicht angeschwollen, und die Ausscheidungen werden nur mit Schwierigkeiten herausgebracht. Aber diese Erscheinungen gehen in gleicher Weise auch bei denen voraus oder voran, die offensichtlich im Begriff sind, in Epilepsie oder in Wahnsinn zu verfallen.

Wenn die Krankheit ausbricht, so erfolgen ein Versagen der Stimme sowie eine Betäubung des Geistes durch das plötzliche Zusammenbrechen, vollständige Unbeweglichkeit des gesamten Körpers und Verkrampfung
des Gesichts, / bei manchen bleiben auch die Augenlider hochgezogen und 50
klafft der Mund auseinander, der Puls ist gedrängt und fliehend gleichwie in einer Verfolgung; es bestehen kalte Erstarrung der Glieder, schwache Atmung, bleierne Hautfarbe und unwillkürlicher Tränenfluß; wenn sich das Leiden verschlimmert und durch seine Zunahme zum Tode des Kranken führt, so zieht sich das Gesicht zusammen, so daß sein Bild länger erscheint, als es sonst aussah, es kommt zum Vortreten der Partien des Brustraums und zu kalter Erstarrung des gesamten Körpers, zu Rasseln in der Brust und zu Ausbrüchen von kaltem Schweiß an den oberen Partien des Körpers, auch zu einer unbeweglichen und extrem hochgezogenen Haltung der Lider und Augenbrauen.

Wenn sich die Krankheit jedoch mildert und Anzeichen einer Besserung gewinnt, so verschwinden die Erstarrung und Kälte des Körpers, indem die Wärme zurückkehrt, auch werden einzelne Körperteile ruckartig und in unkontrollierter Weise von denjenigen bewegt, die zuvor gänzlich bewegungsunfähig waren, in den Rachen geträufelte Flüssigkeit wird heruntergeschluckt, wenn auch mit Mühe, doch nicht mit einer so
starken Behinderung, wie sie vorher bestand. Wenn der Kranke ange- 51
stoßen oder laut angesprochen wird, so bewegt er die Augenlider und zieht die Lippen zusammen, womit er anzeigt, daß er den, der ihn anspricht, hören kann; allgemein gesprochen, die Griechen sagen dazu *katholikon* (im allgemeinen), sterben einige (von ihnen) am ersten Tag, andere leben noch zwei oder drei Tage, die übrigen aber bleiben am Leben, von denen sich die einen gleich wieder völlig erholen, die anderen unter der Lähmung eines oder mehrerer Körperteile zu leiden haben. Auch sind manche (von ihnen) von leichten geistigen Störungen betroffen, so daß sie entweder verwirrt sind oder traurig und schläfrig erscheinen oder, wenn jemand sie aus dem Schlafe weckt, etwas Sinnloses reden.

Es handelt sich aber um eine Krankheit infolge eines Straffungs- 52
zustands und um ein schnell verlaufendes und akutes, heftiges Leiden, das besonders häufig bei alten Leuten auftritt, und zwar in der Winterszeit oder gegen Ende des Herbstes. Von manchen wird es auch als *paraplēxia* bezeichnet. Besonders stark leidet aber bei dieser Krankheit der Kopf, was man aus dem Vorhergehenden schließen kann sowie aus dem Betroffensein des gesamten Körpers. Und schwächliche Patienten sind schwieriger zu behandeln als kräftige Menschen: sie werden nämlich von den niederdrückenden Auswirkungen (der Krankheit) stärker betroffen und können die stärker wirkenden therapeutischen Maßnahmen gar nicht

adiutoria minime possunt. hinc etiam specialiter difficilius ⟨feminas a⟩ uiris curari perspicimus atque senes et pueros a perfectis aetatibus et tabidos magis quam qui habitudine uigent, item eos, qui praetacti fuerint aegritudine, magis quam qui nulla fuerint morbi contagione
53 sauciati. adiuuat etiam difficultatem hiems, non solum quod corpora denset, uerum etiam quod quibusdam adiutoriis oppugnet, ut gestationibus liberis ac nudis.

Similis autem ac uicina est apoplexiae lethargia, epilepsia, matricis praefocatio, secundum aliquos et paralysis et grauatio, quam Graeci caron appellant, et dissolutio. discernitur ergo a lethargo, siquidem omnis lethargus in febrem atque cum febre fiat, rarum habeat pulsum et neque semper sensibus priuet, apoplexia uero et sine febribus fiat et paruum atque densum faciat pulsum et repentinum tamquam ex letali percussu faciat casum; item quod ex membranae uulneratione apoplexia fiat, lethargia uero numquam.

54 Discernitur etiam ab epilepsia, siquidem epileptici quidem totius corporis conductione agitentur et spumas agant, apoplecti uero numquam, item post accessionem epileptici integro habitu consurgant frequentius, apoplecti uero paralysin partium sustineant, item apoplexia acuta atque celeris semper accipiatur, epilepsia uero etiam tarda saepissime inuenitur.

Item matricis praefocatione discernitur, siquidem ⟨non⟩ praecedat capitis querela matricis praefocationem, item in accessione conducta atque sese sustollens matrix inueniatur, in apoplecticis uero
55 hoc numquam contingat, / dehinc cessante accessione apoplectae feminae nesciant gesta, illae uero, quae matrice fuerint praefocatae, resipiant atque narrent, quemadmodum fuerint oppressae. item matricis praefocatio tarda esse perspicitur, hoc est chronia, apoplexia uero numquam.

Discernitur etiam paralysi apoplexia, quamquam idem multis uideatur ueteribus, ut Hippocrati et Diocli et Praxagorae et Apollonio Citiensi et Demetrio et si qui praeterea. inquiunt enim apoplectos toto cor-

30–326,1] *u.* Hipp. De flat. 13: CMG I 1 p. 99,16–18 Diocl. fr. 56 Wellmann Prax. fr. 73 Steckerl

1sq. feminas a *add. Drabkin* *post* etiam *add.* foeminas *Rov.* 15sq. lethargia uero numquam discernitur etiam *Guint.* *corr. Rov.* 21 „*fort.* inueniatur“ *Drabkin*[app] 22 *ante* matricis *add.* a *Rov.* non *add. Rov.* 26 nesciunt *Guint.* *sec. Drabkin*[app] *correxi* 30 *ante* paralysi *add.* a *Rov.* 31 Apollonio *coni. Drabkin coll. Tard. I 140; III 56* Asclepiadi *Guint.* Titiensi *Guint.* *corr. Wellmann, Fragmente, p. 142* *fort.* Prusiensi *(retento* Asclepiadi*) scribendum est (cf. Plin. Nat. hist. VII 124)* 32 *post* qui *add.* alii *Rov.*

aushalten. Daher erkennen wir auch im einzelnen, daß Frauen schwerer zu heilen sind als Männer und Greise und Kinder schwerer als Menschen im besten Alter und Hinfällige schwerer als Personen von kräftiger Körperbeschaffenheit, auch diejenigen, die schon vorher von einer Krankheit betroffen waren, schwerer als diejenigen, die noch durch keine Einwirkung einer Krankheit geschädigt worden sind. Diese Schwierigkeit 53
fördert aber noch der Winter, nicht allein weil er zur Verdichtung der Körper führt, sondern auch, weil er der Anwendung mancher therapeutischer Maßnahme Einhalt gebietet, wie dem unbedeckten Herumtragen im Freien.

Ähnlich dem Schlaganfall und mit ihm verwandt sind aber Lethargie, Epilepsie, hysterischer Erstickungsanfall, nach der Ansicht einiger auch die Lähmung und die Betäubung, die von den Griechen *karos* genannt wird, sowie der Kräfteverfall. (Die Krankheit) unterscheidet sich aber darin von der Lethargie, daß jeder Fall von Lethargie erst nach vorangehendem Fieber und mit Fieber auftritt, einen weitläufigen Puls aufweist und (den Kranken) nicht immer der Sinne beraubt, der Schlaganfall aber ohne Fieber auftritt, einen kleinen und gedrängten Puls bewirkt und gleichsam durch einen tödlich wirkenden Schlag ein plötzliches Zusammenbrechen verursacht; auch darin, daß durch Verletzung der (Hirn)haut ein Schlaganfall eintreten kann, niemals aber eine Lethargie.
Er unterscheidet sich auch von der Epilepsie, weil nämlich die 54
Epileptiker von einem Krampf im gesamten Körper geschüttelt werden und Schaum hervorbringen, was die vom Schlaganfall Betroffenen aber nie tun; auch stehen die Epileptiker nach einem Anfall ziemlich häufig wieder bei völligem Wohlbefinden auf, die von einem Schlaganfall Betroffenen jedoch erleiden eine teilweise Lähmung; auch wird der Schlaganfall immer als eine akute und schnell verlaufende Krankheit verstanden, die Epilepsie findet sich aber sehr oft auch als chronisches Leiden.

Er unterscheidet sich auch von dem hysterischen Erstickungsanfall, indem dem hysterischen Erstickungsanfall keine Kopfschmerzen voranzugehen pflegen, auch dadurch, daß während des Anfalls sich die Gebärmutter verkrampft und in höherer Lage findet, bei den von einem Schlaganfall Betroffenen dies aber niemals vorkommt;/ferner wissen von einem 55
Schlaganfall betroffene Frauen nach dem Anfall nicht, was geschehen ist, diejenigen aber, die einen hysterischen Erstickungsanfall hatten, haben eine Erinnerung daran und schildern, wie sie der Anfall überwältigt hat. Auch kann man feststellen, daß der hysterische Erstickungsanfall ein langfristiges, d. h. chronisches, Leiden darstellt, der Schlaganfall aber niemals.

Der Schlaganfall unterscheidet sich auch von der Lähmung, obwohl er vielen der alten Autoren als dasselbe erschien, wie Hippokrates, Diokles, Praxagoras, Apollonios von Kition, Demetrios und noch manchen anderen. Sie sagen nämlich, die vom Schlaganfall Betroffenen seien am gesamten

56 pore uitiatos paralysi, paralyticos uero particulis. Themison uero capitis uel in capite paralysin cum mentis impedimento proprie apoplexiam uocat, in aliis uero partibus corporis sine impedimento mentis hanc ipsam paralysin. sed non oportet certare de his, ex quibus curationis ratio non sumetur. solum tamen commemorandum est, quod apoplexia celeris atque acuta natura intelligatur, paralysis uero propria, quae dicitur tarda, semper intelligatur. item grauatio et dissolutio inter resumptionem ueniunt et numquam praecordia suspendunt et neque difficultatem resurgendi, ut alii, faciunt.

57 Curationem uero principaliter apoplexiae nullus nobilium priscorum tradidit, siquidem paralysi generaliter hanc ascribendam. solus Hippocrates ait apoplexiam uehementem soluere impossibile, imbecillem uero non facile. item aliarum sectarum successores aceto atque oleo caput fouent, ceteras autem partes corporis uino et oleo lanis contegentes rudibus atque intrectatis. secundo studiose caput fouent admiscentes hederam uel serpyllum aut peucedanum, quorum fugienda est acrimonia atque constrictiones.

Adhibenda est igitur passioni congrua curatio. nam locandi sunt
58 aegrotantes loco lucido mediocriter atque calido. utendum etiam articulorum blandi tactus continentia atque limpidae lanae tectione mediis partibus, capiti[s] et collo. adhibenda etiam olei fomenta dulcis atque calidi, et expressa ex aqua calida spongia uultus circumtegendus. potus dandus aqua calida uel mulsum distillandum sensim faucibus.

Adhibenda etiam phlebotomia, non necessario exspectata diatrito, dimissionis tamen tempore uel circa primae lucis exortum, cum ex aliqua parte corporis frigidus torpor uisus fuerit egelari. etenim qui prius quam haec prouisa sunt, in materiae detractionem festinant, latenter accessionis tempore decepti phlebotomiam adhibent uel certe iam exspirantes aegrotos phlebotomando nihil prodesse potuerunt, /
59 siquidem neque materiae fieri potuerit exitus, cum corpus desertum exitum sanguinis negat, quamquam diuisa uenula uideatur.

Adhibenda etiam abstinentia usque ad primam diatriton, tum

12sq.] *u.* Hipp. Aph. II 42: IV p. 482,7sq. L.

1 paralyticos *scripsi (u. Bendz, Eranos 41, p. 75)* parapoplectos *Guint.* paraplectos *Rov. Drabkin* 5 sumitur *Rov.* 9 ut alii] ut apoplexia *Rov.*[m] „*fort.* et alia" *Drabkin*[app] 11 adscribunt *Rov.*[m] *ante* ascribendam *add.* putent *Amm.* 21 capitis *Guint. corr. Drabkin (cf. Cel. I 68. 75; II 80)* 28 *fort.* praeuisa *scribendum est* festinare *Guint. correxi* festinauere *Rov.* „*an* festinarunt?" *Drabkin*[app]

Körper von Lähmung befallen, die Gelähmten aber nur teilweise. Themison 56
jedoch bezeichnet die Lähmung des Kopfes oder im Kopf, die mit Ausschaltung der Geistestätigkeit verbunden ist, als eigentlichen Schlaganfall, wenn sie aber in anderen Körperteilen und ohne geistige Behinderung auftritt, bezeichnet er ebendieselbe Erscheinung als Lähmung. Aber um diese Dinge braucht man sich nicht zu streiten, da die Art und Weise der Behandlung nicht von ihnen ausgeht. Es ist vielmehr allein daran zu erinnern, daß der Schlaganfall seinem Wesen nach als schnell verlaufende und akute Krankheit aufzufassen ist, die eigentliche Lähmung aber immer als eine solche Krankheit zu verstehen ist, die als chronisch bezeichnet wird. Ferner pflegen die Betäubung und der Kräfteverfall während der Rekonvaleszenz aufzutreten und niemals die Partien des Brustraums hochzuziehen und auch nicht, wie andere Krankheiten, die Kranken am Wiederaufstehen zu hindern.

Eine Behandlungsweise speziell für den Schlaganfall hat jedoch 57
keiner von den berühmten Autoren der früheren Zeit überliefert, weil diese Krankheit allgemein der Lähmung zuzurechnen sei. Allein Hippokrates hat gesagt, es sei unmöglich, einen starken Schlaganfall zu beheben, bei einem schwachen jedoch sei dies auch nicht leicht. Und die Anhänger der anderen Schulen behandeln den Kopf mit Essig und Öl, die übrigen Körperteile aber mit Wein und Öl und umhüllen sie mit roher und unbearbeiteter Wolle. In einer zweiten Behandlung erwärmen sie den Kopf sorgfältig, wobei sie Efeu, Feldthymian oder Saufenchel (dem erwärmenden Mittel) beimischen, deren Schärfe und zusammenziehende Wirkungen man jedoch meiden sollte.

Man soll also eine der Krankheit angemessene Behandlungsweise anwenden. Die Kranken sind nämlich in einem mäßig hellen und warmen
Raum unterzubringen. Man soll auch ihre Glieder mit sanfter Berührung 58
(mit den Händen) umschlossen halten und mit gereinigter Wolle die mittleren Partien (des Körpers), den Kopf und den Hals überdecken. Auch soll man Erwärmungen mit süßem, warmem Öl durchführen und das Gesicht ringsum mit einem in warmem Wasser ausgedrückten Schwamm bedecken. Zu trinken sollen warmes Wasser oder Met gegeben werden, den man behutsam in den Rachen träufeln soll.

Man soll auch einen Aderlaß vornehmen, wobei man nicht unbedingt auf das Ende der Dreitagefrist zu warten braucht, jedoch während des Nachlassens des Anfalls oder zu der Zeit, in der die Sonne eben aufgeht, wenn an einem Teil des Körpers die kalte Erstarrung aufgetaut zu sein scheint. Denn diejenigen, welche eher, als sich diese Erscheinungen zeigen, und deshalb übereilt darauf aus sind, Stoffe zu entziehen, nehmen den Aderlaß vor, indem sie sich, ohne daß sie es merken, über die Dauer des Anfalls täuschen, oder sie ließen womöglich bereits im Sterben liegende
Kranke zur Ader und haben damit nichts ausrichten können, / weil dann 59
nämlich kein Austreten von Stoffen erfolgen kann, da der entkräftete Körper dem Blut kein Austreten gestattet, wenn auch die Vene offensichtlich eingeschnitten worden ist.

Man soll auch bis zum Ende der ersten Dreitagefrist fasten lassen,

unctio calida atque spongiarum calida expressarum uaporatio et sorbilis cibus uel panis aqua calida infusus uel mulso. at si uentris officium [non] cessauerit, clyster simplex adhibendus cum cucurbitae appositione cum scarificatione, tempore quo saepissime docuimus, occipitio atque omni spinae. spongiarum uaporatione utendum et cataplasmatibus laxatiuis, tum radendum caput totum et multis partibus eius cucurbitae similiter apponendae et usque ad declinationem passionis alternis diebus cibus dandus uel, si uiribus fuerint aegrotantes fatigati, erunt quotidie nutriendi.

60 At si passio declinauerit, cerotaria apponenda et in oleum uel in calidam et oleum deponendum atque fouendum corpus. tunc uarius cibus dandus adiectis oleribus, tunc piscibus et uolantum carnibus; dehinc etiam lauacrum adhibendum atque pomorum quicquam dandum, dehinc uinum. seruandus etenim magis est supradictorum counatus atque coaceruatus usus ob passionis difficultatem.

At si quisquam ex apoplexia liberatus aliquas corporis partes paralysi uitiauerit, harum curationem ex libris, quos De tardis passionibus scribentes docebimus, sumendam iubemus. eos uero, qui membranae uulneratione in hanc passionem cadunt, ita curandos monemus, ut inferius demonstrabimus.

CAPVT VI

61 De conductione, qvam Graeci spasmon vocant, et distentione, qvam tetanon appellant, et earvm speciebvs

Consequens est de conductione atque distentione et earum speciebus dicere. utraque igitur passio ab accidenti nomen sumpsit, conductio a conducendo atque contrahendo, extentio ab extentione patientium partium. sed eius species sunt emprosthotonia et opisthotonia, quas nos pronum raptum atque supinum appellare poterimus, alterum ab eo, quod in anteriora conductionem facit, alterum, quod ad posteriora.

62 Sed antecedentes causae supradictarum passionum sunt hae: percussus maiorum neruorum, quos tenontas appellant, uel supra

18 docebimus] *u.* Tard. II 17–49 20 ut inferius demonstrabimus] *caput deest*

3 non *del. Schmid, Mnem. 11, p. 148* 25 accedente *Guint. Drabkin sec. Drabkin*[app] *correxi (cf. § 98; Tard. III 90. 96)* accidente *Rov.* 29 ab eo *coni. Barth, col. 1742* habeo *Guint.*

dann soll eine warme Einreibung erfolgen und Erhitzung durch Schwämme, die in warmem Wasser ausgedrückt worden sind; und es sind suppige Speisen zu reichen oder in warmem Wasser oder Met eingeweichtes Brot. Wenn aber die Verdauung versagt, so ist ein einfaches Klistier zu gebrauchen bei Aufsetzen des Schröpfkopfes unter Skarifikation, zu der Zeit, die wir schon sehr oft genannt haben, am Hinterkopf und die ganze Wirbelsäule entlang. Dann soll man die Erwärmung durch Schwämme anwenden sowie Packungen von lockernder Wirkung, danach den gesamten Kopf rasieren und an vielen Stellen von ihm in ähnlicher Weise Schröpfköpfe aufsetzen; bis zum Abklingen des Leidens ist nur jeden zweiten Tag etwas zu essen zu geben, wenn aber die Kräfte der Kranken sehr erschöpft sind, so sind sie täglich mit Nahrung zu versehen.

Wenn aber das Leiden angefangen hat abzuklingen, sollen Wachs- 60
pflaster aufgelegt werden, und der (ganze) Körper ist in Öl oder in warmes Wasser mit Öl einzutauchen und darin zu erwärmen. Danach soll man abwechselungsreiche Kost geben unter Zusatz von Gemüse, dann auch von Fischen und Geflügelfleisch; danach kann man auch das Bad gebrauchen und etwas Obst reichen, danach Wein. Man soll sich aber vor allem vor dem gleichzeitigen und massenhaften Gebrauch der soeben genannten Dinge hüten, weil es sich um eine schwer zu behandelnde Krankheit handelt.

Wenn aber jemand, vom Schlaganfall geheilt, an irgendwelchen Körperteilen durch Lähmung geschädigt ist, so raten wir, deren Behandlung aus unseren Büchern „Über chronische Krankheiten" zu entnehmen, die wir zu schreiben vorhaben und in denen wir darüber unterrichten werden. Diejenigen jedoch, die durch Verletzung der (Hirn)haut in diese Krankheit verfallen, ermahnen wir so zu behandeln, wie wir es weiter unten zeigen werden.

6. KAPITEL

Über den Krampf, den die Griechen spasmos nennen, und den Starrkrampf, den sie tetanos nennen, sowie ihre Unterarten 61

Es ist folgerichtig, jetzt über den Krampf und den Starrkrampf sowie deren Unterarten zu sprechen. Beide Krankheiten haben nun ihren Namen von einem Symptom bekommen, der Krampf (wörtlich: Zusammenziehung) von dem Zusammenziehen und Kontrahieren, der Starrkrampf (wörtlich: Ausdehnung) von der Ausdehnung der erkrankten Partien. Dessen Unterarten aber sind die *emprosthotonia* und die *opisthotonia*, die wir als nach vorn und nach hinten ziehenden Krampf bezeichnen können, den einen daher, daß er eine Verkrampfung nach vorn verursacht, den anderen auf Grund dessen, daß er nach hinten zieht.

62 Die vorhergehenden Ursachen der soeben genannten Krankheiten aber sind die folgenden: ein Schlag auf die größeren Sehnen, die man *tenontes* nennt, oder langes Liegen auf denselben, sofern man auf einer

ipsos iacendi iugis positio duris incumbens suppositis uel graue quicquam ceruicibus impositum uel meracum potum aut profunda perfrictio aut, ut saepe contingit, uulneratio neruorum uel musculorum atque uinum iisdem uulneribus manentibus potum uel frigida. et magis eo tempore, quo sordibus carentia purgari uulnera uidentur uel in cicatricem uenientia, saepissime raptus occurrit, aliquando etiam celerius, hoc est adhuc uulneribus in tumore constitutis.

63 Est autem iuxta diffinitionis formam conductio, quam spasmon Graeci appellant, inuoluntaria tensio atque conductio partium cum uehementi[a] et acuto dolore ob stricturae nimietatem. distentionem autem, quam tetanon uocant, Asclepiadis sectatores dicunt extentionem corporum, ut alii uero partium, nescii quomodo etiam uoluntate tendimus quasdam partes et in his, qui satyriasi uexantur uel podagra, extensio est genitalium partium uel pedum nec tamen distentio, quam Graeci tetanon uocant. alii aiunt distentionem esse tensionem musculorum secundum colla atque buccas, quos sia-
64 gonitas uocant, cum tensione ac dolore effecta⟨m⟩. alii nostrae sectae scriptores pro tensione conductionem uocauerunt, sub alio nomine id ipsum significantes. hanc enim causam passionis esse uoluerunt.

Sed his omnibus communiter respondendum est, quomodo causa a passione plurimum differt. dicendum est igitur, non quae causa sit distentionis, sed quae sit distentio. etenim causa siquidem sit occulta, discrepat atque pro captu mentis signorum uaria esse inuenitur; ea uero, quae concurrunt passioni, hoc est conductioni, promp-
65 ta atque manifesta et omnibus intelligibilia esse probantur. et est tentandum, ubi res patiuntur, ⟨ut⟩ ex his, quae non discrepant, disciplinam tradamus.

Secundum nos igitur distentio est siue extentio, quam, ut supra diximus, tetanon Graeci uocauerunt, inuoluntaria tensio, recto atque inflexibili porrecta cremento collorum ob uehementem stricturam siue tumorem; raptus uero posterganeus, quem opisthotonon Graeci uocant, est inuoluntaria retractio ob nimiam stricturam siue tumorem; pronus item raptus, quem Graeci emprosthotonon uocauerunt, inclinatio colli in anteriores partes inuoluntaria ob uehementem

1 iacentis *Rov.*[m]; *sed cf. e.g. § 66* 4 frigidum *Guint. correxi* 10 uehementia *Guint. sec. Drabkin*[app] *correxi (cf. § 67. 70. 76)* 12 ut alii uero] aut aliquarum *Haller* 16 buccarum *Guint. corr. Rov.*[m] 17 effecta *Guint. correxi* 18 conductionem *scripsi* conclusionem *Guint.* 25 haec esse *Guint. corr. Amm.* 27 amandum, ut uires patiuntur, ex *Guint. corr. Schmid, Mnem. 11, p. 148, coll. Tard. IV 130* 29 est *ante* tensio *(lin. 30) trsp. Rov.* 30 *post* inuoluntaria *add.* colli *Rov.* 33 retractio *coni. Amm.* refractio *Guint.*

harten Unterlage liegt, oder eine auf den Nacken gelegte schwere Last oder das Trinken von unvermischtem Wein oder eine tiefgehende Unterkühlung oder, wie es oft vorkommt, eine Verletzung der Sehnen oder Muskeln und das Trinken von Wein oder kaltem Wasser, während solche Wunden vorhanden sind. Und besonders zu der Zeit, in der die Wunden von allem Schmutz befreit und rein zu werden scheinen oder sich zu vernarben anfangen, tritt dieser Krampf am häufigsten auf, bisweilen auch schon vorher, d. h., wenn sich die Wunden noch im Zustand einer entzündlichen Schwellung befinden.

Gemäß der Form der Definition aber ist der Krampf, den die Griechen 63
als *spasmos* bezeichnen, ein unwillkürliches Verspannen und Zusammenziehen der Partien mit heftigem und akutem Schmerz infolge eines übermäßig starken Straffungszustandes. Den Starrkrampf aber, den man als *tetanos* bezeichnet, erklären die Anhänger des Asklepiades für eine Ausstreckung der Körper, wie andere (sagen), nur einzelner Körperteile; sie scheinen nicht zu wissen, daß wir manche Körperteile auch absichtlich ausstrecken und daß bei Kranken, die an Satyriasis oder Podagra leiden, eine Ausstreckung der Geschlechtsorgane beziehungsweise der Füße vorliegt, jedoch kein Starrkrampf, den die Griechen *tetanos* nennen. Andere sagen, der Starrkrampf sei eine Ausdehnung der Muskeln in der Gegend des Halses und der Wangen, der sogenannten *siagonitai* (Kinnbacken-
[muskeln]), die mit Spannung und Schmerz einhergeht. Andere Autoren 64
aus unserer Schule haben statt von Ausdehnung von Zusammenziehung gesprochen, meinen aber unter einer anderen Bezeichnung dasselbe. Sie meinten nämlich, daß sie die Ursache dieser Krankheit sei.

Aber diesen allen kann man gemeinsam dieselbe Antwort geben, daß nämlich die Krankheitsursache etwas von der Krankheit höchst Verschiedenes ist. Man hat also nicht zu sagen, was die Ursache für den Starrkrampf ist, sondern was der Starrkrampf (selbst) ist. Da nämlich die Ursache verborgen ist, verleitet sie zu widersprüchlichen Ansichten und stellt sich je nach dem geistigen Erfassen der Anzeichen als verschieden heraus; die Symptome jedoch, die bei dieser Krankheit, d. h. bei dem Krampf, auftreten, zeigen sich eindeutig und offenkundig und können
von allen erkannt werden. Und es ist anzustreben, soweit die Situation es 65
zuläßt, unsere Lehrsätze auf solche Fakten zu begründen, die keine Widersprüche aufweisen.

Nach unserer Definition also ist der Starrkrampf oder der ausstreckende Krampf, den, wie wir soeben sagten, die Griechen als *tetanos* bezeichnet haben, eine unwillkürliche Streckung der Gegend des Halses, die ihn senkrecht in die Länge ausdehnt und unbeweglich werden läßt, verursacht durch starke Straffung oder entzündliche Schwellung; der rückwärts ziehende Krampf aber, den die Griechen als *opisthotonos* bezeichnen, ist ein unwillkürliches Zurückziehen infolge von übergroßer Straffung oder einer entzündlichen Schwellung; und der nach vorn ziehende Krampf, den die Griechen als *emprosthotonos* bezeichnet haben, ist ein unwillkürliches Beugen des Halses nach vorn auf Grund einer

66 tumorem siue stricturam. sed inuoluntaria haec dicta sunt ad discretionem eorum, qui uoluntate sua colla hoc schemate componunt; ob tumorem autem siue stricturam ad discretionem ⟨eorum⟩, qui ligationibus tormentuosis organi eas partes positas habent.

Tentantibus igitur in has passiones deuenire haec obueniunt: difficilis ceruicis motus, iugis oscitatio, et magis loqui uolentibus; sequitur etiam non sine dolore iacendi positio atque neruorum maiorum, quos tenontas appellant, leuis tensio et durities, punctio interpellans ex spina usque ad occipitium atque bibendi difficilis trans-
67 uoratio, contemptibilis tamen, / temporum dolor et magis eo tempore crescens, quo hiscere atque os aperire uoluerint patientes, auditus grauis, linguae impedimentum et imprompta locutio, saliuarum fluor continuus, surarum atque uestigiorum dolidus sensus et sine ratione ueluti ridens uultus cum quadam mobilitate suarum partium.

Ascendente passione atque erumpente distentio dura et durities partium fiet cum dolore uehementi colli atque musculorum, qui buccas colligant, rubor uultus et colligatio supradictorum musculorum, dentium quoque concubitus, hoc est incumbens confixio,
68 sudor plurimus, articulorum frigidus torpor, / pulsus obscurus, extensio colli, spiratio difficilis, contractio crurum atque manuum, et infusi et destillati liquoris in os recursio per nares fiet; quibusdam etiam mentis alienatio cum celerrima spiratione sequetur, gutturis et pectoris stridor.

Sed tetanicis recto ductu distenta magis uidentur colla atque ita, ut inflexibilia fiant. opisthotonicis uero contractus ad posteriores partes fiet cum nimia tensione atque dolore dorsi et clunium. his etiam crura conducuntur et neque manus distenduntur; digitos conductos atque implicitos habent, ut Hippocrates ait, et maiorem digitum,
69 hoc est pollicem, cum ceteris tenent, ut frequentius contingit. se quoque continere non possunt, sed quadam mobilitate resiliunt, cum dolor irruerit. hi sunt peiores tetanicis et omnibus alteris, quoties non sine uulnere, sed in uulneribus propriorum ac salutarium locorum his fuerint affecti passionibus. emprosthotonicis autem colla conducuntur

28 ut Hippocrates ait] *u.* Hipp. De morb. III 13,1: CMG I 2,3 p. 80, 18sq.

3 eorum *add. Rov.* 4 tormentuosi *Rov.* 6 loqui *coni. Triller, p. 54, coll. Gariopont. V 2 (cf. etiam Aurel. De acutis pass. 20: p. 59;16 Daremberg)* locis *Guint.* 8 tentio *Guint. corr. Rov.* 13 fluor, continuus surarum *Guint. corr. Rov.* 18 conflictio *falso Thes. L. L. IV 236,35 (Lommatzsch); item Cel. II 18. 70* 31 omnibus] omnes ab *Guint. correxi*

heftigen entzündlichen Schwellung oder Straffung. Als unwillkürlich sind 66
diese Symptome aber bezeichnet worden, um sie von den Fällen zu unterscheiden, in denen jemand seinen Hals absichtlich in eine solche Haltung bringt; auf Grund einer entzündlichen Schwellung oder von Straffung aber (wurde deswegen gesagt), um sie von Personen zu unterscheiden, bei denen diese Körperteile durch die Bande eines Folterinstruments eine solche Haltung bekommen haben.

Bei denen, die im Begriff sind, in diese Krankheit zu verfallen, treten folgende Anzeichen auf: der Nacken läßt sich schwer bewegen, ständiges Gähnen setzt ein, besonders dann, wenn (die Erkrankten) sprechen wollen; auch kommt dazu, daß sie nicht ohne Schmerzen liegen können, leichte Spannung und Verhärtung der größeren Sehnen, die man *tenontes* nennt, stellen sich ein, dazu kommen ein von Zeit zu Zeit auftretendes Stechen, von der Wirbelsäule ausgehend bis in den Hinterkopf hinauf, sowie Schluckbeschwerden beim Trinken, die aber unbedeutend sind, / Schmerz 67
in den Schläfen, der sich besonders dann verstärkt, wenn die Patienten gähnen und den Mund weit aufmachen wollen, vermindertes Hören, Behinderung der Zunge und stockendes Sprechen, ständiger Speichelfluß, ein schmerzartiges Gefühl in Waden und Fußsohlen sowie ein gleichsam lachender Gesichtsausdruck ohne jeden Anlaß bei einer gewissen Beweglichkeit der Gesichtspartien.

Wenn die Krankheit zunimmt und ausbricht, so kommt es zu einer harten Ausstreckung und Verhärtung der (betroffenen) Partien bei heftigen Schmerzen im Hals und in den Muskeln, welche die Wangen zusammenhalten, zu Rötung des Gesichts und Zusammenpressen der soeben genannten Muskeln, auch zum Zusammenschluß der Zähne, nämlich einer fest aufeinander pressenden Verklemmung, zu starkem Schweiß, kalter Erstarrung der Glieder, / mattem Puls, Ausstreckung des Halses, Atemnot, 68
Zusammenziehen der Beine und der Hände, und in den Mund gegossene und geträufelte Flüssigkeit läuft durch die Nasenlöcher wieder hinaus; bei manchen treten auch Geistesverwirrung mit sehr hastigem Atmen sowie ein Rasseln in Kehle und Brust auf.

Bei den an Starrkrampf Leidenden erscheint besonders der Hals in gerader Richtung gestreckt, und zwar in einem solchen Grade, daß er unbeweglich wird. Bei den an Opisthotonus Leidenden erfolgt ein Zusammenziehen nach hinten mit sehr starker Spannung und Schmerzen im Rücken und in den Gesäßbacken. Bei ihnen ziehen sich auch die Beine zusammen, und die Hände können auch nicht ausgestreckt werden; sie haben zusammengekrampfte und nach innen geschlagene Finger, wie Hippokrates sagt, und halten den größeren Finger, also den Daumen, mit den übrigen fest, wie es öfter vorkommt. Sie können sich auch nicht beherrschen, 69
sondern federn mit einer gewissen Elastizität zurück, wenn der Schmerz sie überfällt. Diese sind schlimmer daran als die an Starrkrampf Leidenden, und im Vergleich mit allen anderen sind diejenigen besonders gefährdet, die nicht ohne eine Verletzung, sondern bei Verletzungen an wichtigen und lebensnotwendigen Organen von diesen Krankheitserscheinungen befallen sind. Bei den an Emprosthotonus Leidenden aber zieht sich der Hals

in anteriorem partem atque mentum pectori configitur, tenduntur ilia et praecordia cum frequenti delectatione urinae egerendae et difficili flexu digitorum.

Liberari uero ex his omnibus difficile est aegrotantes, si in uulneri-
70 bus spasmus emerserit uel si spinae fuerit innata durities. at si sine uulneribus spasmus irruerit, facilius liberantur. febrem uero secundum Hippocratem in spasmum uenientem salutarem accipimus, spasmum autem in febrem perniciosum, quamquam ⟨quidam⟩ eius excludant sententiam dicentes, quia secundum ipsum febres corpora grauant, multo magis geminant incommodum cum uehementibus doloribus. „Laxat enim", inquiunt, „tumorem naturalis ac mediocris feruor, febrium uero acer et contra naturam immodicus uexat. quapropter ex minutione eorum, quae passionis sunt, spem futurae sanitatis melius accipimus."

CAPVT VII

71 QVOMODO DISCERNIMVS RAPTVM, QVEM GRAECI SPASMON VOCANT, A TREMORE ATQVE SALTV?

Discernens raptum a tremore atque saltu Demetrius Herophili sectator in corporibus inquit raptu uexatis motum fieri per extentionem atque conductionem, in iis uero, qui tremore afficiuntur, agitatione crebra, item in his, qui saltu afficiuntur, leuabilem et ponibilem motum fieri indicauit et magis in partibus sensibilibus ac neruis, qui
72 uoluntario motu subiecti sunt. spasmum uero etiam in colligationibus membrorum fieri sensit et non solum in quibusdam sensibilibus partibus, uerum etiam in his, quae sensu carent. atque ita inquit gaudio quaedam membra saltum sustinere, quaedam uero numquam. item senectute tremorem fieri, non raptum asseruit. addendum tamen, quomodo sine ulla distentione saltus mouetur atque tremor efficitur, cum tensione autem uehementi raptus membrorum fiet.

Item secundum Asclepiadem extensio atque conductio partium
73 tarda et perseuerans esse perspicitur, / spasmus uero breuissimi tem-

6 secundum Hippocratem] *cf.* Hipp. Aph. II 26: IV p. 478,4sq. L.

5 uulneribus *coni. Schmid, Mnem. 11, p. 148* febribus *Guint.* 8 quidam *addidi* alii *add. Drabkin* 21 ponibilem *sec. Drabkin*^{app} *(„an* ponibilem *uel* deponibilem *uel* (de)positiuum *(cf. 73)?")* *scripsi* possibilem *Guint. (cf.* impossibili *Tard. II 87)* pulsabilem *Rov.*^{m} passibilem *Haller* 22 *„an* iudicauit?" *Drabkin*^{app}

nach vorn zusammen und wird das Kinn auf die Brust gepreßt, Weichen und Brustraum sind gespannt, dabei besteht häufig der Drang, Urin zu lassen, und die Finger lassen sich nur mit Mühe beugen.

Von allen diesen Erscheinungen können die Erkrankten nur schwer befreit werden, wenn der Krampf nach Verletzungen auftritt oder wenn sich in der Wirbelsäule eine Verhärtung herausgebildet hat. Wenn aber 70
der Krampf ohne Verletzungen auftritt, so kommen sie eher davon. In Übereinstimmung mit Hippokrates halten wir es aber für ein Zeichen von Gesundung, wenn Fieber zu dem Krampf hinzutritt; wenn jedoch der Krampf bei bestehendem Fieber einsetzt, für lebensgefährlich, obwohl einige seinen Lehrsatz nicht gelten lassen wollen und sagen, daß nach seiner eigenen Meinung das Fieber den Körper belastet und das schlechte Befinden unter heftigen Schmerzen doppelt schlimm macht. „Denn die natürliche, mäßige Wärme“, so sagen sie, „mildert die entzündliche Schwellung, die übermäßig scharfe und unnatürliche Hitze des Fiebers wirkt sich jedoch schädlich darauf aus. Darum wollen wir lieber aus der Verminderung der Krankheitssymptome unsere Hoffnung auf eine kommende Genesung herleiten.“

7. KAPITEL

Wie unterscheiden wir den Krampf, 71
den die Griechen spasmos nennen, von Zittern und Zucken?

Zur Unterscheidung des Krampfes von Zittern und von Zucken hat Demetrios, ein Anhänger des Herophilos, gesagt, daß bei den vom Krampf befallenen Personen die Bewegung in Form einer Ausstreckung und Zusammenziehung erfolgt, bei denen jedoch, die von Zittern befallen sind, durch häufiges Schütteln, und bei denen, die von Zucken befallen sind, findet, wie er angegeben hat, eine hebende und senkende Bewegung statt, und zwar besonders in den mit Empfindungsvermögen ausgestatteten Körperteilen und an den Sehnen, die der willkürlichen Bewegung unterworfen sind. Der Krampf kommt nach seiner Ansicht aber auch in den 72
Verbindungen der Glieder vor und nicht allein in gewissen mit Empfindungsvermögen ausgestatteten Partien, sondern auch in solchen, die keine Empfindung haben. Und so kommt es, sagt er, daß manche Glieder das Zucken mit einem gewissen Behagen empfinden, andere aber gar nicht. Auch hat er betont, daß im Greisenalter zwar Zittern auftritt, aber kein Krampf. Man muß aber noch hinzufügen, daß die Bewegung beim Zucken und das Zittern ohne jede Ausdehnung vor sich gehen, ein Krampf in den Gliedern aber mit starker Spannung einhergeht.

Auch erweisen sich nach Asklepiades das Ausdehnen und Zusammenziehen einzelner Partien als eine chronische und andauernde Erscheinung,/
der Krampf aber ist ein Zittern von sehr kurzer zeitlicher Dauer und mit 73

poris et celerrimi tremor. sed saltum ab his discernentes quidam Asclepiadis sectatores aiunt non extensione uel conductione fieri, sed leuatione ac depositione. quod quidam non consenserunt. „Etenim ex tanta leuatione“, inquiunt, „atque depositione, ⟨quam⟩ sustinent, aeque leuata ut deposita, extentionem atque incuruationem uel flexum ⟨fieri⟩ probant.“ hos denique motus manuum, quos ita fieri perspicimus, medium aiunt esse saltum raptus atque tremoris magnitudine [h]ac distantia temporis; iugem extentionem atque conductionem in tremore fieri magis quam in saltu, raram uero in
74 raptu, / item paruam extentionem ac conductionem in tremore, maiorem uero in saltu, item ingentem in raptu. dehinc nomen quoque dicunt communius esse atque late diffusum saltum. solemus etiam cordis saltum uocare et arteriarum motum. Hippocrates denique inquit frontis uenas saltum sustinere, et neque tremor in his partibus fiet, est enim passio neruorum. sed his respondendum est oportere etiam uenas atque arterias et raptu uexari atque tremore affici, quantum in ipsis est, siquidem etiam motus earundem partium alios atque alios fieri magnitudine atque temporis distantia differenter uideamus.

CAPVT VIII

75 **DE CVRATIONE**

Aegrotantes iacere oportet loco sufficientis magnitudinis, lucido mediocriter atque calido, nullo etiam odore infecto, mollibus atque calidis stramentis. prima enim celeritatis morborum mitigatio est straminum mollities. dehinc sine cibo facimus aegrotos usque ad primam diatriton, si uires permiserint, summo cum silentio iacentes. tum lanis mollibus ac mundis oleo dulci et calido infusis colla circumtegemus et buccarum musculos, quos siagonitas uocant, et maiores neruos ceruicis – tenontas appellant – , tum clunes atque omne, quod
76 doluerit. sed ob permanentem feruorem erunt extrinsecus apponendi saccelli uel cuiusquam materiae uaporationes aut uesicae oleo calido

13 Hippocrates ... inquit] *u.* Hipp. De loc. in hom. 3. 4: VI p. 280, 14–16; 282,26–284,8 L.

3 lauatione *Guint. corr. Rov.* 4 lauatione *Guint. corr. Rov.* quam *add. Rov.* 5 aeque] atque *Guint. corr. Rov.*[m] eaque *Almel., p. 623* ut] ac *Rov.*[m] aut *Almel., p. 623* 6 fieri *add. Rov.* 8 hac *Guint. corr. Amm. (cf. lin. 18)* 12 diffusum. saltum solemus *Guint. corr. Rov.* etiam] *„fort.* enim“ *Drabkin*[app] 18 differentes *Rov.*[m]; *sed cf.* cedentes *§ 129*

sehr raschem Verlauf. Das Zucken jedoch heben einige Anhänger des
Asklepiades von diesen Krankheitsformen ab, indem sie sagen, daß es
nicht mit Ausdehnung oder Zusammenziehung einhergeht, sondern mit
Hebung und Senkung. Dem wollten manche nicht zustimmen. „Denn“,
so sagen sie, „durch eine so große Hebung und Senkung, die (die betrof-
fenen Partien) erfahren, erweist sich an ihnen, indem sie in gleicher Weise
gehoben wie gesenkt werden, daß eine Ausdehnung und Krümmung oder
Verbiegung erfolgt.“ Schließlich seien, so sagen sie, die betreffenden Be-
wegungen der Hände, die wir so geschehen sehen, eine Form des Zuckens,
das an Stärke sowie auch hinsichtlich der zeitlichen Abstände die Mitte
zwischen Krampf und Zittern hält; ein beständiges Ausstrecken und Zu-
sammenziehen komme eher beim Zittern als beim Zucken vor, beim
Krampf komme es jedoch nur in größeren Zeitabständen vor, / auch gebe 74
es nur geringe Ausstreckung und Zusammenziehung beim Zittern, stärkere
beim Zucken und ungeheuer starke beim Krampf. Darüber hinaus, so
sagen sie, sei das Zucken ein ziemlich allgemeiner und weit verbreiteter
Begriff. Wir pflegen auch die Bezeichnung „Zucken“ des Herzens zu ver-
wenden und die Bewegung der Arterien (als Zucken) zu bezeichnen.
Hippokrates sagt schließlich, daß die Adern an der Stirn einem Zucken
unterliegen, ein Zittern tritt jedoch an diesen Partien niemals auf, denn
dies ist ein Leiden, das die Sehnen befällt. Aber diesen soll man zur Ant-
wort geben, daß auch die Venen und Arterien notwendigerweise sowohl
vom Krampf befallen werden als auch vom Zittern betroffen sind, soweit
es auf sie selbst ankommt, weil, wie wir sehen können, die Bewegungen
derselben Körperteile in jedem Falle verschieden ausfallen und sich in der
Stärke sowie in den Zeitabständen voneinander unterscheiden.

8. KAPITEL

ÜBER DIE BEHANDLUNG 75

Die Kranken sollen in einem Raum von ausreichender Größe liegen,
der mäßig hell und warm ist und auch nicht von irgendwelchen Gerüchen
erfüllt ist, und zwar auf einer weichen und warmen Bettunterlage. Denn
das erste Mittel zur Linderung akuter Krankheiten ist ein weiches Bett.
Dann lassen wir die Kranken bis zum Ablauf der ersten Dreitagefrist,
sofern es ihre Kräfte gestatten, ohne Nahrung liegen und bei absoluter
Ruhe. Dann bedecken wir mit weicher und reiner Wolle, die mit süßem,
warmem Öl begossen wurde, den Hals und die Wangenmuskeln, die man
siagonitai (Kinnbacken[muskeln]) nennt, und die größeren Sehnen des
Nackens – man nennt sie *tenontes* –, dann auch die Gesäßbacken sowie
alles, was schmerzt. Um aber andauernde Wärme zu erzeugen, sollen außen 76
Säckchen aufgelegt werden oder erwärmende Mittel aus jedem beliebigen

repletae aut panni calidi aut, ut supra dictum est, saccelli lini semine
torrido pleni uel cantabro feruente aqua et oleo decocto. articulos
quoque manibus tenentes calefacimus et sudorem ob pressuram ac
turborem uenientem pannis calidis excipimus. frigescit enim per-
manens et consensu[m] partium [in] passionem ge[r]minat.
At si uehementes fuerint dolores, erit adhibenda phlebotomia di-
missionis tempore atque ante tertium diem, si passio coegerit, si mi-
77 nus, in ipsa diatrito aut post ipsam, uiribus permittentibus. tunc
⟨os⟩ colluere aqua calida permittimus et potum accipere. in ipsa uero
diatrito oleo dulci atque calido et mulso corpus omne perungemus,
ora etiam aqua calida fouentes. tunc cibo nutrimus sorbili atque te-
nui ex alica uel amylo aut pane ex mulso uel pane insucato ex eodem
mulso. oportet enim etiam cibum ebibi potius quam masticari ob den-
tium conclusionem, quam leuiter digitis aperire tentabimus prohi-
bentes ligneos, ut plerique adhibent, cuneos. etenim quassationem
partium atque indignationem faciunt toto tempore cibi sumendi per-
78 manentes. tum ceteris diebus ea, quae fouimus, cataplasmatibus cu-
ramus, dehinc etiam spinam totam lini semine cum polline et foenu-
graeci semine singularibus uel commixtis ex aqua mulsa cataplasma-
mus superponentes extrinsecus quicquam de supra memoratis cale-
factionibus, quo possint cataplasmata multo tempore calida per-
manere. item per clysterem oleum calidum inicimus uel calidam et
oleum aut aquam, in qua fuerit decoctum semen foenugraeci uel
radix agrestis maluae. simul etenim et stercora detrahimus pr[a]e-
m[in]entia et tumentes partes fouendo relaxamus.
79 Vtimur praeterea cucurbitis, et magis cum passio sumpserit
statum, sed in accessione leuibus, in dimissione uero etiam scarifi-
catione adiecta. erunt autem infigendae occipitio et collo, sed ali-
quando ante impositas cucurbitas expressas spongias ex aqua calida
et oleo aut decoctione foenugraeci aut lini seminis aut hibisci appo-
nemus. apta etenim uehementer ex his uaporatio lentescentis liquoris
neruis laxandis accipitur et quae musculos buccarum, quos siagonitas
uocant, sit sufficiens relaxare. tunc post uaporationem cataplasmati-
80 bus utendum. aliqui denique non sine ratione commoti etiam teneris

1 ut supra dictum est] *u.* § 15 20 supra memoratis] *u.* § 76

5 consensum partium in passionem germinat *Guint.* *corr. Rov.* 9 os *add. Drabkin* 24 praeminentia *Guint.* *corr. Rov.*^{m} 31sq. lentescenti liquori ac neruis *Rov.*

Material, mit warmem Öl gefüllte Blasen, warme Tücher oder, wie oben gesagt, Säckchen, die mit geröstetem Leinsamen gefüllt sind oder mit heißer Kleie, die in Wasser und Öl gekocht wurde. Auch wärmen wir die Glieder, indem wir sie mit den Händen umschließen, und fangen den Schweiß, der infolge der Belastung und Unruhe (des Kranken) austritt, mit warmen Tüchern auf. Denn wenn er (längere Zeit auf der Haut) verbleibt, so kühlt er ab und verdoppelt die Krankheitserscheinungen, da die betroffenen Partien in Mitleidenschaft gezogen werden.

Wenn aber die Schmerzen heftig sind, so soll man den Aderlaß ausführen, und zwar in der Zeit des Nachlassens (eines Anfalls) und vor dem dritten Tage, wenn die Krankheit dazu zwingt, wenn nicht, dann am dritten Tage selbst oder auch danach, soweit es der Kräftezustand erlaubt.
Danach gestatten wir, den Mund mit warmem Wasser auszuspülen und 77
Getränke zu sich zu nehmen. Am dritten Tage selbst aber salben wir den gesamten Körper mit süßem, warmem Öl und Met ein, wobei wir auch das Gesicht mit warmem Wasser erwärmen. Dann geben wir Nahrung in Form von suppigen Speisen, die dünnflüssig sind, aus Spelt, Stärke oder Brot in Met oder Brot, das in demselben Met eingeweicht wurde. Die Nahrung soll nämlich auch lieber getrunken als gekaut werden, wegen der Verklemmung der Zähne, welche wir mit den Fingern leicht zu öffnen versuchen; wir verbieten jedoch die Holzkeile, wie sie sehr viele (Ärzte) gebrauchen. Denn sie bewirken eine Erschütterung der betreffenden Partien und eine Gereiztheit, wenn sie die gesamte Zeit der Nahrungsaufnahme
hindurch darinbleiben. An den folgenden Tagen behandeln wir dann die 78
Partien, die wir zuvor gewärmt haben, mit Packungen, danach auch die gesamte Wirbelsäule, und zwar mit einer Packung aus Leinsamen mit Mehl und aus Samen von griechischem Heu, jeweils für sich oder vermischt, in Met; dabei legen wir außen eines von den oben genannten erwärmenden Mitteln darauf, damit die Packungen möglichst lange Zeit hindurch warm bleiben können. Auch führen wir mit der Klistierspritze warmes Öl oder warmes Wasser mit Öl ein oder auch Wasser, in dem Samen von griechischem Heu oder Wurzeln der wilden Malve gekocht worden sind. Dadurch führen wir nämlich den Kot ab, der Druck ausübt, und lockern zugleich durch Wärmewirkung die unter Entzündung geschwollenen Partien.

Außerdem gebrauchen wir Schröpfköpfe, vor allem dann, wenn die 79
Krankheit ihren Höhepunkt erreicht hat; wir verwenden aber während eines Anfalls nur die leichten, bei dessen Nachlassen schröpfen wir aber auch bei gleichzeitiger Skarifikation. Sie sind aber am Hinterkopf und am Hals aufzusetzen, gelegentlich legen wir aber vor dem Aufsetzen der Schröpfköpfe Schwämme auf, die in warmem Wasser und Öl oder einer Abkochung von Samen von griechischem Heu oder Leinsamen oder von Eibisch ausgedrückt worden sind. Denn die von ihrer zähen Flüssigkeit ausgehende Wärme wird für sehr nützlich gehalten, die Sehnen zu lockern, und vermag auch die Wangenmuskeln, die man *siagonitai* (Kinnbacken-[muskeln]) nennt, zu lockern. Nach dieser Erwärmung soll man dann die
Packungen gebrauchen. Manche (Ärzte) haben schließlich auch, nicht ohne 80
vernünftigen Grund, die erkrankten Partien mit zarten und gut bearbeite-

et exercitis pellibus agnorum uel haedorum oleo calido tinctis atque madefactis loca patientia uaporauerunt.

Damus etiam oleum calidum ore continendum, et quamquam omni tempore conueniat, magis tamen, cum cataplasmata apponimus, hoc probamus faciendum, quo ex interioribus quoque buccarum colligatio laxatur, cibum dantes alternis diebus, donec passio declinet, si uires aegrotantis permiserint, in iisdem perseuerabimus, solam aquam calidam uel mulsum calidum dimissionis tempore offerentes.

81 Tunc cum ex parte passionem mitigatam senserimus, embasim olei uel aquae et olei adhibemus, cuius rationem atque ordinem libris Specialium adiutoriorum docebimus. dehinc quotidianis diebus humaniore cibo nutrimus praecauentes etiam nunc dura quaeque ac difficilis transuorationis dare mandenda, sed magis pultes offerentes uel olera uel cerebra uel pisces teneros et omne, quod facile accipi ac digeri potest, ne ob uehementem masticationem naturales colli-
82 gationes buccarum, quas Graeci chalinos uocant, moueantur. erunt praeterea loca ipsa, quae patiuntur, cerotario curanda ex oleo dulci uel cyprino confecto, item diachylon medicamento et quod appellant Mnaseu. tunc etiam acopis utemur, quae fiunt ex amylo atque adipe et ex infusionibus ac decoctionibus foenugraeci et lini seminis et his similibus. tunc lauacrum adhibemus praecauentes aquam frigidam. dehinc dabimus etiam uinum, ut saepe docuimus, qualitate atque natura et quantitate congruum.

83 Veterum medicorum Erasistratus tetanicam passionem non memorauit. Herophilus uero nihil plus inquit, nisi quod uehemens opisthotonia rectiora faciat ea, quae nodorum spinae euulsione arcuata uidentur, et quod febricula irruens passionem soluat. item Serapion primo libro Curationum sic inquit curandos tetanicos quemadmodum phreniticos, quapropter sumendae sunt contra ipsum responsiones, quas de phreniticis dicentes docuimus. item ex his curationem huiusmodi passionis tradiderunt:

Hippocrates libro, quem Ad sententias Cnidias scripsit, cerotario inquit ungendos opisthotonicos et aqua calida eorum crura
84 fouenda. iacere iubet in lineis stramentis utens ad uentrem mouen-

19 amylo] *u.* Schmid, Contributions, p. 55sq. 27 Serapion – 29 phreniticos] Serap. fr. 147 Deichgräber 30 quas – docuimus] *responsiones contra Serapionem factae eo loco non inueniuntur* 32–342,4 phlebotomat] *u.* Hipp. De uictu acut. spur. 37 (14): I p. 165,15–166,20 Kw. = II p. 468,10 –474,6 L.

19 Mnasei *Guint.* *corr. Drabkin* 30sq. „*fort.* item ⟨alii⟩ ex his c. h. p. tradiderunt *uel* etenim ex his c. h. p. tradidit“ *Drabkin*[app]

ten Fellen von Lämmern oder jungen Böcken warmgehalten, die sie mit warmem Öl benetzt und befeuchtet haben.

Wir geben auch warmes Öl, das im Mund gehalten werden soll, und obwohl dies zu allen Zeiten von Nutzen ist, so empfehlen wir dies besonders dann zu tun, wenn wir die Packungen auflegen, wodurch die Verklemmung der Wangen auch von innen her gelockert wird; wir geben dabei, solange bis die Krankheit abklingt, jeden zweiten Tag Speisen, wenn der Kräftezustand des Kranken es erlaubt; wir verbleiben bei derselben Art von Speisen und geben während des Nachlassens (eines Anfalls) nur warmes Wasser oder warmen Met.

Wenn wir dann den Eindruck haben, daß sich die Krankheit teilweise 81
gemildert hat, gebrauchen wir ein Bad in Öl oder in Wasser mit Öl, über dessen Verfahren und Vorschrift wir in unseren Büchern der „Speziellen therapeutischen Maßnahmen" unterrichten werden. Danach geben wir täglich zu essen, bei einem großzügigeren Speisenangebot, vermeiden aber auch jetzt, alles, was hart ist und sich schwer schlucken läßt, zu essen zu geben, sondern bieten lieber Breie an oder Gemüse oder Hirn oder zarte Fische und alles, was sich leicht verzehren und verdauen läßt, damit nicht durch anstrengendes Kauen die natürlichen Verbindungen der Wangen, welche die Griechen *chalinoi* (Mundwinkel) nennen, erschüttert werden.
Auch sind die erkrankten Partien selbst noch mit Wachssalbe zu behan- 82
deln, die aus süßem Öl oder Hennaöl zubereitet worden ist, auch mit dem Medikament *diachylōn* (aus Säften bestehendes Mittel) und dem sogenannten Mittel des Mnaseas. Dann gebrauchen wir auch die schmerzstillenden Mittel, die aus Stärke mit Fett angefertigt werden und aus Aufgüssen und Abkochungen von Samen von griechischem Heu und Leinsamen und ähnlichen Stoffen. Danach gebrauchen wir das Bad, unter Vermeidung von kaltem Wasser. Danach geben wir sogar Wein, wie wir dies oft geschildert haben, der sich nach Qualität und natürlicher Beschaffenheit als geeignet erweist und in angemessenen Mengen gereicht werden soll.

Von den alten Ärzten hat Erasistratos die Erkrankung an Starr- 83
krampf nicht erwähnt. Herophilos aber hat darüber nichts weiter gesagt, als daß ein heftiger Opisthotonus die durch das Hervortreten der Wirbel gekrümmt erscheinenden Partien in eine eher geradlinige Haltung bringt und daß ein hinzukommendes Fieber die Krankheit aufhören läßt. Und Serapion sagt im ersten Buch seiner „Behandlungsweisen", die an Starrkrampf Erkrankten seien genauso zu behandeln wie die an Phrenitis Erkrankten; daher sind unsere gegen ihn gerichteten Antworten dem zu entnehmen, was wir in dem Abschnitt über die an Phrenitis Erkrankten dargelegt haben. Ferner hat man die Behandlung dieser Krankheit auf folgende Maßnahmen gegründet:

Hippokrates sagt in seinem Buch, das er (unter dem Titel) „Gegen die knidischen Lehrsätze" verfaßt hat, man müsse die von Opisthotonus Befallenen mit Wachssalbe einreiben und ihre Beine mit warmem Wasser
erwärmen. Er ordnet an, daß sie auf Bettlaken aus Leinen liegen sollen 84
und gebraucht Zäpfchen, die er als *balanoi* bezeichnete, zur Anregung der

dum collyriis, quae appellauit balanos, et potionibus ex radice bryo-
niae et dauco atque uino confectis. offert praeterea farinam coctam
tepentem in partem cibi, ut saepissime facit, permittens etiam uinum
superbibendum, quando uoluerint aegrotantes. tetanicos uero phle-
botomat non aduertens adhibendam uere phlebotomiam, sed non
solam. non enim dignum atque sufficiens tantae passioni[s] unum
adiutorium esse probatur. item collyria siue balani et potiones supra
memoratae et uinum intemporaliter datum patientibus contrarium
85 atque saluti noxium monstratur. ⟨t⟩alia enim tempore importuno
neruis officiunt.

Item secundo libro, quem De morbis scripsit, ait esse aliquando
conducibile⟨m⟩ tetanico sine uulnere effecto atque primaeuo corpore
et habitudine uigenti aestatis tempore plurimae frigidae ablutionem,
siquidem feruorem reclamet ac reuocet. dat etiam nigrum helleborum
cum pipere et lacte asinino carne concocto potat atque sternutamen-
tum commouet. mirandum igitur, quod in his, qui tali passione affi-
ciuntur, frigida utendum existimat Hippocrates, qui iamdudum ait
frigida quaeque esse inimica ossibus, neruis, dentibus et cerebro./
86 sternutamenta etiam commouere tumores nulli dubium est. item
asininum lac nulla ratione laxare tumentia probatur, dehinc stoma-
chum euertet, siquidem sit taetri odoris et saporis. item helleborum
nigrum neruos obsidet atque purgando uel deducendo corpus exagitat.

Diocles libro, quo passiones atque causas atque curationes scrip-
sit, tetanicis inquit adhibenda mictoria medicamina, quae appellauit
diuretica, tum uentrem deducendum atque ⟨e⟩uacuandum. dat etiam
bibendum passum aquatum pueris uel his, qui ex uulnere in passio-
nem ceciderunt. prohibet etiam cibum dari et iubet ea, quae passione
87 tenduntur, uaporari et emolliri. item tertio libro De curationibus
similiter clystere utitur et uinum dulce dat bibendum adhibens uapo-
rationes nunc siccas, nunc humectas, et ungit cerotario atque lanis
patientia contegit loca.

Sed ex his primo mictoria uesicam mouentia omnes prouocant neruos, qui tunc summo atque attento sensu habit⟨u⟩antur. dehinc

11–16] *u.* Hipp. De morb. III 12,2; 13,2: CMG I 2,3 p. 80,10sq. 25sq. Aph. V 21: IV p. 538,10–12 L. 17sq. Hippocrates – cerebro] *u.* Hipp. Aph. V 18: IV p. 538,3sq. L. 23–28] Diocl. fr. 60 Wellmann 28–31] Diocl. fr. 86 Wellmann

6 passionis *Guint.* *correxi* 9 alia *Guint.* *corr. Rov.*[m] importuna *Guint.* *corr. Rov.*[m] 11 morbis *coni. Rov.* moribus *Guint.* 12 conducibile *Guint.* *sec. Drabkin*[app] *correxi* 25 uacuandum *Guint.* *correxi (cf. § 40)* 33 habitantur *Guint.* *corr. Thes. L. L. VI 2481,80 coll. Tard. I 79; IV 109* afficiuntur *Rov.*[m] agitantur *Almel., p. 623*

Verdauung, sowie Tränke, die aus Zaunrübenwurzel, Karotten und Wein hergestellt worden sind. Er bietet außerdem gekochtes Mehl warm zu essen an, was er sehr häufig tut, und erlaubt auch, Wein dazu zu trinken, wenn die Kranken es wollen. Die an Starrkrampf Leidenden läßt er zur Ader, ohne zu beachten, daß man allerdings den Aderlaß zu verwenden hat, aber nicht nur diesen allein. Denn es erweist sich nicht als angemessen und ausreichend, daß es bei einer so schweren Krankheit nur eine einzige therapeutische Maßnahme geben sollte. Auch zeigt sich, daß die Zäpfchen oder *balanoi*, die Tränke, die soeben genannt worden sind, und der zur Unzeit gegebene Wein für die Patienten schädlich und ihrer Gesundheit abträglich sind. Denn solche Dinge schaden den Sehnen, wenn sie zur un- 85
rechten Zeit gebraucht werden.

Auch sagt er im zweiten Buch, das er (unter dem Titel) „Über die Krankheiten" verfaßt hat, es sei bisweilen bei einem Patienten, bei dem der Starrkrampf ohne vorhergehende Verletzung aufgetreten ist, der einen jugendfrischen Körper hat und von kräftiger Konstitution ist, von Nutzen, ihn in der Zeit des Hochsommers mit sehr viel kaltem Wasser zu übergießen, weil dies die Hitze zurückruft und erneuert. Auch verordnet er schwarze Nieswurz mit Pfeffer und gibt mit Fleisch zusammen gekochte Eselsmilch zu trinken und fördert das Niesen. Man muß sich indessen wundern, daß Hippokrates es bei denen, die von einer derartigen Krankheit befallen sind, für richtig erachtet, kaltes Wasser anzuwenden, denn schon lange vorher hat er gesagt, daß alles, was kalt ist, für die Knochen, Sehnen, Zähne und das Gehirn schädlich sei. Auch daß das Niesen die ent- 86
zündlichen Schwellungen reizt, ist niemandem zweifelhaft. Und Eselsmilch lockert bekanntlich die unter Entzündung geschwollenen Partien in keiner Weise, außerdem kehrt sie den Magen um, weil sie scheußlich riecht und schmeckt. Auch setzt die schwarze Nieswurz den Sehnen zu und beunruhigt den Körper durch Reinigen oder Abführen.

Diokles sagt in seinem Buch, in dem er Krankheiten, ihre Ursachen und ihre Behandlungsweisen beschrieben hat, daß man bei den an Starrkrampf Erkrankten harntreibende Mittel gebrauchen soll, die er als *diurētika* bezeichnet hat, danach soll man abführen und den Leib entleeren. Auch gibt er mit Wasser verdünnten Rosinenwein zu trinken, und zwar Kindern oder solchen Patienten, die infolge einer Verletzung in diese Krankheit verfallen sind. Auch verbietet er, Speisen zu geben, und verordnet, daß diejenigen Partien, die durch die Krankheit ausgedehnt werden, erwärmt und erweicht werden sollen. Und im dritten Buch (seines 87
Werkes) „Über die Behandlungsweisen" gebraucht er in ähnlicher Weise das Klistier und gibt süßen Wein zu trinken, verwendet gleichzeitig erwärmende Mittel, bald trockene, bald feuchte, und bestreicht die erkrankten Partien mit Wachssalbe und bedeckt sie mit Wolle.

Von diesen Mitteln aber reizen erstens die harntreibenden Medikamente, welche die Blase anregen, sämtliche Sehnen, die zu dieser Zeit schon höchst gespannt und schmerzempfindlich sind. Dann machen seine

clysteres acerrimi adurendo tumores asperiores efficiunt, quos adhibendos existima[n]t. est etiam uinum repugnans, priusquam passio declinauerit, et quamquam omne, magis tamen dulce, non opportune datum. inflat denique etiam sanos et indigestos atque inutiles
88 et implicitos facit. est etiam profecto peccantius prohibito cibo uinum dare. item uaporationes humidae siccis atque aridis repugnant, et usus cerotariorum soli passionis declinationi conueniens inuenitur.

Praxagoras tertio libro Curationum uaporationibus utitur et clystere et uomitu. quanta autem uexatio sit uomitus, arbitror superfluum dicere. est enim etiam impossibilis usus eius in his, qui neque ad transuorandum potum os aperire possunt.

Heraclides Tarentinus secundo libro Interiorum passionum tetanicos et opisthotonicos clystere curat et praepotat iure gallinaceo et lasere, cum primo sint haec uentris inflabilia, item laseris uirtus acerrima, clysterum uero incendiosa.

89 Dehinc Asclepiades secundo libro Celerum uel acutarum passionum: „Incipiente“, inquit, „dolore tetanicos aqua calida fomentamus nocte atque die“, scilicet ut praeter incongruae qualitatis percussum etiam temporis peccato atque immodicae quantitatis dolentia prouocentur, cum sit tunc mitigationis atque blandimenti opportunitas; „interea“, inquit, „saccellis ex milio confertis uel cachry uel salibus“, quae quidem sine dubio ob acrimoniam acutis passionibus sunt contraria, tamquam acre collyrium his, qui acutis doloribus oculorum afficiuntur. hic praeterea etiam inquit aridas uaporationes operantius mederi, quam cataplasmata medentur, non aduertens, quia tunc nerui ob colligationem tumoris indigent laxa-
90 mento atque indulgentia. ex siccis autem uaporationibus, ut etiam ipse confitetur, siccantur et tenuantur et arescunt corpora. conuenit etiam, inquit, cataplasma simplex, quod omen lysin appellant, pueris atque mulieribus et uiris, quorum corpora fuerint dimissa atque molliora uel tenera, cum potuerit id omnibus conueniens dicere. quid enim tam uanum atque, ut ita dixerim, ridiculum, quam ob usum cataplasmatum naturam uel aetates ac uitae consuetudinem praeseruare? dehinc possunt pueriles aetates uel muliebria corpora non

8sq.] Prax. fr. 108 Steckerl 12–14 lasere] Heracl. fr. 181 Deichgräber

2 existimant *Guint.* *corr.* *Rov.* 3 et *„fort. del.“* *Drabkin*[app] non opportune *scripsi* quod opportune *Guint.* et opportune *Barth, col. 1743* *„fort.*‚inopportune“ *Drabkin*[app] 4 datum inflat, denique *Guint.* *Rov.* *Amm.* *Drabkin* *correxi* 21 interea] *fort.* praeterea *scribendum est* confectis *Guint.* *correxi (cf. § 15; Tard. I 40; II 67. 73; III 22; Cel. III 147; Tard. II 36; V 14)* 25 medentur *om.* *Rov.*

sehr scharfen Klistiere, deren Anwendung er für nötig hält, durch ihre brennende Wirkung die entzündlichen Schwellungen noch schlimmer. Auch der Wein ist von Nachteil, bevor das Leiden angefangen hat abzuklingen, und obwohl das für jeden Wein gilt, so ganz besonders für den süßen, wenn er zur unrechten Zeit gegeben wird. Schließlich bläht dieser sogar die Gesunden auf, stört ihre Verdauung und macht sie schlaff und verwirrt. Und es ist wahrhaftig noch ein schlimmerer Fehler, Wein zu 88
geben, während man das Essen verbietet. Auch stehen die feuchten erwärmenden Mittel zu den trockenen und dörrenden im Widerspruch, und der Gebrauch von Wachssalben wird allein in der Phase des Abklingens der Krankheit für geeignet erachtet.

Praxagoras gebraucht im dritten Buch seiner „Behandlungsweisen" erwärmende Mittel, das Klistier und Erbrechen. Wie große Beschwerden das Erbrechen verursacht, halte ich zu beschreiben für überflüssig. Auch ist seine Ausführung bei denjenigen ganz unmöglich, die den Mund nicht einmal zum Herunterschlucken von Getränken (weit genug) aufmachen können.

Herakleides von Tarent behandelt im zweiten Buch seiner „Inneren Krankheiten" die von Starrkrampf und Opisthotonus Befallenen mit dem Klistier und gibt ihnen vorher Hühnerbrühe und Silphiumsaft zu trinken, dabei neigen diese erstens dazu, den Leib aufzublähen, zweitens ist die Wirkung des Silphiumsaftes äußerst scharf und die der Klistiere brennend.

Asklepiades schließlich sagt im zweiten Buch seiner „Schnell ver- 89
laufenden oder akuten Krankheiten": „Wenn der Schmerz anfängt, behandeln wir die von Starrkrampf Befallenen mit warmem Wasser, und zwar Tag und Nacht", so daß natürlich, abgesehen von der Erschütterung durch ein Mittel von unangebrachter Wirkung, die schmerzenden Partien auch durch den Fehler (in der Wahl) des Zeitpunktes und (in der Anwendung) einer unmäßig großen Menge gereizt werden, obwohl dies der rechte Zeitpunkt (zur Anwendung) einer lindernden und beruhigenden Behandlung ist; „zwischendurch", sagt er, „mit Säckchen, die mit Hirse oder Cachrys oder mit Salz gefüllt sind", die indessen ohne Zweifel für akute Leiden wegen ihrer Schärfe schädlich sind, so wie eine scharfe Augensalbe für diejenigen, die von akuten Augenschmerzen betroffen sind. Außerdem sagt er auch noch, daß trockene erwärmende Mittel von stärkerer Heilwirkung sind als die Packungen, ohne zu erkennen, daß die Sehnen zu dieser Zeit wegen der durch die entzündliche Schwellung bewirkten Verklemmung der Lockerung und lindernden Behandlung bedürfen. Durch 90
trockene erwärmende Mittel jedoch werden, wie er auch selbst zugibt, die Körper ausgetrocknet, verlieren an Substanz und werden ausgedörrt. Angebracht ist auch, so sagt er, eine einfache Packung, die man *ōmē lysis* (geschrotetes Mehl) nennt, bei Kindern und Frauen sowie bei Männern, deren Körper schlaff, weichlich oder zart sind; dabei hätte er sagen können, daß es für alle angebracht sei. Denn was ist törichter und, ich muß schon sagen, lächerlicher, als nur um der Anwendung von Packungen willen zuvor die Konstitution oder die Altersstufen und die Lebensgewohnheiten (der Patienten) zu beobachten? Schließlich lassen sich auch Patienten im

libere educata neque molliora inueniri, quo fiet, ut communiter in omnibus utilissimum cataplasmatis adiutorium prohiberi uideatur / 91 ob istius errorem, qui non manifestis intentionibus res aduertendo falsis curationibus implicatur. adhibet etiam clysteres acerrimos atque uehementius operantes salutarem putans ex his febrem generari, quo raptus siue adductio materiae e partibus patientibus ad intestina fiat. quae igitur maior accusatio esse potest acerrimi clysteris, quam quod febrem facere promittatur? quid enim utile ex eo sperare possumus, ex quo id perficitur, quod etiam sine tetanica passione graue corporibus existimatur?

Probat etiam uehementes feruores similis acrimoniae iubens saccello sale pleno aqua calida tincto partes, quae patiuntur, uaporari, / 92 tunc duobus cauteribus alternis sales incendi, ut ex ipsis inuadens quaedam spiratio penetret altiora. sed horum acrimoniam iam pridem reprobauimus. item ignem plurimum accendens et superponens aegrotantem omnes spondylos spinae oleo per diem atque noctem iugiter fricat. at est uehementer culpabile. omnis etenim impressio et tumentia et dolorem geminat. item iugiter diem atque noctem id facere iubet, ⟨cuius⟩ usu⟨s⟩ etiam sanos potest quadam uexatione in consensum mittere, quippe cum saepe in uno latere 93 iacentes atque eodem tardantes schemate uexemur. item plurimus ⟨ignis⟩ densat; denique etiam in feruentibus lauacris corporis superficies ⟨densari⟩ perspicitur. et quid ultra dicam, cum sit recorporatiuae uirtutis paroptesis, tetanos autem mitigatione indigeat ob celeritatem sui?

Item ait cucurbitam utilem magis quam phlebotomiam huic probari passioni, nisi, inquit, febres prohibuerint materiae detractionem uel in uenis plurima fuerit plenitudo. tunc enim erit phlebotomia adhibenda in ipsa uehementiae summitate. difficile enim inquit detractionem fieri corpusculorum posse tempore dimissionis. 94 sed dicimus contra neque raptum cucurbitae posse febribus cohiberi, sicut in ipso saepe opere probauimus, neque melior phlebotomia uel praelatior usus cucurbitae esse potest. etenim in augmento phlebotomia locum habet, quo tempore cucurbitam adhibere non licet, ⟨ut⟩ neque cucurbitae tempore phlebotomiam, quo noxia probatur. tem-

15 reprobauimus] *u. e.g.* § 19

2 *post* uideatur *interpunx. edd. ceterae* *corr. Drabkin* 15 idem *Guint. sec. Drabkin*[app] *correxi* 19 cuius usus *scripsi* usu *Guint.* 22 ignis *add. Drabkin* frictionis usus *add. Rov.* 23 densari *add. Drabkin, „nisi fort. scribas* densari *pro* denique *supra" Drabkin*[app] recorporatiuae *coni. Schmid, Mnem. 11, p. 148sqq.* euaporatiuae *Guint.* 34 ut *add. Rov.*[m]

Kindesalter oder weibliche Individuen finden, die karg aufgezogen und daher nicht weichlich sind; so kommt es dazu, daß das in allen Fällen höchst nützliche Hilfsmittel der Packung ganz allgemein verboten zu werden scheint, / nur wegen der irrigen Ansicht dieses Mannes, der sich deshalb, 91
weil er die Dinge mit unklaren Vorstellungen zu begreifen sucht, in falsche Behandlungsweisen verstrickt. Er verwendet auch äußerst scharfe Klistiere, die besonders stark wirken, weil er meint, daß dadurch ein heilsam wirkendes Fieber erzeugt wird, durch welches ein Wegreißen oder eine Hinführung von Stoffen aus den erkrankten Partien zu den Eingeweiden stattfinden soll. Welche schwerwiegendere Anklage kann man aber gegen ein sehr scharfes Klistier erheben, als daß man verspricht, daß es Fieber verursacht? Welchen Nutzen können wir denn von einem Mittel erhoffen, durch das etwas bewirkt wird, das auch schon ohne den Starrkrampf als belastend für die Körper angesehen wird?

Er empfiehlt auch heftige Hitze, die ähnlich scharf wirkt, indem er anordnet, die erkrankten Partien mittels eines mit Salz gefüllten Säckchens, das mit warmem Wasser benetzt ist, zu erhitzen, / dann mit Hilfe 92
von zwei Brenneisen das Salz abwechselnd glühend zu machen, damit eine gewisse Ausdünstung davon die tieferen Schichten erreicht und sie durchdringt. Aber die Schärfe dieser Salze haben wir schon längst zuvor mißbilligt. Auch zündet er ein starkes Feuer an, lagert den Kranken darüber und massiert dann alle Wirbel des Rückgrats ununterbrochen Tag und Nacht mit Öl. Aber das ist höchst verwerflich. Denn jegliche Druckeinwirkung verdoppelt die entzündlichen Schwellungen und den Schmerz. Auch verordnet er, tage- und nächtelang etwas zu tun, dessen Anwendung sogar die Gesunden durch eine gewisse Strapaze in den Zustand der Schmerzempfindung versetzen kann; denn oft bekommen wir Beschwerden, wenn wir auf einer Seite liegen und lange in dieser Stellung verharren. Auch wirkt starkes Feuer verdichtend; man kann schließlich auch 93
feststellen, daß sich die Oberfläche des Körpers bei heißen Bädern verdichtet. Und was soll ich noch weiter dazu sagen, da ja die Hitzeeinwirkung von umstimmender Wirkung ist, der Starrkrampf jedoch als akutes Leiden der Linderung bedarf?

Auch sagt er, das Schröpfen erweise sich bei diesem Leiden als nützlicher denn der Aderlaß, außer wenn, so sagt er, das Fieber die Entziehung von Stoff verbietet oder wenn in den Venen eine sehr große Überfüllung herrscht. Dann muß man nämlich den Aderlaß ausführen, und zwar, wenn sich der Anfall unmittelbar auf seinem Höhepunkt befindet. Denn nur mit Schwierigkeit, so sagt er, lassen sich die Korpuskeln in der Phase des Nachlassens entziehen. Wir aber sagen dagegen, daß weder der Sog des 94
Schröpfkopfes durch das Fieber verhindert werden kann, wie wir dies in dem vorliegenden Werk schon oft erwiesen haben, noch kann der Gebrauch des Schröpfkopfes besser als der Aderlaß oder ihm vorzuziehen sein. Der Aderlaß hat nämlich in der Steigerungsphase seinen Platz, und zu dieser Zeit ist es nicht erlaubt, den Schröpfkopf zu gebrauchen, ebensowenig wie den Aderlaß in der Zeit, in der man den Schröpfkopf anwenden soll, da erweist er sich nämlich als schädlich. Die Zeit für den Aderlaß ist

pus etiam phlebotomiae illud est, quod etiam aliorum amputantium adiutoriorum, ut est dimissionis in totius augmento passionis. in accessione enim simpliciter mitigantibus utemur adiutoriis. Asclepiades autem ob exstinctam falsis intentionibus causam neque aptum scire potuit phlebotomiae tempus.

95 Declinante igitur passione aegrotantes nutrit, atque sucis et sorbilibus cibis. sera igitur si fuerit, quam exspectandam ob nutriendum putat, aut, ut saepe conti⟨n⟩git, post decem dies effecta, immodica atque interfectrix [ex] tanta abstinentia iudicatur. dehinc quae aegro adhibenda sint, docere neglexit, utrumne piscium an uolantium uel quadrupedum, sed omne genus corruptibile atque inflabile. hic uero linquens uere resumptiua adiutoria, quae magis fuerant demonstranda, aliena ordinauit. haec sunt, quae Asclepiadi respondenda probamus.

96 Communiter autem recusanda est omnis alia quaeque fuerit acrior materia. etenim quidam, sicut Clodius Asclepiadis sectator memorauit, laser, quem Graeci opon Cyrenaicon uocant, cera inuolutum bibendum tradiderunt. dant etiam castoreum praebibendum et ferulagine cum euphorbio colla perungunt atque spinam. item plerique superficiem uulnerant ignis ustura et ex sinapi atque fico adhibent cataplasma. alii frigida fouent, cum nimiam uiderint tensionem, et post perfusionem frigidae fricant calidis rebus. alii utuntur etiam baccis et thymo et origano et nepeta et hyssopo et herba saluia et butyro et cedria et herba pulicaria et semperuiua, ausi etiam quidam
97 iuscellum ranarum dare. quae omnia prompta atque manifesta peccata probantur. alia enim ob acrimoniam tumorem prouocant, ut euphorbium et ferulago et laser et sinapi uel his similia, alia constringendo perfectam stricturam extendunt, ut herba pulicaris, quam psyllion uocant, et semperuiua, quam aizoon uocant, et aqua frigida. iuscellum autem ranarum experimentum esse dicitur et est odiosum, in semet nihil habens commodi, quod ratio probet.

7 *post* si *add.* declinatio *Rov. Drabkin, sed inutiliter* 8 contigit *Guint. correxi* 9 ex *del. Rov.* 12 resumptiua] resumptoria *Guint. corr. Drabkin* 15 recusanda *scripsi* respondenda *Guint.* repudianda *Rov. Drabkin „fort.* reprobanda“ *Drabkin*[app] quaecunque *Rov.*[m] 23 *ante* baccis *add.* lauri *Rov.* 25 uiscellum *Guint. corr. Drabkin (item Cel. I 176. 177; II 54. 55. 138; cf. Cel. III 88. 136. 161. 162)* 28 extendunt *scripsi (cf. § 137)* contendunt *Guint.* intendunt *Rov.*[m] pulicaria *Cel. II 197; III 96, sed* pulicaris *Sor. Lat. II 41: p. 69,21 Rose* 29 psyllion *coni. Rov.* silphion *Guint.* 30 uiscellum *Guint. corr. Drabkin (u. ad lin. 25)*

dieselbe wie die für andere substanzentziehende Maßnahmen, nämlich die eines Nachlassens während der Steigerungsphase der gesamten Krankheit. Während eines Anfalls gebrauchen wir nämlich einfach nur lindernde Mittel. Asklepiades aber konnte, da ihm der Sachverhalt durch falsche Vorstellungen ganz verdunkelt war, nicht einmal die richtige Zeit für den Aderlaß wissen.

Wenn das Leiden im Abklingen ist, gibt er den Kranken zu essen, und 95
zwar ernährt er sie mit (Schleim)säften und suppigen Speisen. Wenn dies nun erst sehr spät eintritt, was er abzuwarten für nötig erachtet, bevor man Nahrung geben kann, oder wenn es sich, was oft vorkommt, erst nach zehn Tagen einstellt, so muß ein so langes Fasten als übermäßig und mörderisch angesehen werden. Auch hat er anzugeben versäumt, welche Nahrungsmittel für den Kranken zu gebrauchen sind, ob etwas von Fischen, Vögeln oder vierfüßigen Tieren, (läßt) dafür alle Arten von Nahrungsmitteln (zu), die zersetzend und blähend wirken. Er läßt wahrhaftig die wirklich der Erholung dienenden Maßnahmen beiseite, die er doch am ehesten hätte aufzeigen müssen, und hat dafür ungeeignete verordnet. Dies ist, was wir Asklepiades zu antworten für notwendig erachten.

Allgemein ist aber auch jegliche andere Substanz zu verwerfen, die 96
besonders scharf ist. Denn manche, wie Clodius, ein Anhänger des Asklepiades, erwähnt hat, haben mitgeteilt, daß Silphiumsaft, den die Griechen *opos Kyrēnaikos* (Saft von Kyrene) nennen, in Wachs eingeschlossen, herunterzuschlucken sei. Zuvor geben sie auch Bibergeil zu trinken, und sie reiben Hals und Wirbelsäule mit Purgierdolde und Wolfsmilch ein. Auch verletzen sehr viele die (Körper)oberfläche durch Brennen mit Feuer und verwenden eine Packung aus Senf und Feigen. Andere behandeln mit kaltem Wasser, wenn sie sehen, daß die Spannung übermäßig stark ist, und nach dem Übergießen mit kaltem Wasser frottieren sie mit etwas Warmem. Andere verwenden auch (Lorbeer)beeren, Thymian, Origanum, Katzenminze, Ysop, Salbei, Butter, Zedernöl, Flohkraut und Immergrün,
manche erdreisteten sich sogar, Brühe von Fröschen zu geben. Alles dies 97
erweist sich als eindeutig und offenkundig falsch. Denn die einen Mittel reizen durch ihre Schärfe die entzündliche Schwellung, wie Wolfsmilch, Purgierdolde, Silphiumsaft, Senf und ähnliche Stoffe, die anderen machen durch ihre zusammenziehende Wirkung den Straffungszustand vollkommen, wie das Flohkraut, das man *psyllion* nennt, und das Immergrün, das man *aeizōon* nennt, und das kalte Wasser. Die Froschbrühe aber kann man nur als einen Versuch bezeichnen, sie ist außerdem widerlich und bietet keinen Nutzen, den die Vernunft anerkennen könnte.

CAPVT IX

98 ### De hydrophobia

Deinde hydrophobia, quae nomen sumpsit ab accidenti. est enim uehemens timor aquae: nam Graeci timorem phobon uocant, aquam hydor appellant. qui⟨dam⟩ denique detracta litera delta adicientes gamma hygrophobiam uocauerunt, quod omnem liquorem metuat. sed consuetudo magis primum obtinuit nomen, siquidem plus aquam timeant aegrotantes uel quod inter ceteros liquores plurimum praestet. alii quoque phobodipson appellant, quod cum timore sitiat. item Polybus pheugydron, siquidem aquam fugiat. nos denique aquifugam dicere poterimus. item Andreas [qui] cynolysson uocauit ueluti ex rabie canina morbum conceptum.

99 Antecedens autem causa[m] passionis est canis rabidi morsus uel, ut quidam memorant, ceterorum quoque animalium, quae sint simili rabie obnoxia, ut luporum, ursorum, leopardorum, equorum et asinorum, ⟨uel⟩ hominum hydrophobarum. quidam denique in hydrophobicam passionem deuenerunt solius aspirationis odore ex rabido cane abducto, cum deflectione quadam naturalis spiratio uexata uenenosum aerem adducit et ⟨ui⟩talibus inserit partibus. item alii rabidi animalis unguibus laesi in rabiem deuenerunt. memoratur denique sic mulierem in hydrophobicam passionem uenisse, cui facies fuerit leuiter
100 a paruulo catulo lacessita. item quidam a gallo gallinaceo pugnante leuiter laesus in rabiem uenisse dicitur. sartrix etiam quaedam, cum chlamidem scissam rabidis morsibus sarciendam sumeret atque orae stamina componeret lingua et artuum iuncturas lamberet assuendo, quo transitum acus faceret faciliorem, tertia die in rabiem uenisse memoratur. est praeterea possibile sine manifesta causa hanc passionem corporibus innasci, cum talis fuerit strictio sponte generata,

3–19] *cf.* Isid. Etym. IV 6,15

4 tumor *Guint. corr. Rov.* 5 qui *Guint. correxi (u. Bendz, Caeliana, p. 91), item Schmid, Mnem. 11, p. 150; cf. § 99* 11 qui *del. Rov. (cf. Schmid, Mnem. 11, p. 150sq.)* 13 Antecedens *conieci (u. Bendz, Caeliana, p. 92), item Schmid, Mnem. 11, p. 152* Accendens *Guint.* causam *Guint. corr. Amm.* 13sq. uelut *Guint. corr. Schmid, Mnem. 11, p. 152* 15sq. asinorum. hominum hydrophobarum quidam *Guint. corr. Schmid, Mnem. 11, p. 151sq.* 18 defluxione *Triller apud Kühn, p. 180, coll. Cel. I 121, fort. recte* 19 uitalibus *coni. Triller apud Kühn, p. 180, coll. Tard. V 106 et Cass. Fel. De med. 67: p. 164,12 Rose* talibus *Guint.* principalibus *Rov.*^{m} „*fort.* altioribus *uel* altis“ *Drabkin*^{app} 24 ore *Rov.* 25 assugendo *Barth, col. 1743*

9. KAPITEL

Über die Wasserscheu (Tollwut) 98

Nun kommt die Wasserscheu (*hydrophobia*), die ihren Namen von einem Symptom bekommen hat. Es besteht nämlich (dabei) eine heftige Furcht vor Wasser: die Griechen nennen nämlich die Furcht *phobos*, das Wasser bezeichnen sie als *hydōr*. Manche haben dann den Buchstaben Delta (*d*) weggenommen und ein Gamma (*g*) hinzugesetzt und die Krankheit *hygrophobia* (Flüssigkeitsscheu) genannt, weil sich (der Kranke) vor allen Flüssigkeiten fürchte. Aber der übliche Brauch hat eher den ersteren Namen beibehalten, sei es, weil die Kranken das Wasser ganz besonders fürchten, sei es, weil (das Wasser) unter allen Flüssigkeiten den ersten Platz einnimmt. Andere nennen (den Patienten) auch *phobodipsos* (unter Furcht durstig), weil er zugleich Furcht und Durst habe. Und Polybos nennt ihn *pheugydros* (vor dem Wasser fliehend), weil er das Wasser flieht. Wir könnten ihn schließlich als *aquifuga* (vor dem Wasser fliehend) bezeichnen. Und Andreas hat (die Krankheit) als *kynolyssos* (Hundswut) bezeichnet, gleichsam als eine Krankheit, die man sich von einem tollwütigen Hunde zugezogen hat.

Die vorhergehende Ursache dieser Krankheit ist der Biß eines toll- 99
wütigen Hundes oder, wie manche erwähnen, auch der übrigen Tiere, die derselben Wut unterliegen, wie der von Wölfen, Bären, Leoparden, Pferden und Eseln, oder von Menschen, welche die Tollwut haben. Manche schließlich haben die Tollwut nur dadurch bekommen, daß der Geruch des Hauches von einem tollwütigen Hund (zu ihnen hin) abgeleitet wurde, wobei die natürliche Atmung, durch eine gewisse Ablenkung beeinträchtigt, die vergiftete Luft einzieht und in die lebenswichtigen Organe hineinführt. Ferner sind andere der Tollwut verfallen, nachdem sie durch die Krallen eines tollwütigen Tieres verletzt worden waren. Schließlich wird erwähnt, daß eine Frau so die Tollwut bekommen hat, deren Gesicht von einem ganz kleinen Hündchen nur leicht angekratzt worden war.
Ebenso soll jemand, der von einem kämpfenden Haushahn nur leicht ver- 100
letzt worden war, der Tollwut verfallen sein. Auch soll einmal eine Näherin, als sie sich anschickte, einen von den Bissen eines tollwütigen Hundes zerrissenen Mantel zu flicken und dabei die Fäden am Rande mit der Zunge glättete und dann die Verbindungsstellen der Teile beim Nähen anleckte, um den Durchgang der Nadel zu erleichtern, am dritten Tage danach die Tollwut bekommen haben. Es ist außerdem auch möglich, daß diese Krankheit ohne eine ersichtliche Ursache im Körper selbst entsteht, wenn derselbe Grad von Straffung, wie er durch das Gift verursacht wird,

quali⟨s⟩ a ueneno. praeterea post morsum quidam celerius in passionem ueniunt, quidam tardius, adeo ⟨ut⟩ etiam post annum aut eo amplius afficiantur, sed magis plures post quadraginta dies.

CAPVT X

101 QVAE EST DIFFINITIO SIVE AGNITIO HYDROPHOBIAE?

Est agnitio hydrophobiae appetentia uehemens atque timor potus sine ulla ratione ob quandam in corpore passionem. adiectum est autem sine ulla ratione atque ob quandam in corpore passionem, quod alii timeant potum ut ueneni admixti suspicione uel arte prouidentes, quia, si intemporaliter sumpserint, periclitabuntur; neque illico hi ratione timentes hydrophobi esse uel dici possunt.

CAPVT XI

102 QVAE SEQVVNTVR EOS, QVI IN HYDROPHOBICAM PASSIONEM PRONI AC DECLIVES ESSE VIDENTVR?

Sequitur eos, qui in istam passionem proni ac decliues esse noscuntur, cum iam praetangi coeperint, anxietas quaedam sine ulla ratione atque iracundia et corporis difficultas in solitos motus, somnus etiam suspensus atque turbatus uel uigilia et simul cibi corruptio, stomachi grauedo, crurum atque brachiorum extensio, oscitatio iugis et impigens lauandi uoluntas, insueta etiam querela aeris tamquam austrini, quamuis serena fuerit quies, item difficilis toleratio atque taedium et recusatio imbrium, parua bibendi uoluntas contra consuetudinem.

103 Obtinente passione appetentia bibendi atque timor et primo ad ipsius aquae uisum, secundo etiam, si eius audierint sonitum uel nomen, dehinc timor fomentationis olei, pulsus densus, paruus, inordinatus, quibusdam febricula, saltus stomachi, torpor atque stupor articulorum, subreptio atque extentio praecordiorum ad superiores partes et officii uentris abstentio, urinae reddendae paulatim fre-

1 qualia ueneno *Guint.* *corr. Amm.* qualis e ueneno *Rov.*[m] interea *Guint.* *correxi* 2 adeo ut *sec. Drabkin*[app] *scripsi (cf. Cel. I 166. 181; II 16. 17. 18. 24. 70)* ideo *Guint.* 3 afficiuntur *Rov.* 17 insolitus *Guint.* *correxi (u. Bendz, Eranos 41, p. 70 adn. 1)* 20 impigens lauandi] *alia ratione antea communicaueram; u. Bendz, Eranos 43, p. 40sqq.* lauandi *coni. Rov.*[m] leuandi *Guint.* 24 primum *Guint.* *correxi*

spontan eintritt. Außerdem verfallen manche dieser Krankheit nach dem Biß schneller, manche langsamer, so daß sie sogar noch nach einem Jahr oder länger danach befallen werden können, die meisten aber wohl nach vierzig Tagen.

10. KAPITEL

Welches ist die Definition oder das Erkennungsmerkmal der Tollwut? 101

Das Erkennungsmerkmal der Tollwut ist eine heftige Begierde nach Getränken bei gleichzeitiger Furcht davor, und zwar ohne jeden vernünftigen Grund infolge eines körperlichen Leidens. Die Zusätze ‚ohne jeden vernünftigen Grund' und ‚infolge eines körperlichen Leidens' sind aber deshalb gemacht worden, weil ja andere ein Getränk scheuen, etwa aus dem Verdacht, daß ihm Gift beigemischt sein könnte, oder indem sie sich bewußt vorsehen, weil sie, wenn sie es zur Unzeit zu sich nehmen, dadurch gefährdet werden können; doch kann man diese, die sich aus Überlegung fürchten, nicht gleich als Tollwütige bezeichnen, die sie ja nicht sind.

11. KAPITEL

Welche Symptome treten bei denjenigen auf, die offenbar zur Tollwut neigen und dafür anfällig sind? 102

Bei denjenigen, die offenbar zu dieser Krankheit neigen und dafür anfällig sind, treten, wenn die Krankheit bei ihnen schon angefangen hat, eine gewisse grundlose Angst und auch Jähzorn und eine Behinderung des Körpers bei der Ausführung aller gewohnten Bewegungen auf, leichter und unruhiger Schlaf oder Wachliegen und zugleich Zersetzung der (aufgenommenen) Nahrung, ein Schweregefühl im Magen, Spannung in Unterschenkeln und Unterarmen, ständiges Gähnen und Widerwillen, sich zu waschen, auch ungewohnte Klagen über das Wetter, gleich als ob eine (feuchte) Südströmung bestehe, obwohl ruhiges und heiteres Wetter herrscht; auch können sie nur schwer den Regen ertragen, empfinden ihn als widerlich und scheuen sich davor, und gegen alle Gewohnheit haben sie zum Trinken wenig Lust.

Wenn die Krankheit die Oberhand gewonnen hat, so erfolgen ein 103
Drang zum Trinken bei gleichzeitiger Furcht davor, und zwar zuerst beim Anblick des Wassers selbst, danach aber auch, wenn sie das Geräusch von Wasser hören oder seinen bloßen Namen, dann auch Furcht vor einer Erwärmung mit Öl, ein gedrängter, kleiner, unregelmäßiger Puls, bei manchen Fieber, Zucken des Magens, Starre und Betäubung der Glieder, eine allmähliche Verlagerung und Dehnung des Zwerchfells nach den oberen Partien hin und Ausbleiben des Stuhlgangs, häufiges Bedürfnis, Harn in

quentatio, tremor atque conductio neruorum, uox obtusa et uelut latrabilis et corporis spirae similis siue canina inuolutio, spiratio difficilis, iactatio corporis omnis ad ingressum hominum tamquam secum aquam afferentium, rubor uultus atque oculorum et corporis tenuitas attestante pallore cum sudore partium superiorum, ueretri frequens tensio cum seminis inuoluntario iactu, lingua prominens.

104 In ultimo etiam singultus et uomitus fellis ac frequentius nigri, quibusdam etiam timor manus oculis tenus admotae uel circumtractae; quidam se agnoscere fateantur esse naturalem uel consuetum aquae liquorem, cum sibi monstratur, sed commoueri, cum uiderint, ut se ipse quoque Soranus uidisse testatur in hac passione constitutum sese hortatum, liquorem ut sumeret, nec tamen potuisse. aiunt et militem quendam, ut Artorius memorat, in passione constitutum sibi indignatum, quod in bello nulla timuerit uice, sed nunc aquam cum uidisset, quae esse consuetudini iocunda solet, metu inenarra-
105 bili terreretur. item Eudemus Themisonis sectator memorat fuisse hydrophobum medicum, qui cum praenosceret periculum, suppliciter ingredientes exoraret et, cum lacrimarum fluore guttis destillantibus tangeretur, exsiliens uestem consciderit. dehinc Soranus memorat se infantem hydrophobum uidisse ubera matris expauescentem. item ait quendam Atheniensem sibi retulisse, quod uiderit hydrophobum ex domo fugatum ad locum uenisse, ubi inclusus corpore implicato uitam finiuerit, sed in ipso loco fuisse canem iacentem, quem rabie accensus repente accurrens momorderit.

Communiter autem est passio stricturae atque uehemens et acuta uel celeris. etenim ob nimium tumorem et humoris defectum aegro-
106 tantes celeriter interficiuntur. nec Demetrio danda fides est dicenti, quod etiam tarda haec passio possit esse, hoc est diuturna, quam Graeci chroniam uocant, siquidem dicat in ista passione leui timore affectos biennium transegisse. neque Asclepiadis sectatores intelligibile quiddam asserunt, qui propterea passionem tardam putant, quia post plurimum tempus morsus inflicti morte afficiuntur, cum non oporteat illud tempus aegrotanti imputari, quo nondum rabie uexatur, quippe cum passio necdum corpus afficiat, et cum emicu-

1sq. uox . . . latrabilis] *cf.* Cass. Fel. De med. 67: p. 166,15sq. Rose

2 spirae *coni. Barth, col. 1743* spui *Guint.* sui *Rov.*^{m} 8 tremor *Rov.*^{m} 9 fatentur *Rov.* 15 solebat *Rov.*^{m} 29 tumore *Guint.* *corr. Rov.*^{m}

kleinen Mengen auszuscheiden, Zittern und Zusammenziehen der Sehnen, eine heisere Stimme, die gleichsam wie Gebell klingt, und ein Einrollen des Körpers wie bei einer Schlange oder einem Hund, Atemnot, Herumwerfen des gesamten Körpers beim Eintreten von Menschen, gleich als ob diese Wasser mit sich trügen, Rötung des Gesichts und der Augen und Abmagerung des Körpers, dabei typische Blässe mit Schweißausbruch an den oberen Partien (des Körpers), häufige Erektionen des männlichen Gliedes mit unwillkürlichem Samenabgang, heraushängende Zunge.

Gegen das Ende hin treten auch Schlucken und Erbrechen von Galle 104
auf, und zwar vorwiegend von schwarzer, bei manchen auch Angst, wenn man ihnen die Hand vor die Augen hält oder sie vor ihnen herumbewegt; manche Patienten erklären wohl auch, daß sie erkennen, daß es sich bei der Flüssigkeit um natürliches oder gewöhnliches Wasser handelt, wenn man ihnen welches zeigt, daß es sie aber aufregt, wenn sie es zu sehen bekommen, wie auch Soran selbst bezeugt, daß er gesehen habe, wie jemand, der von diesem Leiden befallen war, sich selber ermunterte, die Flüssigkeit zu sich zu nehmen, daß er aber nicht dazu imstande war. Man erzählt auch, wie Artorius berichtet, daß ein von dieser Krankheit befallener Soldat über sich selbst erbost war, weil er, der sich im Krieg in keiner Situation gefürchtet hatte, jetzt beim Anblick von Wasser, das, wenn man daran gewöhnt ist, so angenehm zu sein pflegt, von einer unaussprechlichen Furcht in Schrecken versetzt wurde. Ferner berichtet Eudemos, ein An- 105
hänger des Themison, daß einmal ein Arzt die Tollwut gehabt hat, der, da er die Gefahr vorhererkannte, die Besucher, wenn sie bei ihm eintraten, auf Knien anflehte und dann, wenn er beim Vergießen von Tränen von den herabrinnenden Tropfen berührt wurde, aufsprang und seine Kleidung zerriß. Soran erwähnt schließlich, er habe ein an Tollwut erkranktes Kleinkind gesehen, das vor den Brüsten seiner Mutter Angst zeigte. Auch sagt er, daß irgend jemand aus Athen ihm berichtet habe, er habe einen Tollwütigen gesehen, der von Hause vertrieben worden und an einen Ort gekommen sei, wo er eingesperrt wurde und mit verkrümmtem Körper starb; an diesem Ort aber habe ein Hund gelegen, und er sei wutentbrannt plötzlich auf diesen losgerannt und habe ihn gebissen.

Allgemein gesprochen, handelt es sich aber um eine Krankheit auf Grund eines Straffungszustands, die heftig und akut oder schnell verlaufend ist. Denn wegen der übermäßig heftigen entzündlichen Schwellung und des Flüssigkeitsverlustes kommen die Erkrankten schnell zu Tode. Man soll auch Demetrios keinen Glauben schenken, wenn er sagt, daß 106
diese Krankheit auch einmal chronisch sein kann, also lange während, was die Griechen *chronia* nennen, weil er nämlich sagt, manche hätten in dieser Krankheit, bei nur geringer Neigung zur Furcht, zwei Jahre zugebracht. Auch die Anhänger des Asklepiades behaupten etwas Unverständliches, wenn sie diese Krankheit deshalb für chronisch halten, weil die Betroffenen erst sehr lange Zeit nach dem Biß vom Tod ereilt werden, indem es nicht angemessen ist, der Krankheit jene Zeitspanne zuzurechnen, in welcher der Patient noch nicht von der Wut befallen ist, weil sich ja die Krankheit dann noch nicht auf den Körper auswirkt; wenn sie jedoch ausbricht,

erit, non habeat superpositiones seu dilationes, quod ⟨habent, qui⟩ specialiter tardis afficiuntur passionibus, et ob hoc celerrime aegrotantes interficiat, non solum ut acuta, sed etiam ut continua passio.

CAPVT XII

107 QVAE SVNT SIMILIA HYDROPHOBIAE ET QVOMODO INTERNOSCVNTVR?

Similes sunt hydrophobicae passioni phrenitis, mania, quam nos furorem siue insaniam dixerimus. sed hae discernuntur, siquidem plus in ipsis caput patiatur, in phreniticis uero etiam febres sequantur, item in hydrophobicis plus stomachus et sine febribus esse perspiciatur et acuta sit atque celeris passio, mania uero etiam tarda frequentius inueniatur. Eudemus Themisonis sectator inquit melancholiam esse hydrophobicam passionem, sed ab hac quoque discer-
108 nitur, / siquidem tarda sit melancholia, acuta uel celeris hydrophobia. alii quoque aerophobas aiunt esse similes supradictis, sed internosci, siquidem aeris sit timor, qui generaliter phreniticis ascribitur. etenim phrenitici quidam aerem lucidum extimescunt, quidam obscurum. item Andreae sectatores memorant esse pantophobas, quos nos omnipauos dicere poterimus, siquidem omnia timere dicantur, si uere tamen haec esse poterit passio. discernitur autem, quod non solius potus, sed omnium rerum timorem faciat.

CAPVT XIII

109 VTRVMNE ANIMAE AN CORPORIS PASSIO SIT HYDROPHOBIA

Quaesitum etiam, utrum animae an corporis passio sit hydrophobia. etenim quidam esse aiunt animi passionem, siquidem appetere uel desiderare sit animae speciale, non corporis. denique purpuram cupientes uel statuam uel militiam aut regnum aut pecuniam neque uenis neque neruis aegrotare dicuntur uel arteriis, sed animae affici passione. quo fiet, ut etiam hydrophobia animae sit passio, est enim appetentia potus, quippe cum timor et maestitudo et iracundia passiones sint animae. timent igitur aquam hydrophobae, quo necessario

1 quod ⟨habent, qui⟩ *haesitans scripsi* quod *Guint. Drabkin* *om. Rov.* ut in his qui *Rov.*[m] sicut qui *Amm.* 2 afficiuntur] accidit *Drabkin* 14 aerophobos *Amm.* 17 pantaphobas *Rov.* pantaphobos *Rov.*[m] 24 quidem *Guint.* *corr. Amm.* 29 „*fort. scrib.* ⟨appetentia et⟩ timor" *Drabkin*[app] 30 hydrophobi *Rov.*[m]

so hat sie keine Steigerungs- und Beruhigungsphasen, was diejenigen aufweisen, die speziell von chronischen Leiden betroffen sind; und daher führt sie die Kranken sehr bald zum Tode, nicht nur als eine akute, sondern auch als eine ununterbrochene Krankheit.

12. KAPITEL

Welche Krankheiten sind der Tollwut ähnlich, und wie kann man sie unterscheiden? 107

Dem Tollwutleiden ähnlich sind die Phrenitis und die *mania*, welche wir als Wut oder Wahnsinn bezeichnen können. Sie lassen sich aber dadurch unterscheiden, daß bei ihnen vor allem der Kopf erkrankt ist, bei den an Phrenitis Leidenden aber auch Fieber hinzukommt, daß andererseits bei den an Tollwut Leidenden eher der Magen betroffen ist und (die Krankheit) offensichtlich ohne Fieber verläuft und daß es sich um ein akutes und schnell verlaufendes Leiden handelt, der Wahnsinn sich aber häufiger auch als chronisch herausstellt. Eudemos, ein Anhänger Themisons, sagt, daß die Melancholie eine Art von Tollwutleiden sei, aber (die Tollwut) läßt sich auch von ihr unterscheiden, / weil die Melancholie 108
chronisch ist, die Tollwut akut oder schnell verlaufend. Andere sagen auch, die Luftscheuen seien den oben genannten (Patienten) ähnlich, sie unterschieden sich aber dadurch, daß es sich hierbei um eine Furcht vor der Luft handelt, die allgemein den an Phrenitis Leidenden zugeschrieben wird. Denn von den an Phrenitis Erkrankten fürchten sich manche vor der hellen Luft, manche vor der dunklen. Und die Anhänger des Andreas erwähnen, daß es *pantophobai* gibt, die wir als Allesscheue bezeichnen könnten, weil sie sich, wie behauptet wird, vor allem fürchten, soweit dies wirklich eine Krankheit sein kann. Sie läßt sich aber daran unterscheiden, daß sie Furcht nicht allein vor dem Getränk, sondern vor allen Dingen bewirkt.

13. KAPITEL

Ist die Tollwut eine Krankheit der Seele oder des Körpers? 109

Es ist auch eine Streitfrage, ob die Tollwut eine Krankheit der Seele oder des Körpers sei. Denn manche sagen, sie sei eine Krankheit des Geistes, weil Begehren oder Wünschen eine der Seele, nicht dem Körper eigentümliche Funktion sei. Schließlich sagt man von denen, die den Purpurmantel begehren oder ein Denkmal oder Kriegsruhm, Königsherrschaft oder Reichtum, nicht, daß sie an ihren Venen und an ihren Nerven oder an ihren Arterien erkrankt sind, sondern daß sie von einer Krankheit der Seele befallen sind. So ergibt es sich, daß auch die Tollwut eine Krankheit der Seele ist, denn sie ist eine Begierde nach Getränken, wie ja auch Furcht, Traurigkeit und Jähzorn Affekte der Seele sind. Die Tollwut-

110 animo aegrotare noscuntur. nam omnis phantasia, cuius diuersitates Latini uisa uocauerunt, ut Tullius, siue illa naturalia siue contra naturam fuerint, animi, non corporis esse noscuntur. hydrophobae igitur phantasia iactantur, scilicet ea, quae contra naturam esse uideatur, quo assumitur eos animi affici passione.

Sed his, qui haec asserunt, consentiendum non est. etenim appetere uel delectari potu, sicut etiam mandere, ex corporis quadam nascitur passione. timor enim per consensum animae corpori[s] compa-
111 tientis nasci perspicitur. quo fiet, ut corporalem esse passionem hydrophobicam manifeste perluceat. etenim antecedens morsus, ex quo causa descendit, utique corporis fuit et non animae. antecedentia autem atque consequentia, ut est singultus et difficilis corporis motus et grauedo et his similia, corporis esse noscuntur. nam animae passiones, ut philosophi uolunt, nostri sunt iudicii; hydrophobica autem passio ex corporis necessitate descendit, quo fiet, ut sit corporis passio, sed etiam animae occupet qualitatem, tamquam in furiosis uel melancholicis.

CAPVT XIV

112 QVIS LOCVS IN HYDROPHOBICIS PATITVR?

Vicina etiam quaestio est supradictae, quisnam in hydrophobicis locus corporis patiatur. e⟨t⟩ quidem Democritus, cum de emprosthotonicis diceret, neruos inquit, coniciens hoc ex corporis conductione atque ueretri tentigine. item Asclepiadis sectatores alii membranam aiunt cerebri, siquidem secundum Asclepiadem omnis passio, quae mentem turbauerit, in ipsa consistat, ut phrenitis, lethargia, epilepsia, quo assumitur, ut etiam hydrophobica passio eidem membranulae ascribatur, quae animum conturbat; alii aiunt diaphragma pati, siquidem in ipso sit dolor constitutus.

113 Artemidorus Erasistrati sectator et Artorius Asclepiadis sectator de hydrophobia scribentes atque plurimi nostrae sectae scriptores aiunt stomachum pati, siquidem singultus sequatur et uomitus fellis et appetentia insatiabilis bibendi, quorum singula stomachi passionis

2] *u.* Cic. Acad. post. I 40 Acad. prior. II 18 21 Democritus] *cf.* 68 B 300,10: II p. 216,7sq. Diels-Kranz

8 enim] etiam *Rov.*^{m} *fort.* autem *scribendum est* corporis *Guint.* *corr. Rov.* 21 Equidem *Guint.* *correxi (item § 174; Cel. II 57; cf. Cel. II 157. 173)* 23 ueretri *coni. Rov.*^{m} ueteri *Guint.*

kranken fürchten also das Wasser, woran sie unausweichlich als geisteskrank zu erkennen sind. Denn bei jeder Art von Phantasievorstellung, 110 deren verschiedene Formen die Lateiner als *visa* (Gesichte, Eindrücke) bezeichnet haben, wie z. B. Tullius (Cicero), handelt es sich bekanntlich um Gebilde des Geistes und nicht des Körpers, gleich, ob sie natürlich oder widernatürlich sind. Die Tollwutkranken werden also von einer Wahnvorstellung gequält, nämlich einer solchen, die widernatürlich zu sein scheint; daraus schließt man, daß sie einer Geisteskrankheit unterliegen.

Doch denen, die dies behaupten, ist nicht zuzustimmen. Das Begehren nach Getränken und das Behagen beim Trinken, ebenso wie auch beim Essen, entsteht nämlich aus einer gewissen körperlichen Empfindung. Hinsichtlich der Furcht läßt sich nun erkennen, daß sie aus dem Mitempfinden der Seele entspringt, die gleichzeitig mit dem Körper leidet. So geschieht es, daß offenkundig deutlich wird, daß die Tollwut ein 111 körperlich bedingtes Leiden ist. Denn der vorher erfolgte Biß, aus dem die Krankheitsursache kommt, war auf jeden Fall eine Angelegenheit des Körpers und nicht der Seele. Die vorhergehenden und die nachfolgenden (Krankheitserscheinungen), z. B. der Schlucken und die Behinderung der Bewegungen des Körpers, das Schweregefühl und ähnliches, sind bekanntlich Angelegenheiten des Körpers. Denn die Affekte der Seele, so behaupten die Philosophen, unterliegen unserem Entscheidungsvermögen; die Tollwut aber entwickelt sich aus einem körperlichen Zwang; dadurch kommt es, daß sie ein Leiden des Körpers ist, daß sie aber auch die Beschaffenheit der Seele mit beeinträchtigt, ebenso wie bei den Wahnsinnigen oder den Melancholischen.

14. KAPITEL

Welcher Körperteil ist bei den Tollwütigen erkrankt? 112

Mit der soeben erörterten Streitfrage verwandt ist auch diejenige, welcher Körperteil bei den Tollwütigen denn erkrankt ist. Und zwar sagt Demokrit an der Stelle, an der er von den an Emprosthotonus Leidenden spricht, es seien die Sehnen; dies schließt er aus der Verkrampfung des Körpers und der Erektion des Geschlechtsteils. Ferner sagen von den Anhängern des Asklepiades die einen: die Hirnhaut, weil nach Ansicht des Asklepiades jede Krankheit, die den Geist verwirrt, in ihr ihren Sitz hat, wie etwa Phrenitis, Lethargie, Epilepsie; daher wird angenommen, daß auch die Tollwut, die auch den Geist verwirrt, derselben zarten Haut zuzuschreiben ist; die anderen sagen, daß das Zwerchfell erkrankt ist, weil in ihm der Schmerz lokalisiert ist.

Artemidoros, ein Anhänger des Erasistratos, und Artorius, ein An- 113 hänger des Asklepiades, welche über die Tollwut geschrieben haben, sowie auch die meisten Autoren aus unserer Schule sagen, daß der Magen erkrankt ist, weil Schlucken auftritt und Erbrechen von Galle sowie unersättliche Gier nach Getränken, von welchen jedes einzelne bekanntlich ein

esse noscuntur, consentire tamen etiam membranas cerebri. sed nonnulli Asclepiadis sectatores stomachum atque uentrem pati dixerunt. etenim bibendi appetentiam non solum stomachi paruissimis uiis, sed etiam uentris fieri probant, uomitum quoque utriusque partis effici passione.

Item Gaius Herophili sectator libro, quo de timore aquae scrip-
114 sit, ait cerebrum et eius membranam pati. etenim ⟨in⟩uoluntario mo-
tu seruientes nerui atque stomachum colligantes initium uel originem
inde sumpsisse noscuntur.

Magnus uero Ephesius secundo libro Epistolarum ait sigillatim
esse dicendum omnia, quae difficultate motus in hac passione afficiun-
tur, pati, hoc est cor, stomachum, diaphragma, caput, ilia. non enim
pulsum malignum fieri posse suspicatur, nisi praepatiente ea parte
corporis, unde initium sumit, quae necessario ⟨si⟩ sine ulla fuerit
uexabili passione pulsus mutari in peius numquam potest neque diffi-
cultas spirationis fieri, si diaphragma atque pulmo naturali posi-
115 tione maneant ac nullo modo tentata; / neque tentigo frequens atque
ultra naturam, nisi uirilia siue radius uirilis fuerit in tumore consti-
tutus, neque uisa mentem fallentia, quae Graeci phantasmata uocaue-
runt, nisi capite patienti fieri possunt, siquidem in ipsa uel in ipso
sensus omnes sint constituti uel quod sensuales uiae ex ipso ad cor
referantur.

Quorum nihil est ad medicum necessario pertinens. sufficit enim
agnouisse caput pati tempore, quo mens fuerit alienata, quippe cum
etiam ex antecedentibus signis pati noscatur. praecedit enim quibus-
116 dam dolor capitis atque aurium tinnitus, / uisus quoque falsitas prae-
uolantium ueluti animalium minutorum tamquam culicum, quaprop-
ter palpebratione frequentant, necnon etiam uultus feruor cum rubore
per ora insinuans attestante lacrimarum fluore cum angulis oculorum
sanguinolentis, exstantibus uenis ex utraque parte temporum, ap-
paret.

Sed horum singuli ratione commoti uera quidem, sed deficiente haec posuerunt. praepatitur enim ea pars, quae morsu fuerit uexata, unde initium denique passionem sumere nemo negat. patitur enim totum corpus, quod probamus ex his, quae singuli dixerunt. cum enim

7 inuoluntario *coni. Kollesch* uoluntario *Guint.* motui *Rov.*^{m} 14 si *addidi* sine] cum *Rov.*^{m} 26 prouolantium *Guint.* *correxi* 28 palpebrationem *Rov.* 29 *post* ora *add.* se *Rov.; sed cf. Bendz, Caeliana, p. 36*

Symptom für eine Erkrankung des Magens ist, die Hirnhäute seien jedoch auch in Mitleidenschaft gezogen. Eine Anzahl von Anhängern des Asklepiades sagt aber, daß sowohl die Speiseröhre als auch der Magen erkrankt sind. Sie sind nämlich der Ansicht, daß das Begehren nach Getränken nicht nur in den feinsten Gängen der Speiseröhre entsteht, sondern auch in denen des Magens und daß auch das Erbrechen durch die Erkrankung beider Körperteile verursacht wird.

Ferner sagt Gaius, ein Anhänger des Herophilos, in seinem Buch, in dem er über die Wasserscheu geschrieben hat, das Gehirn und seine Haut seien erkrankt. Denn bekanntlich haben die Nerven, die der unwillkür- 114
lichen Bewegung dienen und die (zu einem Teil) die Substanz des Magens ausmachen, dort ihren Anfang oder Ursprung.

Magnus von Ephesos aber sagt im zweiten Buch seiner „Briefe", man müsse sagen, daß alle Körperteile im einzelnen, die bei dieser Krankheit von einer Behinderung ihrer Bewegung betroffen sind, also das Herz, der Magen, das Zwerchfell, der Kopf und die Weichen, erkrankt seien. Denn er nimmt nicht an, daß eine Verschlechterung des Pulses auftreten kann, wenn nicht zuvor derjenige Körperteil, von dem er ausgeht, krank ist; denn wenn dieser nicht von einer schädigenden Krankheit befallen ist, so kann sich unter keinen Umständen der Puls zum Schlechten verändern, und es kann auch keine Atemnot auftreten, wenn Zwerchfell und Lunge in ihrer natürlichen Lage verbleiben und in keiner Weise beeinträchtigt sind; / auch kann keine häufige und über das natürliche Maß hinaus- 115
gehende Erektion vorkommen, wenn sich nicht die männlichen Geschlechtsteile oder das männliche Glied im Zustand einer entzündlichen Schwellung befinden, auch können keine Eindrücke, die den Geist täuschen, welche die Griechen als *phantasmata* bezeichnet haben, ohne Erkrankung des Kopfes zustande kommen, weil ja im Geist oder im Kopf selbst alle Sinne ihren Sitz haben oder weil die Sinneskanäle von ihm aus zum Herzen führen.

Dies alles ist für den Arzt nicht unbedingt verbindlich. Es reicht nämlich aus, anzuerkennen, daß der Kopf zu derjenigen Zeit krank ist, in welcher der Geist in Verwirrung ist, zumal da seine Erkrankung auch schon an den vorhergehenden Anzeichen zu erkennen ist. Es treten nämlich bei manchen Patienten vorher Kopfschmerz und Ohrenklingen auf, / auch 116
eine Täuschung des Gesichtssinnes, gleich als ob winzige Tiere, etwa Mücken, vor den Augen herumflögen, deshalb führen sie auch häufige Bewegungen der Augenlider aus, auch erscheint ein Hitzegefühl im Gesicht, das sich unter Rötung in die Gesichtspartien ergießt, dabei charakteristischer Tränenfluß bei blutunterlaufenen Augenwinkeln, während die Schläfenvenen auf beiden Seiten hervortreten.

Aber jeder einzelne der genannten Autoren hat diese Feststellungen getroffen, indem er sich zwar von einer richtigen, aber unzureichenden Überlegung leiten ließ. Denn zunächst erkrankt erst einmal der Körperteil, der durch den Biß geschädigt wurde, und niemand wird abstreiten, daß die Krankheit schließlich von dieser Stelle ihren Ausgang nimmt. Krank wird indessen der gesamte Körper, was wir aus dem, was die ein-

117 alii alias asserunt pati partes, omnes pati confitentur. fit autem probabilius ex his, quae manifeste hydrophobicos sequuntur: saltus membrorum, raptus siue contractio neruorum, sitis, timor, tentigo, abstinentia uel retentio egerendorum.

Plus tamen stomachum pati atque uentrem recte dicimus. in ipsis enim plurima sunt accidentia signa et manifestiora, ut singultus, saltus, retentio, conductio uel contractio, sitis intolerabilis. sed nihil horum ad curam necessario refertur: ubi enim passionem inuenerimus, eidem parti iuxta magnitudinis comparationem adiutoria adhibemus.

CAPVT XV

118 VTRVM NOVA PASSIO SIT HYDROPHOBIA

Quidam Logicorum quaesiuerunt pro loco, utrum noua passio sit hydrophobia, ut, si nouam inuenirent, nouam etiam causam atque curationem inquirerent. quod a nobis quidem alienum est. fieri enim potest, ut particulares uel speciales passiones nouae fieri possint, generales autem uel principales, quarum dominio ceterae quaeque subiciuntur, fieri numquam possint. hae denique consuetis atque congruis curationibus similiter curantur. sed ut plenius omnia perspiciantur, singulorum placita siue uisa uel existimationes ordinamus.

Etenim quidam aiunt nouam esse hydrophobicam passionem, quidam negauerunt, et alii omnino, ut Artemidorus Sidensis, alii
119 specialiter, ut Caridemus sectator Erasistrati. item [non] nouam esse passionem plurimi dixerunt, sed ob astructionem probandae nouae passionis aiunt neminem ueterum hanc memorasse passionem, sed soli, inquiunt, nouelli inuentores eandem aduerterunt. certe si fuit apud ueteres, nec tamen memorata cognoscitur. secundo confundit atque turbat haec passio non solum inertes, sed etiam artifices, quo probatur ob tantam ostentationem magnitudinis noua inueniri. dehinc aliarum passionum causae apprehensibiles sunt, scilicet actiuae atque operantes, quas synecticas uocant, istius autem passionis in-

13 pro] primo *Haller* ioco *Rov.*^{m} 20 ordinabimus *Rov.*^{m} 23 non *om. Rov., secl. Drabkin, „quod si retineas, scribendum uidetur" (lin. 24)* „sed ⟨alii⟩ ob astructionem *etc.*" *Drabkin*^{app} 24 astrictionem *Rov.; sed u. Helmreich, Acut. pass., p. 330* 26 si] *fort.* enim *scribendum est* fuit *coni. Drabkin* sunt *Guint.*

zelnen Autoren gesagt haben, beweisen können. Indem nämlich jeder von ihnen behauptet, daß ein anderer Körperteil erkrankt sei, bekennen sie, daß alle krank sind. Dies wird aber noch wahrscheinlicher an Hand der 117
Symptome, die bei den Tollwutkranken ganz deutlich in Erscheinung treten: Zucken der Glieder, Krampf oder Zusammenziehen der Sehnen, Durst, Angst, Erektion, Wegbleiben oder Verhaltung der Ausscheidungen.

Wir sagen aber mit Recht, daß Speiseröhre und Magen am meisten dabei leiden. An diesen Organen treten nämlich die meisten zusätzlichen Anzeichen auf, die auch besonders deutlich in Erscheinung treten, wie Schlucken, Zucken, Verhaltung, Verkrampfung oder Zusammenziehung, unerträglicher Durst. Aber nichts von alledem ist von unbedingter Auswirkung auf die Behandlungsmethode: denn wo wir die Krankheit vorfinden, an dem Körperteil wenden wir entsprechend der Schwere (des Falles) unsere therapeutischen Maßnahmen an.

15. KAPITEL

Ist die Tollwut eine neuartige Krankheit? 118

Manche Autoren der dogmatischen Richtung haben die Frage zur Diskussion gestellt, ob die Tollwut eine neuartige Krankheit sei, um, sofern sie zu der Feststellung kämen, daß sie wirklich neuartig sei, auch nach einer neuen Ursache und nach einer neuen Behandlungsmethode zu suchen. Diese Fragestellung ist uns allerdings fremd. Denn es kann zwar geschehen, daß untergeordnete oder spezielle Krankheiten neu auftreten können, allgemeine oder hauptsächliche jedoch, deren Herrschaft alle übrigen unterworfen sind, können niemals (neu) entstehen. Diese werden schließlich mit den gewohnten und angemessenen Behandlungsmethoden in ähnlicher Weise behandelt. Damit aber alles dies eingehender betrachtet werden kann, führen wir jetzt die Meinungen oder Ansichten oder Vorstellungen der einzelnen Autoren auf.

Denn manche sagen, daß die Tollwut eine neuartige Krankheit sei, andere haben dies abgestritten, und zwar einige von ihnen grundsätzlich, wie Artemidoros von Side, andere nur hinsichtlich dieser besonderen Krankheit, wie Karidemos, ein Anhänger des Erasistratos. Ferner haben 119
sehr viele Autoren behauptet, daß es sich um eine neuartige Krankheit handelt, aber zur Begründung ihrer als neuartig zu erweisenden Krankheit sagen sie, daß keiner der alten Autoren diese Krankheit erwähnt hat, sondern, so sagen sie, allein die modernen Forscher sie bemerkt haben. Wenn sie bei den Alten schon existiert hat, so ist sie jedenfalls doch nicht erwähnt und also nicht erkannt worden. Zweitens verwirrt und verunsichert dieses Leiden nicht allein die Unkundigen, sondern auch die erfahrenen Ärzte; dies ist ein Beweis dafür, daß sie neuartig sein muß, indem sie sich so machtvoll und überlegen zeigt. Außerdem sind die Ursachen anderer Leiden erkennbar, d. h. die tätigen und wirkenden (Ursachen), die man als *synektikai* (zusammenhängend) bezeichnet, die (Ursache) dieses

comprehensibilis est, quod est signum probabile nouae passionis. additur etiam, quod sit incurabilis.

120 Sed his contraria sentientes falsum esse inquiunt, quod hanc passionem nullus ueterum memorauerit. etenim Democritus, qui Hippocrati conuixit, non solum hanc memorauit esse passionem, sed etiam eius causam tradidit, cum de opisthotonicis scriberet. ipse quoque Hippocrates, etsi non principaliter de ipsa passione tractans, sensu tamen dictorum hanc memorasse monstratur in Praedictiuo libro dicens phreniticos paruibibulos sono quolibet pulsatos tremore affici. alienatione autem mentis hydrophobas uexari uidemus, quapropter hos Hippocrates phreniticos dixit paruibibulos, quos brachypotas uocant, hoc est, quod modicum biberent ob timorem liquoris.

121 Item Polybus hanc passionem memorauit dicens aquifugas cito interire, quos pheugydros appellauit.

Homerus quoque hanc agnouisse passionem probatur, conicit enim per figuram, cum de Tantalo dicit, item ubi inducit Teucrum occisis octo Hectorem non potuisse percutere atque ita locutum, ut diceret se hunc interficere non posse rabidum canem. cum igitur memorauit Homerus, ex quo fieri hydrophobae possunt, erit consequens, ut et, quod fieri possint, scierit.

Item comicus Menander inducens senem irascentem istius passionis imaginem uinolentis ascripsit dicens non posse bibere eos, qui uinum usque ad uexationem potant.

122 Ratio quoque hoc ostendere uidetur. etenim superioribus temporibus aut erant canes aut non erant. sed non fuisse nemo, qui[s] dicere audeat. passionis etenim causam prompte Homerus memorauit. si igitur fuerunt, etiam rabie affecti sunt, quo fiet, ut, cuṃ fuisse causa, ex qua hydrophobae fierent, atque homines, qui fierent uel pati potuissent, demonstretur, erit rationabile, ut apud antiquos haec passio fuisse credatur. expauescere autem siue confundi, ut aiunt, non solum inertes, sed etiam artifices hac passione, non necessario signum est eandem incurabilem pronuntiandi. etenim plurimae aliae

4 Democritus] *cf.* 68 B 300,10: II p. 216,7sq. Diels-Kranz 6–10] *u.* Hipp. Prorrhet. I 16: V p. 514,9 L. = Coa praes. 95: p. 602,21–604,1 L. 16–19] *u.* Hom. Od. XI 582–587 Il. VIII 273–277. 297–303. 309–311 22–24] Menand. fr. 924 Koerte

5 esse *om. Rov.* 10 hydrophobos *Rov. (cf. § 99)* 20 hydrophobi *Amm.* 26 quis *Guint. correxi (cf. e.g. § 210; Cel. II 223) om. Rov.* nemo *om. Amm.* 29 hydrophobi *Rov.*

Leidens jedoch ist nicht zu erfassen, was ein beweiskräftiges Zeichen für eine neuartige Krankheit ist. Es wird auch hinzugefügt, daß sie unheilbar ist.

Diejenigen aber, die ihnen gegenüber die entgegengesetzte Ansicht 120
vertreten, sagen, es sei nicht wahr, daß keiner der Alten diese Krankheit erwähnt habe. Denn Demokrit, der zu derselben Zeit wie Hippokrates gelebt hat, hat nicht nur erwähnt, daß es diese Krankheit gibt, sondern hat auch ihre Ursache überliefert, und zwar bei der Gelegenheit, als er über die an Opisthotonus Erkrankten schrieb. Auch Hippokrates selbst, wenn er dieses Leiden auch nicht grundsätzlich abhandelt, hat doch, wie sich zeigt, wenn man den Sinn seiner Worte versteht, dieses Leiden erwähnt, indem er in seinem Buch „Vorhersagen" angibt, daß die an Phrenitis Leidenden, die wenig trinken, bei jedem Laut aufgeschreckt und von Zittern befallen werden. Wir sehen aber, daß die Tollwutkranken von Geistesverwirrung befallen werden, darum hat Hippokrates sie gemeint, wenn er von den wenig trinkenden Phrenitiskranken spricht, die man als *brachypotai* bezeichnet, das bedeutet, daß sie nur wenig trinken, weil sie vor der Flüssigkeit Angst haben.

Auch Polybos hat diese Krankheit erwähnt, wenn er sagt, daß die 121
Wasserscheuen bald sterben; er hat sie *pheugydroi* (vor dem Wasser Fliehende) genannt.

Auch von Homer erweist sich, daß er die Existenz dieses Leidens anerkannt hat, er spielt nämlich bildhaft darauf an, wenn er von Tantalos spricht, ebenso dort, wo er den Teukros (mit den Worten) einführt, er habe, obgleich er acht (Feinde) erschlug, Hektor nicht niederwerfen können, und zwar läßt er ihn so sprechen, daß er sagt, er habe diesen tollen Hund nicht totschlagen können. Wenn Homer also dasjenige erwähnt hat, wodurch man tollwütig werden kann, so ist daraus zu folgern, daß er auch gewußt hat, daß man es werden kann.

Auch der Komödiendichter Menander, der einen zornigen Greis auftreten läßt, legt das Erscheinungsbild dieser Krankheit den Trunksüchtigen zugrunde, indem er sagt, diejenigen, die so viel Wein getrunken haben, bis sie krank geworden sind, könnten (zuletzt) überhaupt nichts mehr trinken.

Auch die vernünftige Überlegung scheint dies zu zeigen. Denn ent- 122
weder gab es in den vergangenen Zeiten Hunde, oder es gab keine. Daß es aber keine gegeben hat, wird niemand zu behaupten wagen. Homer hat sie nämlich als Krankheitsursache mit Sicherheit erwähnt. Wenn es sie also gegeben hat, so sind sie auch von der Tollwut befallen worden; daraus ergibt sich, daß, da sich beweisen läßt, daß die Ursache vorhanden war, durch die jemand tollwütig werden konnte, und daß es Menschen gab, welche die Tollwut bekommen oder an ihr erkranken konnten, daraus ergibt sich also, daß es durchaus vernünftig ist, zu glauben, daß diese Krankheit bei den Alten schon existiert hat. Daß aber, wie man sagt, nicht allein die Unkundigen, sondern auch die erfahrenen Ärzte von dieser Krankheit geschreckt oder verwirrt werden, ist nicht unbedingt ein Anzeichen dafür, daß sie für unheilbar zu erklären ist. Denn sehr viele andere Krankheiten

passiones non aliter medentium mentem confundunt, ut satyriasis, apoplexia.

123 Item causa praecedens eius passionis incomprehensibilis, ut putant, non est, quam plurimi medicorum atque philosophorum tradiderunt. at si esset incomprehensibilis, quod ex ea sequetur, manifestum esse ⟨et⟩ apprehensibile nulli negant; uel si esset incomprehensibile, id quod sequitur, hoc est passio, non tamen incurabile; at si incurabile, non necessario nouum, ut neque carcinoma. sed aiunt principaliter ex his, quae sequuntur uel designant hydrophobicam passionem, nihil esse eiusdem proprium, ut singultus, qui, quamquam eos sequatur, sit tamen communis eorum, qui hydrophobae non sunt. sitis etiam sequitur atque uomitus fellis, sed febricitantibus haec
124 saepe contingunt, / item turbatio mentis atque timor, sed etiam phreniticos saepe comitantur. si igitur nihil proprium sequitur hydrophobas, sed sunt omnia communia aliis passionibus, non poterit noua passio nuncupari.

Nos quoque his consentimus. uidetur etenim haec passio etiam frequentare quibusdam temporibus uel locis, ut apud Cariam atque Cretam. haec enim insula aliorum uenenosorum animalium difficilis atque paene libera sola canum rabie uexatur frequentissime. poetarum quoque testimonium longe uetustissimum atque non rectis necessario uerbis destinatum accipiendum ducimus.

125 Item Hippocrates magis phreniticos memorauit, non hydrophobas, paruibibulos. nam inquit eos, quod in quibusdam phreniticis frequentare uidemus, aut fastidio possessos non solum ad cibum, uerum etiam ad potum, uel certe traductos uisis, quae Graeci phantasiam appellant, ut, ait Eudemus, accip⟨i⟩endum non existiment potum uel suspicione delirationis affecti admixta putent uenena liquori. tremunt quoque nonnumquam debilitate neruorum et ad omnem sonitum commouentur, scilicet alienationis proprietate et non necessario hydrophobicae passionis. quapropter aliis utendum est rationibus ad demonstrandum non esse nouam hydrophobicam passionem.

1 medentium *coni. Schmid, Mnem. 11, p. 153sq.* uidentium *Guint.* 5 manifesto *Rov.* 6 esse ⟨et⟩ *scripsi (cf. § 2. 64; Tard. I 153)* esse *Guint.* et *haesitans Drabkin*[app] 11 hydrophobi *Rov.* 14 hydrophobos *Rov.* 23 hydrophobos *Amm.* 27 accipendum *Guint.* *corr. Rov.* 32 non *om. Rov.*

verwirren genauso den Geist der Heilkundigen, z. B. Satyriasis und Schlaganfall.

Auch ist die vorhergehende Ursache dieser Krankheit nicht, wie sie 123
meinen, unerfaßbar, denn zahlreiche Ärzte und Philosophen haben sie überliefert. Wenn sie aber nicht zu erfassen wäre, so ist doch das, was aus ihr folgt, offenkundig und faßbar, was niemand bestreiten wird; oder wenn das, was folgt, nämlich die Erkrankung, nicht erfaßbar ist, so ist es deshalb doch nicht unheilbar; wenn es jedoch unheilbar ist, so ist es deshalb doch nicht unbedingt neuartig, wie auch das Krebsgeschwür dies nicht ist. Die Autoren berufen sich aber grundsätzlich darauf, daß von den Symptomen, die bei der Tollwut auftreten oder sie als solche kennzeichnen, keines für diese Krankheit (allein) eigentümlich ist, z. B. der Schlucken, der, obwohl er diese (Kranken) befällt, dennoch auch denen gemeinsam ist, die nicht an Tollwut leiden. Es treten auch Durst und Erbrechen von Galle auf,
was aber auch denen häufig begegnet, die an Fieber leiden, / ebenso Geistes- 124
verwirrung und Angst, aber dies sind auch häufige Begleiterscheinungen bei den an Phrenitis Erkrankten. Wenn also bei den Tollwutkranken kein spezielles Symptom vorkommt, sondern alle auch anderen Leiden gemeinsam sind, so kann diese Krankheit nicht als neuartig bezeichnet werden.

Ihnen stimmen auch wir zu. Diese Krankheit scheint nämlich auch zu gewissen Zeiten oder an manchen Orten gehäuft aufzutreten, z. B. in Karien und auf Kreta. Diese Insel ist nämlich sonstigen giftigen Tieren nicht günstig und nahezu frei von ihnen, sie wird allein von der Hundetollwut sehr häufig heimgesucht. Wir sind aber der Ansicht, daß man auch das Zeugnis der Dichter gelten lassen soll, das ja bei weitem das älteste ist, wenn es auch nicht unbedingt in eindeutige Worte gekleidet ist.

Ferner hat Hippokrates eher die an Phrenitis, nicht die an der Tollwut 125
Leidenden gemeint, wenn er erwähnt, daß sie wenig trinken. Denn er sagt, was bei manchen Fällen von Phrenitis recht häufig zu sehen ist, daß diese von einem Ekel befallen sind, nicht allein vor Speisen, sondern auch vor Getränken, oder vielmehr, daß sie sich von Wahnvorstellungen, welche die Griechen *phantasia* nennen, verleiten lassen, so daß sie, wie Eudemos sagt, sich einbilden, daß sie ein Getränk nicht zu sich nehmen dürften, oder in ihrem Wahn den Verdacht hegen und glauben, es könnte Gift in den Trank gemischt sein. Sie zittern auch bisweilen wegen der Schwäche ihrer Nerven und schrecken bei jedem Laut auf, und zwar infolge einer der Geistesverwirrung und nicht unbedingt der Tollwut eigentümlichen Verfassung. Daher muß man schon andere Beweismittel (als diese) gebrauchen, um zu zeigen, daß die Tollwut keine neuartige Krankheit ist.

CAPVT XVI

126 ### QVOMODO CVRANDI SVNT HYDROPHOBAE?

Curandos hydrophobas conuenit iacere loco mediocriter calido atque lucido adhibita articulorum defricatione, seruatos etiam insomnes usque ad laxamentum temporale, his quoque partibus, quae rapiuntur uel conductione uexantur, calidis atque mundis lanis ⟨a⟩ut pannis praetectis. adhibendae etiam molles uaporationes, in statu accessionis dulci atque calido oleo clam lanis tinctis uel foris a cubicolo infusis, tum immissis, ne uisu liquoris aegrotantes in commemorationem timoris reducantur.

127 At si aliqua fuerit indulgentia passionis, quae erit apprehendenda, si etiam febres fuerint, ex minutione feruoris, si etiam non fuerint, minutione timoris, erunt phlebotomandi ex brachio, quo uena facilior occurrerit. item fluenti sanguine a[d]uertenda sunt aegrotantium ora, atque manu excipiendus est fluor, ne sonitu perculsi commoueantur. in diatrito uero erunt primo perungendi, sed pannis oleo tinctis, eorum enim tractu latenter corpora perungentur, extergendi quoque; at alia fouentur aliis calidis atque [im]mundis consequenter pannis uel linteolis.

Tunc post perunctionem cibus dandus tenuis et sorbilis, quo
128 latenter cum cibo etiam potus inducatur, / et panis aqua infusus uel alica ex aqua, facile enim accipiunt. sed oportet magis tempora dandi seruare cibum et potum. quod fiet hoc genere, ut ex obliquo fabulantes de consueta uita loquamur, lauacra memorando atque bibendi copiam. tunc si aegri his dictis placidi permanserint, fidenter offerimus potum dimissionis tempore inuento. at si commoti uel irati fuerint audito lauacro uel potu, erit differenda oblatio. dandus interea potus in fictili uasculo subtili cauerna perforato, tamquam sunt papillae uberum, et dandus aegrotantibus praefecto obstaculo
129 oculorum uel temporaliter clausis fenestris. est enim omnifariam mitigatione passionis prouidendum, ut nulla occasio detur excitandi furoris. oportet denique etiam ministros aptissimos esse, et primo,

32–370,4] *cf.* Tard. I 156sq.

2 hydrophobi *Amm.* 3 hydrophobos *Amm.* 6 ut *Guint.* *corr.* *Rov.*^{m} 14 item *scripsi* Ita in *Guint.* aduertenda *Guint.* *corr.* *Rov.*^{m} 18 „*fort.* foueantur *uel* fouenda" *Drabkin*^{app} immundis *Guint.* *corr.* *Drabkin* 24 loquantur *Guint.* *corr.* *Drabkin* 31 passioni *Amm.*

16. KAPITEL

Wie sind die an Tollwut Erkrankten zu behandeln? 126

Für die Behandlung ist es dienlich, daß die an Tollwut Erkrankten in einem mäßig warmen und hellen Raum liegen, unter Anwendung einer Gliedermassage, sie sollen auch wach gehalten werden, bis eine zeitweilige Linderung eintritt; auch sollen dabei diejenigen Partien, die sich verkrampfen oder von Zusammenziehung geplagt werden, mit warmen und reinen wollenen oder leinenen Tüchern bedeckt werden. Auch soll man milde Erwärmungen durchführen, und zwar auf dem Höhepunkt des Anfalls mit Wolle, die man heimlich mit süßem, warmem Öl getränkt oder außerhalb des Krankenzimmers damit übergossen hat und dann hineinbringt, damit sich die Kranken nicht beim Anblick der Flüssigkeit ihrer Angst wieder bewußt werden.

Wenn aber die Krankheit ein wenig nachläßt, was man, sofern auch 127
Fieber besteht, an der Verminderung der Hitze, wenn aber keines besteht, an der Verminderung der Angst erkennen kann, so sind (die Kranken) an demjenigen Arm zur Ader zu lassen, an dem die Vene leichter hervortritt. Auch ist das Gesicht der Kranken von dem fließenden Blut abzuwenden, und der (Blut)strom ist mit der Hand aufzufangen, damit sie nicht durch das entstehende Geräusch getroffen werden und sich aufregen. Am dritten Tage aber sind sie erstmals einzusalben, aber mit ölgetränkten Lappen, denn durch das Hinüberstreichen mit ihnen wird der Körper unbemerkt eingesalbt, sie sind auch wieder trockenzureiben; am anderen Tag aber werden sie dann wieder mit neuen warmen und reinen Woll- oder Leinenlappen erwärmt.

Nach der Einsalbung soll dann eine dünne und suppige Nahrung gereicht werden, damit zusammen mit der Speise auch unbemerkt ein Getränk zugeführt wird, / und auch in Wasser getränktes Brot oder Spelt in 128
Wasser, denn das nehmen sie bereitwillig. Es ist aber erforderlich, die richtigen Zeiten der Nahrungs- und Getränkezufuhr besonders genau einzuhalten. Das geschieht in der Weise, daß wir, ohne uns konkret auszudrücken, (mit ihnen) über ihre gewohnte Lebensweise reden und dabei auf das Baden und auf die Menge der Getränke zu sprechen kommen. Wenn die Kranken dann bei solchen Gesprächsthemen friedlich bleiben, können wir ihnen getrost etwas zu trinken anbieten, weil sich jetzt eine Phase des Nachlassens vorfindet. Wenn sie aber aufgeregt oder wütend geworden sind, wenn sie etwas vom Baden oder Trinken hören, soll man das Anbieten (von Getränken) noch aufschieben. Man soll aber einstweilen den Trank in einem Tongefäß anbieten, das nur von einem feinen Loch durchbohrt ist, so, wie es die Brustwarzen sind, und er ist den Kranken so zu reichen, daß man ihnen vorher die Augen verdeckt oder zeitweise die Fensterläden schließt. Man soll bei dieser Krankheit nämlich auf jede 129
Weise für Linderung sorgen, damit kein Anlaß zur Erregung der Wut gegeben wird. Es ist schließlich auch erforderlich, daß die Diener (für ihre Aufgabe) sehr gut geeignet sind, und zwar in erster Linie, daß sie schweig-

ut sint taciti neque fabulas inicientes, sed eius respondentes dictis et ita respondentes, ut cedenter ac sine ulla constantia eum consentiendo coerceant atque eius uisa, quae mentis falsitate efficiuntur, eidem sensim displicere atque incredibilia faciant.

Dehinc conuenit laxatiuis cataplasmatibus thoracem curare et
130 a tergo inter utrasque palas, quod Graeci metaphrenum uocant. cum autem statum sumpserit passio, etiam cucurbita apponenda iisdem locis cum scarificatione. tum spongiarum uaporatione utendum, quae quidem latenter erunt ex oleo atque calida exprimendae et apponendae obuolutae pannis uel linteolis, ne humoris sensus aut sonitus exagitent aegrotantem. tunc etiam caput detondendum et iisdem adiutoriis concurandum, gestatio adhibenda in lectulo suspenso siue portatoria sella.

At si passio perseuerauerit, iisdem perseuerabimus adiutoriis. illud etiam erit affectandum, ut, si omnino potum recusauerint, qualibet tamen parte quiddam liquoris assumant et nulla indignatione
131 aegrotantes afficiantur uisu perterriti. quod ita facere poterimus, si calidam atque oleum ex clystere per podicem iniciamus, et hoc si fieri potuerit, diurnis diebus, paruum quidem, tunc enim pot[u]erit contineri. nam si fuerit plurimus humor, sua redundantia ac pondere prouocat excludi. erit enim eius continentia utilis ad minuendam sitim. nam neque solum dysentericis iniectum medicamen superiora inuadens saepe stomachum atque caput uexare accipimus, siquidem eo necessario perueniat, sed etiam calida⟨m⟩ et oleum peruenire posse concipimus, quo partibus iisdem irrigationis praebeat laxamentum. post iniectionem denique manibus admotis impressione moderata ex inferioribus ad superiora ducentes liquorem ascendere prouocamus.

132 Declinante passione erunt aegrotantes resumendi, sed multo tempore a lauacro abstinendi atque uino, ne in periculum redeant. at si ex ista passione, ut saepe contingit, satyriasis fuerit effecta, erunt adhibenda ea, quae paulo post dixerimus.

Antiquorum autem medicorum nullus istius passionis tradidit curationem. aiunt denique Themisonem quamquam uolentem non potuisse, siquidem ex rabido cane quondam fuerat uulneratus, etsi

31 paulo post] *u.* § 180–185 33–372,2] *cf.* Philum. De uenen. anim. 1,4: CMG X 1,1 p. 5,5sq. =[Dioscur.] De iis, quae uirus eiac., anim. 1: II p. 59,4sq. K.

2 ita] ipsa *Guint.* *corr. Amm.* cedentes *Rov.*[m] *Drabkin; sed cf.* § *74* differenter 18 et] ut *Guint.* *corr. Rov.* 19 poterit] potuerit *Guint.* *corr. Rov.* 24 calida *Guint.* *corr. Rov.* 34 fuerat *secl. Drabkin („sed fort. scribere malis* ⟨cum⟩ fuerat *uel sim.*" *Drabkin*[app]*)*

sam und nicht zum Schwatzen geneigt sind, daß sie aber auf das, was der Kranke sagt, Antwort geben, und zwar in der Weise, daß sie unter Nachgeben und ohne jede Hartnäckigkeit ihn unter Zustimmung zur Ordnung rufen und dahin wirken, daß ihm seine Phantasievorstellungen, die durch die Geistesverwirrung verursacht werden, allmählich selbst mißfallen und als unglaubwürdig erscheinen.

Dann ist es auch angebracht, den Brustkorb mit lockernd wirkenden Packungen zu behandeln, und zwar an der Rückenpartie zwischen den beiden Schulterblättern, welche die Griechen *metaphrenon* (Rücken) nennen. Wenn die Krankheit aber ihren Höhepunkt erreicht hat, so ist an 130
denselben Stellen auch unter Skarifikation der Schröpfkopf aufzusetzen. Dann soll man eine Erwärmung mit Schwämmen durchführen, die allerdings im verborgenen in Öl und warmem Wasser ausgedrückt und, mit Lappen oder Leinentüchern umwickelt, aufgelegt werden sollen, damit nicht ein Fühlen oder das Geräusch von Flüssigkeit den Kranken aufregen. Dann soll man auch den Kopf kahlscheren und mit denselben Maßnahmen zur gleichen Zeit behandeln, auch ist ein Herumtragen anzuwenden, in einer hängenden Liege oder in einem Tragsessel.

Wenn die Krankheit aber andauert, so bleiben wir bei denselben therapeutischen Maßnahmen. Es ist aber auch danach zu streben, daß die Kranken, wenn sie das Trinken ganz und gar ablehnen, dennoch auf irgendeine Weise wenigstens etwas Flüssigkeit aufnehmen, ohne dabei in Wutanfälle zu geraten, weil sie durch deren Anblick erschreckt werden. Das können wir auf die Weise zustande bringen, daß wir warmes Wasser 131
und Öl mit der Klistierspritze in den After einführen, und wenn sich dies machen läßt, Tag für Tag, allerdings nur wenig davon, denn dann kann es (im Inneren) festgehalten werden. Denn wenn es sich um sehr viel Flüssigkeit handelt, so reizt sie durch ihr Zurückströmen und infolge ihres Eigengewichts zur Ausscheidung. Daß sie (im Inneren) festgehalten wird, wird nämlich nützlich sein, den Durst zu mindern. Denn wir bemerken nicht allein, daß ein (als Klistier) eingeführtes Medikament bei den an Dysenterie Leidenden bis zu den höher gelegenen Partien vordringt und oft den Magen und den Kopf angreift, weil es nämlich unbestreitbar bis dorthin dringt, sondern wir sind auch der Überzeugung, daß das warme Wasser und das Öl dorthin gelangen können, damit sie diesen Körperteilen durch Anfeuchten Entspannung bringen. Nach dem Einspritzen veranlassen wir schließlich durch Auflegen der Hände, die wir unter leichtem Druck von unten nach oben führen, daß die Flüssigkeit hochsteigt.

Wenn das Leiden im Abklingen ist, sollen die Kranken einer Er- 132
holungskur unterstellt werden, doch sollen sie sich lange Zeit des Badens sowie des Weins enthalten, um keinen gefährlichen Rückfall zu erleiden. Wenn es jedoch durch diese Krankheit, was häufig eintritt, zu einer Satyriasis kommt, so sind die Mittel anzuwenden, die wir wenig später nennen werden.

Von den alten Ärzten hat keiner eine Behandlungsweise für diese Krankheit überliefert. Man sagt schließlich, daß Themison, obwohl er es wollte, dies nicht zu tun vermochte – er war nämlich einmal von einem

eius curationem assumeret mente, quippe scripturus continuo admonitus in eandem laberetur. Democritus uero iubet origani decoctionem dari atque ipsum poculum, quod bibunt, in sphaerae rotundi-
133 tatem formari. est autem hoc genus decoctionis acerrimum atque stomachum uexans et incendens. in quo etiam idem sibi repugnare perspicitur: ait enim hydrophobiam esse incendium neruorum.

Item quidam medici, ut Artorius memorat, alios in uasculum plenum frigida miserunt, alios in puteum posuerunt saccis immissos uel inclusos, ut necessitate bibere cogerentur, alios in aquam calidam, nescii quod passionis curatio illa sit, non ut bibant aegrotantes, sed ut bibere uelint. quod fiet, cum passio fuerit adiutoriis destructa. multi denique etiam bibentes raptu affecti sunt grauiore. quapropter etiam toto corpore infundendos, ut putant, et in aquam frigidam magis uexabile comprobamus: omne etenim frigus extendit tumentia.
134 nam propterea, ut Artorius dixit, raptu interficiuntur.

Item Aristoxenus ad corruptionem atque abundantiam liquoris intentus praedandum dicit potum atque clysteribus utendum communiter omnibus depurgatiuae uel temperatiuae uirtutis; sed haec tumorem passionis incendendo geminant comitantia. item Tullius Bassus etiam sternutamentis utitur et clysteribus, cum generaliter haec passio mitigatione indigeat ob acutissimam celeritatem et non, ut hic putat, ⟨re⟩corporatiuis adiutoriis sit asperanda, quae Graeci metasyncritica uocant. item Niger eius amicus etiam album helleborum dedit. Eudemus autem phlebotomans helleborum dat secunda uel tertia die at-
135 que cucurbitas affigit usque ad partium pustulationem. item Agathinus libro De helleboro conscripto iubet etiam dari helleborum in initio passionis. alii podicem cataplasmandum iubent helleboro, alii collyria ex ipso facientes, quae appellauerunt balanos, podici supponunt.

Sed erunt communiter omnes culpandi, cum sit passio acuta atque celeris et uehemens ac saepissime continua, quippe cum numquam puram atque sinceram habeat dimissionem. et est helleborum recorporatiuae uirtutis ac propterea tardis passionibus conueniens, quas Graeci chronias appellant, et in earum principaliter lenimento atque re-

2 Democritus] *cf.* 68 B 300,10: II p. 216,7sq. Diels-Kranz

2 relaberetur *Rov.*^{m} 3 quo *Rov., fort. recte* 9 alii *Guint. corr. Rov.*^{m} 13 et *om. Rov.* 19 intendendo *Guint. correxi (u. Bendz, Eranos 41, p. 67 adn. 2)* 22 corporatiuis *Guint. suppl. Rov.*^{m} *(cf. § 135; cf. etiam Tard. I 183; III 54)* asperanda *coni. Drabkin* aspergenda *Guint.* exasperanda *Rov.*^{m}

tollwütigen Hund verletzt worden –, wenn er sich auch die Behandlung
dagegen im Geiste schon zurechtgelegt hatte, da er ja, als er sie nieder-
schreiben wollte, sogleich von den Symptomen befallen wurde und der
Krankheit verfiel. Demokrit aber verordnet, eine Abkochung von Origa-
num zu verabreichen und dem Trinkgefäß selbst, aus dem sie trinken, eine
kugelrunde Form zu geben. Diese Art Abkochung ist aber äußerst scharf, 133
sie schädigt und verbrennt den Magen. Bei dieser Anordnung liegt er offen-
sichtlich mit sich selbst im Widerstreit: er sagt nämlich, daß die Tollwut
eine Entzündung der Sehnen sei.

Auch haben manche Ärzte, wie Artorius berichtet, die einen Patienten
in ein Gefäß voll kalten Wassers gesetzt, die anderen in einen Brunnen-
schacht herabgelassen, in Säcke gesteckt oder darin eingeschlossen, damit
sie gewaltsam zum Trinken gezwungen werden sollten, noch andere auch
in warmes Wasser, sie wußten nicht, daß die Behandlung der Krankheit
nicht darauf abzielt, daß die Patienten trinken, sondern daß sie freiwillig
trinken. Dies geschieht, wenn das Leiden mit den therapeutischen Maß-
nahmen beseitigt worden ist. Und viele Patienten sind schließlich, selbst
wenn sie getrunken haben, von einem noch schwereren Krampf befallen
worden. Daher sind wir auch der Überzeugung, daß das Übergießen des
gesamten Körpers, wie sie es für richtig halten, und noch dazu mit kaltem
Wasser, noch mehr Schaden anrichtet: alles, was kalt ist, spannt nämlich
die unter Entzündung geschwollenen Partien noch mehr an. Denn dadurch 134
sterben sie, wie Artorius gesagt hat, an Krämpfen.

Ferner sagt Aristoxenos, der sein Augenmerk auf Zersetzung und
Übermaß der (Körper)flüssigkeit richtet, daß man zuerst einen Heiltrank
verabreichen und danach insgesamt bei allen Kranken Klistiere anwenden
soll, die von reinigender und (säfte)ausgleichender Wirkung sind; aber
diese Maßnahmen verdoppeln die Symptome, indem sie die mit der
Krankheit verbundene entzündliche Schwellung noch entfachen. Und
Tullius Bassus gebraucht sogar Niesmittel und Klistiere, während doch
diese Krankheit wegen ihres hochgradig akuten Charakters grundsätzlich
der Linderung bedarf und nicht, wie er meint, durch Anwendung um-
stimmender Mittel, welche die Griechen *metasynkritika* nennen, ver-
schlimmert werden darf. Und sein Freund Niger hat sogar weiße Nieswurz
gegeben. Eudemos aber läßt zur Ader, gibt am zweiten oder dritten Tag
Nieswurz und hat Schröpfköpfe aufgesetzt, bis die (behandelten) Partien
Blasen bilden. Und Agathinos verordnet in dem von ihm verfaßten Buch 135
„Über die Nieswurz", daß man Nieswurz auch sogleich zu Beginn der Er-
krankung geben soll. Andere ordnen an, daß der After mit Packungen aus
Nieswurz zu behandeln ist, wieder andere machen Zäpfchen daraus, die sie
als *balanoi* bezeichnet haben, und stecken sie in den After.

Sie sind jedoch alle insgesamt zu tadeln, weil dieses Leiden akut und schnell verlaufend ist, heftig und sehr oft ohne Unterbrechungen, da es ja niemals eine ungetrübte und wirkliche Beruhigungsphase hat. Und die Nieswurz ist von umstimmender Wirkung und daher (nur) für langwierige Krankheiten geeignet, welche die Griechen *chroniai* (chronisch) nennen, und zwar hauptsächlich in deren Beruhigungsphase, und nachdem der

gulis ciborum aegrotante praeparato, quod Graeci diaetam uocant, quod utique non sine tempore prolixo fieri potest. sine his igitur nihil uene-
136 no differet helleborum datum. est etiam graue usque ad pustulationem corporis cucurbitas apponere, et simile quiddam tumentes oculos ligneo baculo inungere. item quidam castoreo potandos iubent hydrophobas, alii rosaceo oleo, alii diagridio aut elaterio aut lacte uel pinguibus incongrue iusculis et agitantes atque grauantes aegros et non eo tempore, quo permitti potuit usus supradictorum praecautionis causa effugiendae passionis. nunc et⟨si⟩ iam praesens indigeat congrua curatione, clystere depurgant uel temperant uim ueneni, quae semper post effectam passionem contemnenda est urgentiore cogente coenoteta.

Item nihil aliud quam potum dare quoquo modo nituntur, nunc gelu uel niuem offerentes aegrotis, nunc uiridem ficum uel pirum aut
137 cucumerem et his similia. alii calami perforati initium ori aegrotantis immittunt, dehinc ex alia parte per aliam cauernam aquam infundunt. alii poculo lineo panno superimposito uel beluae pelle potandum putant, scilicet superstitione traducti, quod naturalis autoritas beluarum, quae canibus est contraria, timorem aegrotantium soluat. sed haec, quae uulgus per experimenta probata putat, longe aliena ab arte monstrantur. alia quoque, quae facienda ordinauerunt, ratione reicienda sunt, ut ea, quae sunt uinosa, ante declinationem offerenda. item frigida sunt ob tumorem incongrua. constringunt enim atque extendunt stricturae difficultatem, ex qua sine dubio hydrophobica passio confecta probatur.

CAPVT XVII

138 ### DE ACVTO TORMENTO, QVOD GRAECI ILEON APPELLANT

Tormentum dictum est, quod existiment aegrotantes conuolui atque torqueri suorum intestinorum uerticula uel quod spiritus ob

1 quod] quas *Rov.*[m]; *sed cf. Bendz, Caeliana, p. 33* 5 hydrophobos *Amm.* 9 *post* causa *add.* ac *Rov. Drabkin* etiam *Guint.* *suppl. Drabkin* etiam si *Rov.* 10 clystere] cautere *Schmid, Contributions, p. 101* 17 ligneo *Rov.*[m] subter imposito *Guint.* *corr. Reinesius, p. 511* felle *Reinesius, p. 511*

Kranke durch eine vorschriftsmäßige Ernährung, was die Griechen *diaita* (Diät) nennen, darauf vorbereitet worden ist, was unter allen Umständen nur in einem längeren Zeitraum geschehen kann. Ohne diese (Voraussetzungen) unterschiede sich eine Gabe Nieswurz in nichts vom Gift. Es ist auch belastend, so lange Schröpfköpfe aufzusetzen, bis sich die 136 Körperoberfläche mit Blasen bedeckt, das ist ähnlich, wie wenn man unter Entzündung geschwollene Augen mit Hilfe eines hölzernen Stäbchens einsalben wollte. Und manche verordnen auch, daß man den Tollwutkranken Bibergeil zu trinken geben soll, andere Rosenöl, andere Saft der Purgierwinde oder Eselsgurkensaft oder Milch oder in unangebrachter Weise fette Brühen, und sie beunruhigen und belasten die Kranken damit, und dies nicht etwa zu einer Zeit, in der die Verwendung der soeben genannten Dinge als vorbeugende Maßnahme zur Verhinderung der Krankheit zulässig ist. Jetzt aber, obwohl (die Krankheit) bereits ausgebrochen ist und eine angemessene Behandlung erfordert, reinigen sie mit dem Klistier oder versuchen, die Kraft des Giftes zu verringern, die doch nach dem Ausbrechen der Krankheit immer als Nebensache zu betrachten ist, weil der Allgemeinzustand dringende Beachtung erfordert.

Ihr Bestreben geht auch auf nichts anderes aus, als mit allen Mitteln ein Getränk (d. h. Flüssigkeit) zuzuführen; sie bieten den Kranken bald Eis oder Schnee an, bald grüne Feigen, Birnen, Gurken und ähnliches. Andere geben dem Kranken das Ende eines durchbohrten Rohrstengels 137 in den Mund und flößen (ihm) dann von der anderen Seite her durch das zweite Loch Wasser ein. Andere sind der Meinung, man müsse, wenn man dem Kranken zu trinken gibt, den Trinkbecher mit einem Leinentuch verdecken oder mit der Haut einer Hyäne, wozu sie offenbar durch die abergläubische Vorstellung verleitet worden sind, daß die natürliche Überlegenheit der Hyänen, welche (der Natur) der Hunde entgegengesetzt ist, die Angst der Kranken beheben müßte. Aber solche Dinge, von denen das Volk glaubt, sie seien auf Grund von Erfahrungen bewährt, erweisen sich als weit entfernt von der (wahren ärztlichen) Kunst. Auch andere Maßnahmen, die sie durchzuführen verordnet haben, sind aus Gründen der Vernunft zu verwerfen, z. B. weinartige Substanzen vor dem Abklingen (der Krankheit) zu reichen. Ferner sind kalte Mittel wegen der entzündlichen Schwellung unangebracht. Sie wirken nämlich zusammenziehend und verschlimmern den mißlichen Zustand der Straffung, aus welchem sich die Tollwut zweifellos als entstanden erweist.

17. Kapitel

Über die akute Darmverschlingung, welche die Griechen ileos nennen 138

Man spricht von Darmverschlingung, weil die Kranken den Eindruck haben, daß sich die Windungen ihrer Därme zusammenwickeln und verdrehen, oder weil die durch eine Verstopfung eingeschlossene Luft durch

abstinentiam clausus sese inuoluens uinctiones atque tormenta effi-
ciat uel quod uehementia dolorum supra eas partes, quae patiuntur,
aegrotantes arcuati conuolutique plicentur. Salimachus autem ait
quosdam Pythagoricos apud Siciliam medicantes Graeco nomine
phragmon uocare, siquidem obtrusis naturalibus uentris officiis
139 fieri uideatur. item hanc passionem tertio libro Acutarum uel celerum
passionum Asclepiades diffiniuit hoc modo: „Tormentum est con-
tortio extenta atque longi temporis intestinorum.“ sed hoc impro-
prie dixit, quod sit etiam longi temporis tormentum. est enim acuta
atque celeris passio. denique hoc intestinorum dicimus tormentum
esse contortionem extentam atque perniciosam.

Sunt enim eius antecedentes causae communes, quae etiam alias
facere ualent passiones, sed magis perfrictio, indigestio atque cibi
grauabiles et inflabiles uel noui aut uenenum potum aut cibo datum
aut fungi comesti.

140 Sequitur autem in passione constitutos uentris uehemens infla-
tio et intestinorum et dolor nimius iliorum atque ossium, quae a pube
usque ad ilia perueniunt, quae Graeci ephebia appellauerunt, totius
quoque uentris atque superpositae cutis inflatio ⟨uel⟩ membranae maio-
ris, quam peritonaeum uocant, scilicet quae omnia interius tegit atque
continet uiscera, consensus etiam uesicae et officii uentris perfecta
abstinentia, stomachi euersio per nauseam, saliuarum fluor, sitis
141 uehemens, / spiratio hirta atque anhelatio, articulorum frigidus torpor,
pulsus densus, singultus, exitus per podicem uenti nihil releuan[ti]s.
ac, si quicquam per clysterem fuerit iniectum, aut non admittitur
ob nimietatem stricturae aut admissum retinetur exitu negato aut,
si fuerit redditum, erit connexum pinguibus ac uesiculosis. mulieri-
bus etiam matricis adductio ad superiora fiet, uomitus quoque hu-
morum pinguium, qui in uentriculo et ipsius orificio adhaerescebant
contumaciter.

His uero, qui perniciosius atque specialius iactantur, etiam ster-
142 corum uomitus fiet. tunc quoque pulsus concidit, nigrescit corpus
cum nimia linguae asperitate. aliquando etiam, ut Heraclides Ta-
rentinus memorat quarto libro De internis passionibus, intestinorum
uerticula distentis cutibus apparent, cum peritonaeo disiecto sola

33–378,1] Heracl. fr. 185 Deichgräber

19 uel *addidi* et *add. Rov. Drabkin* 24 releuantis *Guint.* *corr. Drabkin coll. § 194 et Cael. Aur. De signific. diaet. pass. 44: p. 216,16 Rose* 27 uiscosis *Haller*

ihr Herumwälzen krampfhafte Beklemmungen und Verdrehungen verursacht oder weil sich die Kranken wegen der Heftigkeit der Schmerzen gebogen und zusammengerollt über den leidenden Partien krümmen. Salimachos aber berichtet, daß gewisse Pythagoreer, die auf Sizilien die Heilkunde betrieben, (die Krankheit) mit dem griechischen Namen *phragmos* (Verschluß) bezeichnet haben, weil sie durch Stockung der natürlichen Leibesfunktionen zu entstehen scheint. Ferner hat Asklepiades 139
diese Krankheit im dritten Buch seiner „Akuten oder schnell verlaufenden Krankheiten" in folgender Weise definiert: „Darmverschlingung ist eine weitgehende und lange Zeit währende Verdrehung der Därme." Es war aber nicht richtig von ihm, zu sagen, daß die Darmverschlingung auch lange Zeit anhält. Es ist nämlich ein akutes und schnell verlaufendes Leiden. Wir sagen also, daß diese Darmverschlingung eine weitgehende und lebensgefährliche Verwicklung der Därme ist.

Ihre vorhergehenden Ursachen sind allgemeine, welche auch andere Krankheiten hervorrufen können, die wichtigsten davon aber sind Unterkühlung, schlechte Verdauung sowie belastende und blähend wirkende oder ungewohnte Speisen oder Gift, das getrunken oder zu essen gegeben wurde, sowie das Verzehren von Pilzen.

Es befallen aber die Patienten, welche an dieser Krankheit leiden, 140
eine heftige Aufblähung des Leibes und der Därme und ein übermäßig starker Schmerz in den Weichen und in den Knochen, die sich von der Schamregion bis zu den Weichen hinziehen, welche die Griechen als *ephēbia* (Schambein) bezeichneten, aber auch eine Aufblähung des gesamten Bauches und der darüberliegenden äußeren Haut oder der größeren Hülle, die man *peritonaion* (Bauchfell) nennt, nämlich derer, die innen alles überdeckt und die Eingeweide umschließt, auch ein gleichzeitiges Schmerzempfinden in der Blase und ein völliges Versagen der Funktion des Leibes; der Magen kehrt sich um vor Brechreiz, es bestehen Speichelfluß, heftiger Durst, / rauhe Atmung und Keuchen, kalte Erstarrung der 141
Glieder, gedrängter Puls, Schlucken, Abgang von Winden durch den After, der keine Erleichterung bringt. Und wenn etwas mit der Klistierspritze eingeführt wird, so wird es entweder infolge der übergroßen Straffung gar nicht aufgenommen, oder wenn es aufgenommen wird, so wird es festgehalten und kann nicht wieder herauskommen, oder wenn es wieder (nach draußen) abgegeben wird, so ist es mit fettigen und blasenartigen Bestandteilen durchsetzt. Bei Frauen kommt es auch dazu, daß die Gebärmutter nach oben hin angezogen wird; auch tritt ein Erbrechen von fettigen Flüssigkeiten ein, die vorher am Magen und am Magenmund hartnäckig angehaftet haben.

Bei denen, die ganz besonders und in lebensbedrohlicher Form (von der Krankheit) ergriffen sind, tritt sogar Erbrechen von Kot auf. Dann 142
versagt auch der Puls, der Körper nimmt eine schwärzliche Farbe an, und die Zunge ist dabei äußerst rauh. Bisweilen treten auch, wie Herakleides von Tarent im vierten Buch seiner „Inneren Krankheiten" erwähnt, die Windungen der Därme durch die gedehnte Haut sichtbar hervor, wenn nämlich nach Zerreißung des Bauchfells nur noch die äußere Bauchhaut

fuerit superposita cutis. alii uero memorant uentum per podicem redditum sine odore taetro perniciosum fore, at si fuerit odoris taetri, salutem promittere. in illis enim ob nimiam stricturam tamquam liquatus spiritus purior excluditur, in his autem ob quandam laxamenti facultatem infectus exhalationibus stercorum excludetur.

143 Torminosa igitur ab ista passione, quam specialiter tormentum diximus, magnitudine differe monstramus. hi enim leui dolore afficiuntur et ob hoc uerticulosi siue torminosi uocantur. item discernuntur dolore uentris. uentriculatio enim superius magis uentre est atque sub praecordiis et saepe sine intestinorum tormento. discernitur etiam a coli uexatione. est enim principaliter coli uexatio unius intestini passio atque tarda, quam Graeci chroniam uocant, et diu-
144 tissime perseuerans; / tormentum autem solius acutae passionis e[s]t omnium intestinorum uexatio.

Item alii hanc passionem chordapson uocauerunt, quod non aliter quam chordae intestina tendantur: nam ueteres Graeci intestina chordas uocauerunt. sed hoc quoque nomen alii commune uocabulum tormento posuerunt, ut Hippocrates, Praxagoras, Euriphon Gnidius, alii differre dixerunt, ut Diocles libro, ⟨quo⟩ de passionibus atque causis et curationibus scripsit. etenim tormentum non sine ructationibus dixit atque emisso per podicem uento sine stercorum egestione, uentrem quoque non necessario durum fieri et clysteris iniectionem
145 accipere, doloris etiam initium superioribus magis accedere; / ⟨in chordapso⟩ autem reicere aegrotantes, si mediocris fuerit passio, humorem, si uehemens, stercora, et neque iniectionem clysteris admittere; uentrem quoque durum atque extentum iugiter in orbem tumoris subleuatum, inferiores autem intestinorum partes doloribus affici, stomachum quoque immobilem ac fixum uel inflexum permanere.

146 Sed de his huic dissentire necessarium non est. oportet enim intentionem adhibere atque intelligere, quod sit passio stricturae atque acuta uel celeris et uehemens. quapropter habendi sunt aegrotantes loco mediocriter calido atque lucido adhibita requie cum silentio et abstinentia cibi usque ad primam diatriton, prohibito quo-

11–19 Diocles] Prax. fr. 58 Steckerl   15–28] Diocl. fr. 74 Wellmann

2 ac *Guint.* *corr. Rov.*[m]   6 torminosam *Drabkin* „*fort.* tormina" *Drabkin*[app]   8 uentriculosi *Guint.* *corr. Rose in ed. Cass. Fel., p. 258*   13 est *Guint.* *correxi*   19 quo *add. Drabkin (cf. § 159. 208)*   21 *ante* dixit *add.* fieri *Rov.*   permisso *Guint.* *corr. Rov.*   23 in chordapso *add. Rov.*   24 autem *coni. Drabkin*   item *Guint.*   27 interiores *Guint.* *corr. Rov.*[m]

darüberliegt. Andere Autoren aber erwähnen, daß aus dem After abgehender Wind ohne üblen Geruch ein tödliches Zeichen sei, wenn er aber von üblem Geruch ist, so verheiße dies Genesung. Bei jenen Patienten wird nämlich die Luft wegen der übermäßigen Straffung gleichsam gefiltert und in reinerer Form hinausbefördert, bei diesen (letzteren) aber kommt sie, durch eine gewisse Lockerung begünstigt, mit den Ausdünstungen des Kotes durchsetzt, heraus.

Die mit Bauchkrämpfen verbundenen Krankheiten unterscheiden 143
sich aber, wie wir zeigen, durch ihren Schweregrad von derjenigen Krankheit, die wir speziell als Darmverschlingung bezeichnet haben. Diese (Kranken) haben nämlich nur leichte Schmerzen und werden deshalb als solche bezeichnet, die von Beschwerden in den (Darm)windungen oder von Bauchkrämpfen befallen sind. Sie unterscheiden sich auch durch den Bauchschmerz. Denn der Bauchschmerz erstreckt sich eher auf den Oberbauch und die Gegend unterhalb des Zwerchfells und tritt häufig ohne Darmverschlingung auf. (Die Krankheit) unterscheidet sich auch von der Erkrankung des Grimmdarms. Denn die Erkrankung des Grimmdarms ist hauptsächlich die Krankheit eines einzigen Darmabschnittes, und sie ist langwierig, was die Griechen als *chronia* (chronisch) bezeichnen, und dauert
sehr lange; / die Darmverschlingung aber ist eine Form eines ausschließlich 144
akuten Leidens und eine Erkrankung aller Därme.

Auch haben andere diese Krankheit *chordapsos* genannt, weil die Därme genauso wie *chordai* (Saiten) gespannt werden: denn die alten Griechen nannten die Därme *chordai*. Aber diesen Namen haben die einen als eine mit der Darmverschlingung gleichbedeutende Bezeichnung festgelegt, z. B. Hippokrates, Praxagoras, Euryphon von Knidos, die anderen haben gesagt, es bestehe ein Unterschied, wie Diokles in dem Buch, in dem er über Krankheiten, ihre Ursachen und ihre Behandlungsweisen geschrieben hat. Er sagte nämlich, die Darmverschlingung trete nicht ohne Aufstoßen und Abgang von Winden durch den After auf, ohne daß Kot ausgeschieden wird, auch werde der Bauch dabei nicht unbedingt hart und könne das mit der Klistierspritze Eingeführte aufnehmen, auch
befalle der Schmerz zu Beginn eher die höher gelegenen Partien; / beim 145
chordapsos jedoch erbrächen die Kranken, wenn es sich um eine mäßige Erkrankung handelt, Flüssigkeit, wenn um eine schwere Erkrankung, Kot, und nähmen auch das mit der Klistierspritze Eingeführte nicht auf; auch sei der Bauch hart und in ständiger Spannung und durch Entzündung kreisförmig aufgeschwollen, von den Schmerzen seien aber die unteren Teile der Därme betroffen, auch bleibe der Magen unbeweglich und fest oder starr.

Es ist aber nicht notwendig, sich mit ihm über diese Dinge zu streiten. 146
Es ist nämlich (allein) wichtig, unsere Aufmerksamkeit (auf die Krankheit) zu richten und zu erkennen, daß es sich um eine Krankheit infolge eines Straffungszustandes handelt, welche akut oder schnell verlaufend und heftig ist. Darum sind die Kranken in einem mittelmäßig warmen und hellen Raum unterzubringen, bei Ruhe und Stillschweigen und Enthaltung von Speisen bis zum Ende der ersten Dreitagefrist, auch das

que somno, donec accessio declinet. incipiente autem eadem articulorum adhibenda est blanda ex manibus calefactio, et partes, quae
147 doluerint, contegendae mundis et mollibus lanis. apponenda etiam mediocris uaporatio, qua mitigari dolor possit, ut sunt panni calidi atque linteola uel uesica calida et oleo semiplena uel sacelli ex cantabro calido completi uel polline uel lini semine ex aqua mulsa.

Cum autem statum sumpserit accessio, iubemus eos, si pati potuerint, iugiter foueri oleo dulci atque calido, scilicet usu dextero, quo praerepto nuper infuso mox nouum superfundatur oleum. at si dolor coegerit, phlebotomandi erunt, scilicet ex brachio dimissionis
148 tempore. et si ante diatriton id factum fuerit, fouentes primo os, deinde colluere permittimus ex aqua calida, dabimus potum paruum ob mitigandum. si enim plurimum sumpserint, grauatis tumentibus prouocabitur passionis asperitas, sicut fiet, cum graue quisquam cataplasma apponendum putauerit ex plurima atque corporosa inductura. at si in ipsa diatrito fuerit adhibita phlebotomia, parum differentes ob resumptionem unctione corpus curamus et sorbile damus quiddam tenue atque panem ex aqua calida, non quidem plurimum.
149 ea enim, quae ob appositionem cataplasmatis exterius admoti asperantur, haec magis plurimum distenduntur cibis uberioribus grauata. alternis denique diebus cibum dabimus, donec passio declinet. dehinc cataplasmata adhibemus ex pollinibus et lini atque foenugraeci seminibus ex mulso confecta uel calida et oleo, illud curantes, ut calida perseuerent plurimo tempore et neque ualida atque robusta inductione grauabilia fiant pondere; faciunt enim aegrotis dolores augeri.

Tunc etiam cucurbitas apponimus, sed eas, quae sint osculo
150 latiores atque labiis flexis; / lenius enim atque blando tractu arripiunt membra. tunc etiam scarificatione utemur. uel in cucurbitarum uicem, ne earum pondere graue quicquam aegrotantes sentiant, uitrea apponimus uascula uel testea, quae Graeci amphoras uocauerunt. tunc spongiis uaporamus expressis ex calida et oleo uel decoctione foenugraeci aut lini seminis aut agrestis maluae et rursum cataplasmamus. inicimus etiam per clysterem oleum calidum uel cali-
151 dam et oleum ⟨uel⟩ ex supradictis decoctionibus quicquam. est etiam consuetum nobis aquam oleo dulci aequali modo commixtam cum

4 calido *Schmid, Mnem. 11, p. 147 (retento* ex *lin. 5)* 5 et] ex *Guint. correxi (u. Bendz, Eranos 41, p. 75sq.)* 12 *ante* dabimus *add.* deinde *Rov.* 28 latiore *Rov. (cf. § 202)* 31 ambicas *Reinesius, p. 668 coll. Tard. IV 94; sed cf. Tard. III 23* 35 uel *add. Drabkin* et *add. Rov.*

Schlafen soll verhindert werden, bis der Anfall nachläßt. Wenn dieser aber anfängt, so ist eine sanfte Erwärmung der Glieder mit den Händen anzuwenden, und die schmerzenden Partien sind mit reiner und weicher Wolle zu bedecken. Auch ist ein mäßig stark erwärmendes Mittel aufzulegen, 147
wodurch der Schmerz gemildert werden kann, wie z. B. warme Woll- und Leinentücher oder eine erwärmte Blase, die mit Öl halb gefüllt ist, oder mit warmer Kleie gefüllte Säckchen oder auch solche mit Mehl oder Leinsamen in Wassermet.

Wenn der Anfall aber seinen Höhepunkt erreicht hat, so ordnen wir an, daß sie, wenn sie es aushalten können, mit süßem, warmem Öl ununterbrochen erwärmt werden sollen, und zwar soll man dabei geschickt vorgehen, so daß, wenn das vorher aufgegossene Öl eingesogen ist, gleich wieder neues Öl aufgegossen wird. Wenn der Schmerz aber dazu zwingt, so müssen sie zur Ader gelassen werden, und zwar am Arm und in der Zeit, da der Anfall nachläßt. Und wenn dies vor dem dritten Tage ein- 148
getreten ist, so erwärmen wir zunächst das Gesicht, lassen dann den Mund mit warmem Wasser ausspülen und geben zur Besänftigung ein wenig zu trinken. Wenn sie nämlich zuviel davon zu sich genommen haben, so wird durch Belastung der unter Entzündung geschwollenen Organe eine Verschlimmerung des Leidens hervorgerufen, ebenso wie dies eintritt, wenn jemand es für angebracht hält, eine schwere Packung aufzulegen, die aus zuviel massigen Schichten besteht. Wenn der Aderlaß aber am dritten Tage selbst ausgeführt worden ist, so warten wir erst etwas, damit der Patient sich erholt, und behandeln danach den Körper durch Einsalben und geben danach etwas dünne Suppe und in warmem Wasser eingeweichtes Brot, aber nicht zuviel. Denn die Partien des 149
Körpers, die durch das Auflegen einer Packung von außen gereizt werden, werden noch viel mehr angespannt, wenn sie durch reichlichere Nahrung überlastet werden. Wir geben danach jeden zweiten Tag zu essen, bis das Leiden abklingt. Dann verwenden wir Packungen, die aus Mehl, Leinsamen und Samen von griechischem Heu mit Met oder mit warmem Wasser und Öl hergestellt worden sind, dabei achten wir darauf, daß sie möglichst lange warm bleiben und daß sie nicht durch starkes und mächtiges Auftragen durch ihr Gewicht beschwerlich werden; denn dann bewirken sie, daß die Schmerzen bei den Kranken schlimmer werden.

Dann setzen wir auch Schröpfköpfe auf, aber solche, die eine weitere Öffnung und gebogene Ränder haben; / sie ziehen nämlich die betreffenden 150
Stellen des Körpers sanfter und mit milderem Sog an sich. Dann gebrauchen wir auch die Skarifikation. Oder wir setzen anstelle der Schröpfköpfe, damit die Kranken durch deren Gewicht keine Belastung spüren, kleine Glas- oder Tongefäße auf, welche die Griechen *amphorai* genannt haben. Dann erwärmen wir durch Schwämme, die in warmem Wasser und Öl ausgedrückt worden sind oder in einer Abkochung von Samen von griechischem Heu oder Leinsamen oder von wilder Malve, und machen dann erneut eine Packung. Wir führen auch mit der Klistierspritze warmes Öl oder warmes Wasser mit Öl oder eine von den soeben genannten Abkochungen ein. Es ist bei uns auch üblich, Wasser, zu gleichen Teilen mit 151

hibisco coquere, donec aqua insumatur, tunc oleum remanens concepta lenitate atque pinguedine ex radice supradicta inicere per clysterem. nam si solum oleum fuerit cum radice hibisci non admixta aqua decoctum, necessario nidorosum fiet. adhibemus etiam encathismata ex calida et oleo uel quarumcumque laxatiuarum materiarum decoctione.

Cum autem declinare passio coeperit, etiam embasim adhibemus ex oleo uel calida et oleo aut decoctione laxatiuarum materia-
152 rum, non sine cautione. declinanda est enim perfrictio, .quapropter erit facienda in calido loco uel balnei fornice, quem appellant a⟨r⟩chitholum siue cameram: at si sensus aliquis permanens erit duritiae, cataplasmabimus ex hordei farina et adipe porcino recente et pice liquida. tunc cerotaria apponemus et malagmatum leniora, ordinantes etiam lauacrum et uarium cibum et uinum ultimo praecauentes multo tempore frigida quaeque atque indigestionem et inflabiles uel acres et minus digestibiles cibos.

153 Veterum autem medicorum [ut] Hippocrates secundo libro De morbis communiter inquit frigeranda superiora, particulariter autem adhibenda uomifica medicamina et phlebotomia ex brachio et capite. tunc ⟨in⟩ uasculum aqua calida plenum deponendo⟨s⟩ iubet aegrotantes, facere etiam collyrium decem digitorum, quem appellauit balanum, atque hunc summo tactu felle taurino ungendum, tunc,
154 si nihil perfecerit, clysterem adhibendum. uel si hoc quoque minus ualuerit, ex folliculo artis aerariae immittendum inquit uentum per podicem, quo distantia uentris atque intestinorum replicatis folliculis fiat. tunc statim adhibendum clysterem probat detracto supradicto folliculo et podicem cum spongia obstruendum atque in aquam calidam aegrotantem deponendum. utendum inquit primo tempore passionis melle decocto atque uino. secundo libro Epidemion multum uini meraci atque frigidi dari iubet, donec somnus uel dolor fiat

17–29] *u.* Hipp. De morb. III 14,2: CMG I 2,3 p. 82,5–19 29–384,1 crurum] *u.* Hipp. Epid. II 6,26: V p. 136,21–138,2 L.

2 „*fort.* lēuitate" *Drabkin*[app] 5 oleum *Guint. corr. Rov.* 10 achicholum *Guint. corr. Haller* aliqui tholum *Rov.*[m] *in* Graeci tholum *(sic dubitans Drabkin*[app]*) propter insolitum uerborum ordinem mutare non ausus sum* 11 „*fort. scrib.* camaram" *Drabkin*[app] 17 ut *del. Rov.* 18 refrigeranda *Rov.; sed cf. e.g. § 208; Cel. I 142; II 192. 197* 20 in uasculum *coni. Amm. (cf. § 133;* ἐν σκάφῃ *Hipp.)* sacculum *Guint.* deponendo *Guint. corr. Friedel, p. 32* deponere *Amm.* 20sq. iubet aegrotantes facere, etiam *Guint. corr. Rov.* 23 profecerit *Rov.*[m] *(cf. e.g. Cel. II 71)* 24 ex] et *Guint. sec. Drabkin*[app] *correxi om. Rov.* 25 „*an* resimplicatis uerticulis?" *Drabkin*[app] (replicari *etiam Cass. Fel. De med. 51: p. 135,4 Rose)*

süßem Öl vermischt, mit Eibisch zusammen zu kochen, bis das Wasser verdampft ist, dann das zurückbleibende Öl, das durch die soeben genannte Wurzel eine milde und fettige Beschaffenheit erlangt hat, mit der Klistierspritze einzuführen. Denn wenn das Öl allein mit der Eibischwurzel ohne Beimischung von Wasser gekocht würde, so wird es unweigerlich rauchig. Wir gebrauchen auch Sitzbäder aus warmem Wasser und Öl oder einem Absud von beliebigen Substanzen mit lockernder Wirkung.

Wenn das Leiden aber abzuklingen begonnen hat, gebrauchen wir auch ein Bad von Öl oder warmem Wasser und Öl oder einem Absud von lockernd wirkenden Substanzen, aber nicht ohne Vorsicht. Denn man muß 152
eine Erkältung dabei verhüten; deshalb ist (das Bad) in einem warmen Raum durchzuführen oder auch im Gewölbe des Badehauses, welches man als *architholos* oder *kamara* bezeichnet. Wenn aber das Gefühl einer gewissen Verhärtung andauert, so machen wir Packungen aus Gerstenmehl, frischem Schweinefett und flüssigem Pech. Dann tragen wir Wachspflaster auf und die milderen von den erweichenden Mitteln, verordnen auch Baden, abwechselungsreiche Kost und ganz zuletzt auch Wein, nehmen uns dabei aber lange Zeit hindurch vor allem, was kalt ist, vor schlechter Verdauung sowie vor blähenden, scharfen und schwerverdaulichen Speisen in acht.

Von den alten Ärzten sagt Hippokrates im zweiten Buch „Über die 153
Krankheiten“, daß im allgemeinen die oberen Partien des Körpers abgekühlt werden sollen, im einzelnen aber seien das Erbrechen fördernde Medikamente zu gebrauchen sowie der Aderlaß am Arm und am Kopf. Dann ordnet er an, daß die Kranken in ein mit warmem Wasser gefülltes Gefäß gesetzt werden; auch verordnet er, ein Zäpfchen, das er *balanos* nannte, von der Länge von zehn Fingerbreiten herzustellen und dies ganz vorn an der Spitze mit Stiergalle zu bestreichen, danach, wenn man dadurch nichts erreicht hat, das Klistier anzuwenden. Oder wenn auch 154
dies nicht wirkt, so soll man, wie er sagt, vermittels eines Blasebalges, wie ihn die Schmiede gebrauchen, durch den After Luft hineinpumpen, damit eine Erweiterung des Bauches und der Därme stattfindet, wenn die Blasebälge wieder zusammengefaltet werden. Danach empfiehlt er, sofort ein Klistier anzuwenden, nachdem der soeben genannte Blasebalg herausgezogen worden ist, und (dann) den After mit einem Schwamm zu verstopfen und (danach) den Kranken in warmes Wasser zu setzen. Er sagt, man solle am Anfang der Krankheit eingekochten Honig und Wein gebrauchen. Im zweiten Buch seiner „Epidemien“ verordnet er, eine große Menge unverdünnten und kalten Wein zu geben, solange bis sich

crurum, suspicione causarum sollicitatus: existimat enim uel constituit fieri passionem incendio superiorum et frigore inferiorum.
155 contrarias igitur uirtute materias adhibendas iudicauit non intuens passionem ex tumore fuisse confectam. denique principio uomitus, quem adhibendum probat, asperat eius celeritatem, siquidem dissecando corpora commoueat. phlebotomare autem conuenit non post uomitum, sed laxamenti causa, non ut Hippocrates affectandum putat, ob frigidandum corpus. dehinc ex brachio, non ex capite neque simul ex multis partibus phlebotomare, etenim repentina sanguinis effusio defectum faciens non sinit congruam fieri detractionem uel quantum magnitudini passionis est conueniens.

156 Collyrium autem felle taurino perunctum omnifariam nocens accipimus, etenim ob acrimon⟨i⟩am fellis atque mordicationem tumentia prouocat in feruorem et ob longitudinem digitorum decem immissum premit eas partes, quae neque tenuem liquorem sine grauatione accipere uel ferre ualent. nam ex aerario folliculo quid dicere oportet, si, ubi inflationis metus est, immittendum extrinsecus existimat uentum atque, quod est maximi peccati, frigidum his parti-
157 bus, quae etiam naturali tactu praegrauantur, / non aliter quam si quemquam in tetanica passione constitutum, cum sit potestatis laxatiuis curare uirtutibus, eundem organis distendere contendamus?

Aduertendum igitur, quoniam magis roborat uexationem uel duplicat corporis inflationem adiciens grauiora, quo etiam per clysterem liquoribus magis praegrauet corpus et tumentia importune uento uexata etiam liquoris percussu intemporali feriantur. item spongia apponenda, quam probat, extenta magis premit. utitur autem
158 uino, malis quidem, sed suis similibus consiliis. neque enim temporaliter declinationem passionis obseruauit, praeterea usu immodico, siquidem plurimum dari iubeat, et intemperatum, quod saepe in sanitate constitutos alienari mente[m] perficit, tunc etiam incongrue, siquidem frigidum; omne etenim frigidum tumentia auget. repu-

5 dissecando *sec. Drabkin*[app] *scripsi* disiciendo *Guint.* *(cf. adn. ad Tard. III 153)* 13 acrimonam *Guint.* *corr. Rov.* 16 ex] de *Amm.* 29 intemperato *Guint.* *corr. Drabkin* 30 mentem *Guint.* *corr. Rov.* *(cf. Cel. I 6)* 31 frigidum[I]] frigido *Guint.* *corr. Drabkin*

Schlaf einstellt oder Schmerzen in den Beinen, wozu er durch seine Vermutungen hinsichtlich der Krankheitsursachen angeregt worden ist: er meint oder behauptet nämlich, daß die Krankheit durch eine Erhitzung der oberen und eine Abkühlung der unteren Körperteile entsteht. Er hat 155
also entschieden, daß Substanzen von gegensätzlicher Wirkung anzuwenden sind, und nicht beachtet, daß die Krankheit in einer entzündlichen Schwellung besteht. Nun ist zunächst einmal zu sagen, daß das Erbrechen, dessen Anwendung er empfiehlt, den akuten Zustand der Krankheit verschlimmert, weil es den Körper zerschneidet und erschüttert. Zur Ader zu lassen ist aber nicht nach dem Erbrechen ein geeignetes Mittel, sondern soll um der Lockerung willen geschehen, also nicht, wie Hippokrates es für wünschenswert hält, um den Körper abzukühlen. Dann soll man zwar am Arm, aber nicht am Kopf und auch nicht an vielen Stellen zugleich zur Ader lassen, weil nämlich ein plötzliches Ausströmen von Blut zum Versiegen führt und nicht zuläßt, daß eine angemessene Blutentnahme stattfindet oder so viel entnommen werden kann, wie der Schwere der Krankheit entspricht.

Das mit Stiergalle bestrichene Zäpfchen halten wir aber in jeder 156
Hinsicht für schädlich, denn durch die Schärfe und beißende Wirkung der Galle macht es die unter Entzündung geschwollenen Partien heiß, und wegen seiner Länge von zehn Fingerbreiten drückt es, wenn es hineingesteckt wird, diejenigen Partien, die nicht einmal eine dünne Flüssigkeit ohne Beschwerden aufnehmen oder ertragen können. Denn was soll man über den Schmiedeblasebalg sagen, wenn er dort, wo man die Aufblähung fürchten muß, es für angebracht hält, von außen Luft und, was der größte Fehler ist, sogar kalte Luft denjenigen Partien (des Körpers) zuzuführen, die schon durch die natürliche Berührung (damit) Beschwerden bekommen, / nicht anders, als wenn man jemanden, der von Starrkrampf be- 157
fallen ist, obwohl man die Möglichkeit hat, ihn mit lockernden Mitteln zu behandeln, mit Hilfe von Apparaten gewaltsam geradezustrecken versucht?

Man muß also feststellen, daß er den Schaden noch schlimmer macht oder die Auftreibung des Leibes verdoppelt, indem er hinzutut, was noch mehr belastet, dadurch, daß er auch noch durch das Klistier den Körper zusätzlich mit Flüssigkeiten beschwert und die unter Entzündung geschwollenen Organe, nachdem sie durch die (eingeblasene) Luft in unangebrachter Weise gepeinigt wurden, auch noch von dem zur Unzeit erfolgenden Aufprall der Flüssigkeit getroffen werden sollen. Und der anzubringende Schwamm, den er verordnet, drückt noch mehr auf die angespannten Partien. Er gebraucht auch Wein auf Grund von Vorstellungen, die zwar nichts taugen, aber sich mit seinen sonstigen Ansichten im Einklang befinden. Er hat dabei nämlich nicht auf die Zeit ge- 158
achtet und das Abklingen der Krankheit abgewartet, außerdem bedient er sich seiner im Übermaß, weil er sehr viel davon zu geben verordnet, und zwar unverdünnten, der oft ganz gesunde Menschen in Geistesverwirrung bringt, dann auch in ungeeigneter Form, weil er ihn kalt verordnet; denn alles, was kalt ist, steigert die entzündlichen Schwellun-

gnanti iudicio uinum dare perspicitur, effectum somno atque dolori crurum ascribens. somnus etenim leuigata atque soluta passione efficitur, dolore autem peiorante et asperato tollitur, quod ita manifestum est, ut demonstratione non indigeat.

159 Diocles autem libro, quo de passionibus atque causis et curationibus scribit, phlebotomat in passione constitutos atque cataplasmatibus curat ex polline, quod Graeci omen lysin uocant, et adipe et uino et faece. tunc praepotat atque clysterizat ex abrotani semine cum mulsa ex aceto et aristolochia et cumino et nitro et foeniculi radice decocta ex uino admixta aqua marina uel passo uel acriore uino siue lacte cum decoctione lini seminis et mellis uel similibus.

Quarto autem libro De curationibus: „Iuuenes“, inquit, „atque
160 habitudine robustos et magis, quibus dolor ad latera fertur, / phlebotomandos probo ex manu dextera ⟨uel⟩ interiore[m] uena[m] et submittendos in aquam calidam, fotis uentri inicere admixto sale clysterem et rursum in aquam calidam deponere et fouere.“ praepotandos autem iubet etiam medicamentis, hoc est panacis dimidia drachma in mulso ex aceto tepido resoluta et myrrhae obolos duos cum peristereonis herbae foliis in uino albo uel cumino Aethiopico. „Adiuuat etiam plurimos plumbi catapotium transuoratum, impellit enim pondere et excludit obtrudentia.“ diurnis inquit praeterea diebus sitientibus potandum uinum dulce uel aqua[m] temperatum aut marinam cum uino albo aut centauream herbam aut nitrum uel eius
161 spumam, ut ea, quae potuerit, soluat. „Danda etiam sorbilia uel cantabri lotura cum melle uel bromi sucus uel ptisanae aut cum farina olera cocta, alia ex adipe, alia ex alica atque sale; sorbendum etiam et iuscellum scari piscis et carabi et bucinarum et cancrorum. tunc resumptio“, inquit, „adhibenda“, cuius quidem materies percurrerit, quas superfluum est recensere. etenim ex supradictis uana atque iners commixtio materiarum demonstratur.

Non enim solos oportet iuuenes phlebotomari, sed etiam alios in aliis aetatibus constitutos, neque semper e dextera manu uel in-
162 teriore uena, sed etiam ex sinistra atque exteriore facta. detractio

5–11] Diocl. fr. 75 Wellmann 12–28 adhibenda] Diocl. fr. 87 Wellmann

9 mulso *Amm.*, *„fort. recte“ Drabkin*^{app} 11 *fort. ante* similibus *addendum est* his 14 ex manu dextera uel interiore uena *sec. Drabkin*^{app} *scripsi (cf. lin. 32sq.)* ex manus dexterae interiore uena *Rov.*^{m} ex manu dextera interiorem uenam *Guint.* 22 aqua temperatum *sec. Drabkin*^{app} *scripsi (cf. Tard. II 111)* aquam temperatam *Guint.* 28 *fort.* materias *scribendum est* percurrit *Rov.* 29 uana *scripsi (cf. Cel. II 48)* uaria *Guint.* 33 *post* exteriore *distinxit Rov.*

gen. Er gibt den Wein offensichtlich unter widersprüchlicher Beurteilung, indem er seine Wirkung sowohl dem Schlaf als auch dem Schmerz in den Beinen anrechnet. Denn der Schlaf kommt dann zustande, wenn das Leiden sich mildert und vergeht, bei sich verschlimmerndem und verschärfendem Schmerz jedoch hört er auf, was so offenkundig ist, daß es nicht bewiesen zu werden braucht.

Diokles aber will in seinem Buch, in dem er über Krankheiten, ihre 159
Ursachen und ihre Behandlungsweisen schreibt, die von der Krankheit Befallenen zur Ader lassen und behandelt sie mit Packungen aus Mehl, was die Griechen *ōmē lysis* (geschrotetes Mehl) nennen, mit Fett, Wein und Hefe. Dann gibt er zuerst etwas zu trinken und gebraucht dann ein Klistier aus Eberrautensamen mit Essigmet und aus Osterluzei, Kümmel, Natron, Fenchelwurzel, in Wein abgekocht, dem Meerwasser zugesetzt worden ist, oder aus Rosinenwein oder sonst einer der schärferen Weinsorten oder aus Milch mit einer Abkochung von Leinsamen und Honig oder aus ähnlichen Substanzen.

Im vierten Buch „Über die Behandlungsweisen“ aber sagt er: „Junge Menschen und solche von kräftiger Konstitution und besonders diejenigen Patienten, bei denen sich der Schmerz nach den Seiten hinzieht, / empfehle 160
ich am rechten Arm, und zwar an dessen nach innen liegender Ader, zur Ader zu lassen, sie dann in warmes Wasser zu legen, ihnen, wenn sie warm geworden sind, ein mit Salz versetztes Klistier in den Leib einzuführen und sie danach wieder in das warme Wasser zu legen und zu erwärmen.“ Er verordnet aber, ihnen vorher auch medizinische Tränke zu verabreichen, nämlich eine halbe Drachme Panax, in lauwarmem Essigmet aufgelöst, und zwei Obolen Myrrhe mit Blättern von Taubenkraut in Weißwein oder äthiopischem Kümmel. „Den meisten hilft auch das Herunterschlucken einer Pille aus Blei, sie treibt nämlich durch ihr Gewicht das, was die Verstopfung ausmacht, voran und bringt es zur Ausscheidung.“ Außerdem solle man den Patienten, so sagt er, wenn sie Durst haben, täglich entweder mit Wasser verdünnten süßen Wein zu trinken geben oder Meerwasser mit Weißwein oder Tausendgüldenkraut oder Natron oder den Schaum davon (Soda), um alles, was nur irgend geht, aufzulösen. „Auch soll man suppige Nahrung geben, entweder ein- 161
geweichte Kleie mit Honig oder Hafer- oder Gerstenschleimsaft oder mit Mehl gekochtes Gemüse, bald mit Fett, bald mit Spelt und Salz; zu trinken geben soll man auch die Brühe von Papageifischen, Meerkrebsen, Trompetenmuscheln und Flußkrebsen. Danach soll“, wie er sagt, „eine Erholungskur durchgeführt werden“, und er zählt die dabei zu verwendenden Substanzen auf, es ist indessen überflüssig, sie hier zu wiederholen. Denn aus dem oben Gesagten erhellt, daß es sich um eine sinnlose und der (ärztlichen) Kunst nicht entsprechende Vermengung von Stoffen handelt.

Man soll nämlich nicht allein junge Menschen zur Ader lassen, sondern auch andere, die sich in anderen Lebensaltern befinden, wobei auch (der Aderlaß) nicht immer am rechten Arm, und zwar an der nach innen liegenden Ader, sondern auch am linken Arm und an der nach außen liegenden Ader vollzogen wird. Denn jede Blutentnahme wirkt lockernd auf die 162

enim tumentia relaxat, usus autem ⟨clysterum⟩ acrimoniae causa erigit in feruorem tumentia. est praeterea uexabilis praebibendi medicaminis potio. etenim sunt acria atque mordentia et quae non sint mitigatiua celeritatis neque tumoris relaxantia. plumbum uero transuoratum premit quidem atque impellit pondere, sed tactu necessario frigidat atque intestina densitate coacta uexatione distendit. iuscella autem in corruptione⟨m⟩ facilia et inflantia esse noscuntur, item ptisana[e] eadem perficere, uinum quoque in augmento inimicum.

163 Praxagoras tertio libro Curationum clysterem iubet adhiberi dans medicamina purgatiuae uirtutis atque per uomitum corpora dissecari. contendit etiam potandum mulsum ex aceto cum pipere atque nitro et recenti lacte cum mulso et aqua. dat etiam radices circa uesperam comedendas praedato aut superdato oleo. utitur praeterea ad podicem collyrio et inicit atque praepotat absinthio aegrotantes cum aceto et uino sincero cum oleo irino. sed uomitu utitur, donec stercora faciat euomi, aliquos etiam post uomitum phlebotomat et uento per podicem replet, ut Hippocrates.

164 Item libris De causis atque passionibus et curationibus uinum dulce dari iubet et rursum Hippocratis ordinem sequitur congerens omnia peccata; et nihil aliud quam facere diruptionem intestinorum affectans per acrimoniam medicamentorum tentat et inflabilium potionum et iniectione uirtute similium, quae infesta tensione ac tumore intestinorum aut retenta ruptione⟨m⟩ perficiant uel putredinem aut ⟨co⟩aceruatim exclusa alio genere interfectionem faciant. item omne stercus per uomitum emissum tumoris intestinorum est argumentum.
165 non enim sine tumore nimio hoc perfici potest: / ⟨etenim⟩ ex intestinis expressum per uentrem transiens stomacho incidens stercus per ⟨eam⟩ partem excutitur. quo probatur ma[g]nificam mortem Praxagoras magis quam curationem uoluisse scribere.

10–390,6] Prax. fr. 109 Steckerl   18 ut Hippocrates] *cf.* § 154

1 enim *ante* detractio *(supra p. 386,33) trsp. Rov.*^{m} autem] atque *Guint. corr. Rov.*^{m} clysterum *add. Rov.*^{m} 7 corruptionem *sec. Drabkin*^{app} *scripsi (cf. Cel. II 138)*   corruptione *Guint.*   8 ptisanae *Guint. correxi (u. Bendz, Caeliana, p. 53)*   ptisanae succus *Rov.*   ptisanae succum *Amm. (cf. § 166)*   12 desiccare *Guint. corr. Drabkin (cf. adn. ad Tard. III 153)*   13 „*fort.* recens lac" *Drabkin*^{app} 22 *ante* tentat *add.* id *Rov.*   24 ruptione *Guint. corr. Rov.*^{m} perficiunt *Guint. Drabkin corr. Amm.*   25 aceruatim *Guint. correxi*   excluso *Guint. corr. Rov.*^{m} faciunt *Drabkin*   27 etenim *addidi*   nam *add. Rov.*   29 eam *add. Rov.*   magnificam *Guint. corr. Kühn, p. 66 (cf. Cel. I 109; II 85. 123; Tard. II 218)* „*fort. scrib.* manu factam" *Drabkin*^{app}

unter Entzündung geschwollenen Partien, die gebrauchten Klistiere aber reizen durch ihre Schärfe die unter Entzündung geschwollenen Partien zu brennender Hitze. Außerdem ist der medizinische Trank, den man vorher trinken soll, von Schaden. Es handelt sich nämlich um scharfe und beißende Stoffe, welche den akuten Krankheitszustand keineswegs mildern und die entzündliche Schwellung nicht beheben. Heruntergeschlucktes Blei preßt zwar und treibt durch sein Gewicht (den Darminhalt) vor sich her, aber durch seine Berührung wirkt es unausweichlich abkühlend und spannt die somit durch Verdichtung zusammengezogenen Därme in schädlichem Grade an. Die Brühen aber sind bekanntlich leicht verderblich und blähend, dasselbe bewirkt auch der Gerstenschleim, auch der Wein ist während der Steigerungsphase von Schaden.

Praxagoras verordnet im dritten Buch seiner „Behandlungsweisen“, 163
das Klistier zu gebrauchen, und gibt dabei Medikamente von abführender Wirkung, ebenso den Körper durch Erbrechen zu erschüttern. Er behauptet auch, es sei richtig, Essigmet mit Pfeffer und Natron und frische Milch mit Met und Wasser zu trinken zu geben. Er gibt auch gegen Abend Rettiche zu essen, wobei vorher oder nachher Öl eingegeben wird. Er gebraucht außerdem für den After ein Zäpfchen, und er gibt den Kranken sowohl als Klistier wie auch als Getränk Wermut mit Essig und reinen Wein mit Irisöl. Er gebraucht aber so lange Brechmittel, bis er das Erbrechen von Kot erreicht, manche Patienten läßt er auch nach dem Erbrechen zur Ader und füllt sie durch den After mit Luft an, ebenso wie Hippokrates.

Ebenfalls verordnet er in seinem Werk „Über Ursachen, Krankheiten 164
und Behandlungsweisen“, süßen Wein zu geben, und folgt wiederum den Maßnahmen des Hippokrates und begeht dabei dessen sämtliche Fehler auf einmal; er hat kein anderes Bestreben, als die Därme gewaltsam auseinanderzubringen, und versucht dies durch scharfe Medikamente und aufblähend wirkende Tränke und Klistiere aus Substanzen von ähnlicher Wirkung, die bei gefährlicher Spannung und entzündlicher Schwellung der Därme entweder die Därme zerreißen oder zur Fäulnis bringen, wenn sie im Inneren zurückbehalten werden, oder, wenn sie in großer Menge auf einmal ausgeschieden werden, den Tod (des Kranken) auf andere Weise herbeiführen. Denn Erbrechen von Kot ist immer ein Beweis für eine vorliegende entzündliche Schwellung in den Därmen. Denn dies kann nur bei einer übermäßig großen entzündlichen Schwellung zustande
kommen: denn dabei wird der Kot aus den Därmen gepreßt, geht durch 165
den Magen hindurch, gelangt in die Speiseröhre und wird auf diesem Wege ausgestoßen. Daher erweist sich, daß Praxagoras offenbar eher eine Tötung mit eigener Hand beschreiben wollte als eine Heilbehandlung.

Quibusdam etiam manibus premens intestina magna quassatione uexauit, quibus intestinum, quod Graeci τυφλὸν ἔντερον appellant, in folliculum fuerat lapsum plurimis stercoribus confertum. item confectis quibusdam supradictis adiutoriis diuidendum probat pubetenus, diuidendum etiam intestinum rectum atque detracto stercore consuendum dicit in proteruam ueniens chirurgiam. oportebat enim, si ad hoc accedendum necessitas imperabat, enteroc⟨o⟩elicorum approbare curationem.

166 Temere Erasistratus secundo libro De uentre scribens culpans copiam atque acrimoniam clysterum ab antiquis ordinatam ipse quoque utitur clystere ex nitro atque sale. iniciendum etiam probat acre collyrium et similibus utitur cataplasmatibus, hoc est ome lysi cum myrto, uino, fico et chamelaea, et abstinet a cibo usque ad passionis declinationem, tunc dat mulsum tepidum, dehinc sorbilem ptisanae sucum. sed hic aliorum accusationi iungendus est. etenim culpans tamquam nociuam acrimoniam iniectionum non custodit earum uexationem, quin etiam ex cataplasmatibus constringens
167 atque densans tumentia grauius aegrotantes affecit. est etiam quibusdam usque ad passionis declinationem abstinentia uexabilis. hic autem iam declinante passione mulsum dandum probat, quod ante declinationem fuerat ordinandum.

Herophilus de his nihil locutus est.

Asclepiades tertio libro Celerum uel acutarum passionum aliqua gratissime, aliqua ualenter ordinauit, in quibus est etiam inhibitio uaporationum ex aqua calida tamquam facile frige⟨ra⟩ntium. sed fricandas inquit partes, quae patiuntur, oleo plurimo tempore atque operose, quantum loca ipsa pati potuerint. fugienda inquit etiam declinationis tempore lauacra non coniciens, quoniam usum
168 uaporationum, non genus damnauit. potest enim quisque etiam in alia uaporationum specie perfrigescere, nisi dextro usu fuerint adhibitae. defricatio autem adiutorium est chronicae passionis, non acutae uel celeris, sed magis si, ut iubet, operantius fuerit adhibita atque multo tempore. si igitur uera intentione loquamur, neque sibi haec, quae ordinauit, conueniunt. ait enim debere fricationem adhiberi multo tempore uel quantum ipsae partes patiuntur, cum ne-

9–21; 392,5–10] Serap. fr. 148 Deichgräber

2 τύφλον *Guint.* *corr. Amm.* 3 fuerit *Guint. Drabkin* *corr. Rov.*ᵐ confectum *Guint.* *corr. Rov.*ᵐ 5 *post* diuidendum *add.* uentrem *Rov.* 7 enterocelicorum *Guint.* *correxi* 13 „*fort.* myrteo" *Drabkin*app 25 frigentium *Guint.* *corr. Drabkin* 27 fuganda *Guint.* *corr. Rov.* 31 *fort.* chroniae *scribendum esse suspicatur Schmid, Contributions, p. 8*

In manchen Fällen hat er auch mit den Händen die Därme gepreßt und sie durch diese große Erschütterung geschädigt, indem bei diesen Patienten der Darmabschnitt, den die Griechen τυφλὸν ἔντερον (Blinddarm) nennen, mit sehr viel Kot vollgestopft, in den Hodensack heruntergerutscht ist. Auch rät er, nachdem mehrere der soeben genannten Maßnahmen (vergeblich) angewandt worden sind, in der Schamgegend einen Einschnitt zu machen, sagt, man solle den Mastdarm selbst aufschneiden und ihn nach Entfernung der Kotmassen wieder zunähen, geht also zu einem tollkühnen chirurgischen Eingriff über. Es wäre nämlich angebracht, wenn eine Notsituation zu diesem Schritt zwingt, eher die Behandlungsmethode für Leistenbrüche zu empfehlen.

Sehr leichtfertig kritisiert Erasistratos im zweiten Buch seines Werkes 166
„Über die untere Leibeshöhle" die Menge und scharfe Qualität der Klistiere, die von den alten (Ärzten) verordnet worden sind, er selbst aber verwendet auch ein Klistier aus Natron und Salz. Er empfiehlt auch das Einführen eines scharfen Zäpfchens und gebraucht Packungen von ähnlicher Eigenschaft, nämlich (Packungen aus) geschrotetem Mehl mit Myrte, Wein, Feigen und Zwergolive, und er gibt keine Speisen bis zum Abklingen des Leidens, dann gibt er warmen Met, danach suppigen Gerstenschleimsaft. Aber er unterliegt denselben Vorwürfen wie die anderen. Denn obwohl er die Schärfe der Klistiere als schädlich verurteilt, hütet er sich selbst nicht vor ihrer schädlichen Wirkung, ja, er hat den Zustand der Kranken noch schlimmer gemacht, weil er mit seinen Packungen die unter Entzündung geschwollenen Partien zusammenzieht und verdichtet. Auch 167
ist es für manche Patienten schädlich, bis zum Abklingen des Leidens zu fasten. Er empfiehlt aber, den Met bei bereits abklingender Krankheit zu geben, der vor dem Abklingen hätte verordnet werden sollen.

Herophilos hat nichts darüber gesagt.

Asklepiades hat im dritten Buch seiner „Schnell verlaufenden oder akuten Krankheiten" manche Mittel in sehr milder, manche in sehr starker Form verordnet; dazu gehört sein Verbot von Wärmebehandlungen mit warmem Wasser, da diese leicht zu Erkältungen führen können. Er sagt aber, man solle die erkrankten Partien mit Öl massieren, und zwar sehr lange Zeit hindurch und sehr intensiv, solange die Stellen selbst es auszuhalten vermögen. Zu meiden sind, so sagt er, selbst in der Zeit des Abklingens, die Bäder, ohne daran zu denken, daß er die Ausführungsweise der Wärmebehandlungen, aber doch nicht die ganze Kategorie (der Wärmeanwendung) verurteilt hat. Denn jedermann kann sich auch bei 168
einer anderen Art von Wärmebehandlung erkälten, wenn sie nicht kunstgerecht ausgeführt wird. Die Massage jedoch ist ein Heilmittel bei einer chronischen Krankheit, nicht bei einer akuten oder schnell verlaufenden, besonders, wenn sie, wie er anordnet, recht intensiv und über längere Zeit hin angewandt wird. Wenn wir also den wahren Sachverhalt zur Sprache bringen wollen, so stimmt das, was er angeordnet hat, nicht einmal mit seinen eigenen Vorstellungen überein. Er sagt nämlich, daß die Massage lange Zeit hindurch angewandt werden soll oder so lange, wie die Partien selbst dies ertragen, während unter Entzündung geschwollene Partien von

que tumentia ex initio fricationem fieri admittant, quippe cum neque cataplasmata grauia ualeant sustinere. lauacra in declinatione 169 adiuuant passionis solutionem. utitur etiam embasi ex oleo adhibita et tempus non finit adiutoriis.

Serapion uero tertio libro Curationum alia similia Erasistrato ordinauit, denique eius accusationi iungendus est. utitur etiam catapotio ex plumbi ramento et cocco Cnidio et sale et elaterio et resina et castoreo et diagridio, quorum singula acerrimae esse uirtutis probantur atque percutientia et neque celeritati passionum neque tumori congrua.

Heraclides autem Tarentinus libro quarto Internarum curationum existimabiles constituens suspiciones aliter inquit curandos tumore affectos, aliter eos, qui crassioribus intestinis laborant et ster- 170 coribus opprimuntur. utitur autem per diem et per noctem cerotariis ex cera et resina et irino oleo uel cyprino oleo aut anethino, miscet etiam omae lysi panacem tritum et chamaepityn cum absinthio et cyprino oleo. scribit praeterea potiones, quibus inquit praepotandos aegrotantes, ex aniso, castoreo, nitro, hyssopo, calamo, mulso ex aceto. clysterem etiam adhibet admixto absinthio uel centaureo aut cucumeris agrestis radice. dat etiam mulsum ex aceto et purgatiuum 171 potandum medicamen ex diagridio. alia quoque uirtute ⟨si⟩milia conscribit purgatiuorum medicaminum, quae praebenda iubet, non aliter quam cetera acriora medicamina, et nullam curam adhibet mitigationis laxatiuae respiciens, qua possit tumor mitigari.

Sed ⟨Soranus⟩ ait communiter omnibus aliarum sectarum principibus, quomodo intestina tumore densata atque contenta plurima materia et acerrima et uulnerabili, ut illi probant, onerata interfectionem faciunt aegrotantis. denique si forte quisquam iliacam euaserit passionem, necessario ex supradictis dysentericus fiet.

172 Item Thessalus primo libro De regulis, quas Graeci diaetas, alia quidem ut Methodicus scripsit, alia culpabiliter, adiciens, quod potum ⟨paruum⟩ dare debeamus, siquidem ad loca patientia descendat. quod contra sectae disciplinam uidetur sensisse et contra se ipsum inconsequenter fuisse commotus, siquidem pro patientibus locis nolit esse mutabilem curationem. secundo libro, quem Comparationem

11–22 iubet] Heracl. fr. 186 Deichgräber

14 per^{II} *om. Rov.* 15 anethonio *Guint. corr. Rov.* 18 calaminthe *Rov.* ex^{II}] et *Rov.*^{m} 21 uirtute similia *scripsi (cf. § 164. 169)* uirtutum milia *Guint.* 23 caeteri *Guint. corr. Rov.* 25 Soranus *add. Drabkin* 32 paruum *add. Drabkin post* quod *(lin. 31) add.* exiguum *Rov.* 34 nolit] uelit *Rov.*^{m}

Anfang an keine Massage gestatten und nicht einmal imstande sind, schwer lastende Packungen auszuhalten. Bäder in der Phase des Abklingens fördern das Auflösen der Krankheit. Er gebraucht aber auch ein Bad, das 169
mit Öl bereitet worden ist, und setzt für seine therapeutischen Maßnahmen keine genauen Zeiten fest.

Serapion aber hat im dritten Buch seiner „Behandlungsweisen" andere Maßnahmen, ähnlich wie Erasistratos, angeordnet, so unterliegt er auch denselben Vorwürfen wie dieser. Er gebraucht auch eine Pille aus Bleispänen, knidischen Scharlachbeeren, Salz, Eselsgurkensaft, Harz, Bibergeil und Purgierwinde, die alle nachweislich von äußerst scharfer Beschaffenheit sind und stark wirken und deshalb weder für akute Krankheiten noch für eine entzündliche Schwellung angebracht sind.

Herakleides von Tarent aber, der im vierten Buch seiner „Behandlungen innerer Krankheiten" annehmbare Vermutungen anstellt, sagt, die an einer entzündlichen Schwellung leidenden Patienten müßten anders behandelt werden als diejenigen, die an den dickeren Därmen erkrankt sind und mit Kot verstopft sind. Er gebraucht aber Tag und Nacht 170
hindurch Wachspflaster aus Wachs und Harz, Irisöl oder Hennaöl oder Dillöl, er mischt auch geschrotetem Mehl zerriebenen Panax und Günsel mit Wermut und Hennaöl bei. Er beschreibt außerdem (medizinische) Tränke, die, wie er sagt, den Kranken zuvor zu trinken gegeben werden sollen, aus Anis, Bibergeil, Natron, Ysop, Kalmus und Essigmet. Er verwendet auch ein Klistier mit Beimischungen von Wermut oder Tausendgüldenkraut oder Wurzeln der wilden Gurke. Er gibt auch Essigmet zu trinken sowie ein Abführmittel aus Purgierwinde. Er beschreibt auch noch 171
weitere Abführmittel von ähnlicher Beschaffenheit, welche er zu geben verordnet, die aber genauso wie die übrigen ziemlich scharfe Medikamente sind, und nimmt keinerlei Behandlung vor, bei der er es auf Linderung und Lockerung absieht, durch welche die entzündliche Schwellung gemildert werden könnte.

Doch Soran sagt im Einklang mit allen Häuptern der anderen Schulen, daß durch eine entzündliche Schwellung verdichtete und angespannte Därme, wenn sie mit allzu vielen, äußerst scharfen und verletzenden Stoffen, wie jene es empfehlen, beladen werden, zum Tode des Kranken führen. Und wenn schließlich jemand dabei die Darmverschlingung übersteht, so wird er doch durch die soeben genannten Mittel unweigerlich die Dysenterie bekommen.

Ferner hat Thessalos im ersten Buch (seines Werkes) „Über die 172
gesunde Lebensweise", was die Griechen *diaitai* nennen, manches wie ein (echter) Methodiker niedergeschrieben, manches aber auch in fehlerhafter Form; er setzt hinzu, daß wir nur wenig zu trinken geben dürfen, weil das Getränk zu den erkrankten Partien hinuntergelangt. Diese Auffassung scheint er gegen die Lehrmeinung der Schule vertreten zu haben und somit in nicht folgerechter Weise gegen sich selbst vorgegangen zu sein, weil er ja (sonst) nicht will, daß sich die Behandlungsweise je nach den erkrankten Körperteilen ändern soll. Im zweiten Buch, dem er den Titel „Vergleich"

appellauit, contradicens Erasistrato haec ait apertissime discordan-
173 tia sermonibus: „Non enim pro differentia partium mutatur liquidorum quantitas, sed ob stricturam uel solutionem.“ inconsequenter igitur idem in iliacis patientis loci causa potus quantitatem minuendam existimat. erat enim prompte dicendum atque demonstrandum, quomodo consideratione acutae atque celeris passionis minuenda fuit potus quantitas.

Item quidam nostri scriptores Themisonis sectatores cuminum oleo decoxerunt ob adhibendum fotum aut tritum lanis asperserunt. item alii oleo rutam decoquented iniciunt per clysterem et iubent
174 uaporari ex cineribus. mixtos etenim oleo uel quodam laxatiuo liquori ex decoctione congruarum materiarum praefecto in uasculo ex duobus digitis alto atque ambitu simili loci patientis mittendos suppositis carbonibus non flammosis, donec liquor insumatur; tunc circumtecto linteolis uasculo atque parum refricto conuertendos in linteola ac refundendos cineres; tunc colligato uasculo fundo tenus et constricto linteo fortiori patientia uaporare loca. e⟨t⟩ quidem uere obtunditur admixtione olei et aquae cumini uel cinerum asperitas, sed est melius ex initio usque ad finem recta intentione congrua passionibus adhibere.

CAPVT XVIII

175 De satyriasi

Satyriasis est uehemens ueneris appetentia cum tensione ob aegram corporis passionem. uocatur autem, ut quidam uolunt, translatiue a similitudine satyrorum, quos, ut uulgus loquitur siue fabula fingit, uinolentos atque in usum ueneris pronos daemones accipimus, item, ut alii dicunt, ab herbae uirtute, quam satyrion uocant, hanc enim accipientes in uenerem prouocantur cum tentigine genitalium partium.

Sed antecedentes istius passionis causae sunt epota medicamina ob usum uenerium excitandum, quae satyrica uel entatica uo-
176 cant, / quae sunt acria atque incentiua et neruis improba, item im-

12 ex^{II} *om. Rov.* 15 circumtecto *sec. Drabkin^{app} scripsi* circumtento *Guint.* 17 Equidem *Guint.* *correxi (item § 112; Cel. II 57; cf. Cel. II 157. 173)* 24 aegram] *fort.* aliquam *scribendum est* 32 immodici *Guint.* *corr. Rov.*

gegeben hat, sagt er im Widerspruch zu Erasistratos folgendes, was im offenen Gegensatz zu diesen Worten steht: „Die Flüssigkeitsmenge wird 173
nicht nach der Verschiedenartigkeit der (erkrankten) Partien verändert, sondern sie richtet sich danach, ob ein Zustand der Straffung oder der Lockerung besteht." Er urteilt also nicht folgerichtig, wenn er meint, daß man bei den an Darmverschlingung Leidenden um des erkrankten Körperteils willen die Menge des Getränks verringern müsse. Es hätte nämlich geradeheraus gesagt und gezeigt werden sollen, daß die Menge des Getränks im Hinblick auf die (vorliegende) akute und schnell verlaufende Krankheit zu vermindern sei.

Auch haben einige Autoren aus unserer Schule, Anhänger von Themison, Kümmel in Öl gekocht, um damit zu erwärmen, oder haben ihn in zerriebenem Zustand auf Wolle gestreut. Andere wieder kochen Raute in Öl, führen dies mit der Klistierspritze ein und schreiben vor, mit Asche Erwärmungen durchzuführen. Sie ist nämlich, mit Öl oder irgend- 174
einer lockernd wirkenden Flüssigkeit, die zuvor durch Abkochen geeigneter Stoffe hergestellt wurde, gemischt, in ein Gefäß zu füllen, das zwei Fingerbreiten hoch ist und an Umfang dem erkrankten Körperteil entspricht; dann werden (glühende) Kohlen daruntergelegt, die aber keine Flammen schlagen sollen, solange bis die Flüssigkeit aufgebraucht ist; dann wird das Gefäß ringsum mit Leinentüchern bedeckt, und nachdem es etwas abgekühlt ist, soll es umgedreht werden, damit die Asche auf die Leinentücher geschüttet wird; danach wird das Gefäß bis zum Boden hin eingewickelt und mit einem stärkeren Leinentuch fest zusammengebunden, und damit erhitzt man die erkrankten Körperteile. Nun wird allerdings durch das Hinzugeben von Öl und Wasser die Schärfe des Kümmels oder der Asche gemildert, es ist aber besser, vom Anfang bis zum Ende nach richtiger Überlegung die für die Krankheiten geeigneten Mittel anzuwenden.

18. KAPITEL

ÜBER DIE SATYRIASIS 175

Die Satyriasis besteht in einer heftigen Begierde nach Geschlechtsverkehr unter starker Erektion infolge eines krankhaften Zustandes des Körpers. Genannt wird sie aber, wie einige behaupten, in übertragener Weise nach der Ähnlichkeit mit den Satyrn, die man sich, wie das Volk sagt oder die Sage erfindet, als betrunkene und zum Geschlechtsverkehr stets bereite Dämonen vorzustellen hat, oder auch, wie andere sagen, nach der Wirkung einer Pflanze, die man Satyrion (Knabenkraut) nennt, denn diejenigen, welche sie zu sich nehmen, werden unter Erektion der Geschlechtsteile zur sexuellen Begierde angeregt.

Die vorhergehenden Ursachen dieses Leidens aber sind die medizinischen Tränke, die zum Geschlechtsverkehr reizen sollen, die man *satyrika*
(Satyrmittel) oder *entatika* (Erektion erregende Mittel) nennt, / die scharf 176

modicus atque intemporalis usus in uenerem. est autem communis passio uiris atque feminis, quae solet accidere aetatibus mediis atque iuuentuti. hortatur etenim in usum uenerium prouocans aetatis uigor.

Sequitur autem aegrotantes uehemens genitalium tentigo cum dolore atque incendio cum quodam pruritu immodico in ueneriam libidinem cogente, mentis alienatio, pulsus densitas, anhelatio crebra atque celerrima, desponsio, uigiliae, hallucinatio, sitis, cibi fastidium et difficilis urinae egestio, ita ut plerumque stercorum absten-
177 tio fiat, quibusdam etiam febres; / omnibus tamen in ultimo conductio neruorum fiet, quam Graeci spasmon uocauerunt, et inuoluntarius seminis iactus.

Initio autem se leuiter putant releuatos ex usu uenerio atque seminis iactu, sed paulo post uehementer extenduntur. nocentur enim atque uexantur hoc usu, quamquam parui temporis releuationem falsam sentire uideantur, non aliter, quam si scabiosi pruritu affecti uel lippientes manuum contactum affectare frequentent, quod Graeci chirapsian uocauerunt. declinante passione omnia supradicta minuentur, quae Graeci symptomata uocauerunt, nos accidentia passionis.

178 Haec omnia etiam mulieribus passione affectis, sed plus in ipsis praeualet prurigo ob naturam. indecenter enim ipsa in loca manus mittunt prurientibus uerendis atque omnes ingredientes appetunt et suae libidini seruire supplices cogunt.

Differt autem a satyriasi gonorrhoea, quam nos seminis lapsum uocamus, siquidem sine tensione ueretri sit seminis inuoluntaria atque iugis elapsio, dehinc quod satyriasis tarda non sit, quam Graeci chroniam uocant, ac simile quiddam passioni, quae a Graecis sit
179 appellata priapismos. eius memor est in libro Signorum Demetrius Apameus dicens, quod hoc in quodam uiderit sene atque in se ipsum manu operante nec quicquam tamen potuisse peragere, tensionem autem fuisse ueretri nimiam cum paruo dolore, ut cornu putaretur; et ita perseuerasse multis mensibus, nullo quoque adiutorio medi-

17sq. manuum – uocauerunt] *cf.* Tard. I 121 29–398,4] *cf.* Tard. V 89sq.

1 usus ueneris *Rov.* „*an* usus ueneręus?" *Drabkin*[app] 7sq. anhelatio crebra, atque creberrima desponsio *Guint.* *corr. Almel., p. 625* 26 fit *Guint.* *corr. Drabkin* 28 *post* quiddam *add.* habeat *Rov.* 30 Attaleus *Guint.* *corr. Drabkin coll. Tard. V 89 (cf. etiam Tard. II 64; III 102)* 32 „*an* cornum?" *(cf. Tard. V 89) Drabkin*[app] 33 nulli *Rov.; sed cf. Tard. V 89 (cf. Bendz, Caeliana, p. 18sq.)*

und reizend und für die Sehnen schädlich sind, aber auch übermäßiger und zu unrechter Zeit ausgeübter Geschlechtsverkehr. Es ist aber eine Krankheit, die Männern und Frauen gemeinsam ist und die in den mittleren Altersstufen sowie auch in der Jugend auftritt. Denn die Kraft dieses Lebensalters treibt durch Aufreizung zum Geschlechtsverkehr.

Die Erkrankten befallen aber eine starke Erektion der Geschlechtsteile mit Schmerzen und Entzündung zusammen mit einem gewissen maßlosen Jucken, das zum Geschlechtsverkehr zwingt, Geistesverwirrung, gedrängter Puls, häufiges und sehr hastiges Keuchen, Niedergeschlagenheit, Schlaflosigkeit, Wahnvorstellungen, Durst, Ekel vor Speisen und derart behindertes Urinieren, daß meistens auch kein Stuhlgang erfolgt, bei
manchen auch Fieber; / bei allen kommt es jedoch zuletzt zu einer Ver- 177
krampfung der Sehnen, welche die Griechen als *spasmos* bezeichnet haben, sowie zu unwillkürlichem Samenerguß.

Am Anfang fühlen sie sich durch den Geschlechtsverkehr und den Samenerguß etwas erleichtert, aber bald darauf bekommen sie (wieder) sehr starke Erektionen. Sie werden nämlich durch diesen Verkehr eher geschädigt und von Beschwerden geplagt, obwohl sie für kurze Zeit eine Erleichterung zu fühlen scheinen, die aber trügerisch ist, nicht anders, als wenn an Krätze oder Triefäugigkeit Leidende bei Juckreiz häufig mit den Händen darüberfahren wollen, was die Griechen *cheirapsia* genannt haben. Wenn das Leiden abklingt, verringern sich alle soeben genannten Krankheitserscheinungen, wie wir dies nennen, die Griechen haben sie als *symptōmata* bezeichnet.

Alle diese Erscheinungen treten auch bei Frauen auf, die von der 178
Krankheit befallen sind, aber ihrer Natur entsprechend tritt bei ihnen der Juckreiz besonders stark hervor. Sie fassen nämlich ohne jede Scham mit den Händen an die betreffenden Stellen, wenn ihre Geschlechtsteile jucken, und sprechen alle Besucher an und nötigen sie unter inständigen Bitten dazu, ihrer Begierde Genüge zu tun.

Von der Satyriasis ist aber die Gonorrhoe, welche wir Samenfluß nennen, zu unterscheiden, weil sie nämlich in einem unwillkürlichen und ununterbrochenen Samenabgang ohne Erektion des Geschlechtsteiles besteht, dann auch, weil die Satyriasis nicht langzeitig auftritt, was die Griechen *chronia* nennen, und etwas Ähnliches ist wie die Krankheit, die
von den Griechen den Namen *priapismos* bekommen hat. Diese erwähnt 179
Demetrios von Apameia in seinem Buch der „Anzeichen“, wo er sagt, daß er dies an einem alten Mann beobachtet hat, der sich selbst mit der Hand zu befriedigen suchte, aber nichts damit zu erreichen vermochte, die Erektion seines Gliedes war aber überaus stark bei geringen Schmerzen, so daß man es für ein Horn halten konnte; und so blieb es viele Monate hindurch und wollte keinem medizinischen Hilfsmittel weichen, aber nach

cinali cessisse, sed tardo atque longo tempore [re]quieuisse. quo fit, ut sit priapismus discernendus a satyriasi, siquidem illa celer sit et non tardet in corpore. fiet sane ⟨cum⟩ cont⟨r⟩actu neruorum et stimuloso desiderio in ueneriam uoluptatem.

180 Est autem passio stricturae et celeris atque uehemens. patitur enim tota neruositas, quod est coniciendum ex mentis alienatione et contractu membrorum, sed plus atque praestantius pati seminales uias accipimus, quas Graeci spermaticos poros appellant, pati etiam eas partes grauius, quarum congressione usus uenerius celebratur.

Curantes igitur iacere facimus aegrotantes loco calido atque uigilanter silere iubemus lanis limpidis eorum clunes atque pubetenus, quod Graeci ἦτρον appellant, cum inguinibus et ipso ueretro contegentes, prohibentes etiam hominum ingressum et magis iuuenum
181 feminarum atque puerorum. pulchritudo enim ingredientium admonitione quadam prouocat aegrotantes, quippe cum etiam sani saepe talibus u⟨i⟩si⟨s⟩ statim in ueneriam ueniant uoluptatem prouocati partium effecta tentigine. initio itaque accessionum conuenit nos eorum articulos manibus apprehensos continere et ipsorum manus a locis patientibus arcere, ⟨et⟩ cum statum sumpserit accessio, [et] ex dulci atque calido oleo lanas expressas uel decoctione foenugraeci aut lini seminis uel hibisci apponere.

In dimissione uero ob uehementiam etiam phlebotomiam adhibere, cogentibus rebus intra diatriton, permittentibus autem in
182 ipsa diatrito. intelligimus sane dimissionem, si etiam febres affuerint, ex earum indulgentia. necesse est enim, quando passio asperatur, tunc etiam febres extendi, et cum rursum fuerit remissa, febres quoque leuigari. at si febres non fuerint, ex ceteris accidentibus, quae Graeci symptomata uocant, cum ea indulgentiora uiderimus, ut ruborem, feruorem, pruritum uel in usum uenerium cupiditatem aut genitalium tentiginem uel his similia. post phlebotomiam corpus perungemus atque ora lauantes cibum damus alicam ex melle uel panem lotum ex aqua et oua sorbilia.

183 Aliis autem diebus eas partes, quas lana texeramus, cataplasmate curamus ex foenugraeci atque lini seminibus aut pollinibus aqua resolutis, quod Graeci omen lysin uocant, aut aqua et melle. tunc etiam cucurbitas apponemus, sed in accessionis statu leues, in

1 requieuisse *Guint.* *correxi coll. Tard. V 89* 3 fiat *Guint.* *sec. Drabkin*[app] *correxi coll. Tard. V 90* cum *sec. Drabkin*[app] *addidi* contactu *Guint.* *corr. Rov.* 12 ἦτρον *Guint.* *corr. Amm.* 16 uisis *coni. Rov.*[m] usi *Guint.* uoluptatem] cupiditatem *Rov.*[m] *coll. § 182* 19 et *sec. Drabkin*[app] *addidi (cf. lin. 20; Cel. II 103; III 147)* 20 et *om. Rov.*, „*fort. recte*" *Drabkin*[app] *seclusi*

langer Zeit beruhigte es sich allmählich. So kommt es, daß man den Priapismus von der Satyriasis unterscheiden muß, indem die letztere akut verläuft und nicht lange im Körper verbleibt. Sie geht aber mit einem Zusammenkrampfen der Sehnen und einer intensiven Begierde nach Geschlechtsverkehr einher.

Es handelt sich aber um ein Leiden infolge eines Straffungszustandes, 180
das schnell verlaufend und heftig ist. Es leidet darunter nämlich das gesamte System von Nerven und Sehnen, was man aus der Geistesverwirrung und der Verkrampfung der Glieder schließen kann, wir sind aber der Meinung, daß besonders und vor allem die Samengänge erkrankt sind, welche die Griechen als *spermatikoi poroi* bezeichnen, daß aber auch die Partien besonders stark leiden, durch deren Vereinigung der Geschlechtsakt vollzogen wird.

Bei der Behandlung lassen wir also die Kranken in einem warmen Raum liegen und ordnen an, daß sie wach bleiben und still sind; wir überdecken zugleich mit reiner Wolle ihre Gesäßbacken und die Schamregion, welche die Griechen *ētron* (Unterleib) nennen, mitsamt den Leisten und dem Geschlechtsteil selbst; wir verhindern auch, daß andere Menschen
hereinkommen, und zwar besonders junge Frauen und Knaben. Denn die 181
Schönheit der Eintretenden wirkt durch eine gewisse Erinnerung aufreizend auf die Kranken, indem ja auch Gesunde oft durch einen solchen Anblick sofort in sexuelle Begierde geraten, wozu sie durch die eingetretene Erektion der Geschlechtsteile provoziert werden. Beim Beginn von Anfällen ist es also angebracht, daß wir ihre Glieder mit den Händen anfassen und halten und ihre eigenen Hände von den erkrankten Partien fernhalten, und wenn der Anfall seinen Höhepunkt erreicht hat, Wolle aufzulegen, die in süßem, warmem Öl ausgedrückt wurde oder in einer Abkochung von griechischem Heu, Leinsamen oder Eibisch.

In der Phase des Nachlassens soll man aber wegen der Heftigkeit (der Krankheit) auch den Aderlaß anwenden, wenn die Situation es erfordert, innerhalb der Dreitagefrist, wenn sie es gestattet, jedoch am dritten Tage
selbst. Wir erkennen aber die Phase des Nachlassens, wenn auch Fieber 182
besteht, daran, daß dieses geringer wird. Denn notwendigerweise tritt dies ein, daß sich, wenn sich das Leiden verschlimmert, dann auch das Fieber verstärkt und daß, wenn es sich wiederum bessert, auch das Fieber leichter wird. Wenn aber kein Fieber bestanden hat, (erkennen wir es) an den übrigen Begleiterscheinungen, welche die Griechen *symptōmata* nennen, wenn wir diese gemildert sehen, z. B. die Rötung, Hitze, das Jucken oder die Begierde nach Geschlechtsverkehr oder die Erektion der Geschlechtsteile und ähnliches. Nach dem Aderlaß salben wir den Körper ein, waschen das Gesicht und geben als Speise Spelt in Honig oder in Wasser eingeweichtes Brot und Trinkeier.

An den folgenden Tagen aber behandeln wir die Partien, die wir 183
(vorher) mit Wolle umhüllt hatten, mit einer Packung aus Samen von griechischem Heu und Leinsamen oder in Wasser gelöstem Mehl, das die Griechen als *ōmē lysis* (geschrotetes Mehl) bezeichnen, oder auch aus Wasser und Honig. Dann setzen wir auch Schröpfköpfe auf, aber während

dimissione autem cum scarificatione, clunibus atque pubetenus prae-
rasis capillis. apponimus etiam sanguisugas et spongiarum uapora-
tione utimur praecoctis in aqua quibusdam laxatiuis, adhibentes
etiam clysterem ex oleo calido aut calida et oleo, tunc rursum cata-
184 plasmantes ante cibum. praeterea etiam encathismatibus utimur,
nunc ex oleo confectis uel calida et oleo, nunc ex decoctionibus miti-
ganter laxatiuis. in mulieribus autem etiam pessulum oleo calido
infundentes sensim consexualibus manibus in muliebre ueretrum
mitti iubemus; externas uero partes per latitudinem lanis contege-
mus uel cataplasmamus et utrique fibrae cucurbitas infigemus.

Declinante passione gestationem adhibemus et in oleum uel cali-
185 dam aegros infundemus, scilicet embasim facientes. tunc etiam laua-
crum adhibemus atque melioribus sucis et uariis cibis nutrimus fu-
gientes acriora, pulmentum atque uinum multo tempore. cerotaria
etiam patientibus partibus apponimus, mulieribus uero liquidiora
facientes acrium uice utimur, adhibentes etiam aliqua ex adipibus
atque medulla et meliloto uel his similibus pessaria, de quibus latius
in libris, quos De mulie⟨b⟩ribus scripturi, docebimus.

Aliorum autem medicorum excepto Themisone nullus hanc
passionem conscribit, cum non solum raro, uerum etiam coaceruatim
186 saepissime inuasisse uideatur. memorat denique Themison apud
Cretam multos satyriasi interfectos, quod quidem, quantum credi-
tur, factum est ignorantia ciborum, quod frequenter ac plurimam
manderent satyrion herbam. ait praeter⟨e⟩a apud Mediolanum iuue-
nem atque alias decentem nuptam cuidam nobili se uidisse saty-
riasi interfectam.

Ponit etiam eius passionis curationem secundo libro Epistolarum
ad Asilium scribens, imperans phlebotomiam atque fomentationes et
cataplasmata frigidae uirtutis adhibenda, quibus possit exstingui
187 ueneris appetentia, dans etiam potum frigidum. quae omnia sunt in-
consequentia atque incongrua, siquidem pugnent phlebotomiae laxa-
mento, ex quo indulgentia corporis fiet. et est ⟨ex⟩ cataplasmatibus

1 perrasis *Guint.* *corr. Drabkin coll. Cel. I 79; Tard. V 74* 4 calida ex oleo *Guint.* *corr. Rov.*[m] *coll. § 147. 151. 184* 6 mitigantur *Guint.* *corr. Schmid, Mnem. 11, p. 154* 8 cum sexualibus *Guint.* *corr. Drabkin* 14 acriora pulmenta *Drabkin* 16 aliqua *scripsi* aque *Guint.* aeque *Rov.* 18 *post* quos *add.* sumus *Rov.* *ante* scripturi *add.* sumus *Ilberg, Sor. Gyn., p. 109 app. sim. ad lin. 3* mulieribus *Guint. Drabkin* *corr. Ilberg loc. cit.* 24 praetera *Guint.* *corr. Rov. (cf. Tard. I 79; II 28)* 32 et est ⟨ex⟩ *scripsi* et est *Guint.* et ex *Drabkin*

des Höhepunktes eines Anfalls nur leichte, beim Nachlassen aber auch unter Skarifikation, am Gesäß und in der Schamregion, nach Abrasieren der Haare. Wir setzen auch Blutegel an und führen mit Schwämmen eine Erwärmung durch, wozu irgendwelche lockernd wirkenden Stoffe in Wasser gekocht werden; wir gebrauchen auch ein Klistier aus warmem Öl oder warmem Wasser und Öl und machen dann vor der Mahlzeit erneut eine
Packung. Außerdem gebrauchen wir auch Sitzbäder, die bald aus Öl oder 184
aus warmem Wasser und Öl bestehen, bald aus Abkochungen, die in sanfter Weise lockernd wirken. Bei Frauen lassen wir aber auch ein Zäpfchen, das wir mit warmem Öl übergießen, durch weibliche Hand allmählich in das weibliche Genitale einführen; die äußeren Partien jedoch bedecken wir in ganzer Breite mit Wolle oder machen eine Packung und setzen auf beiden Schamlippen Schröpfköpfe auf.

Wenn das Leiden im Abklingen begriffen ist, veranstalten wir auch ein Herumtragen und tauchen die Kranken in Öl oder warmes Wasser,
d. h., wir machen ein Bad. Dann verwenden wir auch (normale) Bäder 185
und ernähren mit recht guten Säften und abwechselungsreicher Kost, vermeiden aber lange Zeit alles Scharfe, Fleischspeisen und Wein. Wir tragen auch Wachssalben auf die leidenden Partien auf, die wir für Frauen besonders flüssig machen und statt scharfer Mittel verwenden; wir gebrauchen auch einige Zäpfchen aus Fett, Mark und Honigklee oder Stoffen, die diesen ähnlich sind, über die wir in den Büchern „Über Frauenkrankheiten“, welche wir zu schreiben beabsichtigen, eingehender unterrichten wollen.

Von den übrigen Ärzten hat außer Themison keiner dieses Leiden beschrieben, obwohl es nicht nur selten, sondern recht häufig sogar
massenhaft aufgetreten zu sein scheint. Schließlich berichtet Themison, 186
daß auf Kreta viele an der Satyriasis zugrunde gegangen sind, was allerdings, wie man glaubt, durch Unkenntnis der Nahrungsmittel geschehen ist, weil sie häufig und in großen Mengen die Pflanze Satyrion (Knabenkraut) verzehrt haben. Er sagt außerdem, daß in Mailand eine junge und sonst ehrbare Frau, die mit einem adligen Mann verheiratet war, an der Satyriasis gestorben ist, wie er selbst gesehen hat.

Er legt auch eine Behandlungsmethode für diese Krankheit im zweiten Buch der von ihm verfaßten „Briefe an Asilius“ dar, dabei verordnet er den Aderlaß, erwärmende Mittel und den Gebrauch von Packungen kalter Qualität, durch welche die sexuelle Begierde ausgelöscht werden kann;
auch gibt er kalte Getränke. Alle diese Mittel sind (in der Anwendung) 187
nicht folgerichtig und unangebracht, denn sie stehen im Widerspruch zu der lockernden Wirkung des Aderlasses, durch die eine Entspannung des Körpers eintritt. Und durch die Packungen, die erwärmenden Mittel und

et fomentis et frigido potu constrictio atque condensatio, ut supra diximus, contraria, quippe cum appetentia ac delectatio concubitus accidens sit uerendorum partibus ob tumorem, sicut etiam mentis alienatio membranis cerebri tumentibus, quo fiet, ut ex frigidis atque constrictiuis rebus augeatur etiam uel geminetur ueneris cupiditas.

CAPVT XIX

188
De cholericis

Cholericam passionem aiunt aliqui nominatam a fluore fellis per os atque uentrem effecto, ueluti fellifluam passionem – nam cholen fel appellant, rhoeam fluorem –, alii a multitudine ⟨humorum⟩ fluentium, qui sint similes felli. non enim inquiunt esse fella, sed esse liquida in eundem colorem transeuntia. sed hoc differt nihil, non est enim necessarium de etymologia certare passionis.

Asclepiades libro De finibus hanc diffinitionem passionis dedit: „Cholera“, inquit, „est humoris fluor celer ac parui temporis uentris atque intestinorum ex concursu siue obtrusione corpusculorum at-
189 que, ut saepe conti⟨n⟩git, ex indigestione initium sumens.“ hanc quoque diffinitionem quidam disserentes aiunt humoris fluorem dictum, siquidem haec si[n]t generaliter cholera, parui etiam temporis adiectum ad discretionem coeliacorum, siquidem etiam ipsis fluor est humoris, sed longo frequentius tempore, concursu autem corpusculorum, siquidem etiam nauigantium quidam humoris fluxu afficiantur, nec tamen ex corpusculorum concursu; adiectum etiam frequenter ex indigestione hoc fieri, siquidem ex aliis quoque causis fiat cholerica passio.

Item aliqui nostrorum tradiderunt eandem diffinitionem solum concursum corpusculorum detrahentes atque uiarum raritatem adicientes.

190 Nos autem superfluum fuisse causas passionis dicere iudicamus, cum sit necessarium id, quod ex causis conficitur, edocere. multo autem ac magis superfluum dicimus etiam causas antecedentes dif-

1sq. ut supra diximus] *u.* Cel. I 157–160. 163

1 et^{II}] ex *Guint.* *corr. Rov.*^{m} *(cf. supra p. 400,28–30)* 3 „*fort.* uerendarum partium *uel* uerendis partibus“ *Drabkin*^{app} 10 humorum *add. Rov.* 17 contigit *Guint.* *correxi* 19 sint *Guint.* *corr. Amm.* est *Rov.*

durch den kalten Trank kommt es zu einer Zusammenziehung und Verdichtung, wie wir oben gesagt haben, die dem entgegenwirkt; denn das Begehren und die Lust am Geschlechtsverkehr ist ein an den Geschlechtsteilen infolge einer entzündlichen Schwellung auftretendes Symptom, ebenso wie die Geistesverwirrung Symptom einer entzündlichen Schwellung der Hirnhäute ist; so geschieht es, daß durch kalte und zusammenziehend wirkende Mittel die sexuelle Begierde sogar gesteigert oder verdoppelt wird.

19. KAPITEL

Über die an Brechdurchfall (Cholera) Erkrankten 188

Das Choleraleiden ist, wie manche sagen, nach dem Gallenfluß benannt, der durch den Mund und auch durch den Darm abgeht, also gleichsam das Gallenflußleiden – denn die Galle nennt man *cholē*, den Fluß *rhoia* –; wie andere sagen, nach der (großen) Menge der ausströmenden Säfte, die der Galle ähnlich sind. Denn, wie sie sagen, handelt es sich nicht um Galle, sondern um Flüssigkeiten, welche nur dieselbe Farbe angenommen haben. Aber das macht (für uns) keinen Unterschied, es ist nämlich nicht erforderlich, sich um die Etymologie des Krankheitsnamens zu streiten.

Asklepiades hat in seinem Buch „Über Definitionen" folgende Definition dieser Krankheit gegeben: „Der Brechdurchfall", sagt er, „ist ein akutes und kurze Zeit andauerndes Herausfließen von Flüssigkeit aus Bauch und Därmen infolge des Zusammenströmens der Korpuskeln und der dadurch bewirkten Verstopfung, das, wie es häufig der Fall ist, mit
einer Verdauungsstörung beginnt." Diese Definition haben einige auch 189
noch eingehender erklärt und sagen, ‚Herausfließen von Flüssigkeit' sei deshalb gesagt, weil dies das allgemeingültige Charakteristikum des Brechdurchfalls sei; ‚kurze Zeit andauernd' aber sei hinzugefügt, um eine Unterscheidung gegenüber den an chronischem Durchfall Erkrankten zu treffen, bei denen ja auch ein Herausfließen von Flüssigkeit auftritt, das aber in der Mehrzahl der Fälle lange andauert, ‚durch das Zusammenströmen der Korpuskeln', weil ja auch manche Seefahrer von einem Herausfließen von Flüssigkeit befallen werden, das aber nicht durch das Zusammenströmen der Korpuskeln verursacht wird; es sei aber hinzugefügt, daß dies häufig ‚durch eine Verdauungsstörung' verursacht wird, weil der Brechdurchfall auch aus anderen Ursachen entstehen kann.

Einige aus unserer Schule haben auch dieselbe Definition überliefert, nur haben sie das Zusammenströmen der Korpuskeln weggelassen und die Lockerheit der (inneren) Gänge hinzugefügt.

Wir aber urteilen, daß es überflüssig gewesen ist, die Ursachen für 190
dieses Leiden zu nennen, da es (allein) notwendig ist, dasjenige darzustellen, was durch diese Ursachen bewirkt wird. Für noch weit überflüssiger jedoch erklären wir es, sogar die vorhergehenden Ursachen an die Definitionen

finitionibus adiungi, quippe cum nec sola cholerica passio ex indigestione fiat neque sola indigestio hanc faciat passionem, sed etiam aliae speciales atque contraria⟨e⟩ uirtutis, quarum nihil ex ista diffinitione monstratur, dehinc quod rheumatismus siue humoris fluor non solum uentris atque intestinorum sit, sed etiam stomachi.

191 Quapropter, ut Soranus ait, cholerica passio est solutio stomachi ac uentris et intestinorum cum celerrimo periculo. sed antecedentes causas eius passionis dicimus uinolentiam uel malum medicamen potum aut aquarum calidarum potationem uel iactationem maritimam primae nauigationis, quae commoueat insuetos. sed uehementius hoc facere dicimus, ubi continuamus indigestionem ob plurimam sumptionem cibi aut insueti aut curiose conditi. quorum sane intellectus aptus rationi est ob causarum scientiam, inutilis uero ac ⟨non⟩ necessarius curationi uel naturae.

Huic passioni similis ac uicina est diarrhoea atque stomachi
192 resolutio. / sed diarrhoeam Asclepiadis sectatores discernunt. in cholericis aiunt uentris et stomachi rheumatismum, hoc est humoris fluorem, in diarrhoea uero ultimarum partium profluuium. nos uero dicimus in stomachi solutione solum uomitum frequentare et neque simul uentris fluorem, qui si fuerit rursum uomitu non attestante solius uentris significat solutionem et appellabitur diarrhoea; in cholerica passione ⟨utrumque⟩ concurrit, hoc est uomitus atque uentris fluor, cum aliis quibusdam accidentibus signis, quae post memorabimus.

Item indigestionem aiunt genere differe. sed Asclepiadis sectatores magnitudine inquiunt, siquidem paruus ex indigestione corpusculorum concursus siue obtrusio, maior autem in cholericis; tem-
193 pore inquiunt, / siquidem praecedat indigestio choler[ic]a⟨m⟩. sed horum prompta atque facilis est discretio. etenim indigestio conficitur ex corruptione ciborum, etiam si quis neque uomat neque humoris fluorem sustineat, quem Graeci rheumatismum appellant, per uentrem effectum; cholera autem ex uomitu atque uentris fluore ⟨et⟩

23sq. quae post memorabimus] *u.* § 194–197

3 alias *Guint.* *corr. Rov.* *post* aliae *add.* causae *Rov.* contraria *Guint.* *corr. Rov.* 4 quod *om. Rov.* 5 est *Rov.* 13sq. ac ⟨non⟩ necessarius *scripsi (u. Bendz, Caeliana, p. 88)* ac necessarius *Guint.* nec necessarius *Amm.* 21 *post* cholerica *add.* uero *Rov.* 22 utrunque *add. Rov.* 25 „*fort.* ⟨alii⟩ aiunt" *Drabkin*[app] 28 cholerica *Guint.* *corr. Rov.*; „*sed fort. scrib.* cholericam" *Drabkin*[app] 32 et *addidi*

anzuhängen, da nämlich weder der Brechdurchfall die einzige Krankheit ist, die durch Verdauungsstörung entsteht, noch ausschließlich eine Verdauungsstörung diese Krankheit hervorruft, sondern andere Ursachen bestehen, die für dieses Leiden typisch und von sehr unterschiedlicher Eigenart sind, von denen aus dieser Definition keine einzige erhellt wird, schließlich, weil dieser *rheumatismos* oder dieses Herausfließen von Flüssigkeit sich nicht nur auf den Bauch und die Därme erstreckt, sondern auch auf den Magen.

Darum sagen wir mit Soran, der Brechdurchfall ist ein Lockerungs- 191
zustand des Magens, des Bauches und der Därme mit höchst akuter Lebensgefahr. Als vorhergehende Ursachen dieser Krankheit aber bezeichnen wir Trunkenheit oder das Trinken einer schädlichen Medizin oder von warmem Quellwasser oder das Hin-und-Hergeworfen-Werden auf See, wenn jemand seine erste Seefahrt macht, das Personen, die dies nicht gewohnt sind, völlig aus dem Gleichgewicht bringt. Wir sagen aber, daß es sich besonders heftig auswirkt, wenn jemand andauernd eine Verdauungsstörung hat, weil er zuviel Nahrung zu sich nimmt, an die er entweder nicht gewöhnt ist oder die raffiniert gewürzt ist. Dies zu erkennen dient freilich der Überlegung, um die (Krankheits)ursachen zu erfahren, es ist jedoch ohne Nutzen und nicht erforderlich für die Behandlung oder für die (Kenntnis der) Natur (der Krankheit).

Dieser Krankheit ähnlich und verwandt sind der Durchfall und die
Auflösung des Magens. Den Durchfall haben aber (auch) die Anhänger 192
des Asklepiades davon unterschieden. Bei den an Brechdurchfall Leidenden, sagen sie, bestehe ein *rheumatismos*, das ist ein Herausfließen von Flüssigkeit, aus Bauch und Magen, beim Durchfall aber ein Ausfließen aus den unteren (Darm)abschnitten. Wir jedoch sagen, daß bei einer Auflösung des Magens allein häufiges Erbrechen auftritt und nicht gleichzeitig ein Bauchfluß; wenn umgekehrt ein solcher auftritt und dabei kein Erbrechen als Begleiterscheinung zu verzeichnen ist, so bedeutet dies einen Fluß aus dem Bauch allein und wird als Durchfall bezeichnet; beim Brechdurchfall kommt beides zugleich vor, d. h. Erbrechen und Bauchfluß, zusammen mit anderen hinzutretenden Kennzeichen, die wir später erwähnen werden.

Sie sagen auch, daß die Verdauungsstörung etwas der Art nach Verschiedenes sei. Die Anhänger des Asklepiades sagen jedoch, es handele sich nur um einen Größenunterschied, weil bei der Verdauungsstörung nur ein geringes Zusammenströmen der Korpuskeln und eine geringe dadurch bewirkte Verstopfung vorliegen, bei den an Brechdurchfall Leidenden dies aber in größerem Ausmaß erfolgt; sie sagen auch, es bestehe ein
zeitlicher Unterschied, / indem nämlich die Verdauungsstörung dem Brech- 193
durchfall vorausgeht. Aber der Unterschied zwischen ihnen liegt auf der Hand und ist leicht zu finden. Die Verdauungsstörung kommt nämlich durch Zersetzung der Speisen zustande, auch wenn jemand sich dabei weder erbricht noch ein Herausfließen von Flüssigkeit erleidet, welches die Griechen als *rheumatismos* bezeichnen, wobei diese durch den Bauch abgeht; der Brechdurchfall aber kann an dem Erbrechen, dem Bauchfluß

turbatio⟨ne⟩, etiam si cibus non fuerit corruptus et ex aliis antecedentibus causis fuerit ueniens, intelligi potest.

CAPVT XX

194 QVAE SEQVVNTVR EOS, QVI CHOLERICA PASSIONE AFFICIVNTVR?

Praecedit frequenter cholericos stomachi grauedo atque tensio, anxietas, iactatio, uigiliae, tormentum intestinorum cum sonitu, quem Graeci borborigmon uocant, uentris dolor atque per podicem uenti fluor nihil releuans, ructationes fumosae, nausea, saliuarum fluor, grauedo thoracis cum membrorum defectu; surgente passione iugis uomitus et primo corrupti cibi, sicut frequenter occurrit, et humoris atque fellis flauidi, dehinc uitellis ouorum similis, tunc
195 prasii atque aeruginosi, ultimo etiam nigri; / uentris quoque turbatio cum dolore et egestio uomitorum similis, hoc est spumosa et acerrima, cum frequenti delectatione uomendi. crescente passione aquati atque tenuis liquoris fiet egestio et aliquando similis loturae carnis, feruntur etiam cum his humoribus plerumque subalbida desputa; sequitur etiam densitas pulsus et articulorum ⟨frigidus torpor⟩ atque uultus nigrore fuscatus, ardor atque sitis insatiabilis, spiratio celerrima et contractio uel conductio membrorum cum neruorum tensione ac surarum et brachiorum, praecordiorum etiam ad superiora raptus cum dolore iliaco simili, aliquando etiam egestio uentris sanguino-
196 lenta, uultus in maciem atque tenuitatem deductus, / oculi rubri et in ultimo singultus. ita denique acuta atque celerrima passio esse a ueteribus memoratur, ut numquam in secundum ueniat diem.

At si in meliorem partem uergere coeperit, ut leuior fiat, articulorum atque corporis frigus infractum mitescit, et pulsus assurgens manifestior fiet ex altioribus ad superficiem ueniens, paruae etiam atque interuallis longioribus egestiones fient, et paulatim releuatior aeger efficitur.

Accessiones autem apprehendimus ex his, quae sunt passioni consequentia. cum enim anxietas atque iactatio confluentibus ad

1 turbatio *Guint.* *correxi (cf. § 195)* turbatio ⟨est⟩ *Rov.* 2 fuerit *secl. Drabkin* 7 borborismon *Guint.* *sec. Drabkin*[app] *(*borborigmon *uel* -yg-*) correxi; cf. Tard. III 18; Sor. Gyn. III 31,3: CMG IV p. 114,12* 8 uentris *Rov.*[m]*; sed cf. § 141* 12 *fort.* prasini *scribendum est (cf. Cel. II 93)* 17 frigidus torpor *add. Drabkin coll. Cael. Aur. De signific. diaet. pass. 42: p. 230,21 Rose* atque corporis frigus *addideram coll. § 196* frigus *add. Rov. coll. § 196* 22 deducti *Guint.* *corr. Rov.*[m] 23 ista *Rov.* 26 infarctum *Guint.* *corr. Rov.*

und der Störung (der Verdauungstätigkeit) erkannt werden, selbst wenn die Speisen sich nicht zersetzt haben und er von anderen vorhergehenden Ursachen gekommen ist.

20. KAPITEL

WELCHE SYMPTOME TRETEN BEI DENJENIGEN AUF, DIE VON BRECHDURCHFALL BETROFFEN SIND? 194

Bei den an Brechdurchfall Erkrankten gehen häufig ein Gefühl von Schwere und Spannung im Magen voraus, Beklemmung, Herumwerfen (im Bett), Schlaflosigkeit, krampfartige Schmerzen in den Därmen mit einem Geräusch, das die Griechen *borborygmos* nennen, Bauchschmerzen und ein Abgang von Winden durch den After, der keine Erleichterung bringt, dampfartiges Aufstoßen, Brechreiz, Speichelfluß, Schweregefühl im Brustkorb und Gliederschwäche; beim Ausbruch der Krankheit tritt unaufhörliches Erbrechen auf, und zwar zuerst von zersetzter Nahrung, wie dies häufig vorkommt, sowie von Flüssigkeit und gelblicher Galle, danach von Stoffen, die dem Eigelb ähnlich sind, dann von grünen und
grünspanfarbenen und zuletzt sogar von schwarzen;/außerdem eine mit 195
Schmerzen verbundene Störung der Verdauungstätigkeit und eine (Darm)ausscheidung, die dem Erbrochenen ähnelt, d. h. eine schaumige und stark ätzende, bei häufigem Drang zum Erbrechen. Bei sich verschlimmerndem Leiden wird eine wäßrige und dünne Flüssigkeit herausgebracht, die bisweilen dem Spülwasser von Fleisch ähnelt, meistens werden zusammen mit diesen Flüssigkeiten auch weißliche Auswürfe hinausbefördert; es sind auch Gedrängtheit des Pulses, kalte Erstarrung der Glieder und Verdunkelung des Gesichts zu einer schwarzen Färbung zu verzeichnen, ein Brennen (im Inneren) und unstillbarer Durst, sehr hastiges Atmen und Verkrampfung oder Zusammenziehung der Glieder unter Spannung der Sehnen in den Waden und Unterarmen, auch ein Hinaufziehen des Zwerchfells nach den höher gelegenen Partien mit einem Schmerz wie bei der Darmverschlingung, bisweilen auch blutiger
Stuhlgang, das Gesicht wird mager und fällt ein,/die Augen sind gerötet, 196
und ganz zuletzt tritt Schlucken auf. Diese Krankheit ist aber schließlich derartig akut und verläuft, wie die alten Autoren schildern, so überaus schnell, daß sie niemals länger als einen Tag dauert.

Wenn sie sich aber der Besserung zuzuneigen beginnt, so daß sie eine leichtere Wendung nimmt, so wird die Kälte in den Gliedern und im Körper unterbrochen und läßt nach, und der Puls, der sich (wieder) erhebt, wird deutlicher, indem er aus den tieferen Schichten an die Oberfläche steigt, auch finden nur geringe Ausscheidungen in längeren Abständen statt, und der Kranke fühlt sich nach und nach besser.

Die (einzelnen) Anfälle aber erkennen wir an den Begleiterscheinungen des Leidens. Wenn nämlich Beklommenheit und unruhiges Herumwerfen beim Zusammenströmen der Flüssigkeiten im Magen sowie ein krampf-

stomachum liquidis et contractio articulorum occurrerit, accessionem
197 praesentem dicimus. at si post uomitum minus sibi aeger coeperit
displicere, stomachi occurrerit releuatio et mitigata uentris mordi-
catione [uentris] cuncta minui aduersa coeperint, dimissionem pro-
nuntiamus.

Generaliter autem passio est uehemens atque acuta uel celeris
et aliquando solius solutionis, aliquando adiuncta ex aliqua parte
strictura, ut dolores ostendunt stomachi atque uentris et intesti-
norum et articulorum contractio. magis autem patitur in ista pas-
sione stomachus et uenter et intestina, cetera uero uel omnia corporis
consentiunt.

CAPVT XXI

198 ### QVOMODO CVRANDI SVNT CHOLERICI?

Cholericos oportet primo similiter ut cardiacos locari atque ut
indigestos uel qui cibos excludunt. potum dari decet tepidae, ut,
quod immutatum corruptione uideatur, tamquam ueneni materia
per uomitum depurgetur. at si haec corrupta excludi desierint, erunt
aegrotantes seruandi in eodem schemate. prouocabiles sunt enim li-
quidorum fluctioni[bu]s motus. conuenit etiam articulorum lenis at-
que impressa defricatio cum quadam perseuerabili tenacitate, tunc
etiam eorum ligatio, qua cum fuerint densa phthisicum consentire
199 stomachum cogant. sed ne ex his ligamentis superiora torpescant,
erunt saepius commutandae ligationes. tunc stomacho atque ori
uentris spongiae admouendae iugiter ex aqua frigida expressae, de-
hinc etiam ex posca; atque iisdem facies detergenda, quo defectione
submota in resumptionem ueniant aegrotantes.

Vtemur etiam odoramentis, sicut in cardiacis ordinauimus, at-
que flabris et cataplasmatibus frigidae uirtutis secundum thoracem
200 ac uentrem. sed ut non saepius haec mutare cogamur neque ⟨e⟩ con-
trario permanendo calida efficiantur, spongiis frigida expressis atque

27 ordinauimus] *u.* Cel. II 205

4 uentris *om. Rov., sec. Drabkin*[app] *seclusi* 9 patiuntur *Rov.* 18 „*fort.* prouocabilis est" *(cf. Sor. Gyn. III 41,1: CMG IV p. 119,19; Cael. Aur. Gyn. II 47: p. 85,615 Drabkin) Drabkin*[app] „*fort. secl.* liquidorum" *Drabkin*[app] 19 fluctionibus *Guint. (cf. Bendz, Caeliana, p. 23) corr. Drabkin* („*an* -um?" *Drabkin*[app]) fluxionibus *Rov.* leuis *Guint. correxi (cf. e.g. Cel. II 149)* 21 quae *Rov.*[m] *Drabkin* fuerit *Rov.*[m] *Drabkin* 22 cogat *Amm. Drabkin* 29 e *addidi (item Tard. I 64. 87; V 80)*

artiges Zusammenziehen der Glieder eintreten, so können wir sagen, daß ein Anfall vorliegt. Wenn sich der Kranke aber nach dem Erbrechen weni- 197
ger schlecht zu fühlen beginnt, sich eine Erleichterung im Magen einstellt und bei gemindertem Beißen im Bauch alle Beschwerden sich zu verringern beginnen, so beurteilen wir dies als Beruhigungsphase.

Allgemein gesprochen, ist dies aber eine Krankheit, die heftig, akut oder schnell verlaufend ist und bisweilen nur auf einem Lockerungszustand beruht, während bisweilen auch teilweise ein Straffungszustand damit verbunden ist, wie es die Schmerzen im Magen, im Bauch und in den Därmen sowie die Verkrampfung der Glieder zeigen. Besonders erkrankt sind aber bei diesem Leiden der Magen, der Bauch und die Därme, die übrigen Körperteile, oder vielmehr alle übrigen, sind aber mit betroffen.

21. KAPITEL

Wie sind die an Brechdurchfall Erkrankten zu behandeln? 198

Die an Brechdurchfall Erkrankten soll man zunächst einmal ebenso unterbringen wie die an der „Herz"krankheit Leidenden und wie die an Verdauungsstörungen Leidenden oder wie solche, die ihre Nahrung wieder erbrechen. Es ist angebracht, einen Trunk lauwarmen Wassers zu geben, damit alles, was durch Zersetzung verdorben zu sein scheint, wie ein Giftstoff durch Erbrechen hinausbefördert wird. Wenn aber das Hinausbefördern dieser zersetzten Stoffe aufgehört hat, so sind die Kranken in derselben Stellung liegen zu lassen. Denn jede Bewegung reizt zum Ausfließen der Flüssigkeiten. Angebracht ist auch eine sanfte, aber tiefgehende Massage der Glieder mit einer gewissen ausdauernden Intensität, dann auch deren Bandagieren, wodurch man, wenn (die Glieder) verdichtet sind, darauf hinwirkt, daß auf den in Auflösung begriffenen Magen derselbe Effekt ausgeübt wird. Damit aber durch diese Binden die Extremi- 199
täten nicht zum Absterben gebracht werden, sind die Bandagen öfter zu wechseln. Dann sind auf Magen und Magenmund in ununterbrochener Folge Schwämme aufzulegen, die in kaltem Wasser ausgedrückt wurden, später auch in Limonade; und damit ist auch das Gesicht abzuwischen, damit der Schwächezustand behoben wird und die Kranken sich wieder erholen.

Wir verwenden auch Riechmittel, wie wir sie für die an der „Herz"-krankheit Leidenden verordnet haben, sowie Fächer und Packungen von kühlender Wirkung auf Brustkorb und Bauch. Damit wir aber nicht 200
gezwungen sind, diese öfter zu wechseln und sie auch nicht im Gegenteil durch ihr Verbleiben warm werden, halten wir sie mit Schwämmen kühl, die in kaltem Wasser ausgedrückt worden sind und dann daraufgelegt

superpositis ea frigidamus, ut non solum uirtute constrictiua, uerum
etiam frigido tactu fluorem constringant.

At si dolor uel intestinorum tormenta plurimum coegerint, pro
frigidis spongiis aliqua temperantia admouemus. tunc tectione[m]
mundarum lanarum uel olei dulcis atque calidae infusionibus utemur.
similiter etiam propter contractiones articulos lana circumtegimus
et pannis calidis colligamus.

Infigimus praeterea cucurbitas leues, quas Graeci κούφας uocant,
201 scilicet sine scarificatione. has frequenter detrahemus atque diffe-
rentibus locis infigimus, quo latenter ac sensim etiam strictura, quae
irruerat, resoluatur. at si dolores coegerint et plus urgere uomitum
uiderimus solutione obtinente, ita cucurbitas infigemus, ut in car-
diacis memorauimus, hoc est constrictiuas ori uentris atque subse-
quentibus partibus, aliquando etiam a tergo per interualla dimissio-
nis. damus praeterea aquam frigidam sorbendam per interualla
eadem.

At si uehementius uires amputari ac solutionem crescere uideri-
202 mus, praecuratis aegris, ut in cardiacis docuimus, / cibum damus di-
missionis tempore non exspectata prima diatrito, defectionis coacti
periculis. dabimus igitur panem ex aqua frigida diligenter praelotum,
alicam uel oryzam ex aqua uel posca aut oua hapala aceto prius in-
fusa et pulticulam sicciorem. at si accepta reiecerint, paululum re-
quiescentes post interuallum rursum cibo nutrimus. tunc, si res co-
egerint, etiam tertio id facimus uel quarto, et ob retinendum cibum
cucurbitam latioris osculi unam uel secundam plurima cum flamma
infigimus ori uentris infra costarum finem, eodem tempore, quo ci-
203 bum damus. tunc post eius sumptionem idem facimus, quo constric-
tione atque raptu corporis ad inferiora uenire et permanere cogantur
accepta. oportet praeterea adiutoriorum mediocritatem intueri, nam
plurimo atque iugi cibo op⟨p⟩ressione praefocati saepe sunt aegro-
tantes.

At si distantia temporis longiore fuerit uomitus intercapedina-
tus et uentris effusio iisdem dilationibus dirarata, tunc ut in declina-
tione totius passionis ob destructionem dabimus quicquam pomo-
rum, ut pira uel mala Cydonia aut sorba aut mali Punici grana aut

13 memorauimus] *u.* Cel. II 215 18 docuimus] *u.* Cel. II 207

1 solum *coni. Drabkin* saepius *Guint. (cf. E. Löfstedt, Beiträge zur Kenntnis der späteren Latinität, Uppsala 1907, p. 50)* tantum *Rov.*^{m} 4 tectionem *Guint. corr. Rov.* 9 detrahimus *Rov.* 14sq. damus dimissionis. Praeterea *Guint. trsp. Drabkin* 16 eadem *sec. Drabkin*^{app} *scripsi* quidem *Guint.* 30 opressione *Guint. corr. Rov.* „*fort.* oppressi" *Drabkin*^{app}

werden, damit sie nicht nur durch ihre zusammenziehende Wirkung, sondern auch durch die kalte Berührung den Fluß eindämmen.

Wenn jedoch der Schmerz oder Krämpfe in den Därmen mit aller Gewalt dazu zwingen, so legen wir statt der kalten Schwämme irgendein Linderungsmittel auf. Danach bedienen wir uns des Überdeckens mit reiner Wolle oder auch des Begießens mit süßem und warmem Öl. In ähnlicher Weise umhüllen wir auch wegen der (auftretenden) Krämpfe die Glieder mit Wolle und umwickeln sie mit warmen Tüchern.

Außerdem setzen wir leichte Schröpfköpfe auf, welche die Griechen κοῦφαι (leicht) nennen, natürlich ohne Skarifikation. Diese ziehen wir oft 201
wieder herunter und setzen sie an anderen Stellen auf, damit auch der Straffungszustand, der (den Körper) überfallen hatte, unbemerkt und ganz allmählich vergeht. Wenn es jedoch die Schmerzen erforderlich machen und wir sehen, daß das Erbrechen sich verstärkt, indem der Lockerungszustand die Oberhand behält, so setzen wir die Schröpfköpfe in der Weise auf, wie wir es für die an der „Herz"krankheit Leidenden angegeben haben, d. h. zum Zwecke des Zusammenziehens über dem Magenmund und auf den anschließenden Partien, bisweilen auch, in den Phasen des Nachlassens, auf dem Rücken. Auch geben wir in denselben Phasen kaltes Wasser zu trinken.

Wenn wir jedoch sehen, daß die Kräfte sehr im Schwinden begriffen sind und der Lockerungszustand immer größer wird, so geben wir, nach Vorbehandlung der Kranken, wie wir sie für die an der „Herz"krankheit
Leidenden verordnet haben, / während einer Beruhigungsphase Nahrung, 202
ohne das Ende der ersten Dreitagefrist abzuwarten, denn die Gefahr der Entkräftung zwingt uns dazu. Wir geben also vorher sorgfältig in kaltem Wasser eingeweichtes Brot, Spelt oder Reis in Wasser oder Limonade oder weiche Eier, die vorher mit Essig übergossen worden sind, und einen etwas weniger flüssigen Brei. Wenn sie aber das Verzehrte wieder von sich geben, so lassen wir sie etwas ruhen und geben ihnen nach einiger Zeit erneut zu essen. In dem Falle, wenn die Umstände dies erfordern, machen wir dies sogar ein drittes oder viertes Mal, und damit die Speise (im Inneren) behalten wird, setzen wir ein oder zwei Schröpfköpfe mit recht weitem Rand unter Verwendung einer starken Flamme auf den Magenmund unterhalb der Stelle, wo die Rippen aufhören, und zwar zu derselben
Zeit, in der wir zu essen geben. Nach der Nahrungsaufnahme machen wir 203
dann dasselbe (noch einmal), damit das Verzehrte durch die Zusammenziehung und das Ansaugen durch den Körper in die tieferen Partien zu gelangen und darin zu verbleiben gezwungen wird. Man muß aber außerdem darauf sehen, daß diese therapeutischen Maßnahmen in mäßiger Form angewandt werden, denn bei sehr vielem und ununterbrochenem Essen sind die Kranken durch die Belastung oft schon erstickt.

Wenn aber das Erbrechen in längeren Zeitabständen erfolgt und auch der Bauchfluß nur noch in denselben längeren Abständen auftritt, so geben wir ebenso wie während des Abklingens der gesamten Krankheit zu seiner Bekämpfung etwas Obst, wie Birnen oder Quitten, Speierlinge,

204 Damascena/uel recentium uuarum palealium, intybi thyrsum atque uolantium pectora, sed non pinguium, ut perdicis uel phassae uel similium in posca decoctorum uel assorum cum aspergine corticis mali Punici in puluerem comminuti, dehinc e cellario, quam Graeci apotamiam uocant, colymbadas oliuas fractas.

At si sufficienter aegrotantium surrexerint uires, dabimus etiam panem ex uino mediocriter austero et aqua frigida temperato. dehinc etiam bibendum dabimus ex ipso mixtum potum, sed eo tempore, quo cibum dabimus. multum enim bibere prohibemus, siqui-
205 dem sitis siccare ualeat humecta. at si febres fuerint consecutae et uires aegrotantis permiserint, abstinentia⟨m⟩ cibi adhibemus una die; si autem hoc ferre non potuerint, dabimus cibum dimissionis tempore; sin uero febres non coegerint et passionem cessasse uiderimus, non sine cautione ac diligenti cura resumimus aegrotantem paulatim atque modicis adiectionibus potus uel ciborum praecauentes superfluos cibos, ne in commemorationem passio reducatur. resumptis igitur uiribus etiam lauacrum adhibemus.

Haec est secundum nos cholericorum cura.

206 Veterum autem medicorum sententiae uariant. Hippocrates fel cholen appellans cholericam nominauit atque iliacae passionis esse particulam siue concursum constituit. nunc denique eius curationem neque memorare dignum est. sed quinto libro Epidemion cholericorum signa tradens helleboro dicit utendum cum lenticula uel singularem sucum lenticulae bibendum; tunc inquit uomitum prouocandum. quod est non aliter contrarium, quam si quis fluore sanguinis pereuntem uel diaphoresi dissolutum phlebotomare uelit aut cardiacum sudore defluentem calido lauacro uel sudoriferis uaporibus
207 uelit adiuuare,/quod id ipsum, quod passio nititur, adiutorium quoque fieri uehementius cogat. etenim [in] helleboris uomitus factus etiam his, qui nulla solutione afficiuntur cholericae passionis, peri-

22–25] *u.* Hipp. Epid. V 10: V p. 210,1–11 L.

4 quem *Guint.* *corr. Drabkin (cf. Bendz, Caeliana, p. 33)* quod *Rov.*[m] 5 apo tamiu *Rose, Sor. Gyn., p. 219,1 app.* 11 abstinentiam . . . adhibemus *coni. Amm.* abstinentia . . . abstinemus *Guint.* 15 potus *coni. Rov.*[m], „*fort. recte*" *Drabkin*[app] motus *Guint. Drabkin* 20 cholen *coni. Drabkin* quoddam *Guint.* choleurecam *Guint.* *corr. Rov.*[m] choleram siccam *Triller, p. 51, coll. Hipp. De uictu acut. spur. 51 (19): I p. 171, 5 Kw. = II p. 494,4 L.* 21 nunc] ille *Rov.* 22 *post* dignum *add.* arbitratus *Rov.* 26 uelit aut] uel ita ut *Guint.* *corr. Schmid, Mnem. 11, p. 154sq.* uel aut *Rov.* 27 sudorificis *Rov.*[m] 28 nititur] uocatur *Rov.; sed cf. Schmid, Mnem. 11, p. 154sq.* 29 in helleboris *Guint.* *corr. Drabkin* ex helleboro *Rov.*[m] 30sq. „*fort.* periculosus solet fieri" *Drabkin*[app]

Granatapfelkerne oder Pflaumen aus Damaskus/oder von den heurigen 204
Trauben, die in Spreu aufbewahrt werden, auch einen Endivienstengel sowie die Brust von Geflügel, aber von solchem, das nicht fett ist, z. B. von Rebhuhn, Ringeltaube oder ähnlichen Vögeln, in Limonade gekocht oder gebraten und mit pulverisierter Granatapfelschale bestreut, danach aus dem Vorratskeller, den die Griechen als *apotamia* bezeichnen, zerkleinerte marinierte Oliven.

Wenn aber die Kräfte der Kranken in ausreichendem Grade wiederhergestellt sind, so geben wir auch Brot in mäßig herbem Wein, mit kaltem Wasser verdünnt. Dann geben wir auch einen Mischtrank daraus zu trinken, aber nur zu der Zeit, in der wir zu essen geben. Wir verbieten nämlich, daß viel getrunken wird, weil ja der Durst die feuchten Organe
auszutrocknen vermag. Wenn jedoch Fieber hinzugetreten ist und die 205
Kräfte des Kranken dies zulassen, so verordnen wir Enthaltung von Speisen für einen Tag; wenn sie dies jedoch nicht ertragen können, so geben wir in einer Phase des Nachlassens zu essen; wenn uns jedoch kein Fieber dazu zwingt und wir sehen, daß die Krankheit aufgehört hat, so bemühen wir uns, nicht ohne Vorsicht und sorgfältige Aufmerksamkeit den Kranken zu kräftigen, und zwar allmählich und mit mäßigen Zulagen an Trank oder Speisen, dabei hüten wir uns vor zu reichlicher Nahrung, damit die Krankheit nicht dazu gebracht wird, sich von neuem bemerkbar zu machen. Wenn sich dann die Kräfte erholt haben, gebrauchen wir auch das Bad.

Dies ist nach unserer Lehrmeinung die Behandlungsweise für die an Brechdurchfall Erkrankten.

Die Urteile der alten Ärzte sind aber verschiedenartig. Hippokrates, 206
der die Galle *cholē* nennt, hat (die Krankheit) als *cholerikē* bezeichnet und behauptet, sie sei ein Teil oder eine Begleiterscheinung der Darmverschlingung. Es ist daher auch nicht nötig, seine Behandlungsmethode hier zu erwähnen. Aber im fünften Buch seiner „Epidemien" beschreibt er die Kennzeichen der an Brechdurchfall Erkrankten und sagt, man solle Nieswurz mit Linsen gebrauchen oder allein die Linsenbrühe trinken; danach, sagt er, solle Erbrechen veranlaßt werden. Dies ist ebenso schädlich, wie wenn jemand einen Patienten, der im Begriff ist, an Blutfluß zugrunde zu gehen, oder der von substanzauflösendem Schweiß entkräftet ist, zur Ader lassen wollte oder einem an der „Herz"krankheit Leidenden, der stark schwitzt, mit einem warmen Bade oder mit schweißtreibenden
erwärmenden Mitteln zu helfen versuchen wollte,/weil ebendasselbe, was 207
durch die Krankheit verursacht wird, auch die therapeutische Maßnahme in noch weit stärkerem Grade erzwingt. Denn mit Hilfe von Nieswurz verursachtes Erbrechen pflegt selbst denjenigen, die nicht von dem Lockerungszustand, der zum Brechdurchfall führt, betroffen sind, Gefahr

culum solet facere, et magis cum non praeparatis corporibus adhibetur. at si quisquam Hippocratem defendens dixerit ab eo non datum, sed memoratum, quod quidam cholericus acceperit uel sibi ipse dederit, frigida utitur defensione. ait enim Hippocrates profuisse datum, quod si displiceret, culpare debuerat.

208 Item Diocles libro, quo de passionibus atque earum causis et curationibus scripsit, frigerandos inquit cholericos et, donec depurgentur, nihil accipere; tunc, cum tempus uisum fuerit, dandam frigidam et in uomitum prouocandos; balanos etiam per podicem indendos. at si hiems fuerit, calida aqua utendum, tunc nigrum dandum uinum cum polenta atque post po[si]tum somno quiescendum. singultui uero absinthium dicit conuenire et ad solutionem bubulum uel caprinum lac dimidiae heminae quantitate cum papaueris albi
209 suci cyatho dimidio et mali Punici suco. scribit etiam aliud curationis genus, quo memorat cumino quoque atque sale et origano et his similibus potis utendum.

Culpandus igitur primum est, quod calidum potum dari iubeat cholericis, cum tempus hiemis intuetur et non passionis considerat uires, neque coniciens, quod calidum, quidquid est, laxando prouocet uomitum. addidit etiam nihil dandum, donec aegrotantes depurgentur, et non docuit tempus cibi offerendi neque demonstrauit, quia post depurgationem corruptorum dimissionis tempore erunt aegrotantes nutriendi. denique tempus uini dandi non memorauit. item absinthium est acerrimae uirtutis et propterea incongrue atque
210 imperite singultientibus ordinatum. est enim ex tumore stomachi ueniens singultus. lac etiam in eiusmodi passionibus facilius acescit et effusionem uentris prouocatam extendit. cuminum quoque et origanum acerrimae uirtutis esse nemo est, qui nesciat, quo fiet, ut aperiantur magis quam claudantur fluentia et prouocentur mordicationibus, quae forte sunt in tumore constituta.

Praxagoras primo libro De curationibus contra docens iubet dari plurimum mulsum ex aceto confectum ebibendum et calido passo atque absinthio potandos probat. uomentibus uero prius in-

6–16] Diocl. fr. 70 Wellmann 31–416,8] Prax. fr. 100 Steckerl

1 facere *coni. Drabkin* fieri *Guint.* afferre *Rov.*^{m} *„an* ferre?" *Drabkin*^{app} 8 nihil eis accipiendum *Rov.; sed cf. Bendz, Caeliana, p. 64sq.* 11 post potum somno *coni. Drabkin* post positum somnum *Guint.* post potum somnum *Friedel, p. 32 coll. Cael. Aur. De salut. praec. 57: p. 191,4; 201,19 Rose, ubi* somnum *quidem cod. Aug. CXX, sed* sonno *cod. Lond. praebet* prouocato somno *Rov.* *„fort.* post uomitum somno *uel* postposito somno" *Drabkin*^{app} 12 *post* ad *add.* cohibendam *Rov.*^{m}, stringendam *Wellmann* 31 *„an* dicens?" *Drabkin*^{app} 32 calidae *Rov.*^{m}*; sed cf. § 212*

zu bringen, und besonders, wenn sie bei darauf nicht vorbereiteten Körpern angewandt wird. Wenn aber jemand Hippokrates verteidigen will und sagt, daß sie von ihm nicht gegeben worden ist, sondern daß nur erwähnt wurde, daß irgend jemand, der an Brechdurchfall litt, sie zu sich genommen oder sich selbst verordnet hat, so gebraucht er eine wenig wirksame Verteidigung. Denn Hippokrates sagt, dieses Mittel habe, als man es gegeben hatte, geholfen; wenn er damit nicht einverstanden gewesen wäre, hätte er es tadeln müssen.

Ferner sagt Diokles in dem Buch, in dem er über Krankheiten, ihre 208
Ursachen und ihre Behandlungsweisen geschrieben hat, man müsse die an Brechdurchfall Leidenden abkühlen, und bis sie völlig entleert sind, dürften sie nichts zu sich nehmen; dann, wenn die rechte Zeit gekommen scheine, sei kaltes Wasser zu reichen und seien sie zum Erbrechen zu veranlassen; auch solle man Zäpfchen in den After einführen. Wenn es jedoch Winter ist, muß man warmes Wasser verwenden, dann dunklen Wein mit Gerstengraupen reichen, und nach dem Trunk sollen sie ruhen und schlafen. Gegen Schlucken aber soll, wie er sagt, Wermut helfen und gegen die Auflösung Kuh- oder Ziegenmilch in der Menge einer halben Hemina mit einem halben Cyathus Saft von weißem Mohn und mit Saft vom Granatapfel. Er schildert auch noch eine andere Kur, bei der er erwähnt, daß auch 209
Kümmel und Salz, Origanum und ähnliche Drogen als Tränke anzuwenden sind.

Zu tadeln ist er also zunächst einmal, weil er ein warmes Getränk den an Brechdurchfall Leidenden zu geben verordnet, indem er die Winterszeit berücksichtigt, ohne auf die Eigenschaften der Krankheit zu achten, und auch nicht daran denkt, daß Warmes, was immer es auch sei, durch Lockerung zum Erbrechen reizt. Er hat auch hinzugefügt, daß nichts zu geben sei, bis die Kranken völlig entleert sind, und hat dabei nicht den Zeitpunkt mitgeteilt, an dem Speise gereicht werden soll, und auch nicht dargestellt, daß nach der Ausleerung der zersetzten Stoffe die Kranken in der Beruhigungsphase Nahrung erhalten müssen. Dann hat er auch nicht die Zeit erwähnt, zu der Wein gegeben werden soll. Auch ist Wermut von äußerst scharfer Wirkung, und es ist deshalb unangebracht und kunstwidrig, ihn Patienten zu verordnen, die Schlucken haben. Der Schlucken 210
kommt nämlich von einer entzündlichen Schwellung des Magens. Auch pflegt Milch bei Krankheiten dieser Art besonders leicht sauer zu werden und reizt so zu verstärkten Durchfällen. Daß Kümmel und Origanum ebenfalls von äußerst scharfer Wirkung sind, wird wohl jeder wissen; dadurch kommt es, daß die von dem Fluß betroffenen Organe eher geöffnet als geschlossen werden und daß die Partien, die sich gerade im Zustand einer entzündlichen Schwellung befinden, durch ihre beißende Wirkung noch mehr gereizt werden.

Praxagoras, der im ersten Buch „Über die Behandlungsweisen" entgegengesetzte Ansichten vertritt, verordnet, sehr viel Essigmet zu trinken zu geben, und rät auch, den Kranken warmen Rosinenwein und Wermut zu trinken zu reichen. Denen, die sich erbrechen, sagt er, solle zunächst ein

211 quit calidum potum dandum. tunc, si plurimus, inquit, uomitus fuerit, lauandos aegrotos calida et post lauacrum somno dimittendos. at si dormire non potuerint, danda polenta atque bibenda ex mulso uel passo uel frigida. et cum uomitus quieuerit, lenticula nutriendos et uino potandos. at si uomitus perseuerauerit, post dationem rursum lauandos atque iisdem utendum. at si perseuerauerint ea, quae per uentrem feruntur, manente etiam uomitu, alia die rursum lauandos atque similia adhibenda.

Apparet etiam in hoc morbo erroribus implicari. etenim mulsum ex aceto doloribus est incongruum, ut quod inflet tumentia ex aceti qualitate, absinthium uero sit nocens, ut superius memorauimus.
212 item calidus potus uomitibus est inconueniens, lauacrum quoque fluenti corpori uehementer inimicum, quod iste non semel, sed saepius adhiberi confirmat, et neque cibo nutriens, quo facilius uires aegrotantis diuersis intereant detrimentis, neque saltem semel sub hac lauacri frequentia dormire permittens, ut ipse uoluit. item mulsum uentrem dissoluit, quippe non decoctum, non aliter etiam dulce uinum. ridiculum quoque est atque cachinnos commouens pausante uomitu lenticulam dare, perseuerante uero lauacrum adhibere, cum
213 sint haec in utroque contraria. etenim lenticula constringit praesentem fluorem, lauacrum uero corpus coaequat post uomitus cessationem.

Item Erasistratus secundo libro Salutarium utitur tepido potu uomitum prouocans uel acrimoniam temperans fellis; contra dolores autem tepidis utitur uaporationibus et cataplasmatibus ex uino. at si sitis et defectio coegerit, uino potat Lesbio cum aqua frigida, sed in aquae cyathum uini guttas duas admiscendas iubens uel tres, ut solum, inquit, odorem uini habere aqua uideatur; atque hoc bibendum post singulos imperat uomitus et post singulas uentris effu-
214 siones. plus inquit aquae admiscendum, si febres irruerint, et similiter lenticulam dandam et uinum aut malorum infusionem uel decoctionem aut pomorum aut pirorum. et etiam lauacrum probat et resumptionem adhibendam.

Sed hi[n]c quoque excludendus in quibusdam est. etenim contra dolores quomodo calidis, sic sine uino cataplasmatibus utendum, siquidem rigore quodam naturali siue mordicatione, quam Graeci rhigos uocant, uina constringant. est praeterea eorum datio ante

11 ut superius memorauimus] *u.* § 209

11 sit] est *Rov. Drabkin* 26 sitis et] spiritus *Wellmann, Celsus, p. 92 adn. 5 (praepostere)* 34 hinc *Guint. corr. Rov.* 37 uino *Guint. corr. Rov.*[m]

warmer Trank gereicht werden. Dann, sagt er, wenn das Erbrechen sehr 211
heftig war, seien die Kranken in warmem Wasser zu baden, und nach dem Baden solle man sie schlafen lassen. Wenn sie jedoch nicht schlafen können, so sollen ihnen Gerstengraupen gegeben werden, und zwar als Getränk in Met, Rosinenwein oder kaltem Wasser. Und wenn das Erbrechen aufgehört hat, sollen ihnen Linsen zu essen und Wein zu trinken gegeben werden. Wenn das Erbrechen jedoch anhält, sollen sie nach der Verabreichung (des Trankes) erneut gebadet werden, und es sollen dieselben Mittel gebraucht werden. Wenn aber die Abgänge durch den Darm nicht aufhören und auch das Erbrechen dabei weiter anhält, so solle man (die Kranken) am folgenden Tage wiederum baden und Ähnliches anwenden.

Er scheint auch hinsichtlich dieses Leidens in Irrtümern befangen zu sein. Denn Essigmet ist bei Schmerzen unangebracht, weil er nämlich durch die Eigenschaft des Essigs die unter Entzündung geschwollenen Partien auftreibt, der Wermut aber dürfte schädlich sein, wie wir schon oben erwähnt haben. Auch warme Getränke sind bei Erbrechen unange- 212
bracht, das Baden ist ebenfalls für einen an Flüssen leidenden Körper außerordentlich schädlich; und dies fordert er nicht nur einmal, sondern öfter anzuwenden und gibt dabei nicht einmal Nahrung, wodurch die Kräfte des Kranken um so eher den verschiedenartigen Beeinträchtigungen unterliegen, noch läßt er (ihn) während dieser häufigen Bäder auch nur einmal zum Schlafen kommen, wie er es doch selbst haben wollte. Und der Met verursacht Durchfall, wenn er nicht abgekocht worden ist, genauso auch der süße Wein. Albern ist es auch und erregt schallendes Gelächter, daß er bei Aufhören des Erbrechens Linsen gibt, beim Fortbestehen jedoch ein Bad gebraucht, da diese Maßnahmen in beiden Fällen unangebracht sind. Denn die Linsen unterbinden einen bestehenden Fluß, das Baden 213
aber gleicht den Körper (erst dann) aus, wenn das Erbrechen aufgehört hat.

Ferner gebraucht Erasistratos im zweiten Buch seiner „Gesunden Lebensweise“ einen lauwarmen Trank, der zum Erbrechen reizt oder die Schärfe der Galle mäßigen soll; gegen die Schmerzen aber verwendet er lauwarme erwärmende Mittel und Packungen mit Wein. Wenn aber Durst und Erschöpfung dazu zwingen, so gibt er lesbischen Wein mit kaltem Wasser zu trinken, verordnet aber, daß auf einen Cyathus Wasser (nur) zwei oder drei Tropfen Wein hinzuzugeben sind, damit, wie er sagt, das Wasser nur den Duft vom Wein zu haben scheint; und er gibt die strenge Anweisung, dies nach jedem Erbrechen und nach jedem Stuhlgang zu trinken. Wenn Fieber hinzutritt, sagt er, sei mehr davon in das Wasser zu 214
geben, und ebenso seien auch Linsen zu geben und Wein oder ein Aufguß oder eine Abkochung von Äpfeln, (anderem) Obst oder Birnen. Er empfiehlt auch das Baden und eine Erholungskur.

Aber auch er kann in mancher Hinsicht nicht anerkannt werden. Denn gegen Schmerzen soll man zwar warme Packungen anwenden, aber doch ohne Wein, weil der Wein nämlich durch eine gewisse natürliche Kälte oder durch seine beißende Wirkung, welche die Griechen als *rhigos* (Kälte) bezeichnen, zusammenzieht. Außerdem ist die Verabreichung

declinationem passionis contraria, et magis cum sine cibo danda ordi-
215 nantur et immodice, /siquidem post singulos uomitus id fieri praeceperit, cum propter uirium solutionem oportuerit etiam cibi quiddam offerre et non solum uinum potandum dare. febribus quoque irruentibus et, quantum credendum est, tumore interposito inconueniens est lenticula et infusiones siue decoctiones constringentium materiarum. harum enim uomitum cogentium fuerat usus necessarius.

At Herophilus cholericorum curationem secundum se aliis nullam tradidit.

Asclepiades uero tertio libro Celerum uel acutarum passionum affectans uomitum ex rapaci haustu transuoratis potionibus eadem
216 die leuat aegrotantes et uino potat cum polenta. /et quid ultra? cum plurima approbet ueterum curationum solum prohibens ea die leuandos, nisi uires fuerint reparatae? oportebat etiam uini tempus diffinire atque post cibum dandum ordinare.

Empiricorum Serapion primo libro Curationum istius passionis medelam tradidit, item Heraclides Tarentinus libro quarto. sed communiter uterque rationali[s] Logicorum consentiunt curationi, adicientes etiam medicamina, quae catapotia uocauerunt, multis ex speciebus confecta, quae pharmacode dicuntur, necnon potiones etiam ad retinendos exitus fluentium materiarum, ex quibus sunt hyoscyami seminis, quem nos altercum dicimus, drachmae duae,/
217 anisi drachma una, opii drachma semis, contrita et superfusa aqua dulci, tunc collecta et in triginta partes diuisa. singula faciunt catapotia, et dantur in aqua frigida cyathis duobus. „Abstinet", inquit, „etenim uentrem." his uero, qui fuerint uiribus illaesis, conuenire dicit medicamen ex myrrha atque papauere et croco confectum in quantitatem erui datum cum uini cyatho.

Sed haec uehementius ostendit Heraclides Tarentinus, dans etiam alicam cum uino ultimae depressionis – hydatode Graeci uo-
218 cant, nos abusiue tortiuum – uel cum absinthio et oryza / uel lenticula aut ptisana, cum contrariam uirtutem alicae lenticula atque ptisana obtineat. item primo libro Regulari siue, ut Graeci dicunt, Diaetetico nutriens cholericos prima die, ceteris utens congrue, postera in-

16–420,4] Heracl. fr. 187 Deichgräber

2 „*fort.* immodica" *Drabkin*[app] 5 tumore *coni. Drabkin* humore *Guint.* 11 eodem *Rov.; sed cf. Schmid, Mus. Helvet. 1, p. 123* 12 lauat *Rov.*[m] 13 lauandos *Rov.*[m] 18 rationalis *Guint.* *corr. Deichgräber* 25 aquae frigidae *Rov.*[m]*; sed cf. Schmid, Rph 17, p. 134* abstinent *Rov.*[m] 26 illesis *Guint.* „*fort.* illaesi" *Drabkin*[app]*; sed cf. Cel. I 80* 31 torticum *Guint.* *corr. Rov.* 31sq. „*fort.* oryzam uel lenticulam aut ptisanam *(omisso* et*?)*" *Drabkin*[app]

dieser Dinge vor dem Abklingen des Leidens von Schaden, und besonders, wenn verordnet wird, sie ohne Speisen zu geben und in übermäßigen Mengen, / indem er ja vorgeschrieben hat, daß es nach jedem Erbrechen zu 215
geschehen habe, während es wegen der Auflösung der Kräfte erforderlich gewesen wäre, auch etwas Nahrung anzubieten und nicht nur Wein zu trinken zu geben. Bei auftretendem Fieber und, wie man glauben muß, bei Vorhandensein einer entzündlichen Schwellung sind Linsen und Aufgüsse oder Abkochungen von zusammenziehend wirkenden Stoffen ungeeignet. Denn (dann) wäre die Anwendung solcher Stoffe erforderlich gewesen, die Erbrechen hervorrufen.

Herophilos hat dagegen keine eigene Behandlungsweise für die an Brechdurchfall Erkrankten der Nachwelt überliefert.

Asklepiades jedoch will im dritten Buch seiner „Schnell verlaufenden oder akuten Krankheiten" durch hastiges Trinken und Herunterschlucken von Tränken Erbrechen hervorrufen; an demselben Tage entleert er die Kranken und gibt ihnen Wein mit Gerstengraupen zu trinken. Was soll 216
man noch weiter dazu sagen? Während er die meisten Behandlungsmethoden der Alten anerkennt, will er allein verbieten, daß (die Kranken) an demselben Tage entleert werden, wenn nicht ihre Kräfte zuvor wiederhergestellt sind? Es wäre auch erforderlich gewesen, daß er die Zeit für das Weintrinken festgelegt und angeordnet hätte, ihn erst nach der Verabreichung von Speisen zu geben.

Von den Empirikern hat Serapion im ersten Buch seiner „Behandlungsweisen" eine Heilbehandlung für diese Krankheit überliefert, auch Herakleides von Tarent in seinem vierten Buch. Aber beide befinden sich im allgemeinen in Übereinstimmung mit der rationalen Behandlungsweise der Dogmatiker; sie fügen noch eine Art von Medikamenten hinzu, die sie *katapotia* (Tabletten) genannt haben, welche aus vielen Stoffen zusammengesetzt sind, (Tabletten,) die man *pharmakōdē* (heilkräftig) nennt, sowie auch Tränke, die das Ausströmen flüssiger Stoffe verhindern sollen; von der Art sind zwei Drachmen Bilsenkrautsamen, wir nennen die Pflanze *altercum*, / eine Drachme Anis, eine halbe Drachme Opium, zerrieben und 217
mit Regenwasser übergossen, dann zusammengenommen und in dreißig Teile geteilt. Das ergibt ebenso viele Tabletten, und sie werden in (je) zwei Cyathi kalten Wassers gereicht. „Dies nämlich", sagt er, „stopft den Bauch." Bei denen aber, die sich in einem unverminderten Kräftezustand befinden, nütze, wie er sagt, ein Medikament, das aus Myrrhe, Mohn und Safran hergestellt wird, davon ein Quantum in der Größe einer Erve mit einem Cyathus Wein gegeben.

Aber Herakleides von Tarent zeigt diese Richtung noch eindeutiger, indem er nämlich Spelt gibt mit Wein, der beim Pressen zuletzt kommt, – die Griechen nennen ihn *hydatōdēs* (wäßrig), wir nennen ihn ungenau *tortiuum* (herausgequetscht) – oder mit Wermut und Reis, / Linsen oder 218
Gerstenschleim, obwohl doch Linsen und Gerstenschleim eine dem Spelt entgegengesetzte Wirkung haben. Auch gibt er im ersten Buch seiner „Gesunden Lebensweise" oder, wie die Griechen sagen, der „Diätetik", den an Brechdurchfall Leidenden am ersten Tage Nahrung und gebraucht

quit die eos ante uomitum usque ad tertium diem neque cibo nutriendos neque os colluere permittendos, si quicquam fuerit suspicione sollicitum; post tertium uero diem continenter atque cum cautione resumptionem faciendam.

Sed huic erit respondendum, utrum in declinatione passionis dari dixerit uinum atque uarium cibum an ante ipsam, quod est
219 intemporale atque importunum. sed si in declinatione, cur declinante passione et, quantum creditur, forsitan et exclusa usque ad primam diatriton abstinendos existimat aegrotantes? his enim, qui forsitan ob eius defensionem dixerint eum praecauere, rursum ne febres irruant, respondemus hoc esse occultum et non oportere Methodicum esse suspicionibus incertis occupatum, et uere. at si ob irruentem febriculam, quae iam praesens esse uideatur, abstinentia putat utendum, erat melius dicere, quia cessante uomitu, emergente febricula abstinentia est adhibenda, quod idem facere uel memorare neglexerit.

CAPVT XXII

220 De defluxione, quam Graeci diarrhoeam vocant

Defluxio est secundum Asclepiadem rheumatismus siue fluor parui temporis ultimarum partium coli atque sessionis siue longanonis, ut nos appellamus, quae fit, inquit, ex conuentu siue concursu atque congressu corpusculorum. sed huic quidam responderunt, quod non solum ultimarum partium coli defluxio esse uideatur, sed etiam superiorum. item ex corpusculorum concursu siue conuentu, quem en⟨s⟩tasim appellauit, negant fieri posse defluxionem, sed magis
221 abstinentiam uel retentionem. alii rursum defluxionem dicunt fluorem siue, ut Graeci, rheumatismum parui temporis intestinorum atque sessionis uel longanonis secundum uiarum raritatem. sed superfluum est causas adicere, cum passionem diffinimus, quibus fuerit confecta defluxio. item alii defluxionem esse dixerunt uentris turbationem celerem uel acutam, quae fit ex corruptione ciborum. sed etiam nunc habet quaedam superflua diffinitio; dehinc etiam sine corruptione ciborum aut simili causa posse defluxionem fieri praeuide[a]mus.

8 et^{II} *om. Rov.* 10sq. irruant. Respondemus *Guint.* *corr. Rov.* 12 et uere] sed ueris *Haller; Wellmann, Hermes 57, p. 414* 24 entasim *Guint.* *corr. Vietmeier, p. 94 adn. 14* 32 praeuidemus *scripsi (propter clausulam)* praeuideamus *Guint.*

auch die übrigen Mittel in angemessener Form, am nächsten Tage, sagt er, dürfen sie bis zum dritten Tage vor dem Erbrechen weder Nahrung erhalten, noch soll man sie den Mund ausspülen lassen, wenn dabei irgendein Anlaß zur Besorgnis gegeben ist; nach dem dritten Tage aber soll ohne Unterbrechung und mit Sorgfalt eine Erholungskur durchgeführt werden.

Man muß ihm aber (die Frage) entgegenhalten, ob er etwa gemeint hat, daß Wein und abwechselungsreiche Kost während des Abklingens der Krankheit zu geben sind oder vor demselben, was dem richtigen Zeitpunkt nicht entspricht und unangebracht ist. Wenn aber während des Ab- 219
klingens (gemeint ist), warum hält er es dann für nötig, die Kranken bis zum Ende der ersten Dreitagefrist fasten zu lassen, wenn die Krankheit bereits im Abklingen begriffen und, soweit man glauben kann, vielleicht schon überwunden ist? Denn denen, die etwa zu seiner Verteidigung sagen würden, daß er Vorsorge treffen will, daß nicht wiederum Fieber auftritt, geben wir zur Antwort, daß dies aus der Luft gegriffen sei und ein Methodiker sich nicht von ungewissen Vermutungen einnehmen lassen darf, wahrhaftig nicht! Wenn er jedoch meint, daß man wegen des einsetzenden Fiebers, das bereits vorhanden zu sein scheint, fasten lassen muß, so wäre es besser gewesen, zu sagen, daß bei Aufhören des Erbrechens und bei auftretendem Fieber gefastet werden muß, was er zu tun oder vielmehr zu erwähnen versäumt hat.

22. KAPITEL

ÜBER DEN DURCHFALL, DEN DIE GRIECHEN DIARRHOIA NENNEN 220

Der Durchfall ist nach Asklepiades ein *rheumatismos* (Fließen) oder Fluß von kurzer Dauer in den untersten Abschnitten des Grimmdarms und des Mastdarms oder auch des *longanon*, wie wir ihn nennen; dieser komme, sagt er, durch das Anhäufen oder Zusammenströmen und Aufeinandertreffen der Korpuskeln zustande. Ihm haben aber manche entgegnet, daß der Durchfall nicht allein die untersten Abschnitte des Grimmdarms zu betreffen scheint, sondern auch die höher gelegenen Partien. Sie streiten auch ab, daß durch das Zusammenströmen oder Anhäufen von Korpuskeln, das er *enstasis* nannte, Durchfall entstehen kann, sondern eher
Verstopfung oder Stuhlverhaltung. Andere wieder nennen den Durchfall 221
einen Fluß oder, wie die Griechen sagen, einen *rheumatismos* von kurzer Dauer in den Därmen und im Mastdarm oder *longanon* infolge der Erweiterung der Gänge. Es ist aber bei der Definition der Krankheit überflüssig, die Ursachen anzugeben, durch welche der Durchfall bewirkt wird. Noch andere haben gesagt, der Durchfall sei eine schnell verlaufende oder akute Störung in den Verdauungsorganen, die durch Zersetzung der Speisen verursacht wird. Aber auch hier hat die Definition überflüssige Zusätze; denn wir können feststellen, daß Durchfall auch ohne Zersetzung der Speisen oder eine ähnliche Ursache auftreten kann.

222 Sequitur autem defluxione laborantem sine ullo dolore effusio liquidorum per podicem, hoc est per anum, quae corporis faciat corruptionem, aliquando etiam perseuerando intestinorum uulnerationem, ex qua dysenteria saepe sequatur.

Vtendum denique aegrotante locato silentio atque abstinentia cibi et uini, tunc cataplasmatibus constrictiuis secundum clunes atque uentrem uel pubetenus. alia die, si defluxio cessauerit, cibus adhibendus constrictiuus, tunc etiam uinum atque lauacrum adhibendum et cetera, quae resumptionibus conuenire uidentur.

5 *post* aegrotante *add.* commode *Rov.* 9 Caelii Aureliani Methodici Siccensis Oxeon Libri tertii finis. *add. Guint.*

Es befällt aber den an Durchfall Leidenden ein Hervorströmen flüs- 222
siger Abgänge durch den *podex*, das heißt durch den After, ohne alle Schmerzen, das aber den Körper stark mitnimmt, bisweilen auch, wenn es andauert, die Därme verletzt, woraus sich häufig Ruhr ergibt.

Man soll also, nachdem man den Kranken ins Bett gebracht hat, ihn ruhen und sich vom Essen und vom Wein enthalten lassen; dann soll man zusammenziehend wirkende Packungen auf den Gesäßbacken, dem Bauch oder der Schamregion gebrauchen. Am nächsten Tage, wenn der Durchfall aufgehört hat, ist Nahrung von zusammenziehender Wirkung zu verwenden, dann sind auch Wein und ein Bad zu gebrauchen und die weiteren Maßnahmen anzuwenden, die der Erholung förderlich zu sein scheinen.

CAELII AVRELIANI
TARDARVM PASSIONVM
LIBRI I–II

CAELIUS AURELIANUS

CHRONISCHE KRANKHEITEN
BUCH I–II

CAELII AVRELIANI

TARDARVM PASSIONVM LIBRI V

PRAEFATIO

Praescriptis Celerum passionum libris tardarum placet curationes ordinare, quae solo superpositionis tempore ⟨sunt⟩ superioribus similes, in lenimento uero uaria recorporatione formantur et peritis medicinae claram aeternamque gloriam quaerunt. celeres enim uel acutae passiones etiam sponte soluuntur, et nunc fortuna, nunc natura fauente. quo fit, ut ignari homines elati saepe medicos fugiant, cum hos prouentus incantationibus uanis ac ligamentis ascribant aut fortunae, cum quoties repentino nuntio laeti aut territi aegrotantes 2 mutatione quadam corporis morbos excludunt / uel ea per intemperantiam gerunt, quae ratione occulta sibi profutura nescientes duce desperatione committunt. in utrumque enim faciles celeres passiones accipimus. pelluntur enim aut fluore sudoris aut sanguinis per nares aut uentris.

Chroniae autem uel tardae passionis morbi, qui iam praeiudicio quodam corpora possederint, solius medici peritiam poscunt, cum neque natura neque fortuna soluantur. podagram denique uel phthisin aut elephantiasin uel similes tarditate passiones resolui nulli sectarum principes meminerunt, sicut saepe febres acutae soluuntur. hinc denique Graeci Asclepium nomen sumpsisse dixerunt, quod dura curando primus superauerit uitia.

3 Scribentium igitur medicinam nullus ante Themisonem tardarum passionum curationes principaliter ordinauit. alii uero has omnino tacuerunt tanquam impossibiles iudicantes uel incurabilium passionum, alii aliptarum officio transmittendas crediderunt, alii

1–4 Caelii Aureliani Siccensis in V libros chronion praefatio. *Sich.* 6 suprapositionis *Sich. correxi (u. Bendz, Caeliana, p. 72sq.)* sunt *post* superioribus *add. Rov., transposui* 11 uanis *coni. B. Axelson (per colloquium)* nouis *edd.* 12 aliquoties *Rov.*[m] 18 passiones et morbi *Rov.*[m] „*fort. seclud.* morbi *et scrib.* passiones quae" *Drabkin*[app] 28 alyptarum *Sich.*

CAELIUS AURELIANUS

CHRONISCHE KRANKHEITEN
BUCH I–V

VORWORT

Nachdem wir die Bücher über „Akute Krankheiten" vollendet haben, wollen wir die Behandlungen chronischer Krankheiten darstellen; diese sind nur in der Zeit der Zunahme den zuvorgenannten ähnlich, in der Phase der Beruhigung aber werden sie mit vielfältigen Formen der umstimmenden Methode behandelt, und sie bringen den kundigen Medizinern großen, immerwährenden Ruhm. Denn die schnell verlaufenden oder akuten Krankheiten können auch wieder von selbst vergehen, bald durch glückliche Fügung, bald durch die Gunst der Natur. Daher kommt es, daß unwissende Menschen überheblich werden und oft den Ärzten aus dem Wege gehen, während sie diese Heilerfolge sinnlosen Zaubersprüchen, Amuletten oder einfach dem Glück zuschreiben; denn in Wirklichkeit kommt es oft vor, daß Kranke, durch eine überraschende Nachricht erfreut oder entsetzt, einer körperlichen Veränderung unterliegen und dadurch gesund werden / oder daß sie bei ihrem unbeherrschten Verhalten 2
(gerade) das zuwege bringen, was ihnen auf unerklärliche Weise zu Hilfe kommt; sie wissen aber nichts davon und handeln nur in Verzweiflung. Wir stellen nun fest: akute Krankheiten können leicht beide Wendungen nehmen. Ausgetrieben werden sie aber unter Schweißausbruch, Nasenbluten oder Darmentleerung.

Die Erkrankungen an einem chronischen oder langwierigen Leiden, die von den Körpern nach einer gewissen Vorentscheidung schon Besitz ergriffen haben, erfordern jedoch unbedingt einen fachkundigen Arzt; denn weder von Natur aus noch durch einen Glücksfall vergehen sie wieder. Daß Podagra, Schwindsucht, Elephantiasis oder auf Grund ihres chronischen Charakters ähnliche Leiden (von selbst) aufhören, wie das bei akuten Fiebern häufig geschieht, dafür hat immerhin noch kein Haupt einer (Ärzte)schule ein Beispiel anführen können. Daher hat schließlich Asklepios, wie die Griechen sagten, seinen Namen erhalten, daß er als erster die hartnäckigen Leiden durch seine Behandlung überwand.

Von den Medizinschriftstellern hat jedoch keiner vor Themison die 3
Behandlungsmethoden für chronische Krankheiten grundlegend dargestellt. Einige haben sich dazu überhaupt nicht geäußert, weil sie diese gleichsam für aussichtslos gehalten oder sie zu den unheilbaren Krankheiten gerechnet haben, andere glaubten, sie der Zuständigkeit der Trainer

disperse atque de aliis passionibus scribentes, ut podagra, sanguinis fluore, hydropismo, paralysi, alopecia uel quartanis typis, ut Erasistratus et Asclepiades. Themison autem Tardarum passionum III libros scripsit. item Thessalus secundo libro Regulari earum curationem ordinauit. dehinc Soranus plenissime cunctarum diligentiam tradidit atque speciale corpus scripturae formauit de passione capitis initia sumens, quod nos quoque faciendum assumimus.

überlassen zu können; wieder andere (Autoren), wie Erasistratos und Asklepiades, geben nur verstreute Hinweise auf sie bei der Beschreibung anderer Krankheiten wie Podagra, Blutfluß, Wassersucht, Lähmung, Haarausfall oder Viertagefieber. Themison jedoch hat 3 Bücher „Chronische Krankheiten" geschrieben. Auch Thessalos hat im zweiten Buch seiner „Gesunden Lebensweise" die Behandlung dieser Leiden beschrieben. Danach hat Soran in umfassender Weise die Behandlung aller (chronischen Leiden) zur Darstellung gebracht und ein besonderes Sammelwerk darüber verfaßt, in dem er mit den Kopfleiden anfängt; wir wollen in derselben Weise verfahren.

TARDARVM PASSIONVM
LIBER PRIMVS

CVI HAEC INSVNT

CAPVT I

4 De capitis passione, qvam Graeci cephalaean nominant

A parte corporis, quae patitur, passio nomen accepit. nam cephalen Graeci caput uocauerunt.

Generatur autem saepius perfrictione aut frigiditate aut e contrario solis exustione aut continuatione uigiliarum. sed uehementius feminas tenet ob diligentiam capillorum.

Sequitur in passione constitutos dolor uehemens capitis totius aut dimidii, quem consueto nomine hemicraniam uocant, uel certe
5 temporum, quem dolorem crotaphon appellant. occupat etiam oculorum radices et occipitium atque colla tendens usque ad spinae partes, ut, cum sedere aegrotantes uoluerint, uertigine afficiantur atque oculorum caligine cum nausea et fellis uomitu. ac si passio uehemente⟨sce⟩r⟨e⟩ coeperit, rubri atque prominentes oculi fiunt deiectis et

14sq.] *cf.* Cass. Fel. De med. 1: p. 2,14sq. Rose 18 quem – uocant] *cf.* Cass. Fel. De med. 1: p. 2,11 Rose

1sq. CAELII AVRELIANI SICCENSIS CHRONION LIBER PRIMVS. *Sich.* 3 CVI – 9 melancholia *om. Rov.* 19 quem dolorem crotaphon] quae κροτάφους *Rov.*[m]*; sed cf. § 6* 22 uehementer *Sich. corr. Rov.*[m] *(cf. e. g. Cel. I 102; Tard. I 51; II 73. 101; III 3)*

CHRONISCHE KRANKHEITEN
ERSTES BUCH

DARIN SIND FOLGENDE KAPITEL ENTHALTEN

1. KAPITEL

ÜBER DIE KRANKHEIT DES KOPFES, 4
WELCHE DIE GRIECHEN KEPHALAIA (KOPFSCHMERZEN) NENNEN

Diese Krankheit hat ihren Namen von dem erkrankten Körperteil bekommen. Denn die Griechen haben den Kopf als *kephalē* bezeichnet.

Sie wird aber ziemlich häufig durch Unterkühlung bzw. Kälte oder im Gegenteil durch Sonnenbrand oder auch durch ständiges Wachbleiben hervorgerufen. Besonders heftig befällt sie aber Frauen wegen allzu intensiver Haarpflege.

Es tritt bei den von dieser Krankheit Befallenen ein heftiger Schmerz im ganzen Kopf oder (auch) in einer Kopfhälfte auf; diesen bezeichnet man mit dem gebräuchlichen Namen Migräne, oder doch ein Schmerz in
den Schläfen, den man Schmerz in den *krotaphoi* (Schläfen) nennt. Er be- 5
fällt auch den Augenhintergrund, das Hinterhaupt und den Nacken und erfaßt dabei Teile der Wirbelsäule, so daß die Kranken, wenn sie sitzen wollen, von Schwindel und Verdunkelung der Augen in Verbindung mit Übelkeit und Erbrechen von Galle befallen werden. Wenn sich das Leiden zu verschlimmern beginnt, sind die Augen gerötet und treten hervor, wobei

conclusis palpebris euitantes lumen cum lacrimarum fluore, cibi etiam iugi fastidio et obtusione uisus, aurium tinnitu et difficili auditu. sequentur etiam uigiliae iuges aut frequentes, dentium dolor et accessionis initio sanguinis e naribus paruissimus guttarum fluor nihil releuans. erit igitur locandus aegrotans, si totum caput doluerit,
6 supinus, / si autem ex parte, ea parte, quae patitur; mitigatur enim
quodam blandimento straminum pars in dolore constituta. peiorante passione sequitur uultus deprauatio, pulsus obscuritas, et omnes sensus obtusione afficiuntur.

Hac passione alii celeriter atque cum febribus, quem dolorem proprio nomine sectarum principes capitis uocauerunt, alii tarde atque sine febribus per interualla temporum admoniti solo dolore capitis oppressi, quam passionem ueteres cephalaean uocauerunt.

Pati autem aliqui membranam cerebri dixerunt, alii eam quae testam circumtegit, alii omnem cutem capitis, alii temporum atque
7 buccarum musculos, quos siagonas appellant. nos uero aliquando
istorum aliqua, secundum quod se sensus doloris extendit, aliquando omnia, ⟨. . .⟩ secundum quod augmenta uel accessiones passionis ordinate se ingerunt; similiter etiam sicut dimissiones atque lenimenta conuariant et nunc longiora sed pura[s], nunc angusta sed sordida[s] accidentium malorum reliquias in accessionem reliquerint; item secundum superpositionis tempore accessiones, [item] secundum quod nunc diurnas, nunc intercapedinatas interpositis diebus uno uel duobus, sicut quos typicos aut periodicos appellamus aut hemi-
8 tritaicos, pro responsione temporum habuerint uariantes. igitur de
dolore capitis in acutis febribus accidenti prius de febribus ⟨scribentes⟩ memorauimus. de illo uero, qui sine febribus atque tardus et suae passionis est, nunc dicemus.

Cum itaque adhuc paruus fuerit sensus, oportet aegrotantem iacere loco mediocriter frigido atque obscuro, paulo leuatius capite

1 lachrimarum *Sich.* 10 *post* febribus *add.* laborant *Rov.; sed cf. Bendz, Caeliana, p. 57* 12 *post* admoniti *add.* et *Rov.* 18 *lacunam indic. Drabkin* augmenta *coni. Drabkin* fomenta *Sich.* passionum *Sich. sec. Drabkin*^{app} *correxi* 19 lenimenta *scripsi, usum Caelii respiciens* delinimenta *edd.* 20sq. longioras *(*-es *Rov.*^{m}*)* et puras, nunc angustas et sordidas *Sich. Rov. correxi* longiora et pura, nunc angusta et sordida *Drabkin coll. § 73* 22 superpositionem tempore accessionis *Sich. corr. Drabkin* item *seclusi* 23 *post* intercapedinatas *add.* exacerbationes *Rov.; sed intellige* accessiones 24 *post* periodicos *add.* circuitus *Rov.* 25 responsione] *Crediderim librarium aliquem uocem hanc ex non satis inspecta minusue intellecta nota abbreuiata uocis* ratione *male descripsisse Amm. in adn.; sed cf. § 70* 26 *post* prius *add.* libro *Rov.* scribentes *sec. Drabkin*^{app} *addidi*

sie das Licht dadurch zu meiden suchen, daß die Lider gesenkt und geschlossen werden, dazu treten Tränenfluß, dauernder Widerwille gegenüber der Nahrung und Sehschwäche, Ohrensausen und Schwerhörigkeit. Es treten auch andauernde oder häufige Schlaflosigkeit auf, Zahnschmerz und beim Beginn eines Anfalls ein ganz geringes, tropfenweises Nasenbluten, das keine Erleichterung bewirkt. Man muß nun den Kranken auf dem Rücken liegen lassen, wenn der ganze Kopf schmerzt; / wenn nur Teile 6
betroffen sind, läßt man ihn auf der schmerzenden Seite liegen; denn die schmerzende Seite wird durch die Berührung mit dem Bettzeug wie durch ein Linderungsmittel beruhigt. Wenn sich das Leiden (weiter) verschlimmert, so folgen Verzerrung der Gesichtszüge, Mattheit des Pulses und Abstumpfung aller Sinne.

Von dieser Krankheit werden die einen in akuter Form und in Begleitung von Fieber befallen, diesen Schmerz haben die Schulhäupter mit speziellem Namen Kopfschmerz genannt, die anderen in chronischer Form und ohne Fieber, sie werden nur in gewissen Zeitabständen von Kopfschmerzen heimgesucht; dieses Leiden haben die Alten *kephalaia* genannt.

Als den erkrankten Teil haben nun einige die Hirnhaut genannt, andere die Haut der Schädeldecke, wieder andere die gesamte Kopfhaut, noch andere die Schläfen- und Wangenmuskeln, die man *siagones* (Kinnbacken) nennt. Wir aber (meinen), daß manchmal der eine oder der andere 7
dieser genannten Teile (erkrankt sein kann), dementsprechend, wie sich die Schmerzempfindung ausbreitet, manchmal (aber auch) alle zusammen, ... dementsprechend, wie sich Steigerungsphasen oder Anfälle dieser Krankheit in regelmäßigen Abständen einstellen; in ähnlicher Weise (stellt man auch Unterschiede fest), je nachdem, wie die Phasen des Nachlassens und der Beruhigung verschieden sind und, bald länger, aber rein, bald kurz, aber unrein, Reste der Krankheitssymptome bis zum (nächsten) Anfall zurückbehalten haben; auch (gibt es Unterschiede) in der Form der Anfälle während der Steigerungsphase, je nachdem, wie sie sich, manchmal täglich auftretend, manchmal mit Unterbrechungen verbunden, mit Pausen von ein oder zwei Tagen, z. B. diejenigen, welche wir als regelmäßig wiederkehrend oder periodisch oder als halbdreitägig bezeichnen, in den entsprechenden Zeitabständen (ihres Auftretens) unterscheiden. Wir haben 8
(bereits) früher, als wir über die Fieber schrieben, den Kopfschmerz als Begleiterscheinung akuter Fieber behandelt. Jetzt wollen wir aber über denjenigen sprechen, der ohne Fieberanfälle auftritt, chronisch ist und eine Krankheit für sich darstellt.

Wenn die (Schmerz)empfindung noch gering ist, soll der Kranke in einem mäßig kalten und dunklen Raum liegen, mit etwas höher gelagertem

collocato, adhibito silentio atque corporis et animi requie cum abstinentia cibi usque ad primam diatritum. adhibenda etiam articulorum leuis fricatio cum capitis fomento ex oleo frigido atque uiridi uel suco quolibet admixto, qui sine [re]percussu ualeat astringere, ut polygoni, arnoglossae herbarum aut intybi aut portulacae aut
9 rubi, quem Graeci batum appellant, / aut anulorum uitis, quos helicas uocant, uel uuae lupinae aut anagallidis uel sideritis herbae aut murtae. hinc etiam cataplasmata adhibenda ex horum singulis aut admixta pulenta, uel compositum ex multis eius uirtutis medicamen fronti apponendum, ut est dia⟨i⟩t[h]eon.

Si uero uehementior fuerit dolor, erit locandus aegrotans loco amplo atque calido mediocriter et neque plurimum lucido, ne nimius splendor officiat. apponendae etiam lanae lenes ac tenues et limpidae iisdem partibus cum iugi fomento ex oleo dulci atque calido.
10 ac si coegerit dolor, ptygmata erunt uicissim lanae aeque mollia apponenda ex oleo calido expressa, temporum uel buccarum musculis immota, tunc etiam uesicae semiplenae ex oleo calido uel saccelli ex pollinibus calidis conferti; manu etiam calida atque digitis molli tactu loca dolentia contingenda cum omni silentio ac requie aegrotantis. si autem dolor ad dentes tetenderit, mulsum calidum uel oleum damus, quod in ore sine ullo motu contineat, nisi quis hoc horrescens in nauseam fuerit prouocatus.

11 At si uehementius dolor conualuerit et maiora exegerit adiutoria, permittentibus uiribus in ipsa diatrito uel ante ipsam sanguis erit detrahendus, phlebotomia scilicet. sed totum caput dolentibus ex eo brachio, quod facilius fuerit, detractio facienda. at si altera pars capitis doluerit, ex eius contraria detractionem faciemus, quo longius adiutorii commotio a parte patienti remota uideatur. tunc os colluere permittimus et aquae calidae potum damus. in ipsa uero diatrito[n] unctionem adhibemus ex oleo dulci atque calido. tunc
12 faciemus foueri faciem ex aqua scilicet calida. dehinc potum atque cibum damus, ut est panis aquae calidae elutione purgatus, quo difficultate deposita politus fiat, uel certe alica similiter facta aut cum

4 sine] suo *Rov.*^{m} *(cf. Cel. II 92)* repercussu *edd.* *correxi (cf. Cel. II 193; Tard. I 93. 108)* 10 diatheon *Sich.* *corr. Drabkin (cf. e.g. Tard. II 69. 170; III 115; Cass. Fel. De med. 75: p. 180,21 Rose)* 15 *post* uicissim *add.* et *Rov.* 16 *post* expressa *add.* et *Rov.* temporum uel *sec. Drabkin*^{app} *scripsi (cf. § 6. 36. 76)* temporibus sub *edd.* sub temporibus *Rov.*^{m} 18 confecti *Sich. Drabkin* *corr. Amm. (cf. § 40; Cel. III 15. 147; Bendz, Emendationen, p. 156sq.)* 23 adiutoria *coni. Hagendahl, p. 260* diu etiam *Sich.* remedia etiam *Rov.*^{m} 26 Ac *Sich. Drabkin* *corr. Rov.* 30 diatriton *Sich.* *corr. Rov.* 33 aliqua *Sich.* *corr. Rov.* facta *scripsi (cf. § 88)* fiant *Sich.* fiat *Rov.*^{m} *Drabkin*

Kopf; es soll Stille um ihn sein und Ruhe für Körper und Geist unter Enthaltung von Speisen, bis die ersten drei Tage vorbei sind. Man soll auch eine leichte Gliedermassage anwenden in Verbindung mit einem Umschlag für den Kopf aus kaltem, frischem Olivenöl, das mit verschiedenen Säften gemischt werden kann, die ohne heftige Einwirkung zusammenziehend wirken können, z. B. (dem Saft) von Blutkraut, Breitwegerich, Endivie, Portulak oder Brombeere, welche die Griechen *batos* nennen, / oder von 9
Weinranken, die sie *helikes* nennen, oder vom schwarzen Nachtschatten, von Gauchheil, Eisenkraut oder Myrte. Dann soll man mit jedem einzelnen der genannten (Heilkräuter) für sich oder unter Beimischung von Gerstengraupen auch Umschläge anwenden, oder ein Mittel, das aus vielen Bestandteilen, die alle dieselbe Wirkung haben, zusammengesetzt ist, soll auf die Stirn gelegt werden, wie etwa das Mittel aus Weidensaft.

Wenn der Schmerz aber heftiger ist, muß der Kranke in einem großen, mäßig warmen und nicht zu hellen Raum untergebracht werden, damit (ihm) nicht die allzu große Helligkeit beschwerlich wird. Auf die betroffenen Partien soll weiche, dünne und reine Wolle gelegt werden, unter ständiger Befeuchtung mit süßem, warmem Olivenöl. Wenn die Be- 10
schwerden dies erforderlich machen, soll man ebenso weiche gefaltete Wolltücher, die in warmem Olivenöl ausgedrückt worden sind, im Wechsel auflegen; sie werden auf die Schläfen- oder Wangenmuskeln gelegt; dann (kann man) auch Blasen, die zur Hälfte mit warmem Olivenöl gefüllt sind, auflegen oder mit warmem Mehl gefüllte Säckchen; auch soll man mit warmen Händen und Fingern die schmerzenden Stellen sanft berühren unter völligem Schweigen und völliger Ruhe für den Erkrankten. Wenn aber der Schmerz auf die Zähne ausstrahlt, geben wir warmen Met oder Öl, das (der Kranke) ohne jede Bewegung im Munde behalten soll, sofern er nicht solchen Widerwillen dagegen hat, daß sich dadurch Brechreiz einstellt.

Wenn indessen der Schmerz immer heftiger wird und stärkere Gegen- 11
maßnahmen erfordert, so muß, wenn die Kräfte (des Kranken) es zulassen, am dritten Tage selbst oder auch schon vorher Blut entzogen werden, und zwar durch Aderlaß. Bei denjenigen, bei denen der ganze Kopf schmerzt, soll die Blutentnahme an demjenigen Arm erfolgen, an dem sie sich leicht durchführen läßt. Wenn aber nur eine Kopfseite schmerzt, werden wir die Blutentnahme auf der ihr entgegengesetzten Seite vornehmen, damit die durch diese therapeutische Maßnahme bewirkte Erschütterung recht weit von der leidenden Seite entfernt zu sein scheint. Dann lassen wir den Mund ausspülen und verabreichen einen Trunk warmes Wasser. Am dritten Tage selbst aber machen wir eine Einreibung mit süßem, warmem Öl. Danach lassen wir das Gesicht erwärmen, und zwar mit warmem Wasser. Dann geben wir Trank und Speise, etwa Brot, 12
das durch Abspülen mit warmem Wasser gereinigt ist, so daß es nicht mehr schwer zu beißen, sondern glatt ist, oder doch ähnlich vorbereiteten

mulsa mediocriter cocta aut ex pane pulticula confecta, quam toryneton Graeci uocant, cum paruissimo anetho, aqua, sale et melle, item oua sorbilia. quae quidem cibatio erit alternis diebus adhibenda, donec dolores declinent.

At si passio durauerit, erit tondendus aeger usque ad cutem. hinc etiam patientes partes leuantur, cum ex alto reflatio quaedam uiarum nuditate permittitur; et localibus interea adiutoriis prae-
13 parantur. tunc nouacula radendum caput atque cataplasmatibus et leui cucurbita in accessione, cum scarificatione autem in dimissione releuandum, ex illis scilicet partibus, quae plus patiuntur uel fortiore dolore uexantur. atque ita sanguisugae apponendae, quas hirudines appellamus, et magis, si locorum inaequalitas cucurbitae non fuerit capax, quo inhaerere minime possit. tunc uaporationes spongiarum ex aqua calida expressarum adhibendae uel calida et oleo aut decoctione hibisci, quam althaean uocant. ac si uenter non fecerit officium plurimis diebus, tunc calida[e] et oleo rutae admixto
14 melle erit iniciendus aegrotans. sic enim et intestinorum fotus fiet et stercorum detractione caput releuatur, quorum motu ac exspirationis ascensu amplius grauabatur. quapropter etiam pridem, si officium uenter non agnouerat, oportuit adhibere clysterem, priusquam cucurbitae usus accesserit. dehinc cataplasmatum genus nunc laxatiuum conuenit, ut est ex lini et foenigraeci seminibus atque polline ex aqua et oleo admixto melle concocto uel ex panico diligenter emollito.

Declinante passione cerotariis atque malagmatis simplicibus
15 utendum, ut est diachylon. tunc cibus uarius dandus praedictae simplicitati uicinus, ut est cerebrum porcinum uel haedinum, pisces teneri, turdi, columbarum pulli uel domesticarum gallinarum, olera quoque cucurbitae, maluae, betae, nunc ex aqua cum oleo atque garo curata, nunc concisa atque trita et non curiose condita. magis enim ex his facilis uenter efficitur. quod saepe etiam sanitatis tempore omnibus profuit, quibus unius diei uentris dilatio caput impleuit. ante cibum praeterea erit adhibenda gestatio, portatoria scilicet sella, sine uehementi motu, quo partes uehementer patientes

25sq. praedictae simplicitati] *u.* § 12

1 pulticula ex pane *Rov.*^{m} *(cf. § 88)* panis *Sich.* *corr. Rov.*^{m} *(cf. § 88)* torineton *edd.* 9 cum *coni. Rov.*^{m} *(cf. Cel. II 151)* sine *Sich.* in^{II}] et *Sich.* *corr. Rov.*^{m} 14 et] aut *Sich.* *corr. Rov.* 15 hybisci *Sich.* altean *Sich.* 16 calidae *Sich.* *corr. Helmreich, Zu Caelius Aurelianus, p. 181* ex calida *Rov.*^{m} 22 atque] aut *Rov.*^{m}; *sed cf. e.g. Cel. I 75; II 103* 26 piscis *Sich.* *corr. Rov.*^{m} *(item § 103)* 29 non curiose *sec. Drabkin*^{app} *coll. § 17. 23 scripsi* interius *Sich.* ⟨non⟩ interius *Drabkin* curiosius *Rov.*^{m}

oder mit Wassermet zusammen schwach gekochten Speltgraupenbrei oder auch einen Brotpudding, den die Griechen *torynēton* (Gerührtes) nennen, mit ganz wenig Dill, Wasser, Salz und Honig, auch Trinkeier. Diese Kost soll alle zwei Tage verabreicht werden, bis die Schmerzen aufhören.

Wenn die Krankheit aber andauert, muß der Kranke bis auf die Haut geschoren werden. Dadurch bekommen auch die leidenden Partien Erleichterung, indem durch die Entblößung der Gänge gleichsam eine Ausdünstung aus der Tiefe ermöglicht wird; auch werden sie so für lokal anzuwendende therapeutische Maßnahmen vorbereitet. Dann soll man den 13
Kopf mit einem Messer rasieren und ihn in der Steigerungsphase durch Packungen und leichtes Schröpfen entlasten, in der Beruhigungsphase jedoch unter Skarifikation, und zwar an den Stellen, die stärker betroffen sind und von stärkeren Schmerzen geplagt werden. Danach sind Blutegel anzusetzen, die wir *hirudines* nennen, vor allem, wenn die Unebenheit der Stellen keinen Platz für den Schröpfkopf bietet, so daß er nur ganz wenig festhaften kann. Dann muß man Dampfbäder mit Schwämmen vornehmen, die in warmem Wasser ausgedrückt worden sind oder in warmem Wasser und Öl oder in einem Absud von Eibisch, den man *althaia* nennt. Wenn aber der Leib sehr viele Tage hindurch seine Funktion nicht erfüllt hat, dann muß dem Kranken ein Einlauf mit warmem Wasser und Rautenöl unter einer Beigabe von Honig gemacht werden. Auf diese Weise werden 14
nämlich die Eingeweide erwärmt und der Kopf durch das Abführen der Exkremente entlastet; denn durch ihre Bewegung und das Aufsteigen ihrer Ausdünstungen wurde er zusätzlich beschwert. Deswegen sollte man, wenn der Leib seiner Funktion nicht nachkommt, auch schon zuvor ein Klistier anwenden, ehe man darangeht, den Schröpfkopf zu gebrauchen. Danach ist in diesem Fall eine Packung von lockernder Wirkung zu empfehlen, z. B. aus Leinsamen und dem Samen von griechischem Heu und Mehl, in Wasser und Öl unter Beigabe von Honig gekocht, oder aus sorgfältig eingeweichter Hirse.

Wenn die Krankheit nachläßt, soll man Wachspflaster und auch einfache erweichende Pflaster gebrauchen, wie das *diachylōn* (aus Säften zubereitetes Mittel). Dann soll man eine abwechselungsreiche, der schon be- 15
schriebenen jedoch an Einfachheit ähnliche Kost geben, wie Hirn von Schweinen und jungen Ziegen, zarte Fische, Drosseln, junge Tauben oder Kücken von Haushühnern, dazu auch Gemüsegerichte von Kürbis, Malve, Mangold, bald in Wasser zusammen mit Öl und Fischsoße angerichtet, bald zerschnitten und verrieben und nicht zu aufwendig gewürzt. Durch solche Speisen wird nämlich die Verdauung in stärkerem Maße gefördert. Das ist oft auch gut für alle, selbst in gesunden Tagen, denen ein eintägiges Ausbleiben des Stuhlgangs den Kopf schwer gemacht hat. Vor der Mahlzeit sorge man außerdem für passive Bewegung, und zwar in einem Tragsessel, aber ohne heftige Erschütterung; dadurch werden die am meisten

16 releuentur. tunc etiam deambulatione utendum et post perunctionem capiti adhibendus fotus, cum totum corpus supradicto motu laxatum spiramentis facilibus agitatum sit. ⟨sic⟩ [et]enim densa laxantur et retenta tenuantur.

Dehinc cum declinatio firmior esse coeperit, lauacrum adhibendum. tunc in alia diatrito quiddam uini aquati offerendum. ita cum capitis pausauerit dolor, longo tempore horae solitarum accessionum erunt euitandae atque e memoria eiciendae. quibusdam
17 etiam temporibus in requie seruemus aegrotos. declinandum etiam omne, quod potest accessionem in commemorationem reducere, ut est adustio, indigestio, uenus, meracus potus uel plurima masticatio durioris cibi aut curiose conditi, necnon etiam uapores uehementes atque ignea lauacra, exclamatio uehemens, iracundia uel uenter nimis adstrictus, et magis post cibum, aut spiritus retentio et eius ad ilia descensus. sic enim oppressio quaedam omne caput extendit.

Dein tardante passione et nunc superpositionibus exasperata, nunc lenimentis leuigata oportet in superpositione temporis anim-
18 aduersionem habere, his denique, quae supra scripsimus, uti. etenim quae mitigant celeres uel acutas passiones, ea tardarum superpositioni [non] conueniunt. in lenimento uero paulo audacius resumendi sunt aegrotantes, et non, ut nuper, timoris adiuncta cautione tempore, quo superpositionis asperitas declinabat. adhibenda igitur uectatio pro uiribus aegrotantis fertorio uel sella procurata. ac si purius occurrerit lenimentum et neque aeger fuerit uiribus praeuexatus, tum hominum manibus aut animalium actu uehiculum adhibemus, aequali uidelicet motu, sed praetecto atque aequabili,
19 lucido et mediocriter calido loco. ac si temperata et sine flatu aeris fuerit qualitas, tunc etiam sub caelo erit adhibenda gestatio. sed necessario longitudo loci curanda, ne frequenti reuersione uehiculi circulatus gressus uertiginem ingerat aegrotanti. tunc etiam deambulatio adhibenda, sed primo tarda, dehinc medio tempore fortior atque paulo erectior extentis cruribus.

18 quae supra scripsimus] *u.* § 8–14

2 toto corpore *Sich.* *corr. Rov.*[m] 3 ⟨sic⟩ enim *scripsi* etenim *edd.* 8 quibusdam] „*fort.* quibus" *Drabkin*[app] 9 „*an* seruamus?" *Drabkin*[app] 11 meratus *Sich.* *corr. Rov.*[m] 14 nimis adstrictus] ob eas abstractus *Sich.*[m] *(quam lectionem cod. manuscripti fuisse suspicatur Drabkin*[app]*)*; aut *om. Rov.* 17 in *coni. Rov.* igitur *Sich.* superpositionis tempore *Vietmeier, p. 44 et (retento* igitur*) Schmid, Rph 17, p. 141, Drabkin*[app] super positione *Sich. corr. Amm.* 20 non *del. Rov. (cf. § 96)* 22 declinabit *Rov.*[m] 26 praetecto *coni. Drabkin* perfecto *Sich.* pertecto *Rov.*[m]

leidenden Teile Erleichterung finden. Danach kann man auch einen 16
Spaziergang machen lassen, dann den Kopf salben und erwärmen, wenn der gesamte Körper durch die soeben genannte Bewegung gelöst und durch die Erleichterung der Atmung angeregt worden ist. So wird nämlich alles Dichte gelockert und das, was sich festgesetzt hat, verdünnt.

Danach, wenn das Nachlassen (der Beschwerden) gewisser zu sein begann, soll man ein Bad nehmen lassen. Nach weiteren drei Tagen soll man etwas mit Wasser verdünnten Wein geben. Wenn also der Kopfschmerz aufgehört hat, soll man noch längere Zeit die Stunden, in denen die (Schmerz-) anfälle aufzutreten pflegten, vorsichtig umgehen und aus dem Bewußtsein (des Kranken) entfernen. Zu gewissen Zeiten soll man die Kranken auch
ruhen lassen. Es soll auch alles vermieden werden, was an den (Schmerz-) 17
anfall erinnern kann, wie (Sonnen)einstrahlung, schlechte Verdauung, Geschlechtsverkehr, ungemischter Trank oder allzu starkes Kauen härterer oder scharf gewürzter Speisen, ebenso auch extreme Dampfbäder und heiße Bäder, lautes Schreien, Zorn, zu fester Stuhl, vor allem nach dem Essen, auch das Anhalten des Atems, wodurch er zu den Weichen hinabgedrückt wird. Auf solche Weise entsteht nämlich ein Druck, der den ganzen Kopf anspannt.

Wenn sich dann die Krankheit länger hinzieht, sich bald in Steigerungsphasen verschlimmert und dann wieder in Beruhigungsphasen verringert, muß man während der Steigerungsphase auf die Zeit Obacht geben und jeweils die Mittel anwenden, die wir oben verzeichnet haben.
Denn was bei schnell verlaufenden bzw. akuten Krankheiten lindernd 18
wirkt, das hilft (auch) in der Steigerungsphase chronischer Krankheiten. In der Beruhigungsphase jedoch kann man die Kranken etwas energischer wieder zu Kräften bringen und nicht, wie zuvor, unter ängstlichen Vorsichtsmaßnahmen (erst) in der Zeit, in der sich die Herbheit der Steigerungsphase langsam verringerte. Man soll also den Kranken, soweit es seine Kräfte gestatten, auf einer Bahre oder einem dafür eingerichteten Sessel umhertragen. Wenn die Phase der Beruhigung in reinerer Form auftritt und der Kranke zuvor nicht überanstrengt wurde, dann kann man ihm einen Wagen bereitstellen, der von Menschenhand oder von Tieren gezogen wird, und zwar in ebenmäßigem Gang, aber (nur) an einem über-
dachten, ebenen, hellen und mäßig warmen Ort. Und wenn die Be- 19
schaffenheit der Luft mild und frei von Wind ist, dann kann man die passive Bewegung sogar unter freiem Himmel durchführen. Es ist aber notwendig, einen langgestreckten Platz auszusuchen, damit nicht durch ständiges Umkehren des Gefährts die kreisförmige Bewegung bei dem Kranken Schwindel verursacht. Danach soll man ihn auch spazierengehen lassen, zuerst langsam, dann mit der Zeit aber schneller und in etwas strafferer Haltung mit weit ausgreifenden Schritten.

His uero, quibus caput fuerit plurimum releuatum, etiam lectio ante deambulationem erit adhibenda, si studiosi fuerint aegrotantes, sed leui exercenda uoce; tunc exercitium atque unctio, quae aequaliter corpus moueant, atque curemus, ut uestitos faciamus currere,
20 nudos uero cum defricatione perungi; / tunc manus suo motu exer⟨c⟩ere uel certe luctationem iugem facere adhibito doctore, cuius praeceptis pareat, prohibitis sane his rebus, quae implere atque commouere caput ualent, ut sunt ea, quae cum obiectione plurima corporis fieri iubentur, necnon etiam circulatus ductus atque retrogressus cum saltibus. tunc ora lauanda atque articuli fouendi uel lauacrum per interualla dierum adhibendum.

Deposita autem corporis turbatione erit aqua praepotandus aegrotus, tunc cibum sumere suci facilioris, id est mediae materiae,
21 quam mesen hylen uocant Graeci. dandum etiam uinum tenue paruum. sed eo tempore, quo cibamus, adhibenda quoque animi laxatio, quam diachysin uocant, quae fiet aut ludicris rebus aut ioculari facetia, quae singula artis moderatione adhibita cyclorum ductu augeri atque minui debent: praedatio initio, cui perfectio consummata respondeat.

Est autem resumptiui cycli ordinatio formanda hoc modo: prima die paruo cibo atque aqua nutritus aegrotans uel, si ferre ualuerit, ab omni nutrimento abstentus alia die leui motu erit exercendus at-
22 que oleo perungendus. tunc et cibo nutriendus, id est mediam accipiat ⟨panis⟩ partem solitae quantitatis, quam facile percipere atque digerere solebat. sed panem dabimus limpidum, fermentatum, pulmentum autem oua uel olerum betas aut cucurbitas uel maluas aut lapathos aut bulbos uel pisces teneros, ut sunt scari, aselli, iulidae, et auiculas, ut sunt turdi, ficedulae, uel cerebrum porcinum aut haedinum, in hac perseuerantes qualitate atque quantitate duobus uel tribus diebus iuxta uirium possibilitatem, quo neque parua dando debilitentur neque adiectionibus perturbati opprimantur.

23 Tunc detracti panis partem tertiam adicientes pulmentum da-

3 leni *Rov.*^{m} 4 curemus *scripsi (u. Bendz, Emendationen, p. 158sq.)* curent *edd.* 5 exerere *edd. corr. Rov.*^{m} 7 prohibitis *scr. Drabkin sec. Reinesium coll. § 41 et Anon. Paris., p. 86,3 Fuchs* adhibitis *Sich.* 9 circulatos *edd. correxi (cf. § 19. 124)* circulati *Rov.*^{m} 13 *post* facilioris *add.* debet *Rov.; sed cf. Bendz, Caeliana, p. 64* 18 praedato *Rov.*^{m} *Drabkin* 23sq. id est mediam accipiat panis partem *scripsi* id est totam accipiat partem *Sich.* id est ⟨ut⟩ tertiam ⟨panis⟩ accipiat partem *Rov.*^{m} *(cf. § 23)* medietatem accipiat panis *Drabkin coll. § 26; Sor. Gyn. III 15,2: CMG IV p. 103,20–23; Cael. Aur. Gyn. II 12: p. 70,201–205 Drabkin* 26 holerum *Sich.* 27 aselli, iulidae *post* turdi *(lin. 28) habet Sich., trsp. Rov.*^{m} 32 detracti panis *coni. Rov.*^{m} *(cf. § 25)* detractae partis *Sich.*

Denen aber, deren Kopf weitgehend (vom Schmerz) befreit worden
ist, kann man vor dem Spaziergang auch das Lesen gestatten, wenn es
geistig interessierte Patienten sind, doch sollen sie nur mit leichtem
Stimmaufwand lesen; dann soll man Leibesübungen und Einreibungen
gebrauchen, die den Körper in gleichmäßige Bewegung bringen sollen, und
wir wollen darauf achten, sie bekleidet laufen zu lassen, aber nackt unter
Anwendung von Massage einzusalben; / dann soll er die Arme durch 20
Schwünge üben oder sogar einen zusammenhängenden Ringkampf aus-
führen, im Beisein eines Trainers, auf dessen Anordnungen er hören soll;
dabei sind freilich alle Dinge verboten, die im Kopf einen Stau oder Er-
schütterungen verursachen können, wie Übungen, die mit sehr starkem
Stemmen des Körpers ausgeführt werden müssen, ebenso auch eine Kreis-
bewegung oder eine Rückwärtsbewegung mit Sprüngen. Danach soll man
das Gesicht waschen und die Glieder erwärmen, oder man soll im Abstand
von (einigen) Tagen ein Bad gebrauchen.

Wenn sich die Unruhe im Körper wieder gelegt hat, soll der Kranke
zuerst etwas Wasser trinken, dann Nahrung von leichter verdaulichen
Säften zu sich nehmen, das heißt von mittlerem (Nahrungs)stoff, den die
Griechen *mesē hylē* nennen. Man kann auch etwas dünnen Wein geben. 21
Aber zu der Zeit, zu der wir das Essen reichen lassen, soll auch eine
Lockerung des Geistes stattfinden, die man *diachysis* (Zerstreuung) nennt;
man erwirkt sie durch Späße oder eine scherzhafte Unterhaltung; alle
diese (Vorschriften) sind in kunstgerechter Anwendung in Form eines
Kreislaufes zu steigern und abzuschwächen: ein Vorspiel zu Beginn, dem
die höchste Vollendung entsprechen soll.

Der Verlauf des Erholungszyklus soll aber in folgender Weise geregelt
sein: Am ersten Tage wird der Kranke mit wenig Speise und mit Wasser
ernährt, oder wenn er es aushält, soll er auch gänzlich ohne Nahrung
bleiben; am nächsten Tage soll er mit leichten Bewegungen geübt und
dann mit Öl eingesalbt werden. Danach bekommt er zu essen, und zwar 22
soll er die Hälfte der üblichen Brotmenge erhalten, die er leicht zu ver-
tragen und zu verdauen pflegte. Wir geben aber reines, gesäuertes Brot,
als Zukost aber Eier oder von Gemüsen Mangold, Kürbis, Malven, Ampfer,
Zwiebeln oder zarte Fische wie Papageifische, Kabeljau, Junkerfische und
kleine Vögel wie Drosseln und Grasmücken oder Hirn von Schweinen oder
jungen Ziegen; wir behalten die gleiche Beschaffenheit und Menge zwei
oder drei Tage lang bei, soweit es die Kräfte zulassen, damit (die Kranken)
nicht durch zu kleine Rationen geschwächt oder durch Zulagen gestört
und belastet werden.

Danach legen wir von der entzogenen (Hälfte der) Brotration den 23
dritten Teil zu und geben Zukost von Drosseln, Grasmücken oder von

mus turdorum, ficedularum aut ex pullis columbarum uel gallinarum. tunc rursum post tres uel quattuor dies aliam tertiam partem panis adiciemus et agrestia dabimus pulmenta, ut leporis aut capreae. atque ita aequali numero dierum peracto ultimam partem panis addemus, pulmentum dabimus porcinum tenerum ex aqua uel non curiose conditum ex anetho et sale.

Praeterea simili modo erit etiam uini facienda partitio atque per singulas pulmentorum mutationes adiectio. ac si plus aegrotans
24 bibere, quam damus, uoluerit, aquam sumat. simili modo etiam gestatio atque exercitium siue motus erit augendus aut minuendus ad comparationem quantitatis ciborum.

Perfecto resumptiuo cyclo erit metasyncriticus adhibendus, primo ex parte, dehinc perfectus. est enim passio facilis in motu⟨m⟩, et natura caput iniuriis aptissimum, siquidem non facile rerum repentinas perferat mutationes. prima igitur die erit cibo abstinendus aegrotans, tunc alia die parua adhibita gestatione atque unctione corporis uel, si passio permiserit, lauacro rursum panis dabimus ⟨dimidiam⟩ partem solitae quantitatis, quam ante initium curae fa-
25 cile accipere atque perferre solebat. pulmentum dabimus salsum uel coctum. dabimus etiam cappares sinapi madidatas atque oliuas ex uiridi nouitate messas, quas colymbadas uocant, praecauentes ea, quae facile caput implent atque grauant, ut est porrum, allium, caepe. potum dabimus uinum. et, si perferre ualuerit aeger, in iisdem duobus uel tribus perseuerabimus diebus, sin minus, secunda die salsamentis admiscemus cerebrum uel piscem. tunc sequenti die panis detracti partem tertiam addemus, pulmentum damus olus, cerebrum, piscem tenerum hoc tribus uel quattuor seruantes diebus.
26 tunc rursum aliam tertiam partem panis addentes transimus ex mediae qualitatis materia ad uolantum qualitatem, atque in eadem simili dierum numero perseuerantes ultimam partem panis addemus; pulmentum dabimus porcinae carnis. sed si multas mutationes facere uoluerimus, in quattuor partes medietatem panis diuidimus, ut singulas singulis mutationum pulmentis adiciamus, hoc est unam mediae qualitatis materiae applicantes, aliam uolantum, aliam agrestium, aliam porcinae carnis.

Sed ne quid odiosum e qualitate multorum dierum fiat aegrotanti, hoc est pulmentorum similis oblatio, erit in communi qualitate

13 motu *edd. correxi* 18 dimidiam *addidi (cf. § 22)* tertiam *add. Rov., quod merito reicit Drabkin coll. § 26* 20 coctum] tostum *Rov.*[m] 21 nouitate] oliuitate *Rov.*[m] colimbadas *Sich.* 23 cepe *Sich.* uoluerit *Sich. corr. Almel., p. 631 (cf. § 21)* 26 holus *Sich.* 33 pulmentorum mutationibus *Rov.*[m] 36 quantitate *Sich. corr. Drabkin*

jungen Tauben oder Kücken. Nach weiteren drei oder vier Tagen geben wir dann ein zweites Drittel mehr an Brot und Wild als Zukost, etwa vom Hasen oder vom Reh. Und so legen wir nach Ablauf der gleichen Zahl von Tagen auch den letzten Teil Brot zu und geben als Zukost zartes Schweinefleisch, in Wasser (gekocht) und nur schwach gewürzt mit Dill und Salz.

Übrigens muß auch der Wein in derselben Weise eingeteilt werden, indem man bei jedem Wechsel der Zukost etwas dazusetzt. Wenn der Kranke mehr trinken will, als wir ihm verordnen, soll er Wasser trinken.
Gleichermaßen sollen auch das Herumtragen und die (gymnastischen) Be- 24
wegungsübungen entsprechend der Menge der Speisen verstärkt oder verringert werden.

Wenn der Erholungszyklus abgeschlossen ist, muß der umstimmende (Zyklus) durchgeführt werden, zuerst teilweise, dann vollständig. Schließlich handelt es sich um eine Krankheit, die leicht wieder in Gang kommt, und der Kopf ist von Natur aus für Schädigungen sehr anfällig; deshalb verträgt er plötzliche Veränderungen der Gegebenheiten nicht gut. Am ersten Tage soll der Kranke sich also der Speisen enthalten; am zweiten Tage geben wir dann nach einer geringen passiven Bewegung und nach dem Salben des Körpers oder, wenn die Krankheit es gestattet, nach einem Bade wieder die Hälfte der gewohnten Brotmenge, die er vor Beginn der
Behandlung regelmäßig mühelos verzehrt und gut vertragen hat. Als Zu- 25
kost geben wir Eingesalzenes oder Gekochtes. Wir geben ihm auch Kapern, mit Senf angefeuchtet, und unreif geerntete Oliven, die man *kolymbades* (eingelegt) nennt; wir vermeiden, was den Kopf leicht anfüllen und beschweren kann, wie Porree, Knoblauch, Zwiebeln. Zu trinken geben wir Wein. Wenn der Kranke diese Kost vertragen kann, behalten wir sie zwei oder drei Tage lang bei, wenn nicht, mischen wir am zweiten Tage den salzigen Speisen Hirn oder Fisch bei. Am darauffolgenden Tage legen wir den dritten Teil des vorenthaltenen Brotes wieder zu und geben als Zukost
Gemüse, Hirn, zarten Fisch; dies behalten wir drei bis vier Tage bei. Dann 26
legen wir wiederum das zweite Drittel Brot zu und wechseln von dem (Nahrungs)stoff der mittleren Qualität zur Qualität des Geflügels über, und indem wir die gleiche Anzahl von Tagen dabei bleiben, setzen wir (dann) das letzte Drittel Brot zu; wir geben Zukost von Schweinefleisch. Wenn wir aber noch mehr Änderungen durchführen wollen, teilen wir die (abgezogene) Brothälfte in vier Teile, um bei jeder Art von Zukost in ihrem Wechsel je einen Teil davon zuzugeben, das heißt einen zu dem (Nahrungs)stoff der mittleren Qualität, einen zum Geflügel, einen zum Wild, einen zum Schweinefleisch.

Damit aber dem Kranken die viele Tage hindurch verabreichte (Kost dieser) Qualität nicht zuwider wird, nämlich, daß er immer die gleiche Zukost erhält, sollte man bei aller Einheitlichkeit der Qualität in den

27 specierum diuersitas uarianda, / ut quibus diebus salsum damus, Graeci drimyphagian appellant, eiusdem speciem uariemus nunc exempli causa dantes piscem, nunc sardam, nunc cordulam, atque ita in usu[m] mediae materiae, quam mesen hylen appellant, nunc turdos, nunc ficedulas siue quas miliacas uocant, nunc columbarum pullos ac gallinarum. hoc denique etiam in aliis qualitatibus pulmentorum siue materiarum erit seruandum, ut eiusdem uirtutis pulmenta specierum mutatione uarientur. erit praeterea pomorum quiddam adiungendum, quod inflare non ualeat. sed tempore, quo porcina utemur, erunt etiam olera offerenda; solum seruandum, ne mo-
28 dum quantitatis excedamus siue qualitatem rerum datarum. augetur enim oblatio non solum, si plurima fuerint diuersarum specierum, sed etiam si plus nutrire ualuerint. in omni igitur mutatione, hoc est transitu ex qualitate ad qualitatem, prima die oportet curandum aqua⟨m⟩ bibere adhibita perunctione, in aliis uero diebus etiam uinum accipere et lauacro corpus recurare, sed non omnibus necessario diebus, siquidem facile caput iugi lauatione ad passionis uestigia reuocetur. similiter autem oportet etiam motus corporis augeri atque minui.

Tunc isto cyclo perfecto erit alius adhibendus solo ex uomitu
29 detracta drimyphagia. in quo oportet prima die paruo cibo et aquae potu aegrotantem reseruare, tunc alia die leui deambulatione motum uomitu[m] exagitari ex radicibus raphani uel his similibus speciebus, si loci aut temporis causa defecerit copia. oportet igitur radicis cortices in frusta minui paruissima ad librae pondus, quod excedere fas non est, tunc infuso mulso ex aceto confecto simplici uel scillino hauriendum atque mandendum dare aegrotanti, sed paulo prius, quam cibum libero tempore accipere solet, ut neque supinus adhuc stomachus, hoc est cibi appetitu non admonitus, sine ulla commotione
30 reuomat / neque rursum appetentia soliti temporis excitus digestioni

1 salsum] salsamentum *Rov.*ᵐ 3 sardam] scarum *Sich.*ᵐ 4 usum *Sich.* *corr. Rov.* 12 diuersarum] anteriorum *Sich.*ᵐ 14 quantitatem *Sich.* *corr. Rov.*ᵐ *(cf. § 26. 40; Sor. Gyn. III 15,3: CMG IV p. 103,27; Schmid, Rph 17, p. 37sqq.)* 15 aqua uiuere *Sich.* *corr. Rov.*ᵐ 21 *ante* paruo *add.* in *Rov.; sed cf. Bendz, Caeliana, p. 40sq.* 22 seruare *Rov. (cf. Sor. Gyn. III 15,2: CMG IV p. 103,20)* ⟨post⟩ lenis *(*leuis *Drabkin)* deambulationis *Rov.*ᵐ *Drabkin* 23 uomitum *edd.* *correxi (u. Bendz, Emendationen, p. 124; cf. § 32* post agitationem uomitus*)* 24 *post* defecerit *add.* radicum *Rov.* 25 ad] intra *Sich.*ᵐ 26 ex] et *Sich.* *corr. Schmid, Rph 17, p. 38sq.* 27 mandendum *coni. Friedel, p. 32* medendo *Sich. (quod retinet Schmid, Rph 17, p. 38sq.)* mandenda *Amm.* mandenti *Rov.*ᵐ 28 ut neque *etc.*] „Videtur deesse: admonendus est" *Sich.*ᵐ

einzelnen Gerichten Abwechselung schaffen; / an den Tagen etwa, an denen 27
wir Eingesalzenes geben, was die Griechen *drimyphagia* (das Essen scharfer Speisen) nennen, sollten wir mit den Arten der Speisen wechseln, indem wir z. B. einmal Fisch geben, einmal Sardinen, einmal jungen Thunfisch; ebenso bei der Anwendung des mittleren (Nahrungs)stoffes, den man *mesē hylē* nennt, einmal Drosseln, einmal Grasmücken oder die sogenannten Hirsevögel (Ortolane), einmal junge Tauben und Kücken. Das soll man schließlich auch sonst hinsichtlich der Beschaffenheit der Zukost bzw. der (Nahrungs)stoffe genau einhalten, daß Zukost von gleicher Eigenschaft gereicht wird, die der Art nach wechselt. Man soll außerdem etwas an Früchten dazugeben, die aber nicht blähend sein dürfen. In der Zeit aber, in der wir Schweinefleisch verwenden, soll auch Gemüse dazu gereicht werden; man muß nur (immer) darauf achten, das richtige Maß der Menge
und die Qualität der gegebenen Nahrungsmittel nicht zu verändern. Die 28
Nahrungszufuhr wird nämlich nicht nur dann erhöht, wenn man zuviel gibt von den verschiedenen Arten, sondern auch, wenn (die Speisen) nahrhafter sind. Bei jedem (Speisen)wechsel also, das heißt bei jedem Übergang von einer Qualität zur anderen, muß man dafür sorgen, daß am ersten Tage Wasser getrunken und eine Einreibung vorgenommen wird; an den übrigen Tagen kann (der Kranke) auch Wein zu sich nehmen und seinen Körper im Bade erfrischen; dies soll aber nicht unbedingt an allen Tagen geschehen, denn durch das ständige Baden kann der Kopf leicht wieder von den Krankheitssymptomen befallen werden. In gleichem Maße soll man auch die körperliche Bewegung steigern und verringern.

Wenn dieser Zyklus vollendet ist, muß man einen weiteren durchführen, der sich allein auf Brechmittel stützt, unter Absetzen der Salzkost.
Dabei soll man am ersten Tage den Kranken zu wenig Kost und zum Trinken 29
von Wasser anhalten, am nächsten Tage soll er dann, nachdem er sich durch einen kleinen Spaziergang Bewegung verschafft hat, durch Erbrechen aufgerüttelt werden, das durch Rettichwurzeln hervorgerufen wird oder durch Drogen, die ihnen ähnlich sind, wenn man diese aus örtlichen Gegebenheiten oder der (Jahres)zeit wegen nicht bekommen kann. Man soll also die Rinden der Wurzel in ganz kleine Stückchen zerschneiden; man nimmt an Gewicht ein Pfund davon, aber keineswegs mehr; dann gießt man Met darüber, der mit einfachem Essig oder mit Meerzwiebelessig zubereitet worden ist, und läßt es den Kranken trinken und kauen, aber zu einem etwas früheren Zeitpunkt, als er normalerweise das Essen einzunehmen pflegt, damit weder der noch abgeneigte Magen, das heißt, der noch nicht vom Appetit auf Speisen angeregt ist, es ohne jede
Bewegung wieder von sich gibt / noch auch der Magen, durch den zur ge- 30
wohnten Zeit sich einstellenden Appetit dazu veranlaßt, das Aufge-

inuitet accepta. tunc tenuiter masticans iugiter ex illo mulso ex aceto confecto sorbens transuoret; atque cum omnem modum sumpserit, leui deambulans motu requiescat, donec ructante stomacho e retento spiritu mordicatione quadam siue feruoris sensu sentiat altiora pulsari. quod quidem interposita hora occurrere probamus. tunc aquae tepidae sumens cyathos duos, ne plurimo potu acrimoniam radicis obtundat, immissis digitis uomitum prouocet atque, cum omnia reddiderit accepta, aquam superbibat plurimam, ut et stomachum lauet et reliquias feruoris exstinguat; atque ita prouocato uomitu reiecto
31 potu rursum bibat. hoc cum tertio aut quarto fecerit et potum liquore limpido reddiderit, capiti leuis fotus est adhibendus atque ora aqua calida fouenda. tunc leui deambulatione mouendus est ob·tranquillitatem capitis faciendam, nisi sit soluendi torporis ex nocumento uomitus illati causa perungendus, hoc est ex superioribus ad inferiora membratim deductis manibus defricandus. sic enim capitis densitas, quae uidebatur illata, soluetur, cum inspiratio facilis totum per corpus fuerit effecta. tunc epotis duobus cyathis aquae calidae lecto recollocandus et ab omni cibo uel potu abstinendus summa cum requie animi atque corporis.

32 Dehinc laxata capitis strictura somno dimittendus, quoniam ⟨qui⟩, priusquam densitas ex adiutorii commotione illata soluta est, in somnum facile deuenerunt, non solum s⟨trict⟩u⟨r⟩ae causa capitis grauationem seruauerunt, sed etiam maiorem fecerunt, cum nullo spatio interiecto somnum adiutorio iungentes densitatem corporis auxerunt.

Est igitur, ut dicimus, cibo abstinendus, ne sumpta corrumpat ex corporis remanente torpore post agitationem uomitus atque feruorem, quippe cum saepe manentibus in stomacho squamulis uel folliculis radicum, requie superaddita atque cibo nouo commixto, eius necessario faciant corruptionem, ex qua consequenter caput imple-
33 tum, / etiamsi sua passione praeuexatum non fuerit, necessario constrictum grauescit, cum ex illa putredine corruptionis exhalationes ascensu quodam caput obsidunt. sicut enim Themison ait, est natura caput carnibus pauperum et neruosum et duris cutibus et capillis

1 inuitet *scripsi* incitet *edd.* *post* masticans *add.* et *Rov.* 3 leni *Rov.*^{m}*; sed cf. e.g. § 21* 10sq. liquorem limpidum *Rov.*^{m} 20 somno *coni. Rov.*^{m} solo *Sich.* 21 qui *hoc loco inserui, post* soluta est *add. Rov.* 22 stricturae *scripsi (u. Bendz, Emendationen, p. 118sq.)* suae *Sich.* sine *Rov.*^{m} *Drabkin* 25 auxerunt *scripsi (cf. Cel. I 58 et Bendz, Emendationen, p. 123)* inuxerunt *edd.* inuexerunt *Rov.*^{m}

nommene der Verdauung zuführt. Dann soll er es fein zerkauen, und indem er ununterbrochen von jenem Essigmet trinkt, soll er es hinunterschlucken; wenn er die ganze Menge zu sich genommen hat, soll er unter leichter Bewegung spazierengehen und sich (dann) ausruhen, bis er unter Aufstoßen aus dem Magen von der eingeschlossenen Luft an einem gewissen Beißen oder einer Hitzeempfindung spürt, daß die tiefer gelegenen Partien in Bewegung geraten. Das geschieht, wie wir festgestellt haben, etwa nach Ablauf einer Stunde. Dann soll er zwei Cyathi lauwarmes Wasser trinken, um nicht durch zuviel Trinken die Schärfe der Wurzel abzustumpfen, die Finger in den Hals stecken und so Erbrechen bewirken; und wenn er alles Genossene von sich gegeben hat, soll er sehr viel Wasser nachtrinken, um den Magen auszuspülen und den Rest des Brennens zu löschen; danach soll er wieder Erbrechen auslösen, und wenn er den Trank von sich gegeben hat, soll er noch einmal trinken. Wenn er dies drei- oder 31
viermal getan und den Trank in Form von klarer Flüssigkeit von sich gegeben hat, muß ihm der Kopf etwas erwärmt und das Gesicht mit warmem Wasser abgewaschen werden. Danach soll er sich wieder durch einen ruhigen Spaziergang Bewegung verschaffen, damit sein Kopf zur Ruhe kommt, falls nicht die Notwendigkeit besteht, ihn einzusalben, um die durch das anstrengende Erbrechen bewirkte Starre zu lösen, das heißt, er ist von den oberen bis zu den unteren Partien Glied für Glied durch Herabführen der Hände abzureiben. So wird nämlich der Andrang im Kopf, der offensichtlich entstanden war, wieder gelöst, indem ein besserer Luftaustausch durch den gesamten Körper erzielt wird. Dann soll er noch zwei Cyathi warmes Wasser trinken, sich zu Bett legen und weiterhin von jeder Speise und jedem Trank enthalten unter völliger Entspannung des Geistes und des Körpers.

Danach, wenn die Straffung im Kopf gelöst ist, soll man ihn schlafen 32
lassen; denn diejenigen, welche, bevor die durch die bewegende Wirkung des Mittels hervorgerufene Anspannung gelöst worden ist, zu schnell eingeschlafen sind, haben nicht nur infolge der Straffung ein Schweregefühl im Kopf behalten, sondern sie haben diesen Zustand noch verschlimmert, wenn sie ohne Zeitabstand den Schlaf auf (die Anwendung) der therapeutischen Maßnahme folgen ließen und dadurch den Spannungszustand im Körper erhöhten.

Er muß also, wie gesagt, ohne Nahrung bleiben, damit er das Genossene nicht verdirbt durch die nach der Erschütterung und Erhitzung durch das Erbrechen noch verbleibende Starrheit des Körpers; denn oft geschieht es, daß die im Magen verbliebenen kleinen Schuppen und Häute der Wurzeln nach erfolgter Ruhepause und erneuter Nahrungsaufnahme die zugeführte Nahrung unweigerlich verderben; davon wird folglich der Kopf angefüllt, / und wenn er auch nicht zuvor durch sein eigenes Leiden 33
geplagt wurde, so wird er jetzt notwendigerweise verengt und belastet, wenn aus jener Fäulnis der verdorbenen Speisen Ausdünstungen auf irgendeinem Wege nach oben gelangen und sich des Kopfes bemächtigen. Denn wie Themison sagt, ist der Kopf von Natur aus arm an Fleisch und reich an Nerven, und er ist mit harten Häuten und mit Haaren bedeckt und hat

obtectum et spiramentis difficilibus natura; tum sensibus quoque
uniuersis formatum insidens corporibus atque accipiens eorum cunc-
tas exhalationes, cum spiritus naturaliter superiora petens ex infe-
rioribus trahit uapores per arteriam atque stomachum, quae sunt
34 corporis ueluti maiora fumaria. dehinc alia die lauacro utemur at-
que pulmento mediae qualitatis.

Tunc post duos uel tres dies ceteras cycli partes adhibemus. ac
si radices loci aut temporis causa defuerint, adfectandus ordine su-
pradicto uomitus ex granis sinapis madidati uel ex liquido sinapi poto
aut mulso ex aceto et pipere confecto uel cardamomo aut erucae se-
mine aut decoctione thymi uel origani aut hyssopi aut salsamenti
cum multis ossibus cum aceto uel mulso ex aceto.

Tunc profectu cedente atque limpido lenimento perspecto prae-
⟨re⟩sumpto etiam aegrotanti ingrauescentem perferre nunc uomitum,
35 nunc drimyphagian, / audemus integrum atque perfectum cyclum
metasyncriticum adhibere, ut initium a uomitu sumentes drimypha-
gian iungamus ac deinde per ceteras cycli materias decurramus, or-
dinantes praeterea etiam localia adiutoria, quorum prima sunt ad-
hibenda leuiora et quae longe remotis partibus admota transmissa
patientibus ingerant curationem, tunc etiam uehementiora. erit
igitur radendum caput, nunc pro capillatura, nunc contra capilla-
turam, donec cutis rubore afficiatur, ac deinde in balneo nitri pul-
uere aspergi et confricari, paulo antequam in solium descendat aegro-
36 tans. tunc etiam paroptesis adhibenda erit ex carbonibus aequali
uapore medentibus.

Alia etiam die cucurbitae infigendae plurima[e] cum flamma,
et primo dorso atque ceruici uel maioribus neruis, quos tenontas
appellant, tunc capiti; quae quidem capiti erunt magno raptu de-
trahendae. dehinc dropax adhibendus, primo cruribus, tunc tho-
raci et dorso, ex primo ceruicis sphondylo usque ad clunes uel earum
ultimum sphondylum. plurimi etenim nerui inferiora quaeque com-

8 ordine supradicto] *u.* § 29–31

2 foratum *Rov.*^{m} 3 superiora *scripsi (cf. e.g. § 31. 36. 65. 109. 138. 160)* superna *edd.* 4 uapores *scripsi (cf. Tard. II 92)* uapores eos *Rov.*^{m} *Drabkin* corpora ea *Sich.* „*fort.* incorporea“ *Drabkin*^{app} 11 salsamentis *Rov.*^{m} 12 cum^{I} *coni. Drabkin* et *Sich.* offis *Rov.*^{m} 13 praeresumpto *sec. Drabkin*^{app} *scripsi (cf. § 43. 111; Bendz, Emendationen, p. 57sq.)* praesumpto *Sich.* resumpto *Rov.*^{m} 14 aegrotante *Rov.*^{m} 19 transmissu *Rov.*^{m}; *sed cf. § 168* 23 aspergendum et confricandum *Rov.*^{m}; *sed cf. Bendz, Caeliana, p. 64* 26 plurimae *Sich. corr. Rov.*^{m} 27 maioribus *scripsi (cf. Cel. II 80; III 20)* caeteris *Sich.* ceruicis *Drabkin coll. Cel. III 23*

von Natur aus schwer passierbare Atemöffnungen; ferner ist er auch für alle Sinne eingerichtet, sitzt auf dem Körper und empfängt dessen sämtliche Ausdünstungen; denn die Atemluft hat einen natürlichen Drang nach oben und zieht durch die Luftröhre und die Speiseröhre, die gleichsam die größeren Kamine des Körpers sind, die Dämpfe aus den unteren Partien (mit nach oben). Am anderen Tage gebrauchen wir dann ein Bad 34
und eine Zukost mittlerer Qualität.

Nach zwei oder drei Tagen führen wir dann die übrigen Teile dieses Zyklus durch. Und wenn Rettiche am Ort oder zu dieser (Jahres)zeit nicht vorhanden sind, kann man das Erbrechen in der oben geschilderten Weise auch mit angefeuchteten Senfkörnern herbeiführen oder mit einem Trunk flüssigen Senfs oder mit Met, der mit Essig und Pfeffer zubereitet wird, oder mit Kardamom oder Raukensamen oder durch Abkochungen von Thymian oder Origanum oder Ysop oder von einer Salzlake mit vielen Gräten mit Essig oder Essigmet.

Wenn dann die Erholung fortschreitet und die Beruhigungsphase ohne Störungen erscheint, kann man auch dem Kranken, der schon wieder so weit genesen ist, daß er den beschwerlichen Wechsel von Erbrechen und Salzkost verträgt, / den ganzen und vollendeten umstimmenden Zyklus 35
zuzumuten wagen, indem man nämlich mit dem Erbrechen anfängt, die Salznahrung anschließt und dann die übrigen Phasen dieses Zyklus ablaufen läßt; dabei verordnet man außerdem auch noch örtliche Mittel, von denen zuerst leichtere anzuwenden sind, die, an weit entfernten Partien appliziert, durch Übertragung den erkrankten Partien Heilung vermitteln, danach jedoch stärkere. Der Kopf muß also rasiert werden, bald mit dem Strich, bald gegen den Strich, bis die Haut sich rötet, darauf soll man ihn im Bade mit Natronpulver bestreuen und massieren, kurz bevor der Kranke in das Becken steigt. Dann soll man auch starke Erhitzung an- 36
wenden mit Holzkohlen, die durch gleichmäßige Dämpfe heilend wirken.

Am nächsten Tage soll man auch Schröpfköpfe aufsetzen bei starker Hitze, und zwar zuerst am Rücken, am Nacken oder an den größeren Sehnen, die man *tenontes* nennt, dann auch am Kopf; sie sollen vom Kopf mit einem scharfen Ruck abgerissen werden. Danach gebraucht man Pechpflaster, zuerst an den Unterschenkeln, dann an der Brust und am Rücken, vom ersten Halswirbel bis zu den Lenden bzw. deren letztem Wirbel. Denn sehr viele Sehnen gleichen die oberen Partien allen unteren Partien an,

muni natura complexi iisdem paria faciunt superiora. tunc †partium propungentibus† pilis capitis atque buccarum uel temporum muscu- 37 lis, quos siagonas appellant, / collo uel mento cum subiectis gutturis, quae anthereona uocant, dropacem apponemus. sed ne ceterae corporis partes nudae interea perfrigescant, erunt a duobus ministris mediocriter unctione fricandae. atque ita, cum dropacem detraxerimus, totum perungi corpus oportebit, ipso quoque capite manu leuiter pertractato; et lauacro dabimus aegrotantem.

His itaque adiutoriis relaxatis atque lentescentibus capitis partibus uocis quoque exercitium adhibemus, quod Graeci anaphonesin uocant; tunc frequentius sinapismum, ac deinde ptarmicum utile 38 est. plurimum denique prodest post deambulationem sinapi adhibitum in gargarismum madidatum, priusquam lauacro aeger utatur, uel aridum ac masticatum ac deinde aqua calida sumpta et in ore paulisper retenta uel piper cum melle. non quidem haec humoris siue phlegmatis detrahendi causa Methodus ordinauit, sed ut etiam oris interiora adiutoriorum agitatione capiti beneficium tradant, quippe cum dolor saepe ipsas quoque partes afficit.

Ista igitur regula consequenter etiam [in] betae nigrae uel cyclaminis herbae suco in cochlearis quantitate⟨m⟩ reclinato capite aegrotantis pollicis sinistrae manus impressione inflatis narium ca- 39 uernis infuso uti possumus. etenim fit mucilenti humoris excussio, qua aegrotans releuetur, non ob detractionem, ut supra diximus, materiae, sed quo[d] adiuncta agitationis utilitas capiti beneficium tradat. est etiam ex localibus adiutoriis usus acoporum, ut sunt ea, quae conficiuntur ex euphorbio uel adarce, opobalsamo, aphronitro, murra uel aliis similibus uirtute rebus. utendum etiam malagmatibus, quae ualeant ex alto causas inductione propria detergere, quae Graeci minythica uocauerunt.

23 ut supra diximus] *u.* § 38

1sq. partium propungentibus *Sich.* *cruces posui* praerasis prominentibus *Rov.*^{m}; *sed cf. Cass. Fel. De med. 1: p. 7,14 Rose* primum propungentibus *Drabkin* „*fort. scrib.* partibus *et transp. post* pilis“ *Drabkin*^{app} 2 capiti *Rov.*^{m} 4 anthereona *coni. Rov.*^{m} *(cf. § 76; Cel. III 20. 23)* ante rumam *Sich.* ceteri *edd.* *correxi (cf. Cel. III 23; Tard. I 42; III 142; Bendz, Emendationen, p. 128)* 11 frequentior sinapismus *Rov.* 18 afficiat *Rov.*^{m} 19 „*fort.* istam i. regulam consequentes“ *Drabkin*^{app} in *del. Rov.* 20 quantitate *edd. sec. Drabkin*^{app} *correxi* 22 mucilenta *edd. corr. Rov.*^{m} 24 quod *edd. corr. Schmid, Rph 17, p. 39sq. (cf. lin. 16sq.) idem mendum etiam § 110, ubi corr. Rov.; cf. etiam Tard. II 44, ubi* qua *(Sich.) in* quo *corr. Rov.*^{m} 25 usus acoporum *coni. Triller, p. 74, et apud Kühn, p. 9 (u. Schmid, Rph 17, p. 40sqq.)* usura corporum *Sich.*

die sie mit ihrer gemeinsamen Substanz erfassen. Dann . . . legen wir Pechpflaster auf die behaarten Teile des Kopfes und auf die Wangen- oder Schläfenmuskeln, die man *siagones* (Kinnbacken) nennt, / auf Hals oder 37
Kinn und die Partie unter der Kehle, die man *anthereōn* (Kinn) nennt. Damit sich jedoch die übrigen nackten Körperteile nicht dabei erkälten, sollen sie von zwei Dienern eingesalbt und leicht massiert werden. Und dann, wenn wir das Pechpflaster wieder abgezogen haben, soll der gesamte Körper gesalbt werden, wobei auch der Kopf selbst leicht mit der Hand gestrichen wird; dann lassen wir den Kranken baden.

Wenn also durch diese therapeutischen Maßnahmen die Teile des Kopfes gelockert sind und sich leichter fühlen, wenden wir auch Stimmübungen an, welche die Griechen *anaphōnēsis* nennen; dann häufiger ein Senfpflaster, und danach ist ein Niesmittel dienlich. Sehr nützlich ist 38
schließlich auch nach einem Spaziergang das Gurgeln mit aufgeweichten Senfkörnern, ehe der Kranke badet, oder er soll trockene Senfkörner kauen und danach den Mund voll warmes Wasser nehmen und es eine Zeitlang darin behalten oder Pfeffer mit Honig nehmen. Die methodische Schule hat dies allerdings nicht deswegen verordnet, um einen Saft oder um Schleim abzuziehen, sondern damit auch die inneren Partien des Mundes durch die von den therapeutischen Maßnahmen hervorgerufene Reizung dem Kopf die heilsame Wirkung zuleiten, pflegt doch der Schmerz oft auch diese Partien zu befallen.

In Befolgung desselben Grundsatzes können wir auch den Saft von schwarzem Mangold oder Saubrot, je einen Löffel voll, anwenden; der Kranke soll dabei den Kopf zurücklehnen, dann gießt man den Saft in die durch Druck mit dem Daumen der linken Hand aufgeblähten Nasenlöcher. Auf diese Weise kommt es nämlich zur Ausstoßung schleimiger Flüssigkeit, 39
durch die der Kranke Erleichterung erfährt, nicht so sehr, wie oben gesagt, wegen des Entzugs einer (bestimmten) Substanz, sondern damit dadurch die mit der Reizung einhergehende heilsame Wirkung dem Kopf eine Wohltat vermittelt. An lokal wirkenden therapeutischen Maßnahmen gebraucht man die Linderungsmittel, wie diejenigen, die aus Wolfsmilch oder Schilfschaum, Balsam, Schaumsalpeter, Myrrhe oder anderen in ihrer Wirkung ähnlichen Ingredienzien hergestellt werden. Man soll auch erweichende Umschläge gebrauchen, welche durch die spezifische Art der Auflage die Wirkung haben, die Krankheitsursachen aus der Tiefe heraus zu beseitigen; diese haben die Griechen *minythika* (verringernde Mittel) genannt.

Meminerimus tamen non prius esse ab adiutorio locali ad aliud transeundum, priusquam turbatio corporis fuerit delenita atque patientes partes aliam recte poscere commotionem adiutoriorum
40 fuerint uisae. quapropter si plurimum uexata corpora uiderimus, sufficere intelligimus uno in cyclo unum locale adiutorium. in his uero, quae minus uexata noscuntur uel uiribus depurgata, etiam secundo uti licet. singula igitur adiutoria adhibenda esse meminerimus sequenti die, quam mutatio facta fuerit materiarum, hoc est qualitatis pulmentorum in aliam transitus qualitatem, ut ex antecedenti abstinentia ductile atque aptum corpus adiutoriis fiat. specialiter autem erit dropax adhibendus tempore, quo mediae qualitatis utimur materia, paroptesis uero et sinapismus et ptarmicum, quod sternutamentum dicere poterimus, tempore, quo uolantum utimur pulmentis. etenim neque adhuc corpus post usum salsamenti debile neque rursum plurimum nutribili qualitate uidetur esse confertum.
41 cauenda etenim uehementer est capitis commotio, quae saepe corporis plenitudine fit, quippe cum sanos homines plerumque uinolentia uel indigestione confusos capitis motu uexatos in catarr⟨h⟩um atque coryzam uenire uideamus. solo igitur tempore, quo drimyphagia utemur, omne erit locale adiutorium prohibendum; uel, si quisquam omni ex parte fuerit uiribus plenus, leue quiddam addiderit,/
42 sufficiens quippe cum drimyphagiae uehementia atque recorporatio altiorum eo tempore totum paene habitum mutare uideatur et sit timoris ita corpus adiutoriis exercere, ut eodem tempore superficies cum altioribus agitetur. utendum etiam fomentis siue uehementioribus illisionibus aquarum, quas Graeci cataclysmos appellant, et primo calidarum, deinde frigidarum. ordinandae etiam mutationes earum ad usus naturalium aquarum, scilicet earum, quae non odore percutiant. natationes uero sub diuo fieri reprobamus. ceteris enim corporis partibus aqua complexis solum supernatans remanet caput, quod necessario perfrigescens inaequalitatem corporis facit.

43 At si minus cedere passionem uiderimus post frequentiam eiusdem iterataque curatione et fortificato corpore aegrotantis querimonia permanserit, hellebori usus adhibendus; sed primo ex eius insertatione radicibus penetratis uel mulso ex aceto confecto infusis, dehinc etiam coctis utendum est atque diuersis ciborum pul-

2 priusquam] quam *Rov.; sed cf. Bendz, Caeliana, p. 62* delinita *Sich.* 6 *post* uiribus *add.* medicamentorum *Rov.* 18 catarrum *Sich.* 21 „*fort.* plenus ⟨et⟩“ *Drabkin*[app] 23 pene *Sich.* 32 Ac *edd. corr. Rov.*[m] 36 coquis *Sich. corr. Drabkin*

Wir wollen jedoch daran erinnern, daß man nicht eher von einer lokal wirkenden therapeutischen Maßnahme zu einer anderen übergehen darf, bevor die Beunruhigung des Körpers wieder abgeklungen ist und die leidenden Teile mit Recht eine erneute Bewegung durch therapeutische Maßnahmen zu fordern scheinen. Wenn wir daher sehen, daß die Körper 40
sehr in Unruhe geraten sind, so erkennen wir daraus, daß innerhalb eines Zyklus eine lokal wirkende therapeutische Maßnahme ausreicht. Bei solchen aber, die, wie sich herausstellt, weniger in Unruhe geraten oder entkräftet sind, darf man auch eine zweite gebrauchen. Wir möchten nun darauf hinweisen, daß man jede einzelne therapeutische Maßnahme am Tage nach dem erfolgten Diätwechsel einsetzt, das heißt, wenn die Art der Zukost durch eine andere ausgetauscht wurde, damit der Körper durch das voraufgehende Fasten empfänglich und bereit für die therapeutischen Maßnahmen wird. Besonders aber soll man das Pechpflaster in der Zeit gebrauchen, in der wir den (Nahrungs)stoff der mittleren Qualität anwenden, Erhitzen jedoch, Senfumschläge und *ptarmikon*, das wir Niesmittel nennen können, in der Zeit, in der wir Geflügel als Zukost gebrauchen. Denn weder erscheint der Körper nach der Anwendung der Salzkost noch als geschwächt, noch scheint er andererseits in sehr hohem Grade mit nahrhafter Qualität angefüllt zu sein. Man muß sich in der Tat sehr davor 41
hüten, den Kopf zu beunruhigen, was häufig durch Überfüllung des Körpers geschieht; denn wir sehen ja, daß gesunde Menschen sehr oft, durch zuviel Wein oder schlechte Verdauung aus dem Gleichgewicht geraten und von Beunruhigung des Kopfes befallen, sich einen Katarrh und einen Schnupfen zuziehen. Also nur zu der Zeit, in der wir die Salzkost gebrauchen, ist jede örtliche therapeutische Maßnahme zu verbieten; oder wenn jemand bei vollen Kräften ist, so mag er noch ein leichtes (Mittel) hinzufügen, / das auch ausreicht, da ja die starke Wirkung der Salzkost und 42
die (durch sie ausgelöste) Umstimmung der tiefer liegenden Teile in dieser Zeit nahezu die gesamte Konstitution zu verändern scheint und man besser nicht wagen soll, den Körper durch therapeutische Maßnahmen so anzustrengen, daß zu derselben Zeit die Oberfläche und die tiefer liegenden Teile erschüttert werden. Man soll auch heiße Umschläge oder recht heftige Wassergüsse anwenden, welche die Griechen *kataklysmoi* nennen, zuerst mit warmem, dann mit kaltem Wasser. Man soll auch das Übergehen von ihnen zum Gebrauch von natürlichem Wasser verordnen, natürlich von solchem, das nicht durch (schlechten) Geruch beeinträchtigend wirkt. Unter freiem Himmel zu schwimmen, halten wir jedoch für schädlich. Denn dabei sind die übrigen Teile des Körpers ganz von Wasser umgeben, und nur der Kopf bleibt draußen, was unvermeidlich zu seiner Abkühlung und damit zu einer Störung des Gleichgewichts im Körper führt.

Wenn wir aber sehen, daß die Krankheit nach ihrem häufigen Auf- 43
treten immer noch nicht weichen will und der mißliche Zustand des Kranken nach wiederholter Behandlung und nach Stärkung des Körpers fortdauert, so soll man ihn mit Nieswurz behandeln; zuerst aber soll man bei ihrer Eingabe die zerkleinerten oder die in Essigmet getauchten Wurzeln verwenden, danach auch die gekochten (Wurzeln) und eine ab-

mentis, quod quidem latius tertio Responsionum libro iamdudum docuimus. uehementi enim motu corpus apertum despuit, ut ita dixerim, passionis carnem, qua depulsa naturalis atque noua succedit. dehinc si etiam his gestis passio permanens erit, secundo uel tertio utendum helleboro, sed prae⟨re⟩sumptis uiribus ex corporis refectione.

44 Tunc etiam naturalibus aquis utendum uel siccis uaporationibus et longa per maria nauigatione. etenim fluminales uel portuosae atque stagni nauigationes incongruae iudicantur, ⟨nam⟩ humectantes caput infrigidant exhalatione terrena, maritimae uero latenter atque sensim corpus aperiunt et salsae proprietatis causa corpus adurunt atque eius habitum quadam mutatione reficiunt. affectandus etiam in aeres teneros atque aquilonios transitus uel contrarios his, qui passionem asperare ualent. adhibenda praeterea animi laxatio, et magis post cibum. omnis enim mentis intentio caput implet.

45 Haec est secundum Methodicos ordinata curatio. / plurimi autem diuersarum sectarum principes fomenta probauerunt ex oleo rosaceo atque aceto et ruta et herpyllo, peucedano, castoreo, silphio atque semine herbae, quam agnon appellant, samsuco, hederarum coma. ex quibus in accessione caput impletum augmentis asperrimis agitatum atque grauatum totius passionis duplicat motum. est enim supradictarum materiarum [re]percussibilis usus, et eo adhibitus tempore, quo mitigatio conuenire perspicitur. utuntur etiam purgatiuis medicaminibus, quae cat⟨h⟩artica uocauerunt, hoc est uentrem deducentibus, ex quibus stomachus inficitur et omnis neruosi-
46 tas uitiatur. item arteriotomiam probant et usturam ex cauteriis serratis duorum digitorum spatio super ipsas uenulas effectam. tunc longo tempore uulneratione seruata ferri materia purulenta ⟨reuocata⟩ ex alto ad superficiem passionem releuare promittunt. quod nos in accessione noxium atque exitiale iudicamus ob uehementiam motus, in lenimento uero inutile atque adiutoriorum medelae contrarium, siquidem prohibeat eorum beneficia penetrare. non enim fricationes uel cucurbitae uel dropaces aut sinapismi aut ptarmica aut cataclys-

5 praeresumptis *coni. Schmid, Rph 17, p. 42sqq. (cf. § 34. 111; Bendz, Emendationen, p. 57sq.)* praesumptis *Sich.* resumptis *Rov.*^{m} ante resumptis *Amm.*^{m} 9 nam *addidi* quoniam *add. Rov.* 18 sylphio *Sich.* 21 modum *Sich. corr. Drabkin (cf. § 59. 117)* 22 repercussibilis *edd. correxi (cf. Cel. I 163; Tard. I 114. 122; II 164)* 24 catartica *Sich.* 27 ferratis *Sich. corr. Rov.*^{m} 28 uulnerationis *Sich. corr. Rov.*^{m} *post* seruata *add.* qua *Rov. Amm.* materiam purulentam *Drabkin* reuocata *addidi* 29 ad superficiem] atque superficie *Sich. (cf. Cel. I 35) corr. Drabkin* in superficiem *Rov.*^{m} passionem releuare] possit releuari *Rov.*^{m}

wechselungsreiche Diät mit verschiedenartigen Speisen; darüber haben wir im dritten Buch unserer „Antworten“ schon vor langem recht ausführlich berichtet. Denn der Körper wird so durch die starke Erschütterung geöffnet und speit gewissermaßen das kranke Fleisch aus, nach dessen Abgang natürliches, neues Fleisch an seine Stelle tritt. Wenn dann das Leiden auch nach diesem Vorgehen noch anhält, muß man die Nieswurz noch ein zweites oder drittes Mal anwenden, aber erst, nachdem die Kräfte infolge der Erholung des Körpers zuvor wiederhergestellt worden sind.

Dann sind auch das Baden in natürlichen Gewässern, trockene 44
Dampfbäder und eine lange Schiffsreise über die Meere hin zu empfehlen. Eine Schiffahrt auf Flüssen, in Buchten und auf Seen ist nämlich als unzuträglich zu bezeichnen, denn sie macht den Kopf feucht und kalt durch die vom Land her kommende Ausdünstung, die Seefahrt jedoch öffnet den Körper ganz allmählich, brennt ihn durch die Wirkung der Salzluft und bewirkt eine wohltätige Veränderung seines (gesamten) Zustandes. Erstrebenswert ist auch eine Ortsveränderung in ein mildes Klima mit nördlichen Winden oder jedenfalls in ein Klima, das dem entgegengesetzt ist, das die Krankheit verschlimmern kann. Es soll außerdem eine Entspannung des Geistes stattfinden, vor allem nach der Mahlzeit. Denn jede geistige Anstrengung überfüllt den Kopf.

Dies ist also die Heilmethode, wie sie die Methodiker verordnet
haben. Die meisten Häupter der verschiedenen (Ärzte)schulen haben aber 45
warme Umschläge mit Rosenöl, Essig, Raute, Feldthymian, Saufenchel, Bibergeil, Silphium und dem Samen der Pflanze, die man Keuschlamm nennt, mit Majoran und Efeublättern empfohlen. Von diesen (Substanzen) wird aber der Kopf beim Anfall überfüllt, er wird dadurch von den härtesten Verschlimmerungen erschüttert und belastet, und so verdoppelt sich die Bewegung des ganzen Leidens. Die Anwendung der soeben genannten Drogen hat nämlich eine durchschlagende Wirkung und wird (hier auch noch) zu der Zeit vorgenommen, zu der offensichtlich eine Besänftigung angemessen ist. Sie gebrauchen auch Abführmittel, die sie *kathartika* genannt haben, das heißt solche, die den Stuhlgang fördern; von ihnen wird aber der Magen angegriffen und das ganze System der Nerven
und Sehnen geschädigt. Sie billigen auch das Einschneiden der Arterien 46
und das Brennen mit gezähnten Brenneisen, das zwei Fingerbreiten über den kleinen Venen selbst vorgenommen werden soll. Indem dann die mit dem Eisengerät beigebrachte Wunde lange Zeit offengehalten und dadurch die eitrige Substanz aus der Tiefe an die Oberfläche gezogen wird, versprechen sie, die Krankheit zu beheben. Dieses Vorgehen halten wir beim Anfall für schädlich, ja lebensgefährlich wegen der heftigen Erschütterung, in der Beruhigungsphase aber für nutzlos und der Behandlung mit (örtlichen) therapeutischen Maßnahmen zuwiderlaufend, weil es ja verhindert, daß sich deren heilsame Wirkungen durchsetzen. Denn Abreibungen, Schröpfköpfe, Pech- oder Senfpflaster, Niesmittel oder *kataklysmoi*, die

mi, quos nos aquarum illisiones appellamus, uulneratis locis adhiberi
47 aut perferri aptissime possunt. utuntur etiam frigido lauacro, quod
Graeci psychrolusian appellant, quod necessario neruos indurare ac
congelare consueuit ob densatione⟨m⟩ cutis ac totius corporis. utuntur etiam locali uenarum diuisura, ex qua patientes partes implentur. dant quoque mastichen masticandam, ex quo in passione constituta densantur constrictiuae uirtutis causa.

Item Themison primo libro Tardarum passionum, quas chronias uocant, phlebotomat atque constrictiuis fomentis utitur ad laxamentum phlebotomiae, frustratus errore sequenti ex fomentis incongruis. item imminente augmento duas praecauens horas unctiones adhibet
48 acerrimas / et durissimam fricationem atque constrictionem articulorum; tunc sinapismum adhibet ultimis membrorum partibus siue summitatibus articulorum ob auertendam materiam. plurimas etiam fronti sanguisugas apponit atque humeris et temporibus capitis, quod est contra sectae rigorem. affectandam igitur corporis laxationem, non auersionem materiae eius dicimus, quippe cum non concurrat neque conueniat, quod faciendum putat, ut eodem tempore articulorum constrictione et sanguisugarum appositione utamur praeseruatis horis duabus, antequam passionis implicent augmenta,
49 cum illo tempore sit requies adhibenda et saepe contingat, / ut praeueniens corpori occupato querela accessionem denuntians ipsum quoque tempus, quod elegisse uidetur, turbare noscatur, sitque nocens appositio sanguisugarum, ex quibus perfricatio atque commotio uel ex earum morsibus amentia aut, si aliquo sanguinem detrahunt, grauis aegros uexatio consequitur. probat etiam apponenda malagmata dolori contraria, quae anodyna uocantur, uel castoreum aut rutam aut sphondylion herbam cum cerotario ex oleo rosaceo atque pice liquida confecto. ex iisdem iugiter iubet odorem capere aegrotantem
50 omnifariam caput implens, / atque ita si dolores, inquit, mitigati non fuerint, ex calidis rebus frigidae spongiae apponendae, ad Empiricorum consilia deuolutus, qui ex contrariis ad contraria transeundum causis resistentibus probauerunt. utitur etiam scaroticis, hoc est quae cutem extendere uel corrumpere ualeant, et cessante accessione imperat fricationem adhiberi atque fomēnta, quorum item usus non declinantis est accessionis, sed in toto recedentis. denique peccatis

3 indurat *edd. sec. Drabkin*^{app} *correxi* 4 obdensatione *Sich. Drabkin corr. Rov. (cf. Bendz, Emendationen, p. 82)* 6 constitutus *Rov.*^{m} 7 Densatus *Sich. corr. Drabkin* causa *coni. Drabkin* cassatur *Sich.* grauatur *Rov.*^{m} quassatur *Amm.*^{m} 24 perfrictio *Rov.*^{m} *Drabkin, uix recte* 33 escaroticis *Rov.*^{m} escharoticis *Amm.; sed cf. e.g.* scarosin *§ 118* 34 exedere *Drabkin*

wir Wassergüsse nennen, können bei verletzten Stellen nicht besonders gut angewandt oder vertragen werden. Sie verwenden auch das kalte Bad, 47 das die Griechen *psychrolusia* nennen, was unausweichlich die Sehnen zu verhärten und starr zu machen pflegt, weil sich dabei die Haut und der gesamte Körper zusammenziehen. Sie wenden auch örtliches Einschneiden der Venen an, wodurch die leidenden Partien überfüllt werden. Sie geben auch Mastixharz zu kauen, wodurch die kranken Teile doch verdichtet werden, weil (Mastix) eine zusammenziehende Wirkung hat.

So will Themison im ersten Buch seiner „Langwierigen Krankheiten", die man chronisch nennt, zur Ader lassen und wendet zusammenziehende Umschläge an, um den Aderlaß zu erleichtern; fruchtlos ist sein auf Irrtum gegründetes Unterfangen bei solchen ungeeigneten Umschlägen. Ebenso wendet er bei einer bevorstehenden Steigerungsphase zwei Stunden zuvor ganz scharfe Salben / und die härteste Abreibung und festes 48 Bandagieren der Glieder an; dann bringt er Senfpflaster an den äußersten Partien der Gliedmaßen bzw. äußersten Spitzen der Glieder an, um die Substanz abzuziehen. Er setzt auch an Stirn, Schultern und den Schläfen am Kopf zahlreiche Blutegel an, was gegen die strenge Vorschrift unserer Schule ist. Denn wir sagen: man muß danach trachten, den Körper zu lockern, nicht, seinen Stoff abzuziehen; außerdem ist es unvereinbar und von keinerlei Nutzen, was er tun zu müssen glaubt, daß zu derselben Zeit die Glieder bandagiert und Blutegel angesetzt werden, und dies zwei Stunden, bevor eine Steigerungsphase der Krankheit einsetzt, während doch in dieser Zeit Ruhe notwendig ist und es oft genug vorkommt, / daß 49 die Beschwerden, die einen Anfall ankündigen, früher über den (von der Krankheit) befallenen Körper hereinbrechen und dadurch auch die Frist selbst, die er gewählt zu haben scheint, offenbar ganz unsicher machen, und das Ansetzen von Blutegeln Schaden bringt, weil durch sie eine Reizung, Beunruhigung oder durch ihre Bisse sogar Geistesgestörtheit eintreten oder weil dadurch, daß sie an einer Stelle Blut abziehen, die Kranken schwer beeinträchtigt werden. Er empfiehlt auch, den Schmerzen entgegenwirkende erweichende Umschläge aufzulegen, die *anōdyna* (schmerzstillende Mittel) genannt werden, z. B. Bibergeil, Raute oder Bärenklau mit Wachssalbe aus Rosenöl und flüssigem Pech. Er läßt den Kranken ununterbrochen deren Düfte einatmen und überfüllt dadurch den Kopf vollends, / und wenn so die Schmerzen, sagt er, nicht besser 50 werden, so soll man unmittelbar nach den warmen Mitteln kalte Schwämme auflegen, womit er also den Ratschlägen der Empiriker zuneigt, die es für richtig hielten, bei hartnäckigen Leiden die entgegengesetzten Mittel im Wechsel anzuwenden. Er gebraucht auch schorfbildende Mittel, das sind solche, die die Haut spannen oder angreifen können, und wenn der Anfall nachläßt, verordnet er die Anwendung von Abreibungen und heißen Umschlägen, deren Gebrauch aber auch nicht in die Phase des nachlassenden Anfalls gehört, sondern erst nach dessen völligem Aufhören angebracht ist. Solche Fehler muß man indessen mit Nachsicht betrachten, wie indulgendum Methodicorum princeps Soranus dignissime iudicauit. adhuc enim, inquit, Themison Asclepiadis erroribus et rudimento temporis Methodici fallebantur.

CAPVT II

51 De scotomaticis

Scotomatica passio ab accidenti nomen sumpsit, quod repentinas oculis ingerat tenebras. afficit frequenter uacuos homines, hoc est sine aliquo exercitio uitam ducentes, et uinolentos uel consuetos uentrem purgare medicaminibus potis et ab eorum usu repente desistentes, item haemorrhoidis longo tempore affectos et post earum amputationem nulla recorporatione curatos. uehementescit autem haec passio hieme uel uerni temporis initio. praeterea saepe futuram denuntiat epilepsiam. ueteres denique paruam epilepsiam uocauerunt. nam in passione constitutos repentina uisus tenebratio atque nebula cum capitis uertigine consequitur, ut omnia secum moueri
52 existiment; / item ante oculos quosdam sentiunt marmorum maculis similes tractus, quos marmarygas Graeci uocauerunt, cum tamen conuersis oculis omni ex parte non deserant uisum; item capitis atque oculorum grauatio et sedere uolentibus timor, siquidem secum omnia putent impelli uel cadere, aurium tinnitus, superiorum corporis sudor aut repentinus casus cum celerrima surrectione. asperatur praeterea passio, si ex alto aspexerint aegrotantes uel meatum fluminis aut rotae uertiginem figuli, item si proni quicquam gesserint uel maiorem uocem auribus acceperint.

Discernitur ab epilepsia haec passio, siquidem neque sensibus
53 priuat aegrotantes neque spasmo, id est diuerso raptu, afficit. item a capitis passione, quam cephalaean uocant, discernitur, quod dolorem non faciat. separare autem ab ista passione uertiginem siue obscuritatem necessarium non est, siquidem ex his ueluti partibus scotomatica passio confecta esse uideatur. est denique istius passionis affectio saluti innoxia, hoc est sine ullo periculo, nisi quis mare tenus aut ex alto cadens ratione casus potius quam passionis uiolentia per-

2sq.] *cf.* § 140 6sq.] *cf.* Isid. Etym. IV 7,3 16sq.] *cf.* § 62

2 Themison⟨is et⟩ *Wellmann, Hermes 57, p. 398* 3 [methodici] falleba[n]tur *Deichgräber, RE 5 A, 1934, s. u. Themison (7), col. 1634* 17 tractus] iactus *Rov.*[m] „Μαρμαρυγὰς, ἢ ἀμαρυγὰς, ἢ μαρμαρίνας legendum" *Sich.*[m] 23 figuli *coni. Drabkin coll. § 66 et Cael. Aur. De signific. diaet. pass. 51: p. 217,12 Rose* siue ignis *Sich.* 26 priuet *Helmreich, Zu Caelius Aurelianus, p. 185* afficiat *Helmreich, Zu Caelius Aurelianus, p. 185*

Soran, das Haupt der Methodiker, ganz richtig geurteilt hat. Denn Themison war noch, so sagt er, in den Irrtümern des Asklepiades befangen, und die Methodiker waren auf Grund des Anfangsstadiums (ihrer Lehre) zu jener Zeit noch Täuschungen erlegen.

2. KAPITEL

Über die an Schwindelanfällen Leidenden 51

Das in Schwindelanfällen (wörtlich: Dunkelwerden [vor den Augen]) bestehende Leiden hat seinen Namen von seinem (typischen) Symptom, weil es plötzliches Dunkelwerden vor den Augen mit sich bringt. Es befällt häufig untätige Menschen, das heißt solche, die ein Leben ohne jede körperliche Übung führen, sowie Trinker oder Menschen, die gewohnt sind, mit Arzneitränken abzuführen, und von deren Gebrauch plötzlich ablassen, auch solche, die lange Zeit an Hämorrhoiden litten und bei denen nach deren operativer Entfernung keine Behandlung mit umstimmenden Mitteln durchgeführt wurde. Diese Krankheit verschlimmert sich aber im Winter oder zu Frühjahrsbeginn. Sie kündigt übrigens oft eine kommende Epilepsie an. Die Alten haben sie sogar die kleine Epilepsie genannt. Denn die unter dieser Krankheit Leidenden befällt eine plötzliche Verdunkelung des Gesichts und Nebel (vor den Augen) in Verbindung mit Schwindelgefühl im Kopf, so daß (die Kranken) meinen, es drehe sich
alles um sie;/ auch haben sie den Eindruck, vor den Augen marmor- 52
ähnliche Muster zu sehen, welche die Griechen *marmarygai* (Flimmern) genannt haben, wobei (diese Muster), mag man die Augen auch in jede beliebige Richtung wenden, nicht aus dem Blickfeld verschwinden; dazu kommen ein Druck in Kopf und Augen und ein Angstgefühl, wenn sie sich setzen wollen, da sie meinen, daß alles mit ihnen ins Schwanken gerät oder fällt, Ohrenklingen, Schweißausbruch an den oberen Körperpartien oder plötzliches Hinfallen, nach dem sie sehr schnell wieder aufstehen. Die Krankheit verschlimmert sich außerdem, wenn die Kranken aus der Höhe herabsehen oder wenn sie die Strömung eines Flusses oder die kreisende Bewegung einer Töpferscheibe betrachten, auch wenn sie gebückt hantieren oder ein ziemlich lautes Geräusch mit den Ohren wahrnehmen.

Diese Krankheit unterscheidet sich von der Epilepsie, denn sie beraubt die Patienten nicht ihrer Sinne und bringt ihnen auch keinen
Krampf, das heißt vielfältige Verzerrungen. Auch von dem Kopfleiden, 53
das man *kephalaia* nennt, ist sie verschieden, denn sie bringt keine Schmerzen. Es ist aber überflüssig, von dieser Krankheit Schwindel oder Dunkelheit (vor den Augen als besondere Krankheiten) abzuheben, weil ja das in Schwindelanfällen bestehende Leiden gewissermaßen aus diesen (beiden) Teilen zu bestehen scheint. Ein Befallensein von diesem Leiden ist schließlich nicht gesundheitsschädlich, das heißt, es besteht keine Gefahr dabei, außer daß jemand ins Meer oder aus (großer) Höhe stürzt; dann ist sein Tod mehr auf den Sturz als auf die Heftigkeit des Leidens

ire uideatur. curationem uero eandem adhiberi conuenit, quae nuper passioni capitis est ordinata, non solum generali, sed etiam speciali ratione.

CAPVT III

54 De incvbone

Incubonem aliqui ab hominis forma uel similitudine nomen ducere dixerunt, aliqui a phantasia, qua patientes afficiuntur, siquidem ueluti ascendere atque insidere suo pectori sentiant quicquam. Themison uero secundo Epistolarum libro pnigaliona uocauit, siquidem praefocet aegrotantes. item quidam ueteres ephialten uocauerunt, alii epophelen, quod utilis patientibus perhibeatur.

Afficit crapula uel indigestione iugi uexatos. accidens igitur semel, ita ut nullam uigilantibus querelam aut displicentem sanitatem faciat, sed solius somni turbatio noscatur, minime passio dici
55 potest, sicut neque semel effectus per somnum seminis lapsus, / quem Graeci onirogmon appellant, passio nuncupatur, nisi iugiter atque cum corporis incommoditate fuerit effectus. est autem supradicta passio epilepsiae tentatio. nam quod neque deus neque semideus neque Cupido sit, libris Causarum, quos Aetiologumenos Soranus appellauit, plenissime explicauit.

Ista igitur passione possessos sequitur corporis tardissimus motus atque torpor et magis per somnium grauedo atque pressura et ueluti praefocatio, qua sibi quemquam irruisse repente existiment, qui sensibus oppressis corpus exanimet neque clamare permittat. quo fit, ut saepe erumpentes non articulata, sed confusa uoce excla-
56 ment. quidam denique ita inanibus afficiuntur uisis, ut et se uidere credant irruentem sibi et usum turpissimae libidinis persuadentem, cuius si digitos apprehendere nixi fuerint fugatum existiment. tunc cum somno surrexerint, faucium atque transuorationis partes uuidas et humectas sentiunt attestante grauedine ceruicis cum tussicula leui molli stimulatione commota. plurimum autem possessis accidit

1 nuper] *u.* § 8–44   6–10] *cf.* Paul. Aegin. III 15: CMG IX 1 p. 158, 27–159,1

11 epophelen *(ἐπωφέλην) coni. Triller, p. 81, coll. Hesych. s. u. Artem. Onirocr. II 37: p. 167,24–168,4 Pack* epibolen *Sich.*   utilis] hostilis *Rov.*[m]   14 turbatione *Rov.*[m]   16 onirogonon *Sich. (ut solet) corr. Drabkin coll. Tard. V 80. 82* (**L**)   19 Soranus *post* plenissime *(lin. 20) trsp. Rov.*   29 faucium *scripsi coll. e.g. Tard. II 19. 21. 176 (u. Bendz, Emendationen, p. 41sq.)* faciem *edd.*   transforationis *Sich.*   *corr. Drabkin (cf. § 109; cf. etiam Bendz, Emendationen, p. 41sq.)*   31 leni *Rov.*[m]

(an sich) zurückzuführen. Als Behandlungsweise empfiehlt sich aber genau dieselbe, die wir zuvor für das Kopfleiden verordnet haben, nicht nur im allgemeinen, sondern auch in den Einzelheiten.

3. KAPITEL

ÜBER DAS ALPDRÜCKEN 54

Der Name *incubo* (der Darauﬂiegende) kommt, wie manche gesagt haben, von einer menschlichen Figur oder Scheingestalt her, nach anderen von der Phantasievorstellung, von der die Kranken befallen werden; sie haben nämlich den Eindruck, als ob irgend etwas auf sie steigt und sich auf ihre Brust setzt. Themison aber nannte dies im zweiten Buch seiner „Briefe“ *pnigaliōn* (Würger), weil es die Kranken zu erwürgen droht. Auch haben einige von den Alten es *ephialtēs* (der Daraufspringende) genannt, andere *epōphelēs* (der Hilfreiche), weil man annahm, es könnte denen, die dergleichen erleiden, von Nutzen sein.

Es befällt solche Menschen, die ständig berauscht sind und eine schlechte Verdauung haben. Wenn es nur einmal vorkommt, so daß es den Betroffenen, wenn sie wach sind, weiter keine Beschwerden oder eine Beeinträchtigung der Gesundheit bringt, sondern ihnen nur die Störung der Nachtruhe bewußt wird, so kann man es durchaus nicht als Krankheit bezeichnen, genauso, wie auch ein einmaliger Samenerguß im Schlaf, / den 55
die Griechen *oneirōgmos* nennen, nicht eine Krankheit genannt werden kann, wenn er nicht regelmäßig und bei körperlichem Unwohlsein auftritt. Die genannte Krankheit ist indessen eine Art Epilepsie. Denn daß es weder ein Gott noch ein Halbgott noch Cupido ist, das hat Soran in seinen Büchern „Über Ursachen“, die er „*Aitiologumena*“ nannte, vollauf klargestellt.

Bei den von diesem Leiden Befallenen treten sehr langsame Bewegung des Körpers und Starre und vor allem im Schlaf Schweregefühl, Druck und gleichsam Erstickungsanfälle auf, bei denen sie glauben, daß jemand sich plötzlich auf sie stürzt, der ihnen die Sinne benimmt und sie bewußtlos macht, sie nicht einmal schreien läßt. Daher kommt es, daß sie oft (aus dem Schlaf) hochfahren und mit unartikulierter, verworrener Stimme aufschreien. Manche haben schließlich dabei so unsinnige Traum- 56
gesichte, daß sie sogar jemanden zu sehen glauben, der über sie herfällt und sie zur Befriedigung schändlichster Lüste überreden will; wenn sie seine Finger packen wollen, verschwindet er nach ihrem Eindruck fluchtartig. Wenn sie dann nach dem Schlaf aufstehen, so fühlen sie, daß die Partien am Schlund und Rachen feucht und benetzt sind, wobei auch ein Schweregefühl im Nacken zusammen mit einem durch einen schwachen Reiz verursachten leichten Husten zu verzeichnen ist. Sehr oft zeigen die

pallor et corporis tenuitas, quippe cum somnum timendo non capiant.
apparet igitur stricturae passio ex grauedine, tarda autem ex tem-
poris tractu; et non semper sine periculo salutis. cum enim uehemen-
57 ter impresserit praefocatio, quosdam interficit. memorat denique
Silimachus Hippocratis sectator contagione quadam plurimos ex
ista passione ueluti lue apud urbem Romam confectos.

Quapropter curandos oportet iacere loco lucido atque medio-
criter calido adhibita requie animi et corporis ⟨et⟩ abstinentia usque
ad tertium diem, quem Graeci diatriton uocauerunt. tunc colla te-
genda atque caput et stomachus lanis limpidis ex oleo calido prae-
tinctis. adhibenda etiam oris collutio ex potu aquae calidae. ac si
plurima stomachi uel capitis uel colli fuerit querela, adhibenda phle-
58 botomia et post detractionem perunctio ex oleo calido. tunc ora fo-
uenda, cibus dandus simplex, suci facilioris, paruus, sorbilis; et, si
passio perseuerauerit, cataplasmata adhibenda, cucurbita quoque
nunc simplex, nunc adiuncta scarificatione, ex utraque parte gutturis,
quam Graeci anthereona uocant, nos rumam. tunc uaporatione uten-
dum et alternis diebus cibus dandus. illa uero adiutoria, quae adhi-
benda, diurnis erunt diebus adhibenda, sed longe remotius a noc-
turno tempore. tunc etiam gestatio atque uarius cibus et lauacrum et
aquatum uinum. illis uero partibus, quas curamus, erunt primo cero-
taria apponenda, tunc malagmata, ut diachylon aut diamelilotu[m]
59 aut diasamsucu[m]; / fricatio etiam capitis et densi pectinis capillo-
rum decursio. suspiciones etiam siue metus imminentium somniorum
auertendi procul fabularum lenitate robore adiecto. plerique enim
sibi fingentes uel formantes futura uoluntarios paene causarum motus
efficiunt.

Ac si passio tardauerit leuioribus admonita motibus, conuenit etiam radicum uomitus atque drimyphagia, capitis quoque detonsio, acoporum usus acriorum, item dropax. sic enim aut ex supradictis adiutoriis aegritudo soluetur aut, si peiorauerit, epilepsia necessario sequetur.

2 „alias: ex grauedine tarda, aut" *Sich.*^{m} 8 et^{II} *addidi coll. Cel. III 12. 146; Tard. I 8; II 66. 72 fort.* cum *addendum est (cf. Tard. II 91. 97)* 10 et *om. Rov.* stomacho *Sich. corr. Drabkin* praetinctis *coni. Drabkin (u. Bendz, Emendationen, p. 63sq.)* praecincto *Sich.* praetincto *Triller, p. 83* 22 diachilon *Sich.* 22sq. diamelilotum aut diasamsucum *Sich. corr. Drabkin* 23 *post* capitis *add.* adhibenda *Rov.*^{m} denso pectine *Rov.*^{m} 28 admonens *Rov.*^{m} motibus *coni. Rov.*^{m} *(cf. § 67; Bendz, Emendationen, p. 153 adn. 39)* monitis *edd.* 30 acoporum *coni. Triller, p. 74 (cf. § 39 et Schmid, Rph 17, p. 40sqq.)* ac corporum *Sich.*

(von dieser Krankheit) Besessenen aber Blässe und Magerkeit des Körpers, denn aus lauter Furcht kommen sie um den Schlaf. Man erkennt also, daß es sich um eine Krankheit infolge von Straffung handelt, und zwar am Schweregefühl; daß sie chronisch ist, an dem Umstand, daß sie sich zeitlich in die Länge zieht; sie ist auch nicht immer ohne Gefahr für die Gesundheit. Denn wenn der Erstickungsanfall in sehr heftiger Form auftritt, kann er bei manchen zum Tode führen. Silimachos, ein Anhänger 57
des Hippokrates, berichtet jedenfalls, daß einmal in Rom durch Ansteckung sehr viele Menschen an dieser Krankheit gestorben sind, die (damals) wie eine Seuche auftrat.

Darum müssen die zu Behandelnden in einem hellen, mäßig warmen Raum liegen, bei Ruhe für Geist und Körper und bei Fasten bis zum dritten Tag, den die Griechen *diatritos* genannt haben. Dabei sollen Hals, Kopf und Magen mit reinen Wolltüchern zugedeckt werden, die zuvor mit warmem Öl angefeuchtet wurden. Man soll auch den Mund mit einem Schluck warmen Wassers ausspülen lassen. Wenn aber Magen, Kopf oder Hals sehr viele Beschwerden haben, soll man zur Ader lassen und nach der (Blut)abnahme mit warmem Öl salben. Danach soll man das Gesicht 58
erwärmen und eine einfache Nahrung mit recht leicht verdaulichen Säften geben, wenig und in suppiger Form; und wenn das Leiden andauert, muß man Packungen anwenden, auch den Schröpfkopf, bald einfach, bald mit Skarifikation, zu beiden Seiten der Kehle, einer Partie, welche die Griechen *anthereōn* nennen, wir aber *ruma*. Dann soll man Dampfbäder anwenden und nur alle zwei Tage etwas zu essen geben. Die anzuwendenden therapeutischen Maßnahmen sollen täglich angewandt werden, aber in großem Abstand von der Nacht. Dann sind auch Herumtragen, abwechselungsreiche Kost, Baden und mit Wasser stark verdünnter Wein zu empfehlen. Auf die Körperteile aber, auf die sich unsere Behandlung konzentriert, sollen zuerst Wachspflaster aufgelegt werden, dann erweichende Umschläge, wie das *diachylōn* (aus Säften bereitetes Mittel) oder die Mittel mit Honigklee oder Majoran; / ebenso Kopfmassage und 59
Kämmen mit einem dichten Kamm. Die mit Furcht gepaarte Beschäftigung der Gedanken mit den Träumen, die bevorstehen können, soll man ablenken, indem man (dem Kranken) durch heitere Geschichten das Selbstvertrauen stärkt. Denn die meisten rufen die Krankheitserscheinungen geradezu willkürlich hervor, indem sie sich das Kommende vorstellen oder ausmalen.

Wenn aber das Leiden fortdauert bei leichteren Anfällen, so sind eine Brechkur mit Rettichen und eine scharfe Salzdiät, auch das Scheren des Kopfes, der Gebrauch von recht starken Linderungsmitteln, ebenso Pechpflaster zu empfehlen. So wird nämlich entweder die Krankheit durch die soeben aufgeführten therapeutischen Maßnahmen behoben, oder sie verschlimmert sich und entwickelt sich unaufhaltsam zur Epilepsie.

CAPVT IV

60 De epilepsia

Epilepsia uocabulum sumpsit, quod sensum atque mentem pariter apprehendat. appellatur etiam puerilis passio, siquidem in ipsis abundet aetatibus, et sacra, siue quod diuinitus putetur immissa, siue quod sacram contaminet animam, siue quod in capite fiat, quod multorum philosophorum iudicio sacrum atque templum est partis animae in corpore natae, siue ob magnitudinem passionis; maiora enim uulgus sacra uocauit: sacrum dictum mare, sacra domus uel ut tragicus poeta sacram noctem, hoc est magnam.

61 Fit plerumque uel nascitur ex uinolentia aut indigestione aut contusione uel, ut Asclepiades, percussu atque diuisura membranarum, quae cerebrum tegunt, aut nimio timore. sed eius passionis species duae esse probantur, una, quae somno similis altissimo uideatur, alia, ⟨quae⟩ diuerso raptu corpus afficiat, quarum prima grauior iudicatur, siquidem sit similis apoplexiae. quarum quidem commixtio tertiam facere speciem potest. plerique enim raptu atque contractu corporis affecti uel apprehensi secundo in altissimum soporem deuenerunt. sed horum differentia generaliter inutilis curationi inuenitur.

62 Pronos autem seu decliues aut uenturos in ipsam passionem sequuntur communia accidentia etiam ceterarum passionum, quae ex membrana cerebri oriuntur, ut grauedo atque uertigo capitis et interior sonitus, consensus etiam occipitii, oculorum intentio, aurium tinnitus aut difficilis auditus et cum uertigine uisus obtusio uel quaedam prae oculis quasi praependentia macularum marmoris similia, quae Graeci amarygmata siue marmarygas uocant, uel araneorum cassibus aut nubibus tenuissimis similia aut paruulis uolantum 63 animalibus, ut sunt culices. item uelut scintillarum micas aut circulos igneos circumferri prae oculis sentiunt aegrotantes, linguam quoque inflexibilem cum saltu musculorum et dolorem a tergo inter scapulas.

5sq. sacra – animam] *cf.* Apul. Apol. 50: p. 57,18–21 Helm 6 quod^{II} – 8 natae] *cf.* Apul. De Plat. I 13 10 ut tragicus poeta] *cf.* Eur. Ion 85 13–19] *cf.* Cass. Fel. De med. 71: p. 168,17–169,1 Rose 26sq.] *cf.* § 52

4 ipsorum *Rov.*^{m} 9sq. uelut *edd.* *correxi (u. Bendz, Caeliana, p. 55)* 10 *post* magnam *add.* appellauit *Rov.* 12 membranarum *coni. Rov.*^{m} membrorum *Sich.* membranorum *Reinesius, p. 661, Drabkin* 15 quae *add. Rov.* 26 propendentia *edd.* *correxi (cf.* prae oculis *§ 63;* anteuolare *Cel. I 36;* praeuolare *Cel. III 116)* 27 amarygmata] marmarygmata *Rov.*^{m}

4. KAPITEL

ÜBER DIE EPILEPSIE 60

Die Epilepsie (wörtlich: der Anfall) hat ihren Namen daher, daß sie Sinne und Geist zugleich befällt. Man nennt sie auch die kindliche Krankheit, weil sie bei ebendiesen Altersstufen sehr häufig ist, und die heilige, entweder weil man meint, sie sei von einer Gottheit gesandt, oder weil sie die Seele, die heilig ist, schädigt oder weil sie im Kopf wirksam ist, der nach Ansicht vieler Philosophen das Heiligtum und der Tempel des Teils der Seele ist, der im Körper seinen Ursprung hat, oder wegen der Größe der Krankheit; denn die größeren Dinge hat man im Volke heilig genannt: heilig wird das Meer genannt, heilig das Haus, oder der tragische Dichter spricht von der heiligen, das ist von der groß(mächtig)en, Nacht.

Sie entsteht oder entwickelt sich zumeist aus der Trunksucht oder 61
aus schlechter Verdauung oder aus einer Stoßverletzung oder, nach Asklepiades, aus einer Erschütterung und Spaltung der Häute, die das Gehirn bedecken, oder aus übergroßer Furcht. Es hat sich aber erwiesen, daß dieses Leiden zwei Formen hat, eine, die einem sehr tiefen Schlaf ähnlich erscheint, und eine andere, die den Körper mit vielfältigen Krämpfen befällt, von denen die erstere für schwerer gehalten wird, weil sie einem Schlaganfall ähnlich ist. Die Vermischung dieser beiden kann eine dritte Form zustande bringen. Die meisten sind nämlich (zuerst) von Krampf und Verzerrung des Körpers befallen oder betroffen worden und anschließend in einen Tiefschlaf gesunken. Aber die Unterscheidung dieser Typen erweist sich im allgemeinen für die Behandlung als nutzlos.

Bei denjenigen, die zu dieser Krankheit neigen, die dafür anfällig 62
sind oder die im Begriff sind, sie zu bekommen, treten Symptome auf, die auch den übrigen Krankheiten, die aus der Hirnhaut entspringen, gemeinsam sind, wie Schweregefühl und Schwindel im Kopf und ein inwendiges Dröhnen, dementsprechende Schmerzen im Hinterkopf, Hervortreten der Augen, Ohrenklingen oder Schwerhörigkeit, mit dem Schwindel verbundene Abstumpfung des Gesichtssinnes oder vor den Augen gleichsam hängende Dinge, die Marmorflecken ähnlich sehen, welche die Griechen *amarygmata* (Funkeln) oder *marmarygai* (Flimmern) nennen, oder die Spinnweben oder ganz dünnen Wolken ähnlich sind oder kleinen geflügelten
Tieren, wie etwa Mücken. Ebenso haben die Kranken den Eindruck, als ob 63
sich vor ihren Augen kleine Funken oder feurige Kreise drehen, auch wird ihre Zunge unbeweglich unter Muskelzucken, und sie fühlen Schmerz im

sequitur etiam gutturis durities atque praecordiorum iugis inflatio
cum oscitatione, sternutamento et saliuarum fluore et cibi fastidio
aut immodico appetitu, uigiliae iuges aut plurimus et inanis somnus,
insomnia turbata et ciborum difficilis digestio uel nulla ex mani-
festa causa ueretri tentigo et frequens ueneris delectatio, aliquando
etiam per somnum seminis lapsus, quem Graeci onirogmon uocaue-
64 runt; / mens suspensa cum anxietate et nullis ex maioribus causis
facilis iracundia atque paulo ante gestorum obliuio et eorum, quae
caliginem facere ualent, facilis sensus obtinente passione occupato
corpore, sensuum priuatio accessione dominante. sequitur et quibus-
dam immobilitas perfecta cum ore demisso, attestante pallore cum
aspiratione tarda et pulsu magno atque alti soporis simili oppressione.
alios uero raptos diuersa diductio atque saltus et uultus contortio
uel oculorum sequetur, quae saepe perseuerans etiam post accessio-
nem strabos fingit aegrotantes, atque ⟨e⟩ contrario, quibus tarda
65 fuerit correctio, naturalis uisus simulant aequitatem. sequitur etiam
gutturis stridor et singultus cum rubore uultus et uenarum inflatione
et aliquando pulsus atque spirationis cessatio, tunc per interualla
resumptio, palpebrarum quoque suspensa positio et illisio dentium
atque stridor et linguae prolapsio, quae saepe quassatione, saepe in-
cisura uexatur. sequitur etiam praecordiorum ad superiora raptus
uel stercorum et urinae inuoluntaria emissio, sudor roscidus rigenti
corpore, aliquibus etiam confusae uocis emissio et ante dimissionem
per os atque nares spumarum fluor, accessione cessante omnium ge-
storum ignorantia atque corporis dimissa uolutatio cum maestitia
66 uultus aegrotantis. sequitur tunc oscitatio et distentio corporis uelut
i⟨n⟩uoluntaria et in solitos usus piger motus et totius corporis marcor,
oculorum etiam permanens turbatio atque uenarum frontis exstan-
tia, aliquibus etiam mentis alienatio et nulla notorum agnitio. alio
autem tempore plurima ex accidentibus consequentur, quae supra
memorauimus, hoc est tenebratio uel caligo, cum proni quicquam

30sq: quae supra memorauimus] *u.* § 52

4 egestio *Sich. corr. Drabkin coll. Cass. Fel. De med. 71: p. 169,13 Rose* ex] et *Sich. correxi (u. Bendz, Caeliana, p. 93)* et sine *Rov.* 6 onirogonon *Sich. (ut solet) corr. Drabkin coll. Tard. V 80. 82 (***L***)* 15 e *sec. Drabkin*^{app} *addidi (cf. Bendz, Emendationen, p. 99)* tarda] parua *Rov.*^{m} 16 corruptio *Rov.*^{m} correptio *Amm.; sed cf. § 74. 75. 78* 26sq. ueluti uoluntaria *edd. corr. Drabkin, Class. Phil. 52, p. 57* 27 in solitos usus *scripsi (u. Bendz, Emendationen, p. 78; Hagendahl, p. 260; cf. Cel. III 49 et Tard. I 69; Cael. Aur. Gyn. II 108: p. 112,1366 Drabkin)* insolitus uisus *Sich.* insolitus nisus *Rov.*^{m} 30 accidentibus *sec. Drabkin*^{app} *(„fort.* accidentibus *[uel* acced-*]") scripsi* antecedentibus *edd.*

Rücken zwischen den Schulterblättern. Es folgen auch Härte des Kehlkopfes und andauernde Schwellung im Brustraum unter Gähnen, Niesen, Speichelfluß und Widerwillen gegen Speisen oder maßloser Begierde danach, dauerndes Wachsein oder sehr ausgedehnter, indessen nur leichter Schlaf, unruhiges Träumen und schlechtes Verdauen der Speisen oder auch Erektion des Geschlechtsgliedes ohne ersichtlichen Grund und häufig auftretendes Wollustgefühl, manchmal auch Samenerguß im Schlaf, den
die Griechen *oneirōgmos* genannt haben; / dabei ist der Geist unruhig und 64
geängstigt, und ohne schwerwiegende Gründe stellt sich leicht Zorn ein und Vergessen von Dingen, die kurz zuvor geschehen sind, und Empfänglichkeit für alles, was schwindelig machen kann, wenn der Körper dem Leiden unterworfen ist, das über ihn Gewalt erlangt, Beraubung aller Sinne, wenn der Anfall ihn übermannt. Es folgt dann bei einigen auch völlige Regungslosigkeit bei offenem Mund, wobei Blässe mit verlangsamtem Atemholen, großem Puls und dem Befallensein von einem dem Tiefschlaf ähnlichen Zustand auftritt. Bei anderen aber treten vielfältige Krampferscheinungen auf, Zucken und Verzerrung des Gesichts oder Verdrehung der Augen, die oft auch nach dem Anfall andauert und die Kranken schielend aussehen läßt, diejenigen hingegen, die langsam wieder zu sich kommen, scheinen auch wieder einen natürlichen, geraden Blick
zu haben. Dann folgen auch ein Rasseln in der Kehle und Schlucken bei 65
gerötetem Gesicht und geschwollenen Venen und bisweilen ein Aussetzen von Puls und Atmung, dann in Abständen (wieder) eine Erholung(sphase), auch eine hochgezogene Stellung der Lider und Aufeinanderschlagen und Klappern der Zähne und Vorfall der Zunge, die (dabei) oft durch Aufschlagen (der Zähne), oft auch durch Hineinbeißen verletzt wird. Es erfolgen auch ein krampfartiger Zug des Zwerchfells nach oben oder unwillkürlicher Abgang von Stuhl und Urin, perlender Schweiß auf dem starren Körper, bei einigen auch das Ausstoßen verwirrter Laute und vor dem Aufhören (des Anfalls) ein Ausströmen von Schaum aus Mund und Nase; wenn der Anfall aufgehört hat, besteht völlige Unkenntnis über alles das, was vorgegangen ist, und das Herumwälzen des Körpers hört
auf, dabei zeigt der Kranke ein betrübtes Gesicht. Danach folgen Gähnen 66
und gleichsam unwillkürliches Strecken des Körpers, eine träge Bewegung bei den üblichen Aktivitäten und Schwäche des gesamten Körpers, auch andauernde Verwirrung des Blicks, Hervortreten der Venen an der Stirn, bei einigen auch Geistesverwirrung und Unvermögen, bekannte Personen zu erkennen. Aber auch zu anderen Zeiten können sehr viele von den Symptomen, die wir oben beschrieben haben, auftreten, nämlich Dunkelwerden (vor den Augen) oder Schwindel, wenn die Kranken etwas in ge-

gesserint aegrotantes aut nauem aut rotam figuli celeri motu ferri conspexerint aut aquam fluentem uel altitudinem aut rupem uiderint aut strepitum uel clamorem audierint aut uehementer refrixe-
67 rint uel igneis lauacris usi fuerint / aut odoribus nimium bonis uel malis affecti, ut storacis incensi aut thuris aut bdellii aut gagatis lapidis uel bituminis aut ceruini cornu.

Praeterea accessionum motus nunc ordinatos, nunc inordinatos aegrotantes accipiunt, et nunc interuallis longioribus, ut mensium duodecim, nunc angustioribus plurimum uel parum, ut eodem mense uel die frequenter agitentur, noctibus quidem inquietati. et quidam antecedentibus signis accessionem fore denuntiant, quidam sine ullo denuntiatiuo motu, quo fiet, ut magis periclitentur. alii enim praenoscentes futura, motibus solitis admoniti, in domibus se continendo
68 tutantur, accessionem praeuenientes; / quam cum sentiunt propinquare, eligunt locos, quibus tuto ac sine ulla turpitudine iactentur. alii uero istorum ignari publicis in locis cadendo foedantur, adiunctis etiam externis periculis, quae passionis non esse uideantur, loci causa praecipites dati aut in flumina uel mare cadentes aut in balneis uentris solutione coacti.

Signa autem sunt post lenimentum futurae rursus accessionis, ex quibus affici in passione⟨m⟩ uenturos memorauimus: somnus turbatus uel cibi corruptio sine ulla manifesta causa, item ueretri sine ratione tentigo et ueneris appetentia uel seminis per somnum iactus, quem onirogmon Graeci uocant, iracundia, maestitudo et cetera,
69 quae nuper posuimus, / item segnities cum pigro motu in officia solita et grauatio cum quodam somnifico maerore, uultus decolor atque uenarum inflatio, oculorum quoque ueluti deprauatio cum deiecto quodam uisu. nam suspicere difficile est aegrotanti, hoc est aerem supernum attendere. quod si tentauerint, facile rursum abducti uicinas quoque oculorum partes ad inferiora conuertunt. uel si repentino motu caput in alteram conuerterint partem, uertiginem sentient cum tremore atque torpore, cum digitorum contractu uel dolore
70 aut crurum grauedine et summitatis manuum uel pedum. ex quibus

25 quae nuper posuimus] *u.* § 63

5 gagaris *Sich. corr. Rov.* 10 quidem] quidam *Rov.*^{m} et quidam *om. Rov.* et *secl. Drabkin post* agitentur, *non post* inquietati *interpungens* 21 passione *Sich. corr. Rov.* 24 onirogonon *Sich. (ut solet) corr. Drabkin coll. Tard. V 80. 82* (**L**) 27 uenarum *scripsi (u. Bendz, Caeliana, p. 93; cf. § 65)* maior *Sich.* manuum *Sich.*^{m} manuum, malarum *Rov.*^{m} *sc.* solito *ad* maior *adn. Amm.*^{m} 30 uicinas] uisiuas *Drabkin* 33 summitate *Sich. corr. Rov.*^{m} *(cf. § 74;* summitates manuum et pedum *Cass. Fel. De med. 71: p. 170,10 Rose)*

bückter Haltung tun oder wenn sie ein Schiff oder eine Töpferscheibe in schneller Bewegung beobachten oder strömendes Wasser, eine steile Höhe oder eine Klippe ansehen oder Getöse oder Geschrei hören oder stark abkühlen oder heiße Bäder gebrauchen/oder von besonders guten oder 67
üblen Gerüchen getroffen werden, wie von verbranntem Storax oder Weihrauch oder Bdellium oder Gagatstein oder Erdpech oder Hirschhorn.

Übrigens erleben die Patienten den Ablauf der Anfälle bald in regelmäßiger, bald in unregelmäßiger Form und bald in längeren Zeitabständen, etwa nach zwölf Monaten, bald in mehr oder weniger kurzen (Abständen), so daß sie oft schon in demselben Monat oder an demselben Tage wieder davon befallen werden, und finden nachts keine Ruhe. Und manche zeigen durch vorhergehende Anzeichen an, daß ein Anfall bevorsteht, manche zeigen aber keine (den Anfall) ankündigende Bewegung, wodurch es kommt, daß sie um so mehr in Gefahr sind. Die einen wissen nämlich im voraus, was kommen wird, durch gewohnte Regungen gewarnt, und schützen sich, indem sie in ihren Häusern bleiben und so dem Anfall vorbeugen;/wenn sie ihn kommen fühlen, wählen sie einen Ort, an 68
dem sie sicher sind und es ihnen keine Schande einbringt, wenn sie sich in Krämpfen winden. Die anderen aber wissen davon nichts und kommen in Verruf, wenn sie an öffentlichen Stätten umfallen, wozu auch noch äußere Gefahren treten, die offensichtlich nicht zur Krankheit gehören, daß sie von ihrem Standort kopfüber herunterstürzen oder in einen Fluß oder ins Meer fallen oder dem Zwang erliegen, im (öffentlichen) Bad die Exkremente von sich zu geben.

Die Zeichen für einen nach der Beruhigungsphase wiederum einsetzenden Anfall sind aber dieselben, die nach unserer Schilderung diejenigen betreffen, die diese Krankheit bekommen: unruhiger Schlaf oder schlechte Verdauung ohne jeden erkennbaren Grund, ebenso Erektion des männlichen Gliedes ohne Ursache und sexuelle Begierde oder Samenerguß im Schlaf, den die Griechen *oneirōgmos* nennen, Zorn, Niedergeschlagenheit und alles andere, was wir soeben genannt haben,/ebenso 69
Trägheit mit langsamen Bewegungen bei gewohnten Tätigkeiten und Schweregefühl mit einer gewissen schläfrigen Traurigkeit, blasses Gesicht und Schwellen der Venen, auch gleichsam ein Verdrehen der Augen mit niedergeschlagenem Blick. Denn es fällt dem Kranken schwer aufzublicken, das heißt, nach oben in den Himmel zu schauen. Wenn sie es versuchen, werden sie leicht wieder abgelenkt und wenden auch die die Augen umgebenden Partien wieder nach unten. Oder wenn sie den Kopf mit plötzlichem Ruck zur anderen Seite drehen, empfinden sie Schwindel unter Zittern und Erstarrung, mit Zusammenziehung der Finger oder Schmerzen in ihnen oder Schweregefühl in den Beinen und den äußersten Spitzen der Hände oder Füße. Aus vielen, wenn nicht allen, dieser An- 70

multis uel cunctis interrogatione acceptis passionem dicere poterimus, nisi praesentibus in accessione facilius nobis cognitio fuerit declarata uel aetatis aut ali⟨a⟩ qualibet causa aeger sua narrare non potuerit accidentia, quae supradicta ratione apprehendere poterimus et accessionem futuram praenoscere, conicientes etiam temporum responsionem, quamquam summatim accessionum ordo saepe seruetur.

Communiter autem haec passio frequens est in pueris et magis tempore, quo dentium natiuitates habentur. accidit etiam primaeuis
71 atque mediis aetatibus, senibus uero difficile. nam uehementius afficit proximos natiuitati infantes quam pueros aut uergenti aetate atque seniores, siquidem uiribus inualidi passionum impetum tolerare non possint. solet denique haec passio pubertatis tempore siue nouae purgationis in feminis aut primi partus quadam naturali nouitate facile detergeri corporis mutatione suffecta. quod si minime uenerit, plerumque patienti consenescit, nisi aut longo tempore natura pugnante aut medicinae diligentia fuerit superata.

Irruit autem omni tempore corporibus, sed magis uerno frequentat. simile pati epilepticis et a matrice praefocatae mulieres
72 inueniuntur, / siquidem non aliter sensibus priuantur, sed discernuntur, quod in ultima accessionis parte per os atque nares spumarum fluore afficiantur.

Haec est passionis cuncta specialis significatio.

Curationis autem adhibendae causa erit necessario considerandum genus, quod sit passio stricturae atque uehemens et difficulter frequentans, tarda, superpositionibus atque lenimentis uariata. cuius quidem superpositiones nunc plurimis ⟨ex accessionibus sunt confectae, nunc . . .⟩ tempora temporibus accessionis generalia superpositionis occurrerunt. sed quae forte superpositiones plurimis ex accessionibus fuerint confectae, nunc quotidianos, nunc tertianos,

7 Communiter – pueris] *cf.* Cass. Fel. De med. 71: p. 169,14sq. Rose 12–14] *cf.* Hipp. Aph. II 45: IV p. 482,13sq. L.; V 7: IV p. 534,6sq. L. 17sq.] *cf.* Cass. Fel. De med. 71: p. 169,15sq. Rose Hipp. Aph. III 20: IV p. 494,16sq. L.

3 aliqualibet *edd.* *correxi (u. Bendz, Eranos 43, p. 48sqq.)* 6 quamquam] quoniam *Rov.*^{m} 17 frequenter *edd.*, *ante hoc uerbum interpungentes („fort. interpung. post* frequenter“ *Drabkin*^{app}*) correxi (cf. Cel. II 12. 90; Cass. Fel. De med. 71: p. 169,16 Rose)* 18 et *omittendum esse falso suspicatur Drabkin*^{app} mulieri *Sich.* *corr. Rov.*^{m} 19 priuentur *Helmreich, Zu Caelius Aurelianus, p. 185* 21 *post* fluore *add.* non *Rov.* 23 considerandum *coni. Rov.*^{m} *(cf. Cel. I 86. 140. 149; III 209)* adhibendum *edd.* 26sq. ex – nunc *addidi; plura tamen desunt, fort. quaedam etiam corrupta sunt*

zeichen können wir nach Befragung diese Krankheit feststellen, abgesehen von den Fällen, in denen durch unsere Anwesenheit bei einem Anfall das Erkennen klar und eindeutig wird, oder von solchen, in denen auf Grund seines Alters oder aus anderen Gründen der Kranke seine Symptome nicht beschreiben kann, die wir auf die oben genannte Weise erfassen und (daraus) einen kommenden Anfall voraussagen können, wobei wir auch die zeitliche Entsprechung in Betracht ziehen, obwohl die Regelmäßigkeit der Anfälle oft nur sehr ungenau gewahrt bleibt.

Im allgemeinen tritt aber diese Krankheit häufig bei Kindern auf, und besonders zu der Zeit, wenn die Zähne herauszukommen beginnen. Sie befällt auch die Jugend und die mittleren Altersstufen, alte Menschen aber kaum. Denn heftiger ergreift sie erst kürzlich geborene Kinder als 71
die im Knabenalter oder die im absteigenden Alter Befindlichen und die Gealterten, weil die an Kräften (noch) Schwachen den Ansturm von Krankheiten nicht aushalten können. Diese Krankheit pflegt schließlich in der Pubertätszeit oder bei Mädchen bei Einsetzen der Menstruation oder bei der ersten Geburt sich leicht wieder zu verlieren, durch eine gewisse natürliche Erneuerung und Umwandlung des Körpers. Wenn dies nicht eintritt, begleitet sie den Kranken meistens bis ins hohe Alter, wenn sie nicht entweder nach langer Zeit durch den Widerstand der Natur oder durch die Sorgfalt ärztlicher Behandlung überwunden wird.

Sie befällt aber die Körper zu allen Zeiten, aber besonders häufig tritt sie im Frühjahr auf. Es findet sich, daß auch Frauen, die von der Gebärmutter her Erstickungsanfälle haben, ein ähnliches Krankheitsbild wie die Epileptiker zeigen, / denn sie werden in derselben Weise der Sinne 72
beraubt, aber man kann (die Epileptiker) daran erkennen, daß sie im letzten Teil des Anfalls Schaum aus Mund und Nase fließen lassen.

Dies ist die ganze besondere Charakteristik dieser Krankheit.

Um eine Behandlung durchzuführen, muß man aber notwendigerweise die Art (der Krankheit) in Betracht ziehen, daß es nämlich eine Krankheit ist, die auf Straffung beruht, die heftig ist und durch wiederholtes Auftreten Schwierigkeiten macht, die chronisch und hinsichtlich der Steigerungs- und Beruhigungsphasen mannigfaltig ist. Deren Steigerungsphasen sind bald aus vielen Anfällen zusammengesetzt, bald ... die Zeiten der Steigerung haben den Zeiten der Anfälle allgemein entsprochen. Die Steigerungsphasen, die aus vielen Anfällen bestehen,

73 nunc hemitritaicos faciunt typos. difficile est enim hanc passionem in continuationem uenire, siquidem praeuentu mortis interueniente minime continuatio intelligi possit et sit impossibile iugibus diebus aut sensibus priuatum aut motu carentem aut diuerso raptu affectum in uita manere. item lenimentorum aliqua pura ac limpida, aliqua turbata occurrunt, et aliqua latiora, aliqua angusta, aliqua horum mediocria. patitur enim communiter omnis neruositas, sed principaliter caput, sicut ex antecedentibus conicere poterimus et ex his, quae post accessionem remanere uidentur.

Curandum autem oportet primo, cum tenebricositate uel uertigine uexatur, iacere loco lucido atque mediocriter calido altioribus
74 stramentis capite subleuato. et si raptus fuerit consecutus, digitis erunt palpebrae differendae atque iugiter ab omni motu seruandus ob spasmi passionem. iubendum etiam ministris manibus calidis nunc caput atque frontem cum blanda fricatione, nunc collum atque gutturis partem, quam anthereona uocant, contin[g]ere. aliis etiam manuum summitatem atque pedum tenere iubemus, praeterea frigescentia corporis uaporari, corrigi etiam ea, quae forti raptu torquentur. ac si minime consenserint, erunt in eodem schemate seruanda, ne ulterius torqueantur; tunc quodam laxamento captato corrigenda, ne nimio occurrentia certamine superare cupientes neruorum
75 quassationes faciamus. linguam quoque relocare curabimus atque mentum corrigere uel coaequare, tunc calidis pannis thoracem uaporare atque interscapulas, quod Graeci metaphrenon uocant. laxatis enim diaphragmatis partibus, quod nos thoracis atque uentris discrimen dixerimus, laxato etiam hypodymate siue membrana, quae latera ex interioribus contegit, sine ullo periculo poterit collectus spiritus exhalari. apponenda etiam uesica oleo calido semiplena pubetenus atque uesicae partibus, ut ipsae quoque mitigatae conquiescant. ac si dentes conciderint, ut praefocationis excitent me[a]tum, immissione digitorum ⟨in⟩ sinistram compaginem, quam Graeci chalinon uocant, hiscentes dimittemus, ne spumarum emissio tarde-
76 tur. tunc per interualla aegrotantem inclamantes excitamus et eius ora spongia ex aqua calida expressa detergemus, dehinc caput fouemus iugiter.

7–8 caput] *cf.* Cass. Fel. De med. 71: p. 169,2 Rose

6 concurrunt *edd.* *corr. Amm.*[m] *(cf. § 72)* 16 contingere *edd.* *corr. Drabkin*[app] 18 „*an* forte?" *Drabkin*[app] 24 inter scapulas *edd.* *correxi (cf. § 77)* 30 meatum *Sich.* *corr. Rov.* 31 in *add. Drabkin*

ergeben bald tägliche, bald dreitägige, bald halbdreitägige Perioden. Schwerlich kann nämlich diese Krankheit zu einem Dauerzustand werden, 73
weil durch den zuvor eintretenden Tod, der dies verhindert, sich eine Fortsetzung nicht mehr vorstellen läßt und es unmöglich ist, daß jemand, der entweder der Sinne beraubt oder bewegungsunfähig oder von Krämpfen aller Art befallen ist, tagelang am Leben bleiben kann. Auch sind unter den Beruhigungsphasen einige rein und ungetrübt, andere treten mit Störungen auf, und manche sind ausgedehnter, manche knapp, manche von mittlerer Art. Es wird nun im allgemeinen das ganze System der Nerven und Sehnen in Mitleidenschaft gezogen, hauptsächlich aber der Kopf, wie man aus den vorhergehenden (Symptomen) schließen kann sowie aus den Erscheinungen, die, wie man sieht, nach einem Anfall zurückbleiben.

Der zu Behandelnde soll aber zunächst, wenn er von Dunkelwerden (vor den Augen) oder von Schwindel geplagt wird, in einem hellen und mäßig warmen Raum liegen, wobei sein Kopf durch höhere Polster gestützt wird. Und wenn dann ein Krampf erfolgt, sollen die Lider mit den 74
Fingern auseinandergehalten werden, und man soll ihn ständig vor jeder Bewegung bewahren, weil er durch sie einen Krampf erleiden könnte. Man soll auch die Diener anweisen, mit warmen Händen bald den Kopf und die Stirn, bald den Hals und die Partie um den Kehlkopf, die man *anthereōn* (Kinn) nennt, unter sanfter Massage zu umschließen. Andere weisen wir an, auch die Spitzen der Hände und Füße festzuhalten, außerdem kalt werdende Körperpartien zu erwärmen und die Körperteile geradezurichten, die durch starke Verkrampfung verdreht sind. Und wenn sie gar nicht nachgeben wollen, soll man sie in derselben Stellung belassen, damit sie sich nicht noch mehr verdrehen; wenn dann ein gewisses Erschlaffen eintritt, soll man sie geraderichten, damit wir nicht Sehnenzerrungen verursachen, wenn wir die (Krampf)erscheinungen in allzu heftigem Kampf überwinden wollen. Wir sollen auch daran denken, 75
die Zunge zurückzuschieben und das Kinn in die richtige, gerade Stellung zu bringen, dann mit warmen Tüchern die Brust und die Partie zwischen den Schulterblättern, welche die Griechen *metaphrenon* nennen, zu erwärmen. Nachdem sich nämlich die Gegend um das Zwerchfell gelockert hat, welches wir die Trennwand zwischen Brustkorb und Bauch nennen können, wenn sich auch das Brustfell bzw. die Haut, welche die Seiten von innen auskleidet, gelockert hat, kann die angestaute Luft ohne jede Gefahr ausgeatmet werden. Man soll auch eine Blase, die zur Hälfte mit warmem Öl gefüllt ist, auf die Partien der Scham und der Harnblase legen, damit auch sie Linderung bekommen und ruhig werden. Und wenn die Zähne fest zusammengebissen sind, so daß Erstickungsgefahr zu befürchten ist, soll man sie durch Hineinstecken der Finger in den linken Mundwinkel, den die Griechen *chalinos* nennen, auseinanderbringen, so daß sie sich öffnen, damit der Abgang von Schaum nicht verzögert wird. Dann 76
wecken wir von Zeit zu Zeit den Kranken durch Anrufen auf und wischen sein Gesicht mit einem in warmem Wasser ausgedrückten Schwamm ab, danach halten wir den Kopf ständig warm.

Cum statum sumpserit accessio, plurimo atque dulci oleo calido [et] lanis mollioribus infusis omnia contegimus, magis autem occipitium et maiores neruos, quos tenontas appellant, tunc gutturis atque rumae partes, quas anthereona[s] appellant, cum temporum et buccarum musculis, quos siagonas appellant. sudores etiam si fuerint ingruentes raptim detergemus, ne corpora perfrigescant. tunc collectum humorem detrahimus appositione digiti aut lanae aut spongiae
77 melotae inuolutae. perseuerans enim longioris temporis facit accessionem. ac si minime resumentem uiderimus, erunt cucurbitae leues apponendae, quas Graeci sicyas ⟨cuphas⟩ appellant, stomacho atque thoraci et interscapulis atque praecordiis.

Sed si infans aetas fuerit patientis, erunt maiora ⟨adiutoria⟩ prohibenda ob debilitatem uirium, sed eum nutrix amictu contegens oleo fouens conclusu corporis corrigere meditetur aut, si spumarum quicquam comparuerit, quod in ore teneatur, mulsum tenue destillet paulatim et neque iugiter, quo commorationem faciat spirandi. tunc lac offerat dimissione perfecta, siquidem sit crassius atque maioris
78 nutrimenti. dehinc cum forte potuerit post accessione⟨m⟩ mammam sumere, erit melle papilla linienda, quo facilior sumptio fiat atque neruorum laxatio celebretur, corpus quoque necessario nutriatur; tenuatur praeterea etiam liquidorum crassitudo et uenter mollitur; conicientes etiam singula passioni⟨s⟩ accidentia, quae ita corrigere debemus, ut a generali regula nihil dissentire uideamur. tunc etiam curationis diligentiam per nutricem aegrotanti praestare tentabimus iubentes et a lauacro abstinendum atque sine uino atque ⟨carnis⟩ usu perseuerare, tunc deambulationibus atque exercitio leui gestari, quo humeros magis exerceant, ut est sphaerae ludus uel ex-
79 sultationis cuiuspiam. item iubendum cibum sumere suci facilioris uel interea mulsum. ac si forte ipsam quoque hac passione uexari uiderimus, erit ab officio remouenda, non aliter etiam, si qualibet passione affecta malo suco atque corpore habituari uideatur, nam

25sq. a lauacro – perseuerare] *cf.* Cass. Fel. De med. 71: p. 171,11–13 Rose

2 et *seclusi* infuso *edd.* *corr. Rov.*^{m} 4 anthereonas *Sich.* *corr. Rov.* temporibus *edd.* *correxi (cf. § 6. 36)* 8 melota *Rov.*^{m} *„an* melotidae *uel* melotidi?" *Drabkin*^{app} *coll. Tard. II 74* 10 cuphas *addidi (cf. Cel. I 79; II 151)* 12 adiutoria *addidi coll. Cel. I 139; III 52; Tard. I 11. 80; II 92* *sc.* remedia *ad* maiora *adn. Amm.*^{m} 18 accessione *Sich. corr. Rov.* 21 tenuetur *Rov.*^{m} *Drabkin* molliatur *Rov.*^{m} *Drabkin* 22 coniiciendo *Rov.*^{m} passioni *Sich.* *corr. Rov.*^{m} 25 et a] ei a *Helmreich, Zu Caelius Aurelianus, p. 182sq.* eam *Rov.*^{m} carnis *add. Rov. (cf. Cass. Fel. De med. 71: p. 171,11sq. Rose)* 26 usu *sec. Drabkin*^{app} *coll. § 126 scripsi* esu *edd.* leni *Rov.*^{m}

Wenn der Anfall seinen Höhepunkt erreicht hat, bedecken wir alle Partien mit recht weichen Wolltüchern, die in sehr viel süßem, warmem Öl getränkt worden sind, besonders aber den Hinterkopf und die größeren Sehnen, die man *tenontes* nennt, dann die Kehl- und Kinnpartien, die man *anthereōn* nennt, mitsamt den Schläfen- und Wangenmuskeln, die man *siagones* (Kinnbacken) nennt. Wenn Schweißtropfen zutage treten, wischen wir sie schnell ab, damit die Körper nicht kalt werden. Dann beseitigen wir die angesammelte Flüssigkeit mit Hilfe des Fingers oder mit Wolle oder mit einem Schwamm aus zusammengerolltem Schaffell./
Denn wenn sie darinbleibt, verlängert sie nur den Anfall. Und wenn wir 77
sehen, daß sich (der Kranke noch) keineswegs erholt, soll man leichte Schröpfköpfe aufsetzen, welche die Griechen *sikyai kuphai* nennen, auf Magen, Brustkorb, die Partie zwischen den Schulterblättern und das Zwerchfell.

Wenn sich der Kranke aber im Kleinkindalter befindet, verbieten sich die stärkeren therapeutischen Maßnahmen wegen seiner schwachen Kräfte, vielmehr soll ihn die Amme in einen Mantel hüllen, mit Öl erwärmen und durch festes Umschließen des Körpers wieder geradezurichten suchen, oder wenn etwas Schaum auftritt, der im Mund behalten wird, soll sie ihm dünnen Met tropfenweise einflößen, aber nicht ununterbrochen, weil dies das Atmen behindert. Wenn dann der Anfall vorüber ist, soll sie ihm Milch geben, weil diese ja dicker ist und größeren Nährgehalt besitzt. Wenn er dann nach dem Anfall wieder die Brust annehmen 78
kann, soll die Brustwarze mit Honig bestrichen werden, wodurch das Annehmen leichter gemacht wird und eine Entspannung der Sehnen erreicht wird, der Körper auch in der erforderlichen Weise ernährt wird, dadurch werden außerdem auch die verdickten Körpersäfte verdünnt und die Verdauung gefördert; wir beobachten dabei auch alle einzelnen Symptome der Krankheit, welche wir in der Weise bekämpfen sollen, daß wir in keinem Punkt gegen die allgemeine Behandlungsanweisung zu verstoßen scheinen. Dann versuchen wir auch, die Sorgfalt der Behandlung dem kranken (Kind) durch die Amme angedeihen zu lassen, die wir anweisen, sich des Badens zu enthalten und die ganze Zeit über auf Wein und auf den Gebrauch von Fleisch zu verzichten, dann auch spazierenzugehen und leichte Gymnastik zu treiben, durch die man besonders die Oberarme trainieren kann, wie Ballspiel oder Sprungübungen. Man muß 79
auch (der Amme) verordnen, Speisen von leichtverdaulichen Säften zu verzehren oder ab und zu Met zu trinken. Wenn wir aber etwa feststellen, daß sie selbst an dieser Krankheit leidet, so soll man sie aus diesem Amt entfernen, ebenso auch dann, wenn sie durch irgendeine sonstige Krankheit dauernd mit schlechten Säften behaftet und in einer schlechten körperlichen Verfassung zu sein scheint, denn das haben die Griechen *kachexia*

hoc Graeci cachexian uocauerunt. erunt igitur his perfectis aliae nutrices exhibendae, ex quarum sano lacte infans nutriatur. quomodo autem sanum lac uel communiter nutrices bonae probentur, Muliebrium libris, quos Graeci Gynaecion uocant, docebimus. interea ipse quoque infans erit a lauacro seruandus, tunc post tertium diem in domo lauandus et primo oleo calido, tunc oleo et aqua calida fo-
80 uendus. uitanda praeterea, quorum timore infantes afficiuntur, ut saepe fictae formidines.

In aetatibus uero, quae ferre maiora adiutoria possint, accessione transacta erit phlebotomia adhibenda. aliqui enim medici statim phlebotomandos probant, sicut etiam Thessalus se uelle demonstrat, aliqui prima diatrito seruandum existimant, quo speculentur, utrum post unam accessionem passio soluta recessisse uideatur, ⟨. . .⟩ sit praeterea non solum inane, uerum etiam noxium phlebotomiam adhibere, quippe cum praedicendum probent ex accessione secunda, utrum passio augeatur et hoc phlebotomiae exigat adiuto-
81 rium et phlebotomatus cibi refectione toleretur. alii uero discernenter aiunt hoc adiutorii genus adhibendum, ut, qui forte iam consueti passione afficiuntur reseruato ordine lenimentorum, statim accessione facta phlebotomentur, hi autem, qui in prima incursione passionem accipiunt, in tertium diem siue, ut Graeci uocant, diatriton differantur, siquidem sit incerta accessionis recursio.

Nos uero, ut Soranus docuit, neque omnes intra diatriton phlebotomamus, et magis eos, qui primo incursu passionis afficiuntur, plurimi enim aegrotantes corrupto cibo admonentur, et est praecauendum indigestione sauciatos phlebotomare, neque rursum omnes
82 in tertium diem probamus reseruandos. cogente enim passione, nullo subiecto indigestionis obstaculo, erit arripienda phlebotomiae commoditas non solum his, qui iam saepe admoniti passione uidentur, sed etiam [in] illis, qui primo inuasu afficiuntur. cessante etenim accessione inesse passionem conicimus, siquidem generaliter sit maligna et frequentius tarda quam celer, nisi adiutoriis medicinalibus destructa a corpore depellatur aut ullo naturae aut fortunae bene-

4 docebimus] *u.* Sor. Gyn. II 21–23; 19sq.: CMG IV p. 69,6–71,4; 66, 5–69,5 *cf.* Cael. Aur. Gyn. I 130sq.; 126–129: p. 47,1214–48,1236; 45, 1161–47,1213 Drabkin

1 praefectis *Rov.* 2 quorum *Sich.* *corr. Amm.* 3 Muliebribus *edd.* *correxi* 6 *post* domo *add.* lucida et mediocriter calida *Rov.* lauandus *coni. Drabkin* locandus *Sich.* 12 primam diatritum seruandam *Rov.*^{m} 14 *lacunam indicaui* „*fort.* ⟨ut⟩ sit“ *Drabkin*^{app} 17 discernentes *Rov.*^{m} 19 seruato *Rov.* 29 *post* solum *add.* in *Rov.* 30 in *seclusi*

genannt. Man soll also danach andere Ammen beschaffen, durch deren gesunde Milch das Kind (gut) ernährt wird. Wie man aber gesunde Milch oder allgemein gute Ammen erkennen kann, werden wir in den Büchern „Über Frauenkrankheiten", was die Griechen „*Gynaikeia*" nennen, lehren. Inzwischen soll auch das Kind selbst vom Bade ferngehalten werden, nach dem dritten Tage soll es dann im Haus gebadet werden und zuerst mit warmem Öl, danach mit Öl und warmem Wasser erwärmt werden. Zu vermeiden sind alle Dinge, die den Kindern Angst bereiten können, 80
wie man ihnen oft Furchterregendes vormacht.

In den Altersstufen jedoch, die stärkere therapeutische Maßnahmen vertragen können, muß, wenn der Anfall vorbei ist, der Aderlaß angewendet werden. Manche Ärzte sind nämlich dafür, sofort zur Ader zu lassen, was offenbar auch Thessalos wollte, manche meinen, man muß erst die ersten drei Tage abwarten, damit man auf diese Weise beobachten könne, ob das Leiden nach einem einzigen Anfall (von allein) behoben und zurückgegangen zu sein scheint, . . . außerdem sei es nicht nur nutzlos, sondern sogar schädlich, den Aderlaß anzuwenden, da sie ja empfehlen, es sei auf Grund eines zweiten Anfalls vorauszusagen, ob das Leiden sich verschlimmert und dies die therapeutische Maßnahme des Aderlasses erforderlich macht und der zur Ader Gelassene durch Zufuhr von Nahrung gestärkt werden kann. Andere sagen, man muß in der Anwendung dieser 81
Art von Mittel unterschiedlich vorgehen, daß nämlich diejenigen, bei denen die Krankheit vielleicht schon ein gewohnter Dauerzustand geworden ist, wobei die Regelmäßigkeit der Beruhigungsphasen gewahrt bleibt, sofort, wenn es zu einem Anfall gekommen ist, einen Aderlaß bekommen sollen, daß man aber diejenigen, die dieses Leiden in Form eines ersten Anfalls bekommen, bis zum dritten Tage oder, wie es die Griechen nennen, *diatritos* warten lassen soll, weil ja die Wiederkehr des Anfalls noch ungewiß ist.

Wir jedoch lassen, wie Soran es gelehrt hat, weder alle vor dem dritten Tag zur Ader, besonders diejenigen nicht, die vom ersten Ansturm des Leidens betroffen sind, denn bei sehr vielen Kranken macht sich eine Zersetzung der Speisen bemerkbar, und man muß sich davor hüten, durch schlechte Verdauung Geschädigte zur Ader zu lassen, noch halten wir es andererseits für richtig, alle bis zum dritten Tage warten zu lassen. Denn 82
wenn die Krankheit es erfordert und keine Behinderung durch Verdauungsstörungen besteht, soll die zweckdienliche Maßnahme des Aderlasses alsbald durchgeführt werden, nicht nur bei denen, die schon oft mit diesem Leiden zu tun hatten, sondern auch bei denen, die in Form eines ersten Anfalls davon betroffen sind. Denn wenn der Anfall auch aufhört, so können wir doch vermuten, daß die Krankheit noch darin bleibt, weil sie ja im allgemeinen bösartig ist und häufiger chronisch als akut verläuft, wenn sie nicht, durch ärztliche Maßnahmen niedergekämpft, aus dem Körper vertrieben wird oder durch die Hilfe der Natur oder irgendeines

ficio, nisi tardando corpus tenuerit, ut solius medicinae diligentiam
83 poscat. iudicare enim est incertum, utrum passio post accessionem primam inesse corpori an soluta uideatur, siquidem ex occulta ueniat apprehensione causarum, et oportet Methodicum sine ulla falsitate regulas intendere curationum.

Videmus denique phlebotomiam conuenire. nam passionales coenotetes argui uidebuntur, si, utrum passioni conueniat, fuerit dubitatum. sed quia sola temporum quaestio flagitari perspicitur, erit coniciendum ante secundam accessionem adhiberi posse phlebotomiam, siquidem, ⟨si⟩ initium uehementiae atque magnitudinis causa passio transce⟨n⟩dat, ut saepe contusio corporis aut fractura
84 uel ignis ustura, stare etiam nec declinare poterit passio. horum enim difficilium morborum proprium est sine ullo destructiuo adiutorio non celeriter temporum nequitia⟨m⟩ transire, hoc est accessionis augmentum. sed neque propter abstinentiam cibi, quam necesse est post phlebotomiam adhibere, erit hoc adiutorium declinandum, quando corporis uires ferre ualuerint, hoc est, ut et sanguinis detractionem et abstinentiam tolerent. denique etiam aliis passionibus affectos, ut exempli causa synanchicos, sine ulla cibatione phlebotomamus.

Quare, sicut superius diximus, post casum rectos epilepticos cessante accessione paruo tempore differimus, quo turbore spiritus
85 atque liquidarum materiarum deposito tranquillentur. erit etiam speculandum, ne qua indigestio siue corruptio cibi subesse uideatur. quod ita intelligere poterimus, si nauseantem uel ructantem fumosas exhalationes aegrum uiderimus attestante mordicatione atque tormentis intestinorumque inflatione; quae si non fuerint, perfecte digestum iudicabimus, quippe cum forsitan praeoccupato corpore iamdudum futurae accessionis causa aut paruum sumpserit cibum aut in totum abstinuerit. sed si, ut supra dictum est, corruptus exstiterit cibus, erit phlebotomia in tertium diem differenda, fouendum caput cum ceteris partibus oris adhibita collutione cum uini absti-

21 sicut superius diximus] *u.* § 81   30 ut supra dictum est] *u.* § 81

6 phlebotomiae *Sich.* *corr. Rov.*^{m} 8 praespicitur *Sich.* *corr. Drabkin*   9 accessionem *coni. Drabkin* passionem *Sich.*   10 si quidem *Rov.*^{m} si *addidi*   11 transcedat *Sich. Drabkin* *corr. Rov.*   12 etiam *scr. Kollesch et Nickel (cf. Bendz, Emendationen, p. 130–134)* autem *Sich.*   14 nequitia *Sich.* *corr. Rov.*^{m} *(„nisi scribas* tempora *[uel* tempus*]* nequitiae“ *Drabkin*^{app}*)*   18 abstinentiae *Sich.* *corr. Drabkin*   19 cibatione *sec. Drabkin*^{app} *scripsi* ratione *edd.* dubitatione *Rov.*^{m} 21 *„an* surrectos*?“ Drabkin*^{app} 23 etiam *coni. Rov.*^{m} enim *edd.*   32 oris *coni. Rov.* hijs *Sich.*

glücklichen Zufalls, wenn sie sich nicht auf die Dauer des Körpers bemächtigt, so daß sie allein ärztliche Hilfe erforderlich macht. Denn man 83
kann es nicht mit Sicherheit beurteilen, ob die Krankheit nach dem ersten Anfall im Körper zu verbleiben oder behoben zu sein scheint, weil sie ja aus verborgenen Ursachen herrührt, die nur gedanklich zu erfassen sind, und es ist notwendig, daß ein Methodiker die Richtlinien der Behandlungen unverfälscht einhält.

Wir sehen also, daß der Aderlaß angebracht ist. Denn die krankhaften Allgemeinzustände würden offensichtlich als unhaltbar erwiesen werden, wenn Zweifel daran bestünde, ob er bei dieser Krankheit angebracht ist. Weil aber offensichtlich nur die Frage nach dem Zeitpunkt zur Debatte steht, kann man annehmen, daß der Aderlaß vor dem nächstfolgenden Anfall angewandt werden kann, da ja, wenn das Leiden auf Grund seiner Heftigkeit und Schwere über den Anfangszustand hinausgelangt, wie dies oft bei einer Quetschung des Körpers, einem Bruch oder einer Verbrennung der Fall ist, auch die Möglichkeit besteht, daß die Krankheit auf dem Höhepunkt verbleibt und nicht nachläßt. Denn diese schwierigen Krank- 84
heiten haben die Eigenschaft, ohne ein sie bekämpfendes Mittel nicht so bald über das schwere Stadium hinauszukommen, das heißt über die Steigerungsphase des Anfalls. Aber auch wegen der Enthaltung von Speisen, die man nach einem Aderlaß anwenden muß, soll nicht auf dieses Mittel verzichtet werden, wenn es die Körperkräfte aushalten können, das heißt, daß sie den Entzug von Blut und das Fasten ertragen. Schließlich lassen wir ja auch an anderen Leiden Erkrankte zur Ader, wie etwa an Synanche Leidende, ohne ihnen zu essen zu geben.

Darum lassen wir, wie wir weiter oben gesagt haben, die Epileptiker, die nach einem Anfall wieder aufgestanden sind, wenn der Anfall nachgelassen hat, eine kurze Zeit warten, bis sie, nachdem die Beunruhigung des Pneumas und der flüssigen Stoffe sich gelegt hat, zur Ruhe gekommen sind. Es muß auch darauf geachtet werden, daß keine Verdauungsstörung 85
oder Zersetzung der Speise vorzuliegen scheint. Das können wir daran feststellen, wenn wir sehen, daß der Kranke Brechreiz hat oder dunstige Aushauchungen beim Rülpsen ausstößt, bei typischem Beißen und Schmerzgefühl und Aufblähung der Eingeweide; wenn dies nicht der Fall ist, so urteilen wir, daß er vollständig verdaut hat, besonders weil vielleicht, indem der Körper schon länger mit dem herannahenden Anfall beschäftigt war, (der Kranke) deshalb nur wenig Speise zu sich genommen oder sich des Essens ganz enthalten hat. Wenn aber, wie oben gesagt, zersetzte Speise vorhanden ist, muß man den Aderlaß auf den dritten Tag verschieben, den Kopf und die übrigen Körperteile erwärmen unter

86 nentia. tunc erunt somno dimittendi atque a cibo seruandi usque ad primum diem. sed si quicquam corruptionis ex indigestione superare uiderimus, erit per uomitum depurgandum. ac si nulla fuerit corruptionis uel indigestionis suspicio, erit statim adhibenda phlebotomia moderata detractione, ex brachio scilicet, sed cum praecautione ⟨animi⟩ defectus, quem Graeci lipothymian uocant, siquidem facile passionis accessionem imitetur. tunc post phlebotomiam erit adhibendus fotus atque oris collutio cum paruissimo potu et cibo abstinendus.

87 At si accessio in secundum diem durauerit, praedicto periculo eius propinquis uel ministris atque adiutoriorum ex ratione uenientium exitu incerto, ne nobis quicquam male gestum imputetur, si forsitan ui passionis superatus aegrotans uitam finierit, et intemporaliter nos quisquam adiutorium adhibuisse arguat, phlebotomiam adhibemus, tanquam in continuationibus paruam indulgentiam pro dimissione accipientes, ut si exempli causa parum requieuisse agitatione seposita aegrum uiderimus, ut nullo raptu tentetur, uel ⟨e⟩ contrario, si forte oppressis sensibus motu caruerit, aliquas partes corporis mouere uideatur, ut palpebras, quae iamdudum mortis similitudine possessae siluerant.

88 Dehinc post detractionem sanguinis procurata facie ex spongia calida erit mulsum in os aegrotantis distillandum. tunc secunda die dandi mulsi cyathi duo uel tres. tertia uero die ante horam solitam erit perungendus oleo calido atque dulci toto corpore sub stramentis. tunc detectus aqua calida ora foueat et post aequatum corpus accipiat cibum paruum, suculentum, mollem, lenem, calidum, digestibilem, ut est panis uel alica ex aqua confecta aut pulticula ex pane, quam toryneton uocant, ex oleo, aqua, sale uel melle condita, ex prima diatrito usque ad declinationis tempus. quod probare poteri-
89 mus ex minutione accessionum siue accidentium. alternis diebus cibum sumat, ne passione affecta neruositas etiam illatione cibi grauata

3 At *Rov.*[m] 6 animi *add. Rov. (cf. Cel. I 70. 119; II 122. 168. 184)* 8 fotus *coni. Rov.*[m] potus *Sich.* cibo *Sich.*[m] *(„fort. recte" Drabkin*[app]*)* somno *edd.* *„an* somno dimittendus *uel* somnus adhibendus*?" Drabkin*[app] 10 Ac *edd. corr. Rov.*[m] 12 exitum incertum *edd. corr. Rov.*[m] 17 e *addidi (item Cel. III 200; Tard. I 64; V 80)* 19 mortis *coni. Rov.*[m] motus *Sich.* 20 possessae] oppressae *Rov.*[m] 26 cibum *scripsi (cf. § 79. 103; Cael. Aur. Gyn. I 137: p. 51,1316 Drabkin)* sucum *edd.* luculentum *Sich. corr. Amm. (-cc-)* 28 toryneton *scripsi (cf. § 12 et Cael. Aur. Gyn. II 7: p. 67,130 Drabkin = Sor. Gyn. III 11,4: CMG IV p. 100,30, apud quem tamen haec uox non inuenitur)* torsiniton *Sich.* toryniton *Rov.*[m] torineton *Drabkin*

Mundspülungen und Enthaltung von Wein. Dann soll man sie schlafen 86
lassen und ihnen nichts zu essen geben bis zum (Ende des) ersten Tages. Wenn wir aber feststellen, daß infolge schlechter Verdauung noch etwas an Zersetzung zurückgeblieben ist, muß es durch Erbrechen beseitigt werden. Und wenn kein Verdacht auf Zersetzung oder schlechte Verdauung besteht, soll sofort der Aderlaß angewandt werden, mit mäßigem (Blut)entzug, und zwar aus dem Arm, aber unter Vermeidung einer Ohnmacht, welche die Griechen *leipothymia* nennen, denn sie kann leicht einen Anfall des Leidens nachahmen. Nach dem Aderlaß sind dann Erwärmung und Mundspülung anzuwenden, wobei nur ganz wenig zu trinken gegeben wird, und auf das Essen soll (der Patient) verzichten.

Wenn aber ein Anfall bis zum nächsten Tage dauert, so soll zunächst 87
den Verwandten oder Dienern die Gefahr seines Zustandes und die Unsicherheit in der Auswirkung der ordnungsgemäß angewandten therapeutischen Maßnahmen dargelegt werden, damit uns nicht ein Fehler in der Behandlung zur Last gelegt werden kann, wenn etwa der Kranke, von der Gewalt des Leidens überwältigt, sein Leben beschließt, und uns dann jemand vorwirft, wir hätten die therapeutische Maßnahme zur Unzeit angewandt, dann lassen wir zur Ader, indem wir wie bei ununterbrochen anhaltenden Fiebern schon ein geringes Nachlassen als Aufhören gelten lassen, wie wenn wir z. B. sehen, daß der Kranke in seinen heftigen Bewegungen nachgelassen hat und ein wenig ruhiger geworden ist, ohne sich zu verkrampfen, oder im gegenteiligen Fall, daß er, wenn alle seine Sinne stark benommen sind und er ohne Regung ist, einige Teile des Körpers zu bewegen scheint, z. B. die Lider, die eben noch, von einem todähnlichen Zustand befangen, ruhten.

Nach der Blutentnahme und nach dem Abreiben des Gesichts mit 88
einem warmen Schwamm soll dann Met in den Mund des Kranken geträufelt werden. Am nächsten Tage soll man dann zwei oder drei Cyathi Met geben. Am dritten Tage aber soll er vor der gewohnten Zeit mit warmem und süßem Öl eingerieben werden, am ganzen Körper und unter der Bettdecke. Dann wird er aufgedeckt und soll sich das Gesicht mit warmem Wasser erwärmen, und wenn der Körper geradegerichtet worden ist, soll er etwas Speise zu sich nehmen, die saftreich, weich, mild, warm und leicht verdaulich ist, wie Brot oder mit Wasser zubereitete Speltgraupen oder Brei aus Brot, den man *torynēton* (Gerührtes) nennt, mit Öl, Wasser, Salz oder Honig versetzt, von der ersten Dreitagefrist an bis zu der Zeit, da die Krankheit aufhört. Diese Zeit können wir daraus ermitteln,
daß sich die Anfälle oder die Symptome verringern. Er soll (nur) alle zwei 89
Tage Speise zu sich nehmen, damit das durch das Leiden geschwächte System der Nerven und Sehnen nicht auch noch durch Zufuhr von

digestionis officium sustineat, sed magis laxamentum ex abstinentia consequatur.

Tunc si uenter non fecerit uel si suum officium non impleuerit, quo corpus ob detractionem grauatum releuetur, erit iniciendus calida[e] et oleo per clysterem. tunc praetentato uentris officio erit tondendus atque nouacula omnis capillatura radenda. item alia diatrito cucurbita occipitio apponenda, collo, uertici et temporibus capitis cum scarificatione, et communibus cataplasmatibus utendum, quibus omne caput cum neruis maioribus, quos tenontas appel-
90 lant, contegamus. tunc buccarum musculos, quos siagonas appellant, atque omnes inter scapulas partes cum stomacho usque ad locum, quo discernitur uenter, quem diaphragma uocant, ac deinde praecordia atque uesicam simili curatione laxamus. singula etenim passionis raptu uexata accessionis tempore accipimus. ac si aliqua in parte corporis querela exstiterit, cucurbita imponenda. sed neque coaceruatim neque uno tempore omnes erunt partes curandae, sed partiliter atque diuerso, ut nunc stomachus, nunc uesica, nunc interscapulum releuetur, quo necessario caput relaxatum acquiescat. tunc spongiae [e]uaporationibus, qui curationis laborem sustinuerunt,
91 recuramus atque ungentes oleo communi / siue, quia iam licitum est, cyprino uel irino, tunc cerotariis mollibus, ac deinde scarificatis locis inducta apponimus cerotaria. conuenit etiam embasin adhibere, de qua Adiutoriorum libris docuimus. dabimus cibum plurimum atque panosum. si aliqua in parte capitis grauedo uel dolor aut punctio aut torpor occurrerit, erunt sanguisugae circulatim apponendae. quae si sufficientem fecerint detractionem, adiutoriorum modum dabunt, sin minus, his detractis cucurbitas infigemus, ut per earum uulnera detractio procuretur. tunc rursum cataplasmatibus utemur atque uaporationibus spongiarum, dehinc cerotario partes contegimus.

25 erunt – apponendae] *cf.* Cass. Fel. De med. 71: p. 169,23 Rose

1 *post* officium *add.* uix *Rov.* 3 non fecerit suum officium aut non impleuerit *Rov.; sed cf. Bendz, Eranos 52, p. 281sqq.* 4 quo – grauatum *scripsi (u. Bendz, Emendationen, p. 62sq.)* ob detractionem grauatum quo corpus *edd. (*corpus quo *Rov.)* calidae *Sich. corr. Rov.*[m] *(item § 13)* 5 praesentato *edd. correxi (u. Bendz, Emendationen, p. 62sq.)* 6 item] Ita in *edd. correxi* 13sq. passione raptus *edd. sec. Drabkin*[app] *correxi* 17 inter scapulam *Sich. Drabkin corr. Helmreich, Zu Caelius Aurelianus, p. 179, coll. Tard. III 10. 29* interscapulae *Rov.*[m] 18 releuentur *Rov.*[m] 19 euaporationibus *Sich. corr. Schmid, Rph 17, p. 44sq.* curationem labori *Sich. corr. Rov.*[m] 22 cerotaria] „*an* cataplasmata, *ut infra?*" *Drabkin*[app] enuasin *Sich. corr. Rov.*[m]

Speisen belastet wird und die Arbeit der Verdauung auf sich nehmen muß, sondern eher eine Lockerung durch die Enthaltsamkeit erreicht wird.

Wenn dann der Leib nicht funktioniert oder wenn er seinen Dienst nicht erfüllt, wodurch der infolge der (Blut)entnahme belastete Körper erleichtert würde, soll (der Patient) einen Einlauf von warmem Wasser und Öl mit der Klistierspritze bekommen. Wenn dann die Funktion des Leibes wiederhergestellt worden ist, ist (der Kranke) zu scheren und mit einem Rasiermesser die gesamte Behaarung abzurasieren. Auch sind nach weiteren drei Tagen Schröpfköpfe am Hinterkopf anzusetzen, am Hals, auf dem Haarwirbel und an den Schläfen des Kopfes unter Skarifikation, und dann sind die gewöhnlichen Packungen zu gebrauchen, mit denen wir den ganzen Kopf zusammen mit den größeren Sehnen, die man
tenontes nennt, bedecken sollen. Dann lockern wir die Wangenmuskeln, die 90
man *siagones* (Kinnbacken) nennt, und alle Partien zwischen den Schulterblättern zusammen mit dem Magen bis zu der Stelle, wo sich der Bauch (gegenüber der Brust) abgrenzt, (einer Stelle,) die man *diaphragma* nennt, und danach den Brustraum und die Harnblase durch eine ähnliche Behandlung. Denn wir nehmen an, daß alle diese (Körperteile) während des Anfalls von der für die Krankheit typischen Verkrampfung betroffen sind. Und wenn in irgendeinem Teil des Körpers eine Beschwerde auftritt, muß ein Schröpfkopf aufgesetzt werden. Aber nicht auf einmal und nicht zu derselben Zeit darf man alle Körperteile so behandeln, sondern Teil für Teil und nacheinander, so daß bald der Magen, bald die Harnblase, bald die Partie zwischen den Schulterblättern erleichtert wird, wodurch notwendigerweise der Kopf gelockert wird und zur Ruhe kommt. Dann behandeln wir diejenigen, welche die Strapaze der Behandlung ausgehalten haben, erneut mit Erwärmungen mit Hilfe eines Schwammes, und indem
wir sie mit gewöhnlichem Öl/ oder, weil es bereits erlaubt ist, mit Henna- 91
oder Irisöl salben, danach mit weichen Wachssalben, und dann legen wir Wachspflaster auf die skarifizierten Stellen. Es ist auch angebracht, ein Bad zu gebrauchen, worüber wir in den Büchern „Über therapeutische Maßnahmen“ Anweisungen gegeben haben. Wir geben reichliches Essen mit viel Brot. Wenn in irgendeinem Teil des Kopfes Schweregefühl oder Schmerz oder Stechen oder Betäubung auftreten, sollen Blutegel im Kreis angesetzt werden. Wenn sie eine ausreichende (Blut)entnahme bewirkt haben, reicht diese therapeutische Maßnahme aus, wenn aber nicht, ziehen wir sie wieder ab und setzen Schröpfköpfe auf, damit durch die von ihnen hervorgerufenen Verletzungen die (Blut)entnahme erreicht wird. Dann wenden wir wiederum Packungen an und Erwärmung durch Schwämme, danach bedecken wir die Partien mit Wachssalbe.

92 Profectu accedente dabimus olera non acriora atque ita gestationem adhibemus sellarem; etenim uehiculi motus rotarum uertiginem caliginemque facit aegrotanti, quae passionis imaginem ferat. tunc deambulatione mouendus pro temporis aere atque loco lucido et longo ductu, ne iugi conuersione uertiginem sentiat. dehinc, si ferre ualuerit, etiam uocis atque corporis exercitio utemur monentes, ut neque spiritum retineat neque pronus uel circumflexus aut saepe conuersus aliquid gerat; sed pingui unctione defricatus stanti exercitio moueatur.

93 Tunc cum facilitas corporis fuerit accepta, lauacrum adhibemus caput fouentes sine ullo percussu manibus subterpositis; implet enim sensum eius demersio. tunc etiam in aqua calida, quam †pygolithon† uocant, deponendi sunt aegrotantes, ne percussu frigoris neruositas afficiatur. post lauacrum uero parum differentes, quo feruor ex capite releuetur, dabimus aquam praebibendam, tunc cibum uarium, simplicem, media qualitate confectum. et post primam uel secundam diatriton dabimus quaedam in cibo, quae uinosae sint qualitatis, ut sunt poma, quo corpus uinum daturi praetentemus, ut
94 tuto dare possimus. atque ita seruandum, ne his gestis somnus suspensus uel concisus aut adiuncta phantasia sequatur et insomnia faciat turbulenta, quod ex relatione patientis discere poterimus. item si grauedo uel torpor in aliqua parte corporis fuerit ⟨a⟩ut dolor aut punctio uel saltus, erit in aqua calida perseuerandum atque illa prohibenda, quae uinosae qualitatis danda praecepimus. sin uero ex his nulla fuerint prosecuta, dabimus lauacro remoto mediocriter uinum lene, par⟨u⟩um, ut exempli causa semunciam uel unciam, medio scilicet cibo, aquatissime temperatum. tunc in alia diatrito la-
95 uacro uinum iungemus. sed prae ceteris erit animi laxatio procuranda, quo corpus consentiens nullis obstantibus curis facile sanitatis repetat qualitatem.

Ac si resumptio recurrens uirium nihil perficere p⟨raet⟩ermiserit, quo etiam carnatum corpus ostendat bono attestante colore, erit consuetudini dimittendus aegrotans.

Eadem sane curatione utendum etiam in his, qui, cum nondum sunt epileptici, eo tamen ferri uideantur. hoc enim solum seruabimus,

4 tempore et aere *Rov.*[m]; *sed cf. Cel. I 139* 8 stans *Rov.*[m] 12 pygolithon *Sich.* πηγήν διαυγήν *Sich.*[m] rhigolyton *Rov.*[m] *(cf. Liddell-Scott-Jones, s. u.* ῥιγόλυτον*)* rigolyton *Drabkin* „*fort.* r(h)igolyticon" *Drabkin*[app] *cruces posui* 14 parum] rarum *Sich.*[m]; *sed cf. Cel. III 148* 22 ut *edd. corr. Rov.*[m] *(cf. § 91)* 26 parum *edd. corr. Rov.*[m] *(cf. § 21)* 31 nihil uirium *edd. sec. Drabkin*[app] *correxi (cf. Cel. II 196. 234)* permiserit *edd. correxi (u. Bendz, Caeliana, p. 94)*

Wenn (die Genesung) Fortschritte macht, geben wir Gemüse zu 92
essen, das nicht allzu scharf ist, und lassen (den Kranken) dann im Sessel herumtragen; denn das Drehen von Wagenrädern verursacht bei dem Kranken Schwindel und Dunkelwerden (vor den Augen), ähnlich wie das Leiden selbst. Dann soll er auch durch Spazierengehen Bewegung haben, wenn es das Wetter zu der Jahreszeit zuläßt, und zwar in einem hellen Gelände und in langgestreckter Wegführung, damit er nicht beim ständigen Umdrehen Schwindel fühlt. Wenn er es aushalten kann, gebrauchen wir danach auch Übungen der Stimme und des Körpers, indem wir ihn ermahnen, weder den Atem anzuhalten noch etwas in gebeugter oder gekrümmter Haltung oder unter häufigem Umdrehen zu tun; sondern nach einer Massage mit fettem Öl soll er die Übungen stehend machen.

Wenn dann die Beweglichkeit des Körpers erlangt worden ist, ge- 93
brauchen wir ein Bad, wobei wir den Kopf wärmen, ohne ihn irgendwie zu erschüttern, indem wir ihn mit den Händen stützen; denn das Untertauchen verstopft ihm die Sinne. Dann sollen die Kranken auch in warmes Wasser gesetzt werden, was man . . . nennt, damit nicht das System der Nerven und Sehnen von einem Kälteschock betroffen wird. Nach dem Bade warten wir etwas ab, bis sich die Hitze aus dem Kopf verflüchtigt hat, und geben zuerst Wasser zu trinken, danach abwechselungsreiches Essen, das einfach und aus Bestandteilen mittlerer Qualität zubereitet worden ist. Und nach der ersten oder zweiten Dreitagefrist geben wir etwas zu dem Essen, was von weinartiger Beschaffenheit ist, z. B. Früchte, um den Körper vor dem Verabreichen von Wein zu erproben,
damit wir ihn (dann) unbedenklich geben können. Und dabei ist darauf 94
achtzugeben, daß nicht aus diesen Maßnahmen ein gestörter oder verkürzter oder ein mit Wahnvorstellungen verbundener Schlaf resultiert und verwirrende Träume bringt, was wir aus dem Bericht des Kranken erfahren können. Wenn ferner Schweregefühl oder Erstarrung in irgendeinem Teil des Körpers besteht oder Schmerz, Stechen oder Zucken, soll man die Warmwasserbehandlung fortsetzen und die Speisen von weinähnlicher Beschaffenheit wieder absetzen, deren Verabreichung wir (zuvor) verordnet hatten. Wenn aber daraufhin nichts hiervon erfolgt, geben wir unter Verzicht auf das Baden einen mäßig milden Wein in geringer Menge, z. B. eine halbe Unze oder eine Unze, und zwar während der Mahlzeit und stark mit Wasser verdünnt. Am Ende der nächsten
Dreitagefrist verbinden wir dann Wein und Bad. Vor allen Dingen muß 95
aber für eine Lockerung des Geistes gesorgt werden, damit der Körper bereitwillig, ohne daß Sorgen ihn daran hindern, leicht seinen gesunden Zustand wiedererlangt.

Und wenn die sich einstellende Erholung der Kräfte alles Erforderliche getan hat, den Körper auch wieder in gut genährtem Zustand zu zeigen, wofür eine gesunde Farbe zeugt, kann man den Kranken wieder sein gewohntes Leben führen lassen.

Dieselbe Behandlungsweise soll man auf jeden Fall auch bei denen anwenden, die zwar noch keine Epileptiker sind, aber anscheinend im Begriff sind, es zu werden. Denn wir wollen daran festhalten, daß wir sie

cum signis ad passionem minantibus fuerint absoluti, ⟨ut⟩ eos consuetudini reuocemus. facilius est enim imminentium auersionem quam
96 praesentium depulsionem facere. sin uero passio tardauerit et propterea plurimis fuerit accessionibus uariata, erit partienda curatio secundum superpositionem et lenimentum, ita ut superpositionis tempore iisdem utamur adiutoriis, quibus acutas passiones curari praescripsimus. neque enim phlebotomum reprobamus permittentibus uiribus, siquidem longo interstitio superpositiones occurrere uideantur. in lenimento uero resumendos dicimus aegrotantes atque recorporatiua curatione dirigendos iuxta cyclorum regula⟨m⟩, sicut latius, cum de capitis passione diceremus, scripsimus. quapropter ob resumendum corpus adhibenda gestatio sella uel cathedra aut
97 deambulatio aut uocis exercitatio aut lectio. item perunctionem aliptarum praeceptis ordinatam sine ulla capitis inflatione geramus, ne immodico labore affectum corpus uexare potius quam reficere uideamur. tunc lauacrum longioribus interuallis adhibendum, uarius dandus cibus, panis limpidus atque studiose elaboratus. pulmentum uero ex mediae qualitatis materia, ut oua, pultes, olera, quae non sunt acerrimae uirtutis, item uolantum leuiora et piscium teneriora. dehinc post resumptiuum cyclum adhibendi recorporatiui et primo ex parte, tunc perfecti, in quibus esse uomitus ex radicibus debet uel similibus materiarum rebus, ut nuper docuimus; atque ita drimyphagian, exinde congruas sibi pulmentorum materias ordinamus,/
98 item adiutoria localia, ut exempli causa primo capillos decurramus denso pecti[o]ne, nunc pro capillatura, nunc contra capillaturam, tunc tonsuram adhibentes, dehinc nouacula caput radentes, et cucurbitas aliis atque aliis partibus recorporatiuas imponamus. tunc dropacis raptum adhibemus, sed longe primo remotis partibus, tunc uicinis, dehinc patientibus, dantes etiam masticandum sinapi uel

11 scripsimus] *u.* § 21–44   22 ut nuper docuimus] *u.* § 29sq. 34

1 ad *om. Rov.*   ut *add. Rov.*   4 „*fort.* accessionibus ⟨ac lenimentis⟩" *Drabkin*[app] *(cf. § 167)*   7 perscripsimus *Sich.* *corr. Almel., p. 634*   8 si quidem *Rov.*[m]   9 atque *scripsi* cum *Sich.* et cum *Rov.* „*fort.* et" *Drabkin*[app]   10 iusta cyclorum regula *Sich.* *corr. Drabkin coll. Tard. II 211; III 67*   13 exercitatio – item *scripsi* exercitatio. item lectionem (lectionem et *Rov.* „*fort.* lectio. et" *Drabkin*[app]) *edd.*   14 geramus] imperamus *Rov.*[m]   16 longioribus *scripsi (u. Bendz, Caeliana, p. 94; cf. § 67; Tard. II 107. 155)* languorum *Sich.*   22 similium *Rov.*[m]   23 congruas *coni. Rov.*[m] contiguas *edd.*   25 denso pectine *coni. Rov.*[m] *coll. § 59 (u. etiam Bendz, Emendationen, p. 38–40)* ex pectione *edd.* expectione *Thes. L. L. V 2,1604,18sqq. (hapaxlegomenon)*   26 et *om. Rov.*   28 tropacis *Sich.* *corr. Rov.*

nur dann, wenn sie von allen Anzeichen der Krankheit völlig frei geworden sind, ihr gewohntes Leben führen lassen. Denn es ist leichter, drohende (Leiden) abzuwenden als vorhandene wieder zu vertreiben. Wenn die 96
Krankheit aber chronisch wird und sich daher aus sehr vielen und mannigfaltigen Anfällen zusammensetzt, muß man die Behandlung entsprechend der Steigerungs- und der Beruhigungsphase unterteilen, so daß wir in der Zeit der Steigerungsphase dieselben therapeutischen Maßnahmen anwenden, die wir (zuvor) für die Behandlung von akuten Leiden vorgeschrieben haben. Denn wir verwerfen nicht die Aderlaßlanzette, wenn es die Kräfte erlauben, da die Steigerungsphasen offensichtlich in großen Zeitabständen auftreten. In der Beruhigungsphase aber, sagen wir, sollen wir die Erholung der Kranken fördern und diese durch eine umstimmende Behandlung wiederherstellen, nach der Vorschrift der Zyklen, wie wir sie ausführlicher beschrieben haben, als wir über das Kopfleiden sprachen. Darum sollen zur Erholung des Körpers das Herumtragen im Sessel oder in der Sänfte oder Spazierengehen, Stimmübungen oder (lautes) Lesen angewandt werden. Ebenso wollen wir das Einreiben nach den Vor- 97
schriften der Trainer durchführen, aber ohne daß der Kopf überfüllt wird, damit wir nicht durch übermäßige Anstrengung den Körper eher zu plagen als zu stärken scheinen. Danach ist in größeren Abständen das Bad zu gebrauchen, eine abwechselungsreiche Kost zu geben, reines und sorgfältig zubereitetes Brot. Zukost aber aus (Nahrungs)stoff mittlerer Qualität, wie Eier, Breie, Gemüsesorten, die nicht von sehr scharfer Wirkung sind, auch die leichteren Sorten Geflügel und die zarteren Fische. Nach dem Erholungszyklus sollen dann die umstimmenden (Zyklen) angewandt werden, und zwar zuerst teilweise, dann vollständig, wobei auch die Brechkur mit Rettichen oder Mitteln, die in ihren Stoffen ähnlich sind, sein soll, wie wir sie kurz zuvor beschrieben haben; und dann verordnen wir die Salzkost, danach miteinander übereinstimmende (Nahrungs)stoffe in Form von Zukost, / ebenso örtlich anzuwendende 98
therapeutische Maßnahmen, daß wir z. B. zuerst mit einem dichten Kamm durch die Haare fahren, bald mit dem Strich, bald gegen den Strich, dann scheren, danach mit dem Rasiermesser den Kopf rasieren und umstimmend wirkende Schröpfköpfe abwechselnd an verschiedenen Stellen aufsetzen. Danach wenden wir die ziehende Wirkung eines Pechpflasters an, aber zuerst an weit entfernten Partien, dann an nahegelegenen, schließlich an den leidenden (Partien selbst), wobei wir auch Senf, Pfeffer oder

piper aut staphisagriam. item sternutamentum ex helleboro uel [a-]strut⟨h⟩io et pipere et castoreo uel his similibus adhibemus, narium quoque apophlegmatismum adicientes, atque fricatione⟨m⟩ balnea-
99 rum nitri pulueris / et ceteris sympasmatibus, quae ruborem facere ualeant, ut sunt ex pyretro, staphisagria, adarce, euphorbio, pipere, calcis gleba et pumice, tunc cataplasma ex sinapi atque malagmata, quae detergere et papulis afficere corpus ualeant. item acopa acriora, sed quae taetri odoris non sint, toto corpore illinienda, magis tamen capiti atque ori, conclusis palpebris; quae immittenda sunt etiam aurium cauernis. gargarizandum sinapi, adhibenda etiam aquarum illisio, qua patientes partes percussae mutari cogantur, quod Graeci cataclysmum appellant.

His deinde perfectis cyclis resumpto corpore helleborum adhibemus, sed longe superpositionis seruantes occursum, ⟨quod⟩ in omnibus quidem adiutoriis exercitioribus adhibendis, tunc magis in
100 helleboro monemus praecauendum. denique si nulla[m] accessionem denuntiauerint signa, his, qui ordine seruato admonentur, ante decem uel duodecim dies uel generaliter pro longitudine lenimenti porrectius erit adiutoriorum regula dirigenda. in his uero, qui ⟨in⟩ordinate admonentur, eo tempore adhibenda curatio, quo conicere possumus medium praeteritae atque futurae accessionis. sit igitur hoc genus diligentiae intuendum, ut, cum aeger somnum discusserit, primo requiescat paululum iacens, non solum suspicans indigestionem
101 cibi, / uerum etiam donec perfectione quadam propria corporis fuerit facta digestio, ne ex uigilatione sequenti atque laxamento membrorum et tenuitate uel purgatione ⟨liquidorum⟩ spiritus iamdudum somno turbatus ⟨densus⟩ atque crassus fia[n]t, quo etiam saepe officia impediri noscuntur, cum nondum totum recurrens occupauerit corpus. unde saepe factum est, ut experrecti[s] his, quae ilico intueantur, fallantur, nisi perfricatis oculis intenderint, neque clamare uel cur-

1 strut(h)io *Ihm, Thes. L. L. II 980,40sqq. coll. Cels. Med. V 22,8: CML I p. 209,21. 23 (item § 116; Tard. II 37)* astrutio *Sich.* nasturtio *Rov.*[m] 2sq. naribus, apophlegmatismum quoque *Rov.* 3 fricatione *Sich. corr. Rov.*[m] 4 caeterorum sympasmatum *Rov.*[m] 5 staphysagria *Sich.* 7 pabulis *Sich. corr. Rov.*[m] *(cf. Tard. II 34; III 54)* 14 quod *add. Rov.* 16 nullam *edd. correxi (u. Bendz, Emendationen, p. 128)* 19 ordinate *Sich. correxi (u. Bendz, Caeliana, p. 88)* 21 Sic *edd. correxi* 22 intendendum. *Alii* instituendum *Rov.*[m] decusserit *edd. correxi (cf. § 102; Prop. III 10,13)* 24 persecutione *Sich. corr. Rov.*[m] 26 liquidorum *add. Drabkin* 27 turbatus – fiat *scripsi* turbati atque crassi fiant *Sich.* turbatus crassus fiat *Rov.* turbatus atque crassus fiat *Drabkin* *„an latet* crassescat *uel sim., unde orta est loci corruptio?“ Drabkin*[app] 29 experrectis *Sich. corr. Drabkin* 30 fallant *Rov.*

Läusekraut zu kauen geben. Ebenso wenden wir ein Niesmittel aus Nieswurz oder Seifenkraut, Pfeffer und Bibergeil oder ähnlichen Dingen wie diesen an, dazu die Reinigung der Nase von Schleim, dabei eine Abreibung im Bade mit Natronpulver / und sonstigen Streupudern, welche eine Rö- 99
tung (der Haut) herbeiführen können, wie solchen aus Bertramswurz, Läusekraut, Schilfschaum, Wolfsmilch, Pfeffer, ein wenig Kalk und Bimsstein, dann eine Senfpackung und erweichende Mittel, die den Körper abreiben und zur Bildung von Hautbläschen bringen können. Ferner sollen recht stark wirkende Linderungsmittel, die aber nicht übelriechend sein dürfen, auf den gesamten Körper gestrichen werden, besonders aber auf Kopf und Gesicht, bei geschlossenen Lidern; auch in die Gehörgänge soll man sie hineinstreichen. Es soll mit Senf gegurgelt werden, auch Begießen mit Wasser soll angewendet werden, wodurch die davon getroffenen kranken Partien zu einer Veränderung gezwungen werden sollen, was die Griechen *kataklysmos* (Übergießen) nennen.

Nach Abschluß dieser Zyklen, wenn sich der Körper erholt hat, wenden wir dann Nieswurz an, wobei wir aber über einen langen Zeitraum hin das Auftreten der Steigerungsphase beobachten, was wir bei der Anwendung aller anstrengenderen therapeutischen Maßnahmen, noch mehr aber bei der Nieswurz streng zu beachten raten. Dann, wenn keine 100
Anzeichen auf einen Anfall hindeuten, soll bei denen, die in regelmäßigen Abständen davon befallen werden, zehn oder zwölf Tage vorher (die Behandlung damit stattfinden), oder man soll sich allgemein analog der Länge der Beruhigungsphase in größerem Abstand (vom Anfall) der vorgeschriebenen therapeutischen Maßnahmen bedienen. Bei denen aber, die unregelmäßig Anfälle haben, soll die Behandlung zu der Zeit vorgenommen werden, die, wie wir vermuten können, in der Mitte zwischen dem vergangenen und dem kommenden Anfall liegt. Man muß nun folgende Art der Behandlung ins Auge fassen, daß der Kranke, wenn er erwacht, zuerst noch liegend etwas ruhen soll, nicht nur, wenn man eine unvollkommene Verdauung des Essens befürchtet, / sondern überhaupt so lange, bis eine 101
gewissermaßen vollendete Verdauung, wie sie dem Körper eigen ist, stattgefunden hat, damit nicht durch das anschließende Wachen, die Erschlaffung der Glieder und die Verdünnung oder den Abgang der Flüssigkeiten das Pneuma, das schon im Schlaf in Unruhe geraten ist, verdichtet und dick wird, wodurch auch oft, wie man weiß, die Funktionen behindert werden, weil es noch nicht zurückströmend den gesamten Körper durchdrungen hat. Daher ist es oft geschehen, daß eben Erwachte das, was sie unmittelbar danach ansehen, nicht richtig erkennen können, wenn sie sich nicht vor dem Hinsehen die Augen reiben, daß sie auch nicht ohne weiteres zu rufen oder zu laufen imstande sind; denn durch die Macht

rere facile possint, siquidem ui quadam somni nunc arteria, hoc est
gutturis uia, asperetur et raucos faciat, nunc fatigata corpora densi-
tate neruorum, irruente spiritu crassiore, afficiat percussioni uel
102 quassationi similes plagas ingerendo. has igitur ob causas aeger plu-
rimo tempore somno deposito tardare debet praecauens lucis asperi-
tatem, quam mox discusso somno intueri minime potest, ne repen-
tino percutiatur uisu[s]. item disputationibus uehementibus animum
exercere declinet.

Tunc resumptus atque releuatus somni plenitudine sub stra-
mentis leni unctione tangatur semel [uel] secundum corporis sin-
gulas partes laxamenti mediocris causa, atque frigoris cautione le-
uem et delectabilem gestationem, ut fertoria sella uel cathedra. sed
prohibenda erit exclamatio, siquidem uehementer moueat partes
103 patientes. tunc deposito turbore motus unctione olei fricetur, con-
ductis et extentis brachiis, flexo atque extento motu releuans singula
crura commoueat, quo fortioribus motibus faciat aptiora. fouenda
etiam ora aqua calida, nunc enim erit lauacrum prohibendum, at-
que ita post perunctionem cibum accipiat paruum, suculentum et
leuem, ut oua, pultes, pisces teneri, quaeque ex uolantibus paruae aetatis
atque formae, ut ficedulae, turdi, declinans omne, quod fuerit acrioris
uirtutis siue inflare ualentis aut carnosae uel grauis. quapropter etiam
a uino erit abstinendus uel per interualla ab omni cibo seruandus.
releuatur enim hoc genere corpus ieiunitate reflatum.

104 Sin uero aliqua signa accessionis futurae apparuerint, ut som-
nus turbatus uel cibi corruptio uel iracundia inanis ac sine ratione,
item maestitudo uel sternutamentum aut aurium tinnitus uel prae
oculis scintillarum fingibilis uisus aut inflatio praecordiorum et per
somnum seminis inuoluntarius iactus, quem onirogmon uocant, et
horum similia, non solum ad uitae regulam transeundum est, uerum
etiam initium ex abstinentia sumendum. tunc leuis adhibendus motus
atque perunctio et cibus, quo corpus salutaribus officiis non dese-
105 ratur. ut enim iisdem ciborum regulis perseuerare tutum non est,
sic e contrario iugis immobilitas atque cibi abstinentia uacuato cor-

3 irruens spiritus crassior *Rov.*[m] 3sq. percussione uel quassatione *Sich. corr. Rov.*[m] 5 asperitatem *scripsi (u. Bendz, Emendationen, p. 161sq.)* autoritatem *edd.* claritatem *Rov.*[m] austeritatem *Triller, p. 89* 6 *post* repentino *add.* eius occursu *Rov.* 7 uisus *edd. correxi (u. Bendz, Emendationen, p. 162)* 10sq. „*fort.* tangantur semel uel secundum corporis singulae partes“ *Drabkin*[app] 10 uel *om. Rov. seclusi* 12 *post* gestationem *add.* adhibeat *Rov.; sed cf. Bendz, Caeliana, p. 57* 19 piscis *Sich. corr. Rov.*[m] *(item § 15)* 28 onirogonon *Sich. (ut solet) corr. Drabkin coll. Tard. V 80. 82* (**L**) 29 *post* ad *add.* hanc *Rov.* „*fort.* ad ⟨tenuem⟩ *(cf. 107) uel* ad ⟨aliam⟩“ *Drabkin*[app]

des Schlafes wird bald die Luftröhre, das ist der Gang im Kehlkopf, rauh und macht sie heiser, bald schwächt sie die ermatteten Körper durch eine Verdichtung der Nerven, wenn dickeres Pneuma eindringt, wobei es Schläge verursacht, die einem Stoß oder einer Erschütterung ähnlich sind. Aus diesen Gründen soll sich also der Kranke nach dem Schlaf noch 102
sehr viel Zeit lassen und sich dabei vor der Grellheit des Lichts hüten, die er gleich nach dem Schlaf ganz und gar nicht vor den Augen ertragen kann, damit er nicht von dem plötzlichen Anblick überwältigt wird. Auch soll er es unterlassen, seinen Geist in heftigen Streitgesprächen zu üben.

Wenn er sich dann erholt hat und von seiner Schlaftrunkenheit frei geworden ist, soll er noch unter der Bettdecke nur einmal behutsam eingesalbt werden, und zwar an allen einzelnen Körperteilen, damit eine mäßige Lockerung erreicht wird, und dann (soll man) unter Vermeidung von Abkühlung ein leichtes und angenehmes Herumtragen, wie im Tragsessel oder in der Sänfte, (anwenden). Zu vermeiden ist aber lautes Rufen, weil es die leidenden Partien sehr stark beunruhigt. Wenn sich dann die 103
Unruhe der Bewegung gelegt hat, soll er eine Ölmassage erhalten, dabei die Arme beugen und strecken, durch Beugen und Strecken unter gleichzeitigem Anheben die Beine einzeln bewegen, um sie für stärkere Bewegungen geeigneter zu machen. Auch muß das Gesicht mit warmem Wasser erwärmt werden, denn jetzt ist das Baden nicht zuzulassen, und dann nach dem Einsalben soll er etwas saftige und leichte Speise zu sich nehmen, wie Eier, Breie, zarte Fische und von den Vögeln solche, die jung und klein sind, wie Grasmücken und Drosseln, unter Vermeidung alles dessen, was von schärferer Eigenschaft ist, aufblähen kann oder dickfleischig oder schwerverdaulich ist. Darum muß man (den Kranken) auch vom Wein fernhalten oder von Zeit zu Zeit von jeglicher Nahrung ausschließen. Denn auf diese Art wird der Körper erleichtert, indem er durch das Fasten von den Blähungen befreit wird.

Wenn aber irgendwelche Anzeichen eines kommenden Anfalls auf- 104
treten, wie gestörter Schlaf, Zersetzung der Speisen oder nichtiger und unbegründeter Zorn, auch Niedergeschlagenheit, Niesen oder Ohrenklingen oder der Eindruck, vor den Augen Funken zu sehen, oder Schwellung im Brustraum und unwillkürlicher Samenabgang im Schlaf, den man *oneirōgmos* nennt, oder etwas diesen (Erscheinungen) Ähnliches, soll man nicht allein zur vorgeschriebenen Lebensweise übergehen, sondern soll man auch sogleich mit dem Fasten beginnen. Dann kann man leichte Bewegung anwenden, Einreibung und Essen, damit der Körper von seinen gesundheitserhaltenden Funktionen nicht im Stich gelassen wird. Denn 105
wie es nicht ungefährlich ist, bei denselben Speisevorschriften zu verbleiben, so nimmt andererseits eine dauernde Bewegungslosigkeit und das

pore solitis nutrimentis uires exstinguit futuris temporibus necessarias.

Quaesitum etiam, utrum ex antecedentibus signis accessionem fore an praesentem siue factam iudicemus. sed tunc erit accessio iudicanda, quoties ceciderint in ea aegrotantes, quo discere poterimus, quo tempore diatriti tempus sit numerandum, ut recte possint curationes suis reddi temporibus. nam denuntiat⟨iu⟩a signa iam praesentia⟨m⟩ accessionis esse contendunt. nos uero praetangi neruositatem atque in accessionem urgeri recte probamus, cum augmenti indicia tanquam praelucere uideantur, ut sunt in hemitritaicis febribus frequenter accessione imminente corpora praeoccupata, cum
106 noctis anxietate pulsata diei fore asperitatem significant. ita igitur uel simili ratione praemonitus epilepticus, tamquam si accessione uexaretur, erit usque ad primam diem abstinendus et neque similiter agendus ut pridie, cum fuisset in lenimento purissimo. quapropter abstentus una die sequentibus leui motu antecedente unctione atque paruo cibo nutriatur, aquam bibat. tunc si rectius habuerit, ut laudabilior sanitas appareat, augenda oblatio cibi, alternis scilicet diebus, nunc qualitate, nunc quantitate. tunc nisi ex omni parte signa supradicta ⟨cessauerint⟩, erit rursum abstinendus una die.

Sin uero fuerint expulsa uel depugnata, non erit ilico reddenda aegrotanti consuetudo, tamquam nihil sit, quod sollicitudini reman-
107 sisse uideatur; / neque rursum inani suspicione, tamquam iam imminentis superpositionis metuentes aduentum, in tenui uitae regula retinere debemus patientem. ut enim opportunitas adhibita abstinentiae futuras amputat superpositiones atque earum occasiones detrahit, sic importune adhibita corpus uexat atque fatigatione affectum tarde surgere facit in solitas uires. quapropter cum summa cautione et sine ulla nimietate seruati blanda regula resumendi sunt aegrotantes, quo asperatas accessiones fore ⟨non⟩ metuamus. tutius autem esse probamus, ut supra dictum est, longe ante futuram acces-
108 sionem ad hellebori usum accedere; / quo accepto si irruerit accessio, erunt omnia mitigatiua adhibenda, quae accessionem ualeant tem-

19sq. signa supradicta] *u.* § 104 31 ut supra dictum est] *u.* § 98

3 antecedentibus *scripsi (u. Bendz, Emendationen, p. 94)* contradicentibus *edd.* ex praecedentibus his signis. *Alii* ex praedicentibus *Rov.*^{m} 7 denuntiatiua *scripsi (cf. § 67; Bendz, Emendationen, p. 94)* denuntiata *edd.* denuntiantia *Rov.*^{m} praesentia *Sich. corr. Rov.*^{m} *(u. Bendz, Emendationen, p. 94)* praesentis *Drabkin* 8 esse *del. Rov.*^{m} contendit *Sich. correxi* contenditur *Drabkin* ostendunt *Rov.*^{m} 10 praeludere *edd. corr. Rov.*^{m} 15 regendus *Rov.*^{m}*; sed cf. Hagendahl, p. 260sq.* 20 cessauerint *add. Rov.*^{m} 30 non *add. Rov.*

Fasten, wenn der Körper von seiner gewohnten Nahrung leer bleibt, die Kräfte fort, die in zukünftigen Zeiten dringend gebraucht werden.

Es ist auch eine (ungeklärte) Frage, ob man aus den vorhergehenden Zeichen auf einen kommenden, gegenwärtigen oder vergangenen Anfall schließen kann. Aber dann ist auf einen Anfall zu schließen, sooft die Kranken dabei (zu Boden) fallen; daran können wir feststellen, von welchem Zeitpunkt an die Dreitagefrist zu rechnen ist, damit die Behandlungen in richtiger Weise den ihnen entsprechenden Zeiten zugeordnet werden können. Denn (manche) behaupten, daß die ankündigenden Zeichen schon das Vorhandensein eines Anfalls bedeuten. Wir aber sind zu Recht der Meinung, daß das System der Nerven und Sehnen schon vorher betroffen ist und zum Anfall getrieben wird, da die Anzeichen der Steigerungsphase gleichsam aufzuleuchten scheinen, wie bei den halbdreitägigen Fiebern die Körper bei einem bevorstehenden Anfall oft schon vorher damit beschäftigt sind, wenn sie, von nächtlicher Beklemmung betroffen, die für den Tag zu erwartende Verschlimmerung ankündigen.
Ein Epileptiker, der in gleicher oder ähnlicher Weise im voraus durch 106
Anzeichen gewarnt wird, soll also, ebenso wie wenn er von einem Anfall betroffen worden wäre, bis zum (Ende des) ersten Tages fasten und nicht ähnlich behandelt werden wie am Tage zuvor, als er sich noch in einer völlig ungetrübten Beruhigungsphase befand. Darum soll er nach eintägigem Fasten an den folgenden Tagen nach vorangehender Einreibung leicht bewegt und mit wenig Speise ernährt werden und Wasser trinken. Wenn er sich dann besser befindet, so daß sein Gesundheitszustand löblicher erscheint, soll das Speisenangebot vergrößert werden, und zwar ein um den anderen Tag, bald in der Qualität, bald in der Quantität. Danach soll er, wenn die oben genannten Zeichen nicht gänzlich aufgehört haben, wieder einen Tag fasten.

Wenn sie aber vertrieben oder niedergekämpft worden sind, soll dem Kranken nicht sofort seine gewohnte Lebensweise gestattet werden, als ob es nichts mehr gäbe, was noch als Anlaß zur Besorgnis zurückgeblieben
sein könnte; / noch sollen wir andererseits auf den bloßen Verdacht hin, 107
als ob wir das Kommen einer schon drohenden Steigerungsphase befürchteten, den Kranken auf die Dauer zu einer stark reduzierten Lebensweise anhalten. Wie nämlich das zum rechten Zeitpunkt angewandte Fasten die zukünftigen Steigerungsphasen verhindert und ihnen die Gelegenheiten entzieht, so schädigt das unter ungünstigen Umständen angewandte den Körper und bewirkt, daß er infolge der Ermattung nur langsam zu seinen gewohnten Kräften kommt. Deshalb sollen die Kranken mit großer Vorsicht und ohne alles, was zuviel werden kann, behandelt werden und durch eine sanfte Behandlungsweise Erholung finden, wobei wir nicht zu befürchten brauchen, daß die Anfälle schlimmer werden. Wir halten es aber, wie oben gesagt, für gefahrloser, lange Zeit vor einem kommenden
Anfall von der Nieswurz Gebrauch zu machen; / wenn aber nach deren 108
Einnahme plötzlich ein Anfall auftritt, sind alle lindernden Mittel anzu-

perare. in strictura enim constitutis altioribus, hoc est stomacho et uentre, mitigatiua laxatio[ne] adhibita etiam medicamini excludendo praeparat uiam et praefocationis amputat metum. sin uero post purgationem nullum periculum subierit praefocationis causa, refectionis adhibenda resumptio est cum his, quae ualeant accessionem temperare, ut odoramenta sine ullo percussu medentia atque nutribilia, ut est panis calidus, melo, cucumis et his similia. destillandus etiam helleborismus, sed ex melle decocto.

109 Ac si initio uomitus ex accessione emerserit, cucurbita multa cum ⟨flamma⟩ supposita ori uentri⟨s⟩ infigenda, tunc sequenti parti, secundum quod medicamen ad inferiora tendat, donec accessio leuigetur temperamentis supradictae rationis, ne concursus passionis et adiutorii praefocet aegrotantem. erit igitur sustollendus aegrotans subiectione manuum ex utraque alarum parte cum capitis sustentatione atque leuiter inclinandus. tunc si medicamen ad superiora cucurrerit et transuorationis ceperit partes, quo spiramenta obstru-
110 ere uideatur, illisis dentibus atque ore clauso / uel erumpens per naturales uias, quae ad fauces de capite feruntur, in nares defluxerit ac rursum decurrens gutturis meatum clauserit, praesens praefocatio metuenda. quapropter immissis digitis ex utraque parte buccarum circa maiores dentes oris facienda distantia. tum imponenda ptygmata multiplicia, quae si forte defuerint, cuneos ex ferulis scissis mittere poterimus, quo[d] hiscentem aegrotantem seruemus atque medicamen ad faucium partes ueniens spatio quodam exceptum facilius excludatur. seruanda etiam tempora, quibus medicamen faucibus occurrit, adiuuantes eius exclusionem, in faciem inclinantes aegrotantem atque eius ora calida spongia detergentes, distil-
111 lantes etiam in os mulsum: / sic enim ueluti despumans resumit aut deponit accessionis pressuram releuatus aegrotans. ac si non sufficiens hellebori fuerit agitatio, quam Graeci sparagmon uocant, et paruo euentu successerit perseuerante passione, erit etiam secundo uel tertio hellebori usus adhibendus, sed prae⟨re⟩sumpto uiribus aegro,

12 supradictae rationis] *u.* § 108

2 laxatione *Sich.* *corr. Rov.* 4 praefocationis, causa refectionis *Sich. sec. Drabkin*^{app} *correxi* 10 flamma *add. Rov.*^{m} uentri *Sich.* *corr. Rov.*^{m} 11 tendat *scripsi (cf. Tard. II 131; III 16)* teneatur *edd.* trahitur *Rov.*^{m} 21 maiores] maxillares *Rov.*^{m} 23 quod *Sich.* *corr. Rov.* hiscentem *coni. Schmid, Rph 17, p. 45 (cf. § 75)* scientes *Sich.* 28 resumitur *Rov.*^{m}; *sed cf. Bendz, Caeliana, p. 36* aut] ac *Rov.*^{m} 29 at *Rov.* 32 praeresumpto *coni. Schmid, Rph 17, p. 42sqq. (item § 43)* praesumpto *Sich.* resumpto *Rov.*^{m}

wenden, die den Anfall besänftigen können. Wenn sich nämlich die tiefer gelegenen Teile, das heißt die Speiseröhre und der Magen, in einem Straffungszustand befinden, so beseitigt die Anwendung eines Linderungsmittels durch die Lockerung die Erstickungsgefahr und macht den Weg frei, damit das Medikament wieder herausgebracht werden kann. Wenn aber nach einer Reinigung keine Erstickungsgefahr eingetreten ist, soll wieder eine Erholungskur mit den Mitteln angewandt werden, die einen Anfall lindern können, wie Riechmittel, die heilende Wirkung haben, ohne zu erschüttern, und nahrhafte Speisen, wie warmes Brot, Melone, Gurke und diesen Dingen ähnliches. Auch ist das Nieswurzpräparat tropfenweise zu verabreichen, aber in gekochtem Honig.

Und wenn zuerst ein Erbrechen aus dem Anfall entsteht, soll ein 109
Schröpfkopf mit starker untergehaltener Flamme auf den Magenmund gesetzt werden, dann auf die anschließende Partie, dementsprechend, wie das Medikament nach unten sinkt, bis der Anfall durch die Beruhigungsmittel der oben genannten Art behoben ist, damit nicht das Zusammenwirken des Leidens und der therapeutischen Maßnahme den Kranken erstickt. Der Kranke muß also gestützt werden, indem man ihm die Hände unter beide Achseln legt, bei hochgehaltenem Kopf, und leicht (nach vorn) gebeugt werden. Wenn dann das Medikament nach oben steigt und die am Schlucken beteiligten Partien erreicht hat, wobei es die Atemwege zu verstopfen scheint, wenn die Zähne zusammengebissen und
der Mund geschlossen ist, / oder wenn es durch die natürlichen Gänge, die 110
vom Kopf zur Kehle führen, hervorbricht und in die Nasenlöcher geflossen ist und von da wieder zurücklaufend den Gang im Kehlkopf verschlossen hat, so besteht unmittelbare Erstickungsgefahr. Daher soll man durch Einführen der Finger zu beiden Seiten an den Wangen in der Gegend der Backenzähne den Mund auseinandersperren. Dann soll man vielfach gefaltete Tücher hineinlegen; sollten sie etwa fehlen, kann man Keile von gespaltenen Rohrstengeln hineinstecken, wodurch wir erreichen, daß der Kranke den Mund offen behält und das Medikament, wenn es den Schlund erreicht, Raum findet, sich anzusammeln, und leichter herausgebracht werden kann. Wir müssen auch den Augenblick abpassen, in dem das Medikament den Schlund erreicht, und helfen, es hinauszubefördern, indem wir den Kranken vornüberbeugen und sein Gesicht mit einem warmen Schwamm abwischen, auch Met in den Mund tropfen
lassen: / indem er so nämlich gewissermaßen den Schaum von sich gibt, 111
erholt sich der Kranke oder verliert durch die Erleichterung den Druck des Anfalls. Und wenn die Erschütterung durch die Nieswurz, welche die Griechen *sparagmos* (Zucken) nennen, nicht ausreichend war und wenig Wirkung erzielt hat bei andauernder Krankheit, muß man die Nieswurz noch ein zweites oder drittes Mal anwenden, aber erst, nachdem der Kranke sich in seinem Kräftezustand wieder erholt hat, zumal da es nicht

quippe cum non iisdem uti omnibus necesse sit et destruendae passionis causa ⟨non⟩ una sola sufficiens et perseuerans exhibitio approbetur.

Vtendum etiam aquis naturalibus, hoc est naturali uirtute medentibus, sed quae nulla odoris uexatione afficiant aegrotantem.
112 adhibenda igitur natatio et sole corpus torrendum, quod Graeci heliosin uocant, sed praetecto capite. utendum etiam potabilibus medicaminibus uel electariis ex hyssopo et origano et thymo confectis. principaliter enim corpus mutant recorporationem faciendo ob acrimoniam, dehinc etiam corpus sucorum naturalium tenuant qualitate. emolliendus namque uenter, et peregrinatio imperanda terrena atque maritima, si ferre nauigationem potuerint patientes. tunc etiam exercitia uehementiora, quae labore corpus afficiant, affectanda,
113 quo magis fortitudo atque corporis robur augeatur. est enim semper grauabilis carnatio et magis, si tenuibus fuerit imposita uiribus et in his passionibus, quae in neruis esse noscuntur. unde neque facile curationis est credendus effectus, quo depulsam passionem iudicemus, nisi legitima accessionum tempora soliti concursus sine ulla inquietudine atque pressura transierint aegrotantes, somnos quoque sine ullo impedimento duxerint et uigilias placidas ac liquida sanitate moderatas, nulla etiam difficultate officiorum animae uel corporis impeditas, attestante cibi sufficienti appetitu cum digestione congrua et corporis nutrimento mediocri uel egestionum naturalium moderato exitu, bono attestante uel immutato colore.

114 Seruanda praeterea multo tempore omnis nimietas, ut frigus, ustio, indigestio, uinolentia, libido, lauatio et magis ea, quae specialiter passionem in commemorationem ducunt, ut odores percussibiles aut splendor nimius lucis aut resultantium materiarum, item strepitus, clamatio, circulatus cursus, extentio aut ex alto despectio siue fluminum celerrimus fluor. ut enim ulcerum recentes cicatrices facili occasione soluuntur, non aliter haec passio uel alia quaeque similis nequitia paruo impulsu repetit corpus, quippe quod proxime dimi-
115 sisse uidebatur. ac si forte neque ita fuerit aeger ab epilepsia liberatus, nihil minus adhibendum, sed magis perseuerandum curatione probamus. dabit enim haec diligentia uel ex parte beneficium, quo neque frequentius admoneatur aegrotans neque longioribus accessionibus opprimatur neque turpiter in foro uel publicis in locis appre-

2 non *addidi, post* exhibitio *add. Rov. Amm. Drabkin* 6 heliasin *Sich. corr. Rov.*^{m} *(*Ηλίωσις *Sich.*^{m}*)* 14 atque *haesitans scripsi (cf. § 173)* quam *edd.* ac *Rov.*^{m} *an* ἤ *male uersum?* 19 pressura *scripsi coll. § 111 (u. Bendz, Caeliana, p. 95)* plurima *edd.* 28 nimius *scripsi coll. Cel. I 58; Tard. I 9* nimiae *edd.* 37 foro *coni. Rov.*^{m} furore *Sich.*

in allen Fällen notwendig ist, dieselben Mittel anzuwenden, und sich bei der Bekämpfung des Leidens doch herausstellt, daß eine einmalige Anwendung nicht ausreicht und keinen dauernden Erfolg verspricht.

Man soll aber auch natürliche Wässer gebrauchen, das heißt solche, die natürliche Heilkräfte haben, die aber den Kranken durch keinerlei
Gerüche belästigen. Man soll also das Schwimmen anwenden und den 112
Körper in der Sonne dörren lassen, was die Griechen *hēliōsis* nennen, aber bei bedecktem Kopf. Man soll auch medizinische Tränke oder Latwergen gebrauchen, aus Ysop, Origanum und Thymian hergestellt. Denn erstens verändern sie den Körper, indem sie durch ihre Schärfe eine Umstimmung bewirken, ferner lassen sie den Körper durch die Beschaffenheit ihrer natürlichen Säfte auch abmagern. Der Leib soll nämlich weich (offen) gehalten werden, und man soll eine Land- und Seereise verordnen, wenn die Kranken eine Schiffahrt aushalten können. Dann sind auch energischere Leibesübungen anzustreben, die den Körper anstrengen, damit
Kraft und Stärke des Körpers noch mehr gefestigt werden. Denn Leibes- 113
fülle ist immer beschwerlich, und besonders, wenn sie zu einer schwachen Konstitution hinzutritt, und bei solchen Krankheiten, von denen bekanntlich die Sehnen betroffen sind. Darum soll man auch nicht voreilig glauben, den Heilerfolg erreicht zu haben, bei dem man meinen kann, daß die Krankheit (endgültig) ausgetrieben worden ist, wenn nicht die Kranken die Zeiten, in denen sonst die Anfälle mit Regelmäßigkeit aufzutreten pflegten, ohne jede Beunruhigung und Belastung überstehen, auch völlig ungestört schlafen können und sich im wachen Zustand wohl fühlen und offenkundig als gesund erweisen, (in einem Zustand, der) auch durch keinerlei Hemmnisse in den Funktionen des Geistes oder des Körpers behindert ist, wofür ein ausreichender Appetit auf Speisen mit entsprechender Verdauung und eine mittelmäßige Ernährung des Körpers oder ein mäßiger Abgang von natürlichen Ausscheidungen den Beweis gibt, wofür auch eine gute oder unveränderte Farbe zeugt.

Man soll sie außerdem lange Zeit vor allen außerordentlichen Dingen 114
bewahren, wie Kälte, Hitze, schlechter Verdauung, Trunkenheit, Geschlechtsverkehr und Baden und besonders vor solchen Dingen, die speziell die Krankheit ins Bewußtsein zurückrufen, wie beizenden Gerüchen oder dem blendenden Glanz des Lichtes oder dem Glanz von reflektierenden Gegenständen, ebenso vor Lärm, lautem Rufen, Laufen im Kreis, Sich-Recken oder Heruntersehen aus der Höhe oder (dem Betrachten) schnellfließender Flüsse. Wie nämlich frische Narben auf Geschwüren sich aus geringem Anlaß wieder öffnen, ebenso befällt diese Krankheit oder jedes andere Leiden von gleicher Bösartigkeit aus geringem Anstoß den Körper von neuem, den es ja eben erst losgelassen zu
haben schien. Wenn aber der Kranke nach alledem noch nicht von der 115
Epilepsie befreit worden ist, so empfehlen wir, nicht nachzulassen im Bemühen, sondern vielmehr in der Behandlung fortzufahren. Denn diese Therapie wird doch wenigstens teilweise eine Hilfe bringen, so daß der Kranke nicht mehr so oft befallen wird und nicht mehr von ziemlich lange dauernden Anfällen belastet und nicht in peinlicher Weise auf dem Markt

hensus etiam post passionis impetum animi laceratione uexetuŕ. quibus enim prima uel optata non proueniunt, erunt secunda mitigationis causa capienda.

Haec est secundum ordinem Methodica epilepticorum curatio.
116 aliarum uero sectarum principes uaria rerum temperatione siue experimento curationis adiutoria cumularunt caput fouentes aceto atque oleo rosaceo puro uel immixto castoreo, in accessione frigidis utentes, articulos quoque omnes ligatione constringentes, sternutamento commoto ex aceto naribus interius flato cum sinapi uel castoreo oleo irino infuso cum chalcantho uel sulphure uiuo aut [a]strut⟨h⟩io incenso uel his, quae ad matricis praefocationes incendenda posuerunt, item hyssopum et origanum et thymum uel ignis flammam oculis offerentes cum titillatu quodam et oppressione praecordiorum ad inferiores partes.

117 Iubent praeterea motum corporis adhibere, gestationem uel deambulationem aut supra sindonem uolutari, sinapisandas etiam manus aegrotantium atque pedes et ante accessionem perungi tapsia caput et spiritum continere. alio uero tempore, hoc est dimissionis, uini atque carnis imperant abstinentiam, et magis porcinae uel bubulae et caprinae. prohibent praeterea supra pellem caprinam dormire siue iacere aegrotantem, siquidem passionis faciat motum. adhibent etiam clysterem iugem atque acerrimae uirtutis et medicamina [di]urinalia, quae diuretica uocant, atque purgatiua per uentrem, quae cat⟨h⟩artica uocant, et horum magis, cui nomen est hiera, quae non erunt, inquiunt, tertio minus singulis mensibus offerenda,/
118 tunc capitis diuisuram accuratam, quam chiasmum, dehinc scarosin uel medicamine siue ignis ustura, item terebrationem testae uel arteriotomiam uel usum uenerium aut e contrario eunuchismum faciendum probantes. dant etiam bibendum lac asininum cum sale uel sanguine⟨m⟩ testudinis marinae uel humanum aut uituli marini, et non solum sanguinem, uerum etiam coagula, quae lacti miscentur, item mandendam mustelam, sed longo desiccatam tempore, et tunc

1 laceratione *coni. Schmid, Contributions, p. 105* luctatione *edd.* 2 erit *Sich. corr. Rov.*[m] 10 astrutio *Sich. (u. supra p. 488,1 app. crit.)* 12 hyssopo et origano et thymo *Rov.* 23 diurinalia *Sich. corr. Rov. (cf. § 126. 132)* 24 catartica *Sich.* 26 accuratam] *„fort.* cruciatam*; sic etiam 127. 143“ Drabkin*[app]*; sed uix infestanda lectio ter tradita post* chiasmum *add.* uocant *Rov.* 30 sanguine *Sich. corr. Rov.* humano *Sich. corr. Rov.*

oder sonst an einem öffentlichen Ort einem Anfall unterliegt und nach dem Schock durch das Leiden auch noch von einer Verletzung des Geistes gepeinigt wird. Denn für diejenigen, bei denen das erste, erwünschte Ziel unerreichbar ist, soll der Milderung wegen das zweitbeste angestrebt werden.

Dies ist die vorschriftsmäßige Heilbehandlung der Methodiker für Epileptiker. Die Häupter anderer Schulen haben aber durch Vermischung 116
verschiedenster Mittel oder durch Ausprobieren bei der Behandlung eine Menge von therapeutischen Maßnahmen aufeinandergehäuft: sie behandeln den Kopf mit Essig und Rosenöl, rein oder unter Beimischung von Bibergeil, gebrauchen beim Anfall kalte Stoffe, schnüren auch alle Gliedmaßen mit Binden fest zusammen, veranlassen Niesen, indem sie Essig in die Nase hineinblasen mit Senf oder Bibergeil, mit Irisöl übergossen, mit Kupferblüte oder Jungfernschwefel oder verbranntem Seifenkraut oder mit den Drogen, die nach ihrer Vorschrift bei den von der Gebärmutter herrührenden Erstickungsanfällen anzuzünden sind, ebenso Ysop, Origanum und Thymian; oder sie halten eine Feuerflamme unter die Augen unter Kitzeln und Pressen der Magengegend nach unten.

Sie verordnen außerdem, dem Körper Bewegung zu verschaffen, 117
durch Herumtragen oder Spazierengehen, oder indem er auf einem Laken herumgerollt wird, die Hände der Kranken und ihre Füße mit Senfpflastern zu behandeln und vor dem Anfall den Kopf mit Purgierdolde einzureiben und den Atem anhalten zu lassen. Zu anderer Zeit, das heißt in der Zeit des Nachlassens, verordnen sie Enthaltung von Wein und Fleisch, und zwar besonders von Schweine- oder Rind- und Ziegenfleisch. Sie verbieten außerdem, daß der Kranke auf einem Ziegenfell schläft oder liegt, weil dies die Krankheit in Bewegung bringt. Sie wenden auch ständig das Klistier an, und zwar von der schärfsten Wirkung, und harntreibende Medikamente, die man *diurētika* nennt, und Abführmittel für den Leib, die man *kathartika* nennt, und davon besonders eines, das *hiera* (heiliges Mittel) heißt; diese Mittel, sagen sie, sind nicht weniger als dreimal im
Monat zu reichen; / außerdem empfehlen sie das regelrechte Aufschneiden 118
der Kopfhaut, *chiasmos* (Kreuzschnitt) genannt, danach Verschorfen durch Medikamente oder durch Brennen mit Feuer, ebenso das Durchbohren der Schädeldecke oder das Einschneiden der Arterien oder Geschlechtsverkehr oder im Gegenteil die Kastration. Sie geben auch Eselsmilch mit Salz zu trinken oder Blut von der Meeresschildkröte, vom Menschen oder von der Robbe und nicht allein das Blut, sondern auch das Lab, das mit der Milch vermischt wird, auch lassen sie Wiesel(fleisch) essen, das aber lange Zeit gedörrt worden sein soll, und dann auch

carnem hominum atque equorum [quorum] impetigines, quas in
119 cruribus habent, siue asinorum uel mulorum, / item testes uel uere-
trum marini siue fluminalis canis et porcelliones, hoc est animalia,
quae humectis et aquosis locis saepe nascuntur, a Graecis appellata
onisci, dehinc squamulas ferri cum aqua, in qua fuerit candens fer-
rum praetinctum. dant etiam cameli cerebrum fumo siccatum atque
concisum, sed infantibus uel pueris odorandum, perfectis autem aeta-
tibus bibendum ad modum cyathi cum mulso ex aceto tribus cyathis,
similiter etiam leporis cor et cerebrum gauiae. alii uero etiam liga-
menta probauerunt et magos adhibendos atque eorum incantationes.

Quae quantis sint uexationibus conferta[ė], etiam ⟨si⟩ per se
120 probantur, / sicut latius Adiutoriorum libris docuimus, nunc tamen
paucis memorabimus. constringens igitur fomentum atque taetri
odoris uel aceto et oleo rosaceo et castoreo percutit et grauat et tu-
mores constringit, et si, ut putant, materiam redarguit, abactam ta-
men cutibus ad cerebrum et eius membranas reuocat. et sunt haec
ceterorum comparatione magis salutaria.

Praeterea est uehementer noxium frigidis caput accessionis tem-
pore fouere. quae enim dimissione releuata mitescunt, eadem fri-
gida densatione magis grauantur. item ligationes neruos densant
121 atque corporis oppressio, quam fieri iubent. defricatio intemporalis,
hoc est accessionis tempore, geminat passionem. accidentia enim si
temporaliter quidem uidentur lacessitis sensibus in resumptionem
uenire, tota[m] tamen passio[nem] peiora[n]t, non aliter quam si
quisquam turbatos oculos manutigio, quod Graeci chirapsiam uocant,
temporaliter fricando releuare uideatur. item non aliter sternutamen-
ta medicaminibus commota accessioni non conuenire probamus,

1 carnem *coni. Rov.*[m] *(coll. § 128) Drabkin* corda *Sich.* *„fortasse retinendum, hi enim loci (118 et 128) aliis quoque rebus inter se discrepant“ Drabkin*[app] ossa *Reinesius, p. 661* 1sq. impetigines, quas in cruribus *coni. Drabkin, „ne discrepet locus cum 128, 138 (cf. etiam Galen XII. 342, Diosc. Mat. med. II. 43, Plin. HN XXVIII. 226, ubi de lichene non de corde edendo agitur; nota tamen* cor [asinorum] edendum *Plin. XXVIII. 225)“* quorum crura quasi impetigines *Sich.* 2 *post* ueretrum *add.* rituli *Reinesius, p. 661, coll. § 134* 3 canis *coni. Rov.*[m] *coll. § 128* cancri *Sich.* caballi *Reinesius, p. 661 (=*hippopotami *§ 134)* porcellionis *Sich. corr. Rov. (item § 129)* 8 mulsi *Rov.*[m] ex] et *Sich. corr. Rov.*[m] 11 confertae *Sich. corr. Rov.*[m] si *sec. Drabkin*[app] *addidi* 13 memorauimus *Sich. corr. Rov.*[m] 14 uel] ex *Rov.*[m] 15 abactum *Sich. corr. Rov.*[m] 16 et[II]] *„fort.* at“ *Drabkin*[app] 17 ceterorum] exteriorum *Sich. corr. Drabkin* 18 frigidis *coni. Rov.*[m] frigidat *Sich.* frigida *Amm.* 24 totam . . . passionem *edd. sec. Drabkin*[app] *correxi* peiorant *Sich. corr. Rov.*

Menschenfleisch und den Schorf, den die Pferde, Esel oder Maultiere an den Beinen haben, / ebenso Hoden oder Geschlechtsglied von Seehund oder 119
Biber und Asseln, das sind Tiere, die oft an feuchten und wasserreichen Orten entstehen, von den Griechen *oniskoi* genannt, dann auch Eisenspäne mit Wasser, in das zuvor ein glühendes Eisen getaucht wurde. Sie geben auch das Hirn vom Kamel, im Rauch gedörrt und zerschnitten, aber den kleinen Kindern oder den Knaben geben sie es nur zu riechen, den Erwachsenen aber zu trinken, einen Cyathus davon mit drei Cyathi Essigmet, in ähnlicher Weise auch Hasenherz und Hirn von der Möwe. Andere haben sogar Amulette und die Hinzuziehung von Magiern und deren Zaubersprüche empfohlen.

Mit wie vielen Quälereien solche Mittel verbunden sind, wollen wir, obwohl sie sich schon von selber als solche erweisen, / wie wir es in unseren 120
Büchern „Über therapeutische Maßnahmen" ausführlicher dargelegt haben, jetzt doch kurz ins Gedächtnis rufen. Ein zusammenziehendes Mittel von üblem Geruch oder eines mit Essig, Rosenöl und Bibergeil wirkt nun erschütternd und belastend und zieht die entzündlichen Schwellungen zusammen, und wenn es, wie sie meinen, den Stoff zurücktreibt, so leitet es doch den aus der Haut abgezogenen zum Gehirn und dessen Häuten zurück. Dabei sind diese Mittel im Vergleich mit den anderen noch recht heilsam.

Außerdem ist es sehr schädlich, den Kopf während eines Anfalls mit kalten Mitteln zu behandeln. Denn die Partien, die beim Nachlassen erleichtert werden und sich beruhigen, die werden beim Zusammenziehen durch Kälteeinwirkung um so mehr belastet. Ebenso verdichten das Zusammenschnüren und das Pressen des Körpers, das nach ihrer Anweisung erfolgen soll, die Sehnen. Das Einreiben zur Unzeit, das heißt während 121
des Anfalls, macht das Leiden doppelt schlimm. Denn wenn die äußeren Symptome durch Reizung der Sinne zwar zeitweilig nachzulassen scheinen, so verschlimmert sich doch das Leiden insgesamt, nicht anders, als wenn jemand seinen entzündeten Augen durch Berührung mit den Händen, was die Griechen *cheirapsia* nennen, durch das Reiben für kurze Zeit Erleichterung zu verschaffen scheint. Ebenso sind wir durchaus der Meinung, daß durch Medikamente herbeigeführtes Niesen beim Anfall nicht

quippe cum neque in lenimento passionis constitutos hoc adiutorio facile inquietare liceat, nisi certo regulae ductu praeparatos, quo ca-
122 put releuetur gestatione tenui ac deambulatione, / siquidem hoc adiutorii genus initio impleat caput, dehinc medeatur. quid sperandum in his, qui accessione agitati earum partium plenitudine uexantur, si etiam sternutamento fuerint conuitiati, cum magis oporteat passionis illatam soluere turbationem?

Est praeterea acetum molestum naribus insufflare, siue solum, siue cum alia qualibet percussibili materia. constringit enim atque densat tumentia et turbata perturbat et ea concurrere compellit, quae accessionis uiolentia excludi coguntur. item non aliter inutiles atque uitiabiles sunt incensiones siue fumigationes et odoramenta
123 ex pice, / bitumine, spondylio, castoreo, galbano, acerrimae atque grauabilis uirtutis causa[e] et iniucundi ⟨od⟩oris, adeo ut etiam recte ualentium impleant caput et eorum, qui nunquam aut difficile earum partium querelam prodiderint, nunc tamen his odoramentis acceptis uertigine atque grauedine urgeantur et non aliter tumentes oculos fumigatio afficiat quam etiam tumentes cerebri membranas: necessario enim cogit in similem uenire passionem.

Percutit etiam ignis flamma siue eius affectatus splendor. multos denique etiam in lenimento epilepticos constitutos lucis importunitas atque eminens percussio in commemorationem facit accessio-
124 nis uenire. noxia etiam praecordiorum pressura, quam adhibendam probant, iudicatur. mitiganda enim sunt accessione commota et non uiolenter atque contrario conatu reprimenda. grauis etiam sine dubio uidetur supra sindonem iussa uolutatio, quippe cum leui conuersione corpus affectum non solum lenimenti tempore epilepticos in uertiginem mittat, uerum etiam recte ualentes similiter afficere uideatur.

Articulorum quoque sinapismus accessionis tempore tumorem geminans etiam passionem necessario peiorem facit. est item intemporalis ante accessionem p⟨er⟩unctio ferulaginis, quam Graeci t⟨h⟩apsian uocant, cum oporteat motam passionem atque in peius
125 coactam mitigare potius quam prouocare; / et quoties eius necessa-

1 linimento *edd.* *correxi* 4 quod *Sich.* *corr. Rov.* 11 mutiles *Sich.* *corr. Rov.*[m] 12 uitiabiles *scripsi (cf. e.g. Tard. II 110; u. Bendz, Eranos 58, p. 44sq.)* satiabiles *edd.* (=implebiles? *cf. Tard. III 139)* grauabiles *Rov.*[m] 13 spondilio *Sich.* 14 causae *Sich.* *corr. Amm.*[m] *(cf. Tard. II 166)* iniucundioris *edd.* *correxi (u. Bendz, Emendationen, p. 96)* 17 urgentur *Rov.* 18 adficit *Rov.* 20sq. splendor multus. denique *edd.* *correxi (u. Bendz, Emendationen, p. 72sq.)* 31 intemperabilis *Sich.* *corr. Rov.*[m] *(cf. § 121)* 32 punctio *Sich.* *corr. Rov.*[m] 33 tapsian *Sich.*

nützlich ist, weil es nicht einmal in der Beruhigungsphase dieser Krankheit erlaubt ist, die Kranken ohne weiteres mit dieser therapeutischen Maßnahme zu beunruhigen, wenn sie nicht durch eine bestimmte Behandlungsweise darauf vorbereitet worden sind, bei welcher der Kopf durch leichtes Herumtragen oder Spazierengehen erleichtert wurde; / denn eine therapeu- 122
tische Maßnahme dieser Art überfüllt zuerst den Kopf, bevor sie heilsam wirkt. Was soll man für diejenigen erhoffen, die vom Anfall geschüttelt und von der Überfüllung dieser Körperteile geplagt werden, wenn sie auch noch durch Niesen zusätzlich geschädigt werden, während es doch eher notwendig ist, die von der Krankheit hervorgerufene Verwirrung aufzulösen?

Es ist außerdem schädlich, Essig in die Nasenlöcher zu blasen, ob nun allein oder ob mit einem beliebigen anderen Stoff von erschütternder Wirkung zusammen. Denn er zieht zusammen und macht dicht, was unter Entzündung geschwollen ist, beunruhigt das Unruhige und zwingt das zusammenzuströmen, was durch die Gewalt des Anfalls unter Zwang nach außen befördert wird. Nicht weniger nutzlos und schädlich sind das Verbrennen oder Räuchern und Riechmittel aus Pech, / Erdpech, Bärenklau, 123
Bibergeil, Galbanumharz, (und zwar) wegen ihrer sehr scharfen und belastenden Wirkung und ihres unangenehmen Geruchs, so daß sie sogar bei ganz Gesunden den Kopf überfüllen und bei denen, die nie oder selten über Beschwerden in diesen Partien klagen, die aber jetzt nach Einatmen dieser Gerüche von Schwindel und Schweregefühl bedrängt werden, und das Räuchern genauso die unter Entzündung geschwollenen Augen belastet wie auch die unter Entzündung geschwollenen Hirnhäute: es zwingt sie also mit Notwendigkeit, einer ähnlichen Krankheit zu verfallen.

Eine erschütternde Wirkung hat auch die Feuerflamme oder ihr beabsichtigtes blendendes Licht. Schließlich läßt unangemessene Lichteinwirkung und große Erschütterung viele Epileptiker auch in der Zeit der Beruhigungsphase in einen anfallähnlichen Zustand geraten. Für 124
schädlich muß auch das Niederdrücken der Magengegend gehalten werden, dessen Anwendung sie empfehlen. Denn die vom Anfall beunruhigten Partien sind zu besänftigen und nicht mit Gewalt und entgegengesetzter Kraftanwendung niederzupressen. Als besonders schlimm erweist sich zweifellos das (von ihnen) verordnete Herumwälzen auf einem Laken, da schon durch leichtes Herumdrehen der Körper mitgenommen wird und nicht nur Epileptiker während der Beruhigungsphase schwindlig macht, sondern sogar völlig Gesunde ähnlich zu beeinflussen scheint.

Auch das Behandeln der Gliedmaßen mit einem Senfpflaster während des Anfalls verdoppelt die entzündliche Schwellung und macht mit Notwendigkeit auch das Leiden schlimmer. Unangebracht ist auch vor dem Anfall das Einreiben mit Purgierdolde, welche die Griechen *thapsia* nennen, denn dann wäre es eher angebracht, das in Gang gekommene und zur Verschlimmerung gedrängte Leiden zu besänftigen als zu fördern;/
und jedesmal, wenn man in der Phase der Beruhigung davon Gebrauch 125

rius est usus lenimenti tempore, toties atque melius suae uirtutis impleat beneficium, cum importune adhibitus partes faciat emori; has denique Graeci necroses uocant.

Item spiritus retentio, quam faciendam probant accessionis initio, sensus implet, non, ut quidam uolunt, repercusso spiritu futuram prohibet accessionem. premit enim potius quam discutit ea, quae iam suo motu densari uidentur.

Abstinentia uero uini atque carnis, quam iugiter fieri iubent uel unius anni spatio, impedit recorporationis faciundae profectum, quem augere necessario mutationum uarietas potest. quod facile ignaris notum fiet ex uitae consuetudine, quae si eadem fuerit, pro-
126 cul dubio corpus infirmat, / quippe cum iugis potatio aquae demissum faciat corpus et neque numero dierum uel mensium curandi regula sit constituenda, sed passionis temporibus, quorum mutatione regulae commutantur, ut sub eorum rigore donum aquae uel uini ministretur. hoc etiam de carnis usu erit coniciendum.

Caprina uero pellis odoris taetri causa noxia capiti iudicatur, non speciali atque priuata ratione. item iugis atque acerrima clysteris iniectio intestina corradit atque neruos uitiat. urinalia quoque medicamina, quae diuretica uocant, uesicae infectione capitis mem-
127 branas commouent. item purgatiua medicamina, quae cat⟨h⟩artica uocant, defluxionem corporis facient atque stomachum euertunt; capitis etiam accurata[m] diuisura[m], quam chiasmum uocant, et testae perforatio et ustura cutis medicamine uel igne suffecta, quam scaroticam uocant, et arteriotomia patientes partes insumit et utilibus renititur rebus, siquidem nulla recorporatiua adiutoria iisdem locis adhibere permittat.

At uero concubitus siue uenus, quam adhibendam probant, ab aliquibus parua epilepsia nuncupata est, siquidem similem faciat membrorum motum diuerso contractu, anhelatione et sudore atte-
128 stante et oculorum conuersione cum rubore uultus, / ac deinde post effectum displicere faciat sibimet corpus cum pallore et quadam debilitate uel maestitudine ⟨et⟩ adeo neruos afficere male uideatur, ut saepe imminente accessione per somnum iactu seminis aegri prae-

17sq.] *cf.* Hipp. De morbo sacro 1,18. 22: p. 62,35. 41–45 Grensemann = VI p. 356,7sq. 15–358,1 L.

1 lenimenti tempore *post* melius *trsp. Rov.* 6 enim] etiam *Sich. Drabkin corr. Rov.* 14 mutatione] mutatae *Sich. corr. Rov.*[m] 15 donum *coni. Rov.*[m] damnum *Sich.* datio *Drabkin* 21 catartica *Sich.* 23 accuratam diuisuram *Sich. corr. Amm. (cf. adn. ad § 118)* 26 recorporatiua *scripsi (u. Bendz, Caeliana, p. 95)* te comparatiua *Sich.* 33 et *add. Rov.*

machen muß, gewährt sie in viel besserer Weise die Wohltat ihrer Wirkung, während ihre unangebrachte Anwendung die Partien absterben läßt; dies nennen die Griechen dann *nekrōseis*.

Auch überfüllt das Atemanhalten, das sie beim Beginn eines Anfalls zu tun empfehlen, die Sinne und verhindert nicht, wie manche (glauben machen) wollen, durch den Gegendruck der Atemluft einen kommenden Anfall. Es übt nämlich auf die Teile, die sich schon durch eigene Bewegung zu verdichten scheinen, eher einen Druck aus, als daß es sie lockert.

Die Abstinenz von Wein und Fleisch aber, die nach ihrer Verordnung dauernd oder ein Jahr lang zu geschehen hat, verhindert den Erfolg der zu erreichenden Umstimmung, den ein ständiger (Diät)wechsel notwendig fördern muß. Das wird auch Unkundigen an Hand der Lebensweise leicht klar: wenn sie (immer) gleich ist, macht sie den Körper zweifellos schwach;/
denn ständiges Wassertrinken läßt den Körper erschlaffen, und es geht hier **126**
auch nicht darum, nach der Zahl der Tage oder Monate eine Behandlungsvorschrift zu erstellen, sondern eine den Zeiträumen des Leidens angepaßte, bei deren Veränderung sich die Vorschriften auch mit ändern, so daß nach deren strenger Maßgabe Wasser oder Wein zu reichen ist. Dasselbe läßt sich auch über den Fleischgenuß denken.

Ein Ziegenfell sehen wir aber als schädlich für den Kopf an, weil es einen abscheulichen Geruch hat, aber nicht aus einer ganz besonderen Ursache, die nur ihm zukommt. Ebenso zerfrißt das ständige Einführen scharfer Klistiere die Därme und schädigt die Sehnen. Auch beunruhigen harntreibende Mittel, die man *diurētika* nennt, durch ihre Auswirkung auf
die Blase die Häute des Kopfes. Die Abführmittel, die man *kathartika* **127**
nennt, verursachen nur Durchfälle und Brechreiz; auch das regelrechte Aufschneiden der Kopfhaut, das man *chiasmos* (Kreuzschnitt) nennt, das Durchbohren der Schädeldecke und das Brennen der Haut, das mit Medikamenten oder mit Feuer zustande gebracht wird, was man *skarōtika* (zu Verschorfung führend) nennt, und der Arterienschnitt schädigen die leidenden Partien und wirken nützlichen Maßnahmen entgegen, da es verhindert, an diesen Partien umstimmende therapeutische Maßnahmen anzuwenden.

Aber der Beischlaf oder Geschlechtsakt, den sie auszuüben empfehlen, ist von manchen eine kleine Epilepsie genannt worden; denn er verursacht ja eine ähnliche Bewegung in den Gliedern mit verschiedenartigen Verkrampfungen, Keuchen und Schweißausbruch bezeugen dies sowie Verdrehen der Augen unter Rötung des Gesichts, / und nachdem er vollendet **128**
ist, macht er den Körper unlustig unter Blässe und einer gewissen Schwäche oder Niedergeschlagenheit und scheint die Sehnen so zu schädigen, daß oft bei bevorstehendem Anfall die Kranken durch Samenerguß im

purgentur, quod Graeci onirogmon uocauerunt. item eunuchismus uires amputat, non epilepsiam soluit.

Lac quoque sumptum facile acescit et propterea grauans epilepticos male probatum uidetur, non aliter etiam potus sanguis testudinis siue hominis atque uituli marini et sumptio coaguli, quod Graeci pityan uocant. mustelae quoque siue hominum caro siccata et equorum impetigines uel ueretrum atque testes canis aquarii /
129 uel porcelliones supra memorati, quos oniscos appellant, et aqua de squamulis siue tinctionibus ferri et cor leporis et cameli siue gauiae cerebrum male probatur. etenim neque ex occultis causis, quas Graeci ἀδήλους αἰτίας uocant, rationes ducunt, neque ex aliqua contagione siue tentatione, ut Empirici uolunt, approbata in usum uenerunt medicinae, quippe cum intelligi uel apprehendi naturali aut fortuita rerum dominatione minime possit uti his maxime ita insuetis atque nouis et odiosis generibus materiarum, quarum nihil usu grauius esse uideatur ipsius quoque comparatione passionis, sitque ad-
130 mirandum, quod de aere atque uigiliis uel somno et potu et cibo / uel his, quae necessario sumuntur, nihil experimenti utile collegerint, de his uero ita exsecrandis et crudelibus atque inhumanis, plerumque etiam periculosis, curationes ordinare uoluerint. non enim sanguinem tauri potum interficere, ut Themistoclem, ⟨uel⟩ lac coagulatum uel ⟨in⟩ caseum co⟨a⟩ctum aut oratorem et magum recte reprobauerunt, si quisquam humanum sanguinem facere minime crediderit, quo falso memorata a ueteribus cetera uideantur.

Accusatis igitur siue nudatis summatim ueterum curationibus non est absurdum etiam cum nominibus errores arguere singulorum.

131 Hippocrates de epilepsia scribens communiter ait: „Quisquis in humano corpore agnouerit siccandi uel humectandi aut frigidandi uel calefaciendi causas, idem etiam istius passionis poterit uidere

8 supra memorati] *u.* § 119 11 neque – 13 medicinae] *cf.* Deichgräber, Empirikerschule, p. 390 adn. 1 21 ut Themistoclem] *cf.* Plut. Them. 31,5sq. Suid. s. u. 27–508,1] *u.* Hipp. De morbo sacro 18,6: p. 88,26–90,1 Grensemann = VI p. 396,5–7 L.

1 onirogonon *Sich. (ut solet) corr. Drabkin coll. Tard. V 80. 82* (**L**) 8 porcellionis *Sich. corr. Rov. (item § 119)* 11 ἀδήλους αἰτίας] *hoc tantum loco Sich. litteris Graecis utitur* cognitione *Rov.*^{m} 18 experimento *Rov.*^{m} 21 uel *addidi* aut *add. Rov. Amm. Drabkin* 22 in *add. Amm.*^{m} coctum *Sich. corr. Rov.*^{m} ut oratorium *Amm.*^{m} magum *coni. Drabkin coll. § 119* imaginem *Sich.* 29 passiones *Sich. corr. Rov.*^{m} uidere] facere *Rov.*^{m}

Schlaf vorher entleert werden, was die Griechen *oneirōgmos* genannt haben. Ferner beschneidet die Kastration die Kräfte, heilt aber nicht die Epilepsie.

Milch als Getränk säuert leicht und belastet daher die Epileptiker, sie wird deshalb für ungeeignet gehalten, nicht anders auch das Trinken von Schildkröten- oder Menschen- und Robbenblut und das Einnehmen von Lab, das die Griechen *pitya* nennen. Nicht zu billigen sind auch das gedörrte Fleisch von Wiesel oder Mensch, Schorf von Pferden oder das Geschlechtsglied und die Hoden vom Seehund / oder die oben genannten 129
Asseln, die man *oniskoi* nennt, und Wasser mit Schuppen oder Löschrückständen von Eisen und Hasenherz und Kamel- oder Möwenhirn. Denn nicht einmal aus verborgenen Ursachen, welche die Griechen ἄδηλοι αἰτίαι nennen, können sie eine Erklärung geben, auch sind (diese Mittel) nicht auf Grund eines Zufalls oder eines Versuchs, wie es die Empiriker halten wollen, wodurch sie sich bewährt hätten, in den medizinischen Gebrauch gekommen; denn man kann auch ganz und gar nicht verstehen oder begreifen, daß man wegen einer natürlichen oder zufälligen Auswirkung dieser Dinge am besten solche ungewohnten, neuartigen und abscheuerregenden Arten von Stoffen gebrauchen soll, deren Gebrauch schädlicher als alles andere zu sein scheint zumal im Verhältnis zu (der Schwere) der Krankheit selbst; und man muß sich wundern, daß sie über Klima und Wachen oder Schlafen und Trinken und Essen / oder die Dinge, 130
die notwendigerweise vorgenommen werden, keine nützlichen Erfahrungen gesammelt haben, mit solchen abscheulichen, grausamen und unmenschlichen Mitteln jedoch, die meistens sogar gefährlich sind, die Behandlungen vorschreiben wollten. Sie haben weder, was sie richtigerweise hätten tun sollen, das Trinken von Stierblut verworfen, weil es tötet, wie z. B. den Themistokles, noch geronnene oder zu Käse gepreßte Milch oder das Hinzuziehen eines Redners und Magiers, wenn vielleicht jemand (von ihnen) auch durchaus nicht geglaubt haben mag, daß Menschenblut hilft; daran kann man ermessen, daß die übrigen Anweisungen der Alten ebenso falsch sind.

Nachdem also die Behandlungsmethoden der Alten insgesamt angeklagt oder bloßgestellt wurden, ist es nicht unangebracht, auch die Irrtümer einzelner unter Nennung ihres Namens zu widerlegen.

Hippokrates sagt, wenn er über die Epilepsie schreibt, nur ganz all- 131
gemein: „Wer im menschlichen Körper die Ursachen des Trocknens oder Feuchtmachens, des Kühlens oder Erwärmens erkennt, der wird auch die

⟨cu⟩rationem", et neque quomodo neque ex quibus neque quando uel quousque haec fieri debeant tradere curauit.

Item Diocles libro, quo de passionibus scripsit, in his, qui ex uinolentia uel carnali cibo istam passionem conceperint, phlebotomiam probat, antecedentes potius quam praesentes intuens causas. in his uero, qui ex corporis habitudine in istam uenerint passionem, humoris crassi detractionem probat adhibendam, quem appellauit
132 phlegma. utitur etiam urinalibus medicamentis, quae diuretica uocant, item deambulatione ac gestatione. quae si etiam uera essent adiutoria, ob paruitatem tamen numeri et magnitudinis suae, magnae passioni difficile possent paria pronuntiari aut eius destructioni sufficere.

Item libro Curationum phlebotomans utitur medicamine catapotio, quod stomachum euertit atque post cenam uomitum facit, exhalationibus implens caput. potat etiam aceto ⟨et⟩ sternutamentum commouens, priusquam in somnum ueniant aegrotantes, pro-
133 fecto intemporaliter commouet sensuales uias. dat etiam absinthium, centaurion et lac asininum et equorum impetigines uel mulorum neque tempus adiciens factis et odiosis aegrotantes afficiens rebus.

Praxagoras uero secundo libro Curationum caput imperat radendum adhibens fricationes et cataplasma ex aceto siue bene redolentibus speciebus, etiam sternutamentum commouens et ieiunum uomitum per singulos dies, utens etiam poto lacte cum mulso atque sale, item deambulationibus plurimis atque uehementi motu celebratis et potionibus urinalibus et cibis uariis et agninae carnis siue haedinae atque porcinae et catulorum, dans acetum bibendum atque uinum et post uomitum sternutamenta et odoramenta probans
134 et spiritus retentionem, / item usturam atque incisuram partibus, adhibens etiam uentriflua medicamina. et cum accessionem uiderit commoueri, deprimit partes, quae fuerint in querela, atque defricat castoreo et uituli marini ueretro siue uirilibus hippopotami aut testudinis sanguine uel rhombi marini, omnia confundens. non enim initio rasio capitis est adhibenda nec aceto densandum corpus neque diurno uomitu uexandum, siquidem fortitudinem tollant; neque

3–9] Diocl. fr. 52 Wellmann 13–19] Diocl. fr. 83 Wellmann 20–32] Prax. fr. 104 Steckerl

1 rationem *edd.* *corr. Rov.*^{m} 2 curabit *Sich.* *corr. Rov.*^{m} 13 Idem *Rov.*^{m} 15 et *addidi* 21 sine *Sich.* *corr. Drabkin sec. Steckerl (priu. comm.)* bene redolentibus *coni. Friedel, p. 28* uenere, dolentibus *Sich.* uino, redolentibus *Drabkin sec. Steckerl (priu. comm.)* 24 celeratis *Rov.*^{m}; *sed cf. e.g. § 78* 31 „*fort.* ⟨coagulo, aut⟩ ueretro *etc.*, *uel sim. (cf. 135)*" *Drabkin*^{app}

Behandlungsmethode dieser Krankheit sehen können", und er hat sich nicht bemüht, mitzuteilen, wie, mit welchen Mitteln, zu welchen Zeiten und wie lange diese (Behandlung) durchzuführen ist.

Ebenso empfiehlt Diokles in dem Buch, in dem er über Krankheiten geschrieben hat, bei denen, die sich dieses Leiden durch Trunksucht oder Fleischgenuß zugezogen haben, den Aderlaß, wobei er mehr die vorangehenden als die gegenwärtigen Ursachen im Blick hat. Bei denen jedoch, die wegen ihrer körperlichen Konstitution dieser Krankheit verfallen sind, empfiehlt er den Entzug des dicken Körpersaftes, den er Phlegma (Schleim)
genannt hat. Er gebraucht auch harntreibende Medikamente, die man *diu-* **132**
rētika nennt, ebenso Spazierengehen und Herumtragen. Wenn dies auch echte therapeutische Maßnahmen wären, so sind sie doch durch die Geringfügigkeit ihrer Zahl und Wirkung einer so schweren Krankheit gegenüber für unzulänglich zu erklären und reichen für ihre Bekämpfung nicht aus.

Ebenso läßt er in seinem Buch der „Behandlungsweisen" zur Ader und gebraucht gleichzeitig als Medikament eine Pille, die Brechreiz erregt und nach dem Essen Erbrechen verursacht, wobei sie den Kopf mit Ausdünstungen anfüllt. Er gibt auch Essig zu trinken, und indem er Niesen veranlaßt, ehe die Kranken einschlafen, beunruhigt er wahrhaftig zur
Unzeit die Sinneskanäle. Er verordnet auch Wermut, Tausendgüldenkraut, **133**
Eselsmilch und Schorf von Pferden oder Maultieren ohne Zeitangabe für die Maßnahmen und behelligt die Kranken so mit abscheulichen Substanzen.

Praxagoras aber verordnet in seinem zweiten Buch der „Behandlungsweisen", den Kopf zu rasieren, wendet Massagen an und einen Umschlag mit Essig oder wohlriechenden Drogen, veranlaßt auch Niesen und tägliches Erbrechen bei nüchternem Magen, auch gebraucht er als Getränk Milch mit Met und Salz, ferner sehr viele Spaziergänge, die unter lebhaften Bewegungen ausgeführt werden sollen, harntreibende Tränke und wechselnde Speisen, und zwar von Lamm- oder Bocks- und von Schweinefleisch und dem Fleisch von jungen Hunden, gibt dabei Essig und Wein zu trinken und empfiehlt nach dem Erbrechen Nies- und Riechmittel und das An-
halten des Atems, / ferner das Brennen und Schneiden an (bestimmten) **134**
Partien und gebraucht auch Abführmittel. Und wenn er sieht, daß ein Anfall beginnt, preßt er die von den Beschwerden ergriffenen Körperpartien nieder und reibt sie mit Bibergeil und mit dem Geschlechtsglied der Robbe oder den männlichen Geschlechtsteilen des Flußpferdes ab oder mit dem Blut der Schildkröte oder der Scholle, alle Mittel durcheinanderwerfend. Denn man darf nicht gleich zu Anfang den Kopf rasieren und auch nicht den Körper durch Essig verdichten und ihn mit täglichem Erbrechen plagen, weil das die Kraft nimmt; auch nicht mit zuviel Niesen,

plurimo sternutamento, implet enim sensus; neque urinalibus medi-
caminibus, siquidem corpus nimium laxent; neque purgatiuis, siqui-
dem non aliter uexent; neque catulorum carnibus, propter suae qua-
135 litatis horrorem, / neque retentione spiritus accessione imminente,
tunc enim tempus est requiescendi; neque compressionibus, aspe-
rant enim tumores; neque curiosis odoramentis, siquidem caput im-
pleant; neque incisura, ob inutilem dolorem; neque ustionibus, super-
positionis enim tempore asperant ob tumorem passionem, in leni-
mento uero resumendos uexatione doloris fatigant et usui recorpo-
ratiuorum adiutoriorum obsistunt; neque coagulo uituli marini
uel ueretro aut testibus hippopotami uel testudinis sanguine aut
rhombi marini. haec omnia experta neque ratione neque regula, sed
tentatione probantur.

136 Item Asclepiades primo libro Celerum uel acutarum passionum
eos, qui corporis raptu afficiuntur, solos imperat phlebotomari non
aduertens, quia ex eadem astrictione generales quaeque species epi-
lepsiae formantur, sed accessione grauior altera comparabitur, qua-
propter magis exigit phlebotomiae beneficium. item phlebotomatos
inici iubet clysteri uel collyrio, quod balanon appellant, odoribus tae-
tris adhibitis et fum⟨ig⟩ationibus et naribus aceti [insufflati] insuffla-
tione atque uolutatione in sindone praestrata. prohibet sane carnales
cibos et uinum, sed imperat uenerem, quorum accusationem atque
improbationem ex ante scriptis accipere poterimus.

137 At Serapion primo libro Curationum multis ex rebus diligen-
tiam curandi confundit. ungit enim residuum corpus oleo, colla uero
aceto cum oleo rosaceo constringens ea, quae laxatione indigeant.
tunc exercitio adhibito dat mulsum bibendum ex aceto confectum
ac deinde nihil accipere iubet aegrotantes, sed quiescere. tunc deam-
bulare circa uesperam ac rursum conquiescere et deambulationem
repetere, tunc lauari et adhibita requie bibere hyssopi decoctionem
cum aceto atque mel⟨le⟩ in trium heminarum quantitate⟨m⟩, tunc
cibum sumere erroribus mille stomachum uexans, ut semel cibo refi-
138 ciat. utitur etiam ante unum uel duos dies, si ordine certo accessio-
nes occurrerint, nunc sanguinis detractione, nunc purgatiuis medi-

21 uolutatione – praestrata] *cf.* § 117 23 ex ante scriptis] *u.* § 120. 122–128 24–512,14] Serap. fr. 146 Deichgräber

4 detentione *edd.* *sec. Drabkin*[app] *correxi (cf. § 125. 133)* 20 fumationibus *edd.* *correxi (item Tard. V 119; cf. § 122; Tard. II 79; Cel. II 218)* insufflati *om. Rov.* *secl. Drabkin* 21 syndone *Sich.* praestita *edd.* *sec. Drabkin*[app] *correxi (cf. Tard. V 18; Cael. Aur. Gyn. I 111: p. 39,994 Drabkin; 143: p. 52,1354 Drabkin; Bendz, Emendationen, p. 60)* 31 mel *Sich.* *corr. Amm.*[m] quantitate *Sich.* *corr. Rov.*

dies überfüllt nämlich die Sinne; auch nicht mit harntreibenden Medikamenten, weil sie den Körper allzusehr lockern; auch nicht mit Abführmitteln, weil sie (den Körper) ebenso belästigen; auch nicht mit Fleisch von jungen Hunden, wegen der Abscheulichkeit seiner Beschaffenheit;/
auch nicht mit Atemanhalten, wenn ein Anfall naht, denn dies ist eine 135
Zeit, wo man ruhen soll; auch nicht mit Zusammenpressen, denn davon werden die entzündlichen Schwellungen nur schlimmer; auch nicht mit ausgesuchten Riechmitteln, weil sie den Kopf überfüllen; auch nicht durch Einschneiden, weil es nutzlos Schmerzen bereitet; auch nicht durch Brennen, denn in der Steigerungsphase verschlimmert dies das Leiden durch entzündliche Schwellungen, in der Beruhigungsphase jedoch erschöpft es durch die Qual der Schmerzen die Kranken, die sich doch erholen sollen, und wirkt dem Gebrauch der umstimmenden therapeutischen Maßnahmen entgegen; auch nicht mit Lab oder dem Geschlechtsglied der Robbe oder Flußpferdhoden oder Schildkröten- oder Schollenblut. Alle diese Mittel können sich weder auf Vernunft noch auf (ärztliche) Vorschriften stützen, sondern sie empfehlen sich (höchstens) auf Grund eines Versuchs.

Ferner ordnet Asklepiades im ersten Buch seiner „Schnell verlaufen- 136
den oder akuten Krankheiten“ an, daß lediglich diejenigen, die von einer Verkrampfung des Körpers befallen werden, zur Ader gelassen werden dürfen, wobei er nicht berücksichtigt, daß generell alle Arten von Epilepsie aus derselben Zusammenziehung resultieren, aber die eine sich im Anfall als schwerer erweist, weshalb sie mehr die Wohltat des Aderlasses erfordert. Auch gibt er die Anweisung, daß den zur Ader Gelassenen ein Klistier oder ein Zäpfchen verabreicht wird, das man *balanos* nennt, unter Anwendung widerwärtiger Gerüche und Räucherungen, wobei auch Essig in die Nasenlöcher hineingeblasen und (der Patient) auf einem zuvor ausgebreiteten Laken herumgewälzt wird. Er verbietet allerdings Fleischspeisen und Wein, verordnet aber Geschlechtsverkehr; den Einspruch gegen diese (Anweisungen) und ihre Mißbilligung können wir den früheren Ausführungen entnehmen.

Aber Serapion bietet im ersten Buch seiner „Behandlungsweisen“ 137
eine verworrene Behandlungsmethode mit zahlreichen Mitteln an. Er salbt nämlich den übrigen Körper mit Öl, die Halsgegend aber mit Essig zusammen mit Rosenöl, so zieht er zusammen, was Lockerung nötig hat. Dann gibt er nach Ausführung von Leibesübungen Essigmet zu trinken und ordnet danach an, daß die Kranken weiter nichts zu sich nehmen, sondern ruhen. Danach (läßt er) um die Abendzeit einen Spaziergang machen, dann wieder ruhen und den Spaziergang wiederholen, danach baden und wieder Ruhe halten und eine Abkochung von Ysop mit Essig und Honig trinken, in der Menge von drei Heminae, danach essen, wobei er den Magen mit tausenderlei irrtümlich angewandten Dingen plagt,
ehe er ihn einmal durch Speisen stärkt. Er gebraucht auch ein oder 138
zwei Tage zuvor, wenn die Anfälle in regelmäßigen Abständen auftreten, bald die Blutabnahme, bald reinigende Medikamente, aber bald solche,

caminibus, sed nunc per superiora, [a]ut albo helleboro, nunc per inferiora, [a]ut scam⟨m⟩onia uel nigro helleboro et his similibus perniciosis turbationibus corpus afficiens eo tempore, quo requies adhibenda est, ne ulla occasione accepta accessio generetur. ordinat praeterea, quae specialiter passioni congrua medicamina nuncupauit, ex castoreo et equorum impetiginibus; sunt autem squamulae anteriorum crurum sub armorum partibus in ipsis animalibus natae; has Graeci lichenas uocant siue chelidonas, nos uero, ut supra dictum est,
139 impetigines uel hirundines. dat etiam cameli cerebrum atque fella et coagulum uituli marini. item dat medicamen, quod ex crocodili terreni stercore confectum probat et leporis corde et lumbis et testudinis marinae sanguine uel testibus apri uel arietis aut galli gallinacei. adhibet etiam odoramenta et iniectiones clysteris non minus ab epilepticis in curationibus cadens.

Item Heraclides Tarentinus secundo libro Interiorum curationum eadem medicamina conscripsit.

Multi quoque uetustiores istam curationem ordinantes uariis
140 erroribus conciderunt, quos memorare superfluum est, / quippe cum eorum uires proditione temporis exspirasse uideantur, ex quibus est Menecrates †Zeophletensis†, item Tryphon, Philotimus, Chrysippus, Demarchus et horum plurimi, quod est nudum atque probabile ex conscriptione curationum Apollonii Citiensis secundo libro De epilepticis, item Nicandri tertio libro.

Themison uero libro primo Tardarum passionum Asclepiadis erroribus nondum purgatus ante accessionem phlebotomandos inquit, si ordo fuerit augmentorum praeseruatus. sin uero errans fuerit perspectus, post accessionem imperat phlebotomiam adhibendam.
141 modum autem detrahendi sanguinis eius approbat mutatione[m]. quae sunt uanissimae intentiones, sicut libris Specialium adiutoriorum docuimus. tunc si in brachiis uel in cruribus, inquit, aliqua querela exstiterit, earundem partium uenas diuidendas, sin minus, interiorem uenam distringendam lino, coniciens melius esse ex parti-

8 ut supra dictum est] *u.* § 118. 128 15sq.] Heracl. fr. 182 Deichgräber 17–23 epilepticis] Apoll. Cit. fr. 278 Deichgräber 17–21 Demarchus] Phyl. fr. 25 Steckerl 24–25 purgatus] *cf.* § 50

1 aut *Sich.* *corr. Rov.* 2 aut *Sich.* *corr. Rov.* scamonia *Sich.* pernitiosis *Sich.* 20 Zeophletensis *crucum signis notauit Drabkin* „*nimirum ex* Ζεὺς ἐπικληθείς *ortum; cf. Anon. Lond. XIX.18*“ *Drabkin*[app] 21 horum] aliorum *Drabkin* 25 purgatur *Sich.* *corr. Rov.* phlebotomandus *Sich.* *corr. Rov.* 28 mutationem *Sich.* *corr. Rov.* 29 inuentiones *Sich.* *corr. Schmid, Rph 17, p. 46sq. (cf. etiam Bendz, Emendationen, p. 29sqq.)* 31 „*fort.* uenas ⟨exteriores⟩“ *Drabkin*[app]

die nach oben wirken, wie weiße Nieswurz, bald solche, die nach unten abführen, wie Purgierwinde oder schwarze Nieswurz; und ähnlichen gefährlichen Beunruhigungen wie diesen setzt er den Körper zu der Zeit aus, da Ruhe erforderlich ist, damit es nicht aus irgendeinem Anlaß zum Anfall kommt. Er verordnet außerdem Mittel aus Bibergeil und Schorf (*impetigines*) von Pferden, die er als speziell für dieses Leiden geeignet bezeichnet hat; es handelt sich aber dabei um die Schuppen an den Vorderbeinen, die unterhalb der Partien des Bugs bei ebendiesen Tieren entstehen; diese nennen die Griechen *lichenes* (Flechten) oder *chelidones* (Schwalben), wir aber, wie schon gesagt, *impetigines* (Schorfausschläge) oder *hirundines*
(Schwalben). Er gibt auch Hirn und Galle des Kamels und Lab von der 139
Robbe. Er gibt ferner eine Medizin, die er aus den Exkrementen des Landkrokodils herstellen lassen will und aus Hasenherz und -lenden, aus dem Blut der Meeresschildkröte oder aus Hoden des Ebers, des Widders oder des Haushahns. Er wendet auch Riechmittel und Einläufe mit der Klistierspritze an; nicht weniger als die Epileptiker kommt er mit seinen Heilbehandlungen zu Fall.

Ebenso hat Herakleides von Tarent im zweiten Buch der „Behandlungen innerer Krankheiten“ dieselben Heilmittel aufgezeichnet.

Auch viele der Älteren, die diese Heilbehandlung angeordnet haben, sind in verschiedenartige Irrtümer verfallen, die aufzuführen überflüssig
ist, / da sich mit der Zeit herausgestellt hat, daß sie anscheinend ihre 140
Kräfte verloren haben; zu ihnen gehören Menekrates ..., ebenso Tryphon, Phylotimos, Chrysippos, Demarchos und noch sehr viele dieser Art, was aus der Darstellung der Behandlungsmethoden des Apollonios von Kition im zweiten Buch „Über die Epileptiker“ offenkundig und nachweislich wird, ebenso aus dem dritten Buch des Nikander.

Themison jedoch, der von den Irrtümern des Asklepiades noch nicht frei ist, sagt in seinem ersten Buch der „Chronischen Krankheiten“, daß man vor dem Anfall zur Ader lassen soll, wenn die Steigerungsphasen regelmäßig auftreten. Wenn sie sich jedoch unregelmäßig zeigen, verord-
net er, den Aderlaß nach dem Anfall anzuwenden. Er empfiehlt aber das 141
Maß der Blutabnahme entsprechend seiner (Farb)veränderung. Dies sind völlig sinnlose Ansichten, wie wir in unseren Büchern der „Speziellen therapeutischen Maßnahmen“ erwiesen haben. Wenn in den Armen oder in den Schenkeln irgendwelche Beschwerden bestehen, sagt er, dann soll man die Venen in diesen Partien durchtrennen, wenn aber nicht, soll man die innere Vene mit einem Leinenband zusammenschnüren, in der Meinung, daß es

bus non patientibus sanguinis coaceruatam facere detractionem, siquidem patientes magis grauentur ob irruentem materiae lapsum, qui detractae superet modum. tunc post phlebotomiam deambulatione utitur et defricatione alienis manibus adhibita, quo corporis motus conquiescat. dat etiam cibum ex mediae qualitatis materia et nulla
142 cogente ratione rursum sanguinem detrahit. sed si ordinem seruauerint accessiones, intra quinque dies secundo uel tertio detractionem facit. de aliis quoque multis atque omnibus corporis partibus et talis et brachiis, nil metuens defectionem, sanguinem detrahit. in lenimento uero, ut exempli causa XXX dierum post accessionem, helleboro utitur, post quattuor uel quinque dies. tunc sequenti iniciet atque alia die adhibet lauacrum et tribus uel quattuor diebus ceteris cursibus cyclum complet, ac deinde rursum adhibet helleborum post accessionem transactam uel certe radic[i]um ⟨uomitum⟩ adhibet phlebotomo dissecans corpus, quod erat melius ordinare ante usum hellebori, quo leuiora maioribus praeponerentur, quippe in recor-
143 poratiuis curationibus. adhibet praeterea clysterem, qui uires detrahat aegrotantis et propterea sequi non debuerit supradicta. utitur etiam localibus adiutoriis, et quidem multis, pro differentia, et quibusdam falsissimis, ut est sub occipitio accurata diuisura, quam chiasmum uocari diximus, et ferro circumscripta in capite cutis ustura, qua testa squamulis despumatur, item medium testae, quod Graeci bregma appellant, terebri perforatione et in accessione constrictione articulorum et odoribus taetris atque male olentibus ex pice atque ex spondylio, castoreo, galbano, sinapi cum aceto, quae ex ante dictis erunt protinus refellenda.

CAPVT V

144 De fvrore sive insania, qvam Graeci manian vocant

Plato in Phaedro duplicem furorem dixit: unum fieri mentis intentione ex corporis causa uel origine, alterum diuinum siue immissum eiusque Apollinem inspiratorem esse, atque nunc uocari diuina-

21 diximus] *u.* § 118. 127 25 ex ante dictis] *u.* § 120. 122sq. 127 29–516,5] *u.* Plat. Phaedr. 244 A–245 B; 265 A–B

11 initiet *Sich.* *corr. Drabkin* 14 radicum ⟨uomitum⟩ *scripsi (cf. § 59; Tard. II 31)* radicium *Sich.* radices *Rov.*^{m} *Amm. Drabkin* 15 phlebotomum *Sich.* *corr. Rov.*^{m} 20 accurata] *u. adn. ad § 118* 22 medium] *fort.* medio *(cf. Cel. I 76) uel* medii *(ita Drabkin*^{app}*) scribendum est* 25 sphondylio *Rov.*^{m}

besser sei, aus den nicht leidenden Partien eine große Menge Blut zu entnehmen, weil die leidenden durch die stark nachströmende Materie mehr belastet würden, deren Quantum das der entzogenen übersteigt. Dann läßt er nach dem Aderlaß einen Spaziergang machen und durch fremde Hände eine Massage ausführen, wodurch sich die Bewegung im Körper beruhigen soll. Er gibt auch Speisen aus Stoffen mittlerer Qualität und zieht danach ohne zwingenden Grund wieder Blut ab. Wenn aber die An- 142
fälle regelmäßig auftreten, macht er die (Blut)abnahme innerhalb von fünf Tagen ein zweites oder drittes Mal. Auch von vielen anderen, ja allen Partien des Körpers, von den Fußgelenken und den Unterarmen gleichfalls, zieht er Blut ab, ohne zu befürchten, daß (der Patient) ohnmächtig werden könnte. In der Beruhigungsphase jedoch, z. B. 30 Tage nach dem Anfall, gebraucht er die Nieswurz, in Abständen von vier oder fünf Tagen. Am nächsten Tage macht er dann einen Einlauf, und am anderen Tage wendet er ein Bad an und vollendet mit den übrigen Verfahren diesen Zyklus in (den nächsten) drei oder vier Tagen, und danach gebraucht er wieder die Nieswurz nach überstandenem Anfall oder zumindest die Brechkur mit Rettichen, wobei er den Körper mit der Aderlaßlanzette zerschneidet, was er besser vor dem Gebrauch der Nieswurz verordnet hätte, damit die leichteren (Maßnahmen) vor die schwereren gesetzt werden, zumal bei umstimmenden Behandlungen. Er wendet außerdem das Kli- 143
stier an, das dem Kranken die Kräfte entzieht und deshalb nach dem zuvor Genannten nicht folgen sollte. Er gebraucht auch lokale therapeutische Maßnahmen, und zwar viele in unterschiedlicher Weise und manche, die äußerst falsch sind, wie das regelrechte Aufschneiden am Hinterkopf, das man, wie wir schon gesagt haben, *chiasmos* (Kreuzschnitt) nennt, und das kreisförmige Brennen der Haut auf dem Kopf mit dem Brenneisen, wodurch sich kleine Schuppen von der Schädeldecke lösen, ebenso das Durchlöchern der Schädeldecke in der Mitte – die Griechen nennen diese Partie *bregma* – mit Hilfe eines Bohrers und beim Anfall das Zusammenschnüren der Gliedmaßen und widerwärtige, übelriechende Riechmittel aus Pech und aus Bärenklau, Bibergeil, Galbanharz, Senf mit Essig; diese Mittel sind nach dem zuvor Gesagten gänzlich zu verwerfen.

5: KAPITEL

ÜBER DIE WUT ODER DEN WAHNSINN, DEN DIE GRIECHEN MANIA NENNEN 144

Platon hat im „Phaidros" gesagt, der Wahnsinn habe zwei Formen: eine entstehe durch Überspannung des Geistes aus körperlichen Ursachen oder Ursprüngen, die andere sei göttlicher Art, oder sie sei eingegeben, und es sei Apollon, der sie eingibt; man nenne sie jetzt Weissagung, von

tionem, ab antiquis uero appellatum furorem. magna Graecorum
uetustas manian appellabat, quae nunc mantice dicta est. item alium
inquit ex Libero fieri patre, alium ex Amore et appellauit eroticon,
alium ex Musis, quem appellauit protrepticon, quod carmen instruere
uideatur. item Stoici duplicem furorem dixerunt, sed alium in-
sipientiae genus, quo omnem imprudentem insanire probant, alium
145 ex alienatione mentis et corporis compassione. item Empedoclem
sequentes alium dicunt ex animi purgamento fieri, alium alienatione
mentis ex corporis causa siue iniquitate, de quo nunc scripturi su-
mus, quem Graeci ⟨manian uocant⟩, siquidem magnam faciat an-
xietatem, quam appellant [m]anian, uel quod animum siue mentem
ultra modum laxet, manon enim dimissum siue mollem appellant,
uel certe quod polluat aegrotantes, nam pollui Graeci lymaenin uo-
cant, uel certe quod deserta[m] siue solitudinem cupientes faciat
aegrotos, nam Graeci destitui atque solitudinem petere monusthae di-
cunt, uel quod perseuerantius corpus teneat et difficile pellatur et
146 ob id Graeci ueluti moniam dixerunt / uel certe quod duros atque per-
ferentes faciat aegrotantes, quod Graeci hypome⟨ne⟩ticos uocant.

Est autem alienatio tarda sine febribus, quo a phreneticis discernitur, siquidem neque celer neque cum febricula esse uideatur, uel si quisquam furiosus febricitauerit, discernatur a phrenetico temporis consideratione, nam praecedit in furiosis furor sequenti febricula et non ita paruo pulsu afficiuntur, quae utraque necessario phreneticos sequentur.

Generatur autem frequentius in iuuenibus ac mediis aetatibus,
difficile in senibus atque difficilius in pueris uel mulieribus, et nunc
147 repente inuadens, nunc paulatim increscens, / et nunc ex occultis,
nunc ex manifestis causis, ut est ustio, perfrictio, indigestio, uinolen-
tia frequens atque immodica, quam Graeci craepalen uocant, item
uigiliae iuges et amor uel iracundia aut maestitudo uel timor uel su-
perstitio nimia, item concussio siue percussio et intentio nimia sen-
suum et intellectus ob cupiditatem disciplinarum uel quaestum pe-

7–11 anian] 31 A 98: I p. 307,34–37 Diels-Kranz

4 protrepticon] „*fort.* poeticum (*-*con*): cf. Phaedr. 265 B*“ *Drabkin*[app] quod ⟨ad⟩ carmen *Rov. Amm. Drabkin coll. Plat. Phaedr. 245 A; sed cf. e.g. Hor. Carm. II 19,1sq.* 10 manian uocant *addidi (u. Bendz, Eranos 44, p. 338)* siquidem] sic uocauerunt uel quod *Rov.*[m] 11 quam *om. Amm.* manian *Sich. correxi (u. Bendz, Eranos 44, p. 339)* 13 lymenin *Sich. corr. Rov.* 14 desertam *Sich. corr. Rov.* 18 quod] „*fort.* quos“ *Drabkin*[app] hypometicos *Sich. corr. Rov.*[m] 19 tarda sine *scripsi* tardans in *Sich.* tardans sine *Rov. Amm. Drabkin* 21 discernitur *Rov.* 31 *post* percussio *add.* capitis *Rov.*

den Alten aber sei sie Wahnsinn genannt worden. In ferner Vergangenheit nannten die Griechen *mania* (Wahnsinn), was jetzt als *mantikē* (Wahrsagekunst) bezeichnet worden ist. Auch sagt er, eine Art davon komme von Vater Liber, eine andere von Amor, die nannte er *erōtikos* (erotische Eingebung), eine weitere von den Musen, die er *protreptikos* (anregend) nannte, weil sie die Dichtung einzugeben scheint. Ebenso sprachen die Stoiker von einem zweifachen Wahnsinn, der eine davon sei aber eine Art von Unwissenheit, womit sie alle Törichten für wahnsinnig erklären, der andere resultiere aus einer Verwirrung des Geistes, wobei auch der Körper in Mitleidenschaft gezogen wird. Ebenso sagen die Anhänger des Empedo- 145
kles, daß eine Art Wahnsinn aus der Reinigung des Geistes entspringe, die andere aus Verwirrung des Geistes infolge einer Krankheit oder Unpäßlichkeit des Körpers; über diese wollen wir jetzt schreiben; die Griechen nennen sie *mania,* weil sie große Angst verursacht, welche sie *ania* (Belästigung) nennen, oder weil sie Gemüt oder Geist unmäßig lockert, *manon* nämlich nennen sie etwas Schlaffes oder Weiches, oder weil sie die daran Erkrankten verunreinigt, denn verunreinigen nennen die Griechen *lymainein,* oder auch weil sie die Kranken zu dem Wunsch treibt, öde oder einsame Orte aufzusuchen, denn die Griechen nennen verlassen sein und die Einsamkeit suchen *monusthai,* oder weil sie den Körper recht lange beherrscht und schwer zu vertreiben ist und die Griechen sie deshalb gleichsam *monia* (Standhaftigkeit) genannt haben / oder doch weil sie die 146
Kranken hart und ausdauernd macht, was die Griechen *hypomenetikoi* nennen.

Es handelt sich aber um eine andauernde Geistesverwirrung ohne Fieber, wodurch sich (die Krankheit) von den Fällen von Phrenitis unterscheidet; denn sie scheint weder akut noch mit Fieber aufzutreten; oder wenn ein Wahnsinniger Fieber hat, so dürfte er sich doch von dem an Phrenitis Leidenden durch den zeitlichen Gesichtspunkt unterscheiden, denn bei den Wahnsinnigen tritt zuerst der Wahnsinn auf, und das Fieber setzt anschließend ein, und sie haben auch keinen so kleinen Puls; diese beiden (Erscheinungen) ergeben sich mit Notwendigkeit bei den an Phrenitis Leidenden.

(Diese Krankheit) tritt aber vorwiegend bei Männern im jugendlichen und im mittleren Alter auf, schwerlich bei Greisen und noch seltener bei Kindern oder Frauen, und zwar bald mit plötzlichem Anfall, bald mit allmählicher Steigerung, / und bald aus verborgenen, bald aus offenkundi- 147
gen Ursachen, wie Überhitzung, Unterkühlung, schlechter Verdauung, häufigem und maßlosem Trinken, was die Griechen *kraipalē* nennen, auch ständiger Schlaflosigkeit und Liebe oder Zorn, Traurigkeit, Furcht oder starkem Aberglauben, auch Erschütterung oder einem Schlag und allzu großer Anspannung (aller) Sinne und des Denkens aus dem Begehren nach Gelehrsamkeit oder nach materiellem Gewinn oder Ruhm, ebenso infolge

cunialem aut gloriam, item pota medicamina, et magis ea, quae amorem facere uideantur, a Graecis philtropota appellata, item detractio haemorrhoidarum ueterum siue uaricum aut abstinentia in feminis solitae purgationis.

148 Sequentur autem eos, qui non repente hac passione afficiuntur, priusquam morbus enitescat, ea quae etiam epilepticos futuros afficiunt et apoplectos. signa denique ex ante dictis sumenda memorauimus. sed haec quidam discernunt [ut] communibus propria iungentes. graues etenim, inquiunt, somni magis epilepsiam fore significant, atque e contrario leues atque parui furorem – sic etiam in iracundia constitutos capitis implemento affici atque aestimare se in furorem deuenisse et rursum silentio opprimi ex inani timore –, item maestitudo uel animi anxietas et iactatio uel plurima ciborum appetentia et oculorum frequens palpebratio, cordis saltus et somni cum timore
149 terribili uel turbati effecti, / item uentris exstantia et frequens descensus uenti per podicem, pulsus paruus atque creber et uehemens. etenim in epilepsiam decliues ac pronos maior atque rarus pulsus sequetur et imbecillus. intuendam etiam inquiunt qualitatem aduenientium morborum, saepe enim quadam contagione ingeruntur. quae uniuersa secundum nos non tutissima⟨m⟩ atque certam faciunt discretionem supradictarum passionum. etenim futuris epilepticis uel in passionem pronis uigiliae irruunt et anxietates et cetera. item in aduenticiis morbis aliqua ex his eueniunt, ⟨non⟩ necessario omnia, uel certe aliqua quae non enumerauerint signa.

150 Emergente enim siue prodita passione alienatio mentis fiet sine febribus et quibusdam uehemens, quibusdam leuis, et aliis alia specie atque uisu differens, uirtute tamen atque genere uno confecta. nam furor nunc iracundia, nunc hilaritate, nunc maestitudine siue uanitate occupat mentem, nunc timore comminante inanium rerum, sicut quidam memorauerunt, ut nunc speluncas timeant, nunc lacunas, ne in easdem concidant, uel alia, quae terrori esse possunt.

Item esse furorem cum quadam uaticinatione ueteres posuerunt. Demetrius etiam parui temporis mentis extensionem furorem appellat, item turbore repentino expauescentes atque percussos quosdam,
151 ut etiam obliuione praegestorum afficiantur. sic denique Artemido-

7 ex ante dictis] *u.* § 62–68; Cel. III 49 35–520,6] Apoll. Cit. fr. 278 Deichgräber

1 et] uel *Sich. Drabkin corr. Rov.* 8 ut *seclusi* 15 turbato *edd. sec. Drabkin*[app] *correxi* 20 tutissima *Sich. corr. Amm.* 23 aduentitiis *Sich.* non *add. Rov.* 33 excessionem *Sich.*[m] 34 turbine *Sich. corr. Drabkin*

von medizinischen Tränken, besonders denen, welche Liebe verursachen sollen, von den Griechen *philtropota* genannt, ferner durch das Entfernen von seit langem vorhandenen Hämorrhoiden oder Krampfadern oder bei Frauen durch das Ausbleiben der gewohnten Reinigung.

Es treten aber bei denjenigen, welche nicht plötzlich von diesem Lei- 148
den befallen werden, bevor die Krankheit deutlich in Erscheinung tritt, dieselben Vorzeichen auf wie auch bei den angehenden Epileptikern und den Apoplektikern. Die Anzeichen haben wir (schon) erwähnt, sie sind folglich aus dem zuvor Gesagten zu entnehmen. Es gibt aber manche, die hierbei Unterschiede machen wollen und den allgemeinen noch besondere (Anzeichen) anfügen. Denn tiefer Schlaf, sagen sie, zeigt eher eine kommende Epilepsie an, im Gegensatz dazu zeigt leichter und geringer Schlaf den Wahnsinn an – so werden auch in Zorn befindliche Menschen von einer Überfüllung des Kopfes betroffen und glauben wahnsinnig geworden zu sein, und andererseits verlieren manche aus grundloser Furcht die Sprache –, ebenso auch Niedergeschlagenheit oder Beklommenheit des Geistes und Unruhe oder übermäßiger Appetit auf das Essen und häufiges Augenzwinkern, Herzklopfen und unruhiger Schlaf mit schrecklichen Angstzuständen, / auch Hervortreten des Bauches und häufiger Ab- 149
gang von Wind durch den After, kleiner, gedrängter und heftiger Puls. Denn diejenigen, die zur Epilepsie neigen und dazu veranlagt sind, haben dementsprechend einen größeren, weitläufigen und schwachen Puls. Sie sagen, man muß seinen Blick auch auf die Eigenheiten der aufkommenden Krankheiten richten, denn oft stellen sie sich gleichsam durch eine Ansteckung ein. Alle diese Erscheinungen bieten nach unserer Meinung keine völlig zuverlässige und sichere Unterscheidung der oben genannten Krankheiten. Denn (auch) die angehenden Epileptiker oder solche, die zu dieser Krankheit veranlagt sind, befallen Schlaflosigkeit, Angstzustände und das übrige. Auch kommen bei den von außen herantretenden Krankheiten einige von diesen (Anzeichen) vor, nicht unbedingt alle, auf jeden Fall aber manche Zeichen, die jene nicht mit aufgezählt haben.

Wenn nun diese Krankheit zutage tritt oder offenbar wird, so stellt 150
sich eine Geistesverwirrung ohne Fieber ein; bei einigen ist sie heftig, bei anderen leicht, und sie ist bei jedem einzelnen von verschiedener Gestalt und Erscheinung, ist aber doch (bei allen) von gleicher Natur und Wesensart. Denn der Wahnsinn beherrscht den Geist bald durch Zorn, bald durch Lustigkeit, bald durch Traurigkeit oder Aufschneiderei, bald überfällt ihn auch Furcht vor nichtigen Dingen; so erinnerten sich einige, daß sie sich bald vor Höhlen gefürchtet haben, bald vor Löchern, in die sie hineinfallen könnten, oder vor anderen Dingen, die Schrecken einflößen können.

Die Alten haben ferner behauptet, daß der Wahnsinn auch mit einer gewissen Weissagungsgabe einhergehen kann. Demetrios nennt auch eine kurze Zeit währende Überspannung des Geistes Wahnsinn, auch (beschreibt er) Menschen, die, von einer plötzlichen Panik betroffen, so in Schrecken geraten sind, daß sie sogar alles vergaßen, was vorher geschehen war.
So berichtet schließlich Apollonios über Artemidor, den Grammatiker, 151

rum grammaticum Apollonius memorat nitente⟨m⟩ gressu crocodilum in harena iacentem expauisse atque eius motu percussa mente credidisse sibi sinistrum crus atque manum a serpente comestam et litterarum memoria caruisse obliuione possessum. item melancholiam inquit speciem furoris esse nuncupandam. nos uero ipsam quoque discernimus a furore.

Est autem insania siue furor nunc iugis, nunc temporis interiecti requie leuigatus, efficiens, ut aegri nunc non meminerint sui laboris, nunc obliuionem nesciant suam, et nunc omnium sensuum alienatione uexentur falsitate possessi, nunc aliarum specierum errore fallantur.
152 sic denique furens alius se passerem existimauit, alius gallum gallinaceum, alius fictile[m], alius laterem, alius deum, alius oratorem, alius tragoedum uel comoedum, alius stipulam ferens mundi se centrum tenere, alius se sustentandum manu poscebat uagiens ut infans. horum plurimis accessionis tempore oculi sanguinolenti fient atque attenti. accidunt etiam uigiliae iuges, uenarum extensio, genarum rubor, corporis durities atque aliena fortitudo.

Patitur autem omnis neruositas, ut ex his, quae sequuntur uel accidunt, conicere poterimus, magis tamen caput. etenim antecedentes plurimae querelae eius partis exsistunt, cum grauedine atque
153 dolore afficiuntur, / singulis quoque sensibus patientibus, quos in capite nouimus constitutos. e⟨s⟩t praeterea passio magna atque tardissima, superpositionibus ac lenimentis uariata, ex constrictione confecta. etenim his, qui Mnaseam sectantes aliud putant, acquiescendum non est, suspicantibus eum furorem, qui hilaritate affecerit aegrotantes, solutionis appellandum. falluntur etenim nominis uoce, siquidem Graeci diachysin animi laxationem dixerunt siue diffusionem, cum hoc animi, non corporis ostendat qualitatem. nam quod omnis furens strictura afficiatur, manifestum atque probabile est ex oculis sanguinolentis, qui in alto constitutam stricturam denuntiant, /
154 item quod ipsos oculos atque uenas in uultu exstantiores habeat, totius corporis attestante duritia cum fortitudine praeter naturam adueniente ob stricturae consensum. denique lenimenti tempore fatigatos se sentiunt aegrotantes. est item coniectura facienda ex his, quae mentis alienationem praecedunt, ut capitis grauedo uel dolor

1 nitente *edd.* *corr. Rov.*[m] *(cf. e.g. Firm. Math. VIII 1,6)* 10 nunc – specierum] et in illorum speciebus *Rov.*[m] nunc] nec *Sich.* *corr. Amm.*[m] 12 fictilem *Sich.* *corr. Rov.* 13 centrum *coni. Rov.*[m] *(cf. Mart. Cap. De nupt. Phil. et Merc. VIII 814. 855)* censum *Sich.* sceptrum *Haller in adn.* 22 et *Sich.* *corr. Rov.*[m] 24 alium *edd.* *corr. Amm.*[m] aliam *Rov.*[m] 27 diachisin *Sich.* 30 in alto *coni. Haller in adn. (cf. Cel. III 18)* inlato *Sich.* capite *(*in capite*?) Rov.*[m] in lato *Amm.* *(„cf.* ὡς ἐν πλάτει *Sor. Gyn., p. 16.8“ Drabkin*[app]*)*

daß er sich vor einem Krokodil entsetzte, das im Sande lag und sich schwerfällig in Bewegung setzte, daß durch dessen Bewegung sein Geist so betroffen wurde, daß er glaubte, das Reptil hätte ihm das linke Bein und die Hand abgefressen, und daß er, von Vergessen überwältigt, die Erinnerung an sein gesamtes Wissen verlor. Er sagt auch, die Melancholie sei als eine Form des Wahnsinns zu bezeichnen. Wir aber unterscheiden auch sie vom Wahnsinn.

Der Wahnsinn oder die Wut ist aber bald andauernd, bald durch zeitweilige Pausen gemildert und bewirkt, daß die Kranken bald ihre Krankheit vergessen, bald sich ihres Vergessens nicht bewußt sind, bald, in allen ihren Sinnen von Verwirrung befallen, falschen Vorstellungen unter-
liegen, bald von wechselnden Irrtümern getäuscht werden. So hat schließ- 152
lich ein Wahnsinniger sich für einen Sperling gehalten, ein anderer für einen Haushahn, ein anderer für ein Tongefäß, ein anderer für einen Ziegelstein, für einen Gott, für einen Redner, für einen Schauspieler in der Tragödie oder Komödie, ein anderer hielt einen Strohhalm und meinte, er hielte damit den Mittelpunkt des Weltalls, ein anderer wollte auf den Arm genommen werden und wimmerte wie ein kleines Kind. Bei den meisten von ihnen werden die Augen zur Zeit des Anfalls blutunterlaufen und starr. Es kommt auch ständiges Wachsein vor, Schwellen der Venen, Rötung der Wangen, Verhärtung des Körpers und ungewöhnliche Körperkraft.

Es leidet aber das gesamte System der Nerven und Sehnen, wie wir aus den auftretenden oder den hinzukommenden Symptomen schließen können, besonders aber der Kopf. Denn schon zuvor bestehen in diesem Körperteil zahlreiche Beschwerden, indem sie von Schweregefühl und
Schmerzen befallen werden, / wobei auch alle Sinne einzeln in Mitleiden- 153
schaft gezogen werden, die ja, wie wir wissen, ihren Sitz im Kopf haben. Es ist übrigens eine schwere und sehr langwierige Krankheit, mit wechselnden Steigerungs- und Beruhigungsphasen, die auf einem Verengungszustand beruht. Man kann nämlich der anderen Auffassung nicht zustimmen, welche die Anhänger des Mnaseas vertreten, die vermuten, daß derjenige Wahnsinn, der die Kranken lustig macht, aus einem Lockerungszustand entspringt. Denn sie lassen sich da von dem Klang des Namens täuschen, weil nämlich die Griechen mit *diachysis* die Lockerung oder Zerstreuung des Geistes bezeichnet haben, wobei dies aber nur einen Zustand des Geistes, nicht einen des Körpers darstellt. Denn daß jeder Wahnsinnige von Straffung betroffen ist, wird offenkundig und beweisbar durch die blutunterlaufenen Augen, die eine in der Tiefe existierende Straffung
anzeigen, / ebenso dadurch, daß die Augen selbst und die Venen im Gesicht 154
bei dem Kranken stärker hervortreten, wozu auch die Verhärtung des ganzen Körpers stimmt und die unnatürliche Körperkraft durch die allgemeine Auswirkung des Straffungszustands. Schließlich fühlen sich die Kranken in der Beruhigungsphase ermattet. Man muß ferner aus den Erscheinungen seine Schlüsse ziehen, die der Geistesverwirrung vorhergehen, wie dem Schweregefühl im Kopf oder den Schmerzen an der Wirbel-

spinae uel scapularum et tardus membrorum motus, uentris inflatio. peccant denique etiam hi, qui animi passionem principaliter, dehinc corporis esse concipiunt, cum neque quisquam philosophorum eius tradiderit curationem et, antequam mente falluntur, accidentia substantia corporis habere uideatur.

Haec sunt, quae ad apprehendendum uel discernendum morbum Methodus ordinauit.

155 Curationem uero similem epilepticis accipimus adhibendam. etenim principio conuenit iacere loco mediocriter lucido atque calido et nullo turbore pulsato, nulla quoque picturae distinctione neque fenestris humilibus luminato neque in superioribus potius quam in solo. plerique enim furore correpti sese praecipites dederunt. est etiam lectus firmissime atque auersus ingressu[m] cubiculi locandus, quo ingredientes minime uideant aegrotantes, ne uultus uarietate lacessiti furoris augeant uanitatem. stramina praeterea mollia sunt approbanda cum defricatione ac retentione articulorum, blando sci-
156 licet tactu. et si qua pars corporis saltu fuerit agitata, tepidis uaporationibus erit mitiganda appositis lanis mollibus ac limpidis capiti atque collo et thoraci circulatim. fotus quoque adhibendus olei calidi admixto aliquando mitigatiuae uirtutis causa foenigraeci liquore ex eius decoctione confecto, sed minime pingui, uel certe hibisci infusione aut lini seminis, tunc oris collutio atque potus ex aqua calida. erunt praeterea multorum ingressus prohibendi et maxime ignotorum. mandandum quoque ministris, ut eorum errores quodam consensu accipientes corrigant, ne aut omnibus consentiendo augeant
157 furorem, eorum uisa confirmantes, / aut rursum repugnando asperent passionis augmentum, sed inductiue nunc indulgeant consentientes, nunc insinuando corrigant uana, recta demonstrantes. ac si exsilire coeperint, ut difficile teneantur, uel solitudine potius exasperantur, oportebit plurimis uti ministris et praecipere aegros latenter retineri ad articulorum fricationem, quo minime prouocentur. si etiam uisu hominum fuerint commoti, erit adhibenda ligatio sine ulla quassatione praetectis articulis ex lana, tunc fasciola ligatis. ac si quicquam

24–28] *cf.* Cel. III 129

1 spinae uel scapularum *post* motus *habet Sich.* *trsp. Rov.* *post* motus *add.* et *Rov. Amm. Drabkin* 2 animi *scripsi* animae *edd.* 13 ingressum *Sich.* *corr. Triller, p. 92 (cf. Cel. I 60)* ab ingressu *Rov.*[m] 18 atque capiti *Sich. Drabkin* *transposui* capiti *(omisso* atque*) Rov. Amm.* 20 ex] et *Sich.* *corr. Rov.*[m] 28 insinuanda *Sich.* *corr. Rov.* At *Rov.*[m] 29 exasperentur *Rov.* 33 ligatur *edd.* *corr. Rov.*[m] quemquam *Rov.*[m] *Drabkin*

säule oder in den Schultern und der langsamen Bewegung der Glieder, der Aufblähung des Bauches. Falsch denken schließlich auch diejenigen, welche dies hauptsächlich für eine Krankheit des Geistes, erst in zweiter Linie für eine des Körpers ansehen; denn keiner der Philosophen hat eine Heilbehandlung dafür mitgeteilt, und bevor (die Kranken) geistig versagen, scheint ihre Körpersubstanz schon die Symptome aufzuweisen.

Dies ist es, was die methodische Schule zur Erkennung oder Unterscheidung dieser Krankheit festgelegt hat.

Wir meinen aber, daß man in der Heilbehandlung ähnlich wie bei den 155
Epileptikern vorgehen soll. Denn erstens empfiehlt es sich, in einem mäßig hellen und warmen und von keiner Unruhe gestörten Raum zu liegen, der auch nicht mit Bilderschmuck versehen und von tiefreichenden Fenstern erhellt ist und der nicht im Obergeschoß liegen soll, sondern besser zu ebener Erde. Denn sehr häufig haben sich Wahnsinnige aus dem Fenster gestürzt. Auch soll das Bett sehr fest stehen und dem Eingang des Schlafraumes abgewandt sein, damit die Kranken die Eintretenden gar nicht sehen, auf daß sie nicht, durch den Anblick wechselnder Gesichter gereizt, in ihrem Wahn noch gesteigert werden. Zu billigen sind außerdem weiches Bettzeug, Massage und das Festhalten der Glieder, natürlich
mit sanfter Berührung. Und wenn eine Körperpartie von Zucken befallen 156
ist, soll sie mit lauen erwärmenden Mitteln besänftigt werden, wobei man weiche, gereinigte Wolle rings um den Kopf, den Hals und den Brustkorb legt. Man soll auch eine Erwärmung mit warmem Öl durchführen, dem man gelegentlich um ihrer lindernden Wirkung willen die Flüssigkeit von griechischem Heu zusetzen kann, die aus dessen Abkochung gewonnen worden ist, die aber keinesfalls dick sein darf, oder doch einen Aufguß von Eibisch oder Leinsamen, danach empfiehlt sich Mundausspülen und ein Trunk warmen Wassers. Man soll außerdem verhindern, daß viele Leute eintreten und besonders Fremde. Man soll auch den Dienern auftragen, sich ihre (der Kranken) irrigen Äußerungen gleichsam zustimmend anzuhören und sie so richtigzustellen, daß sie weder in allen Dingen zustimmen und durch Bestätigung ihrer Wahnvorstellungen den Wahnsinn steigern /
noch andererseits durch Widersprechen den Anfall der Krankheit verschlim- 157
mern, sondern, (auf den Kranken) eingehend, bald zustimmend nachgeben, bald mit gewinnenden Worten seine sinnlosen Ansichten korrigieren und ihm das Richtige zeigen. Wenn sie aber anfangen aufzuspringen, so daß sie nur mit Mühe zu halten sind, oder durch das Alleinsein eher in Wut geraten, ist es notwendig, eine Menge Diener heranzuziehen und ihnen aufzutragen, die Kranken unbemerkt zwecks Massage ihrer Glieder festzuhalten, damit sie ja nicht aufgeregt werden. Wenn sie sogar durch den Anblick von Menschen gereizt werden, muß man zur Fesselung schreiten, unter Vermeidung jeglicher Erschütterung, wobei die Glieder zuerst mit Wolle bedeckt und dann mit Binden umschnürt werden. Und wenn

timere uel reuereri consueuerint, non erit itidem frequenter inducen-
158 dum, / continuatio enim contemptibilitatem parit; sed cum causae coegerint uel adiutorio adhibendo non succubuerint aegrotantes, tunc erit necessario inducendum, quo aegri terrore uel reuerentia opprimantur. ac si etiam lucem animo contraria commouentem uiderimus, erunt eorum oculi adumbrandi, quo ceterum corpus luce tangatur.

Adhibenda cibi abstinentia usque ad primam diatriton permittentibus uiribus ac phlebotomia, si passio coegerit, intra diatritum, et si ulla obstiterit causa detractionis congruae faciendae, aliquoties
159 adhibita detractione modus implendus. si horum nihil obstiterit, in ipsa diatrito erit phlebotomia adhibenda. tunc perunctio, ora fouenda, dandus cibus leuis, paruus, digestibilis, ut panis ex aqua calida uel alica ex melle leuiter decocto confecta uel sorbile quicquam aut tenerum. exinde usque ad passionis declinationem alternis diebus aeger nutriendus, si uires eius permiserint, proluendus denique etiam clystere simplici, si passio poposcerit. tunc etiam praecordia cataplasmatibus relaxanda ob digestionis qualitatem, quo nulla constrictio
160 spiritum abstentum capiti transmittat. attendendae etiam species alienationis, cuius accidentia contrariorum coniectura erunt mitiganda, ut eum ⟨. . .⟩ hilaritate relaxemus nuntiantes quicquam, quod animum resoluat.

Dehinc cum status passionis apparuerit, detonso capite atque raso cucurbitam infigimus, adiuncta scarificatione, et primo ex praecordiis, tunc inter scapulas, quas Graeci metaphrenum uocant, consentiunt enim facilius istis superiora, dehinc etiam occipitio ac uertici et temporibus capitis. ac si uultus uel ora fuerint affecta plurimum, totum corpus erit sanguisugis releuandum, quas hirudines appellamus; tunc cataplasmandum ex pani⟨co et⟩ ceteri⟨s⟩ laxatiuae uirtutis, dehinc spongiis uaporandum. et si passio [iisdem] perman-
161 serit, secundo uel tertio iisdem perseuerabimus adiutoriis. si uigiliae fuerint consecutae, adhibenda gestatio primo ex lectulo pendenti,

1 *post* itidem *add.* ac *Rov.* inducendus *Rov.*^{m} *Drabkin* 2 sed *coni. Rov.*^{m} uel *edd.* 4 inducendus *Rov.*^{m} *Drabkin* 9 ac *post* diatriton *(lin. 8) praebet Sich. sec. Drabkin*^{app} *transposui* 10 *post* congruae *add.* semel *Rov.* 21 eum] „*an* cum *uel* aegrum?" *Drabkin*^{app} *lacunam indicaui, quam his fere uerbis suppleas (cf. § 163):* qui puerili lusu furens laboret, tristia aliqua offerentes constringamus, quem autem maestitudine laborare uiderimus, eum „*fort.* hilaritatem" *Drabkin*^{app} relaxent *edd. sec. Drabkin*^{app} *correxi* 29 panico *scripsi (cf. § 14)* pani *edd.* et *add. Rov.*^{m} caeteri *Sich. corr. Rov.*^{m} 30 iisdem *om. Rov. secl. Drabkin*

sie irgend etwas zu fürchten oder zu scheuen gewohnt sind, soll dies auch nicht in derselben Weise häufig beigebracht werden, / denn der ständige 158
Gebrauch erzeugt Verachtung; aber wenn die Situation es erfordert oder die Kranken sich der Anwendung einer therapeutischen Maßnahme widersetzen, dann ist es notwendig, das vorzuführen, was die Kranken mit Schrecken oder Ehrfurcht erfüllt. Und wenn wir sehen, daß auch das Licht Wirkungen hervorruft, die ihrem Geisteszustand abträglich sind, sollen ihre Augen abgedeckt werden, damit nur der übrige Körper vom Licht getroffen wird.

Die Enthaltung von Speisen ist bis zum Ende der ersten Dreitagefrist durchzuführen, soweit es die Kräfte erlauben, und der Aderlaß, wenn der Krankheitszustand dazu zwingt, innerhalb der drei Tage, und wenn irgendein Hindernis besteht, eine angemessene (Blut)abnahme durchzuführen, soll durch mehrmaliges (Blut)abnehmen das Maß erfüllt werden.
Wenn aber kein derartiges Hindernis vorliegt, kann man den Aderlaß 159
am dritten Tage selbst vornehmen. Danach soll eingesalbt werden, das Gesicht erwärmt und leichte, gut verdauliche Speise in geringen Mengen verabreicht werden, wie Brot mit warmem Wasser oder Speltgraupen, mit leicht eingekochtem Honig zubereitet, oder sonst etwas Zartes, das sich trinken läßt. Von da an ist der Kranke bis zum Abklingen der Krankheit an jedem zweiten Tage zu speisen, wenn seine Kräfte es erlauben, schließlich auch mit einem einfachen Klistier zu reinigen, wenn das Leiden es erforderlich macht. Dann ist auch der Brustraum durch Packungen zu lockern, zur Verbesserung der Verdauung, damit keine Verengung die
zurückgehaltene Luft nach dem Kopf leitet. Beachten muß man auch die 160
Formen der (Geistes)verwirrung, deren Symptome durch die gedanklich erschlossene Anwendung des Gegenteils zu mildern sind, so daß wir etwa denjenigen +Wahnsinnigen, der von kindischer Albernheit befallen ist, dadurch zügeln, daß wir (ihm) etwas Trauriges vortragen, denjenigen aber, von dem wir sehen, daß er an Traurigkeit leidet,+[1] durch Heiterkeit erleichtern, indem wir ihm etwas erzählen, was den Geist entspannt.

Wenn dann der Höhepunkt des Leidens in Erscheinung tritt, setzen wir, nachdem der Kopf geschoren und rasiert worden ist, den Schröpfkopf auf, unter Anwendung der Skarifikation, und zwar zuerst auf der Brust, dann zwischen den Schultern, was die Griechen *metaphrenon* nennen, denn mit diesen Partien stehen die oberen besonders in Wechselwirkung, danach auch am Hinterkopf, am Scheitel und an den Schläfen des Kopfes. Und wenn das Gesicht oder das Antlitz sehr mitgenommen ist, soll der gesamte Körper durch Blutegel, die wir *hirudines* nennen, erleichtert werden; dann soll man Packungen machen mit italienischer Hirse und anderen Substanzen von erweichender Wirkung, danach ihn mit Schwämmen erwärmen. Und wenn der Krankheitszustand unverändert bleibt, müssen wir noch ein zweites oder drittes Mal (mit der
Anwendung) derselben therapeutischen Maßnahmen fortfahren. Bei 161
Schlaflosigkeit soll man das Herumtragen anwenden, zuerst in einer

[1] +Wahnsinnigen – leidet+: s. den krit. App.

tunc etiam fertoria sella. adhibenda etiam aquae destillatio crebra, cuius sonitu saepe aegrotantes inducti somnos capiunt. tunc etiam spongiis calidis oculi uaporandi atque palpebrarum duritia relaxanda, quo etiam per oculos usque ad cerebri membranas beneficium perueniat curationis.

Ac si passio declinauerit et propterea minime uigilare atque alienari coeperint aegrotantes, dabimus uarium cibum ex mediae materiae qualitate. tunc si doloris sensum aegrotantes acceperint, adhibenda embasis ex oleo uel admixto aliquando liquore, quo fuerit **162** hibiscus praecocta. tunc capiti atque scarificatis locis cerotaria apponenda et ex eis liquefactis corpus omne perungendum miti defricatione. tunc acopis atque malagmatibus utemur, quae nulla nimietate percutiant, motum quoque gestationis adhibentes, et primo gestatoria sella, tunc uehiculo manibus acto; atque toto fortificato corpore erunt in deambulationem cogendi et uocis exercitium, quod cuique conuenerit. nam litteralis etiam lectio adhibenda est, et quae sit aliqua falsitate culpata, quo interius mentem exerceant aegrotantes. quapropter interrogationibus quoque erunt fatigandi, ut nunc mendacii causa, nunc promendi, quod quaerimus, exerceri uideantur. **163** tunc sibi dimittendi data lectione, quae non sit intellectu difficilis, ne plurimo labore uexentur. haec enim, si supra uires fuerint, non minus afficiunt quam corporis immodicae gestationes. item post lectionem aliqua comica uel mimica sunt offerenda, si maestitudine furentes laborent, aut rursum tristitiam uel tragicum timorem habentia, si puerili lusu furentes afficiantur. oportet enim contrarietate quadam alienationis corrigere qualitatem, quo animi quoque habitus sanitatis mediocritatem agnoscat. tunc proficiente curatione erunt **164** pro possibilitate meditationes adhibendae uel disputationes, / sed nunc quoque similiter ordinatae, ut principia leui uoce promantur, narratio uero et demonstrationes extenta atque maiore, tunc epilogus demissa et indulgenti, sicut hi, qui de exercenda uoce, quam Graeci anaphonesin uocant, tradiderunt. adhibendi denique auditores sunt aegrotanti consueti, qui fauore quodam atque laude dicta prosequentes dicentis animum laxent. etenim iucunda exercitamenta corporis adiuuant sanitatem. tunc post meditationem uel disputationem de-

9 aliquanto *edd.* *correxi (cf. e.g. § 156)* 11 liquefactum *Sich.* *corr. Rov.*^{m} 12 utemur *scripsi (u. Bendz, Caeliana, p. 96sq.)* ueterum *Sich.* 13 adhibendo *Rov.* 23 comica *coni. Drabkin*^{app} composita *edd.* 25 luxu *Sich.* *corr. Reinesius (u. Almel. ad locum, p. 635)* 29 leni *Rov.*^{m} 31 dimissa *edd.* *correxi* *post* hi *add.* uolunt *Rov.; sed cf. Bendz, Caeliana, p. 54sq.* 35sq. deducenda uox est *Sich.*^{m}

Hängematte, dann auch in einem Tragsessel. Man soll auch häufiges Herabfallen von Wassertropfen anwenden, durch dessen Geräusch die Kranken oft zum Einschlafen gebracht werden. Dann muß man auch mit warmen Schwämmen die Augen erwärmen und die Verhärtung der Lider lösen, damit sich auch durch die Augen die Wohltat der Behandlung auf die Hirnhäute hin erstreckt.

Wenn aber das Leiden nachgelassen hat und die Kranken daher begonnen haben, nicht ständig wach und im Geiste verwirrt zu sein, geben wir eine abwechselungsreiche Kost von der Beschaffenheit eines mittleren Nahrungsstoffs. Wenn dann die Kranken Schmerzen empfinden, muß man ein Bad gebrauchen, mit Öl oder bisweilen unter Beimischung der Flüssigkeit, in der zuvor Eibisch gekocht worden ist. Dann 162
soll man auf den Kopf und die skarifizierten Stellen Wachssalbe auftragen und den gesamten Körper mit dieser (Wachssalbe), nachdem sie geschmolzen ist, unter leichter Massage einreiben. Dann gebrauchen wir lindernde und erweichende Mittel, die nicht durch übertriebene Wirkungen erschüttern, wobei wir auch die Bewegung des Herumtragens anwenden, und zwar zuerst im Tragsessel, dann in einem mit der Hand gezogenen Fahrzeug; und wenn sich der gesamte Körper gestärkt hat, soll man sie zum Spazierengehen und zu Stimmübungen antreiben, so wie es für jeden einzelnen paßt. Denn man soll auch etwas Schriftliches lesen lassen, das auch durch einige Fehler entstellt ist, wodurch die Kranken ihren Geist innerlich trainieren sollen. Darum soll man sie auch durch Befragungen in Anspruch nehmen, damit sie bald durch die vorhandenen Fehler, bald durch das Vorbringen des Gefragten geübt zu werden scheinen. Dann läßt man sie allein mit einer Lektüre, die 163
nicht schwer zu verstehen ist, damit sie sich nicht allzusehr dabei anstrengen. Wenn diese Beschäftigung nämlich über ihre Kräfte hinaus betrieben wird, schadet sie nicht weniger als maßlos betriebene Körperbewegungen. Auch sollen ihnen nach dem Lesen komische oder mimische Szenen vorgetragen werden, wenn die Wahnsinnigen an Traurigkeit leiden, oder im Gegenteil solche, die traurig sind oder tragische Furcht beinhalten, wenn die Wahnsinnigen von kindischer Albernheit befallen sind. Es ist nämlich angebracht, durch einen gewissen Gegensatz die Art der (Geistes)verwirrung zu korrigieren, damit auch der Gemütszustand das gesunde Mittelmaß wiedererlangt. Dann, wenn die Heilung Fortschritte macht, sind, soweit möglich, Gedankenübungen oder Streitgespräche durchzuführen, / aber auch diese sollen in ähnlicher 164
Weise angeordnet sein, daß nämlich die Vorrede mit leichter Stimme vorgebracht wird, die Erzählung und die Darlegungen aber mit angestrengter und stärkerer, danach das Schlußwort mit gesenkter und sanfter Stimme, so wie die, welche über die Stimmübung, die die Griechen *anaphōnēsis* nennen, geschrieben haben, (es wollen). Dem Kranken sollen schließlich Zuhörer gegeben werden, die ihm bekannt sind, die seinen Reden gleichsam mit Wohlwollen und Beifall folgen und dadurch des Redners Geisteszustand entspannen. Denn angenehme körperliche Übungen fördern die Gesundheit. Nach der Meditation oder Disputation soll

ducendus mox est atque perungendus leuiter aegrotans et deambula-
165 tione leui mouendus. ei autem, qui litteras nesciat, immittendae quaestiones erunt, quae sint eius artis propriae, ut rustico rusticationis, gubernatori nauigationis. ac si ex omni parte iners fuerit curandus, erunt uulgaria quaedam quaestionibus tradenda uel calculorum ludus. habet enim quiddam, quod animum exerceat, et magis si peritior aegrotanti colludat.

Tunc post requiem adhibita deambulatione erunt diligentius perungendi et primo parua atque simplici defricatione mulcendi, dehinc profectu apparente etiam deuexo ductu post humeros atque colla defricatione potiore et leui deductione, quam Graeci catap⟨s⟩asmon
166 uocant; / ultimo fricandum etiam caput, quod ⟨cum⟩ fuerit releuatum, lauacrum erit adhibendum.

Et, sicut de epilepticis dictum est, uarius dandus cibus inhibito uino. tunc addendum quicquam pomorum, quo corpus praetentemus. dehinc uinum dandum tenue, leue atque paruum medio cibi tempore, et primo inter quinque dies, tunc inter quattuor, dehinc inter tres atque duos, item alternis diebus, ita quotidie, interiecta uel uariata aquae potatione eodem contrario ductu, quo uinum uariabamus.

Tunc cum nulla coeperit aeger nouitate uexari et perferre singula didicerit, erunt addendae aeris mutationes. et si quidem philo-
167 sophorum disputationes audire uoluerint, erunt adhibendae. etenim timorem uel maestitudinem aut iracundiam suis amputant dictis, ex quibus non paruus profectus corpori commodatur. ac si passio permanserit et corpus tarditate possederit, superpositionibus ac lenimentis uariata, erunt [et] superpositiones mitigandae eisdem adiutoriis, quae initio furentibus sunt ordinata; in lenimento uero prius adhibendus resumptiuus cyclus per uariam gestationem atque uocis exercitium musico monitore compositum, tunc deambulatio atque gestatio et cibus uarius et his similia, secundo recorporatiuus, sicut superius docuimus.

168 Vtendum etiam localibus adiutoriis, hoc est cucurbitis recor-

14 sicut – est] *u.* § 103 28 sunt ordinata] *u.* § 155–160 31sq. sicut – docuimus] *u.* § 97–99

2 leni *Rov.*^{m} 5 „*fort.* ⟨pro⟩ quaestionibus" *Drabkin*^{app} 11 mitiore et leni *Rov.*^{m} catapsasmon *coni. Rose, Sor. Lat., p. 401 s. u.* προκαταψᾶν, *Drabkin*^{app} catapasmon *Sich.* cataspasmon *Amm.*^{m} *Drabkin* 12 cum *addidi* ubi *add. Rov. Amm. Drabkin* „*aliter* quando *pro* quod" *Drabkin*^{app} 16 lene *Rov.*^{m} *(cf. § 94)* 19 uariamus *Rov.* 21 uexari *coni. Rov.*^{m} seruari *Sich.* 27 uarianda *edd. corr. Rov.*^{m} *(cf. § 96; Tard. II 17. 106)* et *sec. Drabkin*^{app} *seclusi*

der Kranke sich bald wieder davon erholen, leicht eingesalbt werden und sich durch leichtes Spazierengehen Bewegung verschaffen. Demjenigen 165
aber, der keine gelehrte Bildung hat, soll man Fragen vorlegen, die aus seinem eigenen Fachgebiet stammen, wie einem Landwirt solche aus der Landwirtschaft, einem Steuermann solche über die Navigation. Und wenn der zu Behandelnde in jeder Beziehung ohne Bildung ist, sollen ihm ganz allgemeine Dinge in den Fragen vorgelegt werden oder das Brettspiel. Denn dies hat etwas an sich, was den Geist übt, besonders wenn ein erfahrenerer Spieler mit dem Kranken spielt.

Dann, nach einer Ruhepause und einem Spaziergang, sollen sie gründlicher gesalbt und zuerst mit einer leichten und einfachen Massage behandelt werden, dann, wenn die Heilung Fortschritte zeigt, auch mit abwärts gerichteten Strichen über Schultern und Nacken unter stärkerem Reiben und leichtem Ziehen, was die Griechen *katapsasmos* nennen;/
zuletzt ist auch der Kopf zu massieren, und wenn er sich erholt hat, soll 166
man ein Bad nehmen lassen.

Und wie es schon hinsichtlich der Epileptiker gesagt wurde, ist eine abwechselungsreiche Kost zu geben unter Verbot von Wein. Dann kann man etwas Obst dazu reichen, damit wir den Körper dadurch prüfen. Danach soll man dünnen und leichten Wein geben, in geringen Mengen und in der Mitte der Mahlzeit, und zwar zuerst im Abstand von fünf Tagen, dann von vier, dann von drei und zwei, dann jeden zweiten Tag und dann täglich; dazwischen und im Wechsel gibt man Wasser zu trinken in umgekehrtem Verhältnis zu der Veränderung der Weindosis.

Wenn dann der Kranke anfängt, von keinen neuen Symptomen geplagt zu werden, und so weit gekommen ist, daß er alles verträgt, soll man ihm auch Luftveränderung verschaffen. Und wenn (die Kranken) die Streitgespräche der Philosophen hören möchten, sollen sie (in das Behandlungsprogramm) einbezogen werden. Denn durch ihre Reden besei- 167
tigen sie Furcht, Traurigkeit oder Zorn, wodurch für den Körper ein nicht geringer Nutzen entsteht. Wenn aber das Leiden anhält und von dem Körper dauernden Besitz ergreift, mit Steigerungs- und Beruhigungsphasen wechselnd, so sind die Steigerungsphasen mit denselben therapeutischen Maßnahmen zu lindern, die den Wahnsinnigen am Beginn (der Krankheit) verordnet worden sind; in der Beruhigungsphase aber ist zuerst der Erholungszyklus durchzuführen mit den verschiedenen Arten des Herumtragens und der Stimmübung, die von einem Musikerzieher zusammengestellt worden ist, dann das Spazierengehen, das Herumtragen und die abwechselungsreiche Kost usw., als zweites der umstimmende (Zyklus), wie wir weiter oben dargelegt haben.

Man soll auch örtliche therapeutische Maßnahmen anwenden, das 168
heißt umstimmende Schröpfköpfe und das Abrasieren der Haare, ebenso

poratiuis et rasione capillorum, item sternutamento et dropace communi atque composito ex nitro, galbano, manna, pyretro, euphorbio et pipere, tunc paroptesi atque cataclysmo et aspergine pulueris nitrei. torrendum etiam corpus feruore solis praetecto capite; dehinc sinapismo et exercitio uario ac uehementi. sed haec omnia cum adhibentur, etiam localibus adiutoriis prius erunt praetangendae ac praemouendae longe remotae a patientibus partibus, tunc secundae ac uicinae, dehinc ipsae: etenim quoties longe remota praemouentur, transmissa commoditas sine partium curandarum commotione la-
169 tenter aduenit et nullam facit capitis inflationem. dehinc adhibendus uomitus ex albo helleboro radicibus inserto, et magis si postquam ex radice pura noluerit digitis uomitum prouocare. fit enim, ut inserto helleboro sponte uomitus nascatur. tunc etiam ipsum helleborum dabimus et, si oportuerit, non semel, sed saepius per interualla temporum. item aurium cauernis inicere debemus aquam nitro aspersam uel mulsum cum semine urticae uel sinapi liquido, quo etiam per sensuales uias ad membranas cerebri recorporatiua uirtus adueniat, quippe cum etiam aurium tinnitus saepissime aegrotantes afficiat.

Dehinc erunt rursum resumendi aliptarum diligentia. utendum quoque naturalibus aquis, ut sunt nitrosae, et magis si odoris non
170 fuerint taetri, quo membranae capitis quatiantur. utendum etiam peregrinatione terrena atque maritima et animi auocamentis, quibus mentis laxatio fiat. erit etiam coniciendum ex maestitudine, quantum permaneat passionis, quanquam soluta uideatur, non aliter quam si terebratis oculis, quod Graeci paracentesin uocant, ob tardam suffusionem, quanquam sit perfecta curatio, uisus impedimenta perseuerant, quae quadam consuetudine potius quam passionis praesentia fieri uide[b]antur. solutam uero uel conuictam passionem intelligere poterimus ex his, quae de epileptica curatione memorantes docuimus.

Haec est secundum Methodum furiosorum siue insanorum curatio.

5–8] *cf.* § 35 30sq. quae – docuimus] *cf.* § 113

2 compositio *Sich.*^{m} piretro *edd.* 4 nitri *Rov. Amm. Drabkin* 5 *post* sinapismo *add.* utendum *Rov.; sed cf. Bendz, Caeliana, p. 58* 7 praemouendae *coni. Amm.*^{m} *(cf. Bendz, Emendationen, p. 56)* renouandae *edd.* *ante* longe *add.* partes *Rov.*^{m} remotae] remouendae *Sich.* *corr. Rov.*^{m} partibus *om. Rov.* 8 remotae *Amm. Drabkin* 29 uidebantur *Sich. Drabkin* *correxi* uidentur *Rov.*

Niesen und ein Pechpflaster in einfacher Form und solches, das zusammengesetzt ist mit Natron, Galbanharz, Manna, Bertramswurz, Wolfsmilch und Pfeffer, danach Erhitzung, Wassergüsse und Einstäuben mit Natronpulver. Der Körper soll auch in der Sonnenhitze gedörrt werden, bei bedecktem Kopf; dann (gebraucht man) Senfpflaster und energische Leibesübungen verschiedener Art. Aber bei Anwendung aller dieser Dinge sind zuvor die von den leidenden Teilen weit entfernt liegenden Partien zuerst mit örtlichen therapeutischen Maßnahmen zu behandeln und in Bewegung zu bringen, danach die folgenden und benachbarten, dann schließlich diese selbst: denn jedes Mal, wenn weit entfernte Teile in Bewegung gebracht werden, teilt sich eine übertragene günstige Wirkung unbemerkt mit, ohne die Partien, auf deren Heilung es ankommt,
zu erschüttern, und verursacht keine Aufblähung des Kopfes. Dann soll 169
man eine Brechkur durchführen mit weißer Nieswurz, die Rettichen beigemischt worden ist, besonders, wenn (der Kranke) nach der Einnahme von Rettichen allein nicht mit den Fingern das Erbrechen auslösen will. Es geschieht nämlich, daß durch die beigemischte Nieswurz das Erbrechen spontan ausgelöst wird. Dann geben wir auch die Nieswurz allein und, wenn es notwendig ist, nicht nur einmal, sondern mehrmals in zeitlichen Abständen. Wir sollen auch in die Gehörgänge Wasser, mit Natronpulver bestäubt, hineingießen oder Met mit Brennesselsamen oder flüssigem Senf, damit auch durch die Sinneskanäle den Hirnhäuten eine umstimmende Wirkung zuteil wird; denn die Kranken befällt ja auch sehr oft Ohrensausen.

Danach sollen sie sich unter Betreuung durch Trainer wieder erholen. Man soll auch von natürlichen Wässern Gebrauch machen, z. B. von natronhaltigen, und besonders dann, wenn diese keinen üblen Ge-
ruch haben, wodurch die Hirnhäute erschüttert werden können. Man 170
soll auch Land- und Seereisen gebrauchen und Ablenkungen des Geistes, wodurch eine Lockerung des Geistes erreicht werden kann. Aus der Niedergeschlagenheit kann man auch schließen, wieviel von der Krankheit noch zurückgeblieben ist, obwohl sie überwunden zu sein scheint, nicht anders, als wenn nach dem Durchbohren der Augen, was die Griechen *parakentēsis* nennen, das wegen einer chronischen Starerkrankung vorgenommen wird, Behinderungen des Sehens noch weiterhin bestehen, obwohl die Heilung schon vollendet ist; dies scheint eher auf eine gewisse Gewöhnung zurückzuführen zu sein als auf das Fortbestehen der Krankheit. Daß aber die Krankheit behoben oder überwunden ist, können wir aus denselben Anzeichen erkennen, die wir bei der Behandlung der Epilepsie geschildert haben.

Dies ist die Behandlungsweise für Wütende oder Wahnsinnige nach (der Lehre) der methodischen Schule.

171 Aliarum sectarum ⟨principes et⟩ ueterum me[tho]dicorum plu-
rimi obscuris in locis habendos inquiunt aegrotantes neque acciden-
tia passionis conicientes, siquidem saepe quidam obscuritatem odisse
uideantur, neque ipsam passionem, quod sit ex strictura effecta.
etenim densata corpora aeris obscuritas minime reflari permittit,
abst[in]entis denique naturalibus officiis impletum caput magis
grauatur.
Adhibendam etiam immodicam abstinentiam, quam Graeci
limanchiam uocant, non aduertentes, quia immoderata cibi abstinen-
tia uires corporis uexat et aegrotantem naturali fortitudine deser-
tum adiutoria ferre non patitur. perdit etiam cibandi tempora, ex
172 quo densata corpora saepe laxantur. non enim uere admittenda aut
credenda sunt ea, quae suspicantur, quibus ipsi insanire potius quam
curare uideantur. aiunt enim ferarum similitudinem intuendam,
quae deductione cibi ferocitate mansuescunt: non aliter etiam fu-
rentes posse iugi abstinentia mitigari, quippe cum inter sanos homi-
nes facile sapere ieiuni uideantur, post cibum uero affici hilaritate
facilius aut furore. iubent praeterea uinculis aegrotantes coerceri
sine ulla discretione, cum necessario deuinctae partes quatiantur et
⟨sit⟩ facilius aegros ministrantium manibus quam inertibus uinculis
173 retinere. cupiunt etiam certis medicaminibus somnos altos efficere,
papauere fouentes et pressuram potius atque grauationem capitis,
non somnum ingerentes. fouent etiam oleo rosaceo aceto admixto;
serpyllo et castoreo et ceteris simillimae uirtutis caput obsidunt con-
stringentes ea, quae laxatione indigeant.
Item alii frigidis usi sunt rebus passionis causam ex feruore
uenire suspicantes, ut Aristoteles et Diocles, nescii, quoniam feruor
innatus sine dubio tumoris est signum et non, ut existimant, passio-
nis est causa. quare peiorare necesse est et maiorem furorem fieri,
174 cum frigida curatione corpora densantur. alii uero phlebotomiam ad-
hibendam probant ex duobus brachiis usque ad animi defectionem,
ut saepe faciunt mori cupientes. etenim defectio aut uirium amputa-

26–30] Diocl. fr. 41 Wellmann 26–27 Diocles] Arist. fr. 378 Rose

1 principes et *haesitans addidi (cf. e.g. Cel. I 22. 40. 45. 53. 99; II 82. 86. 218; III 25. 171; Tard. I 2. 6. 45. 116; II 16)* et *add. Rov. Amm. Drabkin* methodicorum *edd. correxi (cf. e.g. Cel. II 57. 199; III 83. 123. 132. 153. 185. 206; Tard. II 49. 79. 86)* 6 abstinentis *Sich. corr. Rov.* 9 laemanchiam *Sich. corr. Vietmeier, p. 27 adn. 99 (cf. Liddell-Scott-Jones, s. u.* λιμαγχία*)* 20 sit *addidi (cf. e.g. § 42), post* facilius *add. Rov.* 22 et *fort. delendum est* 23 ingerentes fouent. Etiam *Sich. corr. Rov.* 31 animi *scripsi* animae *edd.* 32 faciant *Sich. corr. Nickel* aut] „*fort.* ac" *Drabkin*[app], *uix recte*

Die Häupter der anderen Schulen und die meisten der alten Ärzte 171
sagen, man solle die Kranken in dunklen Räumen unterbringen, und beachten dabei nicht die Symptome dieses Leidens, daß nämlich oft die Kranken die Dunkelheit zu hassen scheinen, und auch nicht das Wesen der Krankheit selbst, daß sie nämlich durch Straffung entstanden ist. Denn die Dunkelheit der Luft erlaubt den verdichteten Körpern überhaupt nicht, richtig auszudünsten, und durch Verhinderung der natürlichen Funktionen wird der überfüllte Kopf schließlich noch mehr belastet.

(Sie raten auch,) übermäßiges Fasten anzuwenden, was die Griechen *limanchia* nennen, ohne zu erkennen, daß eine übermäßige Enthaltung von Speisen die Kräfte des Körpers schädigt und nicht zuläßt, daß ein seiner natürlichen Kraft beraubter Kranker die (anzuwendenden) therapeutischen Maßnahmen aushält. Er geht auch der Mahlzeiten verlustig, bei denen verdichtete Körper oft gelockert werden. Denn tat- 172
sächlich sind ihre Ansichten nicht zu akzeptieren oder zu glauben; durch sie erweisen sie sich eher selbst als wahnsinnig, als daß sie (den Wahnsinn) zu heilen scheinen. Sie sagen nämlich, man solle als analoges Beispiel die wilden Tiere betrachten, die durch Entzug von Nahrung die Wildheit ablegen und zahm werden: genauso können auch Tobsüchtige durch ständiges Fasten besänftigt werden, da ja auch unter gesunden Menschen die nüchternen meistens als vernünftig erscheinen, nach dem Essen aber leicht albern oder wütend werden können. Sie verordnen außerdem, die Kranken ohne jeden Unterschied mit Fesseln zu bändigen, obwohl es sich doch nicht vermeiden läßt, daß die in Fesseln gelegten Körperteile eine Erschütterung erfahren, und es doch leichter ist, die Kranken durch die Hände von Dienern festhalten zu lassen als durch unnachgiebige Fesseln. Sie möchten auch mit bestimmten Medikamenten 173
tiefe Schlafzustände herbeiführen; sie machen warme Umschläge mit Mohn und erreichen dadurch eher Druck und Belastung im Kopf, aber keinen (richtigen) Schlaf. Sie machen auch warme Umschläge mit Rosenöl unter Beimischung von Essig; mit Feldthymian, Bibergeil und anderen Dingen von sehr ähnlicher Wirkung belasten sie den Kopf, indem sie diejenigen Partien verengen, die der Lockerung bedürfen.

Ferner haben andere kalte Substanzen gebraucht, weil sie meinten, die Ursache dieses Leidens komme von der Hitze, wie Aristoteles und Diokles, sie wissen nicht, daß die im Inneren entstandene Hitze eindeutig ein Zeichen von entzündlichen Schwellungen ist und nicht, wie sie annehmen, die Ursache dieser Krankheit. Daher muß der Wahnsinn noch schlimmer und größer werden, wenn die Körper durch Behandlung mit kalten Mitteln verdichtet werden. Andere empfehlen, den Aderlaß anzu- 174
wenden, und zwar an beiden Armen, bis zur Ohnmacht, wie es häufig diejenigen tun, die zu sterben wünschen. Denn auf eine übermäßige

tio sequuntur immodicam sanguinis detractionem, quam non oportebit ex utroque brachio fieri. dicunt praeterea usum esse clysteris addendum ex acerrimae uirtutis liquoribus iniectione frequenti, ex quibus nihil utile, sed potius dysenteria sequatur, dantes etiam urinalia atque uentriflua medicamina potanda, quae diuretica uel coelio⟨ly⟩tica Graeci uocauerunt. auertendam etenim e superioribus ad inferiora materiam dicunt, ex quibus corpora tabescunt, neruositas uitiatur.

175 Item alii inebriandos aiunt aegrotantes, cum saepe ex uinolentia furor atque insania generetur. alii flagellis aiunt coercendos, ut quasi iudicio mentis pulso resipiant, cum magis tumentia caede lacessendo faciant asperiora et adueniente lenimento passionis, cum sensum recipiunt, plagarum dolore uexentur. uel certe, sicut ratio poscit, uicinis magis ac patientibus locis adiutoria sunt adhibenda; coguntur ergo, ut ori uel capiti plagas imponant. utuntur etiam decan⟨ta⟩tionibus tibiarum uaria modulatione, quarum alteram Phrygiam uocant, quae sit iucunda atque excitabilis eorum, qui ex mae-
176 stitudine in furore⟨m uenisse⟩ noscuntur; / aliam diram uel quae occupata mente pudorem suadeat, iniecto rigore, ut in bello, quam Dorion appellant, in his, qui risu uel puerilibus cachinnis afficiuntur, cum cantilenae sonus caput impleat, ut etiam recte ualentibus apertissime uide[a]tur, uel certe, ut plerique memorant, accendat aliquos in furore⟨m⟩, quo saepe uaticinantes deum accepisse uideantur.

Alii uero amorem furentibus aiunt procurandum, quo mentis intentio conuersa furoris asperitate purgetur, non intuentes nudissimam ueritatem, quod plerisque furoris amor fuerit causa. sic denique alius amore Proserpinae petit inferna et sibi licitas alienae ac
177 diuae coniugis credidit nuptias; / alius nymphae ob desiderium Amphitritis sese deditum mari proiecit. ferunt Graecorum commenta loquacia aetheriae prolis feminam humanis exercitatam fatis et saeuo

3 „*fort.* liquorum" *Drabkin*[app]*; sed* ex . . . liquoribus iniectione *uix infestandum (cf. e.g. Tard. II 23) post* liquoribus *add.* et *Rov.* 5 coeliotica *edd. corr. Probst, Thes. L. L. III 1411,5sq. („fort.* coeliolytica" *Drabkin*[app] *coll.* κοιλιολυσία *Sor. Gyn. I 46,2; 65,4; III 48,4: CMG IV p. 33,1; 48,23; 126,31; cf. Tard. II 50)* 7 *post* tabescunt *add.* et *Rov.* 11 iustitio *Almel., p. 635sq.* 13 sic ut *Sich. corr. Drabkin* si, ut *Rov.* 15 ergo *om. Rov.* decantationibus *coni. Helmreich, Zu Caelius Aurelianus, p. 177 (cf. Tard. V 23* decantasse*; I 1* incantationibus*; I 119* incantationes*)* decantionibus *Sich. Drabkin* cantionibus *Rov. Amm.* 18 in furore *edd.* furere *Rov.*[m] in furorem uenisse *scripsi Caelii usum respiciens (cf. e.g. Cel. I 48. 182; II 9 tit.; III 49; Tard. II 171)* 22 uideatur *Sich. corr. Rov.* 23 furore *Sich. corr. Rov.* 27 petiit *Rov.*[m] 30 et hiereprolis *Sich. corr. Buecheler, Kl. Schr. II p. 190*

Blutabnahme erfolgen Ohnmacht oder Versagen der Kräfte; man darf sie nicht an beiden Armen vornehmen. Sie sagen außerdem, daß man zusätzlich auch das Klistier gebrauchen soll und damit recht oft Flüssigkeiten von schärfster Qualität einführen muß, woraus keinerlei Nutzen folgt, sondern eher eine Dysenterie; sie geben auch harntreibende und abführende Medikamente zu trinken, welche die Griechen *diurētika* bzw. *koiliolytika* genannt haben. Sie sagen nämlich, man muß den Stoff von den oberen Körperteilen nach den unteren ableiten; dadurch werden die Körper geschwächt und das System der Nerven und Sehnen geschädigt.

Andere sagen auch, man solle die Kranken betrunken machen, 175
während doch oft genug aus Trunksucht Wut und Wahnsinn entsteht. Andere sagen, man soll sie durch Peitschenhiebe bändigen, damit sie gleichsam durch das Aufpeitschen des geistigen Urteilsvermögens zur Vernunft kommen; dabei machen sie die unter Entzündung geschwollenen Partien durch die Reizung infolge des Schlagens nur noch schlimmer, und wenn die Krankheit in ihre Beruhigungsphase eintritt und (die Kranken) das Wahrnehmungsvermögen wiedergewinnen, werden sie von den Schmerzen nach den Schlägen geplagt. Tatsächlich müssen, wie die Vernunft es fordert, die therapeutischen Maßnahmen vor allem im Bereich der nahe gelegenen und der leidenden Teile angewandt werden; sie sind also gezwungen, die Schläge auf das Gesicht oder den Kopf zu richten. Sie bedienen sich auch des Flötenspiels in verschiedenen Tonarten, von denen sie eine die phrygische nennen, die angenehm und für diejenigen ermunternd sein soll, die bekanntermaßen aus Traurigkeit in
Wahnsinn verfallen sind; / eine andere (bezeichnen sie als) grauenvoll oder 176
geeignet, in dem befallenen Geist Scham zu erzeugen, dadurch daß sie Schauder einflößt, wie in einer Schlacht, die sie die dorische nennen, für diejenigen, die von Lachen oder kindischem Gelächter befallen sind, während doch das Tönen von Musik den Kopf überfüllt, wie dies auch bei ganz Gesunden völlig eindeutig erscheint, oder zumindest, wie sehr viele berichten, manche zum Wahnsinn aufstachelt, so daß sie oft anfangen zu weissagen und den Eindruck machen, ein Gott hätte von ihnen Besitz ergriffen.

Andere sagen, man solle den Wahnsinnigen zur Liebe verhelfen, damit dadurch die Starrheit des Geistes umgewandelt werde und sich von der Härte des Wahnsinns frei mache, ohne daß sie die nackte Wahrheit berücksichtigen, daß bei sehr vielen die Liebe die Ursache des Wahnsinns gewesen ist. So wollte schließlich einer aus Liebe zu Proserpina in die Unterwelt steigen und glaubte, daß er die Frau heiraten dürfte, die
mit einem anderen, einem Gott, vermählt war; / ein anderer hat sich aus 177
Sehnsucht nach der Nymphe Amphitrite preisgegeben und ins Meer gestürzt. Die geschwätzigen Fabeln der Griechen berichten, daß eine Frau himmlischer Herkunft, durch menschliche Schicksale geprüft und von

poenitudinis dolore commotam sua manu suos exstinxisse successus. neque aspernandos ceteros accipiamus, qui ipsum quoque amorem generaliter furorem uocauerunt ob similitudinem accidentium, quibus aegrotantes afficiuntur. et est imp⟨ropr⟩ium atque absurdum passioni adiutori[or]um [in] id ipsum probare, quod curas. omitto, quod sit impossibile amorem furentibus persuadere, siquidem iudicio carentes pulchritudinem probare non possint. nam saepe homines feras
178 existimant uel ea, quae uiderint fingendo, praesentia putant. dehinc etiamsi amor fuerit acquisitus, quid magis probemus, erit incertum, utrumne prohibendus sit usus uenerius an admittendus. sed prohibitus indignari magis cogit aegrotantes, cum desiderata producuntur, item permissus uexat, cum corpore euirato animae quoque substantia turbatur.

Item alii arteriotomian probauerunt inutili uexatione caput afficientes.

His igitur omnibus experimentis inanibus conferta est furiosorum curatio. quae ne falsa putentur, erunt denuntiandae personae atque librorum nomina designanda. Asclepiades autem secundo libro ⟨. . .⟩ adhibendam praecepit cantilenam. quo etiam eius discipulus
179 Titus adductus secundo libro De anima memorat flagellandos. sed idem etiam officiis solitis amoueri iubet aegrotantes et uinculis constringi et abstinentia ciborum nimia coerceri et siti affici, tunc uino corrumpi uel in amorem induci; ceterum primo libro Tardarum passionum supradicta compleuit. item Themison phlebotomatos constrictiu⟨i⟩s curat fomentis, qui se sua lege tenere non potuit, adhibens etiam lauacrum atque uinum plurimum et amorem suadens adiuncta ciborum copia, aliis quoque incongruis utens rebus, quae magis Asclepiadi quam Themisoni sunt adscribenda. nondum enim sese eius liberauerat secta: sic haec ordinasse perspicitur.

CAPVT VI

180
De melancholia

Melancholia dicta, quod nigra fella aegrotantibus saepe per uomitum ueniant, Graeci enim nigrum melan uocauerunt, fel autem

4 improprium *scripsi coll. Tard. II 146 (u. Bendz, Emendationen, p. 92)* impium *edd.* 5 adiutoriorum *edd. corr. Rov.*^{m} in *secl. Drabkin* 19 *lacunam indicauit Drabkin, qui titulum excidisse putat* 23sq. induci. cetera . . . compleuit Themison: phlebotomatos *Kind, RE 3 A, 1927, s. u. Soranos, col. 1127, coll. Tard. I 3, quem secutus est Drabkin* 23 cetera *edd. correxi* 24 item *om. Rov. Amm., secl. Drabkin* constrictius *Sich. corr. Rov.*^{m} *(cf. § 47)* 29 *post* secta *add.* cum *Rov. Drabkin*

wildem Schmerz der Reue bewegt, ihre Nachkommen mit eigener Hand ausgelöscht habe. Wir wollen auch die anderen Autoren nicht außer acht lassen, welche sogar die Liebe selbst ganz allgemein Wahnsinn genannt haben wegen der Ähnlichkeit der Symptome, von denen die Kranken befallen sind. Und es ist unangebracht und sinnlos, für ein Leiden gerade das als therapeutische Maßnahmen zu empfehlen, was man heilen will. Ich übergehe, daß es unmöglich ist, den Wahnsinnigen Liebe einzureden, denn sie haben keine Urteilsfähigkeit und können Schönheit gar nicht würdigen. Denn oft halten sie Menschen für wilde Tiere oder meinen, was sie sich einbilden, sei wirklich vorhanden. Und dann, selbst 178
wenn die Liebe erreicht worden sein sollte, bleibt es ungewiß, was wir eher empfehlen sollen, ob nämlich der Geschlechtsverkehr zu verbieten oder zuzulassen sei. Aber sein Verbot versetzt die Kranken noch mehr in Zorn, wenn ihm das Ersehnte vor Augen tritt, ebenso schadet ihm die Zulassung, wenn durch die Entkräftung des Körpers auch die Substanz der Seele in Verwirrung gerät.

Ebenso haben andere den Arterienschnitt gutgeheißen, wodurch sie den Kopf nutzloserweise plagen und schädigen.

Von all diesen sinnlosen Versuchen ist also die Heilmethode für Wahnsinnige übervoll. Damit man dies nicht für falsch hält, muß man die Autoren nennen und die Titel der Bücher angeben. Asklepiades aber hat im zweiten Buch . . . die Anwendung der Musik vorgeschrieben. Davon beeinflußt, erklärt auch sein Schüler Titus im zweiten Buch „Über die Seele", man müsse sie schlagen. Aber derselbe gibt auch die Anweisung, 179
die Kranken von ihren üblichen Verrichtungen abzuhalten, und läßt sie mit Fesseln binden, durch übergroße Enthaltsamkeit von Speisen bändigen und mit Durst plagen, danach durch Wein schädigen und zur Liebe verleiten; übrigens hat er im ersten Buch seiner „Chronischen Krankheiten" das Genannte vervollständigt. Ebenso behandelt Themison die Kranken nach dem Aderlaß mit zusammenziehenden Umschlägen, wobei er sich nicht an seinen eigenen Grundsatz halten konnte, gebraucht dabei auch das Bad und sehr viel Wein und rät zur Liebe und zu vielem Essen und verwendet noch andere Dinge, die nicht zusammenstimmen, was aber eher Asklepiades als Themison zuzuschreiben ist. Denn er hatte sich noch nicht von dessen Schule frei gemacht: so kommt es offensichtlich, daß er diese Dinge verordnet hat.

6. KAPITEL

Über die Melancholie 180

Die Melancholie wird deshalb so genannt, weil bei den daran Erkrankten häufig durch Erbrechen schwarze Galle zum Vorschein kommt, die Griechen haben nämlich schwarz *melas* genannt, die Galle aber nen-

cholen appellant, et non, ut plerique existimant, quod passionis causa uel generatio nigra sit fella. hoc enim est aestimantium magis quam uidentium ueritatem, uel potius falsum, sicut in aliis ostendimus. nam Tullius atram bilem dixit ueluti altam iracundiam. item Vergilius Hercule alta iracundia moto: „Hic uero“, inquit, „Alcidae furiis exarserat atro / felle dolor“, siquidem melancholici semper tristes ac nulla paene hilaritate laxati esse uideantur.

181 Frequentat autem in masculis magis et mediis aetatibus, difficile uero in feminis uel aliis aetatibus. sed eius antecedentes causae sunt hae: indigestio, iugis uomitus post cibum, medicamina pota, acres cibi, maestitudo, timor et cetera, quae e[ti]am ualent sufficere.

Sequuntur autem in ipsam pronos uel uenturos ea, quae etiam insanos fore denuntiant. eos uero, qui iam passione possessi sunt, animi anxietas atque difficultas tenet attestante maestitudine cum silentio et odio conuiuentium. sequitur etiam nunc uiuendi, nunc moriendi cupido cum suspicionibus uelut insidiarum sibi paratarum,/ 182 item inanes fletus atque murmura uacua et rursum hilaritas ⟨. . .⟩ magis post cibum cum inflatione praecordiorum et articulorum frigore et leui sudore atque stomachi mordicatione uel oris uentris usque ad interscapulas, quas Graeci metaphrenum uocauerunt; item capitis grauedo, color uiridis cum nigrore aut subliuidus, corporis tenuitas, uirium debilitas et accepti cibi corruptio cum ructationibus odoris taetri, hoc est fumosi uel bromosi uel piscosi, item intestinorum tormenta, uomitus nunc inanis, nunc fellosus uel ferrugineus aut niger, et eiusdem qualitatis per podicem egestio; in lenimento uero eorum mitigatio uel multorum depurgatio.

183 Sed hanc passionem furoris speciem alii plurimi atque Themisonis sectatores uocauerunt. differt autem, siquidem ⟨in⟩ ista principaliter stomachus patiatur, in furiosis uero caput. et est communiter stricturae passio ⟨et⟩ magna, aliquando etiam complexa ob plurimas egestiones. praeterea est ex numero tardarum passionum, quas Graeci chronias appellant.

4] Cic. Tusc. III 11 4–6] Verg. Aen. VIII 219sq.

4 nam] eam *Rov.*[m] 6 *post* semper *add.* iracundi *Rov.* 10 iugis uomitus, post cibum medicamina pota *Sich. Rov. Amm. corr. Drabkin* 11 eam] etiam *edd. corr. Rov.*[m] *fort.* illam *scribendum est* 17 *lacunam statuit Schmid, Contributions, p. 84, coll. Escul. 5* 24 nunc[I]] tunc *Sich. corr. Rov.* 28 in *add. Rov.* 30 et *addidi coll. Cel. II 74; III 105. 180*

nen sie *cholē*, und nicht, wie die meisten annehmen, weil der Grund oder Ursprung dieser Krankheit die schwarze Galle ist. Denn dies ist eher eine Ansicht von Leuten, die Mutmaßungen anstellen, als von solchen, welche die Wahrheit sehen, oder sie ist vielmehr falsch, wie wir anderweitig gezeigt haben. Denn Tullius verwendete den Ausdruck 'schwarze Galle' gleichsam in der Bedeutung 'äußerster Zorn'. Ebenso sagt Vergil, als Herkules von großem Zorn erfaßt ist: „Da aber entbrannte der rasende Schmerz des Alkiden mit schwarzer Galle"; die Melancholiker scheinen nämlich immer traurig und nahezu nie durch Heiterkeit gelöst zu sein.

Sie tritt aber am häufigsten bei Männern, und zwar im mittleren 181 Alter, auf, schwerlich aber bei Frauen oder in anderen Altersstufen. Ihre vorhergehenden Ursachen sind aber folgende: schlechte Verdauung, ständiges Erbrechen nach dem Essen, medizinische Tränke, scharfe Speisen, Trauer, Furcht und andere Dinge, die sie verursachen können.

Es treten aber bei denjenigen, die zu dieser Krankheit neigen oder die im Begriff sind, sie zu bekommen, dieselben Symptome auf, die auch den beginnenden Wahnsinn anzeigen. Diejenigen aber, über welche die Krankheit schon Gewalt erlangt hat, hält Angst und Beklommenheit des Geistes umfangen, wofür Niedergeschlagenheit zeugt in Verbindung mit Schweigsamkeit und Haß gegen die Hausgenossen. Es stellt sich auch bald der Wunsch ein zu leben, bald der zu sterben mit Verdächtigungen, als würden ihnen Nachstellungen bereitet, / ebenso grundloses Weinen und 182
inhaltsloses Murmeln und dann wieder Heiterkeit ... besonders nach dem Essen unter Schwellung des Brustraums und Kälte der Gelenke, leichtem Schweißausbruch und einem beißenden Gefühl im Magen oder im Magenmund, das bis zu der Gegend zwischen den Schulterblättern ausstrahlt, welche die Griechen *metaphrenon* genannt haben; ebenso Schwere im Kopf, grünschwarze oder etwas bläuliche (Haut)farbe, Magerkeit des Körpers, Schwächung der Kräfte und Verderben der genossenen Speisen mit übelriechendem Rülpsen, das heißt von brenzligem Geruch, von Bocks- oder Fischgeruch, ebenso Darmgrimmen, Erbrechen, das bald nichts herausbringt, bald gallig, rostig oder schwarz aussieht, und Ausscheidungen von derselben Beschaffenheit aus dem After; in der Beruhigungsphase mildern sich diese Erscheinungen, oder viele unterbleiben ganz.

Diese Krankheit aber haben außer sehr vielen anderen auch die An- 183
hänger des Themison eine Form des Wahnsinns genannt. Sie ist aber davon zu unterscheiden, weil nämlich bei ihr vor allem der Magen betroffen ist, bei den Wahnsinnigen aber der Kopf. Und sie ist im allgemeinen eine auf Straffung beruhende Krankheit und ein schweres Leiden, manchmal hat sie aber auch eine gemischte Form, wegen der zahlreichen Ausscheidungen. Außerdem gehört sie zu der Zahl der lange währenden Krankheiten, welche die Griechen chronisch nennen.

Curatio autem adhibenda est, quam furiosis ordinauimus. non enim phlebotomiam [reprobandam] attestante dolore aut hellebori purgationem attestante passione approbamus, sed exterius localia adiutoria atque mitigatiua siue ⟨re⟩corporatiua magis ori uentris **184** atque inter scapulas sunt adhibenda. ac si forte aut uomitus immodicus aut egestio uentris coegerit, constrictiua sunt cataplasmata apponenda uentri atque stomacho, ut ex palmulis Thebaicis infusis uino uel pusca, admixtis etiam malis Punicis uel Cydoniis et oenanthe et alumine scisso aut hypocystide uel acacia siue galla et his similibus. dandi etiam cibi constrictiui atque apponendae eius uirtutis cucurbitae.

Alia uero medicarum sectarum praefectis relinquamus et his, qui de furiosis scripserunt. adhibent etiam bibenda medicamina, hoc est aloen et absinthium, iugiter, quae propter uim suam, quam habent plurimam, excludenda probamus, quippe cum sit possibile ex consuetis perficere sanitatem.

1 quam – ordinauimus] *u.* § 155–170

2 reprobandam *sec. Drabkin*^{app} *seclusi* probandam *Rov. Amm. Drabkin* 4 siue] „*fort.* sed non" *Drabkin*^{app} corporatiua *edd. suppl. Rov.*^{m} *(cf. tamen Cel. III 134; Tard. III 54)* 16 Caelii Aureliani Siccensis Chronion Libri primi finis. *add. Sich.*

Es ist aber die Behandlung anzuwenden, welche wir für die Wahnsinnigen angeordnet haben. Wir empfehlen aber nicht den Aderlaß, wenn Schmerzen auftreten, oder die Reinigung durch Nieswurz, wenn das Leiden deutlich in Erscheinung tritt, sondern es sind äußerlich örtliche therapeutische Maßnahmen anzuwenden, die beruhigen oder umstimmend wirken, vor allem auf dem Magenmund und zwischen den Schulterblättern. Und wenn etwa übermäßiges Erbrechen oder Ausscheiden von 184
Exkrementen dazu zwingen, sind zusammenziehende Packungen auf Bauch und Magen zu legen, wie etwa aus Datteln von Theben, die mit Wein oder Limonade übergossen wurden, auch unter Beimischung von Granatäpfeln oder Quitten, Rebendolde und Faseralaun oder Hypocistis, Akazie oder Galläpfeln und Substanzen, die diesen ähnlich sind. Man soll auch zusammenziehende Speisen reichen und Schröpfköpfe ansetzen, welche dieselbe Wirkung haben.

Alles übrige wollen wir den Häuptern der medizinischen Schulen und denen überlassen, die über die Wahnsinnigen geschrieben haben. Sie wenden auch medizinische Tränke an, nämlich Aloe und Wermut, und zwar ständig, die wir wegen ihrer Wirkung, die sehr stark ist, auszuschließen empfehlen, da es ja möglich ist, die Gesundheit mit den gewohnten Mitteln wiederherzustellen.

TARDARVM PASSIONVM
LIBER SECVNDVS

CVI HAEC INSVNT

Primo libro Tardarum passionum de capitis diximus curatione et de scotomaticis et de incubone, sed et de epilepsia et de furore siue insania et de melancholia. nunc ceterarum curationes ordinemus.

14] § 117–125 15] § 126sq. 16] § 128–136

1sq. CAELII AVRELIANI SICCENSIS CHRONION LIBER SECVNDVS *Sich.* 3 CVI – 23 ordinemus *om. Rov. Amm. Haller* 6 fluoris *seclusi* 11 acopen *Sich. correxi* 17 apotelesmaton *Sich. correxi* 20 ptisica *Sich. correxi* 23 curationes *coni. Drabkin (cf. e.g. Tard. I 1)* actiones *Sich. (cf. Cel. II 3; Tard. II 66)*

CHRONISCHE KRANKHEITEN
ZWEITES BUCH

DARIN SIND FOLGENDE KAPITEL ENTHALTEN

1. Über die Lähmung
2. Über den Hundskrampf, den die Griechen *kynikos spasmos* nennen
3. Über Ohrenschmerzen und das Ausfließen von Flüssigkeit durch den Gehörgang
4. Über Zahnschmerzen
5. Über die Starrsucht oder die Benommenheit, welche die Griechen *katalēpsis* (Starrsucht) nennen
6. Über das Versagen der Stimme, das die Griechen *phōnēs apokopē* nennen
7. Über den Fluß, den die Griechen Katarrh nennen
8. Über den Husten
9. Über den Blutfluß; wie viele oder welche verschiedenen Arten von Blutfluß es gibt
10. Wie man die verschiedenen Arten des Blutflusses erkennen kann
11. Wie man erkennen kann, aus welchen Körperteilen das Blut fließt
12. Über Auswirkung oder Ausgang der zuvor genannten Leiden, was die Griechen *apotelesma* (Wirkung) nennen
13. Über die Behandlung
14. Über die Schwindsucht

Im ersten Buch der „Chronischen Krankheiten“ haben wir über die Behandlung (der Krankheit) des Kopfes gesprochen, über die an Schwindelanfällen Leidenden und über das Alpdrücken, aber auch über die Epilepsie, über die Wut oder den Wahnsinn und über die Melancholie. Jetzt wollen wir die Behandlung weiterer Leiden darlegen.

CAPVT I

De paralysi

In senibus atque hiemis tempore frequentat haec passio, difficile autem in calidis aetatibus. sed generatur nunc ex occultis, nunc ex manifestis antecedentibus causis, ut quassatione, uulneratione uel alia qualibet passione, item frigore profundo, uinolentia, indigestione, luxuria atque libidine frequenti extenta, item medicaminibus potis.

Sed est uel fiet paralysis nunc sensus, nunc motus, nunc utrius-
que. et intelligitur sensus paralysis, quoties feruens atque frigidum
non sentiunt aegrotantes manifesto partium naturali[um] motu,
motus autem, quoties feruens atque frigidum sentiunt motu partium
2 carentes; / utriusque uero paralysin factam accipimus, quoties motu
atque sensu caruerint. item haec passio nunc partis est, nunc partium,
nunc totius corporis cum apprehensione mentis, quam apoplexian
uocantes Acutarum passionum libris tradidimus. sed plurimis spe-
cies duae paralyseos uisae sunt: alia conductione effecta, alia exten-
sione.

Sequuntur autem pronos et decliues in passionem, hoc est, qui
non repente fuerint percussi, si totum corpus passurum denuntietur,
3 ea, quae epilepsiam uel furorem denuntiant; / si uero ex parte, grauedo
partis passurae sequetur et tardus motus cum stupore et pallore et torpedo cum sensuum debilitate, quae nunc perseuerantia, nunc sine ratione recedentia intelliguntur ac rursum recurrentia. dehinc effecta passione torpor atque stupor gelidus partium fiet plurimus uel paruus et nunc uoluntario motu cessante, nunc ex parte manente, et nunc sensu amisso, nunc paruo remanente, nunc etiam dolore attestante, obscurato pulsu et per profectum cessante, pallore et tenuatione partis uitiatae, nutrimento cessante, quod Graeci atrophian uocant, sequente etiam rugatione cum adductione partium uel extensione.

4 Aliqui praeterea paralipsin uocauerunt eam, quae ex omni parte

6sq. item – extenta] *cf.* Cass. Fel. De med. 54: p. 140,9sq. Rose 14 – 15 corporis] *cf.* Cass. Fel. De med. 54: p. 140,6–8 Rose 15sq. quam – tradidimus] *u.* Cel. III 48–60

7 frequenter *Rov.*^{m} extenta] excitata *Rov.*^{m} „*an* excita*?*" *Drabkin*^{app} 11 manifeste *Sich.* *corr.* *Rov.*^{m} naturalium *edd.* *correxi (cf. § 4)* 22 et^{I}] ut *edd.* *corr.* *Rov.*^{m} 25 uel *scripsi* et *edd.* aut *Amm.*^{m} „*fort.* aut *siue* uel" *Drabkin*^{app} 28 cessante] „*fort.* attestante *(om. uirgula) uel seclud.*" *Drabkin*^{app} *post* cessante *add.* cum *Rov.*

1. KAPITEL

Über die Lähmung

Bei Greisen und in der Winterszeit tritt dieses Leiden am häufigsten auf, schwerlich aber in den warmen Altersstufen. Es wird aber manchmal von verborgenen, manchmal von offenkundigen vorangehenden Ursachen hervorgerufen, z. B. durch Erschütterung, Verletzung oder beliebige andere Leiden, auch durch starke Unterkühlung, Trunkenheit, schlechte Verdauung, Wollust und Begierde, denen allzu oft und zu lange stattgegeben wurde, auch durch medizinische Tränke.

Es gibt oder geschieht aber eine Lähmung bald der Sinneswahrnehmung, bald der Bewegungsfähigkeit, bald beider zusammen. Und man erkennt eine Lähmung der Sinneswahrnehmung immer daran, daß die Kranken heiß und kalt nicht fühlen können, wobei die (betroffenen) Partien ihre natürliche Bewegungsfähigkeit offenkundig behalten, eine der Bewegungsfähigkeit jedoch immer daran, daß sie heiß und kalt fühlen,
aber die (betroffenen) Körperteile nicht bewegen können; / daß aber eine 2
Lähmung beider vorliegt, nehmen wir immer dann an, wenn sie (zugleich) Bewegung und Gefühl verloren haben. Ferner erstreckt sich dieses Leiden bald (nur) auf einen Körperteil, bald auf (mehrere) Teile, bald auf den gesamten Körper unter Einbeziehung des Bewußtseins, was wir in den Büchern der „Akuten Krankheiten" unter der Bezeichnung Schlaganfall beschrieben haben. Nach Ansicht der meisten aber gibt es zwei Formen der Lähmung: die eine wird durch Zusammenziehung, die andere durch Ausdehnung bewirkt.

Es treten aber bei denjenigen, die zu dieser Krankheit neigen und dafür anfällig sind, das heißt bei solchen, die nicht einen plötzlichen Anfall erleiden, wenn sich ein Befallenwerden des gesamten Körpers ankündigt, dieselben Anzeichen auf, die Epilepsie oder Wahnsinn ankündi-
gen; / wenn (sie) aber nur zu einem Teil (betroffen sind), so kommen in 3
dem Körperteil, der erkranken wird, Schweregefühl und verlangsamte Bewegung auf unter Betäubung und Blässe sowie Erstarrung in Verbindung mit Gefühlsminderung; diese Symptome sind, wie man erkennen kann, manchmal anhaltend, manchmal verschwinden sie auch ohne Grund und kommen danach wieder. Wenn dann die Krankheit zum Ausbruch gekommen ist, treten Erstarrung und kalte Betäubung der (betroffenen) Teile auf, die sehr stark oder schwach ausgeprägt sein können, dabei hört die willkürliche Bewegung manchmal ganz auf, manchmal bleibt sie zum Teil erhalten, und das Gefühl geht manchmal verloren, manchmal bleibt es in schwacher Form bestehen; manchmal tut sich das Leiden auch durch Schmerzen kund, bei mattem und sich fortschreitend verringerndem Puls, unter Blässe und Abmagerung des betroffenen Teils, dessen Ernährung aufhört, was die Griechen *atrophia* nennen; es erfolgt auch ein Runzeligwerden unter Zusammenziehung der Teile oder deren Streckung.

Manche haben übrigens diejenige Form, die jedem Teil die natür- 4

naturalem motum abstulerit, paralysin eam, quae ex plurima parte uitiauerit motum. quibus minime consentire maiorum au⟨c⟩toritas iubet. non enim passionum differentiam ostendunt, sed magnitudinem generaliter passionis, ut sunt quaedam partes duobus uel plurimis officiis aptatae, quae nunc omnium, nunc certorum amputatione uexantur. lingua etenim transuorationis officium sustinens uerba distinguere non ualebit.

Haec sunt communes paralyseos significationes. sed ob singularum partium atque particularum, quas supra diximus, [communiter] apprehensionem, specialiter locorum impedimenta tractabimus.

5 Supercilium igitur paralysi uitiatum laxius propendebit circa superius palpebrum uel certe sustollitur, ut etiam ipsum suspendat. item palpebrum superius paralysi uitiatum laxius fiet atque motu caret et oculi pupulam contegit uel e contrario extentum sustollitur et oculorum pupulam nudat. item inferius palpebrum paralysi uitiatum nunc intrinsecus flectitur, nunc in semet uel exterius refunditur, et motu caret atque oculum non contegit. sequitur etiam inuoluntarius lacrimarum fluor, quod est utrique palpebrorum uitio commune. et si in risum uenerint aegrotantes, contortum uel conductum simu-
6 lant uultum. oculorum uero tunicae siue membrana⟨e⟩ paralysi uitiata⟨e⟩ uisum impediunt latitudine facta pupularum, quae passio uocatur mydriasis. at si conductione fuerit paralysis facta, angustior pupula fiet cessante nutrimento, ⟨et⟩ appellatur phthisis.

Lingua paralysi uitiata uocem non disserit, sed interius mouetur et nunc nullius significationis uocem reddit, nunc amputatione facta medio tempore oppressis conatibus conticescit, demonstrata tamen uerbi intelligibili prolatione, nunc imperfecta, nunc ex omni parte motu carens. sed discernuntur ab ista passione qui forte ex alia uocem
7 amiserint, cum neque colorem uel superficiem lingua mutauerit / neque sensu caruerit neque motu neque schema suae mutauerit positionis, quod fieri necesse est, cum fuerit paralysi uitiata.

Item odoramenti officium paralysi uitiatum odorum non accipit sensum. sed discernitur ab his, qui narium uitio officium odoris amiserunt, quod appellant ozaenan, quod neque torpor partium ne-

9 quas supra diximus] *u.* § 2

2 autoritas *edd.* *correxi* 8 singularem *Sich.* *corr.* *Amm.* 9 communiter *seclusi ut glossema ad* communes *(lin. 8) adscriptum* 16 interius *Sich.* *corr. Rov.*[m] 21 membrana ... uitiata *Sich.* *corr. Rov.*[m] 23 ac *edd.* *corr. Rov.*[m] 24 et *add. Drabkin* quae passio *add. Rov.* 29 discernantur *edd.* *corr. Rov.*[m]

liche Bewegung raubt, *paraleipsis* genannt, *paralysis* aber die, welche die Bewegung zum größten Teil schädigt. Denen zuzustimmen, verbietet die Autorität der Alten. Denn sie stellen nicht zwei unterschiedliche Krankheiten fest, sondern nur allgemein den Schweregrad (derselben) Krankheit; so sind etwa manche Körperteile für zwei oder mehrere Funktionen eingerichtet und können bald durch den Verlust aller, bald aber durch den nur bestimmter geschädigt werden. Die Zunge kann nämlich die Funktion des Schluckens behalten und wird doch keine Wörter mehr artikulieren können.

Dies sind die allgemeinen Symptome der Lähmung. Aber zu ihrer Diagnose in den einzelnen Teilen und Teilchen, die wir oben erwähnt haben, wollen wir die Ausfälle in den (einzelnen) Körperteilen gesondert darlegen.

Eine von Lähmung betroffene Augenbraue hängt entweder ziem- 5
lich schlaff über dem oberen Augenlid oder zieht sich nach oben, so daß sie auch das Lid mit hochzieht. Ebenso kann ein von Lähmung betroffenes oberes Lid ziemlich schlaff und bewegungslos werden und die Pupille des Auges überdecken oder im Gegenteil sich spannen und hochziehen und die Pupille der Augen entblößt lassen. Auch das untere Lid, wenn es von Lähmung betroffen ist, krümmt sich bald nach innen, bald zieht es sich zusammen oder kehrt sich nach außen, es ist unbeweglich und bedeckt das Auge nicht. Dabei tritt auch ein unwillkürlicher Tränenfluß auf, was der Schädigung beider Augenlider gemeinsam ist. Und wenn die Patienten zu lachen beginnen, zeigen sie ein verzerrtes oder gleichsam zusammengezogenes Gesicht. Die Hüllen oder Häute der Augen be- 6
hindern, wenn sie von Lähmung betroffen sind, das Sehvermögen durch Erweiterung der Pupillen; dieses Leiden nennt man *mydriasis* (Pupillenerweiterung). Wenn die Lähmung jedoch durch Zusammenziehung bewirkt worden ist, so wird die Pupille enger, weil ihre Ernährung aufhört; dies nennt man *phthisis* (Schwund).

Eine von Lähmung betroffene Zunge kann keinen Laut artikulieren, sondern bewegt sich nur im Inneren und bringt bald Laute ohne Bedeutung hervor, bald verstummt sie, wenn durch das Versagen ihre Versuche mitten darin zunichte gemacht werden, obwohl ein erkennbares Vorbringen von Worten angedeutet wird, bald ist sie unvollkommen, bald ist sie ganz und gar ohne Bewegung. Von dieser Krankheit unterscheiden sich jedoch solche Patienten, die aus einer anderen zufälligen Gegebenheit heraus die Sprache verloren haben, bei denen nämlich die Zunge weder die Färbung oder die Oberfläche verändert/noch das Ge- 7
fühl verliert noch die Bewegung und auch nicht die Form ihrer Stellung verändert; das (alles) muß eintreten, wenn sie von Lähmung befallen ist.

Ebenso nimmt das von Lähmung betroffene Riechorgan keine Geruchsempfindung mehr wahr. Das ist aber zu unterscheiden von denen, welche die Geruchsfunktion durch eine Schädigung der Nasengänge verloren haben, was man *ozaina* (Stinknase) nennt, weil dabei kein Erstarque pallor neque nutrimenti desertio sequatur, quam Graeci atrophian uocant.

Labium superius paralysi uitiatum inuertitur forinsecus, proditum magis, cum risus aduenerit aut locutio; conducitur enim sano
8 cum inferiori. item poto sumpto exterius facit fluere liquorem. / hoc quidam caninum raptum esse dixerunt nescii, sicut principaliter futuro docebimus lemmate.

Item siagon paralysi uitiatus, siquidem nos musculum, qui buccas colligat, dicere poterimus, conducitur aut laxatur. uicinus denique oculus non ualebit perfectam facere reclusionem conducto inferiore palpebro. mentum paralysi uitiatum amisso motu laxatur aut uehementer sustollitur. fauces paralysi uitiatae transuorationis difficultatem faciunt. gutturis summitas paralysi uitiata, siue ut ⟨nos⟩ r[e]uma, siue ut Graeci bronchos, moram facit transuorationis et paruam tussiculam, siquidem non perfectam eo tempore faciat inductionem [ne] super [et] radicem linguae, quam Graeci epiglottida uocant, quo perfecto accepta conuorantur. uidebitur denique eius exstantia plurimum relaxata.

Item stomachum paralysi uitiatum difficultas transuorandi sequetur uel omnino impossibilitas, unde etiam praesens periculum.
9 uidebuntur etiam difficilia transuorantibus accepta, ueluti acriora aut immaturo tempore comesta. item sequitur praefocationis sensus cum frigore in quacunque eius parte fuerit paralysis, illic namque etiam transuorata sistuntur. sed discernuntur ab his, qui faucium paralysin cum difficultate transuorandi patiuntur, siquidem etiam decolorationes nutrimento cessante ac frigus et[iam] immobilitas faucium necessario concurrat. item his, qui ex stomacho s⟨enti⟩unt tumores, supradictis querelis si fuerint affecti, discernuntur, quod etiam dolore atque feruore partium uexantur.

6sq. sicut – lemmate] *u.* § 63sq.

4sq. cum sano *Rov.* 7 lemmate *coni. Drabkin* schemate *Sich.* 8 uitiatum *Sich.* *corr. Rov.*[m] sic quidem *Rov.*[m] *Drabkin* 13 nos *add. Friedel, p. 31 adn. 3* 14 reuma *Sich.* *corr. Friedel, l. l.* moram *scripsi (u. Bendz, Caeliana, p. 97)* mortem *Sich.* fortem *Rov.*[m] transuorationis *post* paruam *(lin. 15) praebet Sich.* *transposui (u. Bendz, Caeliana, p. 97)* et] aut *Rov.*[m] 16 ne superet *Sich.* *corr. Drabkin* 17 perfecto *fort. del. censet Drabkin*[app] profecto *Drabkin* conuorantur *haesitans scripsi* conuiuantur *Sich.* transuorantur *Drabkin* 24 faucium *coni. Drabkin* facilem *Sich.* 25 cum *scripsi* ex *edd.* 26 et] etiam *edd.* *correxi* 27 sentiunt *scripsi* sunt *Sich.* *om. Drabkin sec. Schmid, Rph 17, p. 152* tumores *scripsi* tumore *Schmid, l. l., Drabkin* humores *Sich.* 28 si *om. Schmid, l. l.* *secl. Drabkin*

ren der Partien, keine Blässe und kein Versagen der Ernährung auftreten, das die Griechen *atrophia* nennen.

Eine von Lähmung betroffene Oberlippe kehrt sich nach außen, wobei sie sich besonders beim Lachen oder Sprechen vorstülpt; denn sie wird ja dann gleichzeitig mit der gesunden unteren Lippe zusammengezogen. Auch läßt sie bei der Einnahme von Getränken die Flüssigkeit nach außen abfließen. Manche haben diese Erscheinung als Hundskrampf 8
bezeichnet, aus Unkenntnis, wie wir es in einem späteren Abschnitt grundlegend erörtern wollen.

Auch ein von Lähmung betroffener Kinnbacken, denn so können wir den Muskel nennen, der die Wangen zusammenhält, zieht sich zusammen oder lockert sich. Das ihm benachbarte Auge kann sich nicht vollständig schließen, weil das untere Lid zusammengezogen wird. Ein von Lähmung betroffenes Kinn verliert die Bewegung und wird entweder schlaff oder heftig nach oben gezogen. Ein von Lähmung betroffener Schlund bewirkt Behinderung des Schluckens. Ein von Lähmung betroffener oberer Teil der Kehle, wir (nennen ihn) *ruma*, die Griechen *bronchos*, bewirkt verlangsamtes Schlucken und leichten Husten; denn er kann in dieser Zeit keinen vollständigen Zusammenschluß mit der Zungenwurzel, welche die Griechen *epiglōttis* nennen, zustande bringen, bei dessen Eintreten das Aufgenommene heruntergeschluckt wird. Seine äußere Partie erscheint dann in starkem Grade erschlafft.

Ebenso tritt, wenn die Speiseröhre von Lähmung betroffen ist, eine Behinderung oder vollends die Unmöglichkeit des Schluckens ein, was sogar eine unmittelbare Gefahr bringt. Beim Schlucken haben die Pa- 9
tienten auch den Eindruck, daß die eingenommenen Speisen beschwerlich sind, gleichsam als seien sie schärfer oder zur Unzeit genossen. Auch tritt ein Erstickungsgefühl in Verbindung mit Kälte an derjenigen Stelle dieses (Organs) auf, die von der Lähmung betroffen ist, dort bleiben nämlich auch die heruntergeschluckten Speisen stecken. Solche Patienten unterscheiden sich aber von denen, die an einer Lähmung des Kehlkopfes mit Schluckbeschwerden leiden, weil bei denen auch Verfärbung infolge mangelnder Ernährung, Kälte und Unbeweglichkeit des Kehlkopfes notwendig eintreten müssen. Sie unterscheiden sich auch von denen, die in der Speiseröhre entzündliche Schwellungen spüren, sofern sie von den soeben genannten Beschwerden betroffen sind, weil diese auch von Schmerz und Brennen in dieser Gegend geplagt werden.

10 Si coenum uel eius summitas ⟨fuerit⟩ paralysi uitiatum, quod nos commune dicere poterimus, quod arteriae atque stomacho interpositum uideatur, locorum grauedinem faciet, atque sumpto cibo uel potu in praecordiis permanebunt, cum torpore sensuum ac tumore manuum, aliquando et crurum, attestante singultu et inani timore; aliqui etiam reuomunt accepta nulla corruptione mutata.

Pyloro paralysi uitiato cibus nulla digestione mutatur, sed tamquam per infundibulum ad inferiora descendit, et circum uentrem
11 laxior locus efficitur inferius inflatiorque; / quae per uentrem egeruntur, aspera atque plurima erunt et neque fluida.

Nestide paralysi uitiata et typhlo ⟨en⟩tero, quod nos caecum intestinum dicere poterimus, erunt ea, quae per uentrem excluduntur, plurima et minus fluida. uidentur enim nesteuin, cum naturam seruauerint uel nullo fueri⟨n⟩t morbo tentata, tunc plurimum excrementorum acceptorum facere.

Colo paralysi uitiato inordinato motu atque inuoluntario stercor[e]a descendunt sine ulla humectatione, uel cum foetore maximo eorum fiet egestio sine ullo dolore. longanone cum sphinctere atque podice paralysi uitiato erit inuoluntaria egestio stercorum, nisi ex
12 aliqua hoc fuerit circumincisione confectum. aliquando etiam praepedit uel certe egestionem stercorum non sine tumore uel aliqua simili causa fieri permittit.

Vesica paralysi uitiata inuoluntarius urinae exitus fiet sine ullo dolore neque incisura neque circumincisione antecedente, aliquando etiam per interualla prohibitus uel paulatim retardatus aut omnino negatus, et saepe etiam pubetenus exstantia partium fiet extenta uesica. sed ⟨si⟩ ex tumore uel sanguinis gelati corpusculis, quae Graeci trombos appellant, aut lapide uel uulnere difficultas fuerit mictus aut in toto negatio, discernitur, quod sine dolore atque partium liuore atque sanguinis mictu apposita manu oppresso pectine urina in
13 paralysi excludatur. praeterea etiam peritoneo paralysi uitiato, ut Erasistratus ait, urina abstinetur et neque excluditur nisi adhibito catheteri. non enim uesicae ambitus naturali consuetudine peritoneo incumbente opprimitur neque concluditur ad exprimendum liquorem.

1 sic *Drabkin, uix recte* fuerit *addidi* 3sq. sumpti cibi uel potus *Rov.*^{m} *Drabkin* 6 tumore *Rov.*^{m} 7 Pyloro *coni. Rov.*^{m} Perulo *Sich.* 11 uitiato *Sich. corr. Rov.*^{m} typhlotero *Sich. corr. Rov.*^{m} *(cf. Tard. IV 86)* 14 seruauerit *Rov.* fuerit *Sich. corr. Amm.* 15 ex acceptis *Amm.*^{m}, *cui assentitur Drabkin*^{app} 16 stercorea *Sich. Drabkin corr. Rov.* 17 uel] et *Drabkin (tacitus)* 20 praepedit *haesitans scripsi* praecedit *edd.* 21 non *om. Rov.* 27 si *add. Rov.*^{m} 30 oppressa *Sich. corr. Drabkin* compresso *Rov.*^{m} 33 catetheri *Sich. corr. Amm.* 34 incumbente *coni. Rov.*^{m} imbuente *Sich.* comprimitur *Rov.*^{m}

Wenn das gemeinsame (Gewebe) oder seine obere Partie von Läh- 10
mung betroffen sind – wir können dieses (Gewebe) als *commune* (das Ge-
meinsame) bezeichnen, welches offensichtlich zwischen Luftröhre und
Speiseröhre liegt –, so entsteht ein Schweregefühl an den betroffenen
Stellen, und wenn Speise oder Trank eingenommen werden, verbleiben
sie im Brustraum, unter Abstumpfung der Sinne und Anschwellen der
Hände, manchmal auch der Beine, wobei Schlucken und unbegründete
Angst hinzukommen; manche erbrechen das Genossene auch wieder,
ohne daß es durch Zersetzung verändert worden ist.

Wenn der Magenausgang von Lähmung betroffen ist, wird die Speise
durch keine Verdauung verändert, sondern geht wie durch einen Trichter
nach unten, und die Partie um den Bauch wird weiter unten schlaffer
und stärker aufgebläht; / was durch den Bauch abgeht, ist rauh und sehr 11
reichlich, aber dabei nicht flüssig.

Wenn der Leerdarm (*nēstis*) und der Blinddarm, den wir *caecum intestinum* nennen können, von Lähmung betroffen sind, wird das, was durch den Bauch ausgeschieden wird, sehr reichlich, aber kaum flüssig sein. (Diese Därme) scheinen nämlich *nēsteuein* (leer zu sein), wenn sie den naturgemäßen Zustand wahren oder von keiner Krankheit befallen sind, jetzt aber große Mengen von Exkrementen anzusammeln.

Wenn der Grimmdarm von Lähmung betroffen ist, gehen Kotmas-
sen in ungeregelter und unwillkürlicher Bewegung ab, ohne Abgabe von
Flüssigkeit, oder ihr Abgang erfolgt unter sehr üblem Geruch, ohne
Schmerzen. Wenn der Mastdarm mit dem Schließmuskel und After von
Lähmung betroffen ist, gibt es einen unwillkürlichen Kotabgang, soweit
dieser nicht durch kreisförmiges Einschneiden hervorgerufen wurde.
Manchmal behindert ihn (die Lähmung) auch, oder sie läßt den Abgang 12
der Kotmassen doch nur unter entzündlicher Schwellung oder ähnlichen
Krankheitserscheinungen zu.

Wenn die Harnblase von Lähmung betroffen ist, gibt es einen un-
willkürlichen Abgang von Urin ohne Schmerzen, ohne daß ein Einschnitt
oder ein kreisförmiges Einschneiden vorher erfolgte; manchmal ist das
Harnlassen auch zeitweilig verhindert oder wird allmählich verzögert
oder hört gänzlich auf, und oft erfolgt ein Hervortreten der Partien bis
hin zur Scham, wenn sich die Harnblase ausdehnt. Wenn aber infolge
einer entzündlichen Schwellung oder infolge von Teilchen verdickten
Blutes, welche die Griechen *thromboi* nennen, oder wegen eines (Blasen-)
steins oder einer Verletzung das Harnlassen erschwert ist oder völlig
verhindert wird, so ist hier der Unterschied, daß der Urin bei einer Läh-
mung ohne Schmerzen oder Verfärbung der Partien oder Blutharnen
ausgeschieden wird, wenn man mit der Hand auf den Schamberg drückt.
Außerdem wird auch, wenn das Bauchfell von Lähmung betroffen ist, 13
wie Erasistratos sagt, der Urin zurückgehalten und geht nicht ohne die
Anwendung eines Katheters ab. Denn die Wölbung der Harnblase wird
dann nicht in gewohnter Weise von dem daraufliegenden Bauchfell nie-
dergedrückt und zieht sich nicht zusammen, um die Flüssigkeit auspres-
sen zu können.

Radius uirilis paralysi uitiatus solito maior aut minor efficitur et nulla tentigine prouocatur. seminales uiae, quas Graeci spermaticos poros uocant, paralysi uitiatae, si laxatione fuerit paralysis effecta, sine ulla tentigine inuoluntarius fiet seminis lapsus, et uocatur
14 haec passio gonorrhoea, quam nos seminis lapsum dicimus. at si conductione fuerit paralysis effecta, iugis tentigo aegrotantis sequetur sine ullo dolore atque seminis lapsu, et uocatur haec passio priapismus.

Crus paralysi uitiatum aut conductione breuius fiet aut extentione longius, ut plerique putent articulorum delocationem hic factam. sed discernitur hoc, siquidem concauitas atque distantia loco motos aut eiectos articulos sequatur.

Est autem ratione credibile ceterorum quoque interiorum singula paralysi uitiari, ut pulmonem, cor uel discrimen thoracis atque uentris, quod Graeci diaphragma uocant, aut hypozygon uel splenem aut iecur, ⟨sed⟩ praeueniri apprehensione⟨m⟩ morte[m] patientis; quae saepe latent facta, cum non propria possint apprehensione
15 signari. Herophilus denique repentinam mortem nulla ex manifesta causa uenientem fieri inquit paralysi cordis. item Erasistratus memorat paralyseos genus et paradoxon appellauit, quo ambulantes repente sistuntur, ut ambulare non possint, tunc rursum ambulare sinuntur.

Est autem passio generaliter grauis atque difficilis; sed grauior curatione fiet, quoties toto sensu caruerint partes atque motu, et in corporibus iamdudum debilibus uel senibus aut ex alio morbo praeuitiatis, ut epilepsia, febre, item si plurimas tenuerit corporis partes uel uit[iat]ae necessarias.

16 De nominibus autem specialiter elogiatis paralyticae passionis, ut mydriasi, phthisi, priapismo, gonorrhoea et his similibus singula praescripsimus. de ceteris nunc dicemus.

Hanc ergo passionem multi sectae nostrae principes stricturam dixerunt ob duritiam uitiatarum partium atque siccitatem et gra-

30 praescripsimus] *u.* § 6. 13sq.

1 Radix *Sich. corr. Reinesius, p. 662 (cf. Cel. III 115)* solito *scripsi* sed multo *Sich. Amm.* multo *Rov. Drabkin* 2sq. seminalibus uiis . . . uitiatis *Rov.*[m] 5 ac *edd. corr. Rov.*[m] conclusione *edd. correxi (cf. § 2. 6; infra lin. 9)* 9 concluctione *Sich. corr. Rov.*[m] *coll. § 2 (cf. supra lin. 5)* 11 distanti a *Sich. corr. Amm.* 15 „*fort.* hypezocota“ *Drabkin*[app] 16 sed *addidi* adprehensione mortem *Sich. corr. Schmid, Rph 17, p. 47sq.* 27 uitiatae *Sich. corr. Rov.* 30 praescribemus *edd. sec. Drabkin*[app] *correxi*

Wenn das männliche Glied von Lähmung betroffen ist, wird es größer oder kleiner als gewöhnlich und ist zu keiner Erektion mehr fähig. Wenn die Samengänge, welche die Griechen *spermatikoi poroi* nennen, von Lähmung betroffen sind, so erfolgt, sofern die Lähmung durch Lokkerung bewirkt worden ist, ein unwillkürlicher Samenabgang ohne jede Erektion, und diese Krankheit nennt man *gonorrhoia*, wir nennen sie
Samenabgang. Wenn aber die Lähmung durch Zusammenziehung be- 14
wirkt worden ist, so tritt eine andauernde Erektion bei dem Kranken ohne Schmerzen und ohne Samenabgang ein, und dieses Leiden nennt man *priapismos*.

Ein von Lähmung befallenes Bein wird entweder durch Zusammenziehung kürzer oder durch Ausdehnung länger, so daß sehr viele meinen, daß es sich hierbei um eine Verrenkung der Gelenke handelt. Es läßt sich aber davon unterscheiden, denn bei Gelenken, die aus ihrer Lage gebracht oder ausgerenkt sind, ergeben sich eine hohle Stelle und ein Abstand (zwischen den Teilen).

Es ist aber theoretisch denkbar, daß auch alle sonstigen inneren Organe von der Lähmung betroffen sein können, wie Lunge, Herz und die Trennwand zwischen Brust und Bauch, welche die Griechen *diaphragma* nennen, oder das Brustfell, die Milz oder die Leber, nur daß der Tod des Patienten der Diagnose zuvorkommt; solche Fälle bleiben, wo sie auftreten, oft verborgen, da sie nicht durch eine Diagnose an Hand ihrer
eigentümlichen Merkmale festgestellt werden können. Herophilos sagt 15
schließlich, daß ein plötzlicher Tod, der ohne erkennbare Ursache eintritt, durch Herzlähmung bewirkt wird. Auch Erasistratos erwähnt eine Form der Lähmung und hat sie *paradoxos* (der Erwartung zuwiderlaufend) genannt, bei der Gehende plötzlich stehenbleiben, so daß sie nicht mehr gehen können, es ihnen dann aber wieder möglich ist zu gehen.

Es ist dies aber allgemein eine schwere und schwer zu behandelnde Krankheit; aber noch schwerer, als daß sie noch behandelt werden kann, wird sie, sooft die (betroffenen) Teile Gefühl und Bewegung gänzlich verloren haben und wenn das Leiden bei schon lange geschwächten, altersschwachen oder bereits von einer anderen Krankheit befallenen Körpern auftritt, z. B. von Epilepsie oder Fieber, ebenso wenn (das Leiden) sehr viele Körperteile befällt oder solche, die lebenswichtig sind.

Über die für spezielle Formen der Lähmung geprägten Namen, wie 16
mydriasis, *phthisis*, *priapismos*, *gonorrhoia* und diesen ähnliche, haben wir schon zuvor von Fall zu Fall geschrieben. Über die übrigen (Gesichtspunkte) wollen wir jetzt reden.

Dieses Leiden haben nun viele Häupter unserer Schule als eine Straffung bezeichnet, wegen der Härte und Trockenheit der betroffenen

uedinem et torporem. Mnaseas uero conductione factam paralipsin
uocat fierique etiam aliquando extentione, aliquando solutione. nos
uero iuxta Sorani sententiam illam uocamus solutionem, cum pluri-
17 mae egestiones corporis fuerint uisae. etenim manuum uel pedum et
horum similium extentione facta⟨m⟩, nulla egestione attestante, et
in ligni similitudinem duratis partibus, stricturae dicimus esse pas-
sionem, quippe cum frigescere uel quadam rugatione crispari cor-
pora commune contrariis passionibus esse uideatur. est autem passio
generaliter tarda et accessionibus atque dimissionibus uariata et
superpositionibus ac lenimentis, cuius praedata atque demonstrata
significatione necessario curationem ordinamus.

Mox igitur effecta paralysi lucido loco atque mediocriter calido
locandi sunt aegrotantes et usque ad tertiam diem permittentibus
18 uiribus abstinendi. tunc, nisi uino fuerint pleni uel cibo, mox phlebo-
tomandi, si copia fuerit, ex brachio, sin minus, ex qualibet patienti
parte contraria, quo laquei constrictione et phlebotomi diuisura in
passione constituti non afficiantur. si autem pleni fuerint cibo, alia
die erunt phlebotomandi. sed partes paralysi uitiatae fricatione at-
que calefactionibus recurandae et lana[e] limpida[e] ex oleo dulci
atque calido expressa[e] [et] circumtegendae et fomento relaxandae.
tunc oris collutio permittenda atque potu aquae calidae erunt pro-
uidendi. praeterea accessionum ac dimissionum diligentius tempora
obseruanda, quae apprehenduntur ex aegrotantium pallore nunc
19 aucto, nunc minuto, / uel sensu earundem partium, quibus plus aut
minus inesse uideatur, item ex motu uel immobilitate aut grauedine
et leuitate aut frigore et feruore. tunc diatriti tempore adhibenda
perunctio ex oleo calido. ora quoque fouenda ex aqua mediocriter
calida, et dandus cibus paruus sorbilis, ut alica lota ex aqua calida
infusa aut oua. ac si transuorationis ⟨uel⟩ faucium partes paralysi
fuerint uitiatae, erunt cucurbitae obliquis partibus gutturis atque
ceruicis apponendae. tunc cibus offerendus, etenim extentae trans-
uorationis officio facile seruire coguntur. exinde donec passio decli-
net, alternis diebus dabimus cibum. sequenti denique die post dia-
tritum abstento aegro cataplasmatibus utemur ex polline lini seminis
20 et foenigraeci. tunc alia die, nisi passio creuerit, patientibus locis

5 facta *edd.* *corr.* *Rov.*^{m} 7 „*fort.* rigescere *uel* rugescere" *Drabkin*^{app} 15sq. parte patienti *Rov.* 17 constitutae *Rov.*^{m} *Drabkin* 19 lanae limpidae *Sich.* *corr.* *Rov.*^{m} 20 expressae *Sich.* *corr.* *Rov.*^{m} et^{I} *om.* *Rov.* (*cf. e.g. Cel. III 58. 75*) *seclusi* 24 qui *Rov.* *Amm.* *Drabkin* 29 uel *add.* *Drabkin* (*cf.* § *21. 22. 176*) et *add.* *Rov.* „*fort.* fauces ⟨uel⟩ transuorationis partes" *Drabkin*^{app} *coll.* § *21*

Teile und wegen des Schweregefühls und der Erstarrung. Mnaseas jedoch nennt die durch Zusammenziehung bewirkte Form *paraleipsis* ([Funktions]ausfall) und sagt, (die Krankheit) komme zuweilen auch durch Ausdehnung, zuweilen durch Lockerung zustande. Wir aber nennen sie nach der Lehrmeinung Sorans einen Zustand der Lockerung, wenn sehr viele Ausscheidungen des Körpers dabei zu beobachten sind. Denn wenn (die 17
Lähmung) durch eine Ausstreckung der Hände oder Füße und ähnlicher Körperteile bewirkt worden ist, ohne daß Ausscheidungen auftreten, und die Teile so hart wie Holz werden, so sagen wir, daß es sich um ein auf Straffung beruhendes Leiden handelt; denn Erkalten oder Runzeligwerden der Körper scheint bei Leiden aus gegensätzlichen Ursachen gemeinsam aufzutreten. Die Krankheit ist aber im allgemeinen langwierig und wechselt mit Anfällen und Phasen des Nachlassens sowie mit Steigerungs- und Linderungsphasen; nachdem wir zuvor ihre Anzeichen gegeben und aufgezeigt haben, müssen wir jetzt ihre Behandlung verordnen.

Wenn die Lähmung auftritt, müssen die Kranken sogleich in einem hellen, mäßig warmen Raum untergebracht werden und dürfen bis zum dritten Tage keine Speisen erhalten, wenn ihre Kräfte dies zulassen. Dann sollen sie bald, sofern sie nicht voll von Wein oder Speisen sind, 18
zur Ader gelassen werden, wenn es möglich ist, am Unterarm, wenn nicht, an irgendeiner Stelle, die dem betroffenen Teil gegenüberliegt, damit durch das Zusammenziehen der Schlinge und das Einschneiden mit der Aderlaßlanzette die Leidenden nicht geschädigt werden. Wenn sie aber voll von Speisen sind, soll man sie erst am nächsten Tag zur Ader lassen. Aber die von der Lähmung betroffenen Partien sollen mit Massage und Erwärmung behandelt werden und mit reiner, in süßem, warmem Öl ausgedrückter Wolle umhüllt und durch erwärmende Mittel entspannt werden. Dann soll man die Kranken den Mund ausspülen lassen und ihnen warmes Wasser zu trinken geben. Außerdem soll man die Zeiten des Anfalls und des Nachlassens recht sorgfältig beobachten, die man an der bald gesteigerten, bald verminderten Blässe der Kranken erkennt / oder an dem Gefühl in den befallenen Partien, in denen bald mehr, bald 19
weniger (Gefühl) vorhanden zu sein scheint, auch an der Beweglichkeit oder Unbeweglichkeit, der Schwere und Leichtigkeit oder der Kälte und Wärme. Während der Dreitagefrist soll man dann Einreibungen mit warmem Öl anwenden. Man soll auch das Gesicht mit mäßig warmem Wasser erwärmen und eine kleine Menge suppiger Speise verabreichen, wie gewaschene Speltgraupen, die mit warmem Wasser übergossen worden sind, oder Eier. Und wenn der Schluckapparat oder Teile der Kehle von der Lähmung geschädigt sind, muß man Schröpfköpfe an den schrägen Partien des Kehlkopfes und des Halses ansetzen. Danach soll man Speise reichen, denn die ausgestreckten (Partien) können leicht dazu gebracht werden, die Funktion des Schluckens zu verrichten. Danach geben wir jeden zweiten Tag etwas zu essen, bis sich das Leiden bessert. Am Tage nach der Dreitagefrist wenden wir dann bei dem nüchtern gebliebenen Kranken Packungen aus dem Mehl von Leinsamen und dem Samen von griechischem Heu an. Am Tage darauf setzen wir dann, so- 20

cucurbitas infigentes scarificabimus; ac si plurimae fuerint partes passione uitiatae, cogentibus magis atque urgentibus ⟨rebus⟩, ordine praeponimus curationem uel his locis, quae facile poterunt aegrotos in periculum deuocare, aut ex quibus ceteris partibus facile possit curationis beneficium dari. sic denique stomacho laxato plurima certe conlaxantur, utpote e contrario oppressis principalibus partibus ceterae necessario comprimuntur. tunc ceteris trinis diebus, quas diatriton Graeci uocauerunt, alias quoque partes cucurbita releuamus.

21 Si siagon uel mentum paralysi fuerit uitiatum, erunt cucurbitae temporibus infigendae atque musculis buccarum uel sub aurium lamnis. ac si fauces fuerint uitiatae uel transuorationis partes, praedictis utemur adiutoriis. item manibus paralysi uitiatis erunt humeris uel eorum summitatibus atque palis et brachiorum musculis aut cubitorum nodis haec adhibenda. item cruribus paralysi uitiatis uertebris atque genibus cucurbitae infigendae.

Quarum quae partes non accipiunt usum, ut supercilia, labia,
22 digiti, sanguisugis erunt releuandae. item si nimiae tenuitatis causa aut usus difficultate neque sanguisugarum morsum tolerare potuerint, ut in palpebris uel lingua, praefecta uaporatione scarificamus et generaliter cataplasmatibus utimur. tunc, si exegerit passio, secundo scarificamus et spongiarum uaporatione utemur ex aqua et oleo solo expressis uel ex oleo et decoctione lini seminis atque foenigraeci uel hibisci aut maluae communis uel agrestis. his uero, qui secundum linguam uel transuorationis partes paralysi fuerint uitiati, tempore cataplasmatum atque uaporationum iubemus in os dari oleum calidum uel aquam calidam et oleum continendum aut mulsum. simul enim atque eodem tempore ex utraque parte uaporata uehe-
23 mentius relaxantur. si uenter fuerit retentus, clystere utemur, priusquam partes cucurbita releuamus, et primo ex aqua mulsa. tunc, si oportuerit, etiam diurnis diebus ex oleo calido iniectiones adhibemus.

Si intestina uel eorum uicinitas paralysi fuerint uitiata ac si etiam urina fuerit retenta, adhibitis ceteris adiutoriis atque perfectis encathismata sunt adhibenda. tunc catheterismus faciendus, quo urina detrahatur, ac post detractionem oleum calidum inicien-

11 praedictis] *u.* § 19

2 rebus *addidi (cf. § 47)* 6 utque *antea conieceram (u. Bendz, Caeliana, p. 47sqq.) coll. Cel. I 85; II 2. 138; Tard. III 128, quibus locis nunc Hagendahlium, p. 248sq., haesitans secutus* atque *pro* utque *posui* 22 „*fort.* expressarum" *Drabkin*[app] et] aut *Sich. corr. Rov.* 26 continendum *post* oleum calidum *trsp. Rov.* 29 et] ut *Sich. corr. Rov.* 34 catatherismus *Sich. corr. Rov.*[m]

fern sich das Leiden nicht verschlimmert hat, Schröpfköpfe auf die kranken Partien und skarifizieren sie; und wenn sehr viele Teile von der Krankheit betroffen sind und uns die Situation in stärkerem Maße dazu zwingt und zur Eile drängt, so ziehen wir in der Reihenfolge die Behandlung derjenigen Teile vor, von denen für die Kranken leicht eine lebensbedrohliche Lage entstehen kann, oder solcher, von denen aus auch den übrigen Teilen die Wohltat der Behandlung leicht zuteil werden kann. So werden schließlich, wenn der Magen gelockert worden ist, sicher auch sehr viele andere (Teile) gleichzeitig gelockert, wie im Gegensatz dazu, wenn die wichtigsten Körperteile außer Funktion gesetzt werden, die übrigen notwendigerweise gleichzeitig ihre Funktion verlieren. Nach einer weiteren Dreitagefrist, welche die Griechen *diatritos* genannt haben, erleichtern wir auch die übrigen Partien durch den Schröpfkopf.

Wenn Kinnbacken(muskel) oder Kinn von der Lähmung geschädigt 21
worden sind, müssen die Schröpfköpfe auf die Schläfen und die Muskeln der Backen oder unter die Ohrläppchen gesetzt werden. Und wenn die Kehle oder der Schluckapparat betroffen sind, wenden wir die schon zuvor genannten therapeutischen Maßnahmen an. Ferner muß man, wenn die Hände von der Lähmung betroffen sind, diese (Mittel) an den Oberarmen oder deren obersten Stellen sowie an den Schulterblättern, den Unterarmmuskeln oder den Knoten der Ellenbogen anwenden. Und wenn die Unterschenkel von der Lähmung betroffen sind, müssen die Schröpfköpfe auf Hüftgelenke und Knie gesetzt werden.

Teile, die deren Gebrauch nicht zulassen, wie Augenbrauen, Lippen, Finger, sollen durch Blutegel entlastet werden. Wenn sie ferner 22
wegen der allzu großen Zartheit oder infolge der Schwierigkeit der Anwendung nicht einmal das Beißen der Blutegel ertragen können, wie an den Augenlidern oder der Zunge, skarifizieren wir nach zuvor erfolgter Erwärmung und wenden allgemein Packungen an. Danach, wenn das Leiden es erforderlich macht, skarifizieren wir ein zweites Mal und wenden die Erwärmung mit Schwämmen an, die entweder nur in Wasser und Öl ausgedrückt werden oder in Öl und einer Abkochung von Leinsamen und dem Samen von griechischem Heu oder von Eibisch oder gewöhnlicher oder wilder Malve. Denen aber, die an der Zunge oder den Schluckorganen von der Lähmung befallen sind, lassen wir während (der Anwendung) der Packungen und der Erwärmungen warmes Öl oder warmes Wasser mit Öl oder Met in den Mund geben, das darin behalten werden soll. Denn zugleich und gleichzeitig von beiden Seiten erwärmt, werden die Partien desto stärker gelockert. Wenn der Leib träge ist, ge- 23
brauchen wir ein Klistier, bevor wir die (kranken) Teile durch den Schröpfkopf erleichtern, und zwar zuerst eines aus Wassermet. Danach wenden wir, wenn es notwendig ist, sogar täglich Einläufe von warmem Öl an.

Wenn die Därme oder ihre Umgebung von der Lähmung geschädigt sind und wenn auch der Urin verhalten wird, so sind nach Anwendung und Durchführung der übrigen therapeutischen Maßnahmen Sitzbäder zu gebrauchen. Dann muß man den Katheter anwenden, damit der Urin abgezogen wird, und nach dessen Entzug ist warmes Öl einzuführen,

dum atque adnexo folliculo cathetere ex ea parte, quae cystophilos a Graecis est appellata, uel otico clystere, quem nos auricularem dicere poterimus, tenui ex aulisco formatum, quo possit cauernam in-
24 uadere directum cathetere. tunc cucurbitas praedictis adhibemus locis atque uaporationibus et cataplasmatibus eas partes cum podice et ueretris uicinis releuamus.

Si stomachus fuerit paralysi uitiatus, omnia sorbilia dabimus, quo facilius transuorentur. ac si ea, quae sumuntur, aliqua ex parte substiterint impedito meatu, aegrotantium manus in aquam calidam mittemus uel parua uascula aqua calida plena tenenda offeremus. tunc stomacho leuem cucurbitam infigemus sub ea parte, quae premi uel impediri uidetur. atque ita sensim uel paulatim eam detrahimus, quo stomachi partes deferendo accipere uel transire faciamus illata uel uacuum officium in memoriam reducamus.

25 Ac si uomitus irruerit paralysi facta, nihil dentibus interponamus, si uero conductio, immittimus ceram uel tabellam tiliarem aut feruleam et ductu contrario fasciolae corrigere tentabimus deprauata declinante passione. etenim ante id tempus difficiles in consensu⟨m⟩ partes esse perspiciuntur, et propterea quassatio potius quam effectus sequitur.

Vtemur praeterea eodem tempore etiam cerotariis qualibet ⟨parte⟩ paralysi uitiata, et primo simplicibus, ut ex cera et oleo pingui uel Sabino et squinanto admixta hibisci decoctione uel foenigraeci semine contuso atque trito, tunc ex oleo ueteri et resina tere-
26 binthina. adhibemus etiam embasin ex oleo calido, tunc calida[m] et oleo, cibum dantes diurnis diebus ex oleribus non acrioribus atque piscibus petrensibus et uolantum paruioribus. utemur etiam acopis, ut est diasamsucu[m] et diamelilotu[m], uel omnibus, quae ex adipibus conficiuntur et medullis, et irino oleo uel malabatrino et cyprino et his similibus et malagmatibus talibus, ex quibus est diachylon atque Mnaseu[m] et diamelilotu[m] et melinum simplex.

1 atque *om. Rov.* catathere *Sich. correxi* catheteri *Rov.*[m] *Drabkin* 3 exabilisco *Sich. corr. Reinesius, p. 663 (cf. Cel. III 29)* 6 ueretro *Rov.*[m] 15 *ante* nihil *add.* ore aperto *Rov.* interponimus *Rov.* 16 conclusio *Sich.*[m]; *sed cf. § 14* tiliarem *coni. Drabkin coll. Tard. II 42; V 20* alearem *Sich.* 17 tentamus *Rov.* 18 consensu *edd. correxi* 21 *post* cerotariis *add.* in *Rov.*[m] 22 parte *add. Rov.*[m] 23 sabina *Sich. corr. Rov.*[m] schoenanto *Rov.*[m] 24 trito] „*fort.* creto" *Drabkin*[app] 25 calidam *Sich. corr. Rov.* 26 oleum *Sich. corr. Rov*[m] 28 diasamsucum et diamelilotum *Sich. corr. Drabkin* 29 cyprino *coni. Schmid, Contributions, p. 56* quiprino *mauult Schmid, Mnem. 11, p. 151* quirino *Sich.* 30 diachilon *Sich.* 31 mnaseum *Sich. corr. Drabkin* diamelilotum *Sich. corr. Drabkin* meline *Sich. (cf. Thes. L. L. VIII 617,50sqq. [Brandt]) corr. Rov.*[m]

und zwar indem man an dem Katheter an dem Ende, das von den Griechen *kystophilos* (Blasenfreund) genannt worden ist, einen kleinen Schlauch befestigt, oder mit der *ōtikē*-Spritze, die wir Ohren(spritze) nennen können, (einem Instrument,) das aus einem dünnen Röhrchen besteht, damit es, vom Katheter geleitet, in den Hohlraum eindringen kann. Dann 24
wenden wir an den schon genannten Stellen Schröpfköpfe an und erleichtern durch erwärmende Mittel und Packungen diese Partien einschließlich des Afters und des benachbarten Geschlechtsteils.

Wenn die Speiseröhre von der Lähmung geschädigt ist, geben wir alle Nahrung in suppiger Form, damit sie leichter hinuntergeschluckt werden kann. Und wenn das Genossene irgendwo steckenbleibt, da der Durchgang versperrt ist, so halten wir die Hände der Kranken in warmes Wasser oder geben ihnen kleine Gefäße voll warmen Wassers zu halten. Dann setzen wir einen leichten Schröpfkopf auf die Speiseröhre unterhalb der Stelle, die zusammengepreßt oder behindert zu sein scheint. Und dann ziehen wir ihn ganz langsam oder allmählich ab, damit wir dadurch, daß wir ihn abwärtsführen, die Abschnitte der Speiseröhre veranlassen, das Eingegebene aufzunehmen oder weiterzubefördern, und so seine ausgefallene Funktion wieder hervorrufen.

Wenn aber bei einem Fall von Lähmung Erbrechen eintritt, so wol- 25
len wir nichts zwischen die Zähne klemmen, wenn es sich aber um eine (krampfartige) Zusammenziehung handelt, so stecken wir ein Stück Wachs oder ein Brettchen von Lindenholz oder von Pfriemenkraut dazwischen und versuchen dann, wenn das Leiden nachläßt, durch entgegengerichteten Zug mit Hilfe einer schmalen Binde die entstellten Partien zu korrigieren. Denn vor diesem Zeitpunkt geben, wie man feststellen kann, diese Teile kaum nach, und deshalb folgt eher eine Quetschung, als daß man die (gewünschte) Wirkung erzielt.

Wir gebrauchen außerdem zu demselben Zeitpunkt auch Wachssalben für jede beliebige von der Lähmung geschädigte Partie, und zwar zuerst die einfachen, wie die aus Wachs und fettem oder sabinischem Öl und Binsenblüte unter Zugabe einer Abkochung von Eibisch oder mit Samen von griechischem Heu, zerstoßen und verrieben, danach solche aus altem Öl und Terpentinharz. Wir gebrauchen auch ein Bad mit warmem Öl, 26
dann mit warmem Wasser und Öl und geben täglich Speisen, aus Gemüsen zubereitet, die nicht allzu scharf sind, und aus Fischen, die in steinigen Gewässern leben, und aus kleinerem Geflügel. Wir gebrauchen auch Linderungsmittel, wie das Mittel aus Majoran und das aus Honigklee, oder alle, die aus Fetten und aus Mark hergestellt werden, und Irisöl oder Malobathrumöl und Hennaöl und diesen ähnliche (Substanzen) und erweichende Mittel von der Art wie das aus Säften bereitete Mittel, das Mittel des Mnaseas, das Mittel aus Honigklee und einfaches Quittenöl.

Tunc gestatione corpus mouebimus pro uirium modo, fertoria sella siue cathedra longiore, tunc uehiculo manibus acto, dehinc
27 animalibus. sic enim consensu persuasae altiores in corpore materiae ad exteriora concurrunt, cum in embasi ex oleo fuerint constitutae, motus beneficio praelaxato aegrotante. dehinc lauacrum adhibemus atque uinum paruum. et consequenter singula, quae passione fuerint uitiata, suo officio exercemus, explorantes etiam uel intuentes, si quid aliud in corpore passionis occurrerit, ex quo paralysis uidetur effecta, ut hoc quoque destruamus, non hac quidem, quod antecedens causa esse uideatur, sed quo etiam eam ipsam passionem necessario intelligamus.

Quapropter si uulneratio ei fuerit congrua, gerere debemus, sicut in Chirurgumenis uel Responsionum libris demonstrauimus, /
28 reminiscentes, siquidem ex uulneribus facta paralysis sit ⟨siue⟩ diuisura partium, ⟨quod⟩ necdum proprio nomine uocabulum teneat, sed appellari claudicationes uel tardationes possunt siue alienationes. sin uero cicatrix fuerit clausa, hanc mollire tentabimus. item si spinae contortio uel conuersio ex causa effecta, hanc corrigemus. item si febricula aut nimia capitis passio, quam cephalaean uocant, aut epilepsia[n], ex iisdem eas quoque destruemus. sin uero articuli
29 fuerit eiectio, quamquam longi temporis, eum relocamus. item si quis humoris fluor per quodlibet officium naturale ultra modum fuerit dimissus, cataplasmata constrictiua probamus, ut ex palmulis Thebaicis, malis Cydoniis, acacia, hypocistide, alumine et his similibus, apponentes etiam emplastrorum ea, quae constrictiuae uirtutis a Graecis enaema appellata, uel si qua ualent concludere atque siccare fluentia, ut sunt uulnerum medicamina, quae appellantur melana.

Tunc simpliciter aegros resumemus. ac si passio permanserit, cycl⟨ic⟩o ductu resumptionis regula⟨m⟩ dirigemus per uariam gestationem, deambulationem, uocis exercitium, lectionem, unctionem,
30 lauacra. tunc post haec omnia partium adhibemus fricationem dantes uarium cibum atque uinum, iuxta praescriptam disciplinam omnia augentes atque minuentes, et nunc usque ad piscium qualitatem

9 hac] ob hoc *Rov.*^{m} hoc *Drabkin* 12 coniuncta *Rov.*^{m} 13 „uel *fort. secl.*" *Drabkin*^{app} 14 sit siue *coni. Friedel, p. 38 adn. 2* sit *Sich.* sit ac *Rov.* sit an *Amm.* siue *Drabkin* 15 quod *add. Rov.* 16 claudicatio uel tardatio possunt siue alienatio *Rov.* possit *Rov.*^{m} possint *Friedel, p. 38* 18 *ante* causa *add.* aliqua *Rov.* 20 epilepsian *Sich. corr. Rov.* 21 recolamus *Sich. corr. Rov.*^{m} 24 citoniis *Sich. corr. Drabkin* 26 *post* appellata *add.* sunt *Rov.* 28 nunc *Sich. Drabkin corr. Rov.* simpliciter *coni. Drabkin* similiter *Sich.* similiter ut in epilepsia *Rov.* 29 cyclo *Sich. corr. Rov.*^{m} regula *edd. correxi*

Danach verschaffen wir dem Körper Bewegung durch Herumtragen,
soweit es seine Kräfte zulassen, in einem Tragsessel oder auf einer Liege,
dann in einem mit den Händen gezogenen Wagen, danach in einem von
Tieren gezogenen. So werden nämlich durch die Wechselwirkung die 27
tiefer im Körper befindlichen Stoffe nach außen geleitet, wenn sie im
Bade durch das Öl gebunden werden, nachdem der Kranke zuvor durch
die Hilfe der Bewegung locker gemacht worden ist. Dann gebrauchen
wir ein (einfaches) Bad und ein wenig Wein. Und in der Folge üben wir
alle Partien, die von dem Leiden geschädigt worden sind, in ihre Funk-
tionen wieder ein; dabei forschen oder beobachten wir, ob in dem Körper
irgendein anderes Leiden aufgetreten ist, durch das die Lähmung her-
vorgerufen worden sein kann, damit wir auch dieses bekämpfen, nicht
deshalb, weil es die vorhergehende Ursache gewesen zu sein scheint, son-
dern damit wir auch, wie es erforderlich ist, die Krankheit selbst als sol-
che erkennen.

Darum müssen wir, wenn zugleich eine Verwundung vorliegt, so
vorgehen, wie wir es in den „Chirurgischen Operationen“ oder in den
Büchern der „Antworten“ gezeigt haben, / und in Erinnerung rufen, ob 28
die Lähmung durch Wunden oder eine Zertrennung von Körperteilen
entstanden ist, was noch nicht eine Bezeichnung mit einem eigenen Na-
men besitzt, sondern als Hinken, Behinderung oder Störung bezeichnet
werden kann. Wenn aber die Narbe (schon) geschlossen ist, werden wir
sie zu erweichen versuchen. Auch wenn eine Verdrehung oder Verbie-
gung der Wirbelsäule durch (irgendeine) Ursache hervorgerufen worden
ist, so werden wir sie beheben. Auch wenn Fieber oder schwere Kopf-
schmerzen, die man *kephalaia* nennt, oder Epilepsie (zugrunde liegen),
werden wir aus denselben Gründen auch diese Leiden bekämpfen. Wenn
aber ein Gelenk herausgetreten ist, mag es auch noch so lange her sein, so
reponieren wir es. Auch wenn ein übermäßig starker Abfluß von Säften 29
bei irgendeiner natürlichen Funktion stattfindet, so empfehlen wir zu-
sammenziehende Packungen, wie solche aus thebaischen Datteln, Quit-
ten, Akazie, Hypocistis, Alaun und ihnen ähnlichen Bestandteilen, und
legen auch diejenigen Pflaster auf, die von zusammenziehender Wir-
kung sind und von den Griechen *enaima* (blutstillende Mittel) genannt
werden, oder alles, was Flüsse unterbinden und austrocknen kann, wie
die Wundmittel, welche *melana* (schwarze Mittel) genannt werden.

Dann lassen wir die Kranken eine einfache Erholungskur machen.
Wenn aber das Leiden fortdauert, wenden wir den (ganzen) Erholungs-
zyklus vorschriftsgemäß an, mit verschiedenen Formen des Herumtra-
gens, Spazierengehen, Stimmübung, Lesen, Einreiben und Bädern.
Nach alledem wenden wir dann die Massage der Partien an, geben ab- 30
wechselungsreiche Speisen und Wein, indem wir nach der vorgeschrie-
benen Regel alles steigern und vermindern, und verordnen den Zyklus
bald bis hin zu den Fischspeisen, bald bis zum Geflügel, dann auch bis

ordinamus cyclum, nunc usque ad uolantum, tunc etiam agrestium, ultimo porcinae carnis, sicut superius de capitis curatione scribentes docuimus.

Dehinc adhibemus etiam metasyncriticos cyclos, et primo partiles, tunc perfectos, nisi ex initio uires aegrotantis eos perferre non ualuerint. denique nunc drimyphagia utemur antecedente cibi paruitate, nunc uomitum prouocamus drimyphagian linquentes et ceteras quoque cycli regulas complemus, et nunc uomitui adiungentes
31 drimyphagian. ipsum quoque uomitum primo ieiunum probamus, tunc ex radicibus uel his similibus qualitate materiis. atque ita post frequentem radicum uomitum helleboro utemur, primo radicibus inserto uel aceto infuso, quo detracto radices immissae concisae ipso cum liquore sorbeantur.

Vtemur etiam localibus adiutoriis in his partibus, quae sunt paralysi uitiatae, ut dropac⟨e commun⟩i primo, tunc composito, quem Graeci pharmacoden uocauerunt, psilotro quoque et cucurbitis recorporatiuis multa cum flamma admotis atque uiolenter remotis
32 aut circumtractis nunc ex superioribus ad inferiora. etenim spiritus iamdudum motu uacuatus ex alto adducetur et quadam prouocatione excitus uel accurrens sua cubilia cognoscit, singularum uiarum meatus inuadens, passionis deturbato languore. hoc igitur facere tentabimus ex multis cucurbitis per spinam, recto scilicet ordine post inuicem affigentes atque sufficiens tempus adductioni largientes, ⟨et⟩ primo primarum faciemus detractionem, tunc sequentium, quo sibi adductum spiritum tradant atque in solitos prouocent meatus, atque uerso ordine inferiores primo affigentes easdem detrahemus primo.

Post cucurbitationem atque dropacis usum puluere nitri par-
33 tes aspergi facimus et fricari / uel sinapi uel ex utroque, tunc etiam his pulueribus, quae sunt ex calce uiua, fecla, pumice, pipere, pyretro et

2sq. sicut superius . . . docuimus] *u.* Tard. I 21–44

4 partiles] ex parte *uel* partiliter *Rov.*^{m} *coll. Tard. I 97 et 90* 8 uomitus *Sich. corr. Rov.*^{m} adiungimus *Rov.*^{m} 10 nunc *Sich. corr. Drabkin* tum *Rov. Amm.* 15 dropace communi primo *scripsi* dropaci primo *Sich.* dropace primo simplici *Rov. (cf. Orib. Lat. Syn. III 166: V p. 881,23 Bussemaker-Daremberg)* dropace primo communi *Rov.*^{m} *coll. Tard. I 168, Drabkin* 18 *post* nunc *uel post* inferiora *aliqua excidisse uidentur* 20 meatus *coni. Drabkin* motus *Sich.* 23sq. et primo *scripsi* primo *Sich. Drabkin* primoque *Rov.* 25 spiratum *Sich. corr. Rov.* tradunt *Sich. corr. Amm.* „*fort.* trahant" *Drabkin*^{app} insolitos *Sich. corr. Drabkin (item § 39)* meatus *coni. Drabkin*^{app} *coll. Cel. I 106 (sed cf. praecipue Tard. II 39:* in solitas prouocat uias*)* motus *edd.*

zum Wild, zuletzt bis hin zum Schweinefleisch, wie wir es weiter oben bei der Behandlung des Kopf(leidens) beschrieben haben.

Danach wenden wir auch die umstimmenden Zyklen an, und zwar zuerst (nur) Teile davon, danach die vollständigen (Zyklen), wenn nicht gleich von Anbeginn die Kräfte des Patienten sie nicht ertragen können. Schließlich gebrauchen wir bald die Salzkost nach vorangehender knapper Nahrung, bald gehen wir von der Salzkost ab und veranlassen Erbrechen und führen auch die übrigen Verordnungen des Zyklus aus, und bald verbinden wir die Salzkost mit dem Erbrechen. Das Erbrechen selbst **31**
empfehlen wir zuerst in nüchternem Zustand anzuwenden, dann mit Hilfe von Rettichen oder Stoffen, die von ähnlicher Wirkung sind wie diese. Und dann nach häufigem Erbrechen durch Gebrauch von Rettichen verwenden wir Nieswurz, die zunächst den Rettichen beigemengt oder mit Essig übergossen wird; nachdem wir sie entfernt haben, sollen die hineingelegten Rettiche zerschnitten und mit der Flüssigkeit zusammen heruntergeschluckt werden.

Wir wenden auch lokale therapeutische Maßnahmen an den Stellen an, die von der Lähmung geschädigt worden sind, wie Pechpflaster, zuerst das gewöhnliche, dann das zusammengesetzte, das die Griechen *pharmakōdēs* (heilkräftig) genannt haben, auch das Enthaarungsmittel und umstimmend wirkende Schröpfköpfe, die mit starker Flamme aufgesetzt und mit Gewalt wieder entfernt werden oder im Bogen bald von oben nach unten gezogen werden. Denn das schon lange unbe- **32**
weglich gewordene Pneuma wird so aus der Tiefe angezogen, und wie durch eine Reizung aufgeweckt oder heranströmend, füllt es seine vorgesehenen Räume aus und betritt die Wege aller Gänge, wodurch die durch die Krankheit hervorgerufene Schwäche vertrieben wird. Dies also versuchen wir mit vielen Schröpfköpfen entlang der Wirbelsäule zu bewirken, und zwar, indem wir sie in einer geraden Reihe nacheinander ansetzen und eine genügend lange Zeit zum Festsaugen lassen, und zuerst ziehen wir die zuerst gesetzten ab, dann die folgenden, damit sie das von ihnen angezogene Pneuma weiterleiten und in seine gewohnten Gänge locken, und in umgekehrter Reihenfolge setzen wir die unteren zuerst an und ziehen diese auch zuerst ab.

Nach der Behandlung mit Schröpfköpfen und der Anwendung des Pechpflasters lassen wir die Partien mit Natronpulver bestreuen und (dann) massieren, / oder auch mit Senf oder mit beidem, dann aber auch **33**
mit solchen Pulvern, die aus ungelöschtem Kalk, Weinstein, Bimsstein,

his similibus uirtute rebus. ordinamus etiam unctiones, gestationes uarias, acopa, quae mordicatione quadam corpus afficiant uel accendant et emolliant, ut sunt ea, quae conficiuntur ex oleo Sicyoni[c]o, Syriaco, castoreo, aphronitro, sulphure uiuo, agresti cucumere, ammoniaci gutta, squilla, quam uulgo bul⟨b⟩um pruriosum uocant, urticae semine, pyretro, pipere, helleboro albo, nigella, galbano, iri **34** Illyrica, lemnida, adarce et his similibus. non aliter etiam malagmata sunt adhibenda, quae corpus ualeant papulare lacessendo, ut sunt ex flore salis uel ex nitro et illud, quod Nileos appellatur uel diadaphnidon uel Apollophanis et Caphisophontos, quorum compositiones Responsionum tradidimus libris, pro modo magnitudinis passionum adhibendas atque lenimentorum, alias augentes, alias indulgentes.

Ordinamus etiam sole corpus torrendum uel paroptesin ex carbonibus aut parietibus calefactis uel pauimento, item lapidibus ac testis. hoc faciunt etiam ceromata sub sole ignita uel terga praeuncta simili modo calefacta, quae substrata accipiunt aegrotantes uoluta- **35** tione quadam conuertendos ac defricandos et mutandos; / etiam loca, quae deseruerint, repetenda, ut ueniant feruentiora, quippe cum naturaliter tergora oleo ac sole facile feruescant. utemur etiam ob similem corporis curationem, quam Graeci phoenigmon uocant, harena litori uicina, quae sit sole ignita, ut circumtecta gremio foueat aegrotantem, tunc etiam fomentationibus ex aqua salsa uel marina aut decoctione baccarum lauri uel omnium, quae ita corpus afficiunt. manente passione etiam cataplasma ex sinapi adhibemus, uel contusa[m] atque liquata[m] ferulagine[m], quam Graeci tapsian uocant, corpus ungemus usque ad cutis ruborem atque mediocrem **36** partium inflationem. etenim uulnerari siue uexari quosdam ex istius herbae usu immoderationis est uitium, tanquam sinapismi usus immodicus. generaliter autem similiter medentur etiam uaporationes ex sacellis sale torrido repletis atque in lauacro igneo usus flabrorum.

3 sicyonico *Sich.* *corr. Rov.* 5 bulbum] uulum *Sich.* *corr. Rov.*[m] pluriosum *Sich.* *corr. Reinesius, p. 664, coll. Varr. R. R. II 7,8* 7 lemnida *(„fort.* lemnide *uel* lemnia“ *Drabkin*[app]*)*, adarce *coni. Drabkin (cf. § 108)* lemnida carie *Sich.* lemnistide seu adarce *Rov.*[m] limnaea *(* =palustri*)* adarce *Reinesius, p. 665* 10 apollophanos *Sich.* *corr. Rov.* caphysophontos *Sich.* *„fort. scrib.* Caphisophontis *(uel* Ceph-*)*“ *Drabkin*[app] *(cf. Tard. III 55)* 15 testis hoc faciunt. Etiam *Sich.* *corr. Schmid, Rph 17, p. 48sq.* 17 conuertendi ac defricandi et mutandi *Sich.* *corr. Rov.* 24sq. contusam atque liquatam ferulaginem *Sich. Drabkin* *corr. Rov.* 28 usu immodico *Rov.*

Pfeffer, Bertramswurz und (anderen) Stoffen bestehen, die diesen in ihrer Wirkung ähnlich sind. Wir verordnen auch Einreibungen, verschiedenartiges Herumtragen, lindernde Mittel, die auf den Körper etwas beißend oder brennend einwirken und ihn erweichen, wie solche, die aus sikyonischem Öl, syrischem Öl, Bibergeil, Schaumsalpeter, Jungfernschwefel, wilder Gurke, Ammoniakharztropfen, Meerzwiebel, die man volkstümlich Juckzwiebel nennt, Brennesselsamen, Bertramswurz, Pfeffer, weißer Nieswurz, Schwarzkümmel, Galbanumharz, illyrischer Iris, lemnischer Erde, Schilfschaum und Stoffen bestehen, die diesen ähnlich sind. Ebenso 34
sind auch erweichende Mittel anzuwenden, die den Körper durch Reizung zur Bläschenbildung veranlassen, wie es die (Mittel) aus Salzschaum oder aus Natron sind oder das sogenannte Mittel des Nileus oder das Mittel aus Lorbeerbeeren oder das Mittel des Apollophanes und des Kaphisophon, deren Zusammensetzungen wir in den Büchern der „Antworten" mitgeteilt haben; sie sind im Verhältnis zu der Größe der Krankheiten und der Beruhigungsphasen anzuwenden, indem wir sie einmal steigern, das andere Mal mildern.

Wir verordnen auch, den Körper in der Sonne zu dörren oder eine Erhitzung durch Kohlenfeuer oder durch heiße Wände oder den Fußboden, auch durch (heiße) Steine und Ziegel. Dasselbe bewirken auch in der Sonne erhitzte Wachssalben oder zuvor eingeriebene Häute, die in ähnlicher Weise erwärmt wurden, die untergelegt die Kranken aufnehmen sollen, die darauf gleichsam zu wälzen und herumzudrehen und unter Massagen in verschiedene Lagen zu bringen sind; / auch sollen sie die Stellen, 35
die sie verlassen haben, von neuem aufsuchen, damit sie auf heißere Stellen kommen; denn es ist naturgemäß, daß Häute durch Öl und Sonnenbestrahlung leicht heiß werden. Wir gebrauchen auch zu einer ähnlichen Behandlung des Körpers, welche die Griechen *phoinigmos* (Rötung) nennen, den Sand am Meeresstrand, der von der Sonne erhitzt ist, damit er, über den Schoß gebreitet, den Kranken wärmt, dann auch wärmende Umschläge mit Salz- oder Seewasser oder eine Abkochung von Lorbeerbeeren oder allen Drogen, die auf den Körper diese Wirkung ausüben. Wenn die Krankheit andauert, verwenden wir auch Umschläge aus Senf, oder wir reiben den Körper mit zerstampfter und aufgelöster Purgierdolde ein, welche die Griechen *thapsia* nennen, bis die Haut rot wird und die Partien eine mäßige Schwellung zeigen. Denn jemanden durch den 36
Gebrauch dieser Pflanze zu verwunden oder zu schädigen ist ein auf Übertreibung beruhender Fehler, ebenso wie der übermäßige Gebrauch des Senfpflasters. Im allgemeinen haben aber auch Erhitzungen mit Hilfe von Säckchen voll gedörrtem Salz dieselbe heilende Wirkung wie auch der Gebrauch von (Heiß)luft im Schwitzbad.

Ordinamus etiam si quid parti[a]liter loco patienti poterit adhiberi, ut capiti passione uexato rasionem capillorum, nunc pro capillatura, nunc contra capillaturam. in mulieribus uero, quae id fieri non facile permittunt, denso pectine exerceri capillos imperamus, supradicta scilicet diuersitate et cum uehementi conatu atque primo aliorum manu et raro pectine, tunc magis denso et aegrotantis manu.

37 Ac si odorandi officium fuerit paralysi uitiatum, erunt adhibenda acriora odoramenta, ut ex aceto et sale aut adiuncto origano ex aceto intincto, quo ex eo acriorem profectam exhalationem naribus sapiant aegrotantes, nunc etiam sinapi uel castoreo ex aceto soluto per interualla uel lasare, quod Graeci opon Cyrenaicum uocant. sed haec erunt naribus quoque immittenda uel sinapi cum aceto; ⟨et⟩ donec prouocentur„ iubemus eos u⟨i⟩olenter emungere. probamus denique betae nigrae uel cyclaminis herbae sucum cochleare plenum naribus infundendum utentes ptarmicis uehementioribus, quae nos sternutamenta uocamus, ex pipere, helleboro, castoreo, [a]strut⟨h⟩io et ho-
38 rum similibus. post sternutationem uero magis odoramenta utenda probamus. haec enim uehementius odorationis mouent officium et solas capitis partes in passione constitutas quadam mutatione reformant.

Ac si lingua fuerit paralysi uitiata uel transuorationis partes, aridum sinapi dabimus masticandum ante lauacrum, tunc aqua calida os colluere praecipimus. aliquando etiam liquefactum ex aceto sorbere aegrotantem imperabimus et gargarizare. hoc quidem etiam de similibus liquoribus faciemus, ut ex fico, hyssopo, draganto, origano, thymo, pipere, pyretro, staphisagria. haec etiam masticanda
39 dabimus ipsam quoque linguam lasare fricantes ex aqua soluto. tunc etiam cornu cucurbitae in modum adhibemus: adducit enim non aliter quam haec spiritum et in solitas prouocat uias, quae sunt ex antecedentibus medicaminibus praepurgatae.

1 partialiter *Sich. Drabkin corr. Rov.*[m] *coll. Tard. I 90 (cf. etiam Cel. I 46; Tard. II 30. 44, ubi leguntur formae adiectiui* partilis*)* 8 At *Rov.*[m] 9 origono *Sich. corr. Rov.*[m] 9sq. ex aceto intincto *scripsi* in aceto extincto *edd.* aceto intincto *Rov.*[m] 10 profecto *Sich. corr. Rov.*[m] 13 et *add. Drabkin* 13sq. donec prouocemus eos uel nolentes emungere *Rov.*[m] 14 uolenter *Sich. corr. Drabkin* nolentes *Rov.*[m] 15 succi *Rov.*[m] 17 strut(h)io *Ihm, Thes. L. L. II 980,40sqq. coll. Cels. Med. V 22,8: CML I p. 209,21. 23 (item Tard. I 98. 116)* astrutio *Sich.* nasturtio *Rov.*[m] 22 At *Rov.*[m] 24 *post* liquefactum *add.* sinapi *Rov., sed est e lin. 23 audiendum* 25 imperauimus *Sich. corr. Drabkin (cf. § 46)* imperamus *Rov.* 26 origono *Sich. corr. Rov.* 30 insolitas *Sich. corr. Drabkin (item § 32)*

Wir verordnen auch die für die einzelnen leidenden Partien anwendbaren örtlichen Mittel; so, wenn der Kopf von der Krankheit betroffen ist, das Abrasieren der Haare, bald mit dem Strich, bald gegen den Strich. Bei Frauen aber, die dies nicht gern zulassen, ordnen wir an, die Haare mit einem feinen Kamm zu bearbeiten, und zwar im zuvor beschriebenen Wechsel und mit starkem Kraftaufwand und zuerst durch eine fremde Hand und mit einem groben Kamm, dann mit einem feineren (Kamm) und durch die Hand der Patientin.

Und wenn die Geruchsfunktion von der Lähmung geschädigt ist, 37
so soll man schärfere Riechmittel gebrauchen, wie die aus Essig und Salz, auch unter Beigabe von Origanum, in Essig eingetaucht, damit die Kranken den davon ausgehenden schärferen Geruch mit der Nase wahrnehmen können, dann auch solche aus Senf oder Bibergeil, das nach und nach in Essig aufgelöst wird, oder Laser, das die Griechen *opos Kyrenaïkos* (Saft von Kyrene) nennen. Aber diese (Substanzen) sollen auch in die Nasenlöcher eingeführt werden, z. B. Senf mit Essig; und solange bis eine Reizwirkung erzielt wird, lassen wir sie heftig ausschnauben. Wir empfehlen schließlich vom Saft von schwarzem Mangold oder von Saubrot einen Löffel voll in die Nasenlöcher zu träufeln, wobei wir recht starke *ptarmika* gebrauchen, die wir Niesmittel nennen, aus Pfeffer, Nieswurz, Bibergeil,
Seifenkraut und Substanzen, die diesen ähnlich sind. Nach dem Niesen 38
empfehlen wir, verstärkt Riechmittel zu gebrauchen. Denn diese bringen die Geruchsfunktion besonders kräftig in Gang und verändern allein die von der Krankheit betroffenen Teile des Kopfes und stellen sie wieder her.

Wenn aber die Zunge von der Lähmung geschädigt worden ist oder der Schluckapparat, so geben wir vor dem Bade trockene Senfkörner zu kauen, danach lassen wir den Mund mit warmem Wasser ausspülen. Bisweilen geben wir auch die Anweisung, daß der Patient mit Essig verflüssigten (Senf) einschlürft und damit gurgelt. Dasselbe machen wir auch mit ähnlichen Säften, wie denen von Feigen, Ysop, Tragant, Origanum, Thymian, Pfeffer, Bertramswurz, Läusekraut. Diese Pflanzen geben wir auch zu kauen und reiben auch die Zunge selbst mit Laser ab, das in Wasser
aufgelöst worden ist. Danach gebrauchen wir auch ein Horn wie einen 39
Schröpfkopf: es zieht nämlich genauso wie dieser das Pneuma an und leitet es in seine gewohnten Gänge, die zuvor durch vorher angewendete Heilmittel gereinigt worden sind.

Item stomacho patiente atque uentre magis frequentabimus drimyphagian, dantes etiam lasar cum aceto, ex quibus panis erit madidandus adiuncto quolibet pulmento.

Ac si podex fuerit paralysi uitiatus aut eius uicina, acriora facimus uel mordicantia inici collyria, quae Graeci balanos uocant, uel sinapi plurimum fico admixto atque in collyrium collectum longitudine aptum partibus inicimus. et ea, quae in aliis ordinauimus,
40 fomenta nunc pro encathismatibus adhibemus; / uel per clysterem inicimus aliqua ex acrioribus, ut aquam salsam uel marinam uel garum, quod appellamus liquamen, ex pisce siluro confectum, et si qua fuerint similis uirtutis. quorum omnium dexteros usus atque confectionis genus et adhibendi rationem libris Adiutoriorum specialium docuimus.

Oportet praeterea singulas partes in passione constitutas suis ac naturalibus motibus admonere, ut supercilium leuando ac deponendo, palpebram concludendo ac distinguendo, linguam producendo atque conducendo. haec sunt aegrotantibus imperanda.

41 Hortandi etiam locutionem tentare, quod si minime facere potuerint ex omni parte officio linguae cessante, erunt suadendi, ut animo concepta uoluant, quae proferre non possunt. saepe enim, quae loqui uolentes mente perceperint, in alto formans spiritus accepto motu rumpit in uocem. uel certe docendi sunt unius exprimendae litterae curam suscipere, ut intra se exercendo manifestius prodant, et magis ex uocalibus, ne difficultate sonitus multarum litterarum uocis organa concludantur quam reserentur. tunc cum implere ualuerint, dabimus lexes atque nomina, quae sint ex multis uocalibus
42 conscripta, ut est paean et his similia. sic / etiam numeros dabimus et ex his exclamare prouocabimus aegrotantes. ac deinde lectionem offeremus uel disputationem.

Haec adhibenda sunt etiam, si buccarum partes circa labiorum confinia, quem Graeci chalinon uocant, fuerint in passione constitutae. danda etiam mastiche masticanda uel cera indulgentior mordenda, tunc ferulae particula uel per profectum tiliae tabella. plus enim illorum singula quodam cum certamine partes faciunt exerceri. tunc danda etiam frangenda arida fabarum grana uel amygdala molliora ac nuces Auellanae primo, tunc etiam glandes, paulatim aucto numero quantitatis.

4 At *Rov.*^{m} 7 et] ut *Sich. corr. Rov.* 12 libro *Sich. corr. Drabkin coll. Cel. I 70; III 81; Tard. I 141 „an excidit numerus?" Drabkin*^{app} 23 prodant *scripsi (cf. Tard. I 150; II 7. 198; III 4; V 139)* probent *edd.* 29 offeramus *Sich. Drabkin corr. Rov.* 32 Dandum *Sich. corr. Rov.*^{m}

Ferner gebrauchen wir, wenn Magen und Bauch krank sind, vorzugsweise die Salzkost, geben dabei auch Laser mit Essig, womit das Brot angefeuchtet werden soll, dazu irgendeine Fleischspeise.

Wenn aber der After oder seine Umgebung von der Lähmung geschädigt worden ist, so lassen wir recht scharfe oder beißende Zäpfchen einführen, welche die Griechen *balanoi* nennen, z. B. formen wir eine große Menge Senf mit einer Beimischung von Feigen zu einem Zäpfchen von einer Länge, die den (betroffenen) Partien entspricht, und führen es ein. Und die von uns für die anderen Fälle verordneten erwärmenden Mittel
gebrauchen wir jetzt als Sitzbad; / oder wir führen mit Hilfe einer Klistier- 40
spritze etwas recht Scharfes ein, wie Salz- oder Seewasser oder Fischbrühe, die wir *liquamen* nennen, die aus dem Wels hergestellt ist, oder was sonst noch von ähnlicher Beschaffenheit ist. Den richtigen Gebrauch, die Herstellungsweise und die Art der Anwendung aller dieser Mittel haben wir in den Büchern „Spezielle therapeutische Maßnahmen" dargelegt.

Es ist außerdem notwendig, jeden einzelnen von der Krankheit betroffenen Körperteil zu seinen natürlichen Bewegungsfunktionen anzuregen, z. B. die Augenbraue zu heben und zu senken, das Lid zu schließen und zu öffnen, die Zunge auszustrecken und zurückzuziehen. Diese Anweisungen soll man den Kranken geben.

Man soll sie auch ermuntern, das Sprechen zu versuchen; wenn sie 41
es gar nicht tun können, weil die Funktion der Zunge in jeder Hinsicht versagt, soll man ihnen zureden, die Gedanken im Geist zu bewegen, die sie nicht aussprechen können. Oft nämlich läßt die Atemluft, die in der Tiefe Gestalt annimmt, wenn sie in Bewegung gerät, das, was sie im Wunsch zu sprechen geistig konzipiert haben, zur Stimmäußerung werden. Oder man soll sie wenigstens lehren, sich um das Artikulieren eines einzigen Buchstabens zu bemühen, damit sie ihn durch Übung für sich deutlicher hervorbringen, und zwar besser einen der Vokale, damit sich nicht bei der Schwierigkeit der Aussprache vieler Buchstaben die Sprechwerkzeuge (eher) verschließen als öffnen. Wenn sie diese Aufgabe erfüllen können, dann geben wir ihnen Wörter und Namen (auszusprechen), die mit vielen
Vokalen geschrieben werden, wie „Paian" und ähnliche. Dann / geben wir 42
ihnen auch Zahlen auf und veranlassen die Kranken, einige von ihnen mit großer Lautstärke auszusprechen. Und schließlich bieten wir ihnen Rezitation oder ein Gespräch an.

Diese Übungen soll man auch dann anwenden, wenn die Partien der Wangen um die Enden der Lippen, was die Griechen *chalinos* (Mundwinkel) nennen, von der Krankheit befallen sind. Man soll auch Mastix zu kauen geben oder in nicht zu hartes Wachs beißen lassen, danach in ein Stück Pfriemenkraut oder, wenn Fortschritte erzielt wurden, in ein kleines Brett aus Lindenholz. Denn jedes einzelne jener Mittel führt dazu, daß die Partien mit einem gewissen Wetteifer besser geübt werden. Dann soll man auch trockene Bohnen zu zerbeißen geben oder nicht zu harte Mandeln und Nüsse, zuerst Haselnüsse, dann auch Walnüsse, und deren Anzahl allmählich steigern.

43 Ac si digiti fuerint in passione constituti, erunt commouendi oblatione cerae emollientis et malagmatum suprascriptorum, quod non solum motu, sed etiam tactu medicamina propria uirtute mede⟨a⟩ntur. praeterea eodem exercitii tempore et in illis, quibus totae manus paralysi fuerint uitiatae uel earum quaelibet partes, ⟨h⟩alt[h]eres erunt offerendi. etenim pondere pro modo uirium aegrotantes quodam labore partes exercent. sed erunt praedictis malagmatibus commouendi ⟨atque monendi⟩, ut primo teneant uel baiulent aegrotantes, tum demum ex ipsis simili ratione feriendo manus exerceant.
44 ac si crura fuerint paralysi uitiata, si fieri potuerit, per se ipsos, sin minus, aliorum impulsu extensione atque conductione exerceant eas partes, non tamen sine suasione, quo non solum motibus exerceantur, uerum etiam ipsi connitantur.

Erunt denique ob uarietatem motus artis industria partes commouendae hoc modo: iacente aegroto cruribus imposita fasciola superpendenti rotulae, quam Graeci trochilion appellant, alterum ex initiis fasciolae inserendum, hinc tenendum dare nunc ministro, nunc aegrotanti demonstrato motu [ac] partili, qui nunc adducta fasciola
45 subleuet crura, nunc indulta deponat. sed cum non solum leuare ac deponere uoluerimus, sed etiam extendere aut inflectere partes paralysi uitiatas, duae erunt fasciolae imponendae, altera genibus, altera talis, tunc per supradictam rotulam traiciendae et apprehensis initiis similiter offerendae patientibus uel ministris, ut uicissim adducant, quo ea, quae genu continet, adducta et ea, quae talum continet, indulgente hoc motu crura flectantur, rursum talari adducta et indulta ea, quae genu continet, cruris fiat extensio. ac si sedere potuerint aegrotantes, erit fasciolae medietas pedibus submittenda, cuius initia eidem tradita cogatur labore proprio per se ipsum ad-
46 ducendo atque indulgendo suis cruribus motum praestare. simili

2 suprascriptorum] *u.* § 34

3 medentur *edd.* *sec. Drabkin*^{app} *correxi* 5 altheres *Sich.* *corr. Rov.*^{m} alteres *Drabkin* 6 etenim *scripsi (u. Bendz, Caeliana, p. 35)* At enim *Sich.* Eo enim *Rov.* 7 partes *sec. Almel., p. 640, scripsi coll. § 44* mortes *Sich.* motus *Rov.*^{m} inertes *Drabkin* exercentur *Rov.*^{m} 8 commonendi *Rov.*^{m}; *sed cf. § 43 in.* atque monendi *addidi* 9 tunc *Drabkin (tacitus)* feriendi *Sich.* *sec. Drabkin*^{app} *correxi* ferendo *Rov.*^{m} 10 At *Rov.* 11 conductione *coni. Rov.*^{m} *(cf. § 2. 6. 14)* conclusione *edd.* 12 qua *Sich.* *corr. Rov.*^{m} *post* solum *add.* aliorum *Rov.* 16 alter *Rov. Amm. Drabkin* 17 initiis *scripsi (cf. lin. 22. 28)* finibus *edd.* inserendus *Rov.*^{m} *Amm.*^{m} *Drabkin* 18 ac *secl. Drabkin* 23 ducant *Rov. Drabkin (taciti)* 26sq. potuerit aegrotans *Rov.* 28 initio *Rov.*^{m} tradito *Rov.*^{m}

Wenn aber die Finger von der Krankheit befallen sind, so soll man 43
sie bewegen unter Anwendung von erweichendem Wachs und der oben beschriebenen erweichenden Mittel, weil diese Heilmittel nicht nur durch das Bewegen, sondern auch durch die Berührung mit der ihnen eigenen Kraft heilsam wirken sollen. Während dieser Übungszeit soll man außerdem auch denen, deren ganze Hände von der Lähmung geschädigt worden sind oder irgendwelche Teile von ihnen, Hanteln geben. Denn auf Grund ihres Gewichtes üben die Kranken nach Maßgabe ihrer Kräfte die (einzelnen) Teile mit einer gewissen Anstrengung. Aber sie sind mit den soeben genannten erweichenden Mitteln beweglich zu machen und darauf hinzuweisen, daß die Patienten die Hanteln zuerst (nur) halten oder anheben, dann erst mit ihnen die Hände üben, indem sie in ähnlicher Weise damit
stoßen. Und wenn die Beine von der Lähmung geschädigt worden sind, 44
sollen sie, wenn es möglich ist, allein, wenn aber nicht, mit fremder Hilfe diese Körperteile durch Ausstrecken und Anziehen üben; dabei soll nicht versäumt werden, ihnen zuzureden, sich nicht nur durch diese Bewegungen (durch andere) üben zu lassen, sondern sich auch selbst mit anzustrengen.

Diese Körperteile sollen schließlich auch um der Abwechselung der Bewegung willen durch eine Vorrichtung bewegt werden, und zwar wie folgt: während der Kranke liegt, wird eine Binde um die Beine gelegt, und ein Ende der Binde ist um ein darüberhängendes Rädchen zu führen, welches die Griechen *trochilion* nennen, und dann bald einem Diener zu halten zu geben, bald auch dem Kranken, nachdem ihnen der Bewegungsvorgang im einzelnen vorgeführt worden ist, der jetzt beim Anziehen der Binde die Beine anhebt, dann beim Lockerlassen sie sinken
läßt. Da wir aber die von der Lähmung geschädigten Körperteile nicht 45
nur heben und senken, sondern auch ausstrecken oder beugen wollen, müssen zwei Binden angelegt werden, eine um die Knie, die andere um die Knöchel, sie sind dann über das soeben genannte Rädchen zu legen, und ihre Enden sind zu ergreifen und in ähnlicher Weise den Kranken oder den Dienern zu halten zu geben, damit sie sie abwechselnd anziehen, damit, wenn die Binde, welche das Knie hält, angezogen und die, welche den Knöchel hält, locker gelassen wird, durch diese Bewegung die Beine gebeugt werden, wenn andererseits die Binde um den Knöchel angezogen und diejenige, welche das Knie umschließt, locker gelassen wird, eine Streckung des Beins erfolgt. Und wenn die Patienten sitzen können, so ist die Mitte der Binde unter die Füße zu legen, und deren beide Enden sind ihm zu reichen; er soll dann dazu veranlaßt werden, selbst mit eigener Anstrengung durch Anziehen und Lockerlassen seinen Beinen Bewegung
zu verschaffen. Auf ähnliche Weise können bekanntlich auch die von 46

etiam modo manus in passione constitutae moueri posse noscuntur, ut ex altera fasciola iubeat quam oportet partem articulis digitorum uicinam, quam Graeci carpon uocant, altera cubitum circumdari.

Praemotis igitur uel exercitis, ut supra dictum est, imperabimus, ut sella tonsoria sedeant aegrotantes, quae sit obliquis anconibus fabricata, quibus incumbentes sese leuare nitantur. et nunc fulcti ex utroque alarum latere ministrorum officio deambulationem tentent uel incumbentes baculo aut uehiculo manibus acto, quod infantibus saepe motum discentibus fabricatur, sed magnitudine tamen aegrotantibus coaequandum.

47 Dehinc cum gestationis augmenta sufficimus, conficienda sunt ligna, quae transgredi pedibus nitantur aegrotantes. tunc etiam perfectis in terra lacunis deambulationem imperabimus, ac deinde calceamentis adiuncto plumbo prius paruo, ut exempli causa uncia, tunc plurimo atque pro augmentorum gradu usque ad libram deducto. tum etiam itineris celeritas erit augenda, habet enim maioris laboris officium.

Varianda etiam omnis regula, ut nunc resumptiuos cyclos in metasyncriticos deducamus, nunc e contrario uersa uice gradum reuocemus. praeterea perseuerante passione ad hellebori usum probamus accedendum, non solum semel, sed et cogentibus rebus se-
48 cundo uel tertio, / tunc resumendos atque naturalibus aquis dandos, et magis calidioribus, ut sunt in Italia Patauinae, Veseuinae et Senanae et Ca⟨e⟩retanae appellatae. etenim Albae siue Albulae quae sunt appellatae, quod sint frigidae uirtutis, solutione laborantibus uel fluore quorumlibet officiorum naturalium a ueteribus sunt approbatae. utendum etiam natationibus marinis uel supradictarum aquarum, et primo partibus passione uitiatis inflatae uesicae sunt adiungendae, quod natandi laborem minuant. item aquarum ruinis partes in passione constitutae sunt subiciendae, quas Graeci cataclysmos appellant, plurimum etenim earum percussiones corporum faciunt mu-
49 tationem. peregrinatio quoque adhibenda ⟨terrena⟩ atque maritima. necnon castoreum poto damus, si quisquam eius odoris difficultatem perferre ualuerit. recorporatiuam curationem, quam Graeci metasyncriticam uocant, utilem approbamus partibus in passione constitutis.

Haec est secundum Methodon paralyticorum curatio.

2 iubeamus *Drabkin* „*an* iubeatur?" *Drabkin*[app] partem *coni. Drabkin* arteriam *Sich.* 4 imperabimus *sec. Drabkin*[app] *scripsi* dabimus *edd.* (consilium dabimus *Rov.*) 23 pantherinae *Sich. corr. Rov.*[m] 24 caritanae *Sich. corr. Drabkin* 32 terrena *add. Rov. coll. Tard. I 112*

der Krankheit betroffenen Hände bewegt werden, indem er mit der einen Binde die erforderliche Stelle neben den Fingergelenken, welche die Griechen *karpos* (Handgelenk) nennen, mit der anderen den Ellenbogen umwickeln läßt.

Wenn sie also bewegt worden sind oder sich geübt haben, wie es soeben beschrieben worden ist, so ordnen wir an, daß die Kranken sich in einen Barbierstuhl setzen sollen, der mit schrägen Armlehnen versehen ist; auf diese sollen sie sich stützen und sich zu erheben versuchen. Und dann sollen sie, auf beiden Seiten unter den Achseln von Dienern gestützt, zu laufen versuchen, oder indem sie sich auf einen Stock stützen oder auf ein mit den Händen bewegtes Fahrgestell, wie es oft für die Kinder zum Laufenlernen gebaut wird, es muß aber der Größe der Patienten angepaßt werden.

Danach sollen, indem wir Steigerungen bei der Bewegung verschaffen, 47
Hölzer zurechtgemacht werden, welche die Patienten mit den Füßen zu übersteigen versuchen sollen. Dann soll man auch Gräben im Erdboden ausheben lassen und anordnen, sie zu durchklettern, und danach (soll man) mit Schuhen (laufen lassen), die mit Blei beschwert sind, zuerst mit wenig, z. B. mit einer Unze, dann mit viel und im gesteigerten Grade bis zu einem Pfund. Dann soll auch das Lauftempo beschleunigt werden, denn dies erfordert eine größere Anstrengung.

Die gesamte Behandlungsweise muß abwechselungsreich gestaltet werden, so daß wir bald den Erholungszyklus in den umstimmenden überführen, bald im Gegensatz dazu umgekehrt vorgehen. Außerdem empfehlen wir bei fortdauernder Krankheit, zum Gebrauch von Nieswurz überzugehen, nicht nur einmal, sondern, wenn es notwendig ist, auch ein zweites oder drittes Mal;/danach sollen sie sich wieder erholen und in natürli- 48
che Heilbäder gebracht werden, besonders in wärmere, wie es in Italien die sogenannten patavinischen, vesuvischen, senanischen und caeretanischen sind. Denn die sogenannten Albaner oder Albulaner Quellen sind, weil sie von kalter Beschaffenheit sind, von den Alten nur denen empfohlen worden, die an einem Zustand der Lockerung leiden oder an einem (übermäßigen) Fluß aller möglichen natürlichen Ausscheidungen. Man soll auch Schwimmübungen im Meer oder in den soeben genannten Gewässern machen lassen, und zuerst sollen dabei an die von der Krankheit geschädigten Körperteile aufgepustete Blasen angebunden werden, weil sie die Anstrengung beim Schwimmen verringern. Auch sollen die von der Krankheit betroffenen Körperteile Wassergüssen unterzogen werden, welche die Griechen *kataklysmoi* nennen, ganz besonders bringt nämlich deren Aufprall eine Veränderung in den Körpern zustande. Auch eine 49
Reise über Land und Meer ist durchzuführen. Wir geben außerdem Bibergeil zu trinken, wenn ein Patient dessen unangenehmen Geruch aushalten kann. Die umstimmende Behandlung, welche die Griechen die metasynkritische nennen, halten wir für die von der Krankheit betroffenen Körperteile für nützlich.

Dies ist die Behandlung für Gelähmte nach der Vorschrift der Methodiker.

Veterum autem medicorum Hippocratis atque ⟨H⟩erophili sectatores memorant ea, quae in passione constitutos sequuntur, curationem uero nullam tradiderunt. item Diocles libro, quo de passionibus atque causis et curationibus scripsit, eandem dixit conducere curationem, quae epilepticis est ordinata.

50 Dehinc Praxagoras secundo libro Curationum primo uomitum probat et his praesertim, qui caput fuerint paralysi uitiati, nunc ante cibum, nunc post cibum, tunc reuocationes atque uentriflua et urinalia medicamina, quae coelio⟨ly⟩tica atque diuretica appellauit. adhibet etiam clysterem iugem et acriorem; bibendum etiam cum aceto asininum atque bubulinum lac probat, tunc cataplasmata et malagmata et sudoris p⟨r⟩ouocationes, et, si quis uomere facile potuerit, parum hellebori pulmentis interiectis diebus admiscet neque mox factam paralysin curans neque recte a uomitu incipiens – et in his magis, qui caput paralysi uitiati uidentur –, priusquam ex aliis adiu-
51 toriis partes fuerint releuatae. dehinc sensibilis post cibum omnis est uomitus et multo grauius iugis. at Praxagoras iubet quotidianis aut alternis diebus adhibitos, sui[s] dogmati[bu]s frustratus erroribus, quanquam uentriflua atque diuretica et clysteres iuges approbauerit. non enim quod mutationem corporis haec facere ualeant existimauit, sed quod materiarum facere detractionem atque corpus liquidis uacuare. item aceto poto dato lac repugnat, cuius ⟨usus⟩ magis grauis. dehinc qualibus cataplasmatibus uel malagmatibus sit utendum,
52 dicere negligit. / sed neque tempus adhibendi discreuit. non enim, quando mitigatiuis utimur cataplasmatibus, tunc erit malagmatibus utendum. at iste pariter utraque composuit. item sudores laxatis corporibus fiunt, non ipsi laxamentum faciunt. sed neque quemadmodum sint prouocandi docuit aut memorauit. item album helleborum paruum datum praefocationis ingerit periculum et multo potius, quoties sunt in uomitum difficiles aegrotantes. mitto communiter eum dixisse interpositis diebus offerendum et tempus non memorasse, cum passionem necesse sit superpositionibus ac lenimentis uariari.

3–5] Diocl. fr. 58 Wellmann 6–33] Prax. fr. 105 Steckerl

1 Erophili *Sich.* 8 atque] per *Rov.*^{m} 9 coeliotica *edd.* *corr. Probst, Thes. L. L. III 1411,5sq. (cf. Tard. I 174)* 12 pouocationes *Sich.* *corr. Rov.* 14 recta *Sich.* *corr. Amm.* 16 sensibilis] grauabilis *Rov.*^{m} 17 *post* iubet *add.* adhiberi *Rov.* cotidianis *Drabkin* 18 adhibitos] nondum a *Rov.*^{m} suis dogmatibus *edd.* *correxi (cf. e.g. § 55)* frustratus *scripsi (cf. Tard. I 47)* sublatis *edd.* sublatus *Drabkin*^{app} 22 usus *add. Hagendahl, p. 261sq., coll. § 60. 102* „*fort.* cuius usus *(om.* magis*)*" *Drabkin*^{app} 33 uariare *edd.* *sec. Drabkin*^{app} *correxi*

Von den alten Ärzten erwähnen die Anhänger des Hippokrates und des Herophilos zwar die Symptome der von diesem Leiden Befallenen, haben aber keine Behandlung dafür überliefert. Und Diokles sagte in dem Buch, in dem er über die Krankheiten, deren Ursachen und Behandlungsweisen geschrieben hat, daß dieselbe Behandlungsweise angebracht sei, die für Epileptiker verordnet ist.

Danach empfiehlt Praxagoras im zweiten Buch der „Behandlungswei- 50
sen“ als erstes das Erbrechen, und zwar besonders bei denen, deren Kopf von der Lähmung geschädigt worden ist, bald vor, bald nach dem Essen, danach Ableitungen sowie abführende und harntreibende Mittel, die er *koiliolytika* und *diurētika* nannte. Er verwendet auch ständig ein ziemlich scharfes Klistier; er empfiehlt auch, Esels- und Kuhmilch mit Essig zu trinken, dann auch Packungen, erweichende Mittel und schweißtreibende Maßnahmen, und wenn sich jemand leicht erbrechen kann, so mischt er mit Unterbrechungen von einigen Tagen den Speisen etwas Nieswurz bei; damit heilt er nicht (einmal) eine Lähmung, die eben erst eingesetzt hat, und er macht es auch nicht richtig, mit dem Erbrechen anzufangen – und zwar besonders bei denen, die offensichtlich am Kopf von der Lähmung geschädigt worden sind –, bevor die (kranken) Teile mit anderen
therapeutischen Maßnahmen entlastet worden sind. Außerdem ist jedes 51
Erbrechen nach dem Essen belastend und schon gar ein ständiges. Praxagoras jedoch läßt sie täglich oder jeden zweiten Tag (Brechmittel) nehmen, obwohl er abführende und harntreibende Mittel und ständig Klistiere gebraucht, und wird so an den Irrtümern seiner Ansicht zuschanden. Er hat nämlich nicht gemeint, daß diese Mittel eine Veränderung im Körper bewirken können, sondern daß sie Stoff ableiten und den Körper von Flüssigkeiten entleeren können. Auch verträgt sich der als Getränk gegebene Essig nicht mit der Milch, deren Gebrauch sich weit belastender auswirkt. Auch versäumt er es, zu sagen, welche Art von Packungen oder
erweichenden Mitteln man gebrauchen soll. Aber er hat auch nicht einmal 52
den Zeitpunkt ihrer Anwendung festgelegt. Denn wenn wir lindernde Packungen gebrauchen, dann dürfen wir nicht erweichende Mittel anwenden. Aber dieser Autor hat beides gleichzeitig zusammengestellt. Schweißausbrüche entstehen übrigens bei gelockerten Körpern, sie rufen aber nicht ihrerseits eine Lockerung hervor. Er hat aber nicht einmal gelehrt oder erwähnt, auf welche Weise man (die Schweißausbrüche) verursachen soll. Außerdem bringt schon eine kleine Menge weiße Nieswurz, wenn sie eingegeben wird, Erstickungsgefahr und noch viel mehr, sobald die Kranken sich nur schwer erbrechen können. Ich will nicht davon reden, daß er ganz allgemein gesagt hat, man solle sie in Abständen von einigen Tagen geben, und keine genauen Zeitangaben gemacht hat, während doch dieses Leiden notwendigerweise mit Steigerungs- und Beruhigungsphasen wechselt.

53 Item Erasistratus de paralysi scribens differenter curandos ait
eos, qui conductione sunt paralysi uitiati, ab his, qui extensione ui-
dentur affecti. etenim neque cataplasmata neque malagmata secun-
dis inquit conuenire, non aduertens, quoniam etiam strictura den-
sata quaedam corpora ui maiore non aliter quam chordae tenduntur,
laxata denique medicinalium uirtute saepe retenduntur. item initio
curationis clysterem probat phlebotomiae negligens potentiam, quo
adiutorio maius nihil maioribus approbatur. tunc inquit effecta fe-
bricula detrahendum cibum et dandum mulsum ex aceto confectum,
54 profecto densata constringens. tunc obseruatis temporibus accessio-
num uel dimissionum dandam ptisanam probat aut olus, quorum
alterum inflat, alterum facile corrumpitur. dehinc aromaticas appro-
bat potiones, et alias mites, alias uehementes. uentrem quoque faci-
lem cupit, ex quo stomachus necessario uitiatur; et neque quanta
neque quando neque quae danda sint memorauit. prohibet etiam
uinum anni spatio uana intentione tempus definiens. dat etiam lac
cum melle atque sale, quod est contrarium supradicto mulso ex aceto
confecto. utitur praeterea uomitu post cibos, quod iam superius fieri
55 damnauimus. uitiat etiam deambulationibus harenosis in locis, ex
sola intentione sui dogmatis. etiam uentrem facilem cupit caduca su-
spicione deceptus.

Asclepiades uero principaliter de paralysi nihil scripsit, sed
Erasistrato respondens eos inquit, qui non graui dolore in ista passione
afficiuntur, phlebotomari non oportere. eos uero, qui priuati[s] sensi-
bus peiore strictura uexantur, abstinendos primo, tum iniciendos
probat. adhibet etiam purgatiua medicamina, quae Graeci catar-
tica uocauerunt, cum sint haec corruptiuae uirtutis et propterea cor-
56 pus elimando consumant potius, quam relaxent. sed specialiter a
laxatione paralysi uitiatis adurentia inquit medicamina conuenire
et fomentationem paruam paulo feruentius temperatam non aduer-
tens, quia plurimum extenta conductis similem exigunt laxationem
atque indulgentiam tensionis et non, ut existima[n]t, constrictionem.
utraque etenim haec passioni subiecta sunt, ut etiam stupor corporis

17 supradicto mulso] *u.* § 53 18 superius] *u.* § 51

2 conclusione *edd.* *corr. Rov.*^{m} *(cf. § 2. 6. 14)* 9 confecto *Sich.* *corr. Rov.*^{m} 10 constringent *Sich.* *corr. Drabkin* 16 uinum *coni. Drabkin* unius *Sich.* uinum unius *Rov.*^{m} 20 sola] stulta *Rov.*^{m} 23 respondit *edd.* *correxi* 24 priuatis *Sich.* *corr. Rov.* 25 initiandos *Sich.* *corr. Helmreich, Zu Caelius Aurelianus, p. 181* 31 plurima *edd.* *corr. Rov.*^{m} conclusis *edd.* *corr. Rov.*^{m} *(cf. § 2. 6. 14. 53)* 32 existimant *Sich.* *corr. Rov.* conscriptionem *Sich.* *corr. Schmid, Rph 17, p. 49sq.*

Erasistratos sagt bei seiner Darstellung der Lähmung, man müsse 53
diejenigen, die von der Lähmung in Form eines Krampfes geschädigt worden sind, in anderer Weise behandeln als diejenigen, die offensichtlich von einer Ausstreckung betroffen sind. Er sagt nämlich, für die zweite Gruppe seien weder Packungen noch erweichende Mittel zuträglich, ohne zu beachten, daß auch manche bei einer Straffung verdichteten Körper ebenso wie Saiten mit ziemlich großer Gewalt gespannt werden, schließlich aber, durch die Wirkung von Medikamenten gelockert, oft wieder entspannt werden. Auch empfiehlt er am Anfang der Behandlung das Klistier und vernachlässigt die starke Wirksamkeit des Aderlasses; dabei haben die Alten keine wichtigere therapeutische Maßnahme als diese empfohlen. Dann sagt er, man solle, falls sich Fieber einstellt, das Essen entziehen und Essigmet reichen, womit er wahrhaftig das Verdichtete noch mehr zusammenzieht. Dann empfiehlt er, man solle unter Beobachtung der Zeiten der 54
Anfälle oder des Nachlassens Gerstenschleim oder Kohl (zu essen) geben, von denen das eine bläht, das andere leicht gärt. Dann empfiehlt er Würztränke, teils milde, teils starke. Er möchte auch den Leib erleichtern, wodurch notwendigerweise der Magen geschädigt wird; und er hat nicht erwähnt, in welcher Menge, wann und was eingegeben werden soll. Er verbietet auch den Wein für den Zeitraum eines Jahres, wobei er diese Frist mit unklaren Vorstellungen festsetzt. Er gibt auch Milch mit Honig und Salz, was dem oben erwähnten Essigmet entgegenwirkt. Er wendet außerdem das Erbrechen nach dem Essen an, was wir schon weiter oben verworfen haben. Er richtet auch nur Schaden an, wenn er auf sandigem 55
Boden Spaziergänge verordnet, allein auf Grund der Vorstellung seiner Lehre. Auch möchte er den Leib erleichtern, wobei er sich von einer hinfälligen Vermutung täuschen läßt.

Asklepiades hat nichts Grundsätzliches über die Lähmung geschrieben, aber als Antwort auf (die Lehre des) Erasistratos sagt er, daß man diejenigen, die bei dieser Krankheit keine starken Schmerzen erleiden, nicht zur Ader zu lassen braucht. Diejenigen aber, die bei Verlust der Sinneswahrnehmungen unter einem ziemlich schlimmen Straffungszustand zu leiden haben, sollen nach seiner Empfehlung zuerst fasten und dann ein Klistier bekommen. Er verwendet auch reinigende Mittel, welche die Griechen *kathartika* nannten; dabei sind diese von zersetzender Wirkung und zehren deshalb den Körper eher durch Ausmergelung auf, als daß sie ihn erleichtern. Aber besonders für diejenigen, sagt er, die infolge einer Lockerung 56
von der Lähmung geschädigt worden sind, seien brennende Mittel und Hitzeeinwirkung in geringem Umfang mit fast siedender Hitze zuträglich, ohne zu beachten, daß sehr oft die ausgestreckten Partien ebenso wie die zusammengezogenen der Lockerung und des Nachlassens ihrer Spannung bedürfen und nicht, wie er meint, der Zusammenziehung. Denn diese beiden Zustände liegen der Krankheit zugrunde, wie etwa auch die

uel frigidus torpor, quem non semper ⟨ac⟩ necessario uaporationibus, uerum etiam frigore adhibito releuamus, siquidem contrariis inter
57 se passionibus haec subiecta monstrantur. ordinat praeterea idem in harenae spatio deambulationem, quod appellant scamma, atque transcensum lignorum et inter plurimum tempus bibendum uinum.

Item Themison primo libro Tardarum passionum in quibusdam peccare cognoscitur nondum rectam Methodon respiciens. etenim phlebotomat ex ea parte, quae passione uitiata est, si, inquit, sensu [non] caruerit, non curans, ut supra demonstrauimus, euitanda omnia, quae adiutorio quadam necessitate ueluti uexabilia uideantur esse coniuncta. dehinc lanam sucidam, quam oesypon appellant, ca-
58 piti iubet imponi, aceto atque oleo rosaceo infusam. neruis autem ceruicis atque spinae et cruribus et brachiis uinum atque oleum cum sale imponendum iubet constringens atque lacessens incongrue ea, quae phlebotomia⟨e⟩ miti releuatione laxauerat. tunc tertia die cibum probat atque quarta die cucurbitam imponi adiuncta scarificatione non interrogans passionis tempus, solum numerum dierum imprudenter attendens. dehinc sequentibus gestationem probat et neque in eo definiens tempus atque audaciter secundae diatriti expectationem spernens. dat etiam aloen in potu, et ex aqua calida et
59 oleo intestinis dare laxamentum ordinat. praeterea anatresin testae faciendam, quam nos perforationem uocamus, iamdudum quidem et in aliis Methodicis explosam, et harenae deambulationem conuenire existimat atque plagis ferulae caedendas partes in passione constitutas, profecto quae salsae aquae mitigatione atque recorporatione uidentur esse curandae.

Item Lysias primo libro Tardarum passionum cum his omnibus, tum medicosis quoque fomentationibus utendum probat. plurimi etiam alii aceto atque oleo roseo fouent[es] cum herpyllo et ruta et
60 hedera et castoreo. probant praeterea iuges clysteres atque purgatiua medicamina, quae catartica uocauerunt, et magis hieram, cuius

2 frigore adhibito] *cf.* Hipp. Aph. V 21: IV p. 538,10–12 L. 9 ut supra demonstrauimus] *u. e.g.* § 51sq. 54

1 ac *addidi (cf. e.g. § 61 extr.)* *post* uaporationibus *add.* calidis *Rov.* 3 passionibus] curationibus *Rov.m* subuecta *Drabkin (errore typographico?)* monstrentur *mauult Helmreich, Zu Caelius Aurelianus, p. 185* 9 nonI *sec. Drabkinapp seclusi* 10 uexabili *Rov. Amm. Drabkin (taciti)* 15 phlebotomia *Sich. corr. Drabkin* 19 ea *Rov.m* 27 Lysias *coni. Wellmann, Hermes 35, p. 369 adn. 3* Lusius *Sich.* Lucius *Rov.m Drabkin (u. etiam § 111; Tard. IV 78; Sor. Gyn. III 2,1: CMG IV p. 94,21)* 29 rosaceo *Rov.m coll. § 57; sed cf. e.g. § 66. 153; Cel. II 200* fouentes *edd.* *correxi*

Betäubung des Körpers oder die Kältestarre, die wir nicht immer und mit Notwendigkeit durch Anwendung von Hitze, sondern auch durch Kälte beheben; denn es zeigt sich, daß diese Zustände einander entgegengesetzten Krankheiten zugrunde liegen. Er verordnet außerdem das Laufen auf 57
einem Sandgelände, das man *skamma* nennt, das Übersteigen von Holzbalken und das Weintrinken, aber erst nach einer langen Zeit.

Auch Themison macht in seinem ersten Buch der „Chronischen Krankheiten“ bekanntlich einige Fehler, weil er noch nicht die richtige methodische Lehre berücksichtigt. Denn er führt den Aderlaß gerade an der von der Krankheit befallenen Stelle durch, wenn sie, wie er sagt, ohne Empfindung ist, und bedenkt nicht, wie wir oben gezeigt haben, daß alles zu vermeiden ist, was mit Notwendigkeit geradezu an Schädlichem mit einer therapeutischen Maßnahme verbunden zu sein scheint. Dann verordnet er, ungereinigte Wolle, die man *oisypos* nennt, auf den Kopf zu legen, die in Essig und Rosenöl getränkt worden ist. Auf die Sehnen des Nackens, 58
die Wirbelsäule, die Beine und die Arme läßt er Wein und Öl mit Salz auftragen, indem er in unangebrachter Weise die Partien verengt und reizt, welche er durch die milde Erleichterung mit Hilfe des Aderlasses gelockert hatte. Dann empfiehlt er am dritten Tag Essen, und daß am vierten Tag der Schröpfkopf angesetzt wird, in Verbindung mit Skarifikation, ohne die Dauer der Krankheit zu beachten, sondern indem er in unkluger Weise sich an die bloße Anzahl von Tagen hält. An den folgenden empfiehlt er dann das Herumtragen, und auch dabei setzt er keine bestimmte Zeit fest und verzichtet leichtsinnigerweise darauf, die zweite Dreitagefrist abzuwarten. Er gibt auch Aloe zu trinken und verordnet für die Därme ein Lockerungsklistier aus warmem Wasser und Öl. Außerdem will 59
er die *anatrēsis* des Schädelknochens vornehmen lassen, welche wir Durchbohrung nennen, die auch von anderen Methodikern seit langem verworfen worden ist, und meint, daß Laufen im Sand förderlich ist und daß man die erkrankten Teile mit Stockschlägen bearbeiten soll, die doch wahrhaftig allem Anschein nach (besser) mit dem milden und umstimmend wirkenden Mittel des Salzwassers zu behandeln sind.

Auch Lysias empfiehlt in seinem ersten Buch der „Chronischen Krankheiten“, alle diese Mittel, dazu auch wirksame erwärmende Mittel zu gebrauchen. Auch sehr viele andere behandeln mit Essig und Rosenöl in Verbindung mit Feldthymian, Raute, Efeu und Bibergeil. Sie empfeh- 60
len außerdem die ständige Anwendung von Klistieren und reinigende Mittel, die sie *kathartika* nannten, und besonders die Hiera, deren Ge-

usum Graeco libro Epistolarum ad Praetextatum damnauimus scribentes. sunt enim ea, quae stomachum uitiant, fugienda, ut sunt corpus insumentia et quae moderationis nostrae careant potestate.

Item Thessalus secundo libro De regulis scribens plurima recte dixisse probatur, quaedam uero proterua festinatione caduca. etenim post phlebotomiam usque ad tertium imperat abstineri, solum potum diurna cum luce offerendum. tunc transacta tertia die atque
61 hora, qua sunt aegrotantes paralysi uitiati, cibum probat. quibus respondere facile quisquam poterit, si quaerat, qua intentione Thessalus oriente luce potum iubeat dari. etenim si continuationis causa id fieri responderit, oportebat etiam cibum eodem tempore approbare. sin uero accessionum frequentia id existimat declinandum uel suspicione futurarum et propterea post tertium diem cibum transferendum, quo transacta hora passionis illatae tertia die recte aegros nutrire uideamus, oportebat etiam potum non communiter et generaliter diurnis diebus nec initio lucis offerre, sed horarum dimissione captata. dehinc non semper ac necessario tertia die cibum oportet
62 dari, / sed etiam quarta continuationis, quae initium ex die sumpsisse uisa, uel ob typum eadem ratione currentem. idem post haec similiter ut Themison quarta inquit die cucurbitas infigendas non interrogans, utrum passio sumpserit statum, quod est maxime seruandum. ait praeterea alternis diebus cibandos usque ad certum numerum dierum, quod infinitum reliquisse perspicitur. audaciter etiam atque inuidiose acopa quaedam uel malagmata probat excludenda solius moderationis neglecta⟨e⟩ arguens uitia. haec sunt, quae etiam Thessalo Sorani diligentia uidentur esse responsa.

CAPVT II

63 ### De canino raptv, qvem Graeci cynicon spasmon vocant

In ista passione constitutos sequitur conductio siue contractio repentino motu ueniens ac recedens sine ulla corporis turbatione,

1 Graeco] *latere uidetur, ut suspic. Drabkin*^{app}, *numerus aliqui ordinalis* 6 *post* tertium *add.* diem *Rov.; sed cf. Bendz, Caeliana, p. 50sq.* *post* abstineri *add.* et *Rov.* 8 probat *scripsi (cf. § 58 et 61)* portat *edd.* 15 et] sed *Sich. corr. Amm.* 17 tertio *edd. corr. Schmid, Mus. Helvet. 1, p. 124* 22 centum *Sich. corr. Rov.*^{m} 25 neglecta *Sich. corr. Rov.*^{m} 29 conclusio *edd. corr. Rov.*^{m} *(cf. § 2. 6. 14. 53. 56)*

brauch wir in unserem griechischen Buch der „Briefe an Praetextatus“ in schriftlicher Darlegung verworfen haben. Man soll nämlich solche Mittel vermeiden, die den Magen schädigen, denn sie zehren den Körper auf und stehen außerhalb unserer Kontrolle.

Auch Thessalos, der (davon) im zweiten Buch (seines Werkes) „Über die gesunde Lebensweise“ schreibt, hat zwar nachweislich sehr viel Richtiges gesagt, manches aber, was wegen seiner unverantwortlichen Übereilung hinfällig ist. Denn nach dem Aderlaß läßt er bis zum dritten Tage fasten und nur jeweils bei Tagesbeginn einen Trank verabreichen. Nachdem dann der dritte Tag und die Stunde des Tages, in der die Kranken von der Lähmung befallen worden sind, vorüber sind, empfiehlt er zu essen.
Diesen Ansichten kann man leicht entgegentreten, wenn man fragt, in 61
welcher Absicht Thessalos anordnet, bei Tagesbeginn zu trinken zu geben. Wenn er nämlich antworten sollte, dies geschehe wegen des (unveränderlichen) Dauerzustandes, so hätte er auch zu derselben Zeit zu essen empfehlen sollen. Wenn er aber glaubt, dies sei wegen der häufigen Wiederkehr der Anfälle zu vermeiden oder aus Furcht, daß noch weitere kommen werden, und deshalb meint, man müsse das Essen bis zum Ablauf des dritten Tages verschieben, damit wir, nachdem auch die Stunde des Beginns der Krankheit vorbei ist, am dritten Tag den Kranken in der richtigen Weise Nahrung zu geben scheinen, so hätte er auch das Getränk nicht allgemein und generell Tag für Tag und nicht bei Tagesbeginn geben sollen, sondern indem man das Verstreichen der Stunden abwartet. Dazu ist es nicht in allen Fällen und unbedingt notwendig, am dritten Tage
Speisen zu geben, / sondern auch am vierten bei einer Krankheit mit kon- 62
tinuierlichem Verlauf, die am Tage angefangen zu haben scheint, oder wegen der Periodizität, die in derselben Weise abläuft. Ähnlich wie Themison sagt er, daß man dann am vierten Tag Schröpfköpfe ansetzen soll, ohne danach zu fragen, ob sich das Leiden auf seinem Höhepunkt befindet, worauf man vor allem achten muß. Er sagt außerdem, daß man den Kranken alle zwei Tage Speisen geben soll bis zu einer bestimmten Anzahl von Tagen, die er jedoch offensichtlich nicht festgelegt hat. In leichtsinniger und gehässiger Weise empfiehlt er, auf Linderungsmittel und erweichende Mittel sei zu verzichten, womit er nur zeigt, wie verkehrt es ist, die einzige Milderung zu versäumen. Dies sind nun auch die Einwände, die mit Sorans Gewissenhaftigkeit gegen Thessalos vorgebracht worden zu sein scheinen.

2. KAPITEL

Über den Hundskrampf, den die Griechen kynikos spasmos nennen 63

Die von dieser Krankheit Befallenen überkommt ein Zusammenziehen oder Verzerren, das in plötzlicher Bewegung einsetzt und ebenso wieder vergeht, ohne alle körperlichen Beschwerden; und bald (tritt es) am äußer-

et nunc utriusque labii in ultimo fine siue oris angulo, quem Graeci chalinon uocant, ut etiam buccas adducat in posteriorem partem crebrissime, tanquam ridentibus, nunc palpebras uel supercilia ac nares, ut etiam colla atque humeros rapiat et ita patientes faciat commoueri tanquam onus humeris baiulantes transferendi ponderis causa.

64 Differt autem a spasmo et paralysi musculorum, qui buccas colligant, siquidem spasmus acuta atque celer passio perspicitur, caninus uero raptus etiam tarda. item paralysis supradictorum musculorum non, ut Demetrius ait Apameus, eo differt, quod non sit in canino raptu partium conuersio, hoc enim contra manifestam rationem intelligitur dictum, sed quod ipsa conuersio coacta celeritate prius facta, quam fieri sentiatur.

Curationem uero ex ante scriptis accipiendum ducimus et magis quam de paralysi monuimus oris partium.

CAPVT III

65 ## De avricvlae dolore atqve hvmoris flvore per avditorias cavernas

Sensuales aurium uiae siue auditoriae cauernae, quos Graeci acusticos poros appellant, difficillimis saepe doloribus uexantur, ut etiam occipitium teneant et oculos atque buccarum musculos et perseueratione quadam tardissima tempora teneant et caput. aliquando etiam humoris fluor per easdem cauernas fiet, quem Graeci reumatismon uocant, et ita iugis, ut saepe uulneret altiora atque corrumpat et ossa conterebret et propterea copiam fluentis humoris efficiat.

66 Oportet igitur accessionis tempore discernere curationem ⟨et⟩ in lenimento communem magis, hoc est recorporatiuam, quam Graeci metasyncriticam uocant, approbare, ut, cum dolor fuerit in initio, adhuc nouam passionem iudicantes quicquam destillari faciamus in has cauernas constrictiuum medicamen uel ex lana limpida sumentes

15 monuimus] *u.* § 21sq.

1 in utriusque labii ultimo fine *Rov.* 3 creberrime *Amm.* 4 ut *secl. Drabkin* et *Rov.*[m] *„fort. scrib.* etiam et" *Drabkin*[app] 8 perspiciatur *mauult Helmreich, Zu Caelius Aurelianus, p. 185* 10 ait Demetrius *Rov.* Attaleus *Sich. corr. Almel., p. 711 (cf. Cel. II 173; Wellmann, RE IV 2847)* 15 oris partibus *Sich. Drabkin sec. Drabkin*[app] *correxi* in oris partibus *Rov.* 19 quas *Rov.*[m]*; sed cf. Bendz, Caeliana, p. 33* 23 fiat *Sich. corr. Drabkin* fit *Rov.* 26 accessionis *coni. Rov.*[m] actionis *Sich. (cf. Cel. II 3)* et *add. Rov.*

sten Ende beider Lippen oder am Mundwinkel (auf), den die Griechen *chalinos* nennen, so daß es recht oft auch die Wangen nach hinten zieht wie bei Lachenden; bald (befällt es) Augenlider, Brauen und Nasenflügel, so daß sich auch Hals und Schultern verkrampfen und es die Kranken sich so bewegen läßt, als ob sie eine Last auf den Schultern trügen und das Gewicht ausbalancieren wollten.

(Diese Krankheit) unterscheidet sich aber vom Krampf und von der **64** Lähmung derjenigen Muskeln, welche die Wangen zusammenhalten; der Krampf ist nämlich eindeutig eine akute und schnell verlaufende Krankheit, der Hundskrampf kann aber auch chronisch sein. Die Lähmung der soeben genannten Muskeln ist aber nicht, wie Demetrios von Apameia sagt, dadurch (von ihm) zu unterscheiden, daß beim Hundskrampf keine Verzerrung der Partien stattfindet, denn es ist klar, daß dies entgegen dem offenkundigen Befund gesagt worden ist, sondern dadurch, daß die Verzerrung selbst, mit Geschwindigkeit herbeigeführt, sich schon vollzogen hat, ehe man noch den Vorgang spürt.

Die Behandlung (dieser Krankheit) kann man, so meinen wir, aus dem Voranstehenden entnehmen, und zwar besonders (aus der Therapie), die wir bei der Lähmung der Mundpartien angegeben haben.

3. KAPITEL

ÜBER OHRENSCHMERZEN UND DAS AUSFLIESSEN VON FLÜSSIGKEIT DURCH DIE GEHÖRGÄNGE **65**

Die Wahrnehmungsgänge in den Ohren oder die Gehörgänge, welche die Griechen *akustikoi poroi* nennen, werden oft von sehr unangenehmen Schmerzen geplagt, so daß auch der Hinterkopf, die Augen und die Wangenmuskeln und bei sehr langwierigem Anhalten (der Krankheit) die Schläfen und der Kopf (insgesamt) davon betroffen werden. Manchmal kommt es auch zu einem Ausfließen von Flüssigkeit durch ebendiese Gänge, das die Griechen *rheumatismos* nennen, und zwar so andauernd, daß es oft die inneren Teile schädigt und zersetzt und die Knochen durchfrißt und dadurch eine große Menge ausströmender Flüssigkeit hervorruft.

Man muß also während des Anfalls gesondert behandeln und in der **66** Beruhigungsphase eher die gewöhnliche, das heißt die umstimmende Behandlung, welche die Griechen die metasynkritische nennen, empfehlen, so daß wir, wenn der Schmerz eben angefangen hat, urteilen, daß die Krankheit noch neu ist, und irgendein zusammenziehendes Mittel in diese Gänge träufeln oder es in reiner Wolle, die wir dazu nehmen, ins Ohr einführen,

auriculae immittamus, ut est amygdalinum uel roseum oleum uel
acetum et his similia. utendum etiam requie corporis atque absti-
nentia et silentio. suo etenim officio accepta uoce aures necessario
commouentur, et propterea maiores dolores efficiuntur.

67 At si passio fuerit augmentis asperata, erit immittendum oleum
calidum ac dulce ac mollibus lanis praetegenda exteriora atque ui-
cina. locandi praeterea aegrotantes calido in loco et, si dolor coege-
rit, phlebotomandi atque tertia die leui atque sorbili cibo reficiendi;
et ob mitigationem doloris exterius admouenda uaporatio tepidi
uaporis uel sacelli ex polline tenero conferti, tunc cataplasmata laxa-
tiua. et cum dolor sumpserit statum, erunt admouendae sanguisu-
gae, quas hirudines appellant, circa fines auriculae, hoc est circulatim
auditoriam cauernam habentes, cartilagine[m] praetermissa[m]; uel
certe eius posteriora cucurbita admota scarificanda adhibita uapora-
68 tione spongiarum calidarum. ipsam quoque cauernam inuoluta lana
per melotida oleo calido tincta[m] paulatim penetramus atque illic
lana derelicta ferramentum detrahimus.

Tunc declinante passione cerotaria apponemus dantes uarium
cibum et uinum. ac si humoris fuerit fluor, quem reumatismum uo-
cant, eadem adhibemus, quae initio doloris adhibenda probauimus.
dehinc eorum augemus potentiam, ut cauernae ipsi faciamus infundi
collyrium, quod appellamus diaglauciu[m], ex uino solutum uel
aceto, uel illud medicamen, quod appellant Herae, uel mulsum ex
uino factum, quod sit praecoctum in mali Punici cortice cum nardo
uel amygdalis amaris et aceto, croco et myrrha et alumine uel ex
69 herbarum sucis constrictiuae uirtutis. tum auriculae uicinantia cir-
culatim cataplasmate ex Cydonio malo ac simili medentium uirtute
contegemus uel medicamine, quod appellatur diaiteo⟨n⟩, quod est

20 probauimus] *u.* § 66

1 rosaceum *Rov.*^{m} *(ut saepius; u. ad § 59)* 3 silentio suo (somno *Rov.*^{m} summo *Amm.*^{m}*)*. Etenim officio (organo auditorio *Amm.*^{m} orificio *Helmreich, BphW 39, p. 1104)* accepta uoce *Sich.* *corr. Bendz (u. Caeliana, p. 98) et Schmid, Rph 17, p. 50* 5 Ac *edd.* *corr. Rov.*^{m} 10 uaporis] liquoris *Rov.*^{m} confecti *edd.* *correxi (cf. Cel. III 15. 147; Tard. I 10; II 36. 73; III 22; V 14; Cass. Fel. De med. 38: p. 85,5 Rose; Bendz, Emendationen, p. 156sq.)* 12sq. circulatim auditoriam cauernam, habentes cartilaginem praetermissam *Sich.* *corr. Rov.* 16 tinctam *edd.* *correxi (cf. e.g. § 73; Cel. I 66. 75; II 103. 218; III 126. 181; Tard. I 57)* 18 apponimus *Rov.*^{m} 22 diaglaucium *Sich.* *corr. Drabkin* 23 heren *Sich.* *corr. Rov.*^{m} 27 cataplasmata *Sich.* *corr. Rov.*^{m} 28 medicamen *Sich.* *corr. Rov.*^{m} diaiteo *Sich.* *corr. Amm.*^{m} *(cf. § 170; Tard. III 115; IV 38; V 43)*

z. B. Mandel- oder Rosenöl oder Essig und diesen ähnliche Substanzen. Auch soll dem Körper Ruhe verschafft werden, man verordne Fasten und Stille. Denn durch die ihrer Funktion entsprechende Aufnahme von Lauten geraten die Ohren notwendigerweise in Erschütterung, und deshalb werden die Schmerzen noch größer.

Wenn sich aber das Leiden in den Steigerungsphasen verschlimmert, 67
muß man süßes, warmes Öl einführen und die äußeren sowie die benachbarten Partien mit weicher Wolle überdecken. Die Kranken müssen außerdem in einem warmen Raum untergebracht und, wenn es der Schmerz erforderlich macht, zur Ader gelassen und am dritten Tage durch leicht verdauliche und suppige Nahrung gestärkt werden; und zur Linderung des Schmerzes soll von außen eine Erhitzung durch warmen Dampf oder durch ein mit feinem Mehl gefülltes Säckchen vorgenommen werden, danach sind lockernde Packungen aufzulegen. Und wenn der Schmerz seinen Höhepunkt erreicht hat, müssen Blutegel angesetzt werden, die man *hirudines* nennt, und zwar um den Rand des Ohrs, das heißt, indem sie ringförmig den Gehörgang umgeben, unter Auslassung des Knorpels (der Ohrmuschel); oder wenigstens müssen die Partien hinter dem Ohr bei Ansetzen eines Schröpfkopfes skarifiziert und dann mit warmen Schwämmen erhitzt werden. In den (Gehör)gang selbst führen wir eine 68
Sonde, um die in warmes Öl getauchte Wolle herumgewickelt ist, langsam ein und lassen die Wolle darin, indem wir das eiserne Instrument herausziehen.

Wenn dann die Krankheit nachläßt, legen wir Wachspflaster auf, geben abwechselungsreiche Kost und Wein. Wenn es aber zu einem Ausfließen von Flüssigkeit kommt, das man *rheumatismos* nennt, gebrauchen wir dieselben Mittel, die wir beim Einsetzen der Schmerzen anzuwenden empfohlen haben. Dann steigern wir deren Stärke, indem wir in den (Gehör-)gang selbst ein Zäpfchen einführen lassen, das wir das Mittel aus Schöllkraut nennen, und zwar in Wein oder Essig aufgelöst, oder das sogenannte Mittel des Heras oder Weinmet, der zuvor mit Granatapfelrinde gekocht wurde zusammen mit Narde oder bitteren Mandeln und Essig, Safran, Myrrhe und Alaun oder mit den Säften von Kräutern mit zusammenziehender Wirkung. Dann bedecken wir die dem Ohr benachbarten Par- 69
tien kreisförmig mit einer Packung aus Quitten und (Substanzen) von ähnlicher Heilwirkung oder mit dem Mittel, das *diaiteōn* (Weidenmittel)

siccatiuae uirtutis, uel icesio aut diadictamnu et his similibus. dehinc si passio coegerit, radendum est caput et constrictiuis cataplasmatibus contegendum. dandi etiam cibi constrictiui.

Et lenimenti temporibus siue dolorum tardantium siue humorum fluentium resumptiuus adhibendus cyclus, tunc recorporatiuus. et localiter ipsis cauernis per clysterem oticum inicienda nunc destillatio aquae cineribus liquatae, quam uulgo lixiuium uocant, Graeci co-
70 niam, nunc sinapi liquido. atque etiam admixto fico erunt exteriora cataplasmanda, donec rubor maximus fiat, quem Graeci phoenigmon appellant. item utendum immissione medicaminum ex garo confectorum, quod uulgo liquamen appellant, uel his uirtute similium materiarum. tunc etiam totius capitis curationem ex illisione aquarum supercadentium, quam Graeci cataclysmum appellant. quibus etiam aurium uicina sunt maxime concuranda. dehinc acopi[bu]s et dropaci⟨bu⟩s et malagmatibus acrioribus et aquis naturalibus utendum. sic enim intardata corporibus emoueri atque excludi mutatione poterunt curationis.

CAPVT IV

71 De dolore dentivm

Fiunt dolores dentium nunc omnium, nunc aliquorum, nunc unius cum sibi uicinantibus gingiuis, ut etiam contumescant ac saepe ora faciant subinflari uel eorum aliquas partes crescente passione terebrari. nam saepe dentes et gingiuae computrescunt corruptis ossibus, quibus natura inserti sunt, recedentibus tumore cogente gingiuis.

Sed etiam nunc erit curationis diligentia partienda, ut initio doloris, uel certe si ita passio recurrendo tardauerit, superpositionis alia
72 adhibeatur curatio, alia lenimenti. quapropter adhuc rece[de]ntibus passionis motibus uel in asperitate superpositionis dolori⟨bu⟩s constitutis conuenit abstinentia cibi atque requies corporis, ut initio[rum] causae aqua, quae uirtute constringat, collutioni oris adhibenda

1 diadictamno *Sich.* *corr. Drabkin* 6 oticum *coni. Rov.*^{m} modicum *Sich.* 10 utendum *coni. Drabkin* eundem *Sich.* tentandum *Rov.*^{m} 14 acopibus et dropacis *Sich.* *corr. Rov.*^{m} 28 recedentibus *Sich.* *(propter lin. 24)* *corr. Rov.*^{m} 29 doloris *edd.* *correxi* 30 initiorum *Sich.* *corr. Rov.*

genannt wird, welches von trocknender Wirkung ist, oder mit dem hikesischen Mittel oder dem Mittel aus Diptam und solchen, die diesen ähnlich sind. Danach, wenn es das Leiden erforderlich macht, soll der Kopf rasiert und mit zusammenziehenden Packungen bedeckt werden. Auch Speisen von zusammenziehender Wirkung sind zu reichen.

Und in den Beruhigungsphasen, sowohl bei chronischen Schmerzen als auch bei ausfließender Flüssigkeit, muß zuerst der Erholungszyklus durchgeführt werden, danach der umstimmende. Und als lokales Mittel muß in die (Gehör)gänge selbst vermittels einer Ohrenspritze bald Wasser eingeträufelt werden, das durch Asche gefiltert wurde, welches man landläufig Lauge nennt, die Griechen nennen es *konia*, bald flüssiger Senf. Und auch die äußeren Partien sollen mit einer Packung behandelt werden, 70
der Feigen beigemischt worden sind, bis eine sehr starke Rötung eintritt, welche die Griechen *phoinigmos* nennen. Auch soll man das Einführen derjenigen Mittel gebrauchen, die aus Fischlake hergestellt werden, die man landläufig Brühe nennt, oder von Substanzen mit ähnlicher Wirkung wie diese. Danach soll man den ganzen Kopf einer Behandlung durch Übergießen mit Wasser unterziehen, was die Griechen *kataklysmos* nennen. Damit soll auch besonders die Gegend um die Ohren mit behandelt werden. Danach soll man schmerzlindernde Mittel, Pechpflaster und die schärferen erweichenden Mittel anwenden sowie natürliche Wässer. So können nämlich die schon chronisch gewordenen (krankhaften) Zustände in den Körpern durch den Wechsel der Behandlung in Bewegung versetzt und ausgetrieben werden.

4. KAPITEL

ÜBER ZAHNSCHMERZEN 71

Es kommen Zahnschmerzen vor manchmal an allen Zähnen, manchmal an einigen, manchmal nur an einem unter Einbeziehung des ihn umgebenden Zahnfleisches, so daß es dann auch stark anschwillt und oft verursacht, daß das Gesicht aufgedunsen ist oder daß einige seiner Partien bei Fortschreiten der Krankheit (von Fisteln) durchbohrt werden. Denn oft fangen Zähne und Zahnfleisch an zu faulen, wenn die Knochenpartien, in denen sie naturgemäß stecken, sich zersetzen und das Zahnfleisch unter dem Druck der entzündlichen Schwellung zurückgeht.

Aber auch jetzt muß man die Behandlungsmethode unterscheiden, so daß zu Beginn der Schmerzen oder doch auf jeden Fall, wenn die Krankheit immer wiederkehrt und auf diese Weise chronisch wird, die Steigerungsphase anders behandelt wird als die Beruhigungsphase. Darum ist 72
es angebracht, bei den gerade erst einsetzenden Regungen des Leidens, oder wenn man sich in dem quälenden Zustand der Steigerungsphase der Schmerzen befindet, sich der Speise zu enthalten und den Körper ruhen zu lassen, dabei soll am Anfang der Krankheit ein Wasser von zusammenziehender Wirkung zum Mundspülen benutzt werden, wie die von

sit, ut est a plerisque conscripta decoctio in aqua et uino herbae sideritis uel acaciae uel leuces, quam etiam po⟨pu⟩l[i]um uocamus, aut mandragorae, sed non sine cautione, ne quid ex ipso liquore transuorent aegrotantes, item pentaphylli herbae aut papaueris necnon personatiae aut herba phlomos in pusca decocta uel ex cornu ceruini drachmis quinque et aceti hemina usque ad sui medietatem decocta uel ficus pingues cum aceto decoctae aut alterci radices cum uuae
73 lupinae suco et uino sufficienti simul coctae. erunt praeterea ex his aliqua parti in doloribus constituta⟨e⟩ apponenda uel lenientia uel simili uirtute medentium materiarum.

Tunc cum dolor uehementescere coeperit, lecto tradendus est aeger atque blando te[m]pore calefaciendus ⟨et⟩ supino capite collocandus, sed paulo prominentius a cetero corpore subleuato. tunc articuli fricatione calefaciendi atque musculi buccarum lana oleo calido infusa circumtegendi appositis sacellis ex pollinibus calidis confertis.
74 tunc oris collutio ex oleo adhibenda dulci atque calido uel foenigraeci suco aut alica aut ptisana uel glycyrrhiza aut lacte cum melle. et si nimius fuerit dolor, phlebotomia adhibenda. tunc tertia die, quo sanguinis facta detractio est, sorbilibus atque calidis cibis aegri nutriendi, sed plus perungendi. alia quoque die, si dolor steterit atque durauerit et officium cessauerit uentris, erit amouendus ex simplici clystere, et loca in dolore constituta ferro laceranda appositis cucurbitis secundum buccarum musculos atque gingiuarum locos. aliquando etiam ipsae gingiuae scarificandae uel circumseparandae a dentibus ferramento, quod pericharactera uocant. est etiam mitigatiua ex oleo uaporatio, quae fiet ⟨sic⟩: ex feruenti oleo lanam melotidi inuolutam tingimus, tunc gingiuis altrinsecus imponemus, hoc est interiori atque exteriori parti et ipsis quoque dentibus, quantum
75 aeger ferre feruoris potuerit. sed praetegenda uicina sunt lana praemissa, ne facile pustulentur.

Alia quoque uaporationum genera, quae sunt a ueteribus tradita, erunt adhibenda, ut thuris granum igne calefactum, tunc tenui linteolo inuolutum dolentibus dentibus apponatur et ita mordeat aegrotantes, ut ex ipso uapore resumantur. item thuris triti puluerem

2 populum *coni. Drabkin coll. e.g. Cels. Med. VI 9,2: CML I p. 283,3* polium *Sich.* (*„quod si retinere uelis, lacuna post* leuces *statuenda uidetur“ Drabkin*^{app}) uocamus *coni. Drabkin* uocant *Sich.* 5 herbae *Rov.*^{m} phlomon *Sich. corr. Amm.* phlomi *Rov.*^{m} decoctae *Rov.*^{m} 7 ficus pingues *coni. Drabkin* depinguis *Sich.* caricae pingues *Rov.*^{m} 9 parte *edd. corr. Rov.*^{m} constituta *edd. corr. Rov.*^{m} 12 tempore *Sich. corr. Rov.*^{m} calefaciendus ⟨et⟩ *Rov.*^{m} calefacientibus *Sich.* 17 glycyrrhisa *Sich.* 21 admouendus *uel* mouendus *Rov.*^{m} 26 sic *addidi post* oleo^{II} *add.* quo *Rov.*

sehr vielen beschriebene in Wasser und Wein gemachte Abkochung von Eisenkraut, Akazie oder *leukē*, die wir auch (Weiß)pappel nennen, oder von Alraun, aber nicht ohne Vorsicht, daß die Kranken nicht etwas von dieser Flüssigkeit herunterschlucken, ebenso von Fünffingerkraut oder Mohn und Klette oder Königskerze, in Limonade gekocht, oder von 5 Drachmen Hirschhorn und einer Hemina Essig, die bis auf die Hälfte ihrer Menge eingekocht werden, oder frische Feigen, mit Essig gekocht, oder Bilsenkrautwurzeln, mit Nachtschattensaft und einer ausreichenden Menge Wein zusammen gekocht. Es sind außerdem einige von diesen Mit- 73
teln auf die schmerzende Stelle zu bringen oder lindernde oder durch ähnliche Wirkung heilkräftige Substanzen.

Wenn der Schmerz immer heftiger zu werden beginnt, dann soll der Kranke zu Bett gebracht, mit sanfter Wärme warmgehalten und mit zurückgeneigtem Kopf gelagert werden, aber der Kopf soll ein wenig höher gelagert werden als der übrige Körper. Dann soll man die Gliedmaßen durch Massage erwärmen und die Wangenmuskeln mit Wolle umhüllen, die mit warmem Öl begossen wurde, und Säckchen, gefüllt mit heißem Mehl, auflegen. Dann soll man den Mund mit süßem, warmem 74
Öl ausspülen lassen oder mit Saft von griechischem Heu oder mit Spelt, Gerstenschleim, Süßholz oder Milch mit Honig. Und wenn der Schmerz allzu stark ist, müssen wir den Aderlaß anwenden. Dann, am dritten Tage nach der Blutabnahme, sind die Kranken mit suppigen, warmen Speisen zu ernähren, vor allem aber sind sie einzusalben. Auch am nächsten Tag, falls der Schmerz seinen Höhepunkt erreicht hat und andauert und der Leib zu funktionieren aufgehört hat, soll dieser mit einem einfachen Klistier entleert werden, und die schmerzenden Stellen sollen mit dem Messer geritzt werden, bei Ansetzen von Schröpfköpfen in der Gegend der Wangenmuskeln und der (betroffenen) Stellen des Zahnfleisches. Manchmal muß man sogar das Zahnfleisch selbst skarifizieren oder von den Zähnen ringsherum ablösen mit einem Instrument, das man *pericharaktēr* nennt. Lindernd wirkt auch eine Erwärmung mit Öl, die folgendermaßen geschieht: wir tränken um eine Sonde gewickelte Wolle mit heißem Öl und halten dies dann von beiden Seiten an das Zahnfleisch, das heißt auf der inneren wie auf der äußeren Seite, und auch an die Zähne selbst, soviel der Kranke an Hitze aushalten kann. Aber vorher müssen die be- 75
nachbarten Partien abgedeckt werden, indem man zuvor Wolle darauflegt, damit sie nicht etwa Bläschen bekommen.

Man soll auch andere erwärmende Mittel gebrauchen, die von den Alten überliefert sind, wie im Feuer erhitzte Weihrauchkörner, die dann, in ein Stückchen dünnes Leinen eingewickelt, auf die schmerzenden Zähne gelegt werden und die Kranken so beißen sollen, daß sie durch den sich bildenden Rauch gestärkt werden. Auch binden wir das Pulver von zer-

singulatim linteolis pluribus illigamus, tunc eorum singula oleo calido
praetincta aegrotantibus offerimus mordenda, dentibus scilicet in
dolore constitutis. aliqui etiam scillae paruum modum aiunt oleo
concoquendum, quod nos differendum probamus ac lenitatis tem-
pore adhibendum, siquidem ob acrimoniam scillae recorporatiuam
76 habeant uirtutem. oportet praeterea etiam mentum uaporari exte-
rius et spongiis expressis ex aliqua coctione laxatiuae uirtutis ad miti-
gandam materiam uel ex ipsa adhibere fomentum. tunc cerotaria
apponenda probamus ex oleo cyprino uel irino, item malagmata
sensim calefacientia. tunc lauacro atque uino et cibo uario utendum.

At si tardi temporis dolor fuerit effectus, ut chronia passio uidea-
tur, et nunc superpositionibus asperata, nunc lenimentis emollita,
oportebit superpositionis tempore iisdem adiutoriis perseuerare, to-
77 tum uero corpus resumere, sicut frequenter docuimus. praeterea tem-
pore exercitii erit offerenda cera, quam aegrotantes mordendo dentes
exerceant, sicut nuper demonstrauimus de paralysi scribentes. ultimo
autem tempore gestatio[nis] erit adhibenda ⟨ac⟩ fricatio capitis at-
que oris, sed ipsius manibus aegrotantis paruissima, plurima uero ex
alienis, sed longitudine temporis potius quam uehementia, ne caput
nimietate moueatur. tunc ne partes refrigescant uel impleantur, etiam
a plurimis erit corpus confricandum, ut duobus ministris ab humeris
latera et aliis duobus ab inguinibus c⟨r⟩ura[ta]. tunc resumptione
78 paulo fortius erunt partes recorporatione curandae, / ut post fricatio-
nem strigili non obtuso uel asperis pannis buccarum musculos usque
ad ruborem fricari faciamus, et nunc dropacem illiniri, nunc etiam
ipsos dentes atque gingiuas uehementius fricari, dantes praeterea
iugiter oleum calidum sorbendum atque continendum et despuen-
dum, item aqua⟨m⟩ frigida⟨m⟩. tunc interpositis duobus uel tribus
diebus ex humore, in quo fuerit decocta mali Punici cortex, adhibe-
mus oris collutionem uel in quo sit praetincta ignita galla uel ex
aquis sua uirtute medentibus. item dentium confricamentis utendum,
quae constringere atque fortificare ualeant, sicuti libris medicami-
79 num ordinauimus. uomitus uero post cibum factus omnibus est con-
trarius, et maxime in ista constitutis passione. item non aliter uenus
obesse probatur et uinolentia.

16 sicut nuper demonstrauimus] *u.* § 42

9 ciprino *Sich.* 11 Ac *edd.* *corr. Rov.*^{m} 13 *ante* iisdem *add.* in *Rov.; sed cf. Bendz, Caeliana, p. 40* totum] „*fort.* tunc" *Drabkin*^{app} 17 gestationis *Sich.* *corr. Rov.* ac *addidi* et *add. Rov.* 22 crura *coni. Rov.*^{m} curata *Sich.* 24 aspero *Sich.* *corr. Rov.*^{m} 25 nunc^{II}] tunc *edd.* *corr. Rov.*^{m} 27sq. despuendum. Item aqua frigida tunc *Sich.* *corr. Rov.* 29 decoctus *Rov.*^{m}; *sed cf. Thes. L. L. IV 1069,31sqq.*

riebenem Weihrauch einzeln in mehrere Leinenläppchen, tauchen dann jedes einzelne von ihnen in warmes Öl und lassen die Kranken darauf beißen, und zwar mit den schmerzenden Zähnen. Manche sagen auch, man soll eine geringe Menge Meerzwiebeln in Öl kochen, was wir aber aufzuschieben und (erst) in der Beruhigungsphase anzuwenden empfehlen, denn die Meerzwiebeln haben wegen ihrer Schärfe eine umstimmende Wirkung. Es ist außerdem notwendig, auch das Kinn von außen zu wärmen, 76
und zwar mit Schwämmen, die in einer Abkochung von lockernder Wirkung ausgedrückt worden sind, zur Besänftigung der (Krankheits)materie, oder mit (der Abkochung) selbst einen Umschlag zu machen. Dann empfehlen wir, Wachssalben aus Henna- oder Irisöl aufzutragen, auch erweichende Mittel, die langsam erwärmen. Dann soll man baden lassen und Wein und abwechselungsreiche Kost gebrauchen.

Wenn aber der Schmerz lange Zeit hindurch andauert, so daß er ein chronisches Leiden zu sein scheint, das sich bald in Steigerungsphasen verschlimmert, bald in Beruhigungsphasen abschwächt, so muß man in der Steigerungsphase weiterhin dieselben therapeutischen Maßnahmen anwenden, dem gesamten Körper aber Erholung verschaffen, wie wir es schon mehrmals gelehrt haben. Außerdem soll man zur Zeit des Trainings 77
(ein Stück) Wachs anbieten, worauf die Kranken beißen und so ihre Zähne üben sollen, wie wir es (erst) kürzlich dargestellt haben, als wir über die Lähmung schrieben. Zuletzt aber soll man das Herumtragen anwenden und eine Massage des Kopfes und des Gesichts, aber durch die Hände des Patienten selbst nur sehr wenig, aber sehr viel durch die Hände anderer, aber eher langandauernd als intensiv, damit der Kopf nicht durch ein Übermaß (an Massage) erschüttert wird. Damit die Körperteile nicht wieder abkühlen und Stauungen erleiden, soll der Körper auch von vielen (Helfern) zugleich massiert werden, z. B. von zwei Dienern von den Schultern aus die Seiten und von zwei anderen von den Leisten ab die Beine. Dann sollen die Körperteile etwas stärker als bei der Erholung durch umstimmende Behandlung gefordert werden, / indem man nach der Massage 78
die Wangenmuskeln mit einem nicht abgestumpften Schaber oder mit groben Tüchern so lange reiben läßt, bis sich Rötung einstellt, und bald Pechsalbe aufstreicht, bald auch die Zähne selbst und das Zahnfleisch ziemlich stark reibt, außerdem unentwegt warmes Öl einzuschlürfen, im Munde zu behalten und wieder auszuspucken gibt, ebenso kaltes Wasser. Nach weiteren zwei oder drei Tagen lassen wir dann mit einer Flüssigkeit, in der Granatapfelrinde gekocht wurde, Mundspülungen machen oder mit einer solchen, in die verbrannte Galläpfel getaucht wurden, oder mit heilkräftigen (Mineral)wässern. Man soll auch Zahnputzmittel gebrauchen, die zusammenziehen und kräftigen können, wie wir sie in unseren Büchern über Medikamente verordnet haben. Aber nach dem Essen Erbrechen zu verursachen 79
ist schädlich für alle, am meisten jedoch für die, welche von diesem Leiden befallen sind. Genauso hat sich Geschlechtsverkehr und Trunkenheit als schädlich erwiesen.

Multi autem ueterum medicorum accessionis tempore ea medicamina adhibenda iusserunt, quae anodyna Graeci uocauerunt, nos indoloria dicere poterimus, quae aiunt nocturno tempore adhibenda, profecto sensum, non dolorem auferentia. adhibent etiam fumigationem dentibus, ut bitumen cum simili pondere myrrhae uino conspersae, mollibus prunis impositae, tunc iubentes ore aperto aegrotantem fumum accipere, cum fuerit melius haec propter inflationem capitis
80 prohibere et offerre mulsum calidum / uel quemquam mitigatiuum liquorem continendum uel, ut aiunt, carbonibus infundendum, ut exinde exhalatione facta solatium capiant aegrotantes. item iubent circumdandos atque inuoluendos dentes ex opio, galbano, pipere uel lasere et peucedano et herba, quam tithymalon uocant. haec quidem etiam corruptis dentibus adhibenda probauerunt. necnon tenue linteolum apponendum, praelinitum oleo cocto uel sale et cedria uel ex croco atque pipere longo et rosa recenti et ⟨iri⟩ Illyrica, galbano, cocco Cnidio, styrace, nitro cum melle medicamine confecto, quae omnia ob acrimoniam lenimenti tempore locum potuerint inuenire, quanquam sit etiam fugienda satietas medicaminum plurima.
81 omitto, quod tithymali sucus appositus dentes infringat, non aliter etiam pericharacteres exhibiti, qui dentium dolores mitigent, locorum mortem faciunt et ipsorum dentium laxitatem.

Qui⟨dam⟩ aiunt ungendas gingiuas accessionis tempore amurca aut simili modo infecta lana ex oleo ueteri et myrrha cum uino et oleo resoluta atque ⟨in⟩ crassitudine⟨m⟩ mellis deducta, cum secundum Methodon aliud sit tempus medicaminum lacessentium.

Item alii praesente dolore in contraria⟨e⟩ partis auricula⟨m⟩ aiunt balsami sucum mittendum cum sucis supradictis simili modo
82 uel oleo / his omnibus resolutis uel oleo decoctis aut in quo decocta sint ⟨h⟩ederae nigrae folia decem et squillae medium in oliuae magnitudine⟨m⟩, spe auocandae materiae deprauati uel maioris doloris illati⟨one⟩ causam anteriorem auocantes, obscurantes auocatis sensibus aegrotantes.

6 impositum *Rov.*[m] 15 iride *add. Rov.; sed scribendum* iri, *ut suspic. Drabkin*[app] *(cf. § 33; Cel. II 112)* 17 poterunt *Rov.*[m] 20 pericharacteres *sec. Rov.*[m] *scr. Drabkin (cf. § 74)* ferreici altheres *Sich.* ferrei altheres *Rov. Amm.* ferreici pericharacteres *Rov.*[m] 22 Quidam *scripsi* qui *edd. (item Cel. III 98) ante* qui *lacunam indic. Drabkin („fort. suppl.* ⟨item peccant⟩ *uel sim.“ Drabkin*[app]*)* 23 aut *coni. Rov.*[m] cum *Sich.* 24 in crassitudinem *coni. Rov.*[m] crassitudine *Sich.* 26 contraria *Sich. corr. Rov.*[m] auricula *edd. correxi* 28 oleo[I] *coni. Rov.*[m] folio *Sich.* 29 ederae *Sich. (item infra p. 594,1)* magnitudine *Sich. corr. Rov.* 31 illatione *scripsi* illati *edd.* interiorem *Rov.*[m] auocentes *Sich. corr. Rov.* euocantes *Rov.*[m] 32 aegrotantem *Rov.*[m]

Viele der alten Ärzte haben während des Anfalls die Medikamente
anzuwenden verordnet, welche die Griechen *anōdyna* nannten, wir können
sie schmerzstillende (Mittel) nennen; sie sagen, man solle sie zur Nachtzeit
anwenden, tatsächlich beseitigen sie das Gefühl, nicht aber den Schmerz
an sich. Sie gebrauchen auch Räucherungen für die Zähne, z. B. Erdpech
mit einem gleichen Quantum mit Wein besprengter Myrrhe, die auf glim-
mende Kohlen gelegt wird, wobei sie dann den Kranken mit offenem
Mund den Rauch einziehen lassen; dabei wäre es besser, dies zu unterlassen,
weil der Kopf dadurch anschwillt, und warmen Met / oder eine sonstige lin- 80
dernde Flüssigkeit (im Mund) behalten zu lassen oder, wie sie vorschreiben,
auf die Kohlen zu gießen, damit die Kranken durch Einatmen dieser Dämp-
fe erleichtert werden. Sie verordnen auch, die Zähne zu umgeben und zu
umwickeln mit Opium, Galbanharz, Pfeffer oder Laser und Saufenchel
und dem Kraut, das man *tithymalon* (Wolfsmilch) nennt. Sie empfahlen,
diese (Mittel) auch bei brüchig gewordenen Zähnen anzuwenden. Auch
soll ein feines Leinenläppchen aufgelegt werden, das vorher mit gekochtem
Öl oder Salz mit Zedernöl bestrichen wurde oder mit einem Medikament,
das aus Safran und langem Pfeffer, frischer Rose, illyrischer Iris, Galban-
harz, Seidelbastkörnern, Storax und Natron mit Honig hergestellt worden
ist; alle diese Mittel könnten wegen ihrer Schärfe (bestenfalls) in der Be-
ruhigungsphase Anwendung finden, obwohl man auch vermeiden soll,
allzu viele Medikamente auf einmal anzuwenden. Ich übergehe es, daß 81
Wolfsmilchsaft die Zähne schädigt, wenn man ihn daraufbringt, daß eben-
so auch die Anwendung der Schneidinstrumente (*pericharaktēres*), welche
die Zahnschmerzen lindern sollen, die Partien absterben läßt und die
Zähne selbst lockert.

Manche sagen, daß man in der Zeit des Anfalls das Zahnfleisch mit Ölschaum einreiben soll oder in ähnlicher Weise mit Wolle, die mit altem Öl getränkt worden ist, und mit Myrrhe, die mit Wein und Öl verrührt worden ist und bis zur Konsistenz von Honig eingedickt wurde, obwohl nach der Lehre der Methodiker stark reizende Medikamente zu einer anderen Zeit angewandt werden sollten.

Andere sagen auch, man soll bei bestehendem Schmerz in das gegen-
überliegende Ohr Balsamsaft mit den soeben genannten Säften zusammen
in ähnlicher Weise hineingießen oder mit Öl; / alle diese Bestandteile 82
müssen aufgelöst oder in Öl abgekocht werden; oder eine Abkochung
von zehn Blättern des schwarzen Efeus und dem Inneren der Meerzwiebel,
so groß wie eine Olive; damit hoffen sie vergebens, die (Krankheits-)
materie abzuleiten, aber sie beheben die ursprüngliche Krankheit (nur)
durch die Zufügung eines noch größeren Schmerzes und verursachen den
Kranken durch Betäuben der Sinne Schwindel.

Item alii eius partis, quae dentis dolorem sustinet, nari ⟨h⟩ederae sucum infundentes cum olei parte dimidia ex ferramento quod r⟨h⟩inenchyton uocant, adhibentes etiam sternutamenta et apophlegmatismos et [od]oris medicamina, quae iugiter aiunt apponenda et sint uirtutis lacessentis, quae stomatica uocant, quorum singula tamquam recorporatiua, non mitigatiua, in lenimento adhibere probamus.

83 Item alii statim ad auferendos dentes dolore pulsatos accurrunt, nescii, quoniam detractio amissio partis est, non sanatio. quapropter sicut alias quoque partes in tumore constitutas non detractione, sed mitigatione curamus, sic etiam dentes concurandos accipimus. etenim si quisquam dentium fuerit exesus, exigit primo mitigationem, tunc sui detractionem faciendam, quippe cum non sit a periculo remotum doloris tempore dentes auferre, et maxime integros, hoc est, qui non fuerint exesi uel corrupti aut mobiles. consensus etenim superiorum partium necessario sequetur et musculorum et
84 oculorum. ⟨H⟩erophilus denique et Heraclides Tarentinus mori quosdam detractione dentis memorauerunt. nam Erasistratus plumbeum inquit odontagogum, quod nos dentiducum dicere poterimus, apud Delphum in Apollinis templo ostentationis causa propositum, quo demonstratur oportere eos dentes auferri, qui sint faciles uel mobilitate laxati uel quibus sufficiat plumbei ferramenti conamen ad summum. si[c] autem putant, quod omnis dens dolore uexatus et qui nocet sanos est detrahendus, oportet etiam omnes auferri, si omnes fuerint dolore possessi. quomodo autem sint auferendi dentes exesi uel moti, nisi seruari potuerint, libris Medicinalium responsionum docuimus.

85 Ac si aliquando ex tumore gingiuarum uisi fuerint commoueri, oportet constrictiuis uti collutionibus, quarum materiam ex parte superius diximus. adhibendum oleum lentiscinum et aquae coelestes et lac asininum, est enim densabile, item decoctio mali Punici uel gallae aut acaciae aut rosae aut murtae nigrae aut mali Cydonii uel platani baccae. ungendae praeterea gingiuae medicamine, quod appel-

17–21 faciles] Heracl. fr. 178 Deichgräber   30 superius diximus] *u.* § 72

2 infundunt *Rov.*[m]   *„fort.* r(h)inenchyten“ *Drabkin*[app]   4 odoris *Sich.* *corr. Rov.*[m]   5 sunt *Rov.*[m]   17 Erophilus *Sich.*   23 sic *Sich.* *corr. Schmid, Rph 17, p. 50sq.*   24 necet *Sich.* *corr. Rov.*[m] *(„nisi scribas* nec est sanus“ *Drabkin*[app]*)*   sanis *Rov.*[m]*; sed cf. Cel. I 143. 167*   28 humore *edd.* *corr. Schmid, Rph 17, p. 151*   29 materiae *Sich.* *corr. Rov.*[m]   30 aquas *Sich.* *corr. Rov.*[m]   32 acatiae *Sich.*

Andere wieder gießen auf der Seite, wo die Zahnschmerzen sind, Saft von Efeu mit dem halben Quantum Öl ins Nasenloch, mit einem eisernen Instrument, das man *rhinenchyton* (Nasenspritze) nennt; sie gebrauchen auch Niesmittel, schleimlösende Mittel und Mittel für den Mund, die nach ihrer Verordnung ständig aufgelegt werden und von reizender Wirkung sein sollen, welche man *stomatika* nennt; alle diese Mittel empfehlen wir (nur) in der Beruhigungsphase anzuwenden, als umstimmende, nicht aber als lindernde Mittel.

Noch andere schreiten sofort zur Entfernung der von Schmerzen 83 geplagten Zähne, ohne zu wissen, daß das Ziehen den Verlust eines Körperteils darstellt, nicht aber seine Heilung. Deswegen nehmen wir an, daß, wie wir auch andere Körperteile, die von einer entzündlichen Schwellung betroffen sind, nicht durch Beseitigung, sondern durch Linderung behandeln, so auch die Zähne zu behandeln sind. Wenn nämlich irgendein Zahn hohl ist, so ist zuerst seine Behandlung mit lindernden Mitteln erforderlich, danach soll man ihn herausziehen; denn es ist nicht ungefährlich, während der Schmerzen Zähne zu entfernen, besonders aber intakte, das heißt solche, die nicht hohl, angefressen oder wackelig sind. Denn die darüberliegenden Partien, die Muskeln und die Augen, werden dabei notwendigerweise in Mitleidenschaft gezogen. Herophilos und Herakleides von 84 Tarent haben schließlich berichtet, daß manche am Ziehen eines Zahns gestorben sind. Denn Erasistratos sagt, daß im Apollontempel zu Delphi ein *odontagōgon*, was wir Zahnzange nennen können, aus Blei zur Demonstration ausgestellt war, womit vor Augen geführt werden sollte, daß man (nur) solche Zähne entfernen soll, die leicht herausgehen oder bis zum Wakkeln gelockert sind, oder höchstens solche, für die der Kraftaufwand mit einem bleiernen Instrument ausreicht. Wenn sie aber meinen, daß jeder von Schmerz geplagte Zahn und solcher, der den gesunden schadet, zu ziehen sei, so muß man auch alle entfernen, wenn alle von Schmerz befallen sind. Wie man aber hohle oder wackelnde Zähne entfernen soll, wenn sie nicht erhalten werden können, haben wir in den Büchern der „Medizinischen Antworten" erläutert.

Und wenn (die Zähne) bisweilen infolge einer entzündlichen Schwellung 85 des Zahnfleisches locker zu werden scheinen, so muß man zusammenziehende Mundwässer benutzen, deren Bestandteile wir zum Teil (schon) weiter oben genannt haben. Man soll Mastixöl, Regenwasser und Eselsmilch anwenden, die wirkt nämlich verdichtend, auch eine Abkochung von Granatapfel, Gallapfel, Akazie, Rose, schwarzer Myrte, Quitte oder Platanenkugeln. Man soll außerdem das Zahnfleisch mit einem Mittel

lamus diamoron, item dioporon et diaroos et diomphaciu et oenanthi⟨n⟩o. item si quaedam emerserit gingiuarum sanguinatio, corallii tusi puluis cretus [atque] intus ponendus et alumen cum melle. item eruca cum aceto apponenda. sed haec sunt primo concoquenda iugi motu uersata.

CAPVT V

86 De apprehensione sive oppressione, qvam Graeci catalepsin appellant

Hanc passionem ueteres tanquam specialem uel propriam tradiderunt, quasi nullo ex genere uenientem, ut Chrysippus memorat. sed de ipsa Niceratus conscripsit librum, probans scilicet etiam ueteribus medicis cognitam, quod nos confirmamus. sed quia nunc tarda, nunc celer a Methodicis approbatur, quamquam sit a nobis Celerum passionum libris plenissime tradita, etiam nunc erit ordinanda, quippe saepe in tardum ueniens motum et propterea chronia nuncupanda.

87 Sequitur autem patientes febricula et uocis amputatio cum oculis pat[i]entibus atque impalpebratione, difficiliore[o] tempore, quo statum sumpserit accessio, et omnis immobilitas cum palpebrarum impossibili atque horrenti positione, quae declinatione facta aliqua ex parte accipiat motum; etenim admota manu ac digitis circumtractis oculis tenus palpebrare cognoscitur aegrotan[ti]s atque obtutu intento translatione⟨m⟩ manus in qua⟨m⟩libet parte⟨m⟩ de-
88 clinata⟨e⟩ sequetur conuerso scilicet uultu. dehinc inclamati intendunt lacrimantes sine ulla responsione. et si odoramenta iucunda fuerint admota, declinatione quadam moueri intelliguntur, frequen-

13sq. Celerum passionum libris] *u.* Cel. II 56–78

1 diamaron *Sich. corr. Rov.*[m] *(cf. § 103; Tard. III 30)* diaporos *Sich. (*diaporon *Sich. § 170) corr. Drabkin (cf. Tard. III 30)* diaoporon *Rov.*[m] diomphacion *Sich. corr. Drabkin „an* diomphacon*?" Drabkin*[app] oenanthio *Sich. corr. Drabkin* oenanthinum *Rov.*[m] 3 atque *del. Rov. fort.* atque ⟨tritus⟩ intus *scribendum est (cf. Cel. II 112. 197. 200)* 11 sed *coni. Rov.*[m] quod *Sich.* 17 patientibus *Sich. corr. Rov.* difficiliore *scripsi* difficilior eo *edd.* difficiliore eo *suspic. Drabkin*[app] 19 immobili atque haerenti *Rov.*[m]*, nescio an recte (u. Bendz, Eranos 58, p. 46sqq.)* 21 palpebra recognoscitur aegrotantis *Sich. corr. Schmid, Contributions, p. 88, et Rph 17, p. 51sq.* 22 intento *scripsi (cf. Cel. II 69)* inter nota *edd.* translatione *Sich. Drabkin corr. Rov.* qualibet parte *Sich. Drabkin corr. Rov.* declinata *edd. correxi* inclinantis *Rov.*[m] 25 delectatione *Amm.*[m]

einreiben, welches wir das Maulbeermittel nennen, auch mit dem Fruchtmittel, dem Sumachmittel, dem Mittel aus Öl von unreifen Oliven und dem Rebendoldenmittel. Ferner soll, wenn sich eine Blutung des Zahnfleisches einstellt, gesiebtes Pulver von zerstoßenen Korallen in den Mund gebracht werden und Alaun mit Honig. Auch soll man Rauke mit Essig daraufbringen. Aber diese (Bestandteile) sind vorher zu kochen, unter ständigem Umrühren.

5. KAPITEL

Über die Starrsucht oder die Benommenheit, welche die Griechen katalēpsis (Starrsucht) nennen 86

Dieses Leiden haben die Alten als besondere oder selbständige Krankheit überliefert, als ob sie keiner (Krankheits)gruppe entstammte, wie Chrysipp sagt. Nikeratos hat aber über sie ein Buch geschrieben, wodurch er ja beweist, daß sie auch den alten Ärzten bekannt war, was wir bestätigen. Da sie aber von den Methodikern bald als chronisch, bald als akut erwiesen worden ist, müssen wir sie jetzt auch besprechen, obwohl wir in unseren Büchern der „Akuten Krankheiten“ schon sehr ausführlich darüber berichtet haben; denn oft geht (dieses Leiden) in eine langwierige Verlaufsform über und ist daher als chronisch zu bezeichnen.

Es befällt aber die Patienten Fieber und Versagen der Stimme bei 87
offenstehenden Augen und Unbeweglichkeit der Lider, die sich noch zu der Zeit verschlimmert, wenn der Anfall seinen Höhepunkt erreicht, auch völlige Bewegungsunfähigkeit bei starrer Haltung der Lider, über die man keine Gewalt hat; wenn die Beruhigungsphase eingetreten ist, können sie wieder bis zu einem gewissen Grad bewegt werden; denn wenn man die Hand heranhält und die Finger um die Augen kreisen läßt, so stellt man fest, daß der Kranke mit den Lidern zuckt, und mit angespanntem Blick folgt er der veränderten Position der Hand, wohin sie sich auch immer bewegt, wobei er natürlich auch das Gesicht (dorthin) wendet. Wenn man 88
sie dann laut anspricht, wenden sie sich (einem) unter Tränen zu, ohne etwas zu antworten. Wenn ihnen wohlriechende Substanzen gebracht werden, so sieht man, daß sie sich ein wenig dorthin neigen und öfter

ter adducentes spiritum hauriendae exhalationis causa. at si taetra odoramenta fuerint admota, recusare uidentur ac fugere. item dulcia atque amara ori admota labiis uel linguae illita sentiunt, non aliter, si ulla fuerint punctione pulsati, et nostro officio tentam manum suo replicant uel colligunt. item lacessiti collugent, ingemunt attestante uultus rubore cum pulsu magno ex uehementibus atque fortioribus saltibus confecto.

89 In declinatione uero plurimus saepe sudor sequetur ac feruens, et in dimissione limpidae sinceritati proximi efficiuntur. at rursum in accessionem si redeunt aegrotantes, peiorante passione plurimus feruor accedit cutis et spiratio celerrima, quam Graeci tachypnoean uocant, oculorum conuersio, manuum contractio, sudoris ignei defluxio maculis emergentibus in thoracem atque uultum, et primo rotundis in similitudine⟨m⟩ ulcerum, quae iontus appellant.

90 Item ab apoplecticis haec discernitur passio, quod in ipsis paruus atque creber pulsus inueniatur et non ut in catalepticis maior atque percussibilis et neque iucundum siue taetrum odorem accipiant neque dulcia et amara consapiant. item ab his, qui ex stomachi passione obmutescunt, siquidem in his rursum paruus atque imbecillis pulsus inueniatur attestante singultu cum manifesto tumore in stomacho apparente. haec est discretio similium passionum; sed ei curatio adhibenda est, quae epilepticis dicta est.

CAPVT VI

91 De vocis amputatione, qvam Graeci phones apocopen vocant

Vocis amputatio fiet ex clamore nimio aut frigore aut ardore siue ustura faucibus asperatis uel etiam tumore nimio. fit autem obtusio sonitus emissae per spiritum uocis atque hirta uel aspirationis tractu grauata locutio.

Recenti denique passioni atque eius initio conuenit adhibita requies cum abstinentia cibi et spongiarum [cum] aqua frigida expressarum admotio gutturi[s] per ambitum faucium, quem anthe-
92 reona uocant. ac si passio uehementescere coeperit, ut maiora depos-

22 quae epilepticis dicta est] *u.* Tard. I 73–115

1 ac *Sich.* *corr. Rov.* 4 ex *edd.* *corr. Rov.*[m] suo] subito *Rov.*[m] 13 rotundus *Sich.* *corr. Rov.*[m] 14 similitudine *edd.* *corr. Rov.*[m] 25 fit *Rov.* 30 cum[II] *seclusi* „*an* ex? *fort. del.*“ *Drabkin*[app] 31 gutturis *Sich.* *corr. Rov.*

Luft holen, um die ausströmenden Düfte einzuziehen. Wenn aber übelriechende Stoffe gebracht werden, scheinen sie diese von sich zu weisen und ihnen auszuweichen. Sie nehmen auch Süßes und Bitteres, wenn es zu ihrem Munde gelangt und man es ihnen auf Lippen oder Zunge streicht, durchaus wahr, ebenso, wenn sie irgendwie gestochen werden, und wenn wir ihre Hand strecken, biegen sie diese aus eigener Kraft wieder zurück oder schließen sie. Wenn man sie reizt, sind sie betrübt, seufzen, bei charakteristischer Rötung des Gesichts und großem Puls, der aus heftigen und ziemlich starken Schlägen besteht.

In der Beruhigungsphase aber überkommt sie oft sehr starker und 89
heißer Schweiß, und bei vorübergehendem Nachlassen (der Krankheit) erreichen sie fast wieder einen normalen Zustand. Wenn die Kranken aber wieder einem neuen Anfall unterliegen und sich ihr Zustand verschlimmert, so stellen sich starke Hitze auf der Haut und sehr schnelle Atmung ein, welche die Griechen *tachypnoia* nennen, die Augen verdrehen sich, die Hände krampfen sich zusammen, glühend heißer Schweiß bricht aus, und auf Brust und Gesicht erscheinen Bläschen, und diese sind zunächst rund, ähnlich den Ausschlägen, die man *ionthoi* nennt.

Dieses Leiden läßt sich daran von Schlaganfällen unterscheiden, daß 90
sich bei denen ein kleiner und gedrängter Puls findet und nicht wie bei den Starrsüchtigen ein ziemlich großer und stark schlagender und daß sie weder angenehme oder unangenehme Gerüche wahrnehmen noch Süßes und Bitteres schmecken können. (Ein Unterschied besteht) auch zu denen, die infolge einer Erkrankung des Magens stumm werden; denn bei denen findet sich wiederum ein kleiner und schwacher Puls, typisch ist auch das Schlucken und eine eindeutig vorhandene entzündliche Schwellung im Magen. Das ist der Unterschied gegenüber ähnlichen Krankheitsbildern; man muß bei ihr aber dieselbe Behandlung anwenden, die für Epileptiker vorgeschrieben ist.

6. KAPITEL

Über das Versagen der Stimme, das die Griechen phōnēs apokopē nennen 91

Versagen der Stimme kann durch übermäßiges Schreien, Kälte oder Hitzeeinwirkung oder Verbrühen, wodurch die Kehle rauh wird, entstehen oder auch durch eine starke entzündliche Schwellung. Es entsteht aber eine Dämpfung des vom Hauch der Stimme hervorgebrachten Tones, und das Sprechen wird heiser oder durch Atemholen gestört.

Wenn die Krankheit noch neu ist und eben erst begonnen hat, so ist die Anwendung von Ruhe in Verbindung mit Fasten angebracht und das Herumlegen von Schwämmen, die in kaltem Wasser ausgedrückt worden sind, rund um die Kehlpartie im Bereich des Schlundes, was man
anthereōn nennt. Wenn sich das Leiden aber zu verschlimmern beginnt, 92
so daß es stärkere therapeutische Maßnahmen erfordert, soll man den

cat adiutoria, adhibenda phlebotomia. tunc sorbilibus cibis nutriendi, adhibitis etiam gargarismis ex oleo dulci atque calido siue calida et oleo uel aqua mulsa aut decoctione uuarum, cantabri, ficuum pinguium, palmularum, glycyrrhizae, necnon etiam suco alicae uel ptisanae, ut ex eorum uaporatione siue exhalatione ascensum spiritum rapiant aegrotantes. tunc etiam spongiarum adhibenda uaporatio atque usus electariorum ex melle decocto et nucleis et lini semine et ouorum uitellis et draganto ex mulso et uino praemollito. dehinc sorbili ex amyg-
93 dalis medicamine utendum, / in declinatione uero lauacro atque uario cibo et uino, deambulatione uel gestatione.

Ac si querela tardauerit aegrotantium, erit in lenimento adhibenda drimyphagia, dropacismus, defricatio, tunc etiam uomitus ex radicibus atque uaria gestatio[ne] et uocis exercitatio[ne], quod Graeci anaphonesin uocant, adhibito praeceptore, sicuti iamdudum docuimus, temporum ordine seruato. adhibenda etiam et arteriaca medicamina, quae partes in passione constitutas exerceant, a Graecis amyctica appellata, quorum compositionem libris medicaminum conscriptam dedimus.

CAPVT VII

94 De influxione, quam Graeci catarrhon uocant

Fiet influxio nunc ad nares, quae appellatur coryza, nunc ad fauces, quae appellatur branchos, nunc ad thoracem uel pulmonem, quae appellatur phthisis.

Sequitur autem eos, qui coryza uexantur, grauedo narium et frontis constrictio, fluor ⟨h⟩umoris tenuissimi primo, tunc crassi atque uiridis, sternutatio iugis cum lacrimatione oculorum acrioris qualitatis uel mordentis, aliquando etiam tussiculae impar atque obtusa apprehensio, item consensus sessionis oculorum cum capitis atque uultus inflatione.

95 Eos autem, qui faucium influxione uexantur, siue quod Graeci branchos, quam nos raucitatem uocamus, sequitur pruritus quidam

14sq. sicuti iamdudum docuimus] *u.* Tard. I 164

2 et] ex *edd. corr. Rov.*[m] 5 accensum spiritum *Sich. correxi* ascensum spiritus *Drabkin* „*fort.* ascensu spiritum" *Drabkin*[app] 8 ex[I] *om. Rov.* mulso ex uino *Rov.*[m] 13 gestatione et uocis exercitatione *Sich. corr. Rov.* 16 *post* medicamina *add.* et *Rov.* 23 ptysis *Sich. correxi* ptisis *Drabkin* 24sq. grauedo narium et frontis, constrictio fluorum oris *Sich. corr. Friedel, p. 30, coll. Cael. Aur. De signific. diaet. pass. 74: p. 224,4sq. Rose* 30 siue *om. Rov.* 31 quam *om. Rov.*

Aderlaß anwenden. Dann sollen (die Kranken) suppige Nahrung erhalten, und man soll auch gurgeln lassen mit süßem, warmem Öl oder warmem Wasser mit Öl oder Wassermet oder einer Abkochung von Weinbeeren, Kleie, saftigen Feigen, Datteln, Süßholz sowie auch mit dem Saft von Spelt oder Gerstenschleim, so daß die Kranken von ihren Dämpfen oder Ausdünstungen den aufsteigenden Dunst einziehen. Dann soll man auch eine Erwärmung mit Schwämmen vornehmen und Latwergen gebrauchen, die aus gekochtem Honig, Nüssen, Leinsamen, Eidottern und aus Tragant bestehen, der zuvor in Met und Wein eingeweicht wurde. Dann soll man einen Heiltrank aus Mandeln gebrauchen, / in der Beru- **93**
higungsphase aber ein Bad, abwechselungsreiche Kost und Wein, Spazierengehen oder Herumtragen.

Und wenn die Beschwerden bei den Kranken andauern, so muß in der Beruhigungsphase die Salzkost gebraucht werden, die Behandlung mit Pechpflastern, Massage, dann auch die Brechkur mit Rettichen, Herumtragen auf verschiedene Weise und Stimmübung, was die Griechen *anaphōnēsis* nennen, unter Hinzuziehung eines Lehrers, wie wir es schon zuvor beschrieben haben, unter Einhaltung der zeitlichen Ordnung. Man soll aber auch die für die Luftröhre bestimmten Medikamente, von den Griechen *amyktika* (Reizmittel) genannt, anwenden, welche die erkrankten Partien anregen sollen, deren Zusammensetzung wir in den Büchern über Medikamente schriftlich niedergelegt haben.

7. KAPITEL

Über den Fluss, den die Griechen Katarrh nennen **94**

Ein Fluß tritt bald an den Nasenlöchern auf, den nennt man *koryza* (Schnupfen), bald in der Kehle, den nennt man *branchos* (Heiserkeit), bald in der Brust oder in der Lunge, den nennt man *phthisis* (Schwindsucht).

Es befällt aber die, welche von Schnupfen geplagt werden, ein Druck in den Nasenflügeln und eine Zusammenschnürung der Stirn, ein Ausfließen von zuerst ganz dünner, dann von dicker und grünlicher Flüssigkeit, ständiges Niesen mit Augentränen von besonders scharfer oder beißender Art, manchmal auch ein schwacher, halb unterdrückter Hustenanfall, auch ein Schmerz des Augenhintergrundes mit einer Schwellung des Kopfes und des Gesichts.

Diejenigen aber, die von einem Fluß in der Kehle geplagt werden **95**
oder von dem, was die Griechen *branchos* und was wir Heiserkeit nennen,

secundum fauces atque titillatus, uox obtusa et grauis et impedita locutio, ut se praefocari sentiant aegrotantes, aliquando etiam tussicula et transuoratio difficilis.

At si ad pulmones fuerit facta defluxio, thoracis grauedo sequetur et tussicula uehemens cum sputis spumosis atque crassioribus, tum saniosis attestante difficultate spiritus, quam Graeci dyspnoean uocant, aliquando etiam febricula, quae noctis initio sumat exordium, cum uocis obtusione et uomitu cibi.

96 Sed haec passio a peripleumonia discernitur, siquidem sit una ex tardis passionibus et neque celeri atque acuta febricula corpus afficiat. item discernitur a reumatismo thoracis siue influxione, quod ceteris communibus signis sequentibus dolor etiam inesse uideatur in ea parte thoracis, quae pati perspicitur.

Sunt autem antecedentes ⟨causae⟩, ex quibus influxiones supradictae nascuntur, ut saepe probatur, perfric[a]tio profunda uel extensio uomitus.

Veterum igitur Methodicorum alii stricturam hanc passionem uocauerunt, uelut expressis humoribus atque coactis in alia uenire
97 loca eam fieri asserentes, / alii solutionem, ut Thessalus manifestat atque eius decessores, ut Themison. Mnaseas uero et Soranus, cuius etiam nos amamus iudicium, complexam inquiunt esse passionem, et nunc strictura superante, nunc solutione. etenim constrictio atque dolor accidentia sunt stricturae, quae Graeci symptomata uocant, multorum uero liquidorum egestio solutionis est signum.

Quapropter obtinente strictura conuenit aegrotos iacere loco lucido mediocriter atque calido adhibita abstinentia usque ad tertium diem, quem Graeci diatriton uocant, cum requie corporis atque animi appositis lanis limpidis ac mollibus, oleo dulci atque calido prae-
98 tinctis, colla circumdantes et thoracem. tunc oris collutio adhibenda siue fotus ex aqua calida. in ipsa autem diatrito perungi aegrotantes oleo calido atque dulci, fouenda facies ex aqua calida. cibus dandus sorbilis ex alica uel farre, oleo et anetho uel paruo sale confecto, uel ex melle aut alica⟨e⟩ ex mulso confecta⟨e⟩ sorbilis transuoratio, non sine cautione atque coniectura utriusque passionis, ne alteram faciat superiorem.

Ac si passio permanserit, alia die cataplasmata laxatiua adhibemus, his scilicet partibus, quae fuerint in querela. tunc cucurbitam

4 Ac *Sich.* *corr. Rov.* 9 peripneumonia *Amm.; sed cf. § 201* 14 causae *post* autem *add. Rov., transposui usum Caelii seruans (cf. e.g. § 118)* 15 perfricatio *Sich.* *corr. Rov.*^{m} 16 uomitus] uocis *Amm.*^{m} 30 perungendi *Rov.*^{m}, *fort. recte* 33 alica . . . confecta *Sich.* *corr. Rov.*^{m}

befällt ein gewisses Jucken und Kitzeln in der Kehle, heisere Stimme und mühsame, behinderte Sprechweise, so daß die Kranken das Gefühl haben, ersticken zu müssen, manchmal kommt es auch zu Husten und Schluckbeschwerden.

Wenn jedoch der Fluß in den Lungenflügeln auftritt, folgt ein Druck in der Brust und heftiger Husten mit schaumigem, dickem Auswurf, der dann eitrig wird; ein typisches Symptom ist auch die Behinderung der Atmung, welche die Griechen *dyspnoia* nennen, manchmal auch Fieber, das am Anfang der Nacht einsetzt, mit Heiserkeit der Stimme und Erbrechen der Speisen.

Dieses Leiden ist aber von der Lungenentzündung zu unterscheiden, 96
weil es eine chronische Krankheit ist und den Körper nicht mit rasch verlaufendem und akutem Fieber befällt. Es unterscheidet sich ferner vom *rheumatismos* oder Fluß in der Brust dadurch, daß außer den sonstigen (beiden) gemeinsamen (Krankheits)zeichen auch Schmerz in der offensichtlich betroffenen Brustseite festgestellt werden kann.

Die vorangehenden Ursachen, aus denen die soeben genannten Flüsse entstehen können, wie sich oft erwiesen hat, sind tiefgehende Unterkühlung oder übertriebenes Erbrechen.

Von den alten Methodikern haben die einen diese Krankheit eine Straffung genannt und behauptet, daß sie gleichsam durch herausgepreßte und nach anderen Stellen hingetriebene Flüssigkeiten zustande komme, / die anderen eine Lockerung, wie sich bei Thessalos und seinen 97
Vorgängern zeigt, z. B. bei Themison. Mnaseas und Soran aber, dessen Urteil auch wir uns lieber anschließen, erklären die Krankheit als eine zusammengesetzte, bei der einmal die Straffung dominiert, ein anderes Mal die Lockerung. Denn das Zusammenschnüren und der Schmerz sind Begleiterscheinungen der Straffung, welche die Griechen *symptōmata* nennen, das Ausscheiden großer Flüssigkeitsmengen aber ist ein Anzeichen der Lockerung.

Darum ist es, wenn die Straffung überwiegt, angebracht, daß die Kranken in einem mäßig hellen und warmen Raum liegen, bei Entzug der Speisen bis zum dritten Tag, den die Griechen *diatritos* nennen, bei Ruhe von Körper und Geist; dabei soll reine, weiche Wolle aufgelegt werden, die zuvor in süßes, warmes Öl getaucht worden ist, mit der man den Hals und den Brustkorb umgibt. Dann soll man den Mund spülen 98
lassen oder mit warmem Wasser erwärmen. Am dritten Tage selbst soll man die Kranken mit warmem, süßem Öl einsalben, das Gesicht mit warmem Wasser erwärmen. Es soll suppige Nahrung gereicht werden aus Spelt oder Speltgraupen, mit Öl und Dill oder ein wenig Salz zubereitet, oder aus Honig oder ein suppiger Brei aus Spelt, der mit Met zubereitet worden ist, nicht ohne Vorsicht und unter Beachtung beider Krankheitszustände, damit (die Nahrung) nicht einen von ihnen dominieren läßt.

Wenn die Krankheit aber andauert, wenden wir am nächsten Tage lockernde Packungen an, und zwar an den Stellen, an denen die Beschwerden auftreten. Dann setzen wir den Schröpfkopf auf und skarifizieren

infigentes scarificabimus ac deinde spongiis uaporantes loca relaxa-
99 mus aut calidis lanis contegemus narium partes. tunc gargarismum dabimus calidum mulsum aut decoctione⟨m⟩ cantabri et palmularum pinguium et myxarum et glycyrrhizae uel eius sucum resolutum ex aliquo liquore laxatiuo. item electarium dabimus ex lini seminibus et sesami frixi acetabulis singulis et oui elixi uitello et nucleis numero uiginti et amygdalis amaris expolitis decem, amyli drachma una, draganti drachma una, passo Cretico praemolliti, et mellis decocti sufficienti[s], quod medicamen in auellanae modum sumptum sub lingua teneant aegrotantes, tum defluens ac deliquatum sensim at-
100 que paulatim transuorent; uel mel oleo concoctum. multi autem sub ⟨. . .⟩ fabam fractam, quod Graeci etnos acton uocant, idque linguae suppositum ac defluens transuoretur, quo asperitas arteriae leniatur, uel ex amylo et ex menta et amygdalis amaris confectum medicamen, quod habeat palmularum dulcium contritarum drachmas octo et nucleorum drachmas quattuor et amygdalae purgatae drachmas duas, glycyrrhizae suci obolum unum, hoc est drachmae partem sextam, draganti drachmam unam, collectis omnibus atque infusis ex uino protropo. ac si uenter officium non agnouerit, simplici uentris
101 laxatiuo utendum. et si fuerit caput grauatum, adhibenda detonsio, appositis deinde laxatiuis medicaminibus. tunc cibus alternis diebus dandus. cum autem passio mitescere coeperit, danda olera, ut malua, lapathum, atriplex, quam Graeci andraphaxin uocant, beta cum ptisanae suco uel alica aut mulso, et pisces teneri et uolantum teneriora. ipsis etiam locis apponenda cerotaria ex meliloto concocto confecta uel malagmata simplicia. tunc lauacrum atque uinum adhibendum.

Ac si superans fuerit defluxio, quam Graeci reumatismum uocant, simili abstinentia utendum est frequenter; sed frigido atque obscuro mediocriter loco aegrotantes iacere iubemus et abstinendos
102 a potu, quo sitiendo siccentur. cuius usus cum fuerit permissus, uel oris collutio frigida ex aqua paulatim atque parua probatur, tunc appositio spongiarum ex aqua frigida expressarum uel pusca iisdem

3 decoctione *Sich.* *corr. Rov.* 4 myxarum *coni. Rov.*^{m} *(item Tard. III 44; cf. Cass. Fel. De med., ind. p. 246 Rose)* noxarum *Sich.* succo resoluto *Sich.* *corr. Rov.*^{m} 7 expoliatis *Rov.*^{m} ampli *Sich.* *corr. Rov.*^{m} 8 traganti *edd.* *correxi* praemolliti *scripsi (cf. § 92)* demollito *Sich.* emollita *Rov.*^{m} „*an* demolliti? demollitis?" *Drabkin*^{app} melle decocto *Rov.*^{m} 9 sufficientis *Sich.* *corr. Rov.* 10 deliquatum *coni. Drabkin* desiccatum *Sich.* eliquatum *Rov.*^{m} 11sq. sub *del. Drabkin* „*fort.* dant" *Drabkin*^{app} subiiciunt *Rov.*^{m} *lacunam indicaui* 13 transuorant *Rov.* liniatur *Sich.* *corr. Rov.*^{m} *(cf. § 104)* 23 andraphasin *edd.* *corr. Rov.*^{m} *(cf. Liddell-Scott-Jones s. u.* ἀτράφαξυς*)* 25 cocto *Rov.*

und lockern dann die Stellen durch Erwärmung mit Schwämmen oder be-
decken die Nasenflügel mit warmer Wolle. Dann geben wir als Gurgel- 99
mittel warmen Met oder eine Abkochung von Kleie und saftigen Datteln, Brustbeeren und Süßholz oder dessen Saft, in einer Flüssigkeit von lockernder Wirkung aufgelöst. Wir geben auch eine Latwerge aus Leinsamen und dem Samen von geröstetem Sesam, je ein Acetabulum voll, einem gekochten Eigelb und zwanzig Nußkernen, zehn geschälten bitteren Mandeln, einer Drachme Stärke, einer Drachme Tragant, der zuvor in kretischem Rosinenwein aufgeweicht wurde, und der ausreichenden Menge an gekochtem Honig; von diesem Medikament sollen die Patienten ein nußgroßes Stück einnehmen und unter der Zunge behalten, dann, wenn es flüssig wird und zerfließt, es ganz langsam und allmählich
herunterschlucken; oder Honig, mit Öl gekocht. Viele aber . . . gemahlene 100
Bohnen, was die Griechen *etnos akton* nennen, dies soll unter die Zunge gelegt und heruntergeschluckt werden, wenn es zerläuft, wodurch die Rauheit der Luftröhre gelindert werden soll, oder ein aus Stärke, aus Minze und bitteren Mandeln hergestelltes Medikament, das acht Drachmen zerriebene süße Datteln enthalten soll, vier Drachmen Nußkerne, zwei Drachmen geschälte Mandeln, einen Obolos, d. h. den sechsten Teil einer Drachme, Süßholzsaft, eine Drachme Tragant; alle diese Ingredienzien werden zusammengeschüttet und mit Vormost übergossen. Und wenn der Leib seinen Dienst nicht tun will, soll man ein einfaches
Abführmittel gebrauchen. Und wenn der Kopf beschwert ist, muß man 101
ihn rasieren, danach lockernde Medikamente auflegen. Dann soll man jeden zweiten Tag zu essen geben. Wenn aber das Leiden sich zu mildern beginnt, soll man Gemüse geben, wie Malve, Sauerampfer, Melde, welche die Griechen *andraphaxis* nennen, Mangold mit Gerstenschleimsaft oder mit Spelt oder Met, und zarte Fische und an Geflügel die zarteren Sorten. Man soll auch auf die (erkrankten) Partien selbst Wachspflaster legen, die mit gekochtem Honigklee hergestellt worden sind, oder einfache erweichende Mittel. Dann soll man baden und Wein trinken lassen.

Wenn aber der Fluß, den die Griechen *rheumatismos* nennen, dominiert, so soll man häufig in ähnlicher Weise fasten lassen; wir verordnen aber, daß die Kranken in einem mäßig kühlen und dunklen Raum liegen und sich des Trinkens enthalten sollen, um durch Dürsten auszu-
trocknen. Wenn etwas zu trinken erlaubt wird, so empfiehlt es sich auch, 102
den Mund mit wenig kaltem Wasser langsam auszuspülen, danach das Auflegen von Schwämmen, die in kaltem Wasser oder in Limonade ausgedrückt worden sind, und zwar auf die Partien, die von dem Fluß ge-

partibus, quae fluore uexantur, hoc est thoraci atque gutturis summitati, quam Graeci anthereona uocant, nos rumam; aut lanae limpidae infusae oleo uiridi conueniunt. dehinc dabimus ore continendam uel gargarizandam aquam frigidam uel puscam aut sucum herbae caliclaris, quam Graeci helxinen uocant, aut plantaginis, quam iidem arnoglossam uocant, aut uuam lupinam, quam strychnon nominant, **103** aut intybi aut endiuiae decoctionem aut buxi aut rosarum, / item lenticulae, palmarum Thebaicarum, lentisci uirgultis aut rubi, quam baton appellant, singulis uel in unum mixtis pro passionis magnitudine, aliquando etiam diamoron siue diasycaminon, cuius nota compositio atque Medicaminum libris tradita comprobatur ex aliquo supradictorum liquore soluta.

Tunc etiam epithemata constrictiua adhibemus, ut est mel decoctum cum alumine schisto aequis ponderibus uel aceto et aloe, aut ex palmulis et malis Cydoniis et his similibus, item cucurbitam constrictiuam et electaria uel catapotia, ut est diacodion simplex, et uinum squilliticum coctum, donec mellis habeat crassitudinem, **104** solum uel cum melle admixto etiam cumino; / item Creticum uinum uel passum similiter decoctum aut Tyrrhenum uel protropum et omne, quod adiuncta dulcedine constringit, ut arteriam leniat atque desiccet humorem; item mel admixto modico cumino concoctum uel persicae lacrima uel plantaginis aridae contusae atque cretae puluere, uel rosarum aridarum et aluminis, item troc⟨h⟩isci medicaminis trigoni appellati.

Tunc cibi ordinandi supradictis iamdudum temporibus, sed constrictiuae qualitatis, ut est oryza uel alica ex pusca uel aqua frigida confecta aut decoctio palmularum Thebaicarum, item oua hapala **105** uel pultes paruissimo atque uiridi oleo confectae, / ⟨ex⟩ oryza uel milio aut pulento frixo aut alica aut farre aut ex amylo uel ex ges asteros et melle decocto admixto quiddam supradictis, quo coagulentur et uirtutem medendi maiorem sumant. item Thebaicarum palmularum decoctarum admixtione in pulmentis uti possumus uel ex aridis palmulis pane confecto et oleo uiridi atque rore Syriaco uel aceto et

25 supradictis iamdudum temporibus] *u.* § 101

5 calidaris *Sich. corr. Drabkin* calycularis *Rov.*^{m} 6 arnoglossum *Rov.* 11 aliqua *Sich. corr. Rov.*^{m} *(cf. tamen § 154 et fr.* la liqueur*)* 17 sciuelliticum *Sich. sec. Sich.*^{m} *correxi coll. § 207* „squilliticum uel Scybeliticum" *Rov.*^{m} scilliticum *Drabkin* 22 lachrymo *Sich. corr. Rov.*^{m} 23 trocisci *Sich.* 28 ex *add. Drabkin* et *add. Rov.* 29 astere *Rov.*^{m} *Drabkin (item § 174)* 30 quidem *Rov.*^{m} 31 thebanarum *edd. correxi (cf. § 29. 103. 104; Cel. II 109. 200; III 17)*

plagt werden, das heißt den Brustkorb und den oberen Teil der Kehle, welchen die Griechen *anthereōn*, wir *ruma* nennen; oder mit Öl aus unreifen Oliven übergossene reine Wolle ist geeignet. Danach geben wir im Mund zu behalten oder zum Gurgeln kaltes Wasser oder Limonade oder Saft von Glaskraut, welches die Griechen *helxinē* nennen, oder von Breitwegerich, den sie *arnoglōssa* nennen, oder Nachtschatten, den sie *strychnos* nennen, oder eine Abkochung von Wegwarte oder Endivie, Buchsbaum oder Rosen, / ebenso von Linsen, thebaischen Datteln, Zweige vom 103
Mastixbaum oder vom Brombeerstrauch, den sie *batos* nennen, einzeln oder zusammengemischt je nach der Schwere des Leidens, gelegentlich auch das Maulbeer- oder das Maulbeerfeigenmittel, dessen bekannte, in den Büchern der „Medikamente" beschriebene Zusammensetzung, in einem der soeben genannten (Pflanzen)säfte aufgelöst, empfohlen wird.

Dann wenden wir auch Auflagen von zusammenziehender Wirkung an, wie Honig, mit Faseralaun zu gleichem Gewicht gekocht, oder mit Essig und Aloe, oder aus Datteln und Quitten und (Früchten,) die diesen ähnlich sind, ebenso das zusammenziehende Schröpfen und Latwergen oder Pillen, wie das einfache Mohnmittel, und Meerzwiebelwein, so lange eingekocht, bis er die Dicke von Honig hat, allein oder mit Honig, auch unter Beigabe von Kümmel; / ebenso kretischen Wein oder Rosinenwein, 104
in ähnlicher Weise eingekocht, oder tyrrhenischen oder Vormost und alle (Weine), die gleichzeitig süß und zusammenziehend sind, so daß sie auf die Luftröhre lindernd wirken und die Flüssigkeit austrocknen; ebenso Honig, unter Beimischung von etwas Kümmel gekocht, oder mit Pfirsichharz oder mit dem Pulver von zerstoßenem und gesiebtem trockenem Wegerich oder von trockenen Rosen und Alaun, ebenso Tabletten des als Dreieck bezeichneten Medikaments.

Dann sind Speisen zu den bereits oben genannten Zeiten zu verordnen, jedoch solche von zusammenziehender Qualität, wie Reis oder Spelt, mit Limonade oder kaltem Wasser angerichtet, oder ein gekochter Brei von thebaischen Datteln, ebenso weiche Eier oder Breie, die mit einer ganz geringen Menge Öl aus unreifen Oliven zubereitet werden, / aus Reis, 105
Hirse oder gerösteten Graupen oder Spelt oder Speltgraupen oder aus Stärke oder aus samischer Erde und gekochtem Honig, der in gewisser Menge den soeben genannten Bestandteilen beigemischt wird, damit sie dick werden und eine größere Heilkraft annehmen. Wir können auch eine Beigabe von gekochten thebaischen Datteln zu den Gerichten gebrauchen oder ein (Frucht)brot aus trockenen Datteln und Öl aus unreifen Oliven, syrischem Sumach oder Essig und Galläpfeln. Wir müssen auch

galla. ipsa quoque pulmenta aut cibos aridos dare debemus. tunc
hapala oua uel lac, decocta cum amylo ad modum cotylae uel dua-
106 rum, quod est pondus unciarum decem uel uiginti. dehinc danda
olera constringentia, ut intyba, plantago, cauliculi, sed haec omnia
cocta atque aceto condita; tunc pisces durioris corporis atque uolan-
tia non pinguia, sed magis torrida, uel ex aceto et aqua cocta. tunc
declinante passione uinum dandum est asperioris naturae. dehinc
adhibenda gestatio praetecto ore, quo spiratio nulla tangatur iniu-
ria. dehinc lauacro utendum.

Ac si passio tardauerit, superpositionibus ac lenimentis uariata,
erit in lenimento adhibenda deambulatio et uocis exercitium mite,
tunc lenis unctio ac defricatio, et cibi ex media materia dandi, sci-
107 licet pro qualitate passionis solutione aut strictura obtinente, / qui
erunt quodam profectu augendi aut minuendi per regulam cycli,
usque ad uolantum atque agrestium et porcinae carnis percoctam
partem tertiam, sicque panem ante pulmenti oblationem, si obti-
nens fuerit fluor, cum aqua. dabimus etiam uuarum fabrilium uel
pensilium siccatarum acinos uel intybi thyrsum aceto praetinctum
adhibito lauacro longo dierum interuallo, tum drimyphagia. dandum
etiam lasar cum aceto atque liquamine. ac deinde locis patientibus
adhibendae cucurbitae recorporatiuae, quas Graeci metasyncriti-
cas uocant, et maxime anthereoni, hoc est thoraci uel gutturis cir-
108 culo, quem rumam uocamus; / tunc resinae cabialis, hoc est †di-
caminis†, illinimentum uel dropacis, dehinc etiam ex puluere nitreo
lacera fricatio, quam Graeci ⟨s⟩mexin appellant uel smegmata, quo-
rum compositionem Responsionum tradidimus libris, uel lemnida
cum oleo aut pyretrum cum pipere. item unctiones ex Syriaco et opo-
balsamo et laurino atque irino oleo et butyro et pice liquida appo-
nenda⟨e⟩ naribus atque narium cauernis; tunc etiam sinapismus et
gargarismata ex sinapi uel aqua marina aut decoctione thymi, ori-
gani, hyssopi, gleconis, quod nos pulegium uocamus, et horum simi-
109 lium. dehinc mutatio locorum appetenda, et magis maritimorum,
tum usus aquarum naturalium, ex quibus erit caput fouendum.

Decessores uero medici nondum rigore Methodico obtinente, in

2 *post* cotylae *add.* unius *Rov.* 12 lenis *scripsi* leuis *edd.* 16 sicque] „*fort.* siccum" *Drabkin*[app] 23 quam *Rov.* dicaminis *inter cruces posui* 25 smexin *scripsi* mixin *Sich.* smixin *Vollmer, Thes. L. L. VI 1319,55 s. u.* fricatio, *Drabkin* 26 uel] „*fort.* uel ⟨ex⟩ *uel* ex *tantum*" *Drabkin*[app] lemnistida *Rov.*[m] *(cf. § 33)* 27 piretro *Sich. sec. Drabkin*[app] *(„fort.* piretrum *nisi suppleas* ex"*) correxi* 28 apponenda *edd. sec. Drabkin*[app] *correxi* apponendas *Rov.*[m] 30 thumi *Sich.* 31 gleconis *coni. Rov.*[m] glaucii *Sich.* similibus *edd. corr. Rov.*[m]

diese Gerichte oder Speisen in trockener Form (zu essen) geben. Dann weiche Eier oder Milch, mit Stärke auf die Menge von einer oder zwei Kotylen eingekocht, das ist ein Gewicht von zehn oder zwanzig Unzen. Da- 106
nach soll man Gemüse geben, das zusammenzieht, wie Endivie, Wegerich, Kohlsprossen, aber dies alles gekocht und mit Essig gewürzt; dann Fische mit ziemlich festem Fleisch und Geflügel, das nicht fett, sondern eher trocken ist, beispielsweise mit Essig und Wasser gekocht. Wenn dann das Leiden nachläßt, soll man Wein von herberer Qualität reichen. Danach soll man herumtragen lassen, bei bedecktem Gesicht, damit die Atemwege nicht von irgendeiner Schädigung betroffen werden. Danach soll man ein Bad nehmen lassen.

Wenn sich das Leiden aber in die Länge zieht und sich abwechselnd in Steigerungs- und Beruhigungsphasen äußert, sollen während der Beruhigungsphase Spazierengehen und leichte Stimmübung angewandt werden, dann eine milde Einreibung und Massage, und es sollen Speisen aus dem Bereich des mittleren (Nahrungs)stoffes gegeben werden, nämlich je nach dem Erscheinungsbild des Leidens, ob Lockerung oder Straffung vorherrscht;/diese Speisen sollen nach Vorschrift des Zyklus fort- 107
schreitend vermehrt oder verringert werden, bis hin zu einem Drittel an gekochtem Geflügel, Wild und Schweinefleisch, und ebenso Brot, bevor man das Hauptgericht reicht, falls der Fluß vorherrschend ist, mit Wasser. Wir geben auch Rosinen von geräucherten oder durch Aufhängen getrockneten Trauben oder einen Stengel der Endivie, zuvor in Essig getaucht; nach Ablauf von vielen Tagen gebrauchen wir ein Bad und gehen dann zur Salzkost über. Man soll auch Laser mit Essig und Fischbrühe geben. Und dann sind auf die betroffenen Partien Schröpfköpfe von umstimmender Wirkung, welche die Griechen metasynkritische nennen, aufzusetzen, und zwar besonders auf den *anthereōn*, das heißt auf die Brust oder die Umgebung der Kehle, die wir *ruma* nennen;/dann ist 108
eine Einreibung vorzunehmen mit geschabtem Harz, das heißt (dem Harz) von . . ., oder mit Pechpflaster, dann auch eine scharfe Massage mit Natronpulver, welche die Griechen *smēxis* nennen oder *smēgmata* (Abreibemittel), deren Zusammensetzung wir in den Büchern der „Antworten“ angegeben haben, z. B. lemnische Erde mit Öl oder Bertramswurz mit Pfeffer. Auch Salben aus syrischem Öl, Balsam, Lorbeer- und Irisöl, Butter und flüssigem Pech sind auf die Nasenflügel und in die Nasenlöcher zu streichen; dann soll man auch Senfpflaster gebrauchen und Gurgelmittel von Senf oder Seewasser oder einer Abkochung von Thymian, Origanum, Ysop, *glēchōn*, was wir Polei nennen, und (Kräutern,) die diesen ähnlich sind. Danach ist eine Ortsveränderung anzustreben, 109
besonders ein Seeaufenthalt, dann der Gebrauch natürlicher Wässer, mit denen man den Kopf erwärmen soll.

Die Ärzte der Vergangenheit, als die strenge Richtung der Methodi-

quibus est Erasistratus secundo libro Salutarium praeceptorum et Asclepiades tertio Celerum passionum, item Themison Salutari libro atque primo Tardarum passionum, quas chronias appellant, meracum potum dari iusserunt. ait enim Asclepiades duplicandam uel triplicandam quantitatem uini solitae temperationis, adeo ut uni cyatho unum admisceri iusserit, quo uini et aquae quantitas coaeque-
110 tur. sed hoc facit intardante passione, etenim recentem atque nouam curans libris, quos ad Geminium scripsit, Salutarium uinum prohibendum tradidit.

Erasistratus uero etiam pileum uini calidi infusione inflatum capiti imponendum iubet, lateribus uero ac praecordiis lanas apponendas uino atque oleo calido madefactas. quorum primo neruorum uitiabilis est meraca potio atque capiti faciens inflationem. dehinc etiam abstinentis uino uel solitae consuetudinis grauabilis atque noxius est usus pilei uino calido prae⟨in⟩fusi uel lanae tinctae lateribus ac praecordiis circumpositae ob dolorum uehementiam.

111 Item Lysias secundo libro Tardarum passionum, cum de his, quae faucibus accidunt, disputaret, hoc est de supradictis fluoribus, etiam aridam ficum torridam atque uino infusam ante cibum dari iubet, siquidem rudis atque noua difficillimae sit digestionis. sed hinc ait mixtum calidum sorbendum, hoc est uinum cum aqua supradicta ⟨te⟩m⟨p⟩eratum. idem admixtam sandaracham, quae sit ex oui albore conspersa, in quantitate⟨m⟩ oboli unius igni imponendam iubet uel radicem herbae tussicularis, quam bechion appellauit. tunc per infundibulum ore rapere fumum adducto uento imperat aegrotantes, cum sit capiti uehementer contraria supradictorum incensa fumatio.

112 Generaliter autem atque communi repulsione arguendos Erasistratum et Asclepiadem arbitramur, primo quod non uiderint pro

21 cum aqua supradicta] *u.* § 109

3 meratum *Sich.* *corr. Amm.*^{m} 7 in tardante *Sich.* *corr. Drabkin coll. Cel. I 43 (item Tard. V 38)* 13 merata *Sich.* *corr. Amm.*^{m} 14 solutae *edd.* *correxi (u. Bendz, Emendationen, p. 137)* *inter* grauabilis *et* atque *perperam interpungunt Rov. Amm. Drabkin (u. Bendz, Emendationen, p. 76)* 15 praefusi *edd.* *corr. Schmid, Rph 17, p. 43 (cf. Bendz, Emendationen, p. 54)* *post* lanae *fort. excidit* uino 16 dolorum] uaporum *Rov.*^{m} 17 Lysias *coni. Wellmann, Hermes 35, p. 369 adn. 3, Drabkin*^{app} Lusius *Sich.* Lucius *Rov.*^{m} *Drabkin (u. etiam § 59; Tard. IV 78; Sor. Gyn. III 2,1: CMG IV p. 94,21)* 20 hinc] dehinc *Rov.*^{m} 22 temperatum *scripsi (u. Bendz, Caeliana, p. 99)* meratum *edd.* 23 quantitate *Sich.* *corr. Rov.* 24 tunsicularis *Sich.* *corr. Rov.*^{m} bechion] uehion *Sich.* *corr. Rov.*^{m}

ker noch nicht bestand, und dazu gehören Erasistratos im zweiten Buch seiner „Gesundheitsvorschriften" und Asklepiades im dritten seiner „Akuten Krankheiten", auch Themison im „Buch der Gesundheit" und im ersten Buch seiner „Langwierigen Krankheiten", die man die chronischen nennt, haben ungemischten Wein zu geben verordnet. Asklepiades sagt nämlich, man solle bei der üblichen Mischung das Quantum Wein verdoppeln oder verdreifachen, so daß er anordnete, einem Cyathus (Wasser) einen (Cyathus Wein) beizumischen, damit die Menge von Wein und Wasser gleich sei. Dies macht er aber (nur), wenn sich das 110
Leiden in die Länge zieht, denn wenn er einen frischen und neuen Fall behandelte, so sagte er in seinen Geminius gewidmeten Büchern der „Gesundheitsregeln", daß Wein verboten sein soll.

Erasistratos läßt aber auch eine durch Übergießen mit warmem Wein aufgequollene Filzkappe aufsetzen, auf die Seiten und den Brustraum aber mit Wein und warmem Öl getränkte Wolle auflegen. Von diesen Maßnahmen ist erstens der ungemischte Trank für die Nerven schädlich und wirkt blähend auf den Kopf. Zweitens ist der Gebrauch einer mit warmem Wein zuvor übergossenen Filzkappe auch für jemanden, der auf Wein verzichtet oder ihn nur in der üblichen Verdünnung trinkt, beschwerlich und schädlich, ebenso das Umlegen von darin eingetauchter Wolle um Seiten und Brustraum, weil dadurch starke Schmerzen auftreten.

Und Lysias verordnet in seinem zweiten Buch der „Chronischen 111
Krankheiten", wenn er von den Halsleiden spricht, also von den genannten Flüssen, sogar eine trockene, geröstete und mit Wein übergossene Feige vor der Mahlzeit zu geben, denn eine unreife, frische Feige wäre sehr schwer verdaulich. Aber danach rät er, ein warmes Mischgetränk herunterzuschlucken, d. h. Wein, mit der oben genannten Wassermenge gemischt. Derselbe ordnet an, eine Beigabe von Realgar, der mit Eiweiß begossen worden ist, in einem Quantum von einem Obolos aufs Feuer zu stellen oder die Wurzel des Huflattichs, den er *bēchion* (Hustenkraut) nannte. Dann gibt er die Anweisung, daß die Kranken den (entstehenden) Qualm durch einen Trichter in den Mund einziehen, wobei ein Luftstrom (an die brennenden Substanzen) herangeführt wird; dabei ist das Räuchern durch Anzünden der zuvor genannten Mittel äußerst schädlich für den Kopf.

Wir meinen aber, daß Erasistratos und Asklepiades aus allgemei- 112
nen Erwägungen und mit gemeinsamer Zurückweisung abzulehnen sind, in erster Linie, weil sie nicht gesehen haben, daß man angesichts der Aus-

passionis motu in curationibus urgentiora nimis praeponenda. Themisonem uero et Thessalum, memorantes constrictiuam curationem libro †haec demetico† atque secundo Regulari, quem Diaeteticum uocant, culpandos arbitramur, quod non uiderint aliquando stricturam fieri superiorem. item plurima sulphurosa admiscenda, quod
113 satis sit, probauerunt / et lanis, quibus thorax circumdatur, aspergenda, ordinantes etiam odoramenta iris Illyricae aridae contusae atque eius oleum. item opobalsamum et melant⟨h⟩ium linteolo ligatum naribus aiunt frequenter admouendum et anisum et cuminum et rutam [et antiflorum] uel distillationem amaracini olei et samsucum et styracem uel ex eo oleum confectum, quod styracinum dicitur, item hedycroum uel murram cum thure et sulphure et radicibus silphii, quae omnia caput implent et propterea sunt euitanda magis accessionis tempore, in lenimento uero ratione recorporatiuae uirtutis atque interiecto tempore per interualla adhibita poterunt medicari.

CAPVT VIII

114

De tvssicvla

Tussicula nunc arida, nunc humecta corporibus irruit multos ac pingues humores excludens, et quibusdam sola, quibusdam adiuncta respirationis difficultate, quam Graeci dyspnoean uocant, item cum sanguinis egestione aut phthisica passione uel horum similibus affectis corporibus. sed de his tussiculis, quae aliarum fuerint appendices passionum, singulatim scribentes docebimus. de his uero, quae suae sunt atque propria uexatione corpus afficiunt, nunc tradimus curationem.

1 motu] modo *suspic. Drabkin*[app] *coll. Tard. III 62 (cf. etiam § 201)* 3 haec * demetico *Sich.* *cruces pos. Drabkin* hac de methodo *Triller apud Kühn, p. 82* „*fort. leg.* libro ** hunc De methodo *(numerus ordinalis est supplendus si non sub* haec *latet). cf. Gal. X. 73*“ *Drabkin*[app] curationem, illum libro Epistolarum ad Dimantem, hunc secundo Regulari *Rov.*[m] *coll. Tard. IV 4* 5 superiorum *edd.* *correxi (cf. § 97. 98)* „*an* quot*?*“ *Drabkin*[app] 8 melantium *Sich.* „melanthium siue Atriflorum“ *Rov.*[m] 10 et antiflorum *del. Rov.* (*„mendum ortum esse uidetur ex glossemate* melanthium = atriflorem“ *Drabkin*[app]) 12 hedicroum *Sich. Rov. Drabkin* *correxi* hedicrum *Amm.* „*uid. Cicer. 3. Tuscul.*“ *Amm.*[m] *(u. Cic. Tusc. III 46)* 15 adhibenda *Drabkin* medicari *scripsi* iudicari *Sich. Drabkin* adhiberi *Rov.* 21 dispnoean *Sich.* cum *om. Rov.*

wirkung dieses Leidens bei den Behandlungen stärkeren Mitteln durchaus den Vorzug geben muß. Themison und Thessalos aber, die im Buch ... und im zweiten Buch der „Gesunden Lebensweise“, welches sie „*Diaitētikon*“ nennen, eine zusammenziehende Behandlung erwähnen, halten wir für tadelnswert, weil sie nicht erkannt haben, daß die Straffung manchmal zur vorherrschenden Erscheinung wird. Sie haben auch empfohlen, eine Menge schwefelhaltiger Substanzen, soviel erforderlich,
zu vermischen / und auf die Wolle, die um den Brustkorb gelegt wird, auf- 113
zusprühen; sie verordnen auch als Riechmittel zerstoßene trockene illyrische Iris sowie deren Öl. Sie sagen auch, man solle Balsam und Schwarzkümmel, in ein Leinenläppchen gebunden, häufig an die Nase halten und Anis, Kümmel und Raute oder eine Einträufelung von Majoranöl (vornehmen) und Majoran und Storax (anwenden) oder das daraus zubereitete Öl, das Storax(öl) genannt wird, auch *hēdychrun* (duftende Salbe) oder Myrrhe mit Weihrauch und Schwefel und Silphiumwurzel, (Substanzen,) die alle den Kopf überfüllen und darum zu vermeiden sind, vor allem während des Anfalls, in der Beruhigungsphase jedoch können sie wegen ihrer umstimmenden Wirkung, von Zeit zu Zeit in gewissen Abständen angewandt, helfen.

8. KAPITEL

ÜBER DEN HUSTEN 114

Den Körper befällt manchmal ein trockener Husten, manchmal ein feuchter, der viele dicke Schleimabsonderungen herausbefördert, und zwar tritt er bei einigen allein auf, bei anderen in Verbindung mit Atembeschwerden, welche die Griechen *dyspnoia* nennen, auch mit Blutspucken oder Schwindsucht, oder indem der Körper von (anderen Leiden) betroffen ist, die diesen ähnlich sind. Aber über die Arten von Husten, die Begleiterscheinungen anderer Krankheiten sein können, wollen wir von Fall zu Fall in unserer Darstellung im einzelnen unterrichten. Von denen aber, die für sich bestehen und den Körper mit ihren speziellen Plagen befallen, teilen wir jetzt die Behandlungsmethode mit.

115 Quae ita erit adhibenda, ut de catarrho scribentes docuimus, discreta scilicet specie, quo possint electaria atque pota medicamina uel catapotia siue alia quaeque sub regula medicinali recte mederi corporibus. monendi etiam aegrotantes, ne ultra modum competentem retinendo spiritum asperent potius tussiculam quam mitigent, quod quidem si fuerint moderati, eius motum facilius amputare,
116 quantum [datum] datur spiritum continendo. tum apponendum per quod aeger adducto spiritu accipiat uaporem ex mulso uel alica aut suco ptisanae, uel eorum quiddam sorbeat aut ex aqua calida uaporem accipiat. uidenda etiam uua, ne ob tumorem sui aut indulta laxitate tussiculam prouocet. tum gargarismatibus uel inunctionibus utendum circa thoracem atque gutturis summitatem, quam Graeci anthereona uocant. epithemata etiam apponenda, et nunc laxatiua, nunc constrictiua, quorum species ex ante dictis erunt accipiendae, ne saepius eadem dicere uideamur.

CAPVT IX

117 De sangvinis flvore

Sanguinis fluor occultis ex locis ueniens uelut saepe salutaris est, ita uehemens ingerit periculum, et quibusdam extemplo ob redundantiam fluoris celerans mortem corpore disiecto, et quibusdam in postremum effecta phthisica passione uel uulnere non coeunte, siquidem primo tumeat, dehinc excorietur atque fluidum ex uapore fiat.

Sunt autem quae conuentum siue glutinationem uulnerum impediant plurimae uel innumerabiles causae. etenim natura altiora plurimum feruere necesse est atque fluida qualitate manare et multo
118 uel assiduo motu pulsari. obstat etiam, quod occulta atque alta atque celata sint uisu et a uicino medicaminum tactu remota. frustrantur etenim frequenter eorum illatae qualitates, priusquam locis patientibus aduenient, itineris detrimento, cum non statim uel extemplo illibata partibus patientibus admouentur.

Sunt autem passionis antecedentes causae, ut saepe approba-

1 ut – docuimus] *u.* § 97–109 14 ex ante dictis] *u. e.g.* § 29. 103

5 asperent *coni. Drabkin* alterent *Sich.* 6sq. amputare datur quam nimis spiritum continendo *Rov.* 7 datum *seclusi (cf. Tard. V 68)* 16sq. *cf. supra p. 542,14* 21 uel *om. Rov.* 26 manere *Rov.* 30 adueniant *Rov.*[m]

Diese soll ebenso (angewendet werden), wie wir es bei der Beschreibung des Katarrhs dargelegt haben, natürlich mit Unterscheidung der Krankheitsbilder, damit die Latwergen und Heiltränke oder Pillen wie auch alle übrigen Mittel nach medizinischer Vorschrift dem Körper wirklich Heilung bringen können. Man soll auch die Kranken darauf hinweisen, nicht durch übermäßig langes Atemanhalten den Husten eher zu verschlimmern als zu mildern; wenn sie das jedoch in mäßiger Weise tun, können sie damit einen Hustenanfall leichter unterbinden, soweit es durch Anhalten des Atems möglich ist. Dann soll ein (Inhalier)gerät be- 116 reitgestellt werden, durch das der Kranke den Dampf von Met oder Spelt(brei) oder Gerstenschleimsaft durch Einatmen aufnehmen kann; er kann auch etwas von diesen Dingen herunterschlucken oder den Dampf von heißem Wasser aufnehmen. Man muß auch das Zäpfchen ansehen, ob es nicht durch entzündliche Schwellung oder durch übermäßige Schlaffheit den Husten hervorruft. Dann soll man Gurgelmittel anwenden und Einreibungen machen, um den Brustkorb und den oberen Teil der Kehle, den die Griechen *anthereōn* nennen. Man soll auch Packungen auflegen, und zwar bald von lockernder, bald von zusammenziehender Wirkung, deren Arten dem (bereits) zuvor Gesagten zu entnehmen sind, damit wir nicht offensichtlich öfter dasselbe sagen.

115

9. KAPITEL

Über den Blutfluss 117

Ein Ausfließen von Blut aus verborgenen Stellen (des Körpers) kann ebenso häufig ein gesundheitsfördernder Vorgang sein wie eine große Gefährdung mit sich bringen, und zwar bringt es manchen unverzüglich den Tod, wenn durch das Übermaß des (Blut)flusses der Körper entkräftet wird, in anderen Fällen tritt der Tod in der letzten Phase (der Krankheit) ein, wenn sich eine Schwindsucht entwickelt hat oder wenn sich eine (innere) Wunde nicht schließt; denn dann gibt es zuerst Schwellungen, danach löst sich die Haut ab, und durch die Wärme entsteht Flüssigkeit.

Es gibt aber sehr viele, ja unzählige Ursachen, die das Schließen oder Zusammenheilen der Wunden verhindern. Denn von Natur aus müssen die inneren Teile sehr heiß sein und von Flüssigkeit durchströmt und von häufiger oder sogar ständiger Bewegung erschüttert werden. Hinderlich 118 ist auch, daß (diese Teile) verborgen sind, in der Tiefe liegen, vor dem Anblick verhüllt und der unmittelbaren Berührung durch Medikamente entzogen sind. Ohne Wirkung bleiben nämlich oft ihre Eigenschaften bei der Anwendung durch die auf dem Weg erlittene Einbuße, ehe sie an die leidenden Stellen gelangen, weil sie doch nicht gleich oder unverzüglich ohne Einbuße an die leidenden Partien herangebracht werden können.

Die vorangehenden Ursachen dieser Krankheit sind, wie sich oft

tum est, percussio uel casus, item exclamatio uel ponderis perferen-
di conatio, uomitus uehemens aut uenus plurima et tussicula per-
119 seuerans, / item abstinentia haemorrhoidarum ueterum, quae fuerint
inertia amputatae nec iuxta Methodicam rationem curatae, item ca-
tarrhus. sed non erit secundum has differentias curationis regula com-
mutanda.

Nominatur autem sanguinis fluor duplici significatione, propria
et abusiua. nam propria est, quae ex supernis partibus labens fluor
significatur, ut de capite per sensuales uias. abusiua est, qua etiam
ex inferioribus ascendens fluor significatur, ut ex pulmone uel sto-
120 macho, nausea aut tussicula exclusus. improprium est enim fluorem
uocare id, quod ascensu quodam, non lapsu fertur. sed haec Graeci
uersa uice posuerunt deriuationem nominis intuentes: hi enim ana-
gogen uocant, quod magis ex inferioribus ad superiora fluorem signi-
ficat.

Differt praeterea fluor sanguinis a sputo, quod neque fluor sanguinis sputus dici potest, paruae enim materiae significationem sputus refert, fluor plurimae, neque sputus sanguinis fluor supradicta ratione; paruam enim materiam sanguinis ex gingiuis aut uua aut faucibus emissam sputum magis quam fluorem recte nuncupamus.

CAPVT X

121 QVOT VEL QVAE SINT DIFFERENTIAE FLVORIS SANGVINIS

Differentias etiam fluoris sanguinis ueteres quaesierunt. et qui-
dam aiunt unam solam esse uel intelligi, hoc est uulnerationis, ut
Themison ⟨secundo⟩ libro Tardarum passionum, alii uero eruptionis,
ut Hippocrates, Euryphon, sed Hippocrates solarum uenarum, Eury-
phon uero etiam arteriarum. alii duas differentias posuerunt, erup-
tionis et putredinis, ut Asclepiades, alii tres, eruptionis et putredinis
et osculationis, quam Graeci anastomosin uocant, ut Erasistratus, /
122 alii quattuor, adicientes expressionis siue sudationis, ut Bacchius

7–15] *cf.* Cael. Aur. De signific. diaet. pass. 77: p. 224,12–19 Rose 16–20] *cf.* Cael. Aur. De signific. diaet. pass. 78: p. 225,1–4 Rose 18sq. supradicta ratione] *u.* § 119sq. 25sq. eruptionis – uenarum] *u.* Hipp. De flat. 10: CMG I 1 p. 97,10–98,17

8 superioribus *Cael. Aur. De signific. diaet. pass. 77* 17 sputus[I]] sputum *Rov.; sed cf. infra et Tard. III 18; IV 80* paruam *Sich. corr. Hagendahl, p. 262* 18 *post* fluor[II] *add.* est *Rov.* 21sq. *cf. supra p. 542,14* 25 secundo *add. Drabkin; cf. § 184* eruptiones *edd. correxi*

bestätigt hat, ein Schlag oder Sturz, auch lautes Schreien oder die Anstrengung beim Tragen einer schweren Last, heftiges Erbrechen oder häufiger Geschlechtsverkehr und chronischer Husten, / auch das Zurückblei- 119
ben chronischer Hämorrhoiden, die unsachgemäß wegoperiert und nicht nach methodischen Vorschriften behandelt wurden, ebenso ein Katarrh. Aber die Behandlungsweise braucht keineswegs den verschiedenen Ursachen entsprechend geändert zu werden.

Man gebraucht aber die Bezeichnung „Blutfluß" in doppeltem Sinne, korrekt und unkorrekt. Denn die korrekte Bezeichnung ist diejenige, mit der ein von höher gelegenen Körperteilen ausgehender Fluß so bezeichnet wird, z. B. vom Kopf durch die Bahnen der Sinnesorgane. Die unkorrekte ist diejenige, mit der man auch einen aus den unteren Partien aufsteigenden Fluß so bezeichnet, wie den aus Lunge oder Magen, der durch Brechreiz oder Husten herausgebracht wird. Denn es ist unange- 120
messen, etwas als Fluß zu bezeichnen, was durch ein Aufsteigen und nicht durch ein Hinabgleiten (heraus)befördert wird. Aber dies haben die Griechen auch umgekehrt benannt unter Beachtung der Ableitung des Namens: sie nennen nämlich *anagōgē* (Aufsteigen), was speziell einen (Blut-)fluß von den unteren nach den oberen Partien bezeichnet.

Übrigens unterscheidet sich der Blutfluß vom (Blut)spucken, so daß man das Blutspucken nicht als (Blut)fluß bezeichnen kann, denn der Begriff des Spuckens beinhaltet nur eine geringe Menge, der des Flusses aber eine sehr große, und so ist auch das Spucken von Blut nicht ein Fluß in dem oben genannten Sinne; wir bezeichnen also folgerichtig ein kleines Quantum Blut, das aus dem Zahnfleisch, dem Zäpfchen oder dem Schlund hervortritt, eher als Speien denn als Fluß.

10. KAPITEL

Wie viele oder welche verschiedenen Arten von Blutfluss es gibt 121

Auch die verschiedenen Formen des Blutflusses haben die Alten festzustellen gesucht. Und einige sagen, daß es nur eine gebe oder sich erkennen lasse, nämlich die durch Verletzung entstehende, wie Themison im zweiten Buch der „Chronischen Krankheiten" (sagt), andere (sprechen) aber von der des Aufbrechens, wie Hippokrates, Euryphon, aber Hippokrates nur bei Venen, Euryphon jedoch auch bei Arterien. Andere haben zwei verschiedene Formen angenommen, die des Aufbrechens und die der Zersetzung, wie Asklepiades, noch andere drei, die des Aufbrechens, die der Zersetzung und die der Öffnung der Gefäßmündungen, welche die Griechen *anastomōsis* nennen, wie Erasistratos; / andere vier, indem sie 122
noch (die Form) des Herauspressens oder Ausschwitzens hinzufügen, wie

adserens ex gingiuis sanguinem sine ulla uulneratione uel in curationibus fracturarum saepe fasciolarum ligamenta maculis sanguinolentis aspersa reperiri. item Demetrius ⟨H⟩erophili sectator duas inquit esse principales differentias fluoris sanguinis, unam incisurae, aliam sine ulla incisura, speciales uero plurimas, quas principalibus subiciendas ordinauit. etenim quam memorat incisura[m] fieri, in duas diuisit partes, quarum alteram uocauit eruptionis, alteram pu-
123 tredinis. eam uero, quae sine ulla diuisura est, in quattuor diuidit partes, quarum unam raritate fieri dixit, aliam expressione siue sudatione, tertiam defectione uel debilitate corporum, quam Graeci atonian uocant, quartam osculatione. uult enim eam differre a supradicta, id est expressionis, quam secundam nominauit. osculari enim inquit corpora nimia plenitudine siue uirtute medicaminum osculantium, quae Graeci anastomotica uocant, et magis, inquit, uenarum ultimos fines; exprimi etiam sanguinem siue excludi per uenarum latera.

124 Item alii Asclepiadis sectatores unam esse dicunt differentiam fluoris sanguinis, hoc est eruptionem, siquidem omnem sanguinis solutionem eruptione fieri Asclepiades memorauerit, negantes esse osculationis differentiam, siquidem sit impossibile sanguinem crassum tenera ferri per oscula uel excludi. item putredinis esse differentiam negant, siquidem ex iisdem, non ex aliis locis acrior humor ferri uideatur. alii uero eundem Asclepiadem non naturaliter putredinis differentiam ab Erasistrato constitutam expugnasse dixerunt. non enim ex aliis locis acriore ueniente liquore pulmonem fieri in putredine⟨m⟩
125 accepimus, / sed eundem quadam passione in putredinem uel acerrimos transire liquores.

Nos autem iuxta Sorani iudicium hac quaestione nullis commodis curationes adiuuari probamus, sed dicimus tres esse differentias fluoris sanguinis, hoc est eruptionis, uulnerationis et putredinis siue lacerationis ex tussicula uenientis, sicut operantium manus iugi fricatione lacessiti uulnerantur; item sudationis sine uulnere siue ex ra-

28 sed – 30 uenientis] *cf.* Cael. Aur. De signific. diaet. pass. 79: p. 225, 5sq. Rose

1 *post* sanguinem *add.* fluere *Rov.* 3 Erophili *Sich.* 6 incisuram *Sich.* *corr. Rov.*^{m} 9 uarietate *Sich.* *corr. Rov.*^{m} *(item § 125; cf. e.g. Cel. II 177)* *post* raritate *add.* uiarum *Rov.*^{m} *coll. § 125* 12 secundam *coni. Drabkin* tertiam *Sich.* 14 anastomatica *Sich.* *corr. Amm. (cf. Cel. III 40; Tard. III 73)* 18 esse *scripsi* eam *edd.* 20 tenuia *Rov.*^{m} fieri *Sich.* *corr. Rov.*^{m} *(cf. § 128. 129. 132)* differentias *Sich.* *corr. Drabkin* 21 fieri *Sich.* *corr. Rov.*^{m} *(u. ad lin. 20)* 22 rationabiliter *Sich.*^{m} 24 pulmonis fieri putredinem *Rov.*^{m} putredine *edd.* *correxi* 31 sudatione *Rov.* uarietate *Sich.* *corr. Rov.*^{m} *(item § 123)*

Bakcheios, der anführt, daß man feststellen kann, daß Blut ohne jede Verletzung aus dem Zahnfleisch (tritt) oder bei Behandlungen von Knochenbrüchen die Verbandstoffe oft mit Blutflecken besprengt sind. Ferner sagt Demetrios, ein Anhänger des Herophilos, daß es zwei verschiedene Hauptformen des Blutflusses gibt, die eine durch Einschneiden, die andere ohne jegliches Einschneiden; spezielle (Formen) gebe es aber sehr viele, die nach seiner Anweisung den Hauptformen unterzuordnen sind. Denn die Form, die nach seinen Worten durch Einschneiden entsteht, teilt er in zwei Arten ein, von denen er die eine die des Aufbrechens nannte, die andere die der Zersetzung. Diejenige aber, die ganz ohne Einschnei- 123
den auftritt, teilt er in vier Arten, von denen die eine, wie er sagte, durch Lockerheit entsteht, die zweite durch Herauspressen oder Ausschwitzen, die dritte durch Erschöpfung oder Schwäche des Körpers, welche die Griechen *atonia* (Verlust der Spannung) nennen, die vierte durch Öffnung der Gefäßmündungen. Diese will er nämlich von der soeben genannten, nämlich der des Herauspressens, welche er als zweite nannte, unterschieden wissen. Denn er sagt, daß sich im Körper bei großer Überfüllung die Gefäßmündungen öffnen oder durch die Wirkung öffnender Mittel, welche die Griechen *anastomōtika* nennen, und vor allem, sagt er, tun dies die äußersten Enden der Venen; herausgepreßt oder ausgeschwitzt werde das Blut jedoch durch die Wände der Venen.

Ferner sagen andere, Anhänger des Asklepiades, es gebe (überhaupt 124
nur) eine Form des Blutflusses, nämlich das Aufbrechen, hat doch Asklepiades darauf hingewiesen, daß jegliches Austreten von Blut durch Aufbrechen geschieht; sie bestreiten dabei, daß es die Form (des Blutflusses) durch Öffnung der Gefäßmündungen gibt, da es unmöglich sei, daß das dicke Blut durch die feinen Mündungen dringen oder ausfließen könne. Sie lassen auch die besondere Form durch Zersetzung nicht gelten, denn die schärfere Flüssigkeit kommt offensichtlich aus denselben Stellen und nicht aus anderen. Andere aber haben gesagt, daß derselbe Asklepiades die von Erasistratos aufgestellte Form durch Zersetzung mit nicht naturgemäßen Begründungen bekämpft hat. Denn wir sind nicht der Meinung, daß die Lunge etwa durch eine schärfere Flüssigkeit, die aus anderen Partien kommt, in Zersetzung gerät, / sondern daß sie selbst durch irgend- 125
einen krankhaften Vorgang in Zersetzung übergeht oder sich in sehr scharfe Säfte umwandelt.

Wir aber schließen uns dem Urteil Sorans dahingehend an, daß durch diesen Meinungsstreit die Behandlungsweisen keinerlei Verbesserung erfahren, wir sagen vielmehr, daß es drei verschiedene Formen des Blutflusses gibt, den durch Aufbrechen, den durch Verletzung und den durch Zersetzung oder Aufreißen (des Gewebes), das durch den Husten kommt, so, wie die Hände Arbeitender durch ständiges Scheuern gereizt und wund werden; ferner bedeutet der Fluß durch Ausschwitzen ohne Verletzung oder derjenige, der aus der Lockerheit der (Blut)bahnen resulritate uiarum effectus fluor osculationis differentiam tenet siue expressionis uel cuiuslibet alterius causae.

CAPVT XI

126 QVOMODO INTELLIGAMVS DIFFERENTIAS FLVORIS SANGVINIS

Quaesitum etiam, quomodo supradictae differentiae intelligantur uel apprehendantur. sed discernuntur hoc modo. nam eruptionis esse intelligimus fluorem, quoties repente aegrotantes atque limpidum sanguinem fluunt nulla querela uulneris praecedente. uulnerationis uero differentiam dicimus siue putredinis uel defricationis, cum adiuncto humore purulento sanguis excluditur, et non repente uel coa[d]ceruatim, praeterea antecedente longi temporis uel multorum
127 dierum tussicula uel catarrho. item sudationis dicimus esse, cum nullus fuerit uulneris sensus aut acceptorum cibo uel potu acriorum materiarum mordicationis affectio.

Qui sunt loci, ex quibus sanguis fluit? loci sunt plurimi: summitas faucium, arteria asperior, quae etiam faux nuncupatur, pulmo, thorax, hoc est membrana, quae interius latera cingit, a Graecis hypozygos appellata, item membrana, quae thoracem a uentre discernit, a Graecis diaphragma appellata, quam nos discrimen dicere poterimus, item stomachus, uenter et secundum aliquos iecur ac lien et uena maior, quae spinae coniuncta est./

128 Quomodo intelligimus, ex quibus locis sanguis feratur? intelligimus locos, ex quibus sangui⟨ni⟩s fluor uel lapsus fertur, quod erit aptissimum ob adhibendam curationem iisdem uel eorum uicinis partibus et non, ut quidam existimant, commutandae curationis causa, cum generaliter eadem cunctis adhibenda probamus. de his igitur, qui ex supernis faucium sanguinem fluunt, primo paruus in-

6 nam – 8] *cf.* Cael. Aur. De signific. diaet. pass. 80: p. 233,36–38 Rose 8–12] *cf.* Cael. Aur. De signific. diaet. pass. 81: p. 233,38–40 Rose 12–14] *cf.* Cael. Aur. De signific. diaet. pass. 82: p. 233,40sq. Rose 15–21] *cf.* Cael. Aur. De signific. diaet. pass. 83: p. 233,42–46 Rose 26–622,7] *cf.* Cael. Aur. De signific. diaet. pass. 84: p. 233,46–234,3 Rose

3sq. *cf. supra p. 542,15* 4 differentiam *Sich. corr. Drabkin coll. tabula capitum (u. p. 542,15); cf. etiam infra lin. 5* 11 coadceruatim *Sich. corr. Rov.* 13 accepto *Cael. Aur. De signific. diaet. pass. 82* „*fort.* acceptarum" *Drabkin*^{app} potu aut acriore liquore *Cael. Aur. De signific. diaet. pass. 82* 17 hoc est] et *Rov.* „*fort.* hypezocos" *Drabkin*^{app} 22 *cf. supra p. 542,16* 23 sanguis *edd. corr. Rov.*^{m} 26 probemus *Rov.*^{m} de *om. Rov. (cf. e.g. § 129)*

tiert, die Form (eines Flusses) durch Öffnung der Gefäßmündungen, durch Herauspressen oder aus einer beliebigen anderen Ursache.

11. KAPITEL

Wie man die verschiedenen Arten des Blutflusses erkennen kann 126

Es stellt sich auch die Frage, wie die soeben genannten verschiedenen Formen erkannt oder festgestellt werden. Man unterscheidet sie aber auf folgende Weise. Wir erkennen nämlich, daß es sich um einen Fluß durch Aufbrechen handelt, sooft die Kranken ganz plötzlich helles Blut ausströmen lassen, ohne daß vorher über eine Verletzung zu klagen war. Die Form (des Flusses) durch Verletzung oder Zersetzung oder durch Wundreiben aber stellen wir fest, wenn das Blut in Verbindung mit eitriger Flüssigkeit herausgebracht wird, und dies nicht plötzlich oder auf einmal, wobei außerdem ein lange Zeit oder viele Tage hindurch anhaltender Husten oder Katarrh vorangeht. Und als Form des Ausschwitzens 127
erklären wir es, wenn keine Wunde gespürt wurde und keine Empfindung eines Beißens ziemlich scharfer Stoffe in dem, was als Speise oder Getränk eingenommen wurde.

Welches sind die Stellen, aus denen das Blut fließt? Es sind sehr viele Stellen: der obere Teil der Kehle, die Luftröhre, die auch *faux* genannt wird, die Lunge, der Brustkorb, das heißt die Haut, welche die Seiten innen auskleidet, von den Griechen *hypozygos* genannt, auch die Haut, welche den Brustkorb vom Bauch trennt, von den Griechen *diaphragma* genannt, welche wir Scheidewand (Zwerchfell) nennen können, auch Speiseröhre, Magen und nach einigen Leber und Milz und die größere Vene, die mit der Wirbelsäule verbunden ist.

Auf welche Weise können wir erkennen, aus welchen Stellen das 128
Blut herausquillt? Wir suchen (nämlich) die Stellen, aus denen das Blut ausströmt oder hervorquillt, deshalb zu erkennen, weil dies sehr aufschlußreich für die Behandlung ist, die an denselben Partien oder an denen in ihrer Umgebung anzuwenden ist, und nicht, wie einige meinen, um die Behandlungsweise zu ändern, denn wir meinen, daß allgemein dieselben Mittel bei jedem Einzelfall anzuwenden sind. Bei denen also, die aus den oberen Teilen der Kehle bluten, stellt man zuerst fest, daß nur

telligitur ferri aut, si plurimus, non spumosus, praeterea cum quodam exscreatu despuitur; ipsae quoque partes sumpto cibo uel potu aut gargarismate mordicantis materiae dolore pulsantur, et inspicientibus nobis expressa lingua uisu locorum probatur asperitas.
129 plerunque etiam, ut Erasistratus ait, tubercula, quae Graeci condylomata uocant, uisibus occurrunt, quae sint similia haemorrhoidis, ex quibus sanguis fertur.

His uero, qui ex arteria sanguinem fluunt, paruus atque flauus sanguis ferri perspicitur et saepe saliuis uel humoribus complexus in imaginem capilli unius aut multorum. sequitur etiam pruritus uel mordicatio, et magis circa exstantiam gutturis, cum quodam titillatu et tussicula leui, tum deinde plurimus sanguinis fluor, uox hirta cum dolore, qui nunc tactu moueatur, nunc tussicula uehementi.

130 ⟨Item his, qui ex pulmone sanguinem fluunt,⟩ plurimus, tenuis et spumosus et plurimum feruens sanguis excluditur attestante thoracis grauedine et aliquando dolore cum uoce hirta et saepe sibilo quodam cum infracto sonitu eo tempore, quo sanguis excluditur.

His uero, qui ex diaphragmate, quod iamdudum discrimen uocauimus, et cetera praedicta sequentur communia, sed dolor inferius a pectore fiet rotunditate quadam thoracem pungens. eos autem, qui ex hypozygo sanguinem fluunt, multa similia supradictis sequentur, sed dolor secundum latera uel pectus, aliquando etiam inter scapulas fiet; ipse quoque sanguis minus flauus minus excluditur.

131 Item eos, qui ex stomacho sanguinem fluunt, sine ulla tussicula uomitus sanguinis sequetur nigri atque gelati, et nunc solius, nunc cum admixtione cibi attestante dolore inter utrasque scapulas ad superiora tendente[m], et magis eo tempore, quo quaedam remordentia transuorauerint aegrotantes. accedit etiam animi desponsio

8–9 complexus] *cf.* Cael. Aur. De signific. diaet. pass. 85: p. 234,4–6 Rose 14–17] *cf.* Cael. Aur. De signific. diaet. pass. 86: p. 234,6–10 Rose 18–20] *cf.* Cael. Aur. De signific. diaet. pass. 88: p. 234,14–16 Rose 18 uocauimus] *u.* § 127 24–624,2] *cf.* Cael. Aur. De signific. diaet. pass. 89: p. 234,16–22 Rose

4 depressa *Rov.*[m] 6 „*fort.* uisu(i) *uel* uidentibus“ *Drabkin*[app] 13 tactu] titillatu *Rov.*[m] *(cf. lin. 11)* 14 Item – fluunt *titubanter addidi* 16 sibilo *scripsi (cf. § 198; Cel. II 92. 144)* cibo *edd.* tabo *Rov.*[m] 19 praedictos *Sich.* *correxi* praedictis *Rov.*[m] *Drabkin* 21 „*fort.* hypezocote“ *Drabkin*[app] 23 minus flauus et minus copiosus *Rov.*[m] 24 Item *coni. Drabkin* In *edd.* 25 gelati] coagulati *Cael. Aur. De signific. diaet. pass. 89; sed cf. § 12* 27 superiores tendentem *Sich.* *corr. Rov.*[m]

wenig herauskommt, oder wenn sehr viel heraustritt, so ist es doch nicht schaumig, außerdem wird es unter Räuspern ausgespien; auch werden die betroffenen Partien selbst beim Einnehmen von Speise oder Getränk oder beim Gebrauch eines Gurgelmittels mit beißenden Stoffen von Schmerz befallen, und wenn wir sie unter Niederdrücken der Zunge ansehen, können wir mit dem Auge die Rauheit dieser Stellen erkennen.
Meistens zeigen sich dem Blick auch, wie Erasistratos sagt, kleine Erhe- 129
bungen, welche die Griechen *kondylōmata* nennen; sie sind den Hämorrhoiden ähnlich, und aus ihnen kommt das Blut heraus.

Bei denen aber, die aus der Luftröhre bluten, zeigt sich, daß (nur) wenig Blut von gelblicher Farbe herauskommt und oft in Vermischung mit Speichel oder (anderen) Säften in Form eines einzigen Fadens oder vieler Fäden. Es tritt auch ein juckendes oder beißendes Gefühl auf, und zwar besonders in der Gegend des Kehlkopfes, mit einem gewissen Kitzeln und leichtem Husten, danach setzt dann ein sehr starker Blutfluß ein, bei heiserer Stimme und Schmerz, der bald durch Berührung hervorgerufen wird, bald durch heftigen Husten.

Ferner wird bei denen, die aus der Lunge bluten, sehr viel dünnes 130
und schaumiges Blut herausgebracht, das sehr heiß ist; dabei fühlen sie einen Druck in der Brust, manchmal auch Schmerzen und haben eine heisere Stimme und geben oft zu der Zeit, wenn das Blut herauskommt, einen rasselnden, undeutlichen Laut von sich.

Bei denen aber, die aus dem Zwerchfell (bluten), das wir bereits als Scheidewand bezeichnet haben, zeigen sich auch alle gemeinsamen (Symptome), die wir soeben schon genannt haben, aber der Schmerz tritt unterhalb der Brust auf, ist ringförmig und verursacht im Brustkorb ein Stechen. Diejenigen aber, die aus dem Brustfell bluten, haben viele (Symptome), die den soeben genannten ähnlich sind, aber der Schmerz tritt an den Seiten oder in der Brust auf, manchmal auch zwischen den Schulterblättern; die Blutung selbst ist auch von weniger gelblicher Färbung und geringer.

Und bei denen, die aus der Speiseröhre bluten, tritt ohne (vorange- 131
hendes) Husten ein Erbrechen schwarzen, geronnenen Blutes auf, und zwar manchmal allein, manchmal unter Beimischung von Speisen; dabei besteht ein Schmerz zwischen beiden Schulterblättern, der nach oben ausstrahlt, und zwar besonders zu der Zeit, wenn die Kranken etwas Beißendes heruntergeschluckt haben. Dazu kommt auch Niedergeschla-

cum fastidio cibi et saliuarum fluor⟨e⟩ et torpore frigido et pulsu obscuro uel demerso.

His uero, qui ex uentre sanguinem fluunt, cum supradictis, quae sunt cunctis communia, sequetur etiam dolor et mordicatio uel tormentum inter praecordia, et aliquando sanguinis particula per officium uentris excludetur.

132 Item his, qui ex iecore uel splene sanguinem fluunt uel ex uena magna, quae spinae coniuncta est, ut quidam memorant, sensu loca designantur. nam in dextera parte praecordiorum dolor ⟨c⟩um colore aurigineo sequetur eos, qui ex iecore fluunt. item in [his] sinistra parte praecordiorum haec accidunt, quoties ex liene sanguis ferri perspicitur, uel secundum spinam, quoties ex maiore uena ferri dicitur. sed haec Soranus alta consideratione ⟨aestimans⟩ ex his locis per uentrem uel per eius officium ferri sanguinem magis quam per os posse credibilius approbauit.

133 His uero, qui ex gingiuis uel uua uel faucium lateribus uel tonsillis sanguinem fluunt, supradictorum nulla sequentur, sed locorum uulnerationem ore aperto oculorum approbat uisus.

Item his, qui ex capite sanguinem fluunt, acceptum primo uel exceptum internis uisceribus atque ita redditum: si in arteriam defluxerit, excludunt deinde cum tussicula uehementi, et tamquam de pulmone feratur, similitudinem dabit. sin uero in stomachum defluxerit uel uentrem, commota nausea uomitur, et tamquam ex iis-
134 dem locis ferri uideatur, similitudinem dabit. sed discerni hoc facile potest, siquidem aegrotantibus feruor igneus ora pertractans antecedat et capitis grauedo uel dolor et extensio uenarum et magis earum, quae tempora uel frontem cingunt. sequitur etiam faucium titillatus et aliquando per nares quaedam sanguinis distillatio uel per eas ca-

3–6] *cf.* Cael. Aur. De signific. diaet. pass. 90: p. 234,22–26 Rose 7–10] *cf.* Cael. Aur. De signific. diaet. pass. 93: p. 234,39–41 Rose 10–12 perspicitur] *cf.* Cael. Aur. De signific. diaet. pass. 94: p. 234,41–43 Rose 16–18] *cf.* Cael. Aur. De signific. diaet. pass. 91: p. 234,26–28 Rose 19–626,12 mitigatur] *cf.* Cael. Aur. De signific. diaet. pass. 92: p. 234,28–39 Rose

1 fluor *Sich.* *corr. Rov.*[m] corpore *edd.* *correxi (cf. e.g. Cel. II 67. 72. 76. 77. 78. 79. 92; III 50. 58. 67)* 9 dolor cum colore *coni. Rov.*[m] dolorum dolore *Sich.* 10 his *om. Rov.* *secl. Drabkin* 13 haec *om. Rov. Amm.* *secl. Drabkin* aestimans *addidi* 17sq. „*fort.* locos uulnerationum" *Drabkin*[app] *(an* loca*?)* 19 his] ii *Rov.* 21 et tamquam] etiam quam *Sich.* *corr. Drabkin* etiam quae ueluti si *Rov.*[m] 23 et tamquam] etiam quam *Sich.* *corr. Drabkin (cf. lin. 21)* et etiam tanquam *Rov.*[m] 28 narium *edd. (transcr.* διὰ ῥινῶν*?)* *corr. Rov.*[m]

genheit in Verbindung mit Ekel vor dem Essen, Speichelfluß, kaltem Erstarren und einem matten oder verborgenen Puls.

Bei denen aber, die aus dem Magen bluten, zeigen sich außer den soeben genannten (Erscheinungen), die allen gemeinsam sind, auch Schmerz, Beißen oder Zusammenkrampfen in der Magengegend, und manchmal geht ein kleiner Teil des Blutes mit der Verdauung ab.

Auch bei denen, die aus Leber oder Milz bluten oder aus der großen 132
Vene, die mit der Wirbelsäule verbunden ist, lassen sich, wie einige berichten, die (betroffenen) Stellen nach dem Schmerzgefühl bestimmen. Denn diejenigen, die aus der Leber bluten, befällt Schmerz auf der rechten Seite der Magengegend zusammen mit gelbsuchtähnlicher Verfärbung. Diese (Symptome) treten ebenso auf der linken Seite der Magengegend auf, sooft das Blut offensichtlich aus der Milz kommt, und entlang der Wirbelsäule, sooft es, wie gesagt, aus der größeren Vene heraustritt. Aber Soran, der über solche Fälle eingehend nachgedacht hat, hat die Meinung vertreten, es sei wahrscheinlicher, daß das Blut aus diesen Stellen eher durch den Leib oder durch die Exkremente abgehen könne als durch den Mund.

Bei denen aber, die aus dem Zahnfleisch, dem Zäpfchen, den Seiten 133
des Rachens oder den Mandeln bluten, treten keine der zuvor genannten (Symptome) auf, sondern der Augenschein bezeugt die Versehrtheit der Stellen bei geöffnetem Mund.

Auch bei denen, die aus dem Kopf Blut verlieren, das zuerst von den inneren Organen aufgenommen oder aufgefangen und danach herausgebracht wird, (verhält es sich so:) wenn es in die Luftröhre abfließt, bringen sie es dann unter heftigem Husten heraus, und dies erweckt den Anschein, als ob es aus der Lunge käme. Wenn es aber in die Speiseröhre oder in den Magen abfließt, so entsteht Brechreiz, und es wird erbrochen und erweckt dadurch den Anschein, als käme es aus ebendiesen
Gegenden. Man kann dies aber leicht unterscheiden, denn die Kranken 134
haben zuvor eine glühende Hitze im Gesicht und Druck oder Schmerzen im Kopf und Hervortreten der Venen, und zwar besonders derjenigen, die Schläfen oder Stirn umgeben. Es erfolgt auch ein Kitzeln im Rachen und manchmal ein Tropfen von Blut durch die Nasenlöcher oder durch

uernas, quae ad fauces ex capite descendunt, quod aperto ore atque exserta lingua uisu probatur, et uicina loca quoque sanguinolenta
135 apparebunt. aliquando etiam remeantis materiae causa laxiora transuorationis efficiuntur loca, et aegrotantes exscreatu quodam sanguinem respuunt accipientes ex supernis adducto spiritu, ut saepe muculenta consueuerunt dormientes. praeterea in ore collectus excitat sanguis uel transuoratus et in stomachum uel in uentrem ueniens premit permanens aegrotantes aut reiectus releuat. et hi, qui passione afficiuntur, acceptis uel transuoratis remordentibus materiis nullam interiorum mordicationem sentiunt, quod necessario eos, qui ex sto-
136 macho fluunt, sequitur. ac si in arteriam fluxerit, tussicula rursum excludetur, quo reiecto aegrotantibus tussicula mitigatur, siquidem nulla inesse uideatur interioribus remanens causa, quae tussire prouocet aegrotantes, nisi forte, quod est rarissimum, aliqua corpuscula gelati sanguinis inhaereant interioribus locis. item de pulmone fluens discernitur, quod, ⟨cum⟩ iam praecedente tussicula in fluorem ueniant, inde tussire non desinant. communiter autem ceteris inter se paribus signis ex arteriis ueniens sanguis tenerior ac rubri coloris et spumosus esse perspicitur, ex uenis uero crassior et atri coloris. haec est locorum singulatim posita significatio.

CAPVT XII

137 ### De effectv sive exitv svpradictarvm passionvm, qvem Graeci apotelesma vocant

Quaesitum de euentu siue exitu uel effectu passionum. nam Erasistratus facile curabiles suculentos homines dixit atque fortes et paruicolles, quos microtrachelos appellauit, hoc est qui minimae longitudinis habeant colla, difficile autem curari posse tenues ac debiles et porrecta collorum longitudine formatos. „In his enim“, inquit, „summa cum difficultate sanguis etussi⟨tu⟩s plurimam per longitudinem tractus e⟨s⟩t, quod obsident uuida plurimo tempore habitudinem gutturis siue cannae, quam arteriam uocant, et ob hoc graues atque tardas tussiculas faciunt.“

138 Item Asclepiades difficile curabiles inquit suculentos atque carnosos ob uehementiam spirationis, eadem ratione etiam aetates me-

2 experta *Sich.* *corr. Rov.*[m] *„an* expressa*?“ Drabkin*[app] *coll. § 128* quoque loca *Rov.*[m] 8 eiectus *Rov.* 11 At *Rov.*[m] 16 cum *addidi* 29 sanguis etussitus *scripsi (cf. Cel. II 97. 98)* sanguis et ussis *Sich. (initio lineae ab unius litterae lacuna incipientis)* sanguis *(*sanguinis *Rov.*[m]*)* et tussis *Rov. Amm. Drabkin* 30 est] et *edd. sec. Drabkin*[app] *correxi* est et *Rov.*[m] 31 et *om. Rov.* 33 difficilius *Rov.*[m]*; sed cf. Bendz, Caeliana, p. 28*

die Hohlräume, die vom Kopf zum Rachen herunterführen, wovon man sich bei geöffnetem Mund und herausgestreckter Zunge mit eigenen Augen überzeugen kann, und die benachbarten Partien erscheinen dann ebenfalls blutig. Manchmal werden auch durch die zurückströmende 135
Materie die Schluckorgane gelockert, und die Kranken spucken unter Räuspern das Blut aus, das sie beim Einziehen des Atems von oben her (in den Mund) bekommen, wie es Schlafende oft mit schleimigen Absonderungen (zu tun) pflegen. Außerdem regt das im Mund angesammelte Blut dazu an, oder das heruntergeschluckte, das in die Speiseröhre oder in den Magen gelangt, verursacht bei den Kranken einen Druck, solange es dort verbleibt, wenn es jedoch ausgeworfen wird, bringt es Erleichterung. Und die, welche von diesem Leiden befallen sind, fühlen nach dem Aufnehmen oder Herunterschlucken von scharfen Stoffen kein Beißen in den inneren Partien, was bei denen, die Magenbluten haben, notwendig eintritt. Und wenn es in die Luftröhre geflossen ist, wird es durch Husten 136
wieder herausgebracht, und wenn es ausgeworfen worden ist, legt sich der Husten bei den Patienten, weil offensichtlich keine verbleibende Ursache mehr in den inneren Organen vorhanden ist, welche die Kranken zum Husten reizt, wenn nicht etwa, was sehr selten ist, einige Krümel geronnenen Blutes an den inneren Partien haftenbleiben. Andererseits unterscheidet sich ein Fall, bei dem (Blut) aus der Lunge fließt, dadurch, daß (die Patienten), wenn sie bei schon vorangehendem Husten den Fluß bekommen, dann nicht aufhören zu husten. Im allgemeinen ist aber bei sonst gleichartigen Symptomen das aus den Arterien kommende Blut offensichtlich dünner, von roter Farbe und schaumig, das aus den Venen (kommende) jedoch dicker und von dunkler Farbe. Dies sind die typischen Anzeichen bei den einzelnen betroffenen Stellen.

12. KAPITEL

Über Auswirkung oder Ausgang der zuvor genannten Leiden, was die Griechen apotelesma (Wirkung) nennen 137

Es ist die Frage nach dem Ergebnis, dem Ausgang oder der Auswirkung dieser Leiden gestellt worden. Denn Erasistratos hat gesagt, daß vollblütige, kräftige und kurzhalsige Menschen, die er *mikrotrachēloi* genannt hat, das heißt solche, die Hälse von der geringsten Länge haben, leicht zu heilen sind, nur schwer aber könne man solche heilen, die dünn und schwach sind und mit besonders langen Hälsen ausgestattet sind. „Bei diesen nämlich“, sagte er, „kann das ausgehustete Blut (nur) mit größter Mühe durch den sehr langen Gang heraufgezogen werden, so daß die Flüssigkeiten sehr lange Zeit hindurch den Zustand der Kehle oder der (Luft)röhre, die man *artēria* nennt, beeinträchtigen und dadurch starken und andauernden Husten hervorrufen.“

Asklepiades sagte wiederum, daß die Vollblütigen und Fleischigen 138
wegen der Heftigkeit ihrer Atmung schwer zu heilen sind, in derselben

dias et pueros; celerius etenim inquit spiritum ferri et in sputis perficiendis offensione carnium retardari.

Plurimi deinde etiam affectiones uitae quaesierunt et regiones et temporum annales partes. item per putredinem factum fluorem difficile curabilem dicunt ab eo, qui eruptione fuerit effectus, siquidem putrefactae partes non coeant.

Nos uero iuxta Sorani sententiam fluores sanguinis alios dicimus esse nouos corporibus atque recentes, alios tardi temporis atque
139 inueteratos / et alios solos, alios cum tumore, alios etiam cum febricula et tussicula, et alios iuges, alios dimissionibus intercapedinatos, ordine seruato aut inordinatos et [in] superpositionibus ac lenimentis magnis aut paruis et detracta uirium fortitudine aut seruata. haec sunt enim urgentiores differentiae, secundum quas diligentiam uariamus curationis siue certo, siue incerto motu existente passione.

Sed difficile curabiles fluores prae ceteris dicimus tardos magis recentibus, ob iugem perseuerationem; item cum tumore uel febribus
140 ab his, qui soli esse perspiciuntur, / etenim supradicti spem futurae conglutinationis negant et ob hoc complexioni contraria saepe adiutoria poscunt, quae sint diuersis aduersa; item iuges fluores ab his, qui dimissionibus mitigantur, e⟨s⟩t enim graue atque minime tutum omne, quod nulla fuerit mitigatione uariatum; item inordinati ab his, qui ordine seruato corpus afficiunt, est enim insidiosa curationi temporum inopinata uarietas. non aliter etiam superpositione asperati fluores curatione difficiles ab his, qui in lenimento constituti sunt, iudicantur, ob praedictam rationem uulnerum. item hi, qui plurimum corpus affecerint atque uires aegrotantis insumpserint./
141 dat enim adiutoriis medicinalibus fortitudo corporis uiam. haec denique etiam in uulneribus nudis, hoc est in exterioribus partibus corporis constitutis, fieri cernimus, cum iuuenibus uel, ut specialiter dixerim, athletis et laborantibus hominibus facilia uulnera fieri uideamus, senibus uero et omnibus inbecillibus difficilia. quapropter etiam uacuis uel inexercitatis corporibus Asclepiadis dicta minime conueniunt.

25 ob praedictam rationem] *u.* § 117sq.

1 perferendis *Rov.*[m] 11 insuper positionibus *Sich.* *corr. Rov.* ac] aut *Sich.* *corr. Rov.* 12 aut[II]] ac *edd.* *corr. Rov.*[m] 14 certo *coni. Rov.*[m] seruata *Sich.* seruato *Drabkin* 16 *ante* recentibus *add.* a *Drabkin; sed cf. Bendz, Caeliana, p. 28sqq.* 18 hoc] hanc *Rov.*[m] complexionem *Rov.*[m] complexionis *Amm. Drabkin* 20 etenim *edd.* *correxi (cf. lin. 22 et § 142)* 27 enim *coni. Rov.*[m] etiam *Sich.* 29 dixexim *Sich.* *corr. Rov.* 32 in uacuis uel exercitatis *Rov.*

Weise auch Menschen im mittleren Alter und Kinder; denn er sagte, (bei ihnen) gehe der Atem (normalerweise) schneller und werde bei der Bildung von Auswurf durch das Anstoßen an das Fleisch verlangsamt.

Sehr viele haben schließlich auch nach den Auswirkungen der Lebensweise, den örtlichen Verhältnissen und den Jahreszeiten gefragt. Sie sagen auch, daß der durch Zersetzung entstandene (Blut)fluß schwer zu heilen ist im Vergleich mit dem, der durch Aufbrechen hervorgerufen worden ist, denn die zersetzten Stellen wollen sich nicht mehr schließen.

Wir sagen jedoch im Einklang mit der Auffassung Sorans, daß die einen Fälle von Blutfluß im Körper neu entstanden und frisch sind, die anderen chronisch und perennierend, / daß die einen für sich allein auf- 139
treten, andere mit einer entzündlichen Schwellung, wieder andere auch mit Fieber und Husten und daß die einen ununterbrochen andauern, die anderen Unterbrechungen haben, in denen das Bluten aufhört, und zwar regelmäßig oder unregelmäßig und mit langen oder kurzen Steigerungs- und Beruhigungsphasen, wobei die Körperkraft geschwächt oder erhalten sein kann. Dies sind nämlich die wichtigeren Unterschiede, nach denen wir unsere Behandlungsweise unterschiedlich gestalten, je nachdem, ob das Leiden in einer regelmäßigen oder unregelmäßigen Bewegung verläuft.

Wir sagen aber, daß vor allem langandauernde (Blut)flüsse schwerer zu heilen sind als neu entstandene, weil sie ununterbrochen andauern; ebenso, daß solche mit einer entzündlichen Schwellung und Fieber (schwerer heilbar sind) als solche, die offensichtlich allein auftreten,/
denn die zuerst genannten lassen keine Hoffnung auf künftiges Zusam- 140
menheilen und erfordern daher oft therapeutische Maßnahmen, die der Verbindung (von Krankheitszuständen) entgegenwirken und die gegen unterschiedliche (Erscheinungen) gerichtet sein sollen; daß auch die ununterbrochenen (Blut)flüsse (schwerer zu heilen sind) als die durch Beruhigungsphasen gemilderten, denn alles, was keine Linderungsperioden zeigt, ist schlimm und lebensgefährlich; ebenso die unregelmäßigen (schwerer) als die, welche in regelmäßigen Abständen den Körper befallen, denn der unerwartete Wechsel der Zeiten stört die Behandlung sehr. Nicht anders sind auch die in der Steigerungsphase sich verschlimmernden Flüsse unserem Urteil nach in der Behandlung schwierig im Vergleich mit denen, die in der Beruhigungsphase auftreten, wegen der schon zuvor geschilderten Situation der (inneren) Wunden. Auch die Fälle (sind schwierig), die den größten Teil des Körpers betreffen und die Kräfte des Kranken
aufzehren. Denn ein kräftiger Zustand des Körpers unterstützt die medi- 141
zinischen Maßnahmen. Wir erkennen schließlich, daß dies auch bei bloßliegenden Wunden, das heißt bei solchen, die an der Oberfläche des Körpers liegen, so zugeht; denn wir sehen, daß bei jungen Männern oder, damit ich es besonders erwähne, bei Sportlern und (körperlich) arbeitenden Menschen Wunden leicht (zu heilen) sind, bei alten Leuten und bei allen, die schwächlich sind, aber schwer. Darum treffen auch die Aussagen des Asklepiades auf unbeschäftigte Personen oder auf Personen ohne Training keineswegs zu.

Item ulceratione facti fluores difficiles curatione ab his, qui eruptione fuerint effecti, iudicantur, siquidem transcenso atque praetermisso initio nouitatis fructu caruerint, quo facilis glutinatio fieri so-
142 let. negat enim tarditas facilitatem. / item eruptione facti fluores ab his, qui sine eruptione fuerint, difficiles sunt curatione. eius enim factae glutinationes alterius passionis initium referunt. item ex partibus multum motis factos fluores ab his, qui paruo motu agitantur, difficiles curatione accipimus. est enim motus cohaerentium partium disiunctio. item ex occultis partibus uenientes ab his, qui primas tenuerint partes. etenim adhibita adiutoria occultis uel celatis partibus uitiata suae uirtutis sinceritate perueniunt, sanis primo locis excepta ac deinde transmissa; hi uero, qui ex primis locis fluores
143 ⟨uenerint⟩, indomita adiutoriorum uirtute curantur. denique a stomacho uel uentre aut faucibus uenientes facile curabiles approbamus. etenim pota medicamina patientibus primo locis adueniunt, et non nimio aut iugi naturae motu exercitatis. hi uero, qui ex hypozygo membrana fluores uenerint, difficiles curatione iudicantur, et magis, si ex diaphragmate, quod nos iamdudum discretorium diximus, item ex arteria, hoc est pulmonis calamo. omnium praeterea difficilis atque grauior curatione ex pulmone fluens accipitur ob iuge spirationis officium. his enim, qui omnem fluorem de pulmone uenien-
144 tem incurabilem dicunt, assentiendum non est; / sed iuxta Sorani sententiam difficilis est eorum curatio iudicanda, quippe cum uulnerationibus thoracis saepe pulmo penetratus non intulerit mortem, sed sagittis exclusis uel cadentibus febri adhibita decisio in cicatricem uulnera fecerit conuenire, ut omnes approbant chirurgi memorantes in bello quendam sagittatum penetrato pulmone conualuisse: sanguinem a sagitta uomuisse, nec tamen mortem fuisse consecutam.

Haec sunt, quae de effectu siue de euentu fluorum credidimus ordinanda. etenim ex capite ueniens fluor generaliter est curatione facillimus, siquidem non multos sustineat motus.

18 discretorium diximus] *cf.* § 127. 130

2 affecti *Sich.* *corr. Rov.*^{m} 4 facultatem *edd.* *corr. Rov.*^{m} 6 „*fort.* initio reserantur" *Drabkin*^{app} 7 multum motis *coni. Rov.*^{m} multis modis *Sich.* multis *Rov.* 9 primas *coni. Rov.*^{m} *coll. lin. 12* proprias *Sich.* „*an* propiores?" *Drabkin*^{app} 13 uenerint *sec. Drabkin*^{app} *addidi* ueniunt *add. Rov.* 16 „*fort.* hypezocote" *Drabkin*^{app} 18 discrimen *Amm. Drabkin* 19 *post* praeterea *add.* maxime *Rov.; sed cf. Bendz, Caeliana, p. 29* 25 sed sagittis *coni. Drabkin* ut hijs *Sich.* „*fort. scrib.* ut ⟨sagitt⟩is" *Drabkin*^{app}

Auch die durch Geschwüre verursachten (Blut)flüsse sind als schwierig in der Behandlung anzusehen im Vergleich mit denjenigen, die durch Aufbrechen erfolgt sind; denn wenn das Anfangsstadium überschritten ist und zurückliegt, so ermangeln (die Stellen) des Vorteils der Frische, durch den das Zusammenheilen leicht vonstatten zu gehen pflegt. Denn die lange Dauer verwehrt leichtes Heilen. Und die durch Aufbrechen ver- 142
ursachten (Blut)flüsse sind schwierig in der Behandlung im Vergleich mit solchen, die ohne Aufbrechen vor sich gehen. Denn das Zusammenheilen des Risses kündigt den Beginn eines anderen Leidens an. Auch meinen wir, daß (Blut)flüsse aus Körperteilen, die viel in Bewegung sind, schwierig in der Behandlung sind im Vergleich mit solchen, die (nur) durch eine geringe Bewegung in Gang gebracht werden. Denn die Bewegung bedeutet eine Trennung von zusammenhängenden Teilen. Ebenso die aus tief gelegenen Partien kommenden gegenüber denen, die der Oberfläche am nächsten sind. Denn die angewandten therapeutischen Maßnahmen, die für verborgene oder versteckte Stellen bestimmt sind, dringen erst dorthin durch, nachdem sie in der Echtheit ihrer Wirkung beeinträchtigt worden sind, weil sie zuerst von den gesunden Partien aufgenommen und dann weitergeleitet werden; die (Blut)flüsse aber, die aus Stellen an der Oberfläche kommen, werden durch die unverminderte Kraft der therapeutischen Maßnahmen heilsam beeinflußt. Schließlich meinen wir auch, daß die 143
aus Speiseröhre, Magen oder Kehle kommenden leicht zu behandeln sind. Denn die getrunkenen Medikamente kommen zuerst an die leidenden Stellen, die auch nicht von einer allzu großen oder ständigen natürlichen Bewegung belastet sind. Die (Blut)flüsse aber, die aus dem Brustfell kommen, müssen als schwierig in der Behandlung betrachtet werden, und noch mehr, wenn sie aus dem Zwerchfell (kommen), das wir schon vor langem als Trennwand bezeichnet haben, ebenso die aus der Luftröhre, das heißt der Röhre der Lunge. Man ist außerdem der Ansicht, daß der aus der Lunge kommende Fluß von allen am schlimmsten und in der Behandlung ziemlich schwierig ist, wegen der ständigen Atemtätigkeit. Denen jedoch, die jeden aus der Lunge kommenden Fluß für unheilbar erklären, ist nicht zuzustimmen; / aber nach der Meinung Sorans muß 144
man ihre Behandlung für schwierig erachten, weil ja auch bei Verwundungen des Brustkorbs die dabei vorkommende Durchbohrung der Lunge oft nicht tödlich gewesen ist, sondern, wenn die Pfeile entfernt worden waren oder abgefallen waren, eine Maßnahme zur Eindämmung des Fiebers die Wunden zur Vernarbung gebracht hat, wie alle Wundärzte bezeugen, die überliefern, daß im Kriege jemand, der von einem Pfeil getroffen worden war, der die Lunge durchbohrt hatte, wieder gesund geworden ist: er soll zwar infolge des Pfeilschusses Blut erbrochen haben, aber der Tod sei nicht darauf erfolgt.

Dies ist es, was wir über die Auswirkung oder über den Ausgang der (Blut)flüsse angeben zu müssen glaubten. Der im Kopf entspringende Fluß ist nämlich im allgemeinen am leichtesten zu heilen, weil er nicht viele Bewegungen über sich ergehen lassen muß.

145 Nunc nobis necessario dicendum remanet, [ne] cui coenotet[es]i sanguinis fluor adscribatur. aliqui etiam Thessali sectatores recenti incisurae siue uulneri[s] passione⟨m⟩ subici dixerunt: „Non enim oportet locorum differentia coenoteton mutare uirtutem. externam igitur corporis eruptionem recentem dicimus incisuram, quo erit consequens, ut etiam interiorum eruptio huic coenoteti subiciatur.“ sed his respondemus, quoniam passio non chirurgia, sed diaetetica[rum] traditur curatione. omne etenim adiutorium, quod adhiberi uidetur supradictis fluoribus, est diaeteticae partis, non chirurgiae. quapropter diaeteticae scriptores libris regularibus, quos diaeteticos uocant, de haemopty⟨i⟩cis scripserunt, quos nos sanguinem spuentes nuncu-
146 pamus; / chirurgi uero in chirurgumenis hoc memorare non ausi sunt. ipse quoque Thessalus secundo libro Diaetetico de fluore sanguinis scribens nihil in Chirurgumenis memorauit. et ⟨est⟩ improprium, quod sola diaeta curetur, in adiutoriis adhibendis chirurgiae coenotet⟨i⟩ ascribere.

Nos uero iuxta Sorani iudicium siue in exterioribus siue ⟨in⟩ interioribus ⟨partibus⟩ corporis eruptionem factam recentem diuisuram recte dici probamus atque etiam solutionem cognominamus; sed in exterioribus attentionem recentis uulneris indicamus. haec enim nos necessario rapit, siquidem solutioni diuisura dominetur et ligamentorum uel fibularum coniunctionem ex initio deposcat atque haec diuisura⟨e⟩ aptissima uideantur, quae non in omnibus sunt con-
147 grua solutioni; / etenim sagittarum diuisurae laxatiua[e] necessario accipiunt[ur].

Interiorum uero eruptionum diuisuras urgente solutionis coeno-

1 [ne] cui *Drabkin* num alicui *Rov.*[m] „*fort.* num cui“ *Drabkin*[app] coenotetesi *Sich.* *corr. Rov.*[m] 3 uulneris *Sich.* *corr. Drabkin* passione *Sich.* *corr. Drabkin* passioni *Rov.*[m] subigi *Sich.* *corr. Rov.*[m] 4 uirtutem externam. Igitur *Sich.* *corr. Rov.* 7 dieteticarum *Sich.* *corr. Rov.* 10 diaeteticae] dieteticas *Sich.* *sec. Drabkin*[app] *correxi* diaetetices *Rov.*[m] 11 haemoptycis *Sich.* *corr. Amm. (item § 188; Tard. III 35)* 14 Et impropriam *Sich.* *corr. Schmid, Rph 17, p. 52sq.* Est uero improprium in eo *Rov.*[m] 15sq. coenoteta scribere *Sich.* *corr. Schmid, Contributions, p. 108, et Rph 17, p. 52sq.* 17 in[II] *addidi* 18 partibus *addidi (cf. § 141; Cel. III 12)* 20 indicamus *scripsi* iudicamus *edd.* 21sq. ligamentorum uel fibularum *(seu* fibrillarum*) coni. Almel., p. 642* figmentorum uel fabularum *Sich.* filamentorum siue fibrarum *Rov.*[m] fragmentorum uel tabularum *Reinesius, p. 666* *nescio an retineri possit* figmentorum *ut uocabulum a* figere *uerbo deriuatum (cf. Drabkin, p. 661 adn. 10)* 23 diuisura *Sich.* *corr. Amm.* 24 solutionibus *Rov.*[m] laxatiuae *Sich.* *corr. Drabkin* 25 accipiuntur *Sich.* *corr. Drabkin* 26 diuisura surgente *Sich.* *corr. Drabkin* diuisura urgente *Rov.* coenotetam *Sich.* *corr. Rov.*

Nun müssen wir unbedingt noch sagen, welchem Allgemeinzustand **145** der Blutfluß zugeordnet werden soll. Manche Anhänger des Thessalos haben auch gesagt, das Leiden falle unter die Kategorie einer frischen Verletzung oder Wunde: „Denn lokale Unterschiede können sich nicht auf die Qualität der Allgemeinzustände verändernd auswirken. Ein Aufbrechen an der Oberfläche des Körpers nennen wir eine frische Verletzung, darum ist es folgerichtig, daß auch ein Aufbrechen in den inneren Partien diesem Allgemeinzustand unterstellt wird." Ihnen geben wir aber zur Antwort, daß dieses Leiden traditionsgemäß nicht unter der Chirurgie, sondern unter der diätetischen Therapie abgehandelt wird. Denn jede therapeutische Maßnahme, die bei den genannten Flüssen offensichtlich angewendet wird, stammt aus der Diätetik und nicht aus der Chirurgie. Darum haben auch die Autoren der Diätetik in den Büchern über die Regelung der Lebensweise, welche sie diätetische (Bücher) nennen, über die *haimoptyikoi* geschrieben, welche wir als Blut Spuckende bezeichnen; / die Chirurgen jedoch haben in ihren **146** chirurgischen Schriften nicht darüber zu schreiben gewagt. Auch Thessalos selbst, der im zweiten Buch seiner „Gesunden Lebensweise" über den Blutfluß schrieb, hat in seiner „Chirurgie" nichts davon erwähnt. Und es ist unangebracht, das, was allein auf diätetische Weise zu behandeln ist, hinsichtlich der anzuwendenden therapeutischen Maßnahmen der Zuständigkeit der Chirurgie zu unterstellen.

Wir aber bestätigen im Einklang mit dem Urteil Sorans, daß man ein Aufbrechen (der Gefäße), gleich, ob es an den äußeren oder an den inneren Körperteilen auftritt, mit Recht eine frische Verletzung nennen kann, und wir bezeichnen es auch zugleich als einen Lockerungszustand; aber bei den äußeren Teilen halten wir die Betrachtung als frische Wunde für vordringlich. Denn diese (Betrachtungsweise) hat notwendigerweise Folgen für uns, indem nämlich hier die Verletzung über die Lockerung dominiert und zuerst ein Zusammenfügen mit Binden oder Klammern erfordert und diejenigen (Maßnahmen) bei einer Verletzung am geeignetsten erscheinen, die nicht in allen (Beziehungen) für einen Lockerungszustand passend sind; / muß man doch bei Pfeilverletzungen notwendiger- **147** weise zu erweiternden Mitteln greifen.

Die im Aufbrechen (der Gefäße) an inneren Körperteilen bestehenden Verletzungen müssen wir aber bei Überwiegen des Allgemeinzustandes der

teta[m] ipsam magis cogimur iudicare, siquidem prior oculis occurrat solutio ac deinde diuisura ratione atque intellectu mentis apprehendi uideatur; secundo, quod, cum sint multae differentiae fluoris sanguinis, omnes uni subici solutioni, hoc est eruptionis et ulcerationis et sudationis, qua⟨r⟩e non cogamur ha[e]c causa fluoris differentias quaerere aut ali[c]ae coenoteti eruptionem ascribere, aliae ulcerationem, ⟨aliae sudationem,⟩ et non eidem siue ulcere siue ⟨e⟩ruptione
148 siue sudatione emissum fluorem; / tertio, quod nullo adiutorio chirurgiae uti cogamur, sed omnibus congruis solutioni, qua⟨e⟩ saepe consequenter etiam glutinationem partium perfecerunt. ad summum quidem est recens incisura siue uulnus coenote[te]s, sed ex medicaminum regula, quam Graeci pharmac[h]ian appellant, diaeteticae parti ingesta apte curatur. quibus etiam supradicta passio concuratur ob[s]tinente iudicio solutionis.

Haec sunt fluoris sanguinis coenotetes. eas enim, quibus cognominari atque conscribi possunt, praescripta lectione tradidimus. nunc curationem necessario ordinamus.

CAPVT XIII

149 De cvratione

Oportet igitur ex qualibet parte sanguinem fluentes iacere loco mediocriter frigido atque obscuro, lecto immobili et schemate declinato, ut paulo prominentius caput leuatum habere uideantur, stramentis non nimie cedentibus neque calidis et, ut potuerint, uno atque eodem schemate perseuerantes, hoc est immobiles, praeterea animi intentionibus resolutos, uehementer enim motibus corporis animorum curae saepius turbationes addiderunt. erunt etiam solo
150 consternenda folia atque rami lentisci, uitis, / mali Punici, talliae, murtae, salicis, pini et horum similium, ex quibus sine capitis iniuria constrictiuus aer adnatus atque confectus congrue aegrotantibus in-

4 *post* solutioni *add.* uidentur *Rov.* 5 quae non cogatur haec *Sich. corr. Rov.*[m] *(*cogimur*)* 6 alicae *Sich. corr. Rov.* 7 aliae sudationem *addidi coll. lin. 5* sine ulcere uel *Sich. corr .Rov.*[m] siue ulcere uel *Drabkin* ruptione *edd. correxi (cf. lin. 4. 6)* 8 siue sudatione *coni. Rov.*[m] uel emissione *edd.* 9 qua *Sich. corr. Rov.*[m] 11 coenotetes *Sich. corr. Rov.* 12 pharmachian *Sich. corr. Rov.* 14 obstinente *Sich. corr. Rov.*[m] 15 quibus] qui hijs *Sich. corr. Drabkin* quae in his *Rov.*[m] 21 declinato] reclinato corporis *Rov.*[m] 22 prominentius *scripsi (cf. Cel. I 90; Tard. II 73)* promptius *edd.* altius *Rov.*[m] 25 motibus] humoribus *Rov.*[m] 27 punicae *Rov.*[m] 28 ex] et *Sich. corr. Drabkin om. Rov.* 29 aegrotantium *Rov.*[m]

Lockerung eher für ebendiesen (Zustand) ansehen, da ja die Lockerung als erste mit den Augen erfaßt wird und danach erst die Verletzung der Überlegung und Erfassung durch den Geist zugänglich zu sein scheint; zweitens, weil, wenn es auch viele verschiedene Formen von Blutfluß gibt, sie doch alle zu dem einen Zustand der Lockerung gehören, nämlich (die Form) des Aufbrechens und der Geschwürbildung und des Ausschwitzens; darum sind wir nicht gezwungen, aus diesem Grund beim (Blut)fluß nach Unterschieden zu suchen oder das Aufbrechen, die Geschwürbildung und das Ausschwitzen je einem anderen Allgemeinzustand und den (Blut)fluß nicht ein und demselben (Allgemeinzustand) zuzuschreiben, ob (der Fluß) nun durch eine Geschwürbildung, durch Aufbrechen oder durch Ausschwitzen zustande kommt; / drittens, weil wir nicht gezwungen sind, irgendeine 148
chirurgische Maßnahme zu ergreifen, sondern insgesamt nur solche (Maßnahmen), die mit der Lockerung im Einklang stehen und die oft in der Folge (ihrer Anwendung) auch das Zusammenheilen der Partien bewirkt haben. In der Hauptsache ist zwar die frische Verletzung oder Wunde der Allgemeinzustand, aber auf Grund der vorschriftsmäßigen Anwendung von Medikamenten, was die Griechen *pharmakeia* nennen, wird er dem diätetischen Teil (der Medizin) zugeordnet und (so) angemessen behandelt. Mit diesen (Mitteln) wird zugleich auch das genannte Leiden behandelt, wenn die Auffassung (vom Vorliegen) einer Lockerung überwiegt.

Dies sind die Allgemeinzustände beim Blutfluß. Diejenigen nämlich, mit denen man sie benennen und beschreiben kann, haben wir in der vorangehenden Erörterung aufgeführt. Jetzt müssen wir die Behandlung darstellen.

13. KAPITEL

Über die Behandlung 149

Diejenigen, die aus irgendeinem Körperteil bluten, müssen nun also in einem mäßig kalten und dunklen Raum liegen, auf einem feststehenden Bett und in zurückgeneigter Lage, aber so, daß sie den Kopf offensichtlich etwas höher angehoben haben, auf Unterlagen, die nicht zu sehr nachgeben und nicht warm sind, und indem sie, wenn es möglich ist, in ein und derselben Lage verbleiben, nämlich sich nicht bewegen; außerdem sollen sie von geistigen Anspannungen frei gehalten werden, denn bei Erschütterungen des Körpers fügen Beunruhigungen des Gemüts öfter durchaus (noch weitere) Störungen hinzu. Es sollen auch auf dem Fußboden Blätter und Zweige vom Mastixbaum, Rebstock, / Granatapfelbaum, Kapernstrauch, 150
von der Myrte, Weide, Kiefer und von (Bäumen), die diesen ähnlich sind, ausgebreitet werden, von denen der Duft von zusammenziehender Wirkung, der ihnen eigentümlich ist und der von ihnen verbreitet wird, in angemessener Weise von den Kranken eingeatmet werden kann, ohne daß

spiramentis inseratur. non enim cibi atque potus ratio ac diligentia curanda est, quae interuallis distantibus adhibetur, quo constrictionis faciant commodum uel fluentia[m] retineant, potius quam aer, qui impausabiliore[m] inspiratione[m] adductus omni parti atque particulae corporis ingressu suo fluentia faciat cohiberi miti densitate persuasa.

Conuenit praeterea aegrotantes de ⟨e⟩latiore lecti sessione de-
clinari, ut omnifariam immobiles curandi perseuerent, prohibere etiam
occasiones, quae poterint passionem in commemorationem perducere,
151 ut locutionis uel uisus, / ne aut eadem plurimis fabulis reuoluendo aut
inspiciendo, quae exclusa sunt, uiso admoniti commoueantur. conuenit
denique etiam sanguineos colores parietum uel straminum siue ope-
rimentorum declinare.

Adhibenda praeterea cibi abstinentia permittentibus uiribus
usque ad tertium diem, non ob relaxanda corpora, sed quo altiora,
quorum est officium accepta digerere, immobilia perseuerent. omnis
etenim ciborum appropriatio motu quodam necessario perficitur,
quo fiet, ut ea, quae sunt aptissime conglutinanda, motu resoluta dif-
ferantur. quapropter ob acceptorum digestionem cib[or]um sumi
152 prohibemus et abstinentiam utilissimam iudicamus. prohibendi de-
nique aegrotantes ab officio locutionis, ut, si quid uoluerint, usi nuti-
bus uel scriptura dari significent, ⟨et⟩ magis quando ex pulmonis
cannula, quam Graeci arteriam uocant, uel ipso pulmone aut thorace
sanguinis nascitur fluor.

Conuenit etiam articulorum tenacior ligatura, si uehemens fuerit,
densitati etenim articulorum patientes consentiunt partes, item spon-
giarum mollium ac limpidarum et leuium ex aqua et aceto uel decoc-
tione mali Punici uel rubi aut lentisci aut murtae patientibus parti-
153 bus appositio, hoc est ex quibus sanguinem ferri agnouerimus. et erunt
haec iugiter commutanda, ne naturali corporis uapore tepescant. ac
si spongiae uisae fuerint aegrotantibus graues, erunt apponenda ptyg-

3 fluentiam *Sich.* *corr. Rov. (cf. lin. 5; Cel. II 220. 221; Tard. V 88; Cael. Aur. Gyn. 2,48: p. 86,640 Drabkin; De signific. diaet. pass. 89: p. 234,19 Rose; Helmreich, Acut. pass., p. 329)* 4 in pausabiliorem inspirationem *Sich.* *correxi (u. Bendz, Caeliana, p. 27sq.)* 7 de ⟨e⟩latiore *scr. Kollesch et Nickel* delatiore *Sich. Rov. Drabkin* elatiore *Amm.* in arctiore *Rov.*^{m} 9 poterunt *Rov.*^{m}; *sed cf. § 159 et Neue-Wagener III, p. 613* 17 perspicitur *edd.* *corr. Rov.*^{m} 18 conglutinata *Rov.*^{m} 19 ciborum *Sich.* *corr. Rov.*^{m} 21 usibus nutus *Sich.* *corr. Amm.* „*fort.* nutibus usi" *Drabkin*^{app} 22 et *addidi usum Caelii respiciens (cf. § 153)* 24 *fort.* noscitur *scribendum est* 25 *post* si *add.* fluor *Rov.* 28 myrtae *Sich.*

der Kopf belastet wird. Denn auf die Eigenart und die gewissenhafte Regelung von Speise und Trank ist nicht so sehr Rücksicht zu nehmen, wie sie den günstigen Effekt der Zusammenziehung ermöglichen oder den Fluß aufhalten könnte, weil sie ja nur in größeren Abständen zur Wirkung gelangt, wie auf die (Beschaffenheit der) Luft Gewicht zu legen ist, die, durch geradezu unaufhörliches Einatmen aufgenommen, in jedem Teil und Teilchen des Körpers durch ihren Eintritt bewirkt, daß der Fluß durch milde Verdichtung gestoppt wird.

Es ist außerdem angebracht, daß die Kranken von der höher gelegenen Stütze des Bettes an abwärts geneigt liegen, damit die zu Behandelnden gänzlich bewegungslos bleiben; man soll auch (alle) Anlässe vermeiden, die das Leiden wieder in Erinnerung bringen könnten, wie Gespräch oder
Anblick, / damit sie nicht dasselbe in endlosen Gesprächen wieder erörtern 151
oder das vergossene (Blut) betrachten und durch den Anblick wieder daran erinnert und beunruhigt werden. Es empfiehlt sich schließlich auch, blutrote Farbtöne an Wänden, Unterlagen oder Bettdecken zu vermeiden.

Außerdem soll man bis zum dritten Tage fasten lassen, soweit es die Kräfte erlauben, nicht, um die Körper zu entlasten, sondern damit die innen liegenden Körperteile, deren Aufgabe es ist, das Genossene zu verdauen, unbeweglich verharren. Denn jede Verarbeitung von Nahrung vollzieht sich notwendigerweise unter einer gewissen Bewegung, wodurch es geschieht, daß die Partien, die möglichst fest verkleben sollten, durch die Bewegung gelöst und auseinandergezogen werden. Darum verbieten wir wegen der (eintretenden) Verdauung des Genossenen die Aufnahme von
Speisen und halten das Fasten für äußerst nützlich. Die Kranken müssen 152
schließlich auch an der Ausübung des Sprechens gehindert werden, so daß sie, wenn sie etwas (haben) wollen, durch Winke oder schriftlich kundtun, daß es ihnen gegeben wird, besonders dann, wenn der Blutfluß aus der Röhre der Lunge, welche die Griechen *artēria* nennen, aus der Lunge selbst oder aus der Brust entspringt.

Nützlich ist auch ein ziemlich festes Abbinden der Gliedmaßen, wenn (der Blutfluß) heftig ist, denn auf das Zusammenpressen der Gliedmaßen reagieren die kranken Partien entsprechend, ebenso das Auflegen von weichen, sauberen und leichten Schwämmen auf die kranken Teile, das heißt auf diejenigen, von denen nach unserer Feststellung die Blutung ausgeht, (von Schwämmen,) die mit Essigwasser oder einer Abkochung
von Granatapfel, Brombeere, Mastix oder Myrte getränkt sind. Und diese 153
(Auflagen) müssen ständig ausgewechselt werden, damit sie nicht von der natürlichen Körperwärme angewärmt werden. Und wenn man den Eindruck hat, daß Schwämme für die Kranken zu schwer sind, soll man zu-

mata ex supradictis liquoribus infusa aut suco plantaginis uel intybi aut herbae calicularis aut uuae lupinae, quam Graeci strychnon uocant, uel semperuiuae, quam aizoon appellant, aut polygoniae et acaciae ex aceto solutae.

Ac si ex capite fuerit sanguinis fluor, erit psilothro exspoliandum. tunc fomenta adhibenda ex oleo uiridi aut roseo aut lentiscino aut melino aut murtino. sin uero plurimus fuerit fluoris lapsus, radendum caput atque gypso illiniendum uel acacia ex aceto, ⟨et⟩ magis
154 frontis atque temporum partes. perseuerante fluore cucurbita quoque apponenda subiecta flamma plurima occipitio.

Si autem etiam per nares ferri uideatur, erit stypteria immittenda sicca uel aceto infusa uel alio quolibet ex liquoribus supradictis. ora quoque spongia ex aqua frigida expressa iugi tactu detergenda. tunc etiam cataplasmatum adhibendus est usus ex rebus constrictiuis atque epithematibus, quae paulo post cum suis nominibus ordinabimus.

Danda etiam aqua frigida uel pusca frigida aut gargarismus sine ullo percussu, quoties ex proximis partibus gutturis sanguinem ferri uiderimus. ac si per inferiora uel altiora ferri sanguinem uiderimus,
155 sorbendos dabimus cyathos duos uel tres. quod si minime mederi ualuerint, etiam sucus plantaginis aut intybi uel uuae lupinae aut polypodii aut herbae calicularis aut rosae erit offerendus, et neque plurimus iugiter, ne percussu partes noceantur aut liquidorum influxione, quae quidem sint constrictiuae uirtutis, redundantia tamen laxare uideantur, neque rursum longioribus interuallis, sic enim frigus a nobis illatum naturali uapore obtusum parui temporis medelam dabit uitiatam.

Tunc tertia die transacta, hora accessionis solita[e] articulos leuiter ungemus frigido atque uiridi oleo, dehinc detergemus, faciem
156 quoque spongia aqua frigida expressa ⟨p⟩r⟨a⟩etangentes. cibum dabimus paruum, constrictiuum, ut panem ex aqua frigida uel pusca aut alica⟨m⟩ similiter uel oryza⟨m⟩ decoctione Thebaicarum palmularum

1 ex supradictis liquoribus] *u.* § 152   12 ex liquoribus supradictis] *u.* § 152. 153   15 paulo post . . . ordinabimus] *u.* § 158sq.

8 et *add. Rov. (cf. § 152)*   11 erunt *Sich. corr. Rov.m*   12 alia qualibet *Sich. corr. Rov.m (cf. § 103)*   15 epithomatibus *Sich. corr. Rov.*   22 polygoniae *Rov.m coll. § 153*   23 *post* ne *add.* eius *Rov.*   influxio *Rov.*   25 uideatur *Rov.*   27 medullam *Sich. corr. Rov.m*   28 solitae *edd. correxi*   29sq. oleo. Dehinc detergemus faciem quoque, spongia *edd. correxi (cf. Tard. IV 23)*   30 retangentes *edd. correxi (cf. Tard. I 105. 168; Bendz, Emendationen, p. 60sq.)*   32 alica *Sich. corr. Rov.*   oryza *Sich. corr. Rov.*

sammengefaltete Tücher auflegen, die mit den oben genannten Flüssigkeiten übergossen wurden oder mit Saft von Wegerich, Endivie, Glaskraut oder Nachtschatten, welchen die Griechen *strychnos* nennen, oder Immergrün, das sie *aeizōon* nennen, oder Knöterich oder mit Akaziengummi, der in Essig gelöst worden ist.

Wenn aber der Blutfluß vom Kopf ausgeht, muß dieser durch ein Enthaarungsmittel kahl gemacht werden. Dann werden erwärmende Umschläge angewandt mit Öl aus unreifen Oliven oder mit Rosen-, Mastix-, Quitten- oder Myrtenöl. Wenn aber das Blut sehr stark herabrinnt, muß man den Kopf rasieren und mit Gips bestreichen oder mit Akaziengummi in Essig, und besonders die Stirn- und Schläfenpartien. Wenn der **154**
(Blut)fluß anhält, soll man am Hinterkopf einen Schröpfkopf unter Anwendung einer sehr starken Flamme ansetzen.

Wenn (das Blut) offensichtlich auch aus den Nasenlöchern kommt, soll man Alaun einführen, trocken, oder mit Essig oder einer anderen der zuvor genannten Flüssigkeiten übergossen. Das Gesicht muß auch in ständiger Berührung mit einem in kaltem Wasser ausgedrückten Schwamm abgewischt werden. Dann soll man auch Packungen aus zusammenziehenden Mitteln gebrauchen und Umschläge, die wir in Kürze mit ihren eigenen Namen angeben werden.

Man soll auch kaltes Wasser oder kalte Limonade reichen oder ein Gurgelmittel, das überhaupt keine Reizung verursacht, sooft wir feststellen, daß das Blut aus der Gegend der Kehle kommt. Und wenn wir sehen, daß das Blut aus weiter unten oder innen gelegenen Partien kommt, so lassen wir zwei oder drei Cyathi (davon) herunterschlucken. Wenn nun (diese **155**
Mittel) gar nicht helfen können, soll man auch Saft von Wegerich oder Endivie, Nachtschatten, Tüpfelfarn, Glaskraut oder Rose reichen, aber nicht in großer Menge und ständig, damit die Partien nicht durch Reizung oder durch das Einströmen dieser Flüssigkeiten geschädigt werden, die zwar von zusammenziehender Wirkung sind, im Übermaß gebraucht, aber eher zu erweitern scheinen, aber auch wiederum nicht in zu großen Zeitabständen, denn so wird die von uns herbeigeführte Kühle durch die natürliche Wärmeabgabe abgestumpft, und ihre heilsame Wirkung wird beeinträchtigt und dauert nicht lange.

Nachdem dann der dritte Tag vorüber ist, reiben wir zu der Stunde, in der der Anfall gewöhnlich eintritt, die Glieder leicht mit kaltem Öl aus unreifen Oliven ein und wischen sie danach wieder ab; das Gesicht berühren wir vorher mit einem in kaltem Wasser ausgedrückten Schwamm. Wir geben nur wenig Speise von zusammenziehender Wirkung, wie Brot, **156**
das mit kaltem Wasser oder Limonade angerichtet ist, oder Spelt in ähnlicher Weise oder Reis, der mit einer Abkochung von thebaischen Datteln

confecta⟨m⟩ uel easdem ex aqua recenti confectas aut, si plurimum ualere haec uoluerimus, aqua caelesti, donec liquor mellis habeat crassitudinem, aut ex malis Cydoniis. tunc etiam danda oua tremula ex pusca aut rore Syriaco aspersa. dandus etiam panis simplex aut infusus. tunc interposito spatio temporis dandus potus aquae frigidae paruae.

Dehinc permittentibus uiribus alternis diebus aeger nutriendus, etiamsi nondum repressus fluor uideatur, usque ad id tempus,
157 quo cicatricem firmatam senserimus. quod quidem Themisonis atque Thessali sectatores usque ad septimum diem seruari dixerunt, hoc est trium diatritorum spatium. ut enim Antipater ait tertio Epistolarum libro ad Gallum scribens, naturalis est ratio trini numeri, non solum in diebus, sed etiam in omnibus diatritis. sed est melius, ut Soranus ait, quoniam non aequali tempore nec dierum numero cunctis poterit cicatricis firmari soliditas ob alias causas et ob fortitudinem corporis ac debilitatem pro differentia naturali uariatam neque nos unum atque eundem signare poterimus finem.

158 Dehinc sequentibus diebus aliqua erunt emplastrorum apponenda aut epithematum constringentium atque frigidantium. quae sunt plurima particulariter. etenim Thebaicae palmulae uino acriori infusae uel aceto contritae admixtis malis Cydoniis decoctis aut mali Punici corticibus aut alumine uel acacia aut hypocistide aut galla aut oenanthe aut aloe, aut cerotario ex oleo roseo confecto uel melino aut myrtino aut lentiscino aut oenanthino, admixta etiam mastiche trita aut melle decocto, galla contrita et asper⟨s⟩a aut puluere mali Punici uel mannae thuris admixto alumine liparo, quo malagmatis sumant omnia qualitatem, tum linteo uel pan-
159 no illinita patientibus partibus apponenda; / uel illud medicamen, quod libris Celerum passionum memorauimus de cardiacis scribentes et appellauimus diaroos, uel ex polento et uirgultis rubi uel arnoglossae aut herbae sideritis uel uuae lupinae aut calicularíae aut anulorum uitis aut semperuiuae. item intyba cum pane ex aceto aut palmulis aut murtae mollibus foliis aut eiusdem semine uiridi ante ci-

28–30] *u.* Cel. II 200

1 confecta *Sich.* *corr. Rov.* 2 *ante* aqua *add.* in *Rov.* *post* caelesti *add.* tamdiu coctas *Rov.* 4 *ante* infusus *add.* in his *Rov.* 10 seruandum *Rov.*[m] 13 *ante* diebus *add.* his *Rov.* 23 cerotarium ... confectum *suspic. Drabkin*[app] 24 admixta *coni. Drabkin* aut mixto *Sich.* 25 trito *Sich.* *corr. Rov.* et aspersa *coni. Rov.*[m] aut aspera *Sich. (cf. § 165. 168)*

zubereitet ist, oder die Datteln selbst, mit frischem Wasser zubereitet, oder, wenn wir dies in besonders guter Wirkung haben wollen, mit Regenwasser (gekocht), bis die Flüssigkeit die Dicke von Honig erreicht hat, oder Quitten. Dann soll man auch weichgekochte Eier geben, die mit Limonade oder syrischem Sumach übergossen werden. Man soll auch einfaches oder eingeweichtes Brot geben. Nach einer Weile soll man dann einen kleinen Trunk kalten Wassers geben.

Danach soll der Kranke, wenn es die Kräfte gestatten, jeden zweiten Tag zu essen bekommen, auch wenn der (Blut)fluß offensichtlich noch nicht gestillt ist, bis zu der Zeit, da wir den Eindruck gewinnen, daß sich die Narbe gefestigt hat. Die Anhänger des Themison und des Thessalos haben 157
gesagt, dies müsse man bis zum siebenten Tage einhalten, das ist ein Zeitraum von drei Dreitagefristen. Wie nämlich Antipater im dritten Buch seiner „Briefe" in dem Schreiben an Gallus sagt, ist das Rechnen mit der Dreizahl naturgemäß, nicht nur bei Tagen, sondern auch bei allen Dreitagefristen. Aber besser ist es so, wie Soran sagt; denn nicht in der gleichen Zeit und nach der gleichen Zahl von Tagen kann sich in allen Fällen eine feste Narbe bilden, neben anderen Ursachen wegen der Stärke und Schwäche des Körpers, die dem natürlichen Unterschied entsprechend variieren, und wir können daher nicht ein und denselben Zeitpunkt dafür festsetzen.

Dann müssen in den darauffolgenden Tagen irgendwelche Pflaster 158
oder Auflagen angelegt werden, die zusammenziehend und kühlend wirken. Davon gibt es speziell sehr viele Arten. Nämlich solche aus thebaischen Datteln, die mit ziemlich herbem Wein übergossen oder mit Essig verrieben worden sind, unter Beimischung von gekochten Quitten oder Granatapfelrinde, Alaun, Akaziengummi, Hypocistis, Gallapfel, Rebendolde oder Aloe, oder (man gebraucht) eine Wachssalbe, die mit Rosen-, Quitten-, Myrten-, Mastix- oder Rebendoldenöl hergestellt ist, auch unter Beimischung von zerriebenem Mastixharz oder gekochtem Honig, zerstampftem Gallapfel, der mit Granatapfelpulver oder Pulver aus Weihrauchkörnern bestreut wurde, unter Beigabe von fettigem Alaun, so daß alle (Bestandteile) die Beschaffenheit eines erweichenden Mittels annehmen; sie sollen dann auf ein Leinenläppchen oder ein Tuch gestrichen und auf die kranken Partien gelegt werden; / oder jenes Medikament, das wir in 159
den Büchern der „Akuten Krankheiten" in den Ausführungen über die an der „Herz"krankheit Leidenden erwähnt und Sumachmittel genannt haben, oder (das Mittel) aus Gerstengraupen und Stengeln von Brombeere oder Breitwegerich, Eisenkraut, Nachtschatten, Glaskraut, Weinranken oder Immergrün. Auch soll man vor dem Essen Endivie mit Brot in Essig oder mit Datteln oder jungen Blättern der Myrte oder mit deren

bum offerenda uel ante cibum elixum aut non coctum panem et plantaginem ex aceto coctam et uiridi oleo asperso rore Syriaco. item bulbi ex aqua et aceto et rore Syriaco confecti dari poterint
160 cibo. non aliter etiam cochleae erunt offerendae; habent enim quiddam glutinis naturalis utraque et compaginandi uirtutem.

Tum proficiente curatione danda etiam pomorum quaedam, ut mala Cydonia cocta recenti mulso uel torrida praesumpto tegmine farina conspersa aut sorba aut mali Punici grana aut fabrilium uuarum; item uolantium non pinguia, ut sunt pectora turdorum uel pullorum matrem sequentium, item columbarum aut phasianorum aut attagenarum aut perdicum, quarum erunt murta pectora penetranda; tunc etiam porcinae carnes, cerebrum, pedes, auriculae, ora uel auricularum summitates quaeque [uel] fuerint nutribilia nec
161 tamen difficilia digestione. dandum etiam catapotium ex melle decocto sub lingua retinendum singulare aut admixto gummi uel draganto. etenim sufficienter decoctum mel, sicut in externis corporum glutinat diuisuras, non aliter etiam interioribus mederi necesse est atque iam glutinata solidare. proficiente curatione dabimus etiam uinum, et magis illud, quod ⟨non⟩ fuerit mordicantis uirtutis, hoc est quodam sensu linguam remordentis.

Tunc ad summam paulatim erunt aegrotantes resumendi cum praecautione uehementium commotionum. sunt enim leuiter atque sensim mouendi, portatoria scilicet ⟨sella⟩ uel cathedra longiore, et
162 firmato corpore lauandi. etenim lauacra feruoris causa atque motus illati, quod corpora celerato spiritu agitantur, recentium glutinationum atque mollium uulnerum redulcerantia probantur. cum enim oporteat coerceri atque densari patientia loca contraria qualitate, necessario uexantur feruoris illati causa. inflata etenim parua ex occasione atque turgentia redulcerantur. praecauenda denique etiam uehementia exercitia, et magis retento spiritu peracta.

Tunc utendum peregrinatione terrena atque maritima. et si corpus uiderimus non attestante fortitudine augmenta carnis acce-

1 *post* non *add.* diu *Rov.*[m] 1sq. *„fort.* panis et plantago ex aceto cocta" *Drabkin*[app] *(sed potius putandum constructionem delirasse)* 3 poterunt *Rov.; sed cf. § 150* 5sq. uirtutem cum proficiente curatione. Danda *Sich. recte distinxit Drabkin (item § 161)* 6 tum *scripsi (u. Bendz, Emendationen, p. 70)* cum *edd. („fort. del." Drabkin*[app] *coll. § 161)* 8 fabriles uuas *Rov.*[m] *„an* fabriles uuae*?" Drabkin*[app] 13 uel[II] *del. Rov. seclusi* 14 decoctum *Sich. corr. Schmid, Rph 17, p. 53* 15 detinendum *edd. correxi (cf. § 173)* 18 solidare proficiente curatione. Dabimus *Sich. recte distinxit Drabkin (cf. § 160)* 19 non *add. Rov.* 22 leniter *Rov.*[m], *nescio an recte* 23 scilicet sella *scripsi (cf. Tard. I 15)* scilicet *edd.* sella *Rov.*[m] 27 coherceri *Sich.*

unreifem Samen eingeben oder, ebenfalls vor dem Essen, gekochtes oder nicht gekochtes Brot und in Essig und Öl aus unreifen Oliven gekochten Wegerich, mit syrischem Sumach bestreut. Auch mit Wasser, Essig und syrischem Sumach zubereitete Zwiebeln kann man zu essen geben. Ebenso kann man auch Schnecken anbieten; beides enthält nämlich natür- 160
lichen Klebstoff und hat die Fähigkeit, bindend zu wirken.

Wenn dann die Behandlung fortschreitet, soll man auch Früchte reichen, z. B. in frischem Met gekochte Quitten oder ohne Schale gedörrte, mit Mehl bestäubt, oder Speierlinge oder Kerne des Granatapfels oder im Rauch getrockneter Trauben; auch von Geflügel die nicht fetten Arten, wie die Brust von Drosseln oder von Kücken, die noch der Mutter folgen, auch von Tauben, Fasanen, Hasel- oder Rebhühnern, deren Bruststücke mit Myrte gespickt werden sollen; danach auch Fleisch vom Schwein, Hirn, Füße, Ohren, Schnauzen oder Ohrenspitzen und was sonst nahrhaft, aber doch nicht schwerverdaulich ist. Man soll auch eine Pille geben, 161
die unter der Zunge gehalten werden soll, entweder nur von gekochtem Honig oder mit Beimischung von Gummi oder Tragant. Denn wie genügend gekochter Honig an den äußeren Partien des Körpers die Verletzungen zusammenklebt, so muß er in der gleichen Weise auch innerlich heilend wirken und das bereits Zusammengeklebte fest verbinden. Wenn die Behandlung fortschreitet, geben wir auch Wein, vor allem solchen, der nicht von beißender Wirkung ist, d. h. (von einer Wirkung,) die spürbar auf der Zunge beißt.

Dann sollen die Kranken ganz allmählich mit dem Erholungszyklus beginnen, bei vorsichtiger Vermeidung aller heftigen Erschütterungen. Sie sollen nämlich leicht und langsam bewegt werden, nämlich auf einem Tragsessel oder einer längeren Liege, und (erst dann), wenn sich der Körper gekräftigt hat, sollen sie baden. Denn Bäder erweisen sich wegen der 162
Hitze und der (durch sie) verursachten Bewegung, weil sie die Körper durch den beschleunigten Pneuma(fluß) in Aufregung versetzen, als Vorgänge, die frisch zusammengeklebte Partien und noch weiche Wundmale wieder aufbrechen lassen. Da es nämlich notwendig ist, die kranken Stellen durch die entgegengesetzte Qualität zusammenzuhalten und zu verdichten, müssen sie durch Anwendung von Hitze Schaden erleiden. Denn indem sie aus geringfügigem Anlaß aufgedunsen werden und anschwellen, brechen sie wieder auf. Schließlich soll man auch (alle) anstrengenden Übungen meiden, besonders solche, die bei angehaltenem Atem ausgeführt werden.

Dann soll man eine Land- und Seereise machen lassen. Und wenn wir sehen, daß der Körper zwar an Fleisch, aber nicht zugleich auch an

pisse, erit abstinentia cibi imperanda. tunc sequentibus diebus par-
163 uus dandus est cibus uino detracto. etenim cicatricis nouitas, quippe ex uenarum uasculis confecta atque nondum fortificata, si carnis pondere fuerit praegrauata, necessario rumpetur. semper autem oportet uentrem mitius emollire, acriores etenim clysteres incongruis motibus lacerant cicatrices atque recursum faciunt passionis.

Ac si uehemens atque plurimus fuerit sanguinis fluor, erunt extendendae adiutorii uirtutes. acetum denique sincere dabimus ore retinendum uel gargarizandum aut sorbendum spreto quorundam iudicio, qui asperum uel tussiculam commouens atque fluorem prouocans acetum dixerunt, siquidem etiam gelatum sanguinem sol-
164 uat. etenim asperat uel tussiculam commouet, si iugiter atque immodice fuerit datum, soluit autem eius percussibilem uirtutem distantia temporum oblatione uariata, quae non sensibili tactu, sed remissibili quadam digestione longioribus actibus immoratur. item quod fluorem non prouocet, demonstrandum non est, siquidem sit manifestum in externis corporibus uulneribus constitutis necessario fecisse densitatem et propterea conducibilis atque glutinantis uirtutis fuerit approbatum.

165 Danda etiam acacia aceto soluta aut pusca aut ex supradictis liquoribus, non aliter etiam hypocystis uel licium Indicum aut omphacium uel balaustium aut oenanthe aut polion herba aut gentiana aut macir aut Ponticum uel Aegyptia spina, quam acanthan uocant. quarum nunc sunt radices infundendae uel decoquendae, nunc earum suci uel lacrimae admiscendae, siquidem sint frigidae atque constrictiuae uirtutis conuenientia obturamenta. item corticis uasculi uetustissimi uini exusti ⟨et⟩ triti puluerem asper⟨s⟩um tribus cyathis puscae frigidae aut decoctionis, de qua supra diximus, bibendum dari in modum cochleariorum duorum. etenim constringit cortex inueteratus, et magis antiquissimi uini, commutatus tarditate temporis
166 aucta uirtute. utendum etiam trochiscis confectis ex supradictis speciebus, item ex rosa e⟨t⟩ seminibus trochiscos, quorum compositionem Responsionum libris de medicaminibus dicentes tradidimus, item quod appellatur dielectru[m], item oenocraton et alia similia,

20sq. ex supradictis liquoribus] *u.* § 152. 153

7 At *Rov.* 8 sincerum *Rov.*[m]*; sed cf. Neue-Wagener II, p. 166sq.* 19 fuisse *Rov.*[m] 22 polios *Sich.* *correxi* polium *Amm. Drabkin* 23 rhaponticum *Rov.*[m] 27 et *add. Rov.* asperum *Sich.* *corr. Drabkin coll.* *§ 158. 168* 32 rosa et *scripsi* rosae *Sich.* rosis et ex *Rov.*[m] *coll. Paul. Aegin. VII 12,4. 6: CMG IX 2 p. 315,4–6. 11–14* trochiscis *Rov.*[m] 34 dielectrum *Sich.* *corr. Drabkin*

Kraft zugenommen hat, soll man Fasten verordnen. Dann soll an den darauffolgenden Tagen nur wenig zu essen gegeben werden, unter Entzug von Wein. Denn die frische Narbe, die ja aus den kleinen Gefäßen der 163
Adern gebildet wird und noch nicht fest geworden ist, muß aufreißen, wenn sie von einem (großen) Gewicht an Fleisch vorzeitig belastet wird. Man muß aber ständig mit recht milden Mitteln die Verdauung fördern, denn die schärferen Klistiere zerreißen durch unangebrachte Bewegungen die Narben und führen eine Rückkehr des Leidens herbei.

Und wenn der Blutfluß heftig und sehr stark ist, müssen die wirkenden Kräfte der therapeutischen Maßnahme verstärkt werden. Wir geben schließlich Essig pur, der im Mund zu halten, mit dem zu gurgeln oder der auch herunterzuschlucken ist, wobei wir das Urteil einiger (Autoren) verwerfen, die gesagt haben, der Essig sei (zu) scharf oder verursache Husten und provoziere (erneuten Blut)fluß, weil er ja sogar geronnenes Blut auflöse. Er hat zwar eine ätzende Wirkung und verursacht Husten, 164
wenn er ständig und in großen Mengen gegeben wird, aber der zeitliche Abstand hebt bei wechselnder Dosierung seine beizende Wirkung auf; diese Wirkung hält dann nicht in Form einer spürbaren Berührung, sondern in der einer nachlassenden Verdauung über längere Zeiträume hin an. Und daß er keinen (Blut)fluß hervorruft, brauchen wir nicht erst zu beweisen, denn es ist offenkundig, daß er bei Wunden, die sich an äußeren Körperteilen befanden, unbedingt eine Verdichtung herbeigeführt hat und daß sich daher erwiesen hat, daß er von schließender und verklebender Wirkung ist.

Man soll auch Akaziengummi geben, in Essig oder Limonade oder 165
einer der oben genannten Flüssigkeiten aufgelöst, ebenso auch Hypocistis oder indischen Bocksdorn, Öl aus unreifen Oliven, Granatapfelblüte, Rebendolde, Poleigamander, Enzian, Macir, Rhabarber oder ägyptischen Dorn, den man *akantha* nennt. Von diesen sind bald die Wurzeln einzuweichen oder auszukochen, bald sind ihre Säfte oder Harztropfen beizumischen; denn sie sind brauchbare stopfende Mittel von kalter und zusammenziehender Wirkung. Auch soll man Pulver aus der Ablagerung an den Wänden eines Gefäßes von sehr altem Wein, die verbrannt und zerrieben worden ist, auf drei Cyathi kalter Limonade oder von der Abkochung, von der wir soeben gesprochen haben, aufstreuen und davon zwei Löffel voll zu trinken geben. Denn diese alte Rindenschicht zieht zusammen, und besonders solche von sehr altem Wein, sie verändert sich und gewinnt an Wirkung mit der Länge der Zeit. Man soll auch aus den soeben genann- 166
ten Drogen hergestellte Tabletten gebrauchen, auch Tabletten aus Rose und Samen, deren Zusammensetzung wir in den Büchern der „Antworten" bei der Beschreibung der Medikamente angegeben haben, auch das sogenannte Bernsteinmittel, ferner das „Weingemisch" und andere ähnliche

quorum compositionem, ut supra dictum est, medicaminum libris tradidimus.

Ac si coa[d]ceruatus perseuerauerit sanguinis fluor, utendum etiam uehementioribus, quibus obturentur altiora, suae teneritudinis causa⟨, qua⟩e tamen erunt ocius adhibenda, ne passionis ipsius impetu
167 in manibus nostris uitam linquere cogantur aegrotantes. praedicto igitur periculo eorum proximis aut ministris uel quod producta uita spem saepe dederint sanitatis, erunt haec adhibenda: supradicti corticis cinis exustus cum liquida pice spongiae impressus, decoctio lentisci et roris Syriaci et [et] ecligmatium supradictorum su⟨c⟩orum.

Nam haec conficiuntur hoc modo. agmine uitis ustis uirgultis atque ex eorum cinere confecto liquamine, scilicet aqua imbriali admixta, quam uulgo cisterninam uocant, dabimus ex ipsa bibendos cyathos tres uel quattuor nullis aliis speciebus admixtis. nam quidam in his, si febribus afficiantur, etiam uinum immiscuerunt uiui-
168 dum uel spongiae ustae cinerem, qui conficitur hoc modo. spongia expressa aceto atque pice liquida madefacta uasculo nouo includitur testeo, tunc circumtegitur luto et usque eo inuritur, donec carbonescat, dehinc trita in puluerem, ex quo cochlearis unius quantitas aquae uel puscae frigidae mixta datur bibenda. uel si uirtutem medicaminis augere uoluerimus, tinctam, ut supra dicimus, spongiam liquida pice puluere bituminis aspergimus.

Decoctio autem lentisci conficitur hoc modo. eius uirgultorum sumentes sufficientem modum aquae imbrialis infundimus sextariis duobus, tunc decoquimus, et cum semel uel secundo scatere uideri-
169 mus, expressas detrahimus lentisci comas. tunc liquorem decoquimus, donec ad tertiam partem deducatur, cuius cyathum admixtum duobus cyathis aquae bibendum propinamus.

Non aliter etiam electariorum decoctio conficitur. ob electarium autem conficiendum erunt sumenda mala Punica recentia uel infusa, nisi fuerint mollia. quibus contusis atque compressis aliquantum detrahimus sucum atque decoquimus, donec mellis crassitudi-

8sq. supradicti corticis] *u.* § 165 10 supradictorum sucorum] *u.* § 155

3 coadceruatus *Sich.* *corr. Drabkin* 4sq. suae teneritudinis causa, quae *scripsi* (quae tamen *etiam* § *218 et Cel. II 193)* suae teneritudinis causa *Friedel, p. 28* sua et teneritudinis causae *Sich.* suae tenuitatis causa, quae *Rov.*^{m} 7 quod *om. Rov.* 8 *post* saepe *add.* uanam *Rov.* 10 et^{III} *del. Rov.* clygmatium *Sich.* *corr. Rubenbauer, Thes. L. L. V 2,48,11* ecleima *Rov.*^{m} eligmatium *Drabkin* suorum *Sich.* *corr. Rov.*^{m} 11 *post* ustis *add.* et *Rov.* 15 uuidum *Rov.*^{m}; *sed cf. Tard. IV 70* „*fort.* uiscidum" *Drabkin*^{app} 21 liquidae picis *Sich.* *corr. Rov.*^{m} 24 sestariis *Sich.*

(Mittel), deren Zusammensetzung wir, wie soeben gesagt, in den Büchern über Medikamente mitgeteilt haben.

Und wenn der starke Blutfluß weiter anhält, müssen wir noch stärker wirkende Mittel anwenden, durch welche die tief innen liegenden Partien verstopft werden können, denn sie sind ja sehr zart; diese Mittel müssen aber recht schnell angewandt werden, damit nicht die Kranken durch den Ansturm des Leidens unter unseren Händen das Leben verlieren müssen. Nachdem man also ihre Verwandten oder Diener von der Lebensgefahr 167
in Kenntnis gesetzt hat, auch gesagt hat, daß bei weiterer Erhaltung des Lebens oft noch Hoffnung auf Genesung besteht, muß folgendes angewandt werden: die Asche von der oben genannten Rindenschicht, die verbrannt wurde, wird mit flüssigem Pech vermischt und auf einen Schwamm gepreßt, auch eine Abkochung von Mastix und syrischem Sumach und eine Latwerge aus den oben genannten Säften.

Diese werden nun auf folgende Weise hergestellt: ein Bündel Weinreben wird verbrannt, und aus deren Asche wird eine Flüssigkeit hergestellt, nämlich durch Beimischung von Regenwasser, das man landläufig Zisternenwasser nennt; davon geben wir ihnen drei oder vier Cyathi zu trinken, ohne irgendwelche anderen Drogen hinzuzusetzen. Manche haben aber bei diesen (Patienten), wenn sie von Fieber befallen waren, auch noch starken Wein oder die Asche eines verbrannten Schwammes beigemischt, die folgendermaßen hergestellt wird. Ein in Essig ausgedrückter 168
und mit flüssigem Pech benetzter Schwamm wird in ein neues Tongefäß gelegt, dann rundum mit Lehm überdeckt und so lange gebrannt, bis er verkohlt; danach wird er zu Pulver verrieben, von dem ein Löffel voll, in kaltem Wasser oder kalter Limonade verrührt, zu trinken gegeben wird. Oder wenn wir die Wirkung des Mittels steigern wollen, so bestreuen wir den Schwamm, der, wie soeben gesagt, mit flüssigem Pech befeuchtet worden ist, mit pulverisiertem Erdpech.

Die Abkochung von Mastix geschieht aber so. Wir nehmen eine ausreichende Menge seiner Zweige und begießen sie mit zwei Sextarii Regenwasser, dann kochen wir sie auf, und wenn wir sehen, daß sie ein- oder zweimal aufwallen, nehmen wir die ausgepreßten Mastixblätter heraus. Dann kochen wir die Flüssigkeit ein, bis sie auf den dritten Teil reduziert 169
ist; davon geben wir einen Cyathus, gemischt mit zwei Cyathi Wasser, zu trinken.

Genauso vollzieht sich auch das Kochen der Latwergen. Um eine Latwerge herzustellen, muß man frische Granatäpfel nehmen oder eingeweichte, falls sie nicht weich sein sollten. Diese werden gestampft und ausgepreßt, dann nehmen wir etwas von dem Saft und kochen ihn ein, bis

nem sumat. et quantum medicaminis uirtutem ⟨ex⟩tendere uoluerimus, tanto ualentius mala exsucamus, quo expressa ultimum atque crassiorem sucum dimittant, ut etiam eorum cortex, si quid humoris habuerit, sudet.

170 Conuenit etiam medicamen, quod Themison ordinauit hoc modo: mali Punici partibus duabus aloe admixta parui cochlearis quantitate cum aqua frigida offerendum.

Ac si solutio perseuerauerit, addenda etiam constrictiua cucurbita patientibus partibus, tunc diaiteon emplastrum, quod uehementer astringit, superimpositis spongiis aqua pusca infusis, ut supra scriptum, ciborum qualitate permanente. dandum etiam noctis initio medicamen, quod dioporon appellant uel diasycaminon, siue catapotia, quae medicaminum libris praediximus, nunc autem perfi-
171 cienda conscripsimus hoc modo: / gummi et acacia aequis ponderibus admixto alumine scisso ad duplex pondus, quae sunt colligenda decoctione papaueris et danda quibusdam in duplicem modum.

At si quisquam non plurimum sanguinem fluxerit nec tamen materia ferri cessauerit, conuenit etiam tertia die phlebotomiam adhibere. etenim ex eo, quod sanguis ferri non quieuerit, manifeste conicimus glutinationem partium non fuisse perfectam diuisurae siue uulneris et propterea in tumorem uenisse perspicimus. omne etenim uulnus, quod usque in tertium diem glutinari non potuerit, necessario tumescit. Thessalum denique indigna accusatione appeti-
172 tum Sorani sententia recte purgauit. tertia etenim die phlebotomandos sanguine⟨m⟩ fluentes constituit nutriens constrictiuo cibo, non inconsequentia ordinans adiutoria, sed tamquam complexis passionibus apta, ut contrariis contraria obicere uidea[n]tur.

Ac si etiam intra diatriti tempus fuerit attestata partium grauedo uel dolor aut spiratio difficilis uel tussicula sicca, phlebotomare conuenit atque aerem loci paruissimi t[r]epidare et iisdem partibus lanas oleo calido uiridi expressas apponere uel ob sanguinis fluorem ea ordinare, quae glutinare ualent, sed uirtutis frigidae non sint neque
173 transuorationis asperent loca nec tumorem commoueant. plurimis

10sq. ut supra scriptum] *u.* § 152

1 extendere *scripsi (cf. § 163)* tendere *edd. (et Helmreich, Acut. pass., p. 312, coll. Cel. I 70)* intendere *Rov.*[m] 7 offerenda *Rov.* 8 At *Rov.* 9 diaeteon *Sich. corr. Drabkin* 12 diaporon *Sich. corr. Drabkin coll. Cel. III 18* 15 quae *om. Rov.* 20 partium *post* uulneris *(lin. 21) trsp. Rov.* 25 sanguine *Sich. corr. Drabkin (item Cel. II 195; cf. § 128–133)* 27 uideantur *Sich. Drabkin corr. Rov.* 30 paruissime *Drabkin* trepidare *Sich. corr. Rov.*[m] 33 plurimis *coni. Rov.*[m] *(quod haesitans recepi)* Plurima *Sich.* plurimum *Drabkin*

er die Dicke von Honig erlangt. Und je mehr wir die Wirkung des Heilmittels steigern wollen, um so stärker müssen wir die Früchte entsaften, damit sie durch das Auspressen auch den letzten, ziemlich dicken Saft hergeben, so daß selbst ihre Schale den Saft, den sie etwa enthält, absondert.

Nützlich ist auch ein Medikament, das Themison verordnet hat, und 170
zwar so: ein Gemisch von zwei Teilen Granatapfel und (einem Teil) Aloe soll in der Quantität eines kleinen Löffels mit kaltem Wasser eingegeben werden.

Wenn der Lockerungszustand andauert, muß man auf die leidenden Partien auch einen zusammenziehenden Schröpfkopf setzen, dann das Weidenpflaster (auflegen), das stark zusammenzieht, und darauf Schwämme legen, die mit Essigwasser übergossen wurden, wie oben schon beschrieben, bei gleichbleibender Qualität der Nahrung. Man soll auch zu Beginn der Nacht das Medikament, das man Früchtemittel oder Maulbeermittel nennt, eingeben oder die Pillen, die wir schon in den Büchern über die Medikamente genannt haben, deren Herstellung wir jetzt aber in folgender
Weise beschreiben: / Gummi und Akaziengummi von gleichem Gewicht 171
unter Beigabe von Faseralaun im doppelten Gewicht, dies ist mit der Abkochung von Mohn zu binden und manchen in doppelter Menge zu verabreichen.

Wenn jemand keinen sehr starken Blutfluß hat, aber die Materie doch nicht aufhört zu fließen, empfiehlt es sich auch, am dritten Tag den Aderlaß anzuwenden. Denn daraus, daß das Blut nicht nachläßt herauszutreten, schließen wir eindeutig, daß das Zusammenheilen der Teile an der Verletzung oder der Wunde nicht erreicht worden ist, und erkennen, daß es deshalb zu einer entzündlichen Schwellung gekommen ist. Denn jede Wunde, die sich bis zum dritten Tag nicht schließen kann, muß anschwellen und sich entzünden. Thessalos, der unverdientermaßen angegriffen worden ist, wurde schließlich durch den Lehrsatz des Soran gerechtfertigt.
Denn er setzt fest, daß die an Blutfluß Leidenden am dritten Tag zur Ader 172
gelassen werden sollen, und ernährt sie dabei mit zusammenziehend wirkender Nahrung; dabei verordnet er die therapeutischen Maßnahmen durchaus folgerichtig, geeignet für gleichsam zusammengesetzte Krankheitsformen, so daß er offensichtlich entgegengesetzten (Zuständen) mit entgegengesetzten (Mitteln) begegnet.

Auch wenn sich während der Dreitagefrist in den (leidenden) Partien Druck oder Schmerz einstellen oder Atembeschwerden oder ein trockener Husten, ist es angebracht, zur Ader zu lassen, die Luft in dem sehr kleinen Raum etwas wärmer zu halten und auf die Partien selbst Wolle zu legen, die in warmem Öl aus unreifen Oliven ausgedrückt worden ist, oder wegen des Blutflusses die Mittel zu verordnen, die eine zusammenklebende Wirkung haben, die aber nicht von kalter Qualität sein und auch weder die Schluckorgane rauh machen noch eine entzündliche Schwellung her-
vorrufen sollen. In sehr vielen Fällen geben wir auch von samischer Erde, 173

dabimus etiam Samiae terrae, quam ges astera uocant, unciae partem tertiam cum duobus uel tribus cyathis aquae tepidae, non aliter etiam amylum uel argallici radicem atque foliorum eius sucum. conuenit denique sub lingua retenta eius radicis particula siue amyli siue terrae supradictae. danda etiam ex gummi siue draganto et thure et opio et his similibus confecta electaria.

Tunc tertia die accepta diatriti temporis obseruatione, non solius fluoris, sed etiam febrium, erunt aegrotantes oleo calido atque plu-
174 rimo et uiridi perungendi. / facies quoque aqua tepida fouenda. cibus dandus complexioni passionis aptus, ut pultes ex oryza uel alica frixa siue simplici uel milio [et] decoct[i]o, calidae, sed non oleosae ac potius siccae uel ex oleo uiridi confectae aut cum palmulis uel amylo, admixto ges asteros aut argallici radice[m] incocta[m]. ceteris uero diatritis, hoc est interuallis dierum trino numero, seruatis, cogentibus doloribus erit utendum fomentis atque cataplasmatibus laxatiuis, nunc etiam cum scarificatione cucurbitis siue hirudinum appositione, quas sanguisugas uocant. tum uaporatio spongiarum apponenda.

Sin uero etiam fluor periculosus fuerit sanguinis cum tussicula
175 uel asperitate gutturis, / erit utendum quidem constrictiuis epithematibus, sed calidis. dandum etiam sorbendum mulsum ex melle decocto et a uino abstinendum. danda denique aqua potanda calida, sed paruo modo, tum sorbilia, quae passioni uirtute apta mederi possunt, ut est amygdala exspoliata in mulso decocta, quae abicienda, et admittendum amyli quantum ualeat mulsum in quandam crassitudinem redigere. deinde similibus electariis atque sub lingua continendis medicaminibus utemur tempore amissionis, ut est mel Atticum admixto gummi uel dracanto decoctum aut glycyrr⟨h⟩iza uel eius
176 suco, / nisi quisquam aegrotantium hoc improbauerit nausea commotus, quo eius stomachus facile moueatur; item ex lini semine trito et tracanto drachmis duabus et amygdalis exspoliatis XXV et strobilorum granis XXX et oui unius tosti uitello et amyli drachmis duabus infuso passo sufficientis quantitatis, quo medicamen electarii crassitudinem sumat. sin uero etiam rauci fuerint aegrotantes, erit mel decoquendum cum ceteris speciebus singulatim resolutum tracanto

3 argallici] *cf. § 174; Tard. IV 54; V 37 (uerum huius herbae nomen uidetur esse* alium *uel* alum Gallicum*; u. Thes. L. L. I 1620,43–49; 1792,25–34)* 11 et *secl. Drabkin* decoctio *Sich. corr. Drabkin post* decoctio *add.* ptissanae *Rov.* 13 ge astere *Rov.*[m] ges astere *Drabkin (item § 105)* argallici] *u. ad lin. 3* radicem incoctam *Sich. corr. Rov.* 16 nunc] tum *Rov.* 23 exspoliata *scripsi* expolita *uel* expoliata *Rov.*[m] *coll. § 176 (u. infra lin. 30)* ex pusca *Sich.* expolita *Sich.*[m] 26 remissionis *Rov.*[m]*, fort. recte* 27 glycyrriza *Sich. correxi* 30 tragacanthi *Rov.*[m] 34 resoluto *Sich. corr. Drabkin*

die man *gēs astēr* nennt, den dritten Teil einer Unze mit zwei oder drei Cyathi lauwarmem Wasser, ebenso auch Stärke oder die Wurzel von Beinwell und den Saft ihrer Blätter. Es hilft schließlich auch, unter der Zunge ein Stückchen ihrer Wurzel zu halten oder etwas Stärke oder einen kleinen Brocken von der soeben genannten Erde. Man soll auch Latwergen verabreichen, die aus Gummi oder Tragant mit Weihrauch, Opium und (anderen,) diesen ähnlichen Drogen hergestellt worden sind.

Am dritten Tag sollen dann, indem man die Dreitagefrist nicht nur des (Blut)flusses, sondern auch des Fiebers einhält, die Kranken mit reichlich viel warmem Öl aus unreifen Oliven eingesalbt werden. Auch ist das 174
Gesicht mit lauwarmem Wasser zu erwärmen. Es ist eine Nahrung zu geben, die dem zusammengesetzten Charakter dieser Krankheit entspricht, wie Breie von Reis oder geröstetem oder einfachem Spelt oder gekochter Hirse; sie sollen warm, aber nicht ölig sein, sondern eher trocken, oder mit Öl aus unreifen Oliven zubereitet oder mit Datteln oder Stärke, unter Beimischung von samischer Erde oder ungekochter Beinwellwurzel. In den weiteren Dreitagefristen, das heißt in Abständen von je drei Tagen, die einzuhalten sind, sollen wir, wenn die Schmerzen es erforderlich machen, erwärmende Mittel und Packungen von lockernder Wirkung anwenden, jetzt auch Schröpfen in Verbindung mit Skarifikation oder das Ansetzen von Blutegeln, die man *sanguisugae* nennt. Dann muß man durch Auflegen von Schwämmen erhitzen.

Wenn aber ein Blutfluß gefährlichen Ausmaßes besteht bei Husten oder rauher Kehle, / so soll man zwar zusammenziehende Auflagen ver- 175
wenden, sie müssen aber warm sein. Man soll auch Met aus gekochtem Honig zu schlucken geben und auf Wein verzichten. Man soll schließlich warmes Wasser zu trinken geben, aber in geringer Menge, dann auch suppige Getränke, die dem Leiden mit geeigneten Kräften abhelfen können, z. B. geschälte Mandeln, in Met gekocht; sie sollen dann herausgenommen und es soll so viel Stärke hineingetan werden, daß der Met dadurch eine gewisse Dickflüssigkeit erhält. Danach gebrauchen wir Latwergen von ähnlicher Beschaffenheit und Medikamente, die unter der Zunge gehalten werden sollen, und zwar während der Beruhigungsphase, wie attischen Honig, unter Beigabe von Gummi oder Tragant gekocht, Süßholz oder dessen Saft, / sofern ein Patient dies nicht wegen einsetzenden Brechreizes ab- 176
lehnt, weil sein Magen dadurch leicht erschüttert werden kann; auch solche aus je zwei Drachmen zerriebenem Leinsamen und Tragant, 25 geschälten Mandeln, 30 Pinienkernen, dem Gelben von einem gerösteten Ei und zwei Drachmen Stärke, unter Zugießen einer ausreichenden Menge Rosinenwein, damit das Heilmittel die Dicke einer Latwerge bekommt. Wenn die Kranken aber auch heiser sind, soll der Honig eingekocht werden, zusammen mit jeder einzelnen der übrigen Drogen, wobei er in Tragant auf-

ex infusione passi confecto. terminatur etenim asperitas faucium
uel transuorationis partes leniuntur et tussicula mitigatur, sputa san-
177 guinolenta reprimuntur. dandum etiam noctis initio, nisi febrium ob-
stiterit accessio, simplex diacodion. continuum uero medicaminum
usum, quae tussicularia sunt appellata, siue eorum immodicam quan-
titatem necessario fugiendam mandamus. est enim melius simplici-
bus atque consuetis mederi rebus. illa enim temporaliter quidem miti-
gare uidentur tussientium motum, sed passionem totam faciunt de-
teriorem.

Ac si attestante tumore fluor perseuerans produxerit tempus, in
iisdem perseuerare conuenit, quae supra memorauimus, admixto
etiam lacte. si minui tumorem uiderimus, dandum quoque lac amyla-
tum et panis laganum pultibus infusum, sed ex fermento confectum,
178 quo panis habeat qualitatem, faciat etiam medelam meliorem; / stro-
bilus denique cum suis fructibus, quod in semet habeat resinale, pti-
sana decoctus. dehinc profectu cedente erit panis cum malua deco-
quendus, sed non exquisite conditus. danda etiam ptisana cum len-
ticula, quam Graeci ⟨phaco⟩ptisanen uocant. et apponenda extrin-
secus cerotaria ex murtino uel lentiscino aut melino oleo confecta.
tum urgentius augenda resumptio, ut supra demonstrauimus, atque
ita abstento sanguine, quoad fiet glutinatio[ne] perfecta.

At irruente tumore erit coniciendum uel aduertendum, utrum
glutinatio fecerit retentionem, cum neque grauedo neque dolor aut
179 punctio uel pulsatio uel saltus partium aut extentio / uel febris cum
arida tussicula aut stridor aut singultus uel quaepiam sanitati im-
pedita saucietas aegrum sequi uidebitur, sed sit aequalis atque ordi-
nata spiratio perseuerans. tum si tumoris causa fuerit retentio san-
guinis temporaliter effecta, quae necessario sordidum atque humec-
tum uulnus efficiat, phthisicorum fluorem pronuntiamus.

Tum cum producto tempore sanguinis fuerit ⟨e⟩ruptio iterata,
erit curatio pro motibus temporum uarianda, ut superpositione[m]
emergente[m] eadem curatione curemus, in lenimento uero leues at-

20 ut supra demonstrauimus] *u.* § 161sq.

2 uel] et *Rov. Amm. Drabkin; sed cf. Bendz, Emendationen, p. 41sq.* sputaque *Rov.* 3 danda *edd.* (*„dubitanter retineo, fort. subintell.* antidotus“ *Drabkin*^{app}) *corr. Rov.*^{m} 10 At *Rov.*^{m} 12 Sin *Rov.*^{m} 18 phacoptisanen *coni. Amm.*^{m} psysanaeon *Sich.* ptissanophacen *Rov.*^{m} 21 fiat *Rov.*^{m} glutinatione *Sich. corr. Rov.* 25sq. sanitatis impedita anxietas *Rov.*^{m}; *sed cf. Bendz, Caeliana, p. 23* 26 *„fort.* fit“ *Drabkin*^{app} 27 aspiratio *Rov. Amm.* respiratio *Amm.*^{m} 30 eruptio iterata *coni. Rov.*^{m} ruptio uariata *edd.* 31sq. superpositionem emergentem *edd. correxi (cf. Tard. I 150)*

gelöst wird, der durch Übergießen mit Rosinenwein zubereitet worden ist. Dadurch hört nämlich die Rauheit auf, die Kehle und der Schluckapparat werden geglättet, und der Husten wird besänftigt, der blutige Auswurf wird eingedämmt. Man soll auch zu Beginn der Nacht das ein- 177
fache Mohnmittel geben, sofern dem nicht ein Fieberanfall entgegensteht. Den ständigen Gebrauch der Medikamente, die Hustenmittel genannt werden, oder ihre Verwendung in übermäßigen Mengen raten wir unbedingt zu vermeiden. Es ist nämlich besser, mit einfachen und gebräuchlichen Mitteln zu behandeln. Jene scheinen nämlich zwar zeitweilig die Erschütterung der Hustenden zu mildern, machen aber das ganze Leiden nur schlimmer.

Und wenn sich der (Blut)fluß bei gleichzeitiger entzündlicher Schwellung in die Länge zieht, empfiehlt es sich, bei denselben Mitteln zu bleiben, die wir soeben genannt haben, dabei auch Milch hinzuzugeben. Wenn wir sehen, daß die entzündliche Schwellung zurückgeht, soll auch Milch mit Stärke gegeben werden und Brotkrume, in Brei verrührt, aber aus Sauerteig zubereitet, damit es die Eigenschaft des Brotes hat und auch von besserer Heilwirkung ist; / schließlich auch einen Koniferenzapfen mit 178
seinen Kernen, weil er in sich harzige Bestandteile enthält, in Gerstenschleim gekocht. Wenn sich dann Besserung einstellt, soll man das Brot mit Malve kochen, aber nicht (zu) aufwendig gewürzt. Man soll auch Gerstenschleim mit Linsen geben, was die Griechen *phakoptisanē* nennen. Und äußerlich sind Wachssalben aufzutragen, die aus Myrten-, Mastix- oder Quittenöl hergestellt wurden. Dann muß man den Erholungszyklus energischer betreiben, wie zuvor dargestellt, und wenn der Blutfluß so gestoppt worden ist, so lange, bis ein vollständiges Zusammenheilen erfolgt.

Wenn aber eine entzündliche Schwellung hinzutritt, muß man überlegen oder darauf achten, ob das Zusammenheilen den Stillstand (des Blutflusses) herbeigeführt haben kann, indem dann der Kranke offensichtlich weder Druck noch Schmerzen oder Stechen oder Klopfen oder Zucken in den betroffenen Partien oder eine Spannung spürt, / auch kein Fieber 179
mit trockenem Husten oder Rasseln oder Schlucken oder sonst irgendeine krankhafte Erscheinung besteht, sondern das Atmen gleichmäßig und regelmäßig verläuft. Wenn aber der Stillstand des Blutes nur zeitweilig durch eine entzündliche Schwellung verursacht worden ist, welche notwendigerweise die Wunde unrein und feucht macht, dann urteilen wir, daß dieser (Blut)fluß zur Schwindsucht gehört.

Wenn nach längerer Unterbrechung ein neuer Ausbruch des Blutes erfolgt, dann muß die Behandlung je nach den wechselnden Phasen variiert werden, so daß wir bei Eintritt einer Steigerungsphase in derselben Behandlung fortfahren, in der Beruhigungsphase aber leichte und ruhige

que quietos adhibemus motus sub magisterio aliptae uel musici,
180 quo etiam uocis exercitium artificis praecepta moderentur. cibus dandus ex mediae qualitatis materia adhibitis resumptiuis cyclis, in quibus non erunt repentinae mutationes faciendae. sed nunc ex mediae qualitatis materia primus ordinandus est cyclus, dehinc ex uolantum secundus, tunc ex agrestium tertius atque ex porcinis carnibus ultimus, et coniunctis deinde duobus contiguis ordo dirigendus atque ita omnibus. sed ⟨in⟩ singulis materiarum speciebus erunt magis constringentia procuranda, ut in oleribus intybum, plantago, in marinis squillae, mulli, in uolantibus perdices, phasiani, attagenae, in agrestibus lepores, capreae. et si celeriter aegros crassificari uide-
181 rimus, erit abstinentia intercalanda, tum uenter emolliendus. utendum praeterea partiliter nunc aquae potu, nunc uini leuiter remordentis.

Deinde ueniendum ad recorporatiuae curationis materiam latenti motu adhibita drimyphagia ex pisce gobione admixto melle. dandi etiam pisces et cerebrum una tantummodo die atque interuallatis diebus adhibitis localibus adiutoriis recorporatiuis, ut dropace, partibus primo, quae fuerint remotae ⟨a⟩ patientibus, tunc uicinis ac deinde ipsis. addendus etiam ex sinapismo rubor, quem Graeci phoenigmon uocant, atque sicca fricatio. tunc torrendum corpus sole, quod Graeci heliosin uocant. adhibenda quoque paroptesis. et aliquando sicca cibatio, aliquando cum pane palmulae offeren-
182 dae. et mutanda consuetudo frigidi lauacri, atque potus paruus scilicet primo ac deinde auctus suggestione, quo possint etiam his aegrotantes uti partiliter. facit enim duriora corpora atque ualentia acceptorum uel gestorum differentia[e] contrariorum mutatione uariata, quamquam sint ex eodem genere uenientia. utilis praeterea nauigatio approbatur, et peregrinatio comprobatur, inde enim res salutares uenient. praecauenda etiam uenus. facile enim haec passio refricatur.

Haec est secundum Methodicos ordinata curatio.

183 Apud ueteres uero dissonantia sunt ordinata. / etenim de schemate iacendi atque phlebotomia et ligatione et constrictiuis uel fri-

8 in *add. Drabkin* 10 uoluntibus *Sich. corr. Rov.* 17 *ante* cerebrum *add.* suis *Rov. fort. post* cerebrum *excidit* porcinum *(cf. § 160)* atque *om. Rov.* 19 a *add. Rov.* 24 mutanda *scripsi (cf. infra lin. 27 et Tard. I 42; III 48)* imitanda *Sich.* ineunda *Rov.*[m] initianda *Drabkin* frigida *Sich. corr. Amm.*[m] 27 differentiae *Sich. corr. Rov.*[m] 29 comprobatur *om. Rov.* 30 enim *sec. Drabkin*[app] *scripsi (cf. Bendz, Emendationen, p. 134sq.)* autem *edd.*

Übungen machen lassen unter Aufsicht eines Trainers oder Musiklehrers, damit auch die Stimmübungen durch die Vorschriften eines Fachmanns gelenkt werden. Man soll Speise vom Nahrungsstoff der mittleren Quali- 180
tät geben und die Erholungszyklen durchführen, bei denen aber keine plötzlichen Veränderungen zu machen sind. Jetzt soll aber der erste Zyklus mit dem Nahrungsstoff der mittleren Qualität verordnet werden, danach der zweite mit dem des Geflügels, dann der dritte mit dem des Wildes und der letzte mit Schweinefleisch, und dann ist die Regelung so zu treffen, daß zwei sich nahestehende (Zyklen) verbunden werden und schließlich alle. Aber bei allen einzelnen Arten von Nahrungsstoffen soll man möglichst solche von zusammenziehender Wirkung beschaffen, z. B. von den Gemüsen Endivie und Wegerich, von den Seetieren Krabben und Meerbarben, von den Vögeln Rebhühner, Fasane, Haselhühner, vom Wild Hasen und Rehe. Und wenn wir sehen, daß die Kranken schnell dick werden, muß man Fasten einlegen, dann die Verdauung fördern. Man soll 181
außerdem im Wechsel einmal Wasser trinken lassen, ein anderes Mal Wein, der etwas scharf ist.

Dann muß man zu dem Nahrungsstoff übergehen, der für die umstimmende Kur gedacht ist und ganz allmählich mit der Salzkost anfangen, mit dem Fisch (namens) Gründling unter Beigabe von Honig. Man soll auch Fische und Hirn (zuerst) nur an einem Tag geben und (dann) in Abständen von mehreren Tagen, wobei man örtliche Mittel anwendet, die umstimmend wirken, z. B. Pechpflaster, und zuerst an Stellen, die von den erkrankten (Teilen) weit entfernt sind, dann an benachbarten und schließlich an ihnen selbst. Man soll auch eine Rötung durch Senfpflaster herbeiführen, welche die Griechen *phoinigmos* nennen, und eine trockene Abreibung (vornehmen). Dann soll der Körper der Sonnenbestrahlung ausgesetzt werden, was die Griechen *hēliōsis* nennen. Auch die intensive Sonnenbestrahlung ist anwendbar. Und bisweilen sind trockene Speisen zu geben, bisweilen Datteln mit Brot. Man soll die Gewohnheit des kalten 182
Badens verändern, und (es soll) ein Getränk gegeben werden, und zwar zuerst nur wenig, dann in gesteigertem Maße, so daß die Kranken auch diese Dinge abwechselnd anwenden können. Denn die Verschiedenartigkeit des Aufgenommenen oder Ausgeführten macht die Körper härter und kräftig, wenn sie mit gegensätzlichen Mitteln wechselt, obgleich diese aus derselben Gruppe kommen. Für förderlich wird außerdem eine Seefahrt erachtet, und eine Reise zu Land wird ebenfalls empfohlen, denn daraus ergeben sich gesundheitsfördernde Faktoren. Vor dem Geschlechtsverkehr soll man sich hüten. Denn dieses Leiden kann leicht wiederkehren.

Dies ist die Behandlung, wie sie entsprechend den Methodikern verordnet wird.

Von den Alten aber sind widersprüchliche Dinge verordnet worden. Denn über die Haltung beim Liegen, den Aderlaß, das Abbinden, die zu- 183

gidis cataplasmatibus et aceto bibendo uaria disceptatione pugnatum est.

De schemate inquam iacendi, siquidem alii supinos iubeant aegrotantes iacere uel super eas partes, quae non patiuntur. item Asclepiades consequenter approbat supra partes, quae patiuntur, esse locandos aegrotantes, siquidem, cum scriberet necessarias esse curationes apprehensa causa, sic fuerit elocutus; etiam sanguinem, inquit, fluentes ita esse locandos.

⟨. . .⟩ siquidem Erasistratus phlebotomari praeceperit patientes. alii uero eius sectatores etiam fieri principaliter damnauerunt ⟨id⟩ adiutorii genus tamquam uirium uexabile, item plurimi nostrorum tanquam laxatiuum et propterea inconueniens fluori sanguinis ex
184 solutione uenienti et indignum ad constrictionem. alii adhibendum probauerunt, ut Hippocrates de morbis scribens, Diocles libro, quo de passionibus, causis uel curationibus scripsit, Praxagoras libro tertio De curationibus, item Asclepiades libro, quo de clysteribus scripsit, dehinc Themison secundo libro Tardarum passionum et Thessalus secundo libro Regulari, sed adiecta discretione: etenim si tertia, inquit, die rursum sanguinem fluxerint aegrotantes atque plurimum, quod intelligitur tamquam in complexis passionibus, hoc est stric-
185 tura obtinente, faciendum approbasse. alii uero omnes statim atque sine ulla dilatione phlebotomandos dixerunt, et magis, si ex thorace uel pulmone sanguis fluxerit uel plurimus, auertendae materiae causa, quo patientibus partibus derelictis aliorsum feratur, hoc est ad eas, quae non patiuntur, uel ob educendam materiae multitudinem. denique saepe inquiunt faciendam consuetudinem, si oportuerit, semel et secundo uel tertio, quo recurrens ex brachio post abstinentiam sanguis iterum auocetur, uel ut Themison ait secundum se et laxa-
186 menti esse et minutionis, ne initium t⟨um⟩oris efficiat⟨ur⟩, / item, ut alii, ob euacuandas uenas, quo exantlatae celerius concidant atque

13–16 curationibus] Prax. fr. 107 Steckerl 13–15 scripsit] Diocl. fr. 62 Wellmann 14 ut Hippocrates – scribens] *u.* Hipp. De morb. I 14: p. 34,8sq. Wittern = VI p. 164,1–3 L.

5 inconsequenter *Rov.*^{m} 9 *lacunam statuit Schmid, Rph 17, p. 53sqq.* item de phlebotomia inquam *add. Drabkin („sed fort. plura desunt" Drabkin*^{app}*)* 10 id *addidi* hoc *add. Rov.* 13 indignum] non idoneum *Rov.*^{m} 15 *post* passionibus *add.* atque *Wellmann* 28 uelut *edd. correxi (u. Bendz, Caeliana, p. 101)* secundum se] secandam uenam esse *Rov.*^{m} 29 toris *Sich. corr. Rov.*^{m} efficiat *edd. sec. Drabkin*^{app} *correxi* fiat *Rov.*^{m} 30 exeant late *Sich. correxi (u. Bendz, Caeliana, p. 100sq.)* concedant *edd. correxi coll. Tard. III 130 (u. Bendz, Emendationen, p. 147sq.)*

sammenziehenden oder kühlenden Packungen und das Trinken von Essig wurde in mancher Auseinandersetzung gestritten.

Über die Haltung beim Liegen, sage ich, (bestand Meinungsverschiedenheit,) weil andere die Kranken auf dem Rücken liegen lassen wollen oder auf den Partien, die nicht erkrankt sind. Asklepiades empfiehlt, daß die Kranken auf den leidenden Partien liegen sollen, seiner Auffassung entsprechend, denn wenn er schreibt, daß sich die jeweilige Behandlungsweise notwendig nach der erkannten Ursache (des Leidens) richtet, so hat er sich dafür ausgesprochen; auch sagt er, daß die an Blutfluß Leidenden dementsprechend gelagert werden müssen.

... denn Erasistratos hat verordnet, daß die Patienten zur Ader gelassen werden. Andere aber, die seine Schüler waren, haben die Anwendung dieser Art therapeutischer Maßnahme als kräftezehrend auch grundsätzlich verurteilt, ebenso sehr viele aus unserer Schule als ein erweiterndes Mittel, das deshalb bei einem Blutfluß, der doch aus einem Lockerungszustand entspringt, nicht angemessen und für das (erforderliche) Zusammenziehen völlig ungeeignet ist. Andere haben seine Anwendung gebilligt, 184
wie Hippokrates, wenn er über die Krankheiten schreibt, Diokles in dem Buch, in dem er über Krankheiten, ihre Ursachen oder die Behandlungsweisen geschrieben hat, Praxagoras im dritten Buch „Über die Behandlungsweisen", auch Asklepiades in dem Buch, in dem er über die Klistiere geschrieben hat, schließlich Themison in dem zweiten Buch seiner „Chronischen Krankheiten" und Thessalos im zweiten Buch seiner „Gesunden Lebensweise", aber mit einem Unterschied: wenn nämlich die Kranken, so sagt er, am dritten Tag erneut sehr stark bluten, was so aufgefaßt wird, daß dies bei zusammengesetzten Leiden geschieht, das heißt, wenn die Straffung überwiegt, so habe er es gebilligt, (den Aderlaß) vorzunehmen. Die anderen haben aber gesagt, daß man alle sofort und ohne jeden 185
Aufschub zur Ader lassen soll, und besonders, wenn der Blutfluß aus Brust oder Lunge kommt oder sehr stark ist, um den Stoff abzuleiten, damit er die kranken Partien verläßt und anderswohin abgezogen wird, nämlich zu solchen, die nicht krank sind, oder um im Übermaß vorhandenen Stoff zu entziehen. Sie sagen schließlich, häufig müsse man den Aderlaß gewohnheitsmäßig vornehmen, falls es erforderlich ist, einmal, zweimal oder dreimal (hintereinander), damit nach Aufhören (des Blutflusses) das aus dem Arm (von der Aderlaßstelle) zurückfließende Blut erneut abgezogen wird, oder wie Themison sagt, daß nach seiner Ansicht dies eine Maßnahme zur Lockerung und zur Verminderung ist, damit nicht der Anfang einer entzündlichen Schwellung entsteht, / auch, wie andere (meinen), 186
um die Venen leer zu machen, damit im entleerten Zustand die zertrennten

coeant diuisurae, uel, ut Asclepiades, ad minuendum cursum siue spirationem, quibus passio adiuuatur.

Item de ligationibus pugnauerunt, siquidem Xenophon et Dionysius et Herophilus primo libro Curationum et Erasistratus probent articulorum faciendam constrictionem, ⟨H⟩erophilus uero capitis et brachiorum et femorum, Erasistratus magis inguinum et alarum: etenim laxatione[m] sensus sanguinis approbat fieri retentionem. Asclepiades uero ad ipsum scribens Libros parasceuasticos ligationem excludit, eamque neque Erasistrato congruam, dicens osculari non posse sub discrimine uenulas, quod Graeci diaphragma uocant, uel
187 misceri eas, quae supra diaphragma esse uidentur. omnes etiam nostrae sectae principes id approbasse uidentur. impressa etenim, inquiunt, ligatura[e] uexat, non impressa inutilis esse perspicitur. item Antipater tertio libro Epistolarum ait teneri materiam quidem ligatione, sed cum fuerit indulta uel relaxata, in repentinum atque immodicum fluorem uenire, siquidem abstinentiae causa altiora pendendo latere potius quam teneri uideantur.

Item de constricti⟨ui⟩s cataplasmatibus plurimi dissenserunt. nam si Erasistratus haec approbauit, Asclepiades excludit tamquam materiam imprimentia uel coercendo in altum reuocantia. item acetum alii tamquam tussiculam uel fluorem commouens expulerunt,
188 uel quod duras partes densando faciat. Themison uero his repugnans adhibendum iudicauit, attestante etiam Thessalo. alii aiunt eius acrimoniam uel nimietatem temperandam admixtione aquae.

Plurimi uero contrariarum sectarum etiam clysteres atque urinales aiunt uirtutes adhibendas. item Diocles taurinum gluten bibendum dicit farinae concoctum et rubo uel cum nepita amylum uel marrubium uel rosmarinum in aqua pusca dandum. motus uero alii adhibuerunt, non solum fricantes, sed etiam deambulationem imperantes post cibum, ut Erasistratus. Asclepiades uero de communibus
189 adiutoriis scribens gestationem in haemopt⟨y⟩icis prohibet. utuntur quidam praeterea etiam purgatiuis medicaminibus ex papauere uel

3–5 constrictionem] Xenoph. fr. 6 Steckerl 26 Diocles – 660,3] Diocl. fr. 62 Wellmann 31–660,3] Prax. fr. 107 Steckerl

1 uelut *edd.* *correxi (cf. supra p. 656,28)* *post* minuendum *add.* sanguinis *Rov. Amm. Drabkin* 2 spirationem] spirationis difficultatem *Rov.*[m] 5 Erophilus *Sich.* 7 „ligatione sensus, s. stupore" *Amm.*[m] laxationem *Sich.* *corr. Rov.*[m] retentionem] uacuationem *Rov.*[m] 9 neque] negat esse *Rov.*[m] 13 ligaturae *Sich.* *corr. Rov.*[m] 16 ueniat *edd.* *corr. Rov.*[m] 18 constrictis *Sich.* *corr. Rov.*[m] 20 altum *coni. Rov.*[m] latum *Sich.* 31 haemopticis *Sich. Rov. Drabkin* *corr. Amm.* haemoptycis *Rov.*[m] *(cf. § 145; Tard. III 35)*

Teile schneller zusammenfallen und sich schließen, oder nach Asklepiades, um den Umlauf (von Blut) oder die Atmung zu vermindern, durch die das Leiden verstärkt wird.

Sie haben auch über das Abbinden gestritten; denn Xenophon, Dionysios, Herophilos im ersten Buch seiner „Behandlungsweisen“ und Erasistratos billigen das Zusammenschnüren der Gliedmaßen, Herophilos aber das des Kopfes, der Unterarme und Schenkel, Erasistratos eher das der Leisten und Achseln: denn durch das Nachlassen der Sinnesempfindung kommt es nach seiner Meinung zu einer Unterbindung des Blut(flusses). Asklepiades aber, der seine Bücher mit dem Titel „Vorkehrungen“ gegen ihn schreibt, lehnt das Abbinden ab, und es stehe auch nicht einmal mit (der Lehrmeinung des) Erasistratos selbst im Einklang; er sagt, daß die kleinen Venen unter der Trennwand (Zwerchfell), welche die Griechen *diaphragma* nennen, keine Öffnungen bilden können bzw. daß diejenigen, die offensichtlich über der Trennwand liegen, nicht in Verbindung (mit-
einander) treten können. Auch alle Häupter unserer Schule scheinen dem 187
zugestimmt zu haben. Denn, so sagen sie, eine Binde, die einschnürt, ist schädlich, eine, die nicht einschnürt, ist aber offensichtlich wirkungslos. Auch Antipater sagt im dritten Buch seiner „Briefe“, daß durch das Abbinden der Stoff zwar festgehalten wird, wenn (die Binde) aber wieder gelöst oder gelockert werde, gerate er in einen plötzlichen und übermäßig starken Fluß, weil durch das Zurückhalten die inneren (Säfte) offenbar eher in gestautem Zustand verborgen bleiben, als daß sie (wirklich) gestoppt werden.

Auch über die zusammenziehenden Packungen haben sehr viele gegensätzliche Ansichten geäußert. Denn wenn Erasistratos sie gebilligt hat, so lehnt Asklepiades sie ab, weil sie den Stoff gleichsam zusammendrücken oder ihn durch das Einschließen nur nach innen treiben. Auch den Essig haben andere verworfen, weil er Husten und damit (Blut)fluß erregen soll oder weil er verdichtet und dadurch die Partien verhärtet.
Themison aber wandte sich gegen sie und meinte, man solle ihn gebrauchen, 188
wie es auch Thessalos bezeugt. Andere sagen, man solle seine Schärfe oder seine allzu starke Wirkung durch Beimischen von Wasser mildern.

Sehr viele (Ärzte) aus gegensätzlichen Schulen empfehlen auch die Anwendung von Klistieren und von Mitteln mit harntreibender Wirkung. Diokles empfiehlt auch, Stierleim, mit Mehl und Brombeere zusammen gekocht, zu trinken oder Stärke mit Katzenminze, ferner Andorn oder Rosmarin in Essigwasser zu geben. Andere haben Bewegung angewandt, nicht nur durch Massieren, sondern auch, indem sie nach dem Essen Spazierengehen verordneten, wie Erasistratos. Asklepiades jedoch verbietet in seinem Werk über die allgemein gebräuchlichen therapeutischen Maß-
nahmen bei Blutspucken (sogar) das Herumtragen. Manche gebrauchen 189
außerdem auch abführende Mittel aus Mohn, Nieswurz oder Purgier-

helleboro aut diagridio, quod Graeci scammoniam uocant, ut Diocles, item sudorem mouentibus et uomitum, ut Praxagoras, qui etiam plurima urinalia ordinauit.

Sed haec facile iudicantur ex his, quae secundum Methodicos tradidimus. demonstranda tamen eorum contradictio et breui ratione formanda.

Peccauerunt igitur, qui supra patientes partes aegros iacere uoluerunt. omnis enim impressio siue affectio incongrua glutinationibus approbatur. ceciderunt etiam falsa intentione decepti, qui non
190 addita discretione phlebotomiae memorauerunt usum. non enim in omnibus oportuit prohiberi, cum fluorem saepe fuerit uehemens strictura complexa. et si secundum Erasistratum osculatio uenarum ex redundantia materiae ueniens fluorem faciat, conuenit uti detractione. facile enim corrigi uel reparari parua uirium uexatio potest, plurima tamen ex adiutorio patientibus utilitas fuerit. neque item in omnibus erit approbanda phlebotomia, nam nullo tumore apparente uexabilis iudicatur. etenim corporis fortitudo necessario depurgatur, et stomachus uitiatur, atque debilitate irruente difficile coeunt diuisurae, et eadem patienti uidebimur ingerere, quae prohibenda
191 suscepimus, / quippe cum non auersio, sed potius partitio sanguinis fieri intelligatur et duplici egestione celerata nullam mortis habeat dilationem. dehinc erit anceps, utrum irruente rursum tumore phlebotomandi necne sint aegrotantes. sed phlebotomati apertissime interficiuntur, non phlebotomati magno adiutorio priuantur.

Ligationes uero non tantum ad diuertendam materiam adhibendae sunt, ut supra memorauimus, quantum ad densitatem uero faciendam adhibendas approbamus, siquidem imprimendo coerceant, sed mediocriter adhibere, ne moderatione cessante uexare potius quam curare uideamur.

192 Peccat etiam Asclepiades frigida uel constrictiua epithemata recusando. sunt enim inconsequentia Erasistrati placitis, sed officio congruae curationis efficacia. nam solutionem constringunt, diuisuras conglutinant, quod ex uulneribus in superficie constitutis et sub uisum uenientibus usu approbatur, quibus apposita apertissime profuerunt. peccant etiam non aliter, qui bibendum acetum negant.

26 ut supra memorauimus] *u.* § 152

8 afflictio. *Alii* affixio *Rov.*^{m} 20 partitio] protrusio *Rov.*^{m} geminata effusio *Amm.*^{m} 25sq. adhibendae sunt *om. Rov.* 26 uero *om. Rov.* 27 probamus *Rov. (item § 195. 216)* 28 adhibendas *Rov.*^{m}*; sed cf. Bendz, Caeliana, p. 64sq.* 29 uideantur *edd. corr. Rov.*^{m} 31 enim *coni. Rov.*^{m} etiam *Sich. (cf. Bendz, Emendationen, p. 130–137)*

winde, welche die Griechen *skammonia* nennen, wie Diokles, auch schweißtreibende und Erbrechen erregende Mittel, wie Praxagoras, der auch sehr viele harntreibende Mittel verordnet hat.

Aber diese (Maßnahmen) kann man leicht selbst beurteilen im Vergleich mit denen, die wir nach der methodischen Lehre mitgeteilt haben. Dennoch muß ihre Widersprüchlichkeit offenbart und in kurzer Zusammenfassung dargelegt werden.

Falsch haben sich also diejenigen verhalten, die die Kranken auf den leidenden Teilen liegen lassen wollten. Denn jegliches Pressen oder Behindern erweist sich mit der Wundheilung als unvereinbar. Auch diejenigen unterlagen dem Trug einer falschen Vorstellung, die den Gebrauch des Aderlasses genannt haben, ohne Unterscheidungen zu machen. Denn **190**
man darf ihn nicht in allen Fällen verbieten, da mit dem Blutfluß oft eine starke Straffung einhergeht. Und wenn nach Ansicht des Erasistratos die Öffnung der Venen, die durch Überfüllung mit Stoff zustande kommt, den (Blut)fluß verursacht, so ist es richtig, den (Blut)entzug anzuwenden. Denn leicht kann man diese kleine Beeinträchtigung der Kräfte korrigieren oder wiedergutmachen, den Kranken jedoch dürfte aus dieser therapeutischen Maßnahme ein sehr großer Nutzen erwachsen. Man soll aber nicht für sämtliche Fälle den Aderlaß empfehlen, denn wenn keine entzündliche Schwellung besteht, so erweist er sich als schädlich. Denn die Kraft des Körpers wird dabei notwendigerweise vermindert, der Magen wird geschädigt, und bei plötzlich eintretender Schwäche schließen sich die zertrennten Partien nur schwer, und dann scheinen wir dem Patienten ebendas zuzufügen, was wir zu verhindern beabsichtigten; / denn man erkennt, **191**
daß keine Ablenkung, sondern eher eine Teilung des Blut(stroms) geschieht, und da das Austreten (des Blutes) an zwei Stellen beschleunigt wird, hat (der Patient) keinen Aufschub des Todes zu erwarten. Daher wird man unschlüssig sein, ob die Kranken bei nochmaligem Einsetzen einer entzündlichen Schwellung (noch einmal) zur Ader zu lassen sind oder nicht. Denn durch den Aderlaß können sie ganz offensichtlich umgebracht werden, läßt man sie nicht zur Ader, entzieht man ihnen eine wirksame Hilfe.

Das Abbinden ist aber, wie wir oben erwähnt haben, nicht so sehr zu dem Zweck anzuwenden, um den Stoff abzuleiten, sondern wir empfehlen seine Anwendung, um eine Verdichtung herbeizuführen, denn durch Zusammenpressen hält es (die Teile) zusammen; wir raten es jedoch mit Maßen anzuwenden, damit wir nicht durch seine übertriebene Anwendung mehr zu schädigen als zu heilen scheinen.

Asklepiades begeht auch einen Fehler, die kühlenden oder zusammen- **192**
ziehenden Auflagen abzulehnen. Denn sie sind zwar mit den Ansichten des Erasistratos nicht vereinbar, aber im Dienst einer angemessenen Behandlung sind sie wirkungsvoll. Denn sie wirken straffend auf den Lockerungszustand, lassen die zertrennten Partien zusammenheilen, was sich bei Wunden, die an der Oberfläche liegen und dem Auge sichtbar sind, durch den Gebrauch erwiesen hat, bei denen ihr Auflegen ganz offenkundig genützt hat. Falsch urteilen ebenso auch die, welche verneinen, daß Essig

non enim in omnibus fluoribus sanguinis dandum probatur, sed in
his, qui approbato atque largissimo fluore uexantur. in paruis enim
193 aqua frigida sufficere potest aut admixto paruissimo aceto. ac si tu-
mor fuerit attestatus, ut complexam passionem demonstret, procul
dubio constringentia fugienda, quantum ⟨ui⟩res pati uel admittere
possunt. est igitur improprium, uti ea, quae incongrue adhibita no-
cere demonstrentur, etiam cum necessario conuenire fuerint uisa, pro-
hibenda existimentur. etenim aduersantia solutioni tussiculam ex
fluore uenientem mitigant atque ipsum fluorem constringunt et san-
guinem retinent cohibendo et neque inurunt, siquidem superaddita
per digestionis uias patientibus partibus adueniant temperata at-
que admixta liquidis in alto constitutis et propterea obtusa uirtutis
uiolentia perdurant.

194 Sunt etiam clysteres contrarii, siquidem commoueant corpus,
eo tempore praesertim, quo conglutinationem faciendam nitimur.
hac ratione etiam urinalia medicamina atque uentriflua magis noxia
iudicantur, siquidem turbent atque uexent et uertant stomachum.
item proteruus omnibus uomitus et propterea contrarius iudicatur.
rescindit enim uulnera, nisi quis eum iam solidatis cicatricibus ob re-
corporationem adhibendum probauerit. est praeterea affectatio sudo-
rum, quam Graeci aphidrosin uocant, contraria. cum enim super-
flua atque redundantia tollere uidetur, laxatiuae uirtutis causa co-
195 euntia disiungit. item taurinum gluten tensionem atque duritiam
facit.

Motus uero corporis neque excludendos generaliter approbamus neque approbandos, siquidem, priusquam passio declinauerit, requiescere debeant aegrotantes, in declinatione uero sint mouendi, sed non post cibum, tunc enim ob digestionem celebrandam tempus est quiescendi. quo fiet, ut, priusquam cibum sumpserint, aegrotantes gestatione sint mouendi, secundo etiam deambulatione. etenim parua adiectione neque ulcera refricantur et in resumptione⟨m⟩ uirtus corporis excitatur.

3 At *Rov.* 5 uires *scripsi (cf. Cel. I 83; III 80)* res *edd.* 6 ut *Rov.* 10 *post* neque *add.* noxam *Rov.* superaddita *coni. Friedel, p. 31 adn. 3* saepe reddita *Sich.* 15 praesertim *scripsi (cf. Cel. I 176)* praeterea *edd.* 21 aphydrosin *Sich.* 25 probamus *Rov. (item § 191. 216)* 26 approbandos] admittendos *Rov.*[m] 28 celebrandum *Sich. corr. Rov.* 30 secunda *Sich. corr. Rov.*[m] 31 adiectione] concitatione *Rov.*[m] resumptione *edd. sec. Drabkin*[app] *correxi*

zu trinken sei. Denn es empfiehlt sich nicht, ihn bei allen Arten von Blutfluß zu geben, sondern nur bei solchen Patienten, die an eindeutig erkanntem und sehr starkem Blutfluß leiden. Bei nur geringen (Blutflüssen) kann nämlich kaltes Wasser oder (Wasser) mit einer Beimischung von ganz wenig Essig ausreichen. Wenn sich aber eine entzündliche Schwellung 193
zeigt, so daß sie einen zusammengesetzten Krankheitszustand erkennen läßt, so müssen zweifellos zusammenziehende Mittel gemieden werden, soweit es der Kräftezustand dulden oder zulassen kann. Es ist also unangebracht, etwas für verboten zu erachten, was sich bei unrichtiger Anwendung als schädlich erweist, selbst wenn sich herausgestellt hat, daß es (gegebenenfalls) unbedingt nutzbringend sein kann. Denn Mittel, die der Lockerung entgegenwirken, besänftigen den durch den (Blut)fluß ausgelösten Husten, dämmen so den (Blut)fluß selbst ein, halten das Blut durch Zusammenziehen zurück und reizen auch nicht (die kranken Partien), weil sie ja beim Einnehmen durch die Verdauungswege zu den kranken Teilen gelangen und so durch Vermischung mit den im Inneren befindlichen (Körper)flüssigkeiten verdünnt werden und dadurch in der Stärke ihrer Wirkung abgestumpft bleiben.

Klistiere sind auch nachteilig, denn sie bringen den Körper sehr in 194
Bewegung, und dies gerade zu der Zeit, zu der wir bemüht sind, ein Zusammenheilen herbeizuführen. Aus diesem Grund werden auch die harntreibenden und abführenden Mittel eher für schädlich gehalten, weil sie den Magen beunruhigen und plagen und Brechreiz auslösen. Auch das Erbrechen ist in allen Fällen beschwerlich und wird daher für schädlich erachtet. Denn es reißt die Wunden wieder auf, außer wenn es jemand bei schon fest gewordenen Narben zur umstimmenden Behandlung anzuwenden empfiehlt. Außerdem ist das Hervorrufen von Schweißausbrüchen, das die Griechen *aphidrōsis* nennen, von Nachteil. Denn dadurch, daß es unnütze und überflüssige Stoffe auszutreiben scheint, zertrennt es durch seine lockernde Wirkung die sich schließenden Partien wieder. Auch 195
Stierleim bewirkt (nur) Spannung und Härte.

Bewegungen für den Körper wollen wir nicht allgemein abgelehnt oder befürwortet wissen; denn bevor das Leiden abklingt, müssen die Kranken ruhen, während des Abklingens sollen sie jedoch Bewegung haben, aber nicht nach dem Essen, dann ist nämlich wegen der Verdauung Ruhe zu halten. Darum sollen die Kranken vor Einnahme der Mahlzeit Bewegung durch Herumtragen bekommen, später auch durch Spazierengehen. Denn durch eine kleine Steigerung brechen einerseits die Geschwüre nicht wieder auf, und andererseits wird die Körperkraft angeregt, was der Erholung dient.

CAPVT XIV

196 De phthisica passione

Phthisis siue, ut plerique appellant, phthoe, quod corporis faciat defluxionem siue corruptionem, fit frequentius antecedente sanguinis fluore, aliquando etiam longi temporis tussicula siue catarrho thoracis, cum altiora lacerantur, et primo leuius, tunc ulcerata, facientia collectionem intrinsecus, quae cum siccata non fuerint, citius sumat passio[nis] initium. sed non secundum has differentias erit efficacia curationis mutanda, siquidem antecedentes causae, quamquam diuersae, unam facere passionem uideantur.

197 Sequitur autem aegrotantes febricula latens et saepe, quae initium declinante accipiat die atque ueniente luce leuigetur attestante tussicula plurima initio noctis atque fine cum sputis saniosis ac paruulis primo in his, qui non ante sanguinis fluore uexantur, quae quidem admixta saliua latere uideantur, secundo autem plurima ferri uideantur. his uero, qui ex fluore sanguinis in istam ueniunt passionem, primo sanguinolenta sputa efficiuntur, hoc est cruenta, quae Graeci haemalopa uocauerunt, tunc faeculenta, dehinc liuida uel prasina et in ultimo alba atque purulenta, dulcia uel salsa, cum uoce rauca aut acuta et difficultate inspirationis atque genarum rubore 198 et ceteri corporis cinereo colore. item sequitur oculorum exoletus aspectus et corporis tenuitas, quae nudatis membris proditur magis quam ex aspectu uultus. quosdam etiam sibilatio uel stridor thoracis sequitur, crescente passione sudor superiorum partium usque ad pectoris finem, cibi fastidium uel maior appetitus, sitis et quibusdam grauedo uulnerati pulmonis, ut etiam eius ex⟨s⟩puant fibras, quibusdam punctio ulcera⟨to⟩ thorace, pulsus debilis, densus ac deinde formica⟨bi⟩lis, quem Graeci myrme⟨ci⟩zonta uocant. digitorum summitates crassescunt obuncatis unguibus, quod Graeci gryposin uocant.

3 *post* phthoe „*fort. suppl.* ⟨nomen sumpsit ab accidenti⟩ *uel tale quid*" *Drabkin*[app] 6 quo thoracis altiora *Rov.* 7 *fort.* fuerit *scribendum est* 8 passionis *Sich. corr. Rov.* 15 uideantur *om. Rov., fort. recte* autem *scripsi (cf. Bendz, Emendationen, p. 130–137)* etiam *Sich. Drabkin* autem etiam *Rov. Amm.* 21 oculos *edd. correxi (cf. Cel. II 143; Bendz, Emendationen, p. 116sq.)* 24 *post* sequitur *add.* et *Rov.* 25 uel *coni. Drabkin coll. Tard. III 15* et *Sich.* 26 expuant *edd. correxi* 27 ulcera *Sich. corr. Rov.*[m] formicalis *Sich. (cf. Cael. Aur. De signific. diaet. pass. 38: p. 213,23 Rose) corr. Vollmer, Thes. L. L. VI 1, 1092,76sqq. et Vietmeier, p. 71 coll. Cel. II 145. 167; Cael. Aur. De signific. diaet. pass. 148: p. 239,33 Rose* 28 myrmezonta *Sich. corr. Rov.*[m] *(sed cf. Cel. II 145; Cael. Aur. De signific. diaet. pass. 38: p. 213,24 Rose)*

14. KAPITEL

Über die Schwindsucht 196

Die Schwindsucht oder, wie sehr viele sie nennen, die *phthoē* (Auszehrung), weil sie den Körper zerfließen läßt oder zersetzt, tritt häufiger nach vorangegangenem Blutfluß ein, manchmal auch nach langwierigem Husten oder Katarrh in der Brust, indem die inneren Teile oberflächlich aufspringen, zunächst nur leicht, dann aber unter Geschwüren, wobei sie im Inneren eine Ansammlung (von Flüssigkeiten) verursachen; wenn diese nicht austrocknen, dürfte die Krankheit ziemlich schnell ihren Anfang nehmen. Aber die Wirkungsweise der Behandlung braucht nicht entsprechend diesen unterschiedlichen Ursachen verändert zu werden, denn die vorangehenden Ursachen rufen doch, obgleich sie verschieden sind, ein und dasselbe Krankheitsbild hervor.

Es befällt aber die Erkrankten ein latentes Fieber, das oft gegen 197
Ende des Tages anfängt und bei Tagesanbruch wieder nachläßt, dabei starker Husten am Anfang und am Ende der Nacht mit eitrigem Auswurf, der zuerst gering ist, (besonders) bei denen, die nicht zuvor vom Blutfluß geplagt wurden, der nämlich mit Speichel vermischt ist und dadurch kaum auffällt, später aber offenbar in sehr großer Menge herausgebracht wird. Bei denen aber, die nach vorangehendem Blutfluß zu diesem Leiden kommen, ist der Auswurf zuerst mit Blut untermischt, das heißt blutrot, was die Griechen *haimalōps* genannt haben, dann hefeähnlich, danach bläulich oder grünlich und zuletzt weiß und eitrig, süß oder salzig, bei heiserer oder schriller Stimme und Atembeschwerden, geröteten Wangen und aschfahler Färbung des übrigen Körpers. Die Augen 198
sehen dann matt aus, und der Körper wird mager, was eher an den entblößten Gliedern als am Aussehen des Gesichts deutlich wird. Manche haben auch ein pfeifendes oder rasselndes Geräusch in der Brust, bei fortschreitender Krankheit Schweißausbruch am Oberkörper bis zum Ende der Brust, Appetitlosigkeit oder gesteigerten Appetit, Durst, und einige fühlen einen Druck in der versehrten Lunge, so daß sie selbst Fasern davon ausspucken, andere fühlen Stechen, wenn die Brust vereitert ist, haben einen schwachen, gedrängten und dann ameisenartigen Puls, den die Griechen *myrmēkizōn* nennen. Die Fingerspitzen werden dick, wobei sich die Nägel krümmen, was die Griechen *grypōsis* nennen. Es

sequitur praeterea inflatio pedum et nunc frigus, nunc feruor articulorum. nasi summitas pallescit, atque aurium laminae frigescunt.

199 Tunc peiorante passione uentris efficitur fluor albidarum egestionum et indigestarum debilitatis naturalibus digestionis officiis. discernunt praeterea plurimi purulentum liquorem phlegmata carbonibus imponentes, quo exusta probentur. nam taetri odoris esse necesse est omne, quod natura fuerit mutatum, uelut ex defluxione carnis ueniens. item in aquam mittunt aegrotantium sputamina. etenim naturalia facile soluuntur, uitiata uero atque mutata perseuerant quadam tenacitate coacta et subsidunt, siquidem sint grauia et contra naturam ex defluxione carnis uenientia.

200 Vicinae atque similes passiones sunt phthisicae syntexis, quam nos defluxionem dicere poterimus, atrophia[n], quam nos nutrimenti cessationem uocamus, item empyica passio[ne] siue anaphoretica, quam nos purulentam siue uomi⟨co⟩fluam dicere poterimus, quod ex uomica interioris collectionis purulenta per tussiculam excludunt sputa. sed haec discernuntur, siquidem ex his atrophia longo tempore faciat tenuari, nullis etiam attestantibus sputis, saepe etiam sine ulla tussicula. etenim longo tempore febricitantes atque tussientes limpidis adhuc sputis affecti necdum phthisici iudicantur, in phthisicam
201 uero passionem proni ac decliues esse noscuntur. item empyica passio siue, ut supra diximus, anaphoretica discernitur a phthisica non aliter quam ulcerum collectione, quippe cum empyicos saepe antecedat pleuritis uel peripleumonia et tumor immensus et febres uehementes cum horroribus frigidis et inordinatis; dehinc quod saepe coa[d]ceruata⟨m⟩ puris copiam excludant repente ac deinde egestione facta febribus atque horroribus praeteritis liberentur, ut aut omnino his careant aut ex parte afficiantur, in phthisicis ea, quae supra diximus, antecedant et liquida paulatim, non coaceruata excludantur et pro modo auctae passionis etiam febres augeantur.

202 Communiter autem haec passio stricturae atque solutioni erit scribenda et subiacentibus passioni temporalibus coenotetis. in quibus[dam] etiam ulcerum differentias monuimus promouendas. sunt enim necessario intuendae, siquidem complexa sit regulae, quam

5–8] *cf.* Hipp. Aph. V 11: IV p. 536,3sq. L. Cels. Med. III 22,3: CML I p. 135,16sq. 33 monuimus] *cf.* § 146–148

10 tenacitate *coni. Amm.*[m] *(cf. Tard. III 19), „fort. recte" Drabkin*[app] tenuitate *Sich.* continuitate *Drabkin* 13 *post* poterimus *add.* et *Rov.* atrophian *Sich. corr. Rov.* 14 passione *Sich. corr. Rov.* 15 uomifluam *Sich. corr. Rov.*[m] 24 pleuretis *Sich. corr. Rov.* 25 coadceruata *Sich. corr. Amm.* 32 quibusdam *Sich. corr. Drabkin* 33 proponendas *Rov.*[m]

erfolgt auch ein Anschwellen der Füße und bald Kälte, bald Hitze in den Gliedern. Die Nasenspitze wird blaß, und die Ohrläppchen werden kalt.

Wenn sich dann das Leiden verschlimmert, entwickelt sich ein Bauch- 199 fluß mit weißlichen, unverdauten Ausscheidungen, weil die natürlichen Verdauungsfunktionen beeinträchtigt sind. Sehr viele (Ärzte) stellen außerdem eine eitrige Flüssigkeit fest, indem sie den Schleim auf glühende Kohlen schütten, damit er durch das Verbrennen geprüft wird. Denn notwendigerweise hat alles, was in seiner Natur verändert worden ist, einen üblen Geruch, da es gleichsam von der Auflösung des Fleisches herrührt. Sie werfen auch den Auswurf der Kranken ins Wasser. Denn natürlicher Speichel löst sich leicht auf, verderbter und veränderter jedoch bleibt als solcher erhalten, durch eine gewisse Zähigkeit zusammengeballt, und sinkt unter, denn er ist schwer und entsteht auf unnatürliche Weise aus der Auflösung des Fleisches.

Der Schwindsucht verwandte und ähnliche Krankheiten sind die 200 *syntēxis* (Zerschmelzen), die wir Zerfließen nennen können, die *atrophia* (Schwund), die wir Aufhören der Ernährung nennen, auch die *empyische* (mit einem Empyem verbundene) oder *anaphorētische* (Substanz hinausbefördernde) Krankheit, die wir das eitrige oder eiterausströmende Leiden nennen können, weil (die Patienten) aus einem Blutgeschwür innerlich angesammelten eitrigen Auswurf durch Husten hinausbefördern. Sie sind aber zu unterscheiden, denn von diesen Leiden läßt der Schwund (die Patienten) über eine lange Zeit hin immer dünner werden, ohne daß auch Auswurf vorhanden ist, oft auch ohne jeglichen Husten. Denn selbst solche (Patienten), die lange Zeit Fieber haben und husten, werden noch nicht als schwindsüchtig angesehen, solange ihr Auswurf noch klar ist, man weiß aber, daß sie zur Schwindsucht neigen und dafür anfällig sind.
Ferner unterscheidet sich die mit einem Empyem verbundene oder, wie 201 wir sie soeben nannten, die Substanz hinausbefördernde Krankheit von der Schwindsucht genauso wie von der (Eiter)ansammlung in den Geschwüren; denn die an einem Empyem Erkrankten haben oft vorher eine Rippenfell- oder Lungenentzündung, eine sehr starke entzündliche Schwellung und hohes Fieber mit unregelmäßig einsetzendem Schüttelfrost; ferner dadurch, daß sie oft die angesammelte Menge Eiter auf einmal von sich geben und dann nach deren Ausstoßung von dem vorangegangenen Fieber und Schüttelfrost befreit sind, so daß sie diese entweder überhaupt nicht mehr haben oder nur noch ab und zu davon befallen werden, bei den Schwindsüchtigen aber alle soeben genannten Symptome vorangehen, die Flüssigkeiten nach und nach und nicht auf einmal herausgebracht werden und sich entsprechend der Verschlimmerung des Leidens auch das Fieber steigert.

Diese Krankheit ist gemeinsam der Straffung und der Lockerung zu- 202 zuschreiben und den der Krankheit zugrunde liegenden zeitweilig vorherrschenden Allgemeinzuständen. In diesen Fällen müssen auch die Unterschiede der Geschwüre beachtet werden, wie wir schon gesagt haben. Denn man muß notwendigerweise sein Augenmerk darauf richten, da ja mit der geregelten Lebensweise, die man *diaita* nennt, der Um-

diaetan uocant, medicaminum ratio, quam pharmacian appellant. denique si tumens ulcus fuerit, quod intelligitur ex dolore consequenti et ceteris tumoris signis, conuenit aegrotanti calidus locus et abstinentia unius diei, tunc fomentatio laxatiua atque cataplasmata et cucurbitae appositio cum scarificatione et uaporationibus spongia-
203 rum et totius corporis perunctione, / cibus quoque sorbilis, calidus et magis panosus obseruatis temporibus singulorum adiutoriorum, ut saepe docuimus.

At si tumens non fuerit ulcus, ob purgationem sordis erunt aquae mulsae cyathi duo uel tres offerendi ante cibum uel foenigraeci saepe torti decoctus sucus, sed non ita, ut uiscosus fiat, quod seruabitur, si ⟨cum⟩ secundo uel tertio mollius scatere coeperit, deponatur, quo⟨a⟩d sit colore uinosus; ac deinde uni cyatho liquato admiscemus mellis cochleare; habet enim uirtutem foenigraeci semen mitissimae detersionis. uel certe mulsum dabimus ex lini semine fricto atque tri-
204 to, admixto puluere aut ligato linteolo limpido, uel farina sesami. si autem maior purgatio fuerit facienda, irin Illyricam atque herbum dandum probamus. oportet etiam herbum rubrum aquae infundere, donec infletur, tunc testa calefacta atque ignita molere, terere ac deinde tum tenuissimo cribello eius pollinem mulso aspergere in cochlearii quantitatem uel ex melle decocto electarium facere, admixto scilicet polline supradicto. sed propter uehementiam herbi erit conicienda sordis magnitudo, ut, si fuerit putruosa, quam Graeci dysoden appellant, tunc solo herbi polline utemur, sin uero non ita fuerit cogens causa, admixto sesamo iri Illyricae aequalis ponderis
205 aut superantis pro passionis magnitudine. ac si plurimum putruosum apparuerit ulcus ex his, quae feruntur, non solum per os conuenit herbi pollinem dare, sed ex ipso confectum etiam cataplasma ⟨cum⟩ aceto atque melle extrinsecus apponere. tunc etiam lenticula simili usu adhibenda probatur. e⟨s⟩t praeterea purgatiuae uirtutis aristolochia et dracontia herba siue quae appellatur aron. eius generis etiam marrubium approbatur; quamquam sit stomachi uexabile, purgatiuae tamen uirtutis. oportet autem eius manipulum tribus aquae sextariis decoquere, donec ad partem redeant, tunc marrubium de-

1 *post* uocant *add.* tum *Rov.* „*fort.* uocant ⟨et⟩“ *Drabkin*^{app} 9 Ac *Sich.* *corr. Rov.* 11 tosti *Rov.*^{m} 12 cum *addidi* quod *Sich.* *corr. Rov.*^{m} 16 ligato *coni. Rov.*^{m} *(cf. § 208)* liquato *Sich.* uel farina sesami *haesitans scripsi coll. Tard. III 146 (cf. infra lin. 25)* uel farina meregmi *Sich.* *inter cruces posuit Drabkin* uel farina immersa *Rov.*^{m} „*fort.* uel farina marrubi: *aliter* [uel] facimus immergi“ *Drabkin*^{app} 17 eruum *Rov.*^{m} *(item infra)* 20 tum] „*fort. erat* cum“ *Drabkin*^{app} 24 utamur *Rov.*^{m} 26 At *Rov.* 28 dari *edd.* *correxi* cum *add. Rov.* 30 et *edd.* *corr. Rov.*^{m} *(cf. § 208. 212)* 34 *post* ad *add.* tertiam *Rov.; sed cf. § 207*

gang mit Medikamenten, den man *pharmakeia* nennt, verbunden ist. Schließlich sind, wenn das Geschwür entzündet ist, was an dem daraus folgenden Schmerz und den anderen Anzeichen einer entzündlichen Schwellung zu erkennen ist, für den Kranken ein warmer Raum und eintägiges Fasten angebracht, dann ein lockerndes Erwärmen sowie Pakkungen, das Aufsetzen des Schröpfkopfes in Verbindung mit Skarifikation, Hitzeeinwirkung durch Schwämme und Einsalben des gesamten Körpers, / auch suppige Nahrung, die warm ist und vor allem aus Brot 203
besteht; dabei soll man die Zeiten für die (Anwendung der) einzelnen therapeutischen Maßnahmen genau einhalten, wie wir es schon oft gelehrt haben.

Wenn das Geschwür aber nicht entzündet ist, so sind zur Beseitigung der Verunreinigung vor dem Essen zwei oder drei Cyathi Wassermet zu reichen oder der abgekochte Saft von mehrfach ausgepreßtem griechischem Heu; er soll aber nicht so lange gekocht werden, bis er leimig wird; das wird man einhalten, wenn er abgestellt wird, nachdem er zwei- oder dreimal ziemlich leicht aufzuwallen beginnt, so lange (abgestellt), bis er die Farbe von Wein hat; und dann mischen wir einem Cyathus Saft einen Löffel Honig bei; Samen von griechischem Heu hat nämlich die Wirkung einer ganz milden Reinigung. Oder wir reichen jedenfalls Met unter Beigabe von geröstetem und zerriebenem Leinsamen, indem wir das Pulver darunterrühren oder es in ein reines Leinenläppchen binden, oder unter Beigabe von Sesammehl. Wenn aber eine stärkere 204
Reinigung durchzuführen ist, so empfehlen wir, illyrische Iris und Erve zu geben. Man muß auch rote Erven mit Wasser begießen, bis sie aufquellen, sie dann in einem warmen Tongefäß über dem Feuer zermahlen und zerreiben, dann mit einem ganz feinen Sieb ihr Mehl auf Met streuen, einen Löffel voll; oder man soll aus gekochtem Honig eine Latwerge herstellen, der man das soeben genannte Mehl zusetzt. Aber wegen der heftigen Wirkung der Erve soll man sich überlegen, wie stark die Verunreinigung ist, so daß wir, wenn sie faulig ist, was die Griechen *dysōdēs* (übelriechend) nennen, dann nur Ervenmehl gebrauchen, wenn die Sache aber nicht so zwingend ist, Sesam, illyrischer Iris beigemischt, wobei deren Gewicht gleich ist oder überwiegt, je nach Schwere der Krankheit. Wenn aber, nach dem Auswurf zu urteilen, das Geschwür sehr faulig ist, 205
so ist es angebracht, das Ervenmehl nicht nur durch den Mund einzugeben, sondern auch eine daraus hergestellte Packung mit Essig und Honig äußerlich aufzulegen. Dann empfiehlt es sich auch, Linsen in derselben Anwendungsform zu gebrauchen. Von reinigender Wirkung sind außerdem Osterluzei, Schlangenwurz oder der sogenannte Aaronstab. Als gleichartig wird auch der Andorn empfohlen; obwohl er den Magen schädigen kann, ist er dennoch von reinigender Wirkung. Man soll ein Bündel davon in drei Sextarii Wasser einkochen, bis es auf ein Drittel verringert ist, dann den Andorn herausnehmen und wegtun und ein Pfund

tractum proicere atque admiscere mellis boni libram et rursum deco-
206 quere, donec ad suam ueniat crassitudinem. ac si marrubium uiridius fuerit, tundendum atque exsucandum, et in unum cyathum suci libra mellis miscenda et ita decoquenda, aut aquae sextarii tres decoquendi siue admiscendi, donec crassitudinem sumant. faciunt etiam ex strobilis et amygdalis et lini semine uel supradictis electaria confecta, item ex amygdalis et ptisana cum melle et lacte sorbile medicamen, et primo cum pane acceptum infuso melle, tunc etiam singulare sorbendum paruissime, ad modum unius cyathi uel duorum, dehinc plurimum, longe ante tempus alterius cibi, quamquam sit in
207 quibusdam hoc solum cibo sufficiens. etenim corpus nutriet et uulnera deterget et cruentos uel purulentos ⟨iuuabit⟩.

Dehinc cum tenuia sputa ferri uiderimus, facit etiam strobili decoctio, quae conficitur hoc modo: uiridem strobilum sumentes fructuosum, qui in semet habeat quaedam resinalia, aquae tribus sextariis immixtum decoquimus, donec pars liquoris insumatur, tunc detracto strobilo erit residuae parti liquoris miscenda mellis libra uel glycyrrhiza⟨e⟩, tunc decoquendum, donec crassitudinem sumat. conuenit etiam ex squillitico uino electarium confectum, ex quo erit sextarius unus librae mellis admiscendus et gummi uino perfusi selibra;
208 tunc decoquendum mel, donec uinum insumatur. potest praeterea etiam melilotum linteolo ligatum tempore decoctionis immitti. item sucus glycyrrhizae simili modo atque eodem tempore misceri probatur. conuenit etiam diacodion medicamen cochlearis quantitate sumptum uel butyrum cum melle electario datum. e⟨s⟩t praeterea purgatiuae uirtutis atque siccatiuae hoc medicaminis genus: marrubii suci uiridis sextarii tres, mellis libra una, quae cum fuerint coctione crassificata, iris Illyricae immittendae sunt drachmae duae. sed oportet neque semel atque eodem tempore omnia haec aegrotan-
209 tibus dari; / uarias etenim materias posuimus, siquidem iugis speciei unius oblatio satiat aegrotantes et propterea recusetur; neque accessionis tempore haec danda mandamus.

Quapropter una etiam cetera in curationibus monemus intuenda, quo purgato ulcere humanioribus cibis utamur, hoc est ex mediae materiae qualitate. conuenit interea motus latens pensili primo lec-

2 At *Rov.* 3 exuccandum *Sich.* 5 *ante* crassitudinem *add.* mellis *Rov.; sed cf. § 207 (lin. 18)* 12 iuuabit *addidi* iuuat *add. Rov.* *lacunam indic. Drabkin* „*fort. suppl.* ⟨locos mitigabit⟩ *uel sim.*“ *Drabkin*^{app} 15 aquae *coni. Rov.*^{m} quem *Sich.* 18 glycyrrhiza *Sich.* *corr. Rov.* decoquendo *Sich.* *corr. Rov.*^{m} 19 Scybelitico *Rov.*^{m} ex^{II}] in *Rov.*^{m} 24 diocodion *Sich.* *corr. Rov.*^{m} 25 et *edd.* *correxi (cf. § 205. 212)* 31 satiet *Helmreich, Zu Caelius Aurelianus, p. 185* recusatur *Rov.* 33 uni *Sich.* *corr. Drabkin* unice *Rov.*^{m} unis *Amm.*^{m}

guten Honig hinzugeben und wieder einkochen, bis es dick wie Honig wird. Und wenn der Andorn noch recht grün ist, soll man ihn zerstamp- 206
fen und entsaften und auf einen Cyathus Saft ein Pfund Honig geben und so einkochen, oder es sollen drei Sextarii Wasser eingekocht bzw. beigegeben werden, bis es dick wird. Es helfen auch Latwergen, die aus Koniferenzapfen, Mandeln und Leinsamen oder den soeben genannten Dingen hergestellt worden sind, auch ein aus Mandeln und Gerstenschleim mit Honig und Milch hergestellter Heiltrank; und man soll ihn zuerst mit Brot zu sich nehmen und Honig daraufgießen, dann auch für sich allein ganz langsam hinunterschlucken, in der Menge von einem Cyathus oder zwei, danach in großen Mengen, lange vor der Zeit, zu der man die andere Nahrung zu sich nimmt, obwohl er bei manchen schon allein zur Ernährung ausreicht. Denn er nährt den Körper, reinigt die Wunden und hilft 207
denen, die Blut oder Eiter absondern.

Wenn wir dann sehen, daß dünner Auswurf herausgebracht wird, hilft auch die Abkochung eines Koniferenzapfens, die folgendermaßen hergestellt wird: wir nehmen einen unreifen Zapfen, der Samen enthält, der in sich gewisse harzige Bestandteile aufweisen soll, legen ihn in drei Sextarii Wasser und kochen ihn so lange, bis ein Teil der Flüssigkeit verdampft ist, dann muß, nachdem wir den Zapfen herausgenommen haben, dem Rest der Flüssigkeit ein Pfund Honig oder Süßholz(saft) hinzugefügt werden, dann soll es einkochen, bis es dick wird. Hilfreich ist auch eine Latwerge aus Meerzwiebelwein, von dem ein Sextarius mit einem Pfund Honig zu mischen ist und ein halbes Pfund mit Wein übergossener Gummi; danach ist der Honig einzukochen, bis der Wein verdampft ist. Man kann auch während des Kochens in ein Leinenläppchen 208
gebundenen Honigklee hineinhängen. Empfohlen wird auch, Süßholzsaft auf die gleiche Weise und zu derselben Zeit hineinzumischen. Auch hilft das aus Mohn zubereitete Mittel, wenn man einen Löffel voll einnimmt, oder eine Latwerge aus Butter mit Honig. Von reinigender und trocknender Wirkung ist außerdem diese Art von Medikament: drei Sextarii frischer Andornsaft, ein Pfund Honig; nachdem sie durch Kochen eingedickt worden sind, sollen zwei Drachmen illyrische Iris hinzugegeben werden. Aber man darf alle diese Mittel den Kranken nicht auf einmal und zu derselben Zeit verabreichen; / wir haben nämlich die ver- 209
schiedenen Stoffe deshalb aufgeführt, weil das ständige Verabreichen ein und derselben Art bei den Kranken Überdruß erregt und deshalb abgelehnt wird; auch empfehlen wir nicht, daß diese Mittel zur Zeit eines Anfalls zu geben sind.

Darum geben wir auch die dringende Empfehlung, zugleich die übrigen Maßnahmen bei der Behandlung nicht außer acht zu lassen, so daß wir nach der Reinigung des Geschwürs die milderen Arten von Speisen gebrauchen, nämlich solche von der Qualität des mittleren Nahrungsstoffes. Zuträglich ist zwischendurch etwas unmerkliche Bewegung, zu-

tulo ⟨uel⟩ cathedra longiore atque in uicina porticu, adhibita etiam perunctione primo sedenti ac deinde recepta fortitudine stanti. purgato ulcere dabimus uinum album atque lene mediocriter remordens.
210 tum lauacrum adhibendum, quando etiam sicca conueniat cibatio singularis uel cum palmulis Thebaicis et pulmento in cibum dato uel arnoglossa herba et uolantum non pinguia; item sub lingua amylum datum, quod retentum in defluxionem ueniens subiectis partibus patientibus irruat et paulatim adiuuet cicatricem; uel mel decoctum simili modo datum aut paruo ex amylo admixto, tum etiam trochiscus, qui appellatur trigonos, uel mel uino remordenti admixtum par[t]i suae quantitati[s] et decoctum, donec incoquatur uinum; tunc etiam antidotum, quod appellatur theriaca Mithridatios, quae in semet habeat siccandi atque recorporandi uirtutem, item Zopirios et dierisimu[s].

211 Apponenda praeterea extrinsecus emplastra, quae in cicatricem ducere ualeant, ut est melinon, ac deinde siccantia magis. tum, cum firmum apparuerit lenimentum, erit Amit⟨h⟩aonion imponendum uel Polyarc⟨h⟩ion malagma admixto cerotario ex oleo cyprino confecto parte tertia, siquidem haec singularia primo tempore aegrotantes ferre minime possint.

Tunc cyclica regula adhibenda, sed quae non repentinas habeat ordinum mutationes. denique nunc uinum, nunc aquam potare permittimus, iuxta cycli rigorem. danda etiam drimyphagia, quam de
212 spuentibus sanguinem memorauimus. adhibenda etiam localia adiutoria, similiter cucurbita, dropaces et sympasmata et paroptesis et sinapismus et bibendum medicamen, quod diapipereon appellatur; ualet enim callositatem ulceris tenuare atque siccare. fugienda praeterea bibendi medicaminis satietas, et eligendus consuetorum usus magis, siquidem insueta materia uexatus stomachus atque fastidio supinatus prodat aegrotantes. e⟨s⟩t praeterea uehementer utilis naua-

12 antidotum – Mithridatios] *cf.* Gell. Noctes Att. XVII 16,6   24 memorauimus] *u.* § 181

1 uel *add. Rov.*   5 pulmentum *Rov.*   datum *Rov.*^{m} 9 ex *om. Rov.*   trochiscum *Sich. corr. Rov.*   10 parti *Sich. corr. Rov.*^{m} 11 quantitatis *Sich. corr. Rov.*   12 *post* theriaca *add.* et *Rov.*   13 dierisimus *Sich. corr. Drabkin (=* δι' ἐρυσίμου*)* dierisimum *Rov.*^{m} diaeresimus *(=* διαιρέσιμος*) perperam Thes. L. L. V 1, 947,16sq., ut indic. Drabkin*^{app} 17 amitaonion *Sich. corr. Drabkin*   18 polyarcion *Sich. corr. Drabkin*   cerotarii *Rov.*^{m} confecti *Rov.*^{m} 23sq. despuentibus *edd. correxi (cf. § 145)*   28sq. usus, magis siquidem *edd. correxi*   30 Et propterea *Sich. corr. Rov.*^{m}

erst in einer Hängematte oder auf einer längeren Liege und in einer nahe gelegenen Säulenhalle, unter Einsalben, das zuerst im Sitzen vorgenommen wird und dann bei wiederhergestellten Kräften auch im Stehen. Wenn das Geschwür gereinigt worden ist, geben wir leichten Weißwein von mäßiger Schärfe. Danach soll man ein Bad nehmen lassen, und zu 210
der gleichen Zeit empfiehlt sich auch trockene Nahrung, allein oder mit thebaischen Datteln und einer Fleischspeise, die zu essen gegeben wird, oder Breitwegerich und mageres Geflügel; ebenso Stärke, die eingegeben und unter der Zunge gehalten wird, die allmählich zerfließt und in die daruntergelegenen kranken Partien gelangen und so allmählich die Vernarbung fördern soll; in ähnlicher Weise kann man auch gekochten Honig geben oder (Honig) unter Beimischung von etwas Stärke, dann auch die Tablette, die *trigōnos* (Dreieck) genannt wird, oder eine Mischung von Honig und scharfem Wein zu gleichen Teilen und so lange gekocht, bis der Wein verdampft ist; dann auch das Gegenmittel, das Theriak des Mithradates genannt wird, welches eine austrocknende und umstimmende Wirkung in sich hat, ebenso das Mittel des Zopyros und das Mittel mit wildem Senf.

Man soll außerdem äußerlich Pflaster auflegen, die eine Vernarbung 211
herbeiführen können, wie das Quittenpflaster, danach solche, die eher austrocknend wirken. Dann, wenn die Linderung sicher festzustellen ist, soll man die erweichenden Mittel des Amythaon oder des Polyarchos auflegen, unter Beimischung eines dritten Teils von Wachssalbe aus Hennaöl, denn diese Mittel allein können die Kranken zuerst ganz und gar nicht vertragen.

Dann ist mit der zyklischen Behandlung zu beginnen, die aber keine plötzlichen Wechsel in den Verordnungen enthalten soll. Schließlich erlauben wir, bald Wein, bald Wasser zu trinken, streng nach der Vorschrift des Zyklus. Man soll auch die (Art der) Salzkost geben, die wir bei den Blut Spuckenden erwähnt haben. Man soll auch örtliche thera- 212
peutische Maßnahmen anwenden, ebenso Schröpfkopf, Pechpflaster und Puder, Sonnenbad und Senfpflaster und die Medizin trinken lassen, die man das Pfeffermittel nennt; dieses vermag nämlich die Schwielenbildung an dem Geschwür dünner zu machen und auszutrocknen. Zu vermeiden ist außerdem ein Übermaß an medizinischen Tränken, und man soll den Gebrauch der gewohnten Mittel vorziehen, denn durch den ungewohnten Stoff wird der Magen gereizt und versagt vor Widerwillen den Kranken seinen Dienst. Überaus förderlich sind außerdem eine Fahrt

lis gestatio atque longa nauigatio, lectio, uocis exercitatio et omne, quod dare corpori fortitudinem potest.

213 Veteres autem medici alii nihil de ista passione memorauerunt; sed Diocles libris, quibus de passionibus atque causis et curationibus scripsit, iubet initio cibos detrahi, nihil de fine abstinentiae significans, quousque sint aegrotantes retinendi, tunc sudores commouendos, quibus necessario uires auferantur, et neque hoc quemadmodum faciendum sit ordinauit. utitur etiam anacoeliasmis, quorum qualitates non memorauit adiciens uerrendum siue deducendum a pulmonibus humorem, quando fuerat mitigandum potius ulcus quam depurgandum; item uomitum ex oxymelle adhibendum, quo corpus disi-
214 ciendo ulcerátas lacerat partes; / atque hoc iugiter et post cenam faciendum probat. dehinc proterua mentis caecitate deceptus etiam psychrolusian imperat adhibendam et allium dandum, quod necessario uexet aegrotantes inflando; tum uino flauo utendum siue nigro et praeterea duro. atque post prandium deambulatione uexandos imperat aegrotantes et nulli adiutorio sua tempora reddenda perspexit.

Item Praxagoras secundo libro Curationum his, qui pulmonis ulcere afficiuntur, initio helleborum probat atque sitim faciendam,
215 tum resumendos, / non aduertens primo resumptione, tunc helleboro utendum, quo possint eius laborem perferre aegrotantes. ad summam, non resumpto uiribus deficienti helleborum non conuenit, resumpto autem uel fortificato exclusa phthisica passione comprobatur; et propterea usus hellebori recte prohibetur.

At Themison secundo libro Tardarum passionum quaedam recte, quaedam caduca proteruitate composuit, ex quibus est etiam pendentis t[h]ori gestatio, quo plurima parte diei ac noctis motu exerceantur aegrotantes, cum necessario accessio uespertino tempore
216 asperetur atque luce surgente leuigetur. quo non solum laboriosus, uerum etiam intemporalis et inordinatus motus ab eodem adhibitus approbatur. etenim initio lucis et dimissionis tempore nutriri cibo conuenit aegrotantes. est etiam noxium allium, quod imperat dare, siquidem inflationem maximam faciat. unctio item ex feruentibus

4–17] Diocl. fr. 50 Wellmann 18 Praxagoras – 21] Prax. fr. 106 Steckerl

11 „*fort.* dissecando" *Drabkin*[app] 16 propterea *Sich.* *corr. Rov.*[m] 20 hellehoro *Sich.* 22 *post* resumpto *add.* et *Amm.* 27 thori *Sich.* *corr. Drabkin* 31 probatur *Rov. (item § 191. 195)*

mit dem Schiff und eine Schiffsreise von längerer Dauer, Lesen, Stimmübungen und alles, was dem Körper Kraft geben kann.

Von den alten Ärzten haben die anderen gar nichts über diese Krank- 213
heit gesagt; aber Diokles verordnet in seinen Büchern, in denen er über Krankheiten, deren Ursachen und Behandlungsweisen geschrieben hat, daß zuerst die Nahrung entzogen werden soll, ohne festzulegen, wann das Fasten ein Ende haben soll, wie lange die Kranken am Essen gehindert werden sollen; dann empfiehlt er, Schweißausbrüche zu erregen, durch die notwendigerweise Kräfte entzogen werden, und hat auch hierbei nicht angegeben, auf welche Weise man dies ausführen soll. Er gebraucht auch Abführmittel, deren Beschaffenheit er nicht beschrieben hat, und fügt hinzu, daß man die Flüssigkeit aus der Lunge heraustreiben oder abziehen müsse, und das zu der Zeit, da das Geschwür eher gelindert als gereinigt werden sollte; ebenso, daß man Erbrechen mit Essighonig hervorrufen soll, wodurch der Körper in Erschütterung gerät
und die von Geschwüren befallenen Partien aufgerissen werden; / und das 214
empfiehlt er ununterbrochen und dazu nach dem Essen vorzunehmen. Danach verordnet er in seiner tolldreisten geistigen Blindheit sogar den Gebrauch von kalten Bädern und das Verabreichen von Knoblauch, der den Kranken unbedingt schädlich werden muß, weil er Blähungen verursacht; dann, daß gelber oder dunkler Wein zu trinken sei und außerdem starker. Und er ordnet an, die Kranken nach dem Frühstück mit Spazierengehen zu plagen, und hat nie darauf geachtet, für jede therapeutische Maßnahme die rechte Anwendungszeit anzugeben.

Auch Praxagoras empfiehlt im zweiten Buch der „Behandlungsweisen“ denen, die an einem Lungengeschwür leiden, gleich zu Beginn
die Nieswurz und das Dursten, danach die Erholungskur, / ohne zu er- 215
kennen, daß man zuerst die Erholungskur machen muß und danach die Nieswurz anwenden soll, damit die Kranken die damit verbundenen Beschwerden aushalten können. Ein für allemal: jemandem, der sich nicht erholt hat und dem die Körperkräfte fehlen, bekommt die Nieswurz nicht, bei jemandem, der sich erholt hat und der nach überstandener Schwindsucht wieder zu Kräften gekommen ist, kann man sie empfehlen; darum wird der Gebrauch von Nieswurz von Rechts wegen verboten.

Aber Themison hat im zweiten Buch seiner „Chronischen Krankheiten“ manches richtig, manches mit verwerflicher Unüberlegtheit dargestellt; dazu gehört auch die Bewegung in einem hängenden Bett, worin die Kranken den größten Teil des Tages und der Nacht durch Schaukeln in Bewegung gehalten werden sollen, während doch notwendigerweise der Anfall abends schlimmer wird und sich bei Sonnenaufgang
wieder bessert. Daher erweist sich die von ihm angewandte Bewegung 216
nicht allein als anstrengend, sondern auch als unzeitgemäß und regelwidrig. Denn bei Beginn des Tageslichtes und in der Beruhigungsphase ist es angebracht, die Kranken durch Nahrung zu stärken. Knoblauch, den er zu geben verordnet, ist auch schädlich, weil er sehr starke Blähungen verursacht. Auch das Einreiben mit stark erhitzenden Mitteln,

adhibita uirtutibus, quam circa uesperam probat adhibendam, cruribus atque brachiis contraria iudicatur. tunc enim febres ardescunt. 217 imperat praeterea inter duos ⟨dies⟩ uel tres aegros lauandos, cum corpus elimatis uiribus debilitet lauacri frequentia et sordidet atque humectet ulcera; praeterea herbum, dehinc intybum et plantaginem, cum sit horum usus differentia temporum separatus. herbum enim purgationis adhibetur causa, frigerantia uero cicatricis obducendae. item imperat ulcera facienda extrinsecus iisdem, quibus intus inesse senserimus, quod est perniciosum. putat enim auersione humoris facta ad exteriores partes altiora ulcera praesiccari et propterea diutissime differendam sanitatem exteriorum ulcerum, donec illa claudun-
218 tur. imponenda namque ait emplastra, quae humoris prouocant defluxionem, cum humoris defluxio iuxta sapientium placita nullius commodi teneat fidem. sic etiam plurima localia adiutoria adhibenda conscripsit, quae tamen multo tempore ma[g]nificas ulcerationes, hoc est quas nos extrinsecus infiximus, in cicatricem uenire cohibeant, impediens plurima, quae congrue adhiberi possunt, ut defricationes, dropaces, cucurbitae, sinapismi, paropteses et alia, quae, cum uehementissime prosint, ulceratione cutis praefecta adhiberi non possint.

3 dies *add. Rov. (cf. Cel. II 112)* 5 eruum *Rov.*[m] *(item infra)* *post* plantaginem *add.* dat *Rov.* 9 pernitiosum *Sich.* 11 claudantur *Rov.*[m] 13 sapientia *edd. correxi* sapientum *Rov.*[m] 15 magnificas *Sich. corr. Rov.*[m] *(cf. Cel. I 109; Bendz, Emendationen, p. 33–38)* 16 prohibeant *Rov.*[m] 18 cucurbitas, sinapismos *Rov.* 20 Caelii Aureliani Siccensis Chronion Libri secundi finis. *add. Sich.*

das er gegen Abend vorzunehmen empfiehlt, wird als schädlich für Beine und Arme angesehen. Dann wird nämlich das Fieber heftiger. / Er verord- 217
net auch, daß die Kranken alle zwei oder drei Tage baden sollen, obgleich das häufige Baden den Körper durch Entzug seiner Kräfte schwächt und die Geschwüre unrein und feucht macht; außerdem Erve, danach Endivie und Wegerich, obgleich deren Anwendung zu verschiedenen Zeiten zu erfolgen hat. Denn die Erve wird zum Zweck der Reinigung gebraucht, kühlende Substanzen aber, um eine Narbe entstehen zu lassen. Auch ordnet er an, äußerlich Geschwüre bei denen zu verursachen, bei denen nach unserer Feststellung innerlich (Geschwüre) vorhanden sind; das ist aber höchst gefährlich. Er meint nämlich, daß dann durch die Ableitung der Flüssigkeit nach den außen gelegenen Partien die im Inneren liegenden Geschwüre austrocknen und daß deshalb die Heilung der äußeren Geschwüre möglichst lange hinauszuschieben sei, bis jene sich schließen. Denn er sagt, man müsse Pflaster auflegen, welche das Ab- 218
fließen der Flüssigkeit veranlassen, während doch nach Ansicht der Sachverständigen das Abfließen der Flüssigkeit keinen erwiesenen Nutzen bringt. So hat er auch die Anwendung einer großen Anzahl örtlicher therapeutischer Maßnahmen verschrieben, die jedoch für lange Zeit die von eigener Hand herbeigeführten Geschwüre, das heißt diejenigen, die wir von außen zugefügt haben, am Vernarben hindern sollen; dadurch verhindert er vieles, was man nutzbringend anwenden könnte, wie Massagen, Pechpflaster, Schröpfköpfe, Senfpflaster, intensive Sonnenbestrahlung und andere Mittel, die, obgleich sie in hohem Grade nützlich sind, bei einer vorher provozierten Geschwürbildung auf der Haut nicht angewandt werden können.

Bei Fragen zur Produktsicherheit wenden Sie sich bitte an:
If you have any questions regarding product safety,
please contact:

Walter de Gruyter GmbH
Genthiner Straße 13
10785 Berlin
productsafety@degruyterbrill.com